黄帝内经

【白话精解】

王竹星 主编

天津出版传媒集团

天津科学技术出版社

本书具有让你"时间花得少，阅读效果好"的方法

▶ 建议配合二维码一起使用本书 ◀

我们为本书特配了智能阅读助手，他可以为你提供本书配套的读者权益，帮助你提高阅读效率，提升阅读体验。

针对本书，你可能会获得以下读者权益：

线上读书群

为你推荐本书专属读书交流群，入群可以与同读本书的读者，交流本书阅读过程中遇到的问题，分享阅读经验。

微信扫码
添加智能阅读助手

另外，还为你精心配置了一些辅助你更好地阅读本书的读书工具与服务，比如，阅读打卡、读书卡片等。

阅读助手，助你高效阅读本书，让读书事半功倍！

图书在版编目（CIP）数据

黄帝内经白话精解/王竹星主编. -- 天津：天津科学技术出版社，2009.1(2020.6月重印)

ISBN 978-7-5308-4778-7

Ⅰ.黄… Ⅱ.王… Ⅲ.内经—译文 Ⅳ.R221

中国版本图书馆CIP数据核字(2008)第138826号

黄帝内经白话精解

HUANGDI MEIJING BAIHUA JINGJIE

责任编辑：孟祥刚　王朝闻

责任印制：王　莹

出　　版：天津出版传媒集团
　　　　　天津科学技术出版社

地　　址：天津市西康路35号
邮　　编：300051
电　　话：(022)23332402
网　　址：www.tjkjcbs.com.cn
发　　行：新华书店经销
印　　刷：三河市宏顺兴印刷有限公司

开本 710×1000　1/16　印张 28.5　字数 545 000
2020年6月第1版第4次印刷
定价：78.80元

前　言

《黄帝内经》简称《内经》是我国现存最早的一部医书。原为18卷,其中9卷名为《素问》,另外9卷无书名,汉晋时被称为《九卷》或《针经》,唐以后被称为《灵枢》。

本书系统而科学地论述了中医学的理论体系,记载了丰富多样的防治疾病的技术与方法,是古代医学利用当时的哲学、社会及自然科学知识,对临床经验进行分析、归纳、整理的一部医学巨作。它不仅奠定了中医学的理论体系,同时也是中医学各门学科分化、衍生之母体,由此确立了中医学的基本范式及发展方向。因此,《黄帝内经》历来被作为学习中医学的必读之书。

《黄帝内经》还是一部极其罕见的养生学巨著,与《伏羲八卦》、《神农本草经》并列为"上古三坟"。中国医学史上的重大学术成就的取得以及众多杰出医学专家的出现,与《黄帝内经》无不有着紧密的联系,被历代医学家称为"医家之宗"。

纵观全书,它涉及地理、养生学、哲学、天文学、心理学、季候、风水、历法、阴阳五行等各个门类,是中国古代文化宝库中的一部奇书。

中医的经典著作——《黄帝内经》是中医理论体系的泉源,但其毕竟成书于两千年前,古今文字的演变、知识结构的变化、思维方式的差异都给现代人学习《黄帝内经》造成了很大的困难,故我们用现代语加以语译和解释编写了本书,但愿本书的出版能对后学者有所帮助。当然由于本人的学识和水平有限,能否达到自己的写作意图和初衷,尚待读者评说与指点。

王竹星

目 录

素 问 篇

黄帝内经 白话精解

黄帝内经 白话精解

灵 枢 篇

黄帝内经白话精解

黄帝内经白话精解

素问篇

素问篇　卷一

第一篇　上古天真论

【原文】

昔在黄帝，生而神灵，弱而能言，幼而徇齐，长而敦敏，成而登天。乃问于天师曰：余闻上古之人，春秋皆度百岁，而动作不衰；今时之人，年半百而动作皆衰者，时世异耶？人将失之耶？岐伯对曰：上古之人，其知道者，法于阴阳，和于术数，食饮有节，起居有常，不妄作劳，故能形与神俱，而尽终其天年，度百岁乃去。今时之人不然也，以酒为浆，以妄为常，醉以入房，以欲竭其精，以耗散其真，不知持满，不时御神，务快其心，逆于生乐，起居无节，故半百而衰也。

上古圣人之教下也，皆谓之虚邪贼风，避之有时，恬淡虚无，真气从之，精神内守，病安从来。是以志闲而少欲，心安而不惧，形劳而不倦，气从以顺，各从其欲，皆得所愿。故美其食，任其服，乐其俗，高下不相慕，其民故曰朴。是以嗜欲不能劳其目，淫邪不能惑其心，愚、智、贤、不肖、不惧于物，故合于道。所以能年皆度百岁，而动作不衰者，以其德全不危也。

帝曰：人年老而无子者，材力尽耶，将天数然也？岐伯曰：女子七岁。肾气盛，齿更发长；二七而天癸至，任脉通，太冲脉盛，月事以时下，故有子；三七，肾气平均，故真牙生而长极；四七，筋骨坚，发长极，身体盛壮；五七，阳明脉衰，面始焦，发始堕；六七，三阳脉衰于上，面皆焦，发始白；七七，任脉虚，太冲脉衰少，天癸竭，地道不通，故形坏而无子也。丈夫八岁，肾气实，发长齿更；二八，肾气盛，天癸至，精气溢写，阴阳和，故能有子；三八，肾气平均，筋骨劲强，故真牙生而长极；四八，筋骨隆盛，肌肉满壮；五八，肾气衰，发堕齿槁；六八，阳气衰竭于上，面焦，发鬓颁白；七八，肝气衰，筋不能动，天癸竭，精少，肾藏衰，形体皆极；八八，则齿发去。肾者主水，受五藏六府之精而藏之，故五藏盛，乃能写。今五藏皆衰，筋骨解堕，天癸尽矣。故发鬓白，身体重，行步不正，而无子耳。

帝曰：有其年已老而有子者何也？岐伯曰：此其天寿过度，气脉常通，而肾气有余也。此虽有子，男不过尽八八，女不过尽七七，而天地之精气皆竭矣。

帝曰：夫道者年皆百数，能有子乎？岐伯曰：夫道者能却老而全形，身年虽寿，能生子也。

黄帝曰：余闻上古有真人者，提挈天地，把握阴阳，呼吸精气，独立守神，肌肉若一，故能寿敝天地，无有终时，此其道生。中古之时，有至人者，淳德全道，和于阴阳，调于四时，去世离俗，积精全神，游行天地之间，视听八达之外，此盖益其寿命而强者也，亦归于真人。其次有圣人者，处天地之和，从八风之理，适嗜欲于世俗之间。无恚嗔之心，行不欲离于世，被服章，举不欲观于俗，外不劳形于事，内无思想之患，以恬愉为务，以自得为功，形体不敝，精神不散，亦可以百数。其次有贤人者，法则天地，象似日月,辨列星辰,逆从阴阳,分别四时,将从上古合同于道,亦可使益寿而有极时。

【译文】

从前的黄帝,生来十分聪明,很小的时候就善于言谈,幼年时对周围事物领会得很快,长大之后,既敦厚又勤勉,及至成年之时,登上了天子之位。他向岐伯问道:我听说上古时候的人,年龄都能超过百岁,动作不显衰老;现在的人,年龄刚至半百,而动作就都衰弱无力了,这是由于时代不同所造成的呢,还是因为今天的人们不会养生所造成的呢?岐伯回答说:上古时代的人,那些懂得养生之道的,能够取法于天地阴阳自然变化之理而加以适应,调和养生的方法,使之达到正确的标准。饮食有所节制,作息有一定规律,既不妄事操劳,又避免过度的房事,所以能够形神俱旺,协调统一,活到天赋的自然年龄,超过百岁才离开人世;现在的人就不是这样了,把酒当水浆,滥饮无度,使反常的生活成为习惯,醉酒行房,因恣情纵欲而使阴精竭绝,因满足嗜好而使真气耗散,不知谨慎地保持精气的充满,不善于统驭精神,而专求身心的一时之快,违逆人生乐趣,起居作息,毫无规律,所以到半百之年就衰老了。

古代深懂养生之道的人在教导普通人的时候,总要讲到对虚邪贼风等致病因素,应及时避开,心情要清静安闲,排除杂念妄想,以使真气顺畅,精神守持于内,这样,疾病就无从发生。因此,人们就可以心志安闲,少有欲望,情绪安定而没有焦虑,形体劳作而不使疲倦,真气因而调顺,各人都能随其所欲而满足自己的愿望。人们无论吃什么食物都觉得甘美,在自己的职位尽职尽责,大家喜爱自己的风俗习尚,愉快地生活,社会地位无论高低,都不相倾慕,所以这些人称得上朴实无华。因而任何不正当的嗜欲都不会引起他们注目,任何淫乱邪僻的事物也都不能惑乱他们的心志。无论愚笨的,聪明的,能力大的还是能力小的,都不因外界事物的变化而动心焦虑,所以符合养生之道。他们之所以能够年龄超过百岁而动作不显得衰老,正是由于领会和掌握了修身养性的方法而身体不被内外邪气干扰危害所致。

黄帝说:人老的时候,不能生育子女,是由于精力衰竭了呢,还是受自然规律的限定呢?岐伯说:女子到了七岁,肾气盛旺起来,乳齿更换,头发开始茂盛。十四岁时,天癸产生,任脉通畅,太冲脉旺盛,月经按时来潮,具备了生育子女的能力。二十一岁时,肾气充满,真牙生出,牙齿就长全了。二十八岁时,筋骨强健有力,头发的生长达到最茂盛的阶段,此时身体最为强壮。三十五岁时,阳明经脉气血逐渐衰弱,面部开始憔悴,头发也开始脱落。四十二岁时,三阳经脉气血衰弱,面部憔悴无华,头发开始变白。四十九岁时,任脉气血虚弱,太冲脉的气血也衰少了,天癸枯竭,月经断绝,所以形体衰老,失去了生育能力。男子到了八岁,肾气充实起来,头发开始茂盛,乳齿也更换了。十六岁时,肾气旺盛,天癸产生,精气满溢而能外泄,两性交合,就能生育子女。二十四岁时,肾气充满,筋骨强健有力,真牙生长,牙齿长全。三十二岁时,筋骨丰隆盛实,肌肉亦丰满健壮。四十岁时,肾气衰退,头发开始脱落,牙齿开始枯槁。四十八岁时,上部阳气逐渐衰竭,面部憔悴无华,头发和两鬓花白。五十六岁时,肝气衰弱,筋的活动不能灵活自如。六十四岁时,天癸枯竭,精气少,肾脏衰,牙齿头发脱落,形体衰老。肾主水,接受其他各脏腑的精气而加以贮藏,所以五脏功能旺盛,肾脏才能外泻精气。现在年老,五脏功能都已衰退,筋骨懈惰无力,天癸已竭。所以发鬓都变白,身体沉重,步伐不稳,也不能生育子女了。黄帝说:有的人年纪已老,仍能生育,是什么道理呢?岐伯说:这是他天赋的精力超过常人,气血经脉保持畅通,肾气有余的缘故。这种人虽有生育能力,但男子一般不超过六十四岁,女子一般不超过四十九岁,精气便枯竭了。黄帝说:掌握养生之道的人,年龄都可以达到一百岁左右,还能生育吗?岐伯说:掌握养生之道的人,能防止衰老而保全形体,虽然年高,也能生育子女。

我听说上古时代有称为真人的人,掌握了天地阴阳变化的规律,能够调节呼吸,吸收精纯的清气,超然独处,令精神守持于体内,锻炼身体,使筋骨肌肉与整个身体达到高度的协调,所以他的寿命同于天地而没有终了的时候,这是他修道养生的结果。中古的时候,有称为至人的人,具有淳厚的道德,能全面地掌握养生之道,和调于阴阳四时的变化,离开世俗社会生活的干扰,积蓄精气,集中精神,使其远驰于广阔的天地自然之中,让视觉和听觉的注意力守持于八方之外,这是他延长寿命和强健身体的方法,这种人也可以归属真人的行列。其次有称为圣人的人,能够安处于天地自然的正常环境之中,顺从八风的活动规律,使自己的嗜欲同世俗社会相应,没有恼怒怨恨之情,行为不离开世俗的一般准则,穿着装饰普通纹彩的衣服,举动也没有炫耀于世俗的地方。在外,他不使形体因为事物而劳累;在内,没有任何思想负担。以安静、愉快为目的,以悠然自得为满足,所以他的形体不易衰惫,精神不易耗散,寿命也可达到百岁左右。再次有称为贤人的人,能够依据天地的变化,日月的升降,星辰的位置,以顺从阴阳的消长和适应四时的变迁,追随上古真人,使生活符合养生之道,这样的人也能增益寿命,但有终结的时候。

第二篇　四气调神大论

【原文】

　　春三月,此谓发陈。天地俱生,万物以荣;夜卧早起,广步于庭,被发缓形,以使志生;生而勿杀,予而勿夺,赏而勿罚,此春气之应,养生之道也。逆之则伤肝,夏为寒变,奉长者少。

　　夏三月,此谓蕃秀。天地气交,万物华实;夜卧早起,无厌于日;使志无怒,使华英成秀,使气得泄,若所爱在外,此夏气之应,养长之道也。逆之则伤心,秋为痎疟,奉收者少,冬至重病。

　　秋三月,此谓容平。天气以急,地气以明,早卧早起,与鸡俱兴;使志安宁,以缓秋刑;收敛神气,使秋气平;无外其志,使肺气清,此秋气之应,养收之道也。逆之则伤肺,冬为飧泄,奉藏者少。

冬三月,此谓闭藏。水冰地坼,无扰乎阳;早卧晚起,必待日光;使志若伏若匿,若有私意,若已有得;去寒就温,无泄皮肤,使气亟夺,此冬气之应,养藏之道也。逆之则伤肾,春为痿厥,奉生者少。

天气清净光明者也,藏德不止,故不下也。天明则日月不明,邪害空窍,阳气者闭塞,地气者冒明,云雾不精,则上应白露不下,交通不表,万物命故不施,不施则名木多死。恶气不发,风雨不节,白露不下,则菀槁不荣。贼风数至,暴雨数起,天地四时不相保,与道相失,则未央绝灭。唯圣人从之,故身无奇病,万物不失,生气不竭。

逆春气则少阳不生,肝气内变;逆夏气则太阳不长,心气内洞;逆秋气则太阴不收,肺气焦满;逆冬气则少阴不藏,肾气独沉。夫四时阴阳者,万物之根本也。所以圣人春夏养阳,秋冬养阴,以从其根,故与万物沉浮于生长之门。逆其根,则伐其本,坏其真矣。故阴阳四时者,万物之终始也,死生之本也。逆之则灾害生,从之则苛疾不起,是谓得道。道者,圣人行之,愚者佩之。从阴阳则生,逆之则死;从之则治,逆之则乱。反顺为逆,是谓内格。

是故圣人不治已病治未病,不治已乱治未乱,此之谓也。夫病已成而后药之,乱已成而后治之,譬犹渴而穿井,斗而铸锥,不亦晚乎。

【译文】

春季的三个月,谓之发陈,是推陈出新,生命萌发的时令。天地自然,都富有生气,万物显得欣欣向荣。此时,人们应该入夜即睡眠,早些起身,披散开头发,解开衣带,使形体舒缓;放宽步子,在庭院中漫步,使精神愉快,胸怀开畅,保持万物的生机。不要滥行杀伐,多施与,少敛夺,多奖励,少惩罚,这是适应春季的时令,保养生发之气的方法。如果违逆了春生之气,便会损伤肝脏,使提供给夏长之气的条件不足,到夏季就会发生寒性病变。

夏季的三个月,谓之蕃秀,是自然界万物繁茂秀美的时令。此时,天气下降,地气上腾,天地之气相交,植物开花结实,长势旺盛,人们应该在夜晚睡眠,早早起身,不要厌恶长日,情志应保持愉快,切勿发怒,要使精神之精华适应夏气以成其秀美,使气机宣畅,通泄自如,精神外向,对外界事物有浓厚的兴趣。这是适应夏季的气候,保护长养之气的方法。如果违逆了夏长之气,就会损伤心脏,使提供给秋收之气的条件不足,到秋天容易发生疟疾,冬天再次发生疾病。

秋季的三个月,谓之容平,自然景象因万物成熟而平定收敛。此时,天高风急,地气清肃,人应早睡早起,和鸡的活动时间相仿,以保持神志的安宁,减缓秋季肃杀之气对人体的影响;收敛神气,以适应秋季容平的特征,不使神思外驰,以保持肺气的清肃功能,这就是适应秋令的特点而保养人体收敛之气的方法。若违逆了秋收之气,就会伤及肺脏,使提供给冬藏之气的条件不足,冬天就要发生飧泄病。

冬天的三个月,谓之闭藏,是生机潜伏,万物蛰藏的时令。当此时节,水寒成冰,大地龟裂,人应该早睡晚起,待到日光照耀时起床才好,不要轻易地扰动阳气,妄事操劳,要使神志深藏于内,安静自若,好像有个人的隐秘,严守而不外泄,又像得到了渴望得到的东西,把它密藏起来一样;要躲避寒冷,求取温暖,不要使皮肤开泄而令阳气不断地损失,这是适应冬季的气候而保养人体闭藏机能的方法。违逆了冬令的闭藏之气,就要损伤肾脏,使提供给春生之气的条件不足,春天就会发生痿厥之疾。

天气,是清净光明的,蕴藏其德,运行不止,由于天不暴露自己的光明德泽,所以永远保持它内蕴的力量而不会下泄。如果天气阴霾晦暗,就会出现日月昏暗,阴霾邪气侵害山川,阳气闭塞不通,大地昏蒙不明,云雾弥漫,日色无光,相应的雨露不能下降。天地之气不交,万物的生命就不能绵延。生命不能绵延,自然界高大的树木也会死亡。恶劣的气候发作,风雨无时,雨露当降而不降,草木不得滋润,生机郁塞,茂盛的禾苗也会枯槁不荣。贼风频频而至,暴雨不时而作,天地四时的变化失去了秩序,违背了正常的规律,致使万物的生命未及一半就夭折了。只有圣人能适应自然变化,注重养生之道,所以身无大病,因不背离自然万物的发展规律,故生机不会竭绝。

违逆了春生之气,少阳就不生发,以致肝气内郁而发生病变;违逆了夏长之气,太阳就不能盛长,以致心气内虚;违逆了秋收之气,太阴就不能收敛,以致肺热叶焦而胀满;违逆了冬藏之气,少阴就不能潜藏,以致肾气不蓄,出现注泄等疾病。

四时阴阳的变化,是万物生命的根本,所以圣人在春夏季节保养阳气以适应生长的需要,在秋冬季节保养阴气以适应收藏的需要。顺从了生命发展的根本规律,就能与万物一样,在生、长、收藏的生命过程中运动发展。如果违逆了这个规律,就会戕伐生命力,破坏真元之气。因此,阴阳四时是万物的终结,是盛衰存亡的根本,违逆了它,就会产生灾害,顺从了它,就不会发生重病,这样便可谓懂得了养生之道。对于养生之道,圣人能够加以实行,愚人则时常有所违背。

顺从阴阳的消长,就能生存,违逆了就会死亡。顺从了它,就会正常,违逆了它,就会紊乱。相反,如背道而行,就会使机体与自然环境相格拒。所以圣人不等病已经发生再去治疗,而是治疗在疾病之前,如同不等到乱事已经发生再去治理,而是治理在它发生之前。如果疾病已发生,然后再去治疗,乱事已经形成,然后再去治理,那就如同临渴而掘井,战乱发生了再去制造兵器,那不是太晚了吗?

第三篇　生气通天论

【原文】

黄帝曰:夫自古通天者,生之本,本于阴阳。天地之间,六合之内,其气九州、九窍、五

藏、十二节,皆通乎天气,其生五,其气三,数犯此者,则邪气伤人,此寿命之本也。

苍天之气,清净则志意治,顺之则阳气

固，虽有贼邪，弗能害也。此因时之序。故圣人传精神，服天气，而通神明。失之，则内闭九窍，外壅肌肉，卫气散解，此谓自伤，气之削也。

阳气者，若天与日，失其所则折寿而不彰。故天运当以日光明。是故阳因而上，卫外者也。

因于寒，欲如运枢，起居如惊，神气乃浮；因于暑，汗，烦则喘喝，静则多言，体若燔炭，汗出而散；因于湿，首如裹，湿热不攘，大筋软短，小筋弛长，软短为拘，弛长为痿；因于气，为肿。四维相代，阳气乃竭。

阳气者，烦劳则张，精绝，辟积于夏，使人煎厥。目盲不可以视，耳闭不可以听，溃溃乎若坏都，汨汨乎不可止。阳气者，大怒则形气绝，而血菀于上，使人薄厥。有伤于筋，纵，其若不容，汗出偏沮，使人偏枯，汗出见湿，乃生痤痱。高梁之变，足生大丁，受如持虚。劳汗当风，寒薄为皶，郁乃痤。

阳气者，精则养神，柔则养筋。开阖不得，寒气从之，乃生大偻；陷脉为瘘，留连肉腠，俞气化薄，传为善畏，及为惊骇；营气不从，逆于肉理，乃生痈肿；魄汗未尽，形弱而气烁，穴俞以闭，发为风疟。

故风者，百病之始也。清静则肉腠闭拒，虽有大风苛毒，弗之能害。此因时之序也。故病久则传化，上下不并，良医弗为。故阳畜积病死，而阳气当隔，隔者当写，不亟正治，粗乃败之。

故阳气者，一日而主外，平旦人气生，日中而阳气隆，日西而阳气已虚，气门乃闭。是故暮而收拒，无扰筋骨，无见雾露，反此三时，形乃困薄。

岐伯曰：阴者藏精而起亟也；阳者卫外而为固也，阴不胜其阳，则脉流薄疾，并乃狂；阳不胜其阴，则五藏气争，九窍不通。是以圣人陈阴阳，筋脉和同，骨髓坚固，气血皆从。如是则内外调和，邪不能害，耳目聪明，气立如故。

风客淫气，精乃亡。邪伤肝也，因而饱食，筋脉横解，肠澼为痔，因而大饮，则气逆。因而强力，肾气乃伤，高骨乃坏。

凡阴阳之要，阳密乃固。两者不和，若春无秋，若冬无夏，因而和之，是谓圣度。故阳强不能密，阴气乃绝；阴平阳秘，精神乃治；阴阳离决，精气乃绝。

因于露风，乃生寒热。是以春伤于风，邪气留连，乃为洞泄；夏伤于暑，秋为痎疟；秋伤于湿，上逆而咳，发为痿厥；冬伤于寒，春必温病。四时之气，更伤五藏。

阴之所生，本在五味；阴之五宫，伤在五味。是故味过于酸，肝气以津，脾气乃绝；味过于咸，大骨气劳，短肌，心气抑；味过于甘，心气喘满，色黑，肾气不衡；味过于苦，脾气不濡，胃气乃厚；味过于辛，筋脉沮弛，精神乃央，是故谨和五味，骨正筋柔，气血以流，腠理以密，如是则骨气以精，谨道如法，长有天命。

【译文】

黄帝说：自古以来，都以通于天气为生命的根本，而这个根本不外天之阴阳。天地之间，六合之内，大如九州之域，小如人的九窍、五脏、十二节，都与天气相通。天气衍生五行，阴阳之气又依盛衰消长而各分为三。如果经常违背阴阳五行的变化规律，那么邪气就会伤害人体。因此，适应这个规律是寿命得以延续的根本。

苍天之气清净，人的精神就相应地调畅平和，顺应天气的变化，就会阳气固密，虽有贼风邪气，也不能加害于人，这是适应时序阴阳变化的结果。所以圣人能够专心致志，顺应天气，而通达阴阳变化之理。如果违逆了适应天气的原则，就会内使九窍不通，外使肌肉壅塞，卫气涣散不固，这是由于人们不能适应自然变化所致，称为自伤，阳气会因此而受到削弱。

人身的阳气，如天上的太阳一样重要，假若阳气失去了正常的位次而不能发挥其重要作用，人就会减损寿命或夭折，生命机能亦暗弱不足。所以天体的正常运行，是因太阳的光明普照而显现出来的，而人的阳气也应在上在外，并起到保护身体，抵御外邪的作用。

因于寒，阳气应如门轴在门臼中运转一样活动于体内。若起居猝急，扰动阳气，则易使神气外越。因于暑，则汗多烦躁，喝喝而喘，安静时多言多语。若身体发高热，则像炭火烧灼一样，一经出汗，热邪就能散去。因于湿，头部像有物蒙裹一样沉重。若湿热相兼而不得排除，刚伤害大小诸筋，而出现短缩或弛纵，短缩的造成拘挛，弛纵的造成痿弱。由于风，可致浮肿。以上四种邪气维系缠绵不离，相互更代伤人，就会使阳气倾竭。

在人体烦劳过度时，阳气就会亢盛而外张，使阴精逐渐耗竭。如此多次重复，阳愈盛而阴愈亏，到夏季暑热之时，便易使人发生煎厥病，发作的时候眼睛昏蒙看不见东西，耳朵闭塞听不到声音，昏乱之势就像都城崩毁，急流奔泻一样不可收拾。

人的阳气，在大怒时就会上逆，血随气升而瘀积于上，与身体其他部位阻隔不通，使人发生薄厥。若伤及诸筋，使筋弛纵不收，而不能随意运动。经常半身出汗，可以演变为半身不遂。出汗的时候，遇到湿邪阻遏就容易发生小的疮疖和痱子。经常吃肥肉精米厚味，足以导致发生疔疮，患病很容易，就像以空的容器接受东西一样。在劳动汗出时遇到风寒之邪，迫聚于皮腠形成粉刺，郁积化热而成疮疖。

人的阳气，既能养神而使精神慧爽，又能养筋而使诸筋柔韧。汗孔的开闭调节失常，寒气就会随之侵入，损伤阳气，以致筋失所养，造成身体俯曲不伸。寒气深陷脉中，留在肉腠之间，气血不通而郁积，久而成为疮瘘。从腧穴侵入的寒气内传而迫及五脏，损伤神志，就会出现恐惧和惊骇的症象。由于寒气的稽留，营气不能顺畅地运行，阻逆于肌肉之间，就会发生痈肿。汗出未止的时候，形体与阳气都受到一定的消弱，若风寒内侵，俞穴闭阻，就会发生风疟。

风是引起各种疾病的起始原因，而只要人体保持精神的安定和劳逸适度等养生的原则，那么，肌肉腠理就会密闭而有抗拒外邪的能力，虽有大风苛毒的浸染，也不能伤害，这正是循着时序的变化规律保养生气的结果。

病久不愈，邪留体内，则会内传并进一步演变，到了上下不通、阴阳阻隔的时候，虽有良医，也无能为力了。所以阳气蓄积，郁阻不通时，也会致死。对于这种阳气蓄积，阻隔不通者，应采用通泻的方法治疗，如不迅速正确施治，而被粗疏的医生所误，就会导致死亡。人身的阳气，白天主司体表：清晨的时候，阳气开始活跃，并趋向于外;中午时,阳气达到最旺盛的阶段;太阳偏西时,体表的阳气逐渐虚少,汗孔也开始闭合。到了晚上,阳气收敛,拒守于内,这时不要扰动筋骨,也不要接近雾露。如果违反了一天之内这三个时间的阳气活动规律,形体被邪气侵扰则困乏而衰薄。

岐伯说:阴是藏精于内不断地扶持阳气的;阳是卫护于外使体表固密的。如果阴不胜阳,阳气亢盛,就使血脉流动迫促,若再受热邪,阳气更盛就会发为狂症。如果阳不胜阴,阴气亢盛,就会使五脏之气不调,以致九窍不通。所以圣人使阴阳平衡,无所偏胜,从而达到筋脉调和,骨髓坚固,血气畅顺。这样,则会内外调和,邪气不能侵害,耳目聪明,气机正常运行。

风邪侵犯人体,伤及阳气,并逐步侵入内脏,阴精也就日渐消亡,这是由于邪气伤肝所致。若饮食过饱,阻碍升降之机,会发生筋脉弛纵、肠澼及痔疮等病症。若饮酒过量,会造成气机上逆。若过度用力,会损伤肾气,腰部脊骨也会受到损伤。

大凡阴阳的关键,以阳气的致密最为重要。阳气致密,阴气就能固守于内。阴阳二者不协调,就像一年之中,只有春天而没有秋天,只有冬天而没有夏天一样。因此,阴阳的协调配合,相互为用,是维持正常生理状态的最高标准。所以阳气亢盛,不能固密,阴气就会竭绝。阴气和平,阳气固密,人的精神才会正常。如果阴阳分离决绝,人的精气就会随之而竭绝。

由于雾露风寒之邪的侵犯,就会发生寒热。春天伤于风邪,留而不去,会发生急骤的泄泻。夏天伤于暑邪,到秋天会发生疟疾病。秋天伤于湿邪,邪气上逆,会发生咳嗽,并且可能发展为痿厥病。冬天伤于寒气,到来年的春天,就要发生温病。四时的邪气,交替伤害人的五脏。

阴精的产生,来源于饮食五味。储藏阴精的五脏,也会因五味而受伤,过食酸味,会使肝气淫溢而亢盛,从而导致脾气的衰竭;过食咸味,会使骨骼损伤,肌肉短缩,心气抑郁;过食甜味,会使心气满闷,气逆作喘,颜面发黑,肾气失于平衡;过食苦味,会使脾气过燥而不濡润,从而使胃气壅滞;过食辛味,会使筋脉败坏,发生弛纵,精神受损。因此,谨慎地调和五味,会使骨骼强健,筋脉柔和,气血通畅,腠理致密,这样,骨气就精强有力。所以重视养生之道,并且依照正确的方法加以实行,就会长期保有天赋的生命力。

第四篇　金匮真言论

【原文】

黄帝问曰:天有八风,经有五风,何谓?岐伯对曰:八风发邪,以为经风,触五藏,邪气发病。所谓得四时之胜者,春胜长夏,长夏胜冬,冬胜夏,夏胜秋,秋胜春,所谓四时之胜也。

东风生于春,病在肝,俞在颈项;南风生于夏,病在心,俞在胸胁;西风生于秋,病在肺,俞在肩背;北风生于冬,病在肾,俞在腰股;中央为土,病在脾,俞在脊。故春气者病在头,夏气者病在藏,秋气者病在肩背,冬气者病在四支。故春善病鼽衄,仲夏善病胸胁,长夏善病洞泄寒中,秋善病风疟,冬善病痹厥。故冬不按蹻,春不鼽衄,春不病颈项,仲夏不病胸胁,长夏不病洞泄寒中,秋不病风疟,冬不病痹厥,飧泄而汗出也。夫精者,身之本也,故藏于精者,春不病温;夏暑汗不出者,秋成风疟。此平人脉法也。

故曰:阴中有阴,阳中有阳。平旦至日中,天之阳,阳中之阳也;日中至黄昏,天之阳,阳中之阴也;合夜至鸡鸣,天之阴,阴中之阴也;鸡鸣至平旦,天之阴,阴中之阳也。

故人亦应之。夫言人之阴阳,则外为阳,内为阴。言人身之阴阳,则背为阳,腹为阴。言人身之藏府中阴阳。则藏者为阴,府者为阳。肝心脾肺肾五藏,皆为阴。胆胃大肠小肠膀胱三焦六府,皆为阳。所以欲知阴中之阴、阳中之阳者何也? 为冬病在阴,夏病在阳,春病在阴,秋病在阳,皆视其所在,为施针石也。故背为阳,阳中之阳,心也;背为阳,阳中之阴,肺也;腹为阴,阴中之阴,肾也;腹为阴,阴中之阳,肝也;腹为阴,阴中之至阴,脾也。此皆阴阳表里内外雌雄相俞应也,故以应天之阴阳也。

帝曰:五藏应四时,各有收受乎? 岐伯曰:有。东方青色,入通于肝,开窍于目,藏精于肝,其病发惊骇。其味酸,其类草木,其畜鸡,其谷麦,其应四时,上为岁星,是以春气在头也,其音角,其数八,是以知病之在筋也,其臭臊。

南方赤色,入通于心,开窍于耳,藏精于心,故病在五藏,其味苦,其类火,其畜羊,其谷黍,其应四时,上为荧惑星,是以知病之在脉也,其音徵,其数七,其臭焦。

中央黄色,入通于脾,开窍于口,藏精于脾,故病在舌本,其味甘,其类土,其畜牛,其谷稷,其应四时,上为镇星,是以知病之在肉也,其音宫,其数五,其臭香。

西方白色,入通于肺,开窍于鼻,藏精于肺,故病在背,其味辛,其类金,其畜马,其谷稻,其应四时,上为太白星,是以知病之在皮毛也,其音商,其数九,其臭腥。

北方黑色,入通于肾,开窍于二阴,藏精于肾,故病在谿,其味咸,其类水,其畜彘,其谷豆,其应四时,上为辰星,是以知病之在骨也,其音羽,其数六,其臭腐。故善为脉者,谨察五藏六府,一逆一从,阴阳表里,雌雄之纪,藏之心意,合心于精,非其人勿教,非其真勿授,是谓得道。

【译文】

黄帝问道:自然界有八风,人的经脉病变又有五风的说法,这是怎么回事呢? 岐伯答说:自然界的八风是外部的致病邪气,它侵犯经脉,产生经脉的风病,风邪还会继续循经脉而侵害五脏,使五脏发生病变。一年的四个季节,有相克的关系,如春胜长夏,长夏胜冬,冬胜夏,夏胜秋,秋胜春,某个季节出现了克制它的季节气候,这就是所谓四时相胜。

东风生于春季,病多发生在肝,肝的经气输注于颈项。南风生于夏季,病多发生于心,心的经气输注于胸胁。西风生于秋季,病多发生在肺,肺的经气输注于肩背。北风生于冬季,病多发生在肾,肾的经气输注于腰股。长夏季节和中央的方位属于土,病多发生在脾,脾的经气输注于脊,所以春季邪气伤人,多病在头部;夏季邪气伤人,多病在心;秋季邪气伤人,多病在肩背;冬季邪气伤人,多病在四肢。春天多发生流鼻血、鼻塞,夏天多发生胸胁方面的疾患,秋天多发生风疟,冬天多发生痹厥。若冬天懂的善保阳气,不扰动筋骨,来年春天就不会发生流鼻血、鼻塞和颈项部位的痰病,夏天就不会发生胸胁的疾患,秋天就不会发生风疟病,冬天也不会发生痹厥、飧泄、汗出过多等病症。精,是人体的根本,所以阴精内藏而不妄泄,春天就不会得温热病。夏暑阳盛,如果不能排汗散热,到秋天就会酿成风疟病。这是诊察普通人四时发病的一般规律。

所以说:阴阳之中,还各有阴阳。白昼属阳,平旦到中午,为阳中之阳。中午到黄昏,则属阳中之阴。黑夜属阴,合夜到鸡鸣,为阴中之阴。鸡鸣到平旦,则属阴中之阳。人的情况也与此相应,就人体阴阳而论,外部属阳,内部属阴。就身体的部位来分阴阳,则背为阳,腹为阴。从脏腑的阴阳划分来说,则脏属阴,腑属阳,肝、心、脾、肺、肾五脏都属阴。胆、胃、大肠、小肠、膀胱、三焦六腑都属阳。了解阴阳之中复有阴阳的道理是为什么呢?这是要分析四时疾病的在阴在阳,以作为治疗的依据,如冬病在阴,夏病在阳,春病在阴,秋病在阳,都要根据疾病的部位来施用针刺和砭石的疗法。此外,背为阳,阳中之阳为心,阳中之阴为肺。腹为阴,阴中之阴为肾,阴中之阳为肝,阴中的至阴为脾。以上这些都是人体阴阳表里、内外雌雄相互联系又相互对应的例证,所以人与自然界的阴阳是相应的。

黄帝说:五脏除与四时相应外,它们各自还有相类的事物可以归纳起来吗?岐伯说:有。比如东方青色,与肝相通,肝开窍于目,精气内藏于肝,发病常表现为惊骇,在五味为酸,与草木同类,在五畜为鸡,在五谷为麦,与四时中的夏季相应,在天体为岁星,春天阳气上升,所以其气在头,在五音为角,其成数为八,因肝主筋,所以它的疾病多发生在筋。此外,在嗅味为臊。南方赤色,与心相通,心开窍于耳,精气内藏于心,在五味为苦,与火同类,在五畜为羊,在五谷为黍,与四时中的夏季相应,在天体为荧惑星,它的疾病多发生在脉和五脏,在五音为徵,其成数为七。此外,在嗅味为焦。中央黄色,与脾相通,脾开窍于口,精气内藏于脾,在五味为甘,与土同类,在五畜为牛,在五谷为稷,与四时中的长夏相应,在天体为镇星,它的疾病多发生在舌根和肌肉,在五音为宫,其生数为五。此外,在嗅味为香。西方白色,与肺相通,肺开窍于鼻,精气内藏于肺,在五味为辛,与金同类,在五畜为马,在五谷为稻,与四时中的秋季相应,在天体为太白星,它的疾病多发生在背部和皮毛,在五音为商,其成数为九。此外,在嗅味为腥。北方黑色,与肾相通,肾开窍于前后二阴,精气内藏于肾,在五味为咸,与水同类,在五畜为彘,在五谷为豆,与四时中的冬季相应,在天体为辰星,它的疾病多发生在溪和骨,在五音为羽,其成数为六。此外,其嗅味为腐。所以善于诊脉的医生,能够谨慎细心地审察五脏六腑的变化,了解其顺逆的情况,把阴阳、表里、雌雄的对应应和联系,纲目分明地加以归纳,并把这些精深的道理,深深地记在心中。这些理论，至为宝贵，对于那些不是真心实意地学习而又不具备一定条件的人，切勿轻意传授，这才是爱护和珍视这门学问的正确态度。

素问篇卷二

第五篇　阴阳应象大论

【原文】

黄帝曰：阴阳者，天地之道也，万物之纲纪，变化之父母，生杀之本始，神明之府也。治病必求于本。故积阳为天，积阴为地。阴静阳躁，阳生阴长，阳杀阴藏。阳化气，阴成形。寒极生热，热极生寒。寒气生浊，热气生清。清气在下，则生飧泄；浊气在上，则生䐜胀。此阴阳反作，病之逆从也。

故清阳为天，浊阴为地。地气上为云，天气下为雨；雨出地气，云出天气。故清阳出上窍，浊阴出下窍；清阳发腠理，浊阴走五藏；清阳实四支，浊阴归六府。

水为阴，火为阳，阳为气，阴为味。味归形，形归气，气归精，精归化，精食气，形食味，化生精，气生形。味伤形，气伤精，精化为气，气伤于味。

阴味出下窍，阳气出上窍。味厚者为阴，薄为阴之阳。气厚者为阳，薄为阳之阴。味厚则泄，薄则通。气薄则发泄，厚则发热。壮火之气衰，少火之气壮。壮火食气，气食少火。壮火散气，少火生气。

气味辛甘发散为阳，酸苦涌泄为阴。阴胜则阳病，阳胜则阴病。阳胜则热，阴胜则寒。重寒则热，重热则寒。寒伤形，热伤气。气伤痛，形伤肿。故先痛而后肿者，气伤形也；先肿而后痛者，形伤气也。

风胜则动，热胜则肿，燥胜则干，寒胜则浮，湿胜则濡写。

天有四时五行，以生长收藏，以生寒暑燥湿风。人有五藏，化五气，以生喜怒悲忧恐。故喜怒伤气，寒暑伤形。暴怒伤阴，暴喜伤阳。厥气上行，满脉去形。喜怒不节，寒暑过度，生乃不固。故重阴必阳，重阳必阴。

故曰：冬伤于寒，春必温病；春伤于风，夏生飧泄；夏伤于暑，秋必痎疟；秋伤于湿，冬生咳嗽。

帝曰：余闻上古圣人，论理人形，列别藏府，端络经脉，会通六合，各从其经，气穴所发各有处名，谿谷属骨皆有所起，分部逆从，各有条理，四时阴阳，尽有经纪，外内之应，皆有表里，其信然乎？

岐伯对曰：东方生风，风生木，木生酸，酸生肝，肝生筋，筋生心，肝主目。其在天为玄，在人为道，在地为化。化生五味，道生智，玄生神，神在天为风，在地为木，在体为筋，在藏为肝，在色为苍，在音为角，在声为呼，在变动为握，在窍为目，在味为酸，在志为怒。怒伤肝，悲胜怒；风伤筋，燥胜风；酸伤筋，辛胜酸。

南方生热，热生火，火生苦，苦生心，心生血，血生脾，心主舌。其在天为热，在地为火，在体为脉，在藏为心；在色为赤，在音为徵，在声为笑，在变动为忧，在窍为舌，在

黄帝内经白话精解

味为苦,在志为喜。喜伤心,恐胜喜;热伤气,寒胜热;苦伤气,咸胜苦。

中央生湿,湿生土,土生甘,甘生脾,脾生肉,肉生肺,脾主口。其在天为湿,在地为土,在体为肉,在藏为脾,在色为黄,在音为宫,在声为歌,在变动为哕,在窍为口,在味为甘,在志为思。思伤脾,怒胜思;湿伤肉,风胜湿;甘伤肉,酸胜甘。

西方生燥,燥生金,金生辛,辛生肺,肺生皮毛,皮毛生肾,肺主鼻。其在天为燥,在地为金,在体为皮毛,在藏为肺,在色为白,在音为商,在声为哭,在变动为咳,在窍为鼻,在味为辛,在志为忧。忧伤肺,喜胜忧;热伤皮毛,寒胜热;辛伤皮毛,苦胜辛。

北方生寒,寒生水,水生咸,咸生肾,肾生骨髓,髓生肝,肾主耳。其在天为寒,在地为水,在体为骨,在藏为肾,在色为黑,在音为羽,在声为呻,在变动为栗,在窍为耳,在味为咸,在志为恐。恐伤肾,思胜恐;寒伤血,燥胜寒;咸伤血,甘胜咸。

故曰:天地者,万物之上下也;阴阳者,血气之男女也;左右者,阴阳之道路也;水火者,阴阳之征兆也;阴阳者,万物之能始也。故曰:阴在内,阳之守也;阳在外,阴之使也。

帝曰:法阴阳奈何?岐伯曰:阳胜则身热,腠理闭,喘粗为之俛仰,汗不出而热,齿干以烦冤,腹满,死,能冬不能夏。阴胜则身寒,汗出,身常清,数栗而寒,寒则厥,厥则腹满,死,能夏不能冬。此阴阳更胜之变,病之形能也。

帝曰:调此二者奈何?岐伯曰:能知七损八益,则二者可调,不知用此,则早衰之节也。年四十,而阴气自半也,起居衰矣。

年五十,体重,耳目不聪明矣。年六十,阴痿,气大衰,九窍不利,下虚上实,涕泣俱出矣。故曰:知之则强,不知则老,故同出而名异耳。智者察同,愚者察异,愚者不足,智者有余,有余则耳目聪明,身体轻强,老者复壮,壮者益治。是以圣人为无为之事,乐恬憺之能,从欲快志于虚无之守,故寿命无穷,与天地终,此圣人之治身也。

天不足西北,故西北方阴也,而人右耳目不如左明也。地不满东南,故东南方阳也,而人左手足不如右强也。帝曰:何以然?岐伯曰:东方阳也,阳者其精并于上,并于上,则上明而下虚,故使耳目聪明,而手足不便也。西方阴也,阴者其精并于下,并于下,则下盛而上虚,故其耳目不聪明,而手足便也。故俱感于邪,其在上则右甚,在下则左甚,此天地阴阳所不能全也,故邪居之。

故天有精,地有形,天有八纪,地有五里,故能为万物之父母。清阳上天,浊阴归地,是故天地之动静,神明为之纲纪,故能以生长收藏,终而复始。惟贤人上配天以养头,下象地以养足,中傍人事以养五藏。天气通于肺,地气通于嗌,风气通于肝,雷气通于心,谷气通于脾,雨气通于肾。六经为川,肠胃为海,九窍为水注之气。以天地为之阴阳,阳之汗,以天地之雨名之;阳之气,以天地之疾风名之。暴气象雷,逆气象阳。故治不法天之纪,不用地之理,则灾害至矣。

故邪风之至,疾如风雨,故善治者治皮毛,其次治肌肤,其次治筋脉,其次治六府,其次治五藏。治五藏者,半死半生也。故天之邪气,感则害人五藏;水谷之寒热,感则害于六府；地之湿气，感则害皮肉筋脉。

故善用针者，从阴引阳，从阳引阴，以右治左，以左治右，以我知彼，以表知里，以观过与不及之理，见微得过，用之不殆。善诊者，察色按脉，先别阴阳；审清浊而知部分；视喘息、听音声而知所苦；观权衡规矩而知病所主；按尺寸、观浮沉滑涩而知病所生。以治无过，以诊则不失矣。

故曰：病之始起也，可刺而已；其盛，可待衰而已。故因其轻而扬之，因其重而减之，因其衰而彰之。形不足者，温之以气；精不足者，补之以味。其高者，因而越之；其下者，引而竭之；中满者，写之于内；其有邪者，渍形以为汗；其在皮者，汗而发之；其慓悍者，按而收之；其实者，散而写之。审其阴阳，以别柔刚，阳病治阴，阴病治阳，定其血气，各守其乡，血实宜决之，气虚宜掣引之。

【译文】

黄帝道：阴阳是宇宙间的一般规律，是一切事物的纲纪，万物变化的起源，生长毁灭的根本，有很大道理在乎其中。凡医治疾病，必须求得病情变化的根本，而道理也不外乎阴阳二字。拿自然界变化来比喻，清阳之气聚于上，而成为天，浊阴之气积于下，而成为地。阴是比较静止的，阳是比较躁动的；阳主生成，阴主成长；阳主肃杀，阴主收藏。阳能化生力量，阴能构成形体。寒到极点会生热，热到极点会生寒；寒气能产生浊阴，热气能产生清阳；清阳之气居下而不升，就会发生泄泻之病，浊阴之气居上而不降，就会发生胀满之病。这就是阴阳的正常和反常变化，因此疾病也就有逆证

和顺证的分别。

所以大自然的清阳之气上升为天，浊阴之气下降为地。地气蒸发上升为云，天气凝聚下降为雨；雨是地气上升之云转变而成的，云是由天气蒸发水气而成的。人体的变化也是这样，清阳之气出于上窍，浊阴之气出于下窍；清阳发泄于腠理，浊阴内注于五脏；清阳充实于四肢，浊阴内走于六腑。

水火分为阴阳，则水属阴，火属阳。人体的功能属阳，饮食物属阴。饮食物可以滋养形体，而形体的生成又须赖气化的功能，功能是由精所产生的，就是精可以化生功能。而精又是由气化而产生的，所以形体的滋养全靠饮食物，饮食物经过生化作用而产生精，再经过气化作用滋养形体。如果饮食不节，反能损伤形体，机能活动太过，亦可以使精气耗伤，精可以产生功能，但功能也可以因为饮食的不节而受损伤。

味属于阴，所以趋向下窍，气属于阳，所以趋向上窍。味厚的属纯阴，味薄的属于阴中之阳；气厚的属纯阳，气薄的属于阳中之阴。味厚的有泻下作用，味薄的有疏通作用；气薄的能向外发泄，气厚的能助阳生热。阳气太过，能使元气衰弱，阳气正常，能使元气旺盛，因为过度亢奋的阳气，会损害元气，而元气却依赖正常的阳气，所以过度亢盛的阳气，能耗散元气，正常的阳气，能增强元气。凡气味辛甘而有发散功用的，属于阳，气味酸苦而有涌泄功用的，属于阴。

人体的阴阳是相对平衡的，如果阴气发生了偏胜，则阳气受损而为病，阳气发生了偏胜，则阴气耗损而为病。阳偏胜则表

现为热性病症，阴偏胜则表现为寒性病症。寒到极点，会表现热象，热到极点，会表现寒象。寒能伤形体，热能伤气分；气分受伤，可以产生疼痛，形体受伤，可以发生肿胀。所以先痛而后肿的，是气分先伤而后及于形体；先肿而后痛的，是形体先病而后及于气分。

风邪太过，则能发生痉挛动摇；热邪太过，则能发生红肿；燥气太过，则能发生干枯；寒气太过，则能发生浮肿；湿气太过，则能发生濡泻。

大自然的变化，有春、夏、秋、冬四时的交替，有木、火、土、金、水五行的变化，因此，产生了寒、暑、燥、湿、风的气候，它影响了自然界的万物，形成了生、长、化、收、藏的规律。人有肝、心、脾、肺、肾五脏，五脏之气化生五志，产生了喜、怒、悲、忧、恐五种不同的情志活动。喜怒等情志变化，可以伤气，寒暑外侵，可以伤形。突然大怒，会损伤阴气，突然大喜，会损伤阳气。气逆上行，充满经脉，则神气浮越，离去形体了。所以喜怒不加以节制，寒暑不善于调适，生命就不能牢固。阴极可以转化为阳，阳极可以转化为阴。所以冬季受了寒气的伤害，春天就容易发生温病；春天受了风气的伤害，夏季就容易发生飧泄；夏季受了暑气的伤害，秋天就容易发生疟疾；秋季受了湿气的伤害，冬天就容易发生咳嗽。

黄帝问道：我听说上古时代的圣人，讲求人体的形态，分辨内在的脏腑，了解经脉的分布，交会、贯通有六合，各依其经之循行路线；气穴之处，各有名称；肌肉空隙以及关节，各有其起点；分属部位的或逆或顺，各有条理；与天之四时阴阳，都有经纬

纲纪；外面的环境与人体内部的互相关联，都有表有里。这些说法都正确吗？

岐伯回答说：东方应春，阳升而日暖风和，草木生发，木气能生酸味，酸味能滋养肝气，肝气又能滋养于筋，筋膜柔和则又能生养于心，肝气关联于目。它在自然界是深远微妙而无穷的，在人能够知道自然界变化的道理，在地为生化万物。大地有生化，所以能产生一切生物；人能知道自然界变化的道理，就能产生一切智慧；宇宙间的深远微妙，是变化莫测的。变化在天空中为风气，在地面上为木气，在人体为筋，五脏为肝，在五色为苍，在五音为角，在五声为呼，在病变的表现为握，在七窍为目，在五味为酸，在情志的变动为怒。怒气能伤肝，悲能够抑制怒；风气能伤筋，燥能够抑制风；过食酸味能伤筋，辛味能抑制酸味。

南方应夏，阳气盛而生热，热甚则生火，火气能产生苦味，苦味能滋长心气，心气能化生血气，血气充足，则又能生脾，心气关联于舌。它的变化在天为热气，在地为火气，在人体为血脉，在五脏为心，在五色为赤，在五音为徵，在五声为笑，在病变的表现为忧，在窍为舌，在五味为苦，在情志的变动为喜。喜能伤心，以恐惧抑制喜；热能伤气，以寒气抑制热；苦能伤气，咸味能抑制苦味。

中央应长夏，长夏生湿，湿与土气相应，土气能产生甘味，甘味能滋养脾气，脾气能滋养肌肉，肌肉丰满，则又能养肺，脾气关联于口。它的变化在天为湿气，在地为土气，在人体为肌肉，在五脏为脾，在五色为黄，在五音为宫，在五声为歌，在病变

的表现为哕，在窍为口，在五味为甘，在情志的变动为思。思虑伤脾，以怒气抑制思虑；湿气能伤肌肉，以风气抑制湿气；甘味能伤肌肉，酸味能抑制甘味。

西方应秋，秋天气急燥，燥与金气相应，金产生辛味，辛味能滋养肺气，肺气能滋养皮毛，皮毛润泽则又能养肾，肺气关联于鼻。它的变化在天为燥气，在地为金气，在人体为皮毛，在五脏为肺，在五色为白，在五音为商，在五声为哭，在病变的表现为咳，在窍为鼻，在五味为辛，在情志的变动为忧。忧能伤肺，以喜抑制忧；热能伤皮毛，寒能抑制热；辛味能伤皮毛，苦味能抑制辛味。

北方应冬，冬天生寒，寒气与水气相应，水气能产生咸味，咸味能滋养肾气，肾气能滋长骨髓，骨髓充实，则又能养肝，肾气关联于耳。它的变化在天为寒气，在地为水气，在人体为骨髓，在五脏为肾，在五色为黑，在五音为羽，在五声为呻，在病变的表现为战栗，在窍为耳，在五味为咸，在情志的变动为恐。恐能伤肾，思能够抑制恐；寒能伤血，燥（湿）能够抑制寒；咸能伤血，甘味能抑制咸味。

所以说：天地是在万物的上下；阴阳如血气与男女之相对峙；左右为阴阳运行不息的道路；水性寒，火性热，是阴阳的象征；阴阳的变化，是万物生成的原始能力。所以说：阴阳是互相为用的，阴在内，为阳之镇守；阳在外，为阴之役使。

第六篇　阴阳离合论

【原文】

黄帝问曰：余闻天为阳，地为阴，日为阳，月为阴，大小月三百六十日成一岁，人亦应之。今三阴三阳，不应阴阳，其故何也？岐伯对曰：阴阳者，数之可十，推之可百，数之可千，推之可万，万之大，不可胜数，然其要一也。

天覆地载，万物方生，未出地者，命曰阴处，名曰阴中之阴；则出地者，命曰阴中之阳。阳予之正，阴为之主。故生因春，长因夏，收因秋，藏因冬，失常则天地四塞。阴阳之变，其在人者，亦数之可数。

帝曰：愿闻三阴三阳之离合也。岐伯曰：圣人南面而立，前曰广明，后曰太冲，太冲之地，名曰少阴，少阴之上，名曰太阳，太阳根起于至阴，结于命门，名曰阴中之阳。中身而上，名曰广明，广明之下，名曰太阴，太阴之前，名曰阳明，阳明根起于厉兑，名曰阴中之阳。厥阴之表，名曰少阳，少阳根起于窍阴，名曰阴中之少阳。是故三阳之离合也，太阳为开，阳明为阖，少阳为枢。三经者，不得相失也，搏而勿浮，命曰一阳。

帝曰：愿闻三阴。岐伯曰：外者为阳，内者为阴，然则中为阴，其冲在下，名曰太阴，太阴根起于隐白，名曰阴中之阴。太阴之后，名曰少阴，少阴根起于涌泉，名曰阴中之少阴。少阴之前，名曰厥阴，厥阴根起于大敦，阴之绝阳，名曰阴之绝阴。是故三阴之离合也，太阴为开，厥阴为阖，少阴为枢。

三经者不得相失也。搏而勿沉,名曰一阴。阴阳靊靊,积传为一周,气里形表而为相成也。

【译文】

黄帝问道:我听说天属阳,地属阴,日属阳,月属阴,大月和小月合起来三百六十天而成为一年,人体也与此相应。如今听说人体的三阴三阳和天地阴阳之数不相符合,这是什么道理?岐伯回答说:天地阴阳的范围,极其广泛,在具体运用时,经过进一步推演,则可以由十到百,由百到千,由千到万,再演绎下去,甚至是数不尽的,然而其总的原则仍不外乎对立统一的阴阳道理。天地之间,万物初生,未长出地面的时候,叫做居于阴处,称之为阴中之阴;若已长出地面的,就叫做阴中之阳。有阳气,万物才能生长,有阴气,万物才能成形。所以万物的发生,因于春气的温暖,万物的生长,因于夏气的炎热,万物的收成,因于秋气的清凉,万物的闭藏,因于冬气的寒冷。如果四时阴阳失序,气候无常,天地间的生长收藏的变化就要失去正常。这种阴阳变化的道理,在人来说,也是有一定的规律,并且可以推测而知的。

黄帝说:我愿意听你讲讲三阴三阳的离合情况。岐伯说:人面向南方站立,前方名叫广明,后方名叫太冲,行于太冲部位的经脉,叫做少阴。在少阴经上面的经脉,名叫太阳,太阳经的下端起于足小趾外侧的至阴穴,其上端结于睛明穴,因太阳为少阴之表,故称为阴中之阳。再以人上下而言,上半身属阳,称为广明,广明之下称为太阴,太阴前面的经脉,名叫阳明,阳明经的下端起于足大趾侧次趾之端的厉兑穴,因阳明是太阴之表,故称为阴中之阳。厥阴为里,少阳为表,故厥阴经之表为少阳经,少阳经下端起于窍阴穴,因少阳居厥阴之表,故称为阴中之少阳。因此,三阳经的离合,分开来说,太阳主表为开,阳明主里为阖,少阳介于表里之间为枢。但三者之间,不是各自为政,而是相互紧密联系着的,所以合起来称为一阳。

黄帝说:愿意再听你讲讲三阴的离合情况。岐伯说:在外的为阳,在内的为阴,所以在里的经脉称为阴经,行于少阴经前面的称为太阴,太阴经的根起于足大趾之端的隐白穴,称为阴中之阴。太阴的后面,称为少阴,少阴经的根起于足心的涌泉穴,称为阴中之少阴。少阴的前面,称为厥阴,厥阴经的根起于足大趾之端的大敦穴,由于两阴相合而无阳,厥阴又位于最里,所以称之为阴之绝阴。因此,三阴经之离合,分开来说,太阴为三阴之表为开,厥阴为主阴之里为阖,少阴位于大、厥表里之间为枢。但三者之间,不能各自为政,而是相互协调紧密联系着的,所以合起来称为一阴。

阴阳之气,运行不息,递相传注于全身,气运于里,形立于表,这就是阴阳离合、表里相成的缘故。

第七篇　阴阳别论

【原文】

黄帝问曰：人有四经十二从，何谓？岐伯对曰：四经应四时，十二从应十二月，十二月应十二脉。脉有阴阳，知阳者知阴，知阴者知阳。凡阳有五，五五二十五阳。所谓阴者，真藏也，见则为败，败必死也；所谓阳者，胃脘之阳也。别于阳者，知病处也；别于阴者，知死生之期。

三阳在头，三阴在手，所谓一也。别于阳者，知病忌时；别于阴者，知死生之期。谨熟阴阳，无与众谋。

所谓阴阳者，去者为阴，至者为阳；静者为阴，动者为阳；迟者为阴，数者为阳。凡持真脉之藏脉者，肝至悬绝急，十八日死；心至悬绝，九日死；肺至悬绝，十二日死；肾至悬绝，七日死；脾至悬绝，四日死。

曰：二阳之病发心脾，有不得隐曲，女子不月；其传为风消，其传为息贲者，死不治。

曰：三阳为病，发寒热，下为痈肿，及为痿厥腨痟；其传为索泽，其传为颓疝。

曰：一阳发病，少气善咳善泄；其传为心掣，其传为隔。

二阳一阴发病，主惊骇背痛，善噫善欠，名曰风厥。

二阴一阳发病，善胀心满善气。

三阳三阴发病，为偏枯痿易，四支不举。

鼓一阳曰钩，鼓一阴曰毛，鼓阳胜急曰弦，鼓阳至而绝曰石，阴阳相过曰溜。

阴争于内，阳扰于外，魄汗未藏，四逆而起，起则熏肺，使人喘鸣。阴之所生，和本曰和。是故刚与刚，阳气破散，阴气乃消亡。淖则刚柔不和，经气乃绝。

死阴之属，不过三日而死；生阳之属，不过四日而死。所谓生阳死阴者，肝之心，谓之生阳。心之肺，谓之死阴。肺之肾，谓之重阴。肾之脾，谓之辟阴，死不治。

结阳者，肿四支。结阴者便血一升，再结二升，三结三升。阴阳结斜，多阴少阳曰石水，少腹肿。二阳结谓之消，三阳结谓之隔，三阴结谓之水，一阴一阳结谓之喉痹。阴搏阳别谓之有子。阴阳虚肠辟死。阳加于阴谓之汗。阴虚阳搏谓之崩。

三阴俱搏，二十日夜半死。二阴俱搏，十三日夕时死。一阴俱搏，十日死。三阳俱搏且鼓，三日死。三阴三阳俱搏，心腹满，发尽不得隐曲，五日死。二阳俱搏，其病温，死不治，不过十日死。

【译文】

黄帝问道：人有四经十二从，这是什么意思？岐伯回答说：四经，是指与四时相应的正常脉象，十二从，是指与十二月相应的十二经脉。

脉有阴有阳，能了解什么是阳脉，就能知道什么是阴脉；能了解什么是阴脉，也就能知道什么是阳脉。阳脉有五种，就是春微弦，夏微钩，长夏微缓，秋微毛，冬微石。五时各有五脏的阳脉，所以五时配合五脏，则为二十五种阳脉。所谓阴脉，就是脉没有胃气，称为真脏脉象。真脏脉是胃气已

黄帝内经 白话精解

经败坏的象征,败象已见,就可以断其必死。所谓阳脉,就是指有胃气之脉。辨别阳脉的情况,就可以知道病变的所在;辨别真脏脉的情况,就可以知道死亡的时期。三阳经脉的诊察部位,在结喉两旁的人迎穴,三阴经脉的诊察部位,在手鱼际之后的寸口。一般在健康状态之下,人迎与寸口的脉象是一致的。辨别属阳的胃脉,能知道时令气候和疾病的宜忌;辨别属阴的真脏脉,能知道病人的死生时期。临证时应谨慎而熟练地辨别阴脉与阳脉,就不致疑惑不决而众议纷纭了。

凡诊得无胃气的真藏脉,例如:肝脉来的形象,如一线孤悬,似断似绝,或者来得弦急而硬,十八日当死;心脉来时,孤悬断绝,九日当死;肺脉来时,孤悬断绝,十二日当死;肾脉来时,孤悬断绝,七日当死;脾脉来时,孤悬断绝,四日当死。

一般地说,胃肠有病,则可影响心脾,病人往往有难以告人的隐情,如果是女子就会月经不调,甚至经闭。若病久传化,或者形体逐渐消瘦,成为"风消",或者呼吸短促,气息上逆,成为"息贲",就不可治疗了。

一般地说,太阳经发病,多有寒热的症状,或者下部发生痛肿,或者两足痿弱无力而逆冷,腿肚酸痛。若病久传化,或为皮肤干燥而不润泽,或变为颓疝。

一般地说,少阳经发病,生发之气即减少,或易患咳嗽,或易患泄泻。若病久传变,或为心虚掣痛,或为饮食不下,隔塞不通。

阳明与厥阴发病,主病,凉骇,背痛,常常嗳气、呵欠,名曰风厥。少阴和少阳发病,腹部作胀,心下满闷,时欲叹气。太阳和太阴发病,则为半身不遂的偏枯症,或者筋骨松驰而痿弱无力,或者四肢不能举动。

脉搏鼓动于指下,来时有力,去时力衰,叫做钩脉;稍无力。来时轻虚而浮,叫做毛脉;有力而紧张,如按琴瑟的弦,叫做弦脉;有力而必须重按,轻按不足,叫做石脉;既非无力,又不过于有力,一来一去,脉象和缓,流通平顺,叫做滑脉。

阴阳失去平衡,以致阴气争盛于内,阳气扰乱于外,汗出不止,四肢厥冷,下厥上逆,浮阳熏肺,发生喘鸣。

阴之所以能生化,由于阴阳的平衡,是谓正常。如果以刚与刚,则阳气破散,用气亦必随之消亡;倘若阴气独盛,则寒湿偏胜,亦为刚柔不和,经脉气血亦致败绝。

属于死阴的病,不过三日就要死;属于生阳的病,不过四天就会痊愈。所谓生阳、死阴:例如肝病传心,为木生火,得其生气,叫做生阳;心病传肺,为火克金,金被火消亡,叫做死阴;肺病传肾,以阴传阴,无阳之候,叫做重阴;肾病传脾,水反侮土,叫做辟阴,是不治的死症。

邪气郁结于阳经,则四肢浮肿,以四肢为诸阳之本;邪气郁结于阴经,则大便下血,以阴络伤则血下溢,初结一升,再结二升,三结三升;阴经阳经都有邪气郁结,而偏重于阴经方面的,就会发生"石水"之病,少腹肿胀;邪气郁结于二阳(足阳明胃、平阳明大肠),则肠胃俱热,多为消渴之症;邪气郁结于三阳(足太阳膀胱、手太阳小肠),则多为上下不通的隔症;邪气郁结于三阴(足太阴脾、手太阴肺),多为水肿膨胀的病;邪气郁结于一阴一阳(指厥阴和少阳),多为喉痹之病。

黄帝内经白话精解

阴脉搏动有力，与阳脉有明显的区别，这是怀孕的现象；阴阳脉（尺脉、寸脉）俱虚而患痢疾的，是为死征；阳脉加倍于阴脉，当有汗出，阴脉虚而阳脉搏击，火迫血行，在妇人为血崩。

三阴（指手太阴肺、足太阴脾）之脉，俱搏击于指下，大约到二十天半夜时死亡；二阴（指手少阴心、足少阴肾）之脉俱搏击于指下，大约到十三天傍晚时死亡；一阴（指手厥阴心胞络、足厥阴肝）之脉俱搏击于指下，大约十天就要死亡；三阳（指足太阳膀胱、手太阳小肠）之脉俱搏击下指下，而鼓动过甚的，三天就要死亡；三阴三阳之脉俱搏，心腹胀满，阴阳之气发泄已尽，大小便不通，则王日死；二阳（指足阳明胃、手阳明大肠）之脉俱搏击于指下，患有温病的，这已无法可治，不过十日就会死亡。

第八篇　灵兰秘典论

【原文】

黄帝问曰：愿闻十二藏之相使，贵贱何如？岐伯对曰：悉乎哉问也！请遂言之。心者，君主之官也，神明出焉。肺者，相傅之官，治节出焉。肝者，将军之官，谋虑出焉。胆者，中正之官，决断出焉。膻中者，臣使之官，喜乐出焉。脾胃者，仓廪之官，五味出焉。大肠者，传道之官，变化出焉。小肠者，受盛之官，化物出焉。肾者，作强之官，伎巧出焉。三焦者，决渎之官，水道出焉。膀胱者，州都之官，津液藏焉，气化则能出矣。凡此十二官者，不得相失也。故主明则下安，以此养生则寿，殁世不殆，以为天下则大昌。主不明则十二官危，使道闭塞而不通，形乃大伤，以此养生则殃，以为天下者，其宗大危，戒之戒之！

至道在微，变化无穷，孰知其原！窘乎哉！消者瞿瞿，孰知其要！闵闵之当，孰者为良！恍惚之数，生于毫氂，毫氂之数，起于度量，千之万之，可以益大，推之大之，其形乃制。

黄帝曰：善哉！余闻精光之道，大圣之业，而宣明大道，非斋戒择吉日，不敢受也。黄帝乃泽吉日良兆，而藏灵兰之室，以传保焉。

【译文】

黄帝问道：我想听你谈一下人体六脏六腑这十二个器官的职责分工，高低贵贱是怎样的呢？岐伯回答说：你问得真详细呀！请让我谈谈这个问题。心，主宰全身，是君主之官，人的精神意识思维活动都由此而出。肺，是相傅之官，犹如相傅辅佐着君主，因主一身之气而调节全身的活动。肝，主怒，像将军一样的勇武，称为将军之官，谋略由此而出。胆中，围护着心而接受其命令，是臣使之官，心志的喜乐，靠它传布出来。脾和胃司饮食的受纳和布化，是仓廪之官，五味的营养靠它们的作用而得以消化、吸收和运输。大肠是传导之官，它能传送食物的糟粕，使其变化为粪便排出体外。小肠是受盛之官，它承受胃中下行的食物而进一步分化清浊。肾，是作强之官，它能够使人发挥强力而产生各种技巧。三焦，是决渎之官，它能够通行水道。膀胱是州都之官，蓄藏津液，通过气化作用，方能排出尿液。以上这十二官，虽有分工，但其作用应该协调而不能相互脱节。所以君主如果明智顺达，则下属也会安定正常，用这样的道理来养生，就可以使人长寿，终生不会发生危殆，用来治理天下，就会使国家昌盛繁荣。君主如果不能明智顺达，那么，包括其本身在内的十二官就都要发生危险，各器官发挥正常作用的途径闭塞不通，形体就要受到严重伤害。在这种情况下，谈养生续命是不可能的，只会招致灾殃，缩短寿命。同样，以君主之昏聩不明来治理天下，那政权就危险难保了，千万要警惕再警惕呀！

至深的道理是微妙难测的，其变化也没有穷尽，谁能清楚地知道它的本源！实在是困难得很呀！有学问的人勤勤恳恳地探讨研究，可是谁能知道它的要妙之处！那些道理暗昧难明，就像被遮蔽着，怎能了解到它的精华是什么！那似有若无的数量，是产生于毫厘的微小数目，而毫厘也是起于更小的度量，只不过把它们千万倍地积累扩大，推衍增益，才演变成了形形色色的世界，黄帝说：好啊！我听到了精纯明彻的道理，这真是大圣人建立事业的基础，对于这宣畅明白的宏大理论，如果不专心修省而选择吉祥的日子，实在不敢接受它。于是，黄帝就选择有良好预兆的吉日，把这些著作珍藏在灵台兰室，妥善地保存起来，以便流传后世。

第九篇 六节藏象论

【原文】

黄帝问曰：余闻天以六六之节，以成一岁，人以九九制会，计人亦有三百六十五节，以为天地久矣，不知其所谓也？岐伯对曰：昭乎哉问也！请遂言之。夫六六之节，九九制会者，所以正天之度、气之数也。天度者，所以制日月之行也；气数者，所以纪化生之用也。天为阳，地为阴；日为阳，月为阴，行有分纪，周有道理。日行一度，月行十三度而有奇焉。故大小月三百六十五日而成岁，积气余而盈闰矣。立端于始，表正于中，推余于终，而天度毕矣。

帝曰：余已闻天度矣，愿闻气数何以合之？岐伯曰：天以六六为节，地以九九制会；天有十日，日六竟而周甲，甲六复而终岁，三百六十日法也。夫自古通天者，生之本，本于阴阳。其气九州九窍，皆通乎天气。故其生五，其气三，三而成天，三而成地，三而成人，三而三之，合则为九，九分为九野，九野为九藏，故形藏四，神藏五，合为九藏以应之也。

帝曰：余已闻六六九九之会也，夫子言积气盈闰，愿闻何谓气？请夫子发蒙解惑焉！岐伯曰：此上帝所秘，先师传之也。帝曰：请遂闻之。岐伯曰：五日谓之候，三候谓之气，六气谓之时，四时谓之岁，而各从其主治焉。五运相袭，而皆治之，终朞之日，周而复始；时立气布，如环无端，候亦同法。故曰：不知年之所加，气之盛衰，虚实之所起，不可以为工矣。

帝曰：五运之始，如环无端，其太过不及何如？岐伯曰：五气更立，各有所胜，盛虚之变，此其常也。帝曰：平气何如？岐伯曰：无过者也。帝曰：太过不及奈何？岐伯曰：在经有也。帝曰：何谓所胜？岐伯曰：春胜长夏，长夏胜冬，冬胜夏，夏胜秋，秋胜春，所谓得五行时之胜，各以其气命其藏。帝曰：何以知其胜？岐伯曰：求其至也，皆归始春，未至而至，此谓太过，则薄所不胜，而乘所胜也，命曰气淫。不分邪僻内生，工不能禁。至而不至，此谓不及，则所胜妄行，而所生受病，所不胜薄之也，命曰气迫。所谓求其至者，气至之时也。谨候其时，气可与期，失时反候，五治不分，邪僻内生，工不能禁也。

帝曰：有不袭乎？岐伯曰：苍天之气，不得无常也。气之不袭，是谓非常，非常则变矣。帝曰：非常而变奈何？岐伯曰：变至则病，所胜则微，所不胜则甚，因而重感于邪，则死矣。故非其时则微，当其时则甚。

帝曰：善。余闻气合而有形，因变以正名。天地之运，阴阳之化，其于万物，孰少孰多，可得闻乎？岐伯曰：悉哉问也！天至广不可度，地至大不可量，大神灵问，请陈其方。草生五色，五色之变，不可胜视，草生五味，五味之美，不可胜极，嗜欲不同，各有所通。天食人以五气，地食人以五味。五气入鼻，藏于心肺，上使五色修明，音声能彰。五味入口，藏于肠胃，味有所藏，以养五气，气和而生，津液相成，神乃自生。

帝曰：藏象何如？岐伯曰：心者，生之本，神之变也；其华在面，其充在血脉，为阳中之太阳，通于夏气。肺者，气之本，魄之处也；其华在毛，其充在皮，为阳中之太阴，通于秋气。肾者，主蛰，封藏之本，精之处也，其华在发，其充在骨，为阴中之少阴，通于冬气。肝者，罢极之本，魂之居也，其华在爪，其充在筋，以生血气，其味酸，其色苍，此为阳中之少阳，通于春气。脾胃大肠小肠三焦膀胱者，仓廪之本，营之居也，名曰器，能化糟粕，转味而入出者也，其华在唇四白，其充在肌，其味甘，其色黄，此至阴之类，通于土气。凡十一藏取决于胆也。

故人迎一盛病在少阳，二盛病在太阳，三盛病在阳明，四盛已上为格阳。寸口一盛，病在厥阴，二盛病在少阴，三盛病在太阴，四盛已上为关阴。人迎与寸口俱盛四倍已上为关格，关格之脉嬴，不能极于天地之精气，则死矣。

【译文】

黄帝问道：我听说天体的运行是以六个甲子构成一年，人则以九九极数的变化来配合天道的准度，而人又有三百六十五穴，与天地相应，这些说法，已听到很久了，但不知是什么道理？岐伯答道：你提的问题很高明啊！请让我就此问题谈谈看法。六六之节和九九制会，是用来确定天度和气数的。天度，是计算日月行程的。气数，是标志万物化生之用的。天属阳，地属阴，日属阳，月属阴。它们的运行有一定的部位和秩序，其环周也有一定的道路。每一昼夜，日行一度，月行十三度有余，所以大月、小月合起来三百六十五天成为一年，由于月份的不足，节气有盈余，于是产生了闰月。确定了岁首冬至节并以此为开始，用圭表的日影以推正中气的时间，随着日月的运行而推算节气的盈余，直到岁尾，整个天度的变化就可以完全计算出来了。

黄帝说：我已经明白了天度，还想知道气数是怎样与天度配合的？岐伯说：天以六六为节制，地以九九之数，配合天道的准度，天有十干，代表十日，十干循环六次而成一个周甲，周甲重复六次而一年终了，这是三百六十日的计算方法。自古以来，都以通于天气而为生命的根本，而这个根本不外天之阴阳。地的九州，人的九窍，都与天气相通，天衍生五行，而阴阳又依盛衰消长而各分为三。三气合而成天，三气合而成地，三气合而成人，三三而合成九气，在地分为九野，在人体分为九脏，形脏四，神脏五，合成九脏，以应天气。

黄帝说：我已经明白了六六九九配合的道理，先生说气的盈余积累成为闰月，我想听您讲一下什么是气。请您来启发我的蒙昧，解释我的疑惑！岐伯说：这是上帝秘而不宣的理论，先师传授给我的。黄帝说：就请全部讲给我听。岐伯说：五日称为候，三候称为气，六气称为时，四时称为岁，一年四时，各随其五行的配合而分别当旺。木、火、土、金、水五行随时间的变化而递相承袭，各有当旺之时，到一年终结时，再从头开始循环。一年分立四时，四时分布节气，逐步推移，如环无端，节气中再分候，也是这样的推移下去。所以说，不知当年客气加临、气的盛衰、虚实的起因等情况，就不能做个好医生。

黄帝说：五行的推移，周而复始，如环无端，它的太过与不及是怎样的呢？岐伯说：五行之气更迭主时，互有胜克，从而有盛衰的变化，这是正常的现象。黄帝说：平气是怎样的呢？岐伯说：这是没有太过和不及。黄帝说：太过和不及的情况怎样呢？岐伯说：这些情况在经书中已有记载。

黄帝说：什么叫做所胜？岐伯说：春胜长夏，长夏胜冬，冬胜夏，夏胜秋，秋胜春，这就是时令根据五行规律而互相胜负的情况。同时，时令又依其五行之气的属性来分别影响各脏。黄帝说：怎样知道它们之间的相胜情况呢？岐伯说：首先要推求气候到来的时间，一般从立春开始向下推算。如果时令未到而气候先期来过，称为太过，某气太过就会侵侮其所不胜之气，欺凌其所胜之气，这就叫做气淫；时令已到而气候未到，称为不及，某气不及，则其所胜之气因缺乏制约而妄行，其所生之气因缺乏资助而困弱，其所不胜则更会加以侵迫，这就叫做气迫。所谓求其至，就是要根据时令推求气候到来的早晚，要谨慎地等候时令的变化，气候的到来是可以预期的。如果搞错了时令或违反了时令与气候相合的关系，以至于分不出五行之气当旺的时间，那么，当邪气内扰，病及于人的时候，好的医生也不能控制了。

黄帝说：五行之气有不相承袭的吗？岐伯说：天的五行之气，在四时中的分布不能没有常规。如果五行之气不按规律依次相承，就是反常的现象，反常就会使人发生病变，如在某一时令出现的反常气候，为当旺之气之所胜者，则其病轻微，若为当旺之气之所不胜者，则其病深重，而若同时感受其他邪气，就会造成死亡。所以反常气候的出现，不在其所克制的某气当旺之时令，病就轻微，若恰在其所克制的某气当旺之时令发病，则病深重。

黄帝说：好。我听说由于天地之气的和合而有万物的形体，又由于其变化多端以至万物形态差异而定有不同的名称。天地的气运，阴阳的变化，它们对于万物的生成，就其作用而言，哪个多，哪个少，可以听你讲一讲吗？岐伯说：问得实在详细呀！天极其广阔，不可测度，地极其博大，也很难计量，像您这样伟大神灵的圣主既然发问，就请让我陈述一下其中的道理吧。草木显现五色，而五色的变化，是看也看不尽的；草木产生五味，而五味的醇美，是尝也尝不完的。人们对色味的嗜欲不同，而各色味是分别与五脏相通的。天供给人们以五气，地供给人们以五味。五气由鼻吸入，贮藏于心肺，其气上升，使面部五色明润，声音洪亮。五味入于口中，贮藏于肠胃，经消化吸收，五味精微内注五脏以养五脏之气，脏气和谐而保有生化机能，津液随之生成，神气也就在此基础上自然产生了。

黄帝说：脏象是怎样的呢？岐伯说：心，是生命的根本，为神所居之处，其荣华表现于面部，其充养的组织在血脉，为阳中的太阳，与夏气相通。肺，是气的根本，为

魄所居之处，其荣华表现在毫毛，其充养的组织在皮肤，是阳中的太阴，与秋气相通。肾主蛰伏，是封藏精气的根本，为精所居之处，其荣华表现在头发，其充养的组织在骨，为阴中之少阴，与冬气相通。肝，是罢极之本，为魄所居之处，其荣华表现在爪甲，其充养的组织在筋，可以生养血气，其味酸，其色苍青，为阳中之少阳，与春气相通。脾、胃、大肠、小肠、三焦、膀胱，是仓廪之本，为营气所居之处，因其功能像是盛贮食物的器皿，故称为器，它们能吸收水谷精微，化生为糟粕，管理饮食五味的转化、吸收和排泄，其荣华在口唇四旁的白肉，其充养的组织在肌肉，其味甘，其色黄，属于至阴之类，与土气相通。以上十一脏功能的发挥，都取决于胆气的升发。

人迎脉大于平时一倍，病在少阳；大两倍，病在太阳；大三倍，病在阳明；大四倍以上，为阳气太过，阴无以通，是为格阳。寸口脉大于平时一倍，病在厥阴；大两倍，病在少阴；大三倍，病在太阴；大四倍以上，为阴气太过，阳无以交，是为关阴。若人迎脉与寸口脉俱大于常时四倍以上，为阴阳气俱盛，不得相荣，是为关格。关格之脉盈盛太过，标志着阴阳极亢，不再能够达于天地阴阳精气平调的生理状态，会很快死去。

第十篇　五藏生成

【原文】

心之合脉也，其荣色也，其主肾也。肺之合皮也，其荣毛也，其主心也。肝之合筋也，其荣爪也，其主肺也。脾之合肉也，其荣唇也，其主肝也。肾之合骨也，其荣发也，其主脾也。

是故多食咸则脉凝泣而变色;多食苦则皮槁而毛拔;多食辛则筋急而爪枯;多食酸,则肉胝而唇揭;多食甘则骨痛而发落,此五味之所伤也。故心欲苦,肺欲辛,肝欲酸,脾欲甘,肾欲咸,此五味之所合也。

五藏之气。故色见青如草兹者死,黄如枳实者死,黑如炲者死,赤如衃血者死,白如枯骨者死,此五色之见死也。青如翠羽者生,赤如鸡冠者生,黄如蟹腹者生,白如豕膏者生,黑如乌羽者生,此五色之见生也。生于心,如以缟裹朱;生于肺,如以缟裹红;生于肝,如以缟裹绀;生于脾,如以缟裹栝楼实,生于肾,如以缟裹紫,此五藏所生之外荣也。

色味当五藏:白当肺,辛,赤当心,苦,青当肝,酸,黄当脾,甘,黑当肾,咸,故白当皮,赤当脉,青当筋,黄当肉,黑当骨。

诸脉者皆属于目,诸髓者皆属于脑,诸筋者皆属于节,诸血者皆属于心,诸气者皆属于肺,此四支八谿之朝夕也。

故人卧,血归于肝,肝受血而能视,足受血而能步,掌受血而能握,指受血而能摄。卧出而风吹之,血凝于肤者为痹,凝于脉者为泣,凝于足者为厥。此三者,血行而不得反其空,故为痹厥也。人有大谷十二分,小谿三百五十四名,少十二俞,此皆卫气之所留止,邪气之所客也,针石缘而去之。

诊病之始五决为纪,欲知其始,先建其母,所谓五决者五脉也。

是以头痛巅疾,下虚上实过在足少阴,巨阳,甚则入肾。徇蒙招尤,目冥耳聋,下实上虚,过在足少阳、厥阴,甚则入肝。腹满膜胀,支鬲胠,下厥上冒,过在足太阴,阳明。咳嗽上气,厥在胸中,过在手阳明太阴。心烦头痛病在鬲中,过在手巨阳,少阴。

夫脉之小大滑涩浮沉,可以指别;五藏之象,可以类推;五藏相音,可以意识;五色微诊,可以目察。能合脉色,可以万全。赤,脉之至也喘而坚,诊曰有积气在中,时害于食,名曰心痹,得之外疾,思虑而心虚,故邪从之。白,脉之至也,喘而浮,上虚下实,惊,有积气在胸中,喘而虚,名曰肺痹寒热,得之醉而使内也。青,脉之至也长而左右弹,有积气在心下支胠,名曰肝痹,得之寒湿,与疝同法,腰痛足清头痛。黄,脉之至也大而虚,有积气在腹中,有厥气名曰厥疝,女子同法,得之疾使四支,汗出当风。黑,脉之至也,上坚而大,有积气在小腹与阴,名曰肾痹,得之沐浴清水而卧。

凡相五色之奇脉,面黄目青,面黄目赤,面黄目白,面黄目黑者,皆不死也。面青目赤,面赤目白,面青目黑,面黑目白,面赤目青,皆死也。

【译文】

所以过食咸味,则使血脉凝涩不畅,而颜面色泽发生变化。过食苦味,则使皮肤枯槁而毫毛脱落。过食辛味,则使筋脉劲急而爪甲枯干。过食酸味,则使肌肉粗厚皱缩而口唇掀揭。过食甘味,则使骨骼疼痛而头发脱落。这是偏食五味所造成的损害。所以心欲得苦味,肺欲得辛味,肝欲得酸味,脾欲得甘味,肾欲得咸味,这是五味分别与五脏之气相合的对应关系。

面色出现青如死草,枯暗无华的,为死症。出现黄如枳实的,为死症;出现黑如烟灰的,为死症;出现红如凝血的,为死症;出现白如枯骨的,为死症。这是五色中表现为死症的情况。面色青如翠鸟的羽毛,主生;红如鸡冠的,主生;黄如蟹腹的,主生;白如猪脂的,主生;黑如乌鸦毛的,主生。这是五色中表现有生机而预后良好的情况。心有生机,其面色就像细白的薄绢裹着朱砂;肺有生机,面色就像细白的薄绢裹着粉红色的丝绸;肝有生机,面色就像细白的薄绢裹着天青色的丝绸;脾有生机,面色就像细白的薄绢裹着栝蒌实;肾有生机,面色就像细白的薄绢裹着紫色的丝绸。这些都是五脏的生机显露于外的荣华。

色、味与五脏相应:白色和辛味应于肺,赤色和苦味应于心,青色和酸味应于肝,黄色和甘味应于脾,黑色和咸味应于肾。因五脏外合五体,所以白色应于皮,赤色应于脉,青色应于筋,黄色应于肉,黑色应于骨。

各条脉络,都属于目,而诸髓都属于脑,诸筋都属于骨节,诸血都属于心,诸气都属于肺。同时,气血的运行则朝夕来往,不离于四肢八溪的部位。所以当人睡眠时,血归藏于肝,肝得血而濡养于目,则能视物;足得血之濡养,就能行走;手掌得血之濡养,就能握物;手指得血之濡养,就能拿取。如果刚刚睡醒就外出受风,血液的循行就要凝滞,凝于肌肤的,发生痹证;凝于经脉的,发生气血运行的滞涩;凝于足部的,该部发生厥冷。这三种情况,都是由于气血的运行不能返回组织间隙的孔穴之处,所以造成痹厥等症。全身有大谷十二处,小溪三百五十四处,这里面减除了十二脏腑各自的腧穴数目。这些都是卫气留止的地方,也是邪气客居之所。治病时,可循着这些部位施以针石,以祛除邪气。

诊病的根本,要以五决为纲纪。想要了解疾病的重要关键,必先确定病变的原因。所谓五决,就是五脏之脉,以此诊病,即可决断病本的所在。比如头痛等巅顶部位的疾患,属于下虚上实的,病变在足少阴和足太阳经,病甚的,可内传于肾。头晕眼花,身体摇动,目暗耳聋,属下实上虚的,病变在足少阳和足厥阴经,病甚的,可内传于肝。腹满䐜胀,支撑胸膈胁肋,属于下部逆气上犯的,病变在足太阴和足阳明经。咳嗽气喘,气机逆乱于胸中,病变在手阳明和手太阳经。心烦头痛,胸膈不适的,病变在手太阳和手少阴经。

脉象的小、大、滑、涩、浮、沉等,可以通过医生的手指加以鉴别;五脏功能表现于外,可以通过相类事物的比象,加以推测;五脏各自的声音,可以凭意会而识别,五色的微小变化,可以用眼睛来观察。诊病时,如能将色、脉两者合在一起进行分析,就可以万无一失了。外现赤色,脉来急疾而坚实的,可诊为邪气积聚于中脘,常表现为妨害饮食,病名叫做心痹。这种病得之于外邪的侵袭,但由于思虑过度以致心气虚弱,邪气才随之而入的。外现白色,脉来急疾而浮,这是上虚下实,故常出现惊骇,病邪积聚于胸中,迫肺而作喘,但肺气本身是虚弱的,这种病的病名叫做肺痹,它有时发寒热,常因醉后行房而诱发。

青色外现，脉来长而左右搏击手指，这是病邪积聚于心下，支撑胁肋，这种病的病名叫做肝痹，多因受寒湿而得，与疝的病理相同，它的症状有腰痛、足冷、头痛等。外现黄色，而脉来虚大的，这是病邪积聚在腹中，有逆气产生，病名叫做厥疝，女子也有这种情况，多由四肢剧烈的活动，汗出当风所诱发。外现黑色，脉象尺上坚实而大，这是病邪积聚在小腹与前阴，病名叫做肾痹，多因冷水沐浴后睡卧受凉所引起。

举凡观察五色：面黄目青、面黄目赤、面黄目白、面黄目黑的，都不是死的征象；如见面青目赤、面赤目白、面青目黑、面黑目白、面赤目青的，都是死亡的征象。

第十一篇　五藏别论

【原文】

黄帝问曰：余闻方士，或以脑髓为藏，或以肠胃为藏，或以为府。敢问更相反，皆自谓是。不知其道，愿闻其说。

岐伯对曰：脑髓骨脉胆女子胞，此六者地气之所生也，皆藏于阴而象于地，故藏而不写，名曰奇恒之府夫胃大肠小肠三焦膀胱，此五者，天气之所生也，其气象天，故写而不藏，此受五藏浊气，名曰传化之府，此不能久留，输写者也。魄门亦为五藏使，水谷不得久藏。所谓五藏者，藏精气而不写也，故满而不能实。六府者，传化物而不藏，故实而不能满也。所以然者，水谷入口，则胃实而肠虚；食下，则肠实而胃虚。故曰：实而不满，满而不实也。

帝曰：气口何以独为五藏主？岐伯曰：胃者，水谷之海，六府之大源也。五味入口，藏于胃，以养五藏气，气口亦太阴也。是以五藏六府之气味，皆出于胃，变见于气口。故五气入鼻，藏于心肺，心肺有病，而鼻为之不利也。

凡治病必察其下，适其脉，观其志意与其病也。拘于鬼神者，不可与言至德。恶于针石者，不可与言至巧。病不许治者，病必不治，治之无功矣。

【译文】

黄帝问道：我听说方士之中，有人以脑髓为脏，有人以肠胃为脏，也有的把这些都称为腑，如果向他们提出相反的意见，却又都坚持自己的看法，不知哪种理论是对的，希望你谈一谈这个问题。岐伯回答说：脑、髓、骨、脉、胆、女子胞，这六者是禀承地气而生的，都能贮藏阴质，就像大地包藏万物一样，所以它们的作用是藏而不泻，叫做奇恒之腑。胃、大肠、小肠、三焦、膀胱，这五者是禀承天气所生的，它们的作用，像天一样的健运周转，所以是泻而不藏的，它们受纳五脏的浊气，所以称为传化之腑。这是因为浊气不能久停其间，而必须及时转输和排泄的缘故。此外，肛门也为五脏行使疏泻浊气，这样，水谷的糟粕就不会久留于体内了。所谓五脏，它的功能是贮藏精气而不向外发泻的，所以它是经常地保持精气饱满，而不是一时地得到充实。六腑，它的功能是将水谷加以传化，而不是加以贮藏，所以它有时显得充实，但却不能永远保持盛满。所以出现这种情况，是因为水谷入口下行,胃充实了,但肠中还是空虚的,食物再下行,肠充实了,而胃中就空虚了,这样依次传递。所以说六腑是一时的充实,而不是持续的盛满,五脏则是持续盛满而不是一时的充实。

黄帝问道:为什么气口脉可以独主五脏的病变呢?岐伯说:胃是水谷之海,为六腑的泉源,饮食五味入口,留在胃中,经足太阴脾的运化输转,而能充养五脏之气。脾为太阴经,主输布津液,气口为手太阴肺经所过之处,也属太阴经脉,主朝百脉,所以五脏六腑的水谷精微,都出自胃,反映于气口的。而五气入鼻,藏留于心肺,所以心肺有了病变,则鼻为之不利。凡治病必观察其上下的变化,审视其脉候的虚实,察看其情志精神的状态以及病情的表现。对那些拘守鬼神迷信观念的人,是不能与其谈论至深的医学理论的,对那些讨厌针石治疗的人,也不可能和他们讲什么医疗技巧。有病不许治疗的人,他的病是治不好的,勉强治疗也收不到应有的功效。

素问篇　卷四

第十二篇　异法方宜论

【原文】

黄帝问曰:医之治病也,一病而治各不同,皆愈,何也? 岐伯对曰:地势使然也。故东方之域,天地之所始生也。鱼盐之地,海滨傍水,其民食鱼而嗜咸,皆安其处,美其食。鱼者使人热中,盐者胜血。故其民皆黑色疏理,其病皆为痈疡,其治宜砭石,故砭石者,亦从东方来。

西方者,金玉之域,沙石之处,天地之所收引也,其民陵居而多风,水土刚强,其民不衣而褐荐,其民华食而脂肥,故邪不能伤其形体,其病生于内,其治宜毒药,故毒药者,亦从西方来。

北方者,天地所闭藏之域也,其地高陵居,风寒冰冽,其民乐野处而乳食,藏寒生满病,其治宜灸焫,故灸焫者,亦从北方来。

南方者,天地所长养,阳之所盛处也,其地下,水土弱,雾露之所聚也,其民嗜酸而食胕,故其民皆致理而赤色,其病挛痹,其治宜微针,故九针者,亦从南方来。

中央者,其地平以湿,天地所以生万物也众,其民食杂而不劳,故其病多痿厥寒热,其治宜导引按跷,故导引按跷者,亦从中央出也。

故圣人杂合以治,各得其所宜,故治所以异而病皆愈者,得病之情,知治之大体也。

【译文】

黄帝问道：医生治疗疾病，同病而采取各种不同的治疗方法，但结果都能痊愈，这是什么道理？岐伯回答说：这是因为地理形势不同，而治法各有所宜的缘故。

例如东方得天地始生之气，气候温和，是出产鱼和盐的地方。由于地处海滨而接近于水，所以该地的人们多吃鱼类而喜欢咸味，他们安居在这个地方，以鱼盐为美食。但由于多吃鱼类，鱼性属火，会使人热积于中，过多的吃盐，因为咸能走血，又会耗伤血液，所以该地的人们，大都皮肤色黑，肌理松疏，该地多发痈疡之类的疾病。对其治疗，大都宜用砭石刺法。因此，砭石的治病方法，也是从东方传来的。

西方地区，是多山旷野，盛产金玉，遍地沙石，这里的自然环境，像秋令之气，有一种收敛引急的现象。该地的人们，依山陵而住，其地多风，水土的性质又属刚强，而他们的生活，不甚讲究衣服，穿毛巾，睡草席，但饮食却都是鲜美酥酪骨肉之类，因此体肥，外邪不容易侵犯他们的形体，他们发病，大都属于内伤类疾病。对其治疗，宜用药物。所以药物疗法，是从西方传来的。

北方地区，自然气候如同冬天的闭藏气象，地形较高。人们依山陵而居住，经常处在风寒冰冽的环境中。该地的人们，喜好游牧生活，四野临时住宿，吃的是牛羊乳汁，因此内脏受寒，易生胀满的疾病。对其治疗，宜用艾火灸灼。所以艾火灸灼的治疗方法，是从北方传来的。

南方地区，像自然界万物长养的气候，阳气最盛的地方，地势低下，水土薄弱，因此雾露经常聚集。该地的人们，喜欢吃酸类和腐熟的食品，其皮肤腠理致密而带红色，易发生筋脉拘急、麻木不仁等疾病。对其治疗，宜用微针针刺。所以九针的治病方法，是从南方传来的。

中央之地，地形平坦而多潮湿，物产丰富，所以人们的食物种类很多，生活比较安逸，这里发生的疾病，多是痿弱、厥逆、寒热等病，这些病的治疗，宜用导引按跷的方法。所以导引按跷的治法，是从中央地区推广出去的。

从以上情况来看，一个高明的医生，是能够将这许多治病方法综合起来，根据具体情况，随机应变，灵活运用，使患者得到适宜治疗。所以治法尽管各有不同，而结果是疾病都能痊愈。这是由于医生能够了解病情，并掌握了治疗大法的缘故。

第十三篇　移精变气论

【原文】

黄帝问曰：余闻古之治病，惟其移精变气，可祝由而已。今世治病，毒药治其内，针石治其外，或愈或不愈，何也？

岐伯对曰：往古人居禽兽之间，动作以避寒，阴居以避暑，内无眷慕之累，外无伸宦之形，此恬憺之世，邪不能深入也。故毒药不能治其内，针石不能治其外，故可移精祝由而已。当今之世不然，忧患缘其内，苦形伤其外，又失四时之从，逆寒暑之宜，贼风数至，虚邪朝夕，内至五藏骨髓，外伤空窍肌肤，所以小病必甚，大病必死，故祝由不能已也。

帝曰：善。余欲临病人，观死生，决嫌疑，欲知其要，如日月光，可得闻乎？岐伯曰：色脉者，上帝之所贵也，先师之所传也。上古使僦贷季，理色脉而通神明，合之金木水火土四时八风六合，不离其常，变化相移，以观其妙，以知其要，欲知其要，则色脉是矣。色以应日，脉以应月，常求其要，则其要也。夫色之变化，以应四时之脉，此上帝之所贵，以合于神明也，所以远死而近生。生道以长，命曰圣王。中古之治病，至而治之，汤液十日，以去八风五痹之病，十日不已，治以草苏草荄之枝，本末为助，标本已得，邪气乃服。暮世之治病也则不然，治不本四时，不知日月，不审逆从，病形已成，乃欲微针治其外，汤液治其内，粗工凶凶，以为可攻，故病未已，新病复起。

帝曰：愿闻要道。岐伯曰：治之要极，无失色脉，用之不惑，治之大则。逆从到行，标本不得，亡神失国。去故就新，乃得真人。帝曰：余闻其要于夫子矣，夫子言不离色脉，此余之所知也。岐伯曰：治之极于一。帝曰：何谓一？岐伯曰：一者，因得之。帝曰：奈何？岐伯曰：闭户塞牖，系之病者，数问其情，以从其意，得神者昌，失神者亡。帝曰：善。

【译文】

黄帝问道：我听说古时治病，只要对病人移易精神和改变气的运行，用一种"祝由"的方法，病就可以好了。现在医病，要用药物治其内，针石治其外，疾病还是有好、有不好，这是什么缘故呢？岐伯回答说：古时候的人们，生活简单，处在一个安静淡泊、不谋势利、精神内守的意境里，邪气是不可能深入侵犯的。所以既不需要药物治其内，也不需要针石治其外。现在的人就不同了，内则为忧患所牵累，外则为劳苦所形役，又不能顺从四时气候的变化，常常遭受到"虚邪贼风"的侵袭，正气先馁，外邪乘虚而客袭之，内犯五脏骨髓，外伤孔窍肌肤，这样轻病必重，重病死，所以用祝由的方法就不能医好疾病了。

黄帝道：很好！我想要临诊病人，能够察其死生，决断疑惑，掌握要领，如同日月之光一样的心中明了，这种诊法可以讲给我听吗？岐伯曰：在诊法上，色和脉的诊察方法，是上帝所珍重，先师所传授的。我们如果要能懂得这些要领，就只有研究色脉。气色是像太阳而有阴晴，脉息是像月亮而有盈亏，从色脉中得其要领，正是诊病的重要关键。而气色的变化，与四时的脉象是相应的，这是上古帝王所十分珍重的，若能明白原理，心领神会，便可运用无穷。

中古时候的医生治病，多在疾病一发生就能及时治疗，先用汤液十天，以祛除"八风"、"五痹"的病邪。如果十天不愈，再用草药治疗。医生还能掌握病情，处理得当，所以邪气就被征服，疾病也就痊愈。至于后世的医生治病，就不是这样了，治病不能根据四时的变化，不知道阴阳色脉的关系，也不能够辨别病情的顺逆，等到疾病已经形成了，才想用微针治其外，汤液治其内。医术浅薄、工作粗疏的医生，还认为可以用攻法，不知病已形成，非攻可愈，以致原来的疾病没有痊愈，又因为治疗的错误，产生了新的疾病。

黄帝道：我愿听听有关临证方面的重要道理。岐伯说：诊治疾病极重要的关键在于不要搞错色脉，能够运用色脉而没有丝毫疑惑，这是临证诊治的最大原则。假使色脉的诊法不能掌握则对病情的顺逆无从理解，而处理亦将有倒行逆施的危险。黄帝道：我已听到你讲的这些重要道理，你

说的主要精神是不离色脉，这是我已知道的。岐伯说：诊治疾病的主要关键，还有一个。黄帝道：是一个什么关键？岐伯说：一个关键就是从与病人的接触中问得病情。黄帝道：怎样问法？岐伯说：选择一个安静的环境，关好门窗，与病人取得密切联系，耐心细致地询问病情，务使病人毫无顾虑，尽情倾诉，从而得知其中的真情，并观察病人的神色。有神气的，预后良好，没有神气的，预后不良。黄帝说：讲得很好。

第十四篇　汤液醪醴论

【原文】

黄帝问曰：为五谷汤液及醪醴，奈何？岐伯对曰：必以稻米，炊之稻薪，稻米者完，稻薪者坚。帝曰：何以然？岐伯曰：此得天地之和，高下之宜，故能至完，伐取得时，故能至坚也。

帝曰：上古圣人作汤液醪醴，为而不用，何也？岐伯曰：自古圣人之作汤液醪醴者，以为备耳，夫上古作汤液，故为而弗服也。中古之世，道德稍衰，邪气时至，服之万全。帝曰：今之世不必已何也？岐伯曰：当今之世，必齐毒药攻其中，镵石针艾治其外也。

帝曰：形弊血尽而功不立者何？岐伯曰：神不使也。帝曰：何谓神不使？岐伯曰：针石道也。精神不进，志意不治，故病不可愈。今精坏神去，荣卫不可复收。何者，嗜欲无穷，而忧患不止，精气弛坏，营泣卫除，故神去之而病不愈也。

帝曰：夫病之始生也，极微极精，必先入结于皮肤。今良工皆称曰：病成名曰逆，则针石不能治，良药不能及也。今良工皆得其法，守其数，亲戚兄弟远近音声日闻于耳，五色日见于目，而病不愈者，亦何暇不早乎。岐伯曰：病为本，工为标，标本不得，邪气不服，此之谓也。

帝曰：其有不从毫毛而生，五藏阳以竭也。津液充郭，其魄独居，孤精于内，气耗于外，形不可与衣相保，此四极急而动中，是气拒于内而形施于外，治之奈何？岐伯曰：平治于权衡，去菀陈莝，微动四极，温衣，缪刺其处，以复其形，开鬼门，洁净府，精以时服。五阳已布，疏涤五藏，故精自生，形自盛，骨肉相保，巨气乃平。帝曰：善。

【译文】

黄帝问道：用五谷来做成汤液及醪醴，应该怎样？岐伯回答说：必须要用稻米作原

料,以稻杆作燃料,因为稻米之气完备,稻杆又很坚劲。黄帝问道:何以见得?岐伯说:稻禀天地之和气,生长于高下适宜的地方,所以得气最完整;收割在秋时,故其杆坚实。

黄帝道:上古时代有学问的医生,制成汤液和醪醴,虽然制好,却备在那里不用,这是什么道理?岐伯说:古代有学问的医生,他做好的汤液和醪醴,是以备万一的,因为上古太和之世,人们身心康泰,很少疾病,所以虽制成了汤液,还是放在那里不用的。到了中古时代,养生之道稍衰,人们的身心比较虚弱,因此外界邪气时常能够乘虚伤人,但只要服些汤液醪醴,病就可以好了。黄帝道:现在的人,虽然服了汤液醪醴,而病不一定好,这是什么缘故呢?岐伯说:现在的人和中古时代又不同了,一有疾病,必定要用药物内服、砭石、针灸外治,其病才能痊愈。

黄帝道:一个病情发展到了形体弊坏、气血竭尽的地步,治疗就没有办法见效,这里有什么道理?岐伯说:这是因为病人的神气,已经不能发挥它的应有作用的关系。黄帝道:什么叫做神气不能发挥它的应有作用?岐伯说:针石治病,这不过是一种方法而已。现在病人的神气已经散越,志意已经散乱,纵然有好的方法,神气不起应有作用,而病不能好。

黄帝道:现在医生都能懂得法度,操守术数,与病人像亲戚兄弟一样亲近,声音的变化每日都能听到,五色的变化每日都能看到,然而病却医不好,这是不是治疗得不早呢?岐伯说:这是因为病人为本,医生为标,病人与医生不能很好合作,病邪就不能制服,道理就在这里。

黄帝道:有的病不是从外表毫毛而生的,是由于五脏的阳气衰竭,以致水气充满于皮肤,而阴气独盛,阴气独居于内,则阳气更耗于外,形体浮肿,不能穿着原来的衣服,四肢肿急而影响到内脏,这是阴气格拒于内,而水气弛张于外,对这种病的治疗方法怎样呢?岐伯说:要平复水气,当根据病情,衡量轻重,驱除体内的积水,并叫病人四肢作些轻微运动,令阳气渐次宣行,穿衣服带温暖一些,助其肌表之阳,而阴凝易散。用缪刺方法,针刺肿处,去水以恢复原来的形态。用发汗和利小便的方法,开汗孔,泻膀胱,使阴精归于平复,五脏阳气输布,以疏通五脏的郁积。黄帝道:讲得很好。

第十五篇　玉版论要

【原文】

黄帝问曰:余闻揆度奇恒,所指不同,用之奈何?岐伯对曰:揆度者,度病之浅深也。奇恒者,言奇病也。请言道之至数,五色脉变,揆度奇恒,道在于一。神转不回,回则不转,乃失其机,至数之要,迫近于微,

著之玉版,命曰合玉机。

容色见上下左右,各在其要。其色见浅者,汤液主治,十日已。其见深者,心齐主治,二十一日已。其见大深者,醪酒主治,百日已。色夭面脱,不治,百日尽已。脉短气绝死,病温虚甚死。色见上下左右,

各在其要。上为逆，下为从。女子右为逆，左为从；男子左为逆，右为从。易，重阳死，重阴死。阴阳反他，治在权衡相夺，奇恒事也，揆度事也。

搏脉痹躄，寒热之交。脉孤为消气，虚泄为夺血。孤为逆，虚为从。行奇恒之法，以太阴始。行所不胜曰逆，逆则死；行所胜曰从，从则活。八风四时之胜，终而复始，逆行一过，不复可数，论要毕矣。

【译文】

黄帝问道：我听说揆度、奇恒的诊法，运用的地方很多，而所指是不同的，究竟怎样运用呢？岐伯回答说：一般来讲，揆度是用以衡量疾病的深浅。奇恒是辨别异于正常的疾病。请允许我从诊病的主要理数说起，五色、脉变、揆度、奇恒等，虽然所指不同，但道理只有一个，就是色脉之间有无神气。人体的气血随着四时的递迁，永远向前运转而不回折。如若回折了，就不通运转，就失去生机了！这个道理很重要，诊色脉是浅近的事，而微妙之处却在于察神机。把它记录在玉版上，可以与《玉机真藏论》合参的。

面容的五色变化，呈现在上下左右不同的部位，应分别其深浅顺逆之要领。如色见浅的，其病轻，可用五谷汤液调理，约十天就可以好了；其色见深的，病重，就必须服用药剂治疗，约二十一天才可恢复；如果其色过深，则其病更为严重，必定要用药酒治疗，须经过一百天左右，才能痊愈；假如神色枯槁，面容瘦削，就不能治愈，到一百天就要死了。除此以外，如脉气短促而阳气虚脱的，必死；温热病而正气虚极的，亦必死。

面色见于上下左右，必须辨别观察其要领。病色向上移的为逆，向下移的为顺；女子病色在右侧的为逆，在左侧的为顺；男子病色在左侧的为逆，在右侧的为顺。如果病色变更，倒顺为边，那就是重阳、重阴了，重阳、重阴的预后不好。假如到了阴阳相反之际，应尽快衡量其病情，果断的采用适当的治法，使阴阳趋于平衡，这就在于揆度、奇恒的运用了。

脉象搏击于指下，是邪盛正衰之象，或为痹证，或为躄证，或为寒热之气交合为病。如脉见孤绝，是阳气损耗；如脉见虚弱，而又兼下泄，为阴血损伤。凡脉见孤绝，预后都不良；脉见虚弱，预后当好。在诊脉时运用奇恒之法，从手太阴经之寸口脉来研究。就所见之脉在四时、五行来说，不胜现象（如春见秋脉，夏见冬脉），为逆，预后不良；如所见之脉是所胜现象（如春见长夏脉，夏见秋脉），为顺，预后良好。至于八风、四时之间的相互胜负，是循环无端，终而复始的，假如四时气候失常，就不能用常理来推断了。至此，则揆度奇恒之要点都论述完了。

第十六篇 诊要经终论

【原文】

黄帝问曰：诊要何如？岐伯对曰：正月二月，天气始方，地气始发，人气在肝。三月四月,天气正方,地气定发,人气在脾。五月六月,天气盛,地气高,人气在头。七月八月,阴气始杀,人气在肺。九月十月,阴气始冰,地气始闭,人气在心。十一月十二月,冰复,地气合,人气在肾。

故春刺散俞,及与分理,血出而止,甚者传气,间者环也。夏刺络俞,见血而止,尽气闭环,痛病必下。秋刺皮肤,循理,上下同法,神变而止。冬刺俞窍于分理,甚者直下,间者散下。春夏秋冬,各有所刺,法其所在。

春刺夏分,脉乱气微,入淫骨髓,病不能愈,令人不嗜食,又且少气。春刺秋分,筋挛逆气,环为嗽,病不愈,令人时惊,又且哭。春刺冬分,邪气著藏,令人胀,病不愈,又且欲言语。

夏刺春分,病不愈,令人解堕,夏刺秋分,病不愈,令人心中欲无言,惕惕如人将捕之。夏刺冬分,病不愈,令人少气,时欲怒。

秋刺春分,病不已,令人惕然,欲有所为,起而忘之。秋刺夏分,病不已,令人益嗜卧,又且善梦。秋刺冬分,病不已,令人洒洒时寒。

冬刺春分,病不已,令人欲卧不能眠,眠而有见。冬刺夏分,病不愈,气上,发为诸痹。冬刺秋分,病不已,令人善渴。

凡刺胸腹者,必避五藏。中心者,环死;中脾者,五日死;中肾者,七日死;中肺者,五日死;中鬲者,皆为伤中,其病虽愈,不过一岁必死。刺避五藏者,知逆从也。所谓从者,鬲与脾肾之处,不知者反之。刺胸腹者,必以布憿著之,乃从单布上刺,刺之不愈,复刺。刺针必肃,刺肿摇针,经刺勿摇,此刺之道也。

帝曰:愿闻十二经脉之终,奈何? 岐伯曰:太阳之脉,其终也,戴眼反折,瘛瘲,其色白,绝汗乃出,出则死矣。少阳终者,耳聋,百节皆纵,目寰绝系,绝系一日半死,其死也,色先青白,乃死矣。阳明终者,口目动作,善惊妄言,色黄,其上下经盛,不仁,则终矣。少阴终者,面黑齿长而垢,腹胀闭,上下不通而终矣。太阴终者,腹胀闭不得息,善噫善呕,呕则逆,逆则面赤,不逆则上下不通,不通则面黑皮,毛焦而终矣。厥阴终者,中热嗌干,善溺心烦,甚则舌卷卵上缩而终矣。此十二经之所败也。

【译文】

黄帝问道:诊病的重要关键是什么? 岐伯回答说:重要点在于天、地、人相互之间的关系。如正月、二月,天气开始有一种升发的气象,地气也开始萌动,这时候的人气在肝;三月、四月,天气正当明盛,地气也正是华茂而欲结实,这时候的人气在脾;五月、六月,天气盛极,地气上升,这时候的人气在头部;七月、八月,阴气开始发生肃杀的现象,这时候的人气在肺;九月、十月,阴气渐盛,开始冰冻,地气也随着闭藏,这时候的人气在心;十一月、十二月,冰冻更甚而阳气伏藏,地气闭密,这时候的人气在肾。由于人气与天地之气皆随顺阴阳之升沉,所以春天的刺法,应刺经脉俞穴,及于分肉腠理,使之出血而止,如病比较重的应久留其针,其气传布以后才出针,较轻的可暂留其针,经气循环一周,就可以出针了。夏天的刺法,应刺孙络的俞穴,使其出血而止,使邪气尽去,就以手指扣闭其针孔伺其气行一周之顷,凡有痛病,必退下而愈。秋天的刺法应刺皮肤,顺着肌肉之分理而刺,不论上部或下部,同样用这个方法,观察其神色转变而止。冬天的刺法应深取俞窍于分理之间,病重的可直刺深入,较轻的,可或左右上下散布其针,而稍宜缓下。

春夏秋冬,各有所宜的刺法,需根据气之所在,而确定刺的部位。如果春天刺了夏天的部位,伤了心气,可使脉乱而气微弱,邪气反而深入,浸淫于骨髓之间,病就很难治愈,心火微弱,火不生土,又使人不思饮食,而且少气了;春天刺了秋天的部位,伤了肺气,春病在肝,发为筋挛,邪气因误刺而环周于肺,则又发为咳嗽,病不能愈,肝气伤,将使人时惊,肺气伤,且又使人欲哭;春天刺了冬天的部位,伤了肾气,以致邪气深着于内脏,使人胀满,其病不但不愈,肝气日伤,而且使人多欲言语。

夏天刺了春天的部位,伤了肝气,病不能愈,反而使人精力倦怠;夏天刺了秋天的部位,伤了肺气,病不能愈,反而使人肺气伤而声不出,心中不欲言,肺金受伤,肾失其母,故虚而自恐,惕惕然好像被人逮捕的样子;夏天刺了冬天的部位,伤了肾气,病不能愈,反而使精不化气而少气,水不涵木而时常要发怒。

秋天刺了春天的部位,伤了肝气,病不能愈,反而使人血气上逆,惕然不宁,且丈善忘;秋天刺了夏天的部位,伤了心气,病不能愈,心气伤,火不生土,反而使人嗜卧,心不藏神,又且多梦;秋天刺了冬天的部位,伤了肾气,病不能愈,反使人肾不闭藏,血气内散,时时发冷。

冬天刺了春天的部位,伤了肝气,病不能愈,肝气少,魂不藏,使人困倦而又不得安眠,即便得眠,睡中如见怪异等物;冬天刺了夏天的部位,伤了心气,病不能愈,反使人脉气发泄,而邪气痹闭于脉,发为诸痹;冬天刺了秋天的部位,伤了肺气,病不能愈,反使人常常作渴。

凡于胸腹之间用针刺,必须注意避免刺伤了五脏。假如中伤了心脏,经气环身一周便死;假如中伤了脾脏,五日便死;假如中伤了肾脏,七日便死;假如中伤了肺脏,五日便死;假如中伤膈膜的,皆为伤中,当时病虽然似乎好些,但不过一年其人必死。刺胸腹注意避免中伤五脏,主要是要知道下针的逆从。所谓从,就是要明白膈和脾肾等处,应该避开;如不知其部位不能避开,就会刺伤五脏,那就是逆了。凡刺胸腹部位,应先用布巾覆盖其处,然后从单布进刺。如果刺之不愈,可以再刺,这样就不会把五脏刺伤了。在用针刺治病的时候,必须注意安静严肃,以候其气;如刺脓肿的病,可以用摇针手法以出脓血;如刺经脉的病,就不要摇针。这是刺法的一般规矩。

黄帝问:我希望听你讲一下十二经脉气绝的情况是怎样的?岐伯回答说:太阳经脉气绝的时候,病人两目上视,身背反张,手足抽掣,面色发白,出绝汗,绝汗一出,便要死亡了,少阳经脉气绝的时候,病人耳聋,遍体骨节松懈,两目直视如惊,到了目珠不转,一日半便要死了；临死的时候，面色先见青色，再由青色变为白色，就死亡了。阳明经脉气绝的时候，病人口眼牵引歪斜而瞤动，时发惊惕，言语胡乱失常。面色发黄，其经脉上下所过的部分，都表现出盛躁的症状，由盛躁而渐至肌肉麻木不仁，便死亡了。少阴经脉气绝的时候，病人面色发黑，牙龈收削而牙齿似乎变长，并积满污垢，腹部胀闭，上下不相通，便死亡了。太阴经脉气绝的时候，腹胀闭塞，呼吸不利，常欲嗳气，并且呕吐，呕则气上逆，气上逆则面赤，假如气水上逆，又变为上下不通，不通则面色发黑，皮毛枯憔而死了。厥阴经脉气绝的时候，病人胸中发热，咽喉干燥，时时小便，心胸烦躁，渐至舌卷，睾丸上缩，那就要死亡了。以上就是十二经脉气绝败坏的症状。

素问篇　卷五

第十七篇　脉要精微论

【原文】

黄帝问曰：诊法何如？岐伯对曰：诊法常以平旦，阴气未动，阳气未散，饮食未进，经脉未盛，络脉调匀，气血未乱，故乃可诊有过之脉。

切脉动静，而视精明，察五色，观五藏有余不足，六府强弱，形之盛衰，以此参伍，决死生之分。

夫脉者，血之府也。长则气治；短则气病，数则烦心，大则病进，上盛则气高，下盛则气胀，代则气衰，细则气少，涩则心痛，浑浑革至如涌泉，病进而色弊，绵绵其去如弦绝，死。

夫精明五色者，气之华也。赤欲如白裹朱，不欲如赭；白欲如鹅羽，不欲如盐；青欲如苍璧之泽，不欲如蓝；黄欲如罗裹雄黄，不欲如黄土；黑欲如重漆色，不欲如地苍。五色精微象见矣，其寿不久也。夫精明者，所以视万物，别白黑，审短长。以长为短，以白为黑，如是则精衰矣。

五藏者，中之守也。中盛藏满，气胜伤

恐者，声如从室中言，是中气之湿也。言而微，终日乃复言者，此夺气也。衣被不敛，言语善恶，不避亲疏者，此神明之乱也。仓廪不藏者，是门户不要也。水泉不止者，是膀胱不藏也。得守者生，失守者死。

夫五藏者，身之强也。头者精明之府，头倾视深，精神将夺矣。背者胸中之府，背曲肩随，府将坏矣。腰者肾之府，转摇不能，肾将惫矣。膝者筋之府，屈伸不能，行则偻附，筋将惫矣。骨者髓之府，不能久立，行则振掉，骨将惫矣。得强则生，失强则死。

岐伯曰：反四时者，有余为精，不足为消。应太过，不足为精；应不足，有余为消。阴阳不相应，病名曰关格。

帝曰：脉其四时动奈何，知病之所在奈何，知病之所变奈何，知病乍在内奈何，知病乍在外奈何，请问此五者，可得闻乎。岐伯曰：请言其与天运转大也。万物之外，六合之内，天地之变，阴阳之应，彼春之暖，为夏之暑，彼秋之忿，为冬之怒，四变之动，脉与之上下,以春应中规,夏应中矩,秋应中衡,冬应中权。是故冬至四十五日,阳气微上,阴气微下;夏至四十五日,阴气微上,阳气微下。阴阳有时,与脉为期,期而相失,知脉所分,分之有期,故知死时。微妙在脉,不可不察,察之有纪,从阴阳始,始之有经,从五行生,生之有度,四时为宜,补写勿失,与天地如一,得一之情,以知死生。是故声合五音,色合五行,脉合阴阳。

是知阴盛则梦涉大水恐惧,阳盛则梦大火燔灼,阴阳俱盛则梦相杀毁伤;上盛则梦飞,下盛则梦堕;甚饱则梦予,甚饥则梦取;肝气盛则梦怒,肺气盛则梦哭;短虫多则梦聚众,长虫多则梦相击毁伤。

是故持脉有道,虚静为保。春日浮,如鱼之游在波;夏日在肤,泛泛乎万物有余;秋日下肤,蛰虫将去;冬日在骨,蛰虫周密,君子居室。故曰:知内者按而纪之,知外者终而始之。此六者,持脉之大法。

心脉搏坚而长,当病舌卷不能言;其耎而散者,当消环自已。肺脉搏坚而长,当病唾血;其耎而散者,当病灌汗,至今不复散发也。肝脉搏坚而长,色不青,当病坠若搏,因血在胁下,令人喘逆;其耎而散色泽者,当病溢饮,溢饮者喝暴多饮,而易入肌皮肠胃之外也。胃脉搏坚而长,其色赤,当病折髀;其耎而散者,当病食痹。脾脉搏坚而长,其色黄,当病少气;其耎而散色不泽者,当病足骺肿,若水状也。肾脉搏坚而长,其色黄而赤者,当病折腰;其耎而散者,当病少血,至今不复也。

帝曰:诊得心脉而急,此为何病,病形何如? 岐伯曰:病名心疝,少腹当有形也。帝曰:何以言之。岐伯曰:心为牡藏,小肠为之使,故曰少腹当有形也。帝曰:诊得胃脉,病形何如? 岐伯曰:胃脉实则胀,虚则泄。

帝曰:病成而变何谓? 岐伯曰:风成为寒热,瘅成为消中,厥成为巅疾,久风为飧泄,脉风成为疠,病之变化,不可胜数。

帝曰:诸痈肿筋挛骨痛,此皆安生。岐伯曰:此寒气之肿,八风之变也。帝曰:治之奈何? 岐伯曰:此四时之病,以其胜治之,愈也。

帝曰:有故病五藏发动,因伤脉色,各何以知其久暴至之病乎。岐伯曰:悉乎哉问也。微其脉小色不夺者,新病也;微其脉不夺其色夺者,此久病也;微其脉与五色俱夺者,此久病也;微其脉与五色俱不夺者,新病也。肝与肾脉并至,其色苍赤,当病毁伤,不见血,已见血,湿若中水也。

尺内两傍,则季胁也。尺外以候肾,尺里以候腹。中附上,左外以候肝,内以候鬲;右,外以候胃,内以候脾。上附上,右外以候肺,内以候胸中;左,外以候心,内以候膻中。前以候前,后以候后。上竟上者,胸喉中事也;下竟下者,少腹腰股膝胫足中事也。

粗大者,阴不足阳有余,为热中也。来疾去徐,上实下虚,为厥巅疾;来徐去疾,上虚下实,为恶风也。故中恶风者,阳气受也。有脉俱沉细数者,少阴厥也;沉细数散者,寒热也;浮而散者为眴仆。诸浮不躁者皆在阳,则为热,其有躁者在手。诸细而沉者皆在阴,则为骨痛;其有静者在足。数动一代者,病在阳之脉也,泄及便脓血。诸过者,切之,涩者阳气有余也,滑者阴气有余也。阳气有余,为身热无汗,阴气有余,为

黄帝内经白话精解

多汗身寒，阴阳有余，则无汗而寒。推而外之，内而不外，有心腹积也。推而内之，外而不内，身有热也。推而上之，上而不下，腰足清也。推而下之，下而不上，头项痛也。按之至骨，脉气少者，腰脊痛而身有痹也。

【译文】

黄帝问道：诊脉的方法是怎样的呢？岐伯回答说：诊脉通常是以清晨的时间为最好，此时人还没有劳于事，阴气未被扰动，阳气尚未耗散，饮食也未曾进过，经脉之气尚未充盛，络脉之气也很匀静，气血未受到扰乱，因而可以诊察出有病的脉象。在诊察脉搏动静变化的同时，还应观察目之精明，以候神气，诊察五色的变化，以审脏腑之强弱虚实及形体的盛衰，相互参合比较，以判断疾病的吉凶转归。

脉是血液会聚的所在。长脉为气血流畅和平，故为气治；短脉为气不足，故为气病；数脉为热，热则心烦；大脉为邪气方张，病势正在向前发展；上部脉盛，为邪壅于上，可见呼吸急促，喘满之症；下部脉盛，是邪滞于下，可见胀满之病；代脉为元气衰弱；细脉，为正气衰少；涩脉为血少气滞，主心痛之症。脉来大而急速如泉水上涌者，为病势正在进展，且有危险；脉来隐约不现，微细无力，或如弓弦猝然断绝而去，为气血已绝，生机已断，故主死。

精明见于目，五色现于面，这都是内脏的精气所表现出来的光华。赤色应该像帛裹朱砂一样，红润而不显露，不应该像赭石那样，色赤带紫，没有光泽；白色应该像鹅的羽毛，白而光泽，不应该像盐那样白而带灰暗色；青色应该青而明润如壁玉，不应该像蓝色那样青而带沉暗色；黄色应该像丝包着雄黄一样，黄而明润，不应该像黄土那样，枯暗无华；黑色应该像重漆之色，光彩明润，不应该像地苍那样，枯暗如尘。假如五脏真色暴露于外，这是真气外脱的现象，人的寿命也就不长了。目之精明是观察万物，分别黑白，审察长短的，若长短不明，黑白不清，这是精气衰竭的表现。

五脏主藏精神在内，在体内各有其职守。如果邪盛于腹中，脏气壅满，气胜而喘，善伤于恐，讲话声音重浊不清，如在室中说话一样，这是中气失权而有湿邪所致。语声低微而气不接续，语言不能相继者，这是正气被劫夺所致。衣服不知敛盖，言语不知善恶，不辨亲疏远近的，这是神智错乱的表现。脾胃不能藏纳水谷精气而泄利不禁的，是中气失守，肛门不能约束的缘故。小便不禁的，是膀胱不能闭藏的缘故。若五脏功能正常，得其职守者则生；若五脏精气不能固藏，失其职守则死。五脏精气充足，为身体强健之本。头为精明之府，若见到头部低垂。目陷无光的，是精神将要衰败。背悬五脏，为胸中之府，若见到背弯曲而肩下垂的，是胸中脏气将要败坏。肾位居于腰，故腰为肾之府，若见到不能转侧摇动，是肾气将要衰惫。膝是筋会聚的地方，所以膝为筋之府，若屈伸不能，行路要曲身附物，这是筋的功能将要衰惫。骨为髓之府，不能久立，行则振颤摇摆，这是髓虚，骨的功能将要衰惫。若脏气能够恢复强健，则虽病可以复生；若脏气不能复强，则病情不能挽回，人也就死了。

岐伯说：脉气与四时阴阳之气相反的，

如相反的形象为有余，皆为邪气盛于正气，相反的形象为不足，为血气先已消损。根据时令变化，脏气当旺，脉气应有余，却反见不足的，这是邪气胜于正气；脉气应不足，却反见有余的，这是正不胜邪，邪气盛，而血气消损。这种阴阳不相顺从，气血不相营运，邪正不相适应而发生的疾病名叫关格。

黄帝问道：脉象是怎样应四时的变化而变动的呢？怎样从脉诊上知道病变的所在呢？怎样从脉诊上知道疾病的变化呢？怎样从脉诊上知道病忽然发生在内部呢？怎样从脉诊上知道病忽然发生在外部呢？请问，这五个问题可以讲给我听吗？岐伯说：让我讲一讲人体的阴阳升降与天运之环转相适应的情况。天地间的变化，阴阳四时与之相应。如春天的气候温暖，发展为夏天的气候暑热，秋天的劲急之气，发展为冬天的寒杀之气，这种四时气候的变化，人体的脉象也随着变化而升降浮沉。春脉如规之象；夏脉如矩之象；秋脉如秤衡之象；冬脉如秤权之象。四时阴阳的情况也是这样，冬至到立春的四十五天，阳气微升，阴气微降；夏至到立秋的四十五天，阴气微升，阳气微降。四时阴阳的升降是有一定的时间和规律的，人体脉象的变化，亦与之相应，脉象变化与四时阴阳不相适应，即是病态，根据脉象的异常变化就可以知道病属何脏，再根据脏气的盛衰和四时衰旺的时期，就可以判断出疾病和死亡的时间。四时阴阳变化之微妙，都在脉上有所反映，因此，不可不察：诊察脉象，有一定的纲领，就是从辨别阴阳开始，结合人体十二经脉进行分析研究，而十二经脉应五行而

有生生之机；观测生生之机的尺度，则是以四时阴阳为准则；遵循四时阴阳的变化规律，不使有失，则人体就能保持相对平衡。并与天地之阴阳相互统一；知道了天人统一的道理，就可以预决死生。所以五声是和五音相应合的；五色是和五行相应合的；脉象是和阴阳相应合的。

阴气盛则梦见渡大水而恐惧；阳气盛则梦见大火烧灼；阴阳俱盛则梦见相互残杀毁伤；上部盛则梦飞腾；下部盛则梦下坠；吃的过饱的时候，就会梦见送食物给人；饥饿时就会梦见去取食物；肝气盛，则做梦好发怒气，肺气盛则做梦悲哀啼哭；腹内短虫多，则梦众人集聚；腹内长虫多则梦打架损伤。

所以诊脉是有一定方法和要求的，必须虚心静气，才能保证诊断的正确。春天的脉应该浮而在外；夏天的脉在肤，洪大而浮，泛泛然充满于指下；秋天的脉处于皮肤之下；冬天的脉沉在骨。因此说：要知道内脏的情况，可以从脉象上区别出来；要知道外部经气的情况，可从经脉循行的经络上诊察而知其终始。春、夏、秋、冬、内、外这六个方面，乃是诊脉的大法。

心脉坚而长，搏击指下，为心经邪盛，火盛气浮，当病舌卷而不能言语；其脉软而散的，当病消渴，待其胃气来复，病自痊愈。肺脉坚而长，搏击指下，为火邪犯肺，当病痰中带血；其脉软而散的，为肺脉不足，当病汗出不止，在这种情况下，不可再用发散的方法治疗。肝脉坚而长，搏击指下，其面色当青，今反不青，知其病非由内生，当为跌坠或搏击所伤，因瘀血积于胁下，阻碍肺气升降，所以使人喘逆；如其脉软而散，加

之面目颜色鲜泽的，当发溢饮病，溢饮病口渴暴饮，因水不化气，而水气容易流入肌肉皮肤之间、肠胃之外所引起。胃脉坚而长，搏击指下，面色赤，当病髀痛如折；如其脉软而散的，则胃气不足，当病食痹。脾脉坚而长，搏击指下，面部色黄，乃脾气不运，当病少气；如其脉软而散，面色不泽，为脾虚，不能运化水湿，当病足胫浮肿如水状。肾脉坚长，搏击指下，面部黄而带赤，是心脾之邪盛侵犯于肾，肾受邪伤，当病腰痛如折；如其脉软而散者，当病精血虚少，使身体不能恢复健康。

黄帝说：诊脉时，其心脉劲急，这是什么病？病的症状是怎样的呢？岐伯说：这种病名叫心疝，少腹部位一定有形征出现。黄帝说：这是什么道理呢？岐伯说：心为阳脏，心与小肠为表里，今与病传于腑，小肠受之，为疝而痛，小肠居于少腹，所以少腹当有病形。黄帝说：诊察到胃脉有病，会出现什么病变呢？岐伯说：胃脉实则邪气有余，将出现腹胀满病；胃脉虚则胃气不足，将出现泄泻病。黄帝说：疾病的形成及其发展变化又是怎样的呢？岐伯说：因于风邪，可变为寒热病；瘅热既久，可成为消中病；气逆上而不已，可成为癫痫病；风气通于肝，风邪经久不愈，木邪侮土，可成为飧泄病；风邪客于脉，留而不去则成为疠风病；疾病的发展变化是不能够数清的。黄帝说：各种痈肿、筋挛、骨痛的病变，是怎样产生的呢？岐伯说：这都是因为寒气聚集和八风邪气侵犯人体后而发生的变化。黄帝说：怎样进行治疗呢？岐伯说：由于四时偏胜之邪气所引起的病变，根据五行相胜的规律确定治则去治疗就会痊愈。

黄帝说：有旧病从五脏发动，都会影响到脉色而发生变化，怎样区别它是久病还是新病呢？岐伯说：你问的很详细啊！只要验看它脉色就可以区别开来：如脉虽小而气色不失于正常的，是为新病；如脉不失于正常而色已失于正常的，乃是久病；如脉象与气色均失于正常状态的，也是久病；如脉象与面色都不失于正常的，乃是新病。脉见沉弦，是肝脉与肾脉并至，若面现苍赤色的，是因为有毁伤瘀血所致，而外部没有见血，或外部已见血，其经脉必滞，血气必凝，血凝经滞，形体必肿，有似乎因湿邪或水气中伤的现象，成为一种瘀血肿胀。

尺脉两旁的内侧候于季胁部，外侧候于肾脏，中间候于腹部。尺肤部的中段、左臂的外侧候于肝脏，内侧候于膈部；右臂的外侧候于胃腑，内侧候于脾脏。尺肤部的上段，右臂外侧候于肺脏，内侧候于胸中；左臂外侧候于心脏，内侧候于膻中。尺肤部的前面，候身前即胸腹部；后面，候身后即背部。从尺肤上段直达鱼际处，主胸部与喉中的疾病；从尺肤部的下段直达肘横纹处，主少腹、腰、股、膝、胫、足等处的疾病。

脉象洪大的，是由于阴精不足而阳有余，故发为热中之病。脉象来时急疾而去时徐缓，这是由于上部实而下部虚，气逆于上，多好发为癫仆一类的疾病。脉象来时徐缓而去时急疾，这是由于上部虚而下部实，多好发为疠风之病。凡诊脉推求于上部，只见于上部，下部脉弱的，这是上实下虚，故出现腰足清冷之症。凡诊脉推求于下部，只见于下部，而上部脉弱的，这是上虚下实，故出现头项疼痛之症。若重按至骨,而脉气少的,是生阳之气不足,故可出 现腰脊疼痛及身体痹证。

第十八篇　平人气象论

【原文】

黄帝问曰:平人何如?岐伯对曰:人一呼脉再动,一吸脉亦再动,呼吸定息脉五动,闰以太息,命曰平人。平人者,不病也。常以不病调病人,医不病,故为病人平息以调之为法。

人一呼脉一动,一吸脉一动,曰少气。人一呼脉三动,一吸脉三动而躁,尺热曰病温,尺不热脉滑曰病风,脉涩曰痹。人一呼脉四动以上曰死,脉绝不至曰死,乍疏乍数曰死。

平人之常气禀于胃;胃者,平人之常气也,人无胃气曰逆,逆者死。

春胃微弦曰平,弦多胃少曰肝病,但弦无胃曰死,胃而有毛曰秋病,毛甚曰今病。藏真散于肝,肝藏筋膜之气也,夏胃微钩曰平,钩多胃少曰心病,但钩无胃曰死,胃而有石曰冬病,石甚曰今病。藏真通于心,心藏血脉之气也。长夏胃微软弱曰平,弱多胃少曰脾病,但代无胃曰死,软弱有石曰冬病,弱甚曰今病。藏真濡于脾,脾藏肌肉之气也。秋胃微毛曰平,毛多胃少曰肺病,但毛无胃曰死,毛而有弦曰春病,弦甚曰今病。藏真高于肺,以行荣卫阴阳也。冬胃微石曰平,石多胃少曰肾病,但石无胃曰死,石而有钩曰夏病,钩甚曰今病。藏真下于肾,肾藏骨髓之气也。

胃之大络,名曰虚里,贯鬲络肺,出于左乳下,其动应衣,脉宗气也。盛喘数绝者,则病在中;结而横,有积矣;绝不至曰死。乳之下其动应衣,宗气泄也。

欲知寸口太过与不及,寸口之脉中手短者,曰头痛。寸口脉中手长者,曰足胫痛。寸口脉中手促上击者,曰肩背痛。寸口脉沉而坚者,曰病在中。寸口脉浮而盛者,曰病在外。寸口脉沉而弱,曰寒热及疝瘕少腹痛。寸口脉沉而横,曰胁下有积,腹中有横积痛。寸口脉沉而喘,曰寒热。脉盛滑坚者,曰病在外。脉小实而坚者,病在内。脉小弱以涩,谓之久病。脉滑浮而疾者,谓之新病。脉急者,曰疝瘕少腹痛。脉滑曰风。脉涩曰痹。缓而滑曰热中。盛而紧曰胀。

脉从阴阳,病易已;脉逆阴阳,病难已。脉得四时之顺,曰病无他;脉反四时及不间藏,曰难已。

臂多青脉,曰脱血。尺脉缓涩,谓之解㑊。安卧脉盛,谓之脱血。尺涩脉滑,谓之多汗。尺寒脉细,谓之后泄。脉尺粗常热者,谓之热中。

肝见庚辛死,心见壬癸死,脾见甲乙死,肺见丙丁死,肾见戊己死,是谓真藏见,皆死。

颈脉动喘疾咳,曰水。目裹微肿如卧蚕起之状,曰水。溺黄赤安卧者,黄疸。已食如饥者,胃疸。面肿曰风。足胫肿曰水。目黄者曰黄疸。妇人手少阴脉动甚者,妊子也。

脉有逆从,四时未有藏形,春夏而脉瘦,秋冬而脉浮大,命曰逆四时也。风热而脉静,泄而脱血脉实,病在中,脉虚,病在外,脉涩坚者,皆难治,命曰反四时也。

人以水谷为本,故人绝水谷则死,脉无胃气亦死,所谓无胃气者,但得真藏脉不得胃气也。所谓脉不得胃气者,肝不弦肾不石也。

太阳脉至,洪大以长;少阳脉至,乍数乍疏,乍短乍长;阳明脉至,浮大而短。

夫平心脉来,累累如连珠,如循琅玕,曰心平,夏以胃气为本,病心脉来,喘喘连属,其中微曲,曰心病,死心脉来,前曲后居,如操带钩,曰心死。

平肺脉来,厌厌聂聂,如落榆荚,曰肺平,秋以胃气为本。病肺脉来,不上不下,如循鸡羽,曰肺病。死肺脉来,如物之浮,如风吹毛,曰肺死。

平肝脉来,软弱招招,如揭长竿末梢,曰肝平,春以胃气为本。病肝脉来,盈实而滑,如循长竿,曰肝病。死肝脉来,急益劲,如新张弓弦,曰肝死。

平脾脉来,和柔相离,如鸡践地,曰脾平,长夏以胃气为本。病脾脉来,实而盈数,如鸡举足,曰脾病。死脾脉来,锐坚如乌之喙,如鸟之距,如屋之漏,如水之流,曰脾死。

平肾脉来,喘喘累累如钩,按之而坚,曰肾平,冬以胃气为本。病肾脉来,如引葛,按之益坚,曰肾病。死肾脉来,发如夺索,辟辟如弹石,曰肾死。

【译文】

黄帝问道:正常人的脉象是怎样的呢？岐伯回答说:人一呼脉跳动两次。一吸脉也跳动两次,呼吸之余,是为定息,若一息脉跳动五次,是因为有时呼吸较长以尽脉跳余数的缘故,这是平人的脉象。平人就是无病之人,通常以无病之人的呼吸为标准,来测候病人的呼吸至数及脉跳次数,医生无病,就可以用自己的呼吸来计算病人脉搏的至数,这是诊脉的法则,如果一呼与一吸,脉各跳动一次,是正气衰少。叫做少气。如果一呼一吸脉各跳动三次而且急疾。尺之皮肤发热,乃是温病的表现;如尺肤不热。脉象滑,乃为感受风邪而发生的病变;如脉象涩,是为痹证。人一呼一吸脉跳动八次以上是精气衰夺的死脉;脉气断绝不至。亦是死脉;脉来忽迟忽数,为气血已乱,亦是死脉。

健康人的正气来源于胃,胃为水谷之海。乃人体气血生化之源。所以胃气为健康人之常气,人若没有胃气,就是危险的现象,甚者可造成死亡。

春天有胃气的脉应该是弦而柔和的微弦脉,乃是无病之平脉;如果弦象很明显而缺少柔和之胃气,为肝脏有病;脉见纯弦而无柔和之象的真脏脉,主死;若虽有胃气而兼见轻虚以浮的毛脉,是春见秋脉,故预测其到了秋天就要生病。如毛脉太甚,则木被金伤。现时就会发病。肝旺于春,春天脏真之气散于肝,以养筋膜,故肝藏筋膜之气。夏天有胃气的脉应该是钩而柔和的微钩脉。乃是无病之平脉;如果钩象很明显而缺少柔和之胃气,为心脏有病;脉见纯钩而无柔和之象的真脏脉,主死;若虽有胃气而兼见沉象的石脉,是夏见冬脉,故预测其到了冬天就要生病;如石脉太甚,则火被水伤,现时就会发病。心旺于夏,故夏天脏真之气通于心,心主血脉,而心之所藏则是血脉之气。长夏有胃气的脉应该是微软弱的脉，乃是无病之平脉，如果弱甚无力而缺少柔和之胃气，为脾脏有病；如果见无胃气的代脉，主死；若软弱脉中兼见沉石，是长夏见冬脉，这是火土气衰而水反侮的现象，故预测其到了冬天就要生病；如弱火甚，现时就会发病。脾旺于长夏，故长夏脏真之气濡养于脾，脾主肌肉，故脾藏肌肉之气。秋天有胃气的脉应该是轻虚以浮而柔和的微毛脉，乃是无病之平脉；如果是脉见轻虚以浮而缺少柔和之胃气，为肺脏有病；如见纯毛脉而无胃气的真脏脉，就要死亡；若毛脉中兼见弦象，这是金气衰而木反侮的现象，故预测其到了春天就要生病；如弦脉太甚，现时就会发病。肺旺于秋而居上焦，故秋季脏真之气上藏于肺，肺主气而朝百脉。营行脉中，卫行脉外，皆自肺宣布，故肺主运行营卫阴阳之气。冬天有胃气的脉应该是沉石而柔和的微石脉，乃是无病之平脉；如果脉见沉石而缺少柔和的胃气，为肾脏有病；如脉见纯石而不柔和的真脏脉，主死；若沉石脉中兼见钩脉，是水气衰而火反侮的现象，故预测其到了夏天就要生病；如钩脉太甚，现时就会发病；肾旺于冬而居人体的下焦，冬天脏真之气下藏于肾。肾主骨，故肾藏骨髓之气。

胃经的大络，名叫虚里，经络从胃贯膈而上络于肺。其脉出现于左乳下，搏动时手可以感觉得到，这是积于胸中的宗气鼓舞其脉跳动的结果，如果虚里脉搏动急数而兼有短时中断之象，这是中气不守的现象，是病在膻中的征候；如脉来迟而有歇止兼见长而坚位置横移的主有积滞，如脉断绝而不至，主死。如果虚里跳动甚剧而外见于衣，这是宗气失藏而外泄的现象。

切脉要知道寸口脉的大过和不及。寸口脉象应指而短，主头痛。寸口脉应指而长，主足胫痛。寸口脉应指急促而有力，上搏指下，主肩背痛。寸口脉沉而坚硬，主病在内。寸口脉浮而盛大，主病在外。寸口脉沉而弱，主寒热、疝瘕少腹疼痛。寸口脉沉而横居，主胁下有积病，或腹中有横积而疼痛。寸口脉沉而急促，主病寒热。脉盛大滑而坚，主病在外。脉小实而坚，主病在内，脉小弱而涩，是为久病。脉来滑利浮而疾数，是为新病。脉来紧急，主疝瘕少腹疼痛。脉来滑利，主病风。脉来涩滞，主痹证。脉来缓而滑利，为脾胃有热，主病热中。脉来盛紧，为寒气痞满，主胀病。脉与病之阴阳相一致，如阳病见阳脉，阴病见阴脉，病易愈；脉与病之阴阳相反，如阳病见阴脉，阴病见阳脉，病难愈。脉与四时相应为顺，如春弦、夏钩、秋毛、冬石，即使患病，亦无什么危险；如脉与四时相反，及不间脏而传变的，病难愈。臂多青脉，乃血少脉空，由于失血。尺肤缓而脉来涩，主气血不足，多为倦怠懒惰，但欲安卧。尺肤发热而脉象盛大，是火盛于内，主脱血。尺肤涩而脉象滑，阳气有余于内，故为多汗。尺肤寒而脉象细，阴寒之气盛于内，故为泄泻。脉见粗大而尺肤常热的，阳盛于内，为热中。

肝的真脏脉出现，至庚辛日死；心的真脏脉出现，至壬癸日死；脾的真脏脉出现，至甲乙日死；肺的真脏脉出现。至丙丁日死；肾的真脏脉出现，至戊己日死。这是说的真脏脉见。均主死亡。

颈部之脉搏动甚，且气喘咳嗽，主水病。眼睑浮肿如卧蚕之状，也是水病。小便颜色黄赤,而且嗜卧,是黄疸病。饮食后很快又觉得饥饿,是胃疸病。风为阳邪,上先受之。面部浮肿,为风邪引起的风水病。水湿为阴邪,下先受之,足胫肿,是水湿引起的水肿病。眼白睛发黄,是黄疸病。妇人手少阴心脉搏动明显,是怀孕的征象。

脉与四时有相适应,也有不相适应的,如果脉搏不见本脏脉的正常脉象,春夏而不见弦、洪,而反见沉、涩;秋冬而不见毛、石,而反见浮大,这都是与四时相反的脉象。风热为阳邪,脉应浮大,今反沉静;泄利脱血,津血受伤,脉应虚细,今反实大;病在内,脉应有力,乃正气尚盛足以抗邪,今反脉虚;病在外,脉应浮滑,乃邪气仍在于表,今反见脉濇坚,脉证相反,都是难治之病,这就叫做"反四时"。

人依靠水谷的营养而生存,所以人断绝水谷后,就要死亡;胃气化生于水谷,如脉无胃气也要死亡,所谓无胃气的脉,就是单见真脏脉,而不见柔和的胃气脉。所谓不得胃气的脉,就是肝脉见不到微弦脉,肾脉见不到微石脉等。

素问篇 卷六

第十九篇 玉机真藏论

【原文】

黄帝问曰:春脉如弦,何如而弦?岐伯对曰:春脉者肝也,东方木也,万物之所以始生也,故其气来,软弱轻虚而滑,端直以长,故曰弦,反此者病。帝曰:何如而反。岐伯曰:其气来实而强,此谓太过,病在外;其气来不实而微,此谓不及,病在中。帝曰:春脉太过与不及,其病皆何如?岐伯曰:太过则令人善忘,忽忽眩冒而巅疾;其不及,则令人胸痛引背,下则两胠胁满。帝曰:善。

夏脉如钩,何如而钩?岐伯曰:夏脉者心也,南方火也,万物之所以盛长也,故其气来盛去衰,故曰钩,反此者病。帝曰:何如而反。岐伯曰:其气来盛去亦盛,此谓太过,病在外;其气来不盛去反盛,此谓不及,病在中。帝曰:夏脉太过与不及,其病皆何如?岐伯曰:太过则令人身热而肤痛,为浸淫;其不及,则令人烦心,上见欬唾,下为气泄。帝曰:善。

秋脉如浮,何如而浮?岐伯曰:秋脉者肺也,西方金也,万物之所以收成也,故其气来,轻虚以浮,来急去散,故曰浮,反此者病。帝曰:何如而反。岐伯曰:其气来,毛而中央坚,两傍虚,此谓太过,病在外;其气来,毛而微,此谓不及,病在中。帝曰:秋脉太过与不及,其病皆何如?岐伯曰:太过则令人逆气而背痛,愠愠然;其不及,则令人喘,呼吸少气而欬,上气见血,下闻病音。帝曰:善。

冬脉如营,何如而营?岐伯曰:冬脉者肾也,北方水也,万物之所以合藏也,故其气来,沉以搏,故曰营,反此者病。帝曰:何如而反。岐伯曰:其气来如弹石者,此谓太过,病在外;其去如数者,此谓不及,病在中。帝曰:冬脉太过与不及,其病皆何如?

岐伯曰：太过，则令人解㑊，脊脉痛而少气不欲言；其不及，则令人心悬如病饥，眇中清，脊中痛，少腹满，小便变。帝曰：善。

帝曰：四时之序，逆从之变异也，然脾脉独何主。岐伯曰：脾脉者土也，孤藏以灌四傍者也。帝曰：然则脾善恶，可得见之乎。岐伯曰：善者不可得见，恶者可见。帝曰：恶者何如可见。岐伯曰：其来如水之流者，此谓太过，病在外；如鸟之喙者，此谓不及，病在中。帝曰：夫子言脾为孤藏，中央土以灌四傍，其太过与不及，其病皆何如？岐伯曰：太过，则令人四支不举；其不及，则令人九窍不通，名曰重强。

帝瞿然而起，再拜而稽首曰：善。吾得脉之大要，天下至数，五色脉变，揆度奇恒，道在于一，神转不回，回则不转，乃失其机，至数之要，迫近以微，着之玉版，藏之藏府，每旦读之，名曰玉机。

五藏受气于其所生，传之于其所胜，气舍于其所生，死于其所不胜。病之且死，必先传行，至其所不胜，病乃死。此言气之逆行也，故死。肝受气于心，传之于脾，气舍于肾，至肺而死。心受气于脾，传之于肺，气舍于肝，至肾而死。脾受气于肺，传之于肾，气舍于心，至肝而死。肺受气于肾，传之于肝，气舍于脾，至心而死。肾受气于肝，传之于心，气舍于肺，至脾而死。此皆逆死也。一日一夜五分之，此所以占死生之早暮也。

黄帝曰：五藏相通，移皆有次；五藏有病，则各传其所胜。不治，法三月，若六月，若三日，若六日，传五藏而当死，是顺传所胜之次。故曰：别于阳者，知病从来；别于阴者，知死生之期。言知至其所困而死。

是故风者百病之长也，今风寒客于人，使人毫毛毕直，皮肤闭而为热，当是之时，可汗而发也；或痹不仁肿痛，当是之时，可汤熨及火灸刺而去之。弗治，病入舍于肺，名曰肺痹，发欬上气。弗治，肺即传而行之肝，病名曰肝痹，一名曰厥，胁痛出食，当是之时，可按若刺耳。弗治，肝传之脾，病名曰脾风，发瘅，腹中热，烦心出黄，当此之时，可按可药可浴。弗治，脾传之肾，病名曰疝瘕，少腹冤热而痛，出白，一名曰蛊，当此之时，可按可药。弗治，肾传之心，病筋脉相引而急，病名曰瘛，当此之时，可灸可药。弗治，满十日，法当死。肾因传之心，心即复反传而行之肺，发寒热，法当三岁死，此病之次也。

然其卒发者，不必治于传，或其传化有不以次，不以次入者，忧恐悲喜怒，令不得以其次，故令人有大病矣。因而喜大虚则肾气乘矣，怒则肝气乘矣，悲则肺气乘矣，恐则脾气乘矣，忧则心气乘矣，此其道也。故病有五，五五二十五变，及其传化。传，乘之名也。

大骨枯槁，大肉陷下，胸中气满，喘息不便，其气动形，期六月死，真藏脉见，乃予之期日。大骨枯槁，大肉陷下，胸中气满，喘息不便，内痛引肩项，期一月死，真藏见，乃予之期日。大骨枯槁，大肉陷下，胸中气满，喘息不便，内痛引肩项，身热脱肉破䐃，真藏见，十月之内死。大骨枯槁，大肉陷下，肩髓内消，动作益衰，真藏来见，期一岁死，见其真藏，乃予之期日。大骨枯槁，大肉陷下，胸中气满，腹内痛，心中不便，肩项身热，破䐃脱肉，目匡陷，真藏见，目不见人，立死，其见人者，至其所不胜之时则死。

急虚身中卒至，五藏绝闭，脉道不通，气不往来，譬如堕溺，不可为期。其脉绝不来，若人一息五六至，其形肉不脱，真藏虽不见，犹死也。

真肝脉至，中外急，如循刀刃责责然，如按琴瑟弦，色青白不泽，毛折，乃死。真心脉至，坚而搏，如循薏苡子累累然，色赤黑不泽，毛折，乃死。真肺脉至，大而虚，如以毛羽中人肤，色白赤不泽，毛折，乃死。真肾脉至，搏而绝，如指弹石辟辟然，色黑黄不泽，毛折，乃死。真脾脉至，弱而乍数乍疏，色黄青不泽，毛折，乃死。诸真藏脉见者，皆死，不治也。

黄帝曰：见真藏曰死，何也。岐伯曰：五藏者，皆禀气于胃，胃者，五藏之本也，藏气者，不能自致于手太阴，必因于胃气，乃至于手太阴也，故五藏各以其时，自为而至于手太阴也。故邪气胜者，精气衰也，故病甚者，胃气不能与之俱至于手太阴，故真藏之气独见，独见者病胜藏也，故曰死。帝曰：善。

黄帝曰：凡治病，察其形气色泽，脉之盛衰，病之新故，乃治之无后其时。形气相得，谓之可治；色泽以浮，谓之易已；脉从四时，谓之可治；脉弱以滑，是有胃气，命曰易治，取之以时。形气相失，谓之难治；色夭不泽，谓之难已；脉实以坚，谓之益甚；脉逆四时，为不可治。必察四难，而明告之。

所谓逆四时者，春得肺脉，夏得肾脉，秋得心脉，冬得脾脉，其至皆悬绝沉涩者，命曰逆。四时未有藏形，于春夏而脉沉涩，秋冬而脉浮大，名曰逆四时也。

病热脉静，泄而脉大，脱血而脉实，病在中脉实坚，病在外，脉不实坚者，皆难治。

黄帝曰：余闻虚实以决死生，愿闻其情。岐伯曰：五实死，五虚死。帝曰：愿闻五实五虚。岐伯曰：脉盛，皮热，腹胀，前后不通，闷瞀，此谓五实。脉细，皮寒，气少，泄利前后，饮食不入，此谓五虚。帝曰：其时有生者，何也。岐伯曰：浆粥入胃，泄注止，则虚者活；身汗得后利，则实者活。此其候也。

【译文】

黄帝问道：春时的脉象如弦，怎样才算弦？岐伯回答说：春脉主应肝脏，属东方之木。在这个季节里，万物开始生长，因此脉气来时，软弱轻虚而滑，端直而长，所以叫做弦，假如违反了这种现象，就是病脉。黄帝道：怎样才称反呢？岐伯说：其脉气来，应指实而有力，这叫做太过，主病在外；如脉来不实而微弱，这叫做不及，主病在里。黄帝道：春脉太过与不及，发生的病变怎样？岐伯说：太过会使人记忆力衰退，精神恍惚，头昏而两目视物眩转，而发生巅顶疾病；其不及会使人胸部作痛，牵连背部，往下则两侧胁肋部位胀满。黄帝道：讲得对！

夏时的脉象如钩，怎样才算钩？岐伯说：夏脉主应心脏，属南方之火，在这个季节里，万物生长茂盛，因此脉气来时充盛，去时轻微，犹如钩之形象，所以叫做钩脉，假如违反了这种现象，就是病脉。黄帝道：怎样才称反呢？岐伯说：其脉气来盛去亦盛，这叫做太过，主病在外；如脉气来时不盛，去时反充盛有余，这叫做不及，主病在里。黄帝道：夏脉太过与不及，发生的病变怎样？岐伯说：太过会使人身体发热，皮肤痛，热邪侵淫成疮；不及会使人心虚作烦，上部出现咳唾涎沫，下部出现矢气下泄。黄帝道：讲得对！

秋天的脉象如浮，怎样才算浮？岐伯说：秋脉主应肺脏，属西方之金，在这个季节里，万物收成，因此脉气来时轻虚以浮，来急去散，所以叫做浮。假如违反了这种现象，就是病脉。黄帝道：怎样才称反呢？岐伯说：其脉气来浮软而中央坚，两傍虚，这叫做太过，主病在外；其脉气来浮软而微，这叫做不及，主病在里。黄帝道：秋脉太过与不及，发生的病变怎样？岐伯说：太过会使人气逆，背部作痛，愠愠然郁闷而不舒畅；其不及会使人呼吸短气，咳嗽气喘，气上逆而出血，喉间有喘息声音。黄帝道：讲得对！

冬时的脉象如营，怎样才算营？岐伯说：冬脉主应肾脏，属北方之水，在这个季节里，万物闭藏，因此脉气来时沉而搏手，所以叫做营。假如违反了这种现象，就是病脉。黄帝道：怎样才称反呢？岐伯说：其脉来如弹石一般坚硬．这叫做太过，主病在外；如脉去虚数，这叫做不及，主病在里。黄帝道：冬脉太过与不及，发生的病变怎样？岐伯说：太过会使人精神不振，身体懈怠，脊骨疼痛，气短，懒于说话；不及则使人心如悬。如同腹中饥饿之状，季胁下空软部位清冷，脊骨作痛，少腹胀满，小便变常。黄帝道：讲得对！

黄帝道：春夏秋冬四时的脉象，有逆有从。其变化各异，但独未论及脾脉，究竟脾脉主何时令？岐伯说：脾脉属土，位居中央为孤脏，以灌溉四旁。黄帝道：脾脉的正常与异常可以得见吗？岐伯说：正常的脾脉不可能见到，有病的脾脉是可以见到的。黄帝道：有病

的脾脉怎样？岐伯说：其来如水之流散，这叫做太过，主病在外；其来坚锐如鸟之喙，这叫做不及，主病在中。黄帝道：先生说脾为孤脏，位居中央属土，以灌溉四旁，它的太过和不及各发生些什么病变？岐伯说：太过会使人四肢不能举动，不及则使人九窍不通，名叫重强。黄帝惊悟肃然起立，敬个礼道：很好！我懂得诊脉的要领了，这是天下极其重要的道理。《五色》、《脉变》、《揆度》、《奇恒》等书，阐述的道理都是一致的，总的精神在于一个"神"字。神的功用运转不息，向前而不能回却，倘若回而不转，就失掉它的生机了。极其重要的道理，往往迹象不显而近于微妙，把它著录在玉版上面，藏于枢要内府，每天早上诵读，称它为《玉机》。

五脏疾病的传变，是受病气于其所生之脏，传于其所胜之脏，病气留舍于生我之脏，死于我所不胜之脏。当病到将要死的时候，必先传行于相克之脏，病者乃死。这是病气的逆传，所以会死亡。例如，肝受病气于心脏，而又传行于脾脏，其病气留舍于肾脏，传到肺脏而死。心受病气于脾脏，其病气留舍于肝脏，传到肝脏而死。肺受病气于肾脏，传行于肝脏，病气留舍于脾脏，传到心脏而死。以一日一夜划分为五个阶段，分属五脏，就可以推测死后的早晚时间。

黄帝道：五脏是相互通连的，病气的转移，都有一定的次序。假如五脏有病，则各传其所胜；若不能掌握治病的时机，那么三个月或六个月，或三天，或六天。传遍五脏就当死了，这是相克的顺传次序。所以说：能辨别三阳的，可以知道病从何经而来；能辨别三阴的，可以知道病的死生日期，这就

是说,知道他至其所不胜而死。

风为六淫之首,所以说它是百病之长。风寒中人,使人毫毛直竖,皮肤闭而发热,在这个时候,可用发汗的方法治疗;至风寒入于经络,发生麻痹不仁或肿痛等症状,此时可用汤熨(热敷)及火罐、艾灸、针刺等方法来祛散。如果不及时治疗,病气内传于肺,叫做肺痹,又叫做肝厥,发生胁痛、吐食的症状,在这个时候,可用按摩、药物或热汤沐浴等方法;如不及时治疗,就会传行于脾,叫做脾风,发生黄,腹中热,烦心,小便黄色等症状,在这个时候,可用按摩、药物或热汤沐浴等方法;如再不治,就会传行于肾,叫做疝瘕,少腹烦热疼痛,小便色白而混浊,又叫做蛊病,在这个时候,可用按摩、或用药物;如再不治,病就由肾传心,发生筋脉牵引拘挛,叫做瘛病,在这个时候,可用灸法,或用药物;如再不治,十日之后,当要死亡。倘若病邪由肾传心,心又复反传于肺脏,发为寒热,发当三日即死,这是疾病传行的一般次序。假如骤然爆发的病,就不必根据这个相传的次序而治。有些病不依这个次序传变的,如忧、恐、悲、喜、怒情志之病,病邪就不能依照这个次序相传,因而使人生大病了。如因喜极伤心,心虚则肾气相乘;或因大怒,则肝气乘脾;或因悲伤,则肺气乘肝;或因惊恐,则肾气虚,脾气乘肾;或因大忧,则肺气内虚,心气乘肺。这是无志激动,使病邪不以次序传变的道理。所以病虽有五,及其传化,就有五五二十五变。所谓传化,就是相乘的名称。

大骨软弱,大肉瘦削,胸中气满,呼吸困难,呼吸困难,呼吸时身体振动,为期六个月就要死亡。见了真脏脉,就可以预知

死日。胸中疼痛,牵引肩项,全身发热,脱肉破䐃,真脏脉现,大骨软弱,大肉瘦削,胸中气满,呼吸困难,十个月之内就要死亡。大骨软弱,大肉瘦削,两肩下垂,骨髓内消,动作衰颓,真脏脉未出现,为期一年死亡,若见到真脏脉,就可以预知死日。大骨软弱,大肉瘦削,胸中气满,腹中痛,心中气郁不舒,肩项身上俱热,破䐃脱肉,目眶下陷,真脏脉出现,精脱目不见人,立即死亡;如尚能见人,是精未全脱,到了它所不声胜之时,便死亡了。如果正气暴虚,外邪陡然中人,仓卒获病,五脏气机闭塞,周身脉道不通,气不往来,譬如从高堕下,或落水淹溺一样,猝然的病变,就无法预测死期了。其脉息绝而不至,或跳动异常疾数,一呼脉来五、六至,虽然形肉不脱,真脏不见,仍然要死亡的。

肝脏之真脏脉至,中外劲急,如象按在刀口上一样的锋利,或如按在琴弦上一样硬直,面部显青白颜色而不润泽,毫毛枯焦乃死。肺脏的真脏脉至,大而空虚,好象毛羽着人皮肤一般地轻虚,面部显白赤。颜色而不润泽,毫毛枯焦,就要死亡。肾脏的真脏脉至,搏手若索欲断,或如以指弹石一样坚实,面部显黑黄颜色而不润泽,毫毛枯焦,就要死亡。脾脏的真脏脉至,软弱无力,快慢不匀,面部显黄青颜色而不润泽,毫毛枯焦,就要死亡。凡是见到五脏真脏脉,皆为不治的死候。

黄帝道:见到真脏脉象,就要死亡,是什麽道理? 岐伯五脏的营养,都赖于胃腑水谷之精微,因此胃是五脏的根本。故五脏之脏脉气,不能自行到达于手太阴寸口,必须赖借胃气的敷布,才能达于手太阴。

所以五脏之气能够在其所主之时,出现于手太阴寸口,就是有了胃气。如果邪气胜,必定使精气衰。所以病气严重时,胃气就不能与五脏之气一起到达手太阴,而为某一脏真脏脉象单独出现,真脏独见,是邪气胜而脏气伤,所以说是要死亡的。黄帝道:讲得对!

黄帝道:大凡治病,必先诊察形体盛衰,气之强弱,色之润枯,脉之虚实,病之新久,然后及时治疗,不能错过时机。病人形七相称,是可治之症;面色光润鲜明,病亦易愈;脉搏与四时相适应,亦为可治;脉来弱而流利,是有胃气的现象,病亦易治,必须抓紧时间,进行治疗。形气不相称,此谓难治;面色枯槁,没有光泽,病亦难愈;脉实而坚,病必加重;脉与四时相逆,为不可治。必须审察这四种难治之证,清楚地告诉病家。

所谓脉与四时相逆,是春见到肺脉,夏见到肾脉,秋见到心脉,冬见到脾脉,其脉皆悬绝无根,或沉涩不起,这就叫做逆四时。如五脏脉气不能随着时令表现于外,在春夏的时令,反见沉涩的脉象,秋冬的时令,反见浮大的脉象,这也叫做逆四时。

热病脉宜洪大而反静;泄泻脉应小而反大;脱血脉应虚而反实;病在中而脉不实坚;病在外而脉反坚实。这些都是症脉相反,皆为难治。

黄帝道:我听说根据虚实的病情可以预决死生,希望告诉我其中道理!岐伯说:五实死,五虚亦死。黄帝道:请问什麽叫做五实、五虚?岐伯说:脉盛是心受邪盛,皮热是肺受邪盛,腹胀是脾受邪盛,二便不通是肾受邪盛,闷瞀是肝受邪盛,这叫做五实。脉细是心气不足,皮寒是肺气不足,气少是肝气不足,泄利前后是肾气不足,饮食不入是脾气不足,这叫做五虚。黄帝道:五实、五虚,有时亦有痊愈的,又是什麽道理?岐伯说:能够吃些粥浆,慢慢地胃气恢复,大便泄泻停止,则虚者也可以痊愈。如若原来身热无汗的,而现在得汗,原来二便不通的,而现在大小便通利了,则实者也可以痊愈。这就是五虚、五实能够痊愈的机转。

第二十篇　三部九候论

【原文】

黄帝问曰:余闻九针于夫子,众多博大,不可胜数。余愿闻要道,以属子孙,传之后世,着之骨髓,藏之肝肺,歃血而受,不敢妄泄,令合天道,必有终始,上应天光星辰历纪,下副四时五行,贵贱更立,冬阴夏阳,以人应之奈何,愿闻其方。

岐伯对曰:妙乎哉问也!此天地之至数。帝曰:愿闻天地之至数,合于人形,血气通,决死生,为之奈何?岐伯曰:天地之至数,始于一,终于九焉。一者天,二者地,三者人,因而三之,三三者九,以应九野。故人有三部,部有三候,以决死生,以处百病,以调虚实,而除邪疾。

帝曰:何谓三部。岐伯曰:有下部,有中部,有上部,部各有三候,三候者,有天有地有人也,必指而导之,乃以为真。上部天,两额之动脉;上部地,两颊之动脉;上部人,耳前之动脉。中部天,手太阴也;中部地,手阳明也;中部人,手少阴也。下部天,足厥阴也;下部地,足少阴也;下部人,足太阴也。故下部之天以候肝,地以候肾,人以候脾胃之气。

帝曰:中部之候奈何?岐伯曰:亦有天,亦有地,亦有人。天以候肺,地以候胸中之气,人以候心。帝曰:上部以何候之。岐伯曰:亦有天,亦有地,亦有人,天以候头角之气,地以候口齿之气,人以候耳目之气。三部者,各有天,各有地,各有人。三而成天,三而成地,三而成人,三而三之,合则为九,九分为九野,九野为九藏。故神藏五,形藏四,合为九藏。五藏已败,其色必夭,夭必死矣。

帝曰:以候奈何?岐伯曰:必先度其形之肥瘦,以调其气之虚实,实则写之,虚则补之。必先去其血脉而后调之,无问其病,以平为期。

帝曰:决死生奈何?岐伯曰:形盛脉细,少气不足以息者,危。形瘦脉大,胸中多气者,死。形气相得者,生。参伍不调者,病。三部九候皆相失者,死。上下左右之脉相应如参舂者,病甚。上下左右相失不可数者,死。中部之候虽独调,与众藏相失者,死。中部之候相减者,死。目内陷者死。

帝曰:何以知病之所在。岐伯曰:察九候,独小者病,独大者病,独疾者病,独迟者病,独热者病,独寒者病,独陷下者病。以左手足上,去踝五寸按之,庶右手足当踝而弹之,其应过五寸以上,蠕蠕然者,不病;其应疾,中手浑浑然者,病;中手徐徐然者,病;其应上不能至五寸,弹之不应者,死。是以脱肉身不去者,死。中部乍疏乍数者,死。其脉代而钩者,病在络脉。九候之相应也,上下若一,不得相失。一候后则病,二候后则病甚,三候后则病危。所谓后者,应不俱也。察其府藏,以知死生之期。必先知经脉,然后知病脉,真藏脉见者胜死。足太阳气绝者,其足不可屈伸,死必戴眼。

帝曰:冬阴夏阳奈何?岐伯曰:九候之脉,皆沉细悬绝者为阴,主冬,故以夜半死。盛躁喘数者为阳,主夏,故以日中死。是故寒热病者,以平旦死。热中及热病者,以日中死。病风者,以日夕死。病水者,以夜半死。其脉乍疏乍数乍迟乍疾者,日乘四季死。形肉已脱,九候虽调,犹死。七诊虽见,九候皆从者不死。所言不死者,风气之病,及经月之病,似七诊之病而非也,故言不死。若有七诊之病,其脉候亦败者死矣,必发哕噫。必审问其所始病,与今之所方病,而后各切循其脉,视其经络浮沉,以上下逆从循之,其脉疾者不病,其脉迟者病,脉不往来者死,皮肤着者死。

帝曰:其可治者奈何?岐伯曰:经病者治其经,孙络病者治其孙络血,血病身有痛者,治其经络。其病者在奇邪,奇邪之脉则缪刺之。留瘦不移,节而刺之。上实下虚,切而从之,索其结络脉,刺出其血,以见通之。瞳子高者,太阳不足,戴眼者,太阳已绝,此决死生之要,不可不察也。手指及手外踝上五指,留针。

【译文】

黄帝问道:我听先生讲了九针道理后,觉得丰富广博,不可尽述。我想了解其中的主要道理,以嘱咐子孙,传于后世,铭心刻骨,永志不忘,并严守誓言,不敢妄泄。如何使这些道理符合于天体运行的规律,有始有终,上应于日月星辰周历天度之标志,下符合四时五行阴阳盛衰的变化,人是怎样适应这些自然规律的呢?希望你讲解这方面的道理。岐伯回答说:问得多好啊,这是天地间至为深奥的道理。

黄帝道:我愿闻天地的至数,与人的形体气血相通,以决断死生,是怎样一回事?岐伯说:天地的至数,开始于一,终止于九。一奇数为阳,代表天,二偶数为阴,代表地,人生天地之间,故以三代表人;天地人合而为三,三三为九,以应九野之数。所以人有三部,每部各有三候,可以用它来决断死生,处理百病,从而调治虚实,祛除病邪。

黄帝道:什么叫做三部呢?岐伯说:有下部,有中部,有上部。每部各有三候,所谓三候,是以天、地、人来代表的。必须有老师的当面指导,方能懂得部候准确之处。上部天,即两额太阳穴处动脉;上部地,即两颊大迎穴处动脉;上部人,即耳前耳门穴处动脉;中部天,即两手太阴肺气口、经渠穴处动脉;中部地,即两手阳明经合谷处动脉;中部人,即两手少阴经神门处动脉;下部天,即足厥阴经五里穴或太冲穴处动脉;下部地,即足少阴经太溪穴处动脉;下部人,即足太阴经箕门穴处动脉。故而下部之可以天候肝脏之病变,下部之地可以候肾脏之病变,下部之人可以候脾胃之病变。

黄帝道:中部之候怎样?岐伯说:中部亦有天、地、人三候。中部之天可以候肺脏之病变,中部之地可以候胸中之病变。中部之人可以候心脏之病变。黄帝道:上部之候又怎样?岐伯说:上部也有天、地、人三候。上部之天可以候头角之病变,上部之地可以候口齿之病变,上部之人可以候耳目之病变。三部之中,各有天,各有地,各有人。三候为天,三候为地,三候为人,三三相乘,合为九候。脉之九候,以应地之九野,地之九野,以应人之九脏。所以人有肝、肺、心、脾、肾五神脏和膀胱、胃、大肠、小肠四形脏,合为九脏。若五脏已败,必见神色枯槁,枯槁者是病情危重,乃至死亡征象。

黄帝道:诊察的方法怎样?岐伯说:必先度量病人的身形肥瘦,了解他的正气虚实,实证用泻法,虚证用补法。但必先去除血脉中的凝滞,而后调补气血的不足,不论治疗什么病,都是以达到气血平调为准则。

黄帝道:怎样决断死生?岐伯说:形体盛,脉反细,气短,呼吸困难,危险;如形体瘦弱,脉反大,胸中喘满而多气的是死亡之症。一般而论:形体与脉一致的主生;若脉来三五不调者主病,三部九候之脉与疾病完全不相适应的,主死;上下左右之脉,相应鼓指如春杵捣谷,参差不齐,病必严重;若见上下左右之脉相差甚大。而又息数错乱不可计数的,是死亡征候;中部之脉虽然独自调匀,而与其他众脏不相协调的,也是死候;目内陷的为正气衰竭现象,也是死候。

黄帝道:怎样知道病的部位呢?岐伯说:从诊察九候脉的异常变化,就能知病变部位。九候之中,有一部独小,或独大,或独疾,或独迟,或独热,或独寒,或独陷下(沉伏),均是有病的现象。

以左手加于病人的左足上,距离内踝五寸处按着,以右手指在病人足内踝上弹之,医者之左手即有振动的感觉,如其振动的范围超过五寸以上,蠕蠕而动,为正常现象;如其振动急剧而大,应手快速而浑乱不清的,为病态;若振动微弱,应手迟缓,应为病态;如若振动不能上及五寸,用较大的力量弹之,仍没有反应,是为死候。

身体极度消瘦,体弱不能行动,是死亡之征。中部之脉或快或慢,无规律,为气脉败乱之兆,亦为死征。如脉代而钩,为病在络脉。九候之脉,应相互适应,上下如一,不应该有参差。如九候之中有一候不一致,就是病态;二候不一致,则病重;三候不一致,则病必危险。所谓不一致,就是九候之间,脉动的不相适应。诊察病邪所在之脏腑,以知死生的时间。临症诊察,必先知道正常之脉,然后才能知道有病之脉,若见到真脉脉象,胜己的时间,便要死亡。足太阳经脉气绝,则两足不能屈伸,死亡之时,必目睛上视。

黄帝道:冬为阴,夏为阳,脉象与之相应如何?岐伯说:九候的脉象,都是沉细悬绝的,为阴,冬令死于阴气极盛之夜半;如脉盛大躁动喘而疾数的,为阳,主夏令,所以死于阳气旺盛之日中;寒热交作的病,死于阴阳交会的平旦之时;热中及热病,死于日中阳极之时;病风死于傍晚阳衰之时;病水死于夜半阴极之时。其脉象忽疏忽数,忽迟忽急,乃脾气内绝,死于辰戌丑未之时,也就是平旦、日中、日夕、夜半、日乘四季的时候;若形坏肉脱,虽九候协调,犹是死亡的征象;假使七诊之脉出现,而九候都顺于四时的,就不一定是死候。所说不死的病,指新感风病,或月经之病,虽见类似七诊之病脉,而实不相同,所以说不是死候。若七诊出现,其脉候有败坏现象的,这是死征,死的时候,必发呃逆等证候。所以治病之时,必须详细询问他的起病情形和现在症状,然后按各部分,切其脉搏,以观察其经络的浮沉,以及上下逆顺。如其脉来流利的,不病;脉来迟缓的,是病;脉不往来的,是死候;久病肉脱,皮肤干枯着于筋骨的,亦是死候。

黄帝道:那些可治的病,应怎样治疗呢?岐伯说:病在经的,刺其经;病在孙络的,刺其孙络使它出血;血病而有身痛症状的,则治其经与络。若病邪留在大络,则用右病刺左、左病刺右的缪刺法治之。若邪气久留不移,当于四肢八溪之间、骨节交会之处刺之。上实下应,当切按其脉,而探索其脉络郁结的所在,刺出其血,以通其气。如目上视的,是太阳经气不足。目上视而又定直不动的,是太阳经气已绝。这是判断死生的要诀,不可不认真研究。可刺手指及外踝上小指侧,刺后留针。

素问篇　卷七

第二十一篇　经脉别论

【原文】

黄帝问曰:人之居处动静勇怯,脉亦为 之变乎?岐伯对曰:凡人之惊恐恚劳动静,皆为变也。是以夜行则喘出于肾,淫气病肺。

有所堕恐，喘出于肝，淫气害脾。有所惊恐，喘出于肺，淫气伤心。度水跌仆，喘出于肾与骨，当是之时，勇者气行则已，怯者则着而为疾也。故曰：诊病之道，观人勇怯，骨肉皮肤，能知其情，以为诊法也。

故饮食饱甚，汗出于胃。惊而夺精，汗出于心。持重远行，汗出于肾。疾走恐惧，汗出于肝。摇体劳苦，汗出于脾。故春秋冬夏，四时阴阳，生病起于过用，此为常也。

食气入胃，散精于肝，淫气于筋。食气入胃，浊气归心，淫精于脉，脉气流经，经气归于肺，肺朝百脉，输精于皮毛。毛脉合精，行气于府，府精神明，留于四藏，气归于权衡，权衡以平，气口成寸，以决死生。

饮入于胃，游溢精气，上输于脾，脾气散精，上归于肺，通调水道，下输膀胱。水精四布，五经并行。合于四时五藏阴阳，揆度以为常也。

太阳藏独至，厥喘虚气逆，是阴不足阳有余也，表里当俱写，取之下俞，阳明藏独至，是阳气重并也，当写阳补阴，取之下俞。少阳藏独至，是厥气也，跻前卒大，取之下俞，少阳独至者，一阳之过也。太阴藏搏者，用心省真，五脉气少，胃气不平，三阴也，宜治其下俞，补阳写阴。一阳独啸，少阳厥也，阳并于上，四脉争张，气归于肾，宜治其经络，写阳补阴。一阴至，厥阴之治也，真阴㾓心，厥气留薄，发为白汗，调食和药，治在下俞。

帝曰：太阳藏何象。岐伯曰：象三阳而浮也。帝曰：少阳藏何象。岐伯曰：象一阳也，一阳藏者，滑而不实也。帝曰：阳明藏何象。岐伯曰：象大浮也，太阴藏搏，言伏鼓也。二阴搏至，肾沉不浮也。

【译文】

黄帝问道：人们的居住环境、活动、安静、勇敢、怯懦有所不同，其经脉血气也随着起变化吗？岐伯回答说：人在惊恐、愤怒、劳累、活动或安静的情况下，静脉血气都要受到影响而发生变化。所以夜间远行劳累，就会扰动肾气，使肾气不能闭藏而外泄。则气喘出于肾脏，其偏胜之气，就会侵犯肺脏。若因坠堕而受到恐吓，就会扰动肝气。而喘出于肝。其偏胜之气就会侵犯脾脏。或有所惊恐，惊则神越气乱，扰动肺气。喘出于肺，其偏胜之气就会侵犯心脏。渡水而跌仆，跌仆伤骨。肾主骨，水湿之气通于肾，致肾气和骨气受到扰动，气喘出于肾和骨。在这种情况下，身体强盛的人，气血畅行，不会出现什么病变；怯弱的人，气血留滞，就会发生病变。所以说：诊察疾病，观察病人的勇怯及骨骼、肌肉、皮肤的变化。便能了解病情。并以此作为诊病的方法。在饮食过饱的时候，则食气蒸发而汗出于胃。惊则神气浮越，则心气受伤而汗出于心。负重而远行的时候，则骨劳气越，肾气受伤而汗出于肾。疾走而恐惧的时候，由于疾走伤筋。恐惧伤魂，则肝气受伤而汗出于肝。劳力过度的时候，由于脾主肌肉四肢，则脾气受伤而汗出于脾。春、夏、秋、冬四季阴阳的变化都有其常度，人在这些变化中所以发生疾病，就是因为对身体的劳用过度所致，这是通常的道理。

五谷入胃，其所化生的一部分精微之气输散到肝脏，再由肝将此精微之气滋养于筋。五谷入胃，其所化生的精微之气，注入于心，再由心将此精气滋养于血脉；血气流行在经脉之中，到达于肺，肺又将血气输送到全身百脉中去，最后把精气输送到皮毛。皮毛和经脉的精气汇合，又还流归入于脉，脉中精微之气，通过不断变化，周流于四脏。这些正常的生理活动都要取决于气血阴阳的平衡。气血阴阳平衡，则表现在气口的脉搏变化上，气口的脉搏，可以判断疾病的死生，水液入胃以后，游溢布散其精气，上行输送于脾，经脾对精微的布散转输，上归于肺，肺主清肃而司治节，肺气运行，通调水道，下输于膀胱。如此则水精四布，外而布散于皮毛，内而灌输于五脏之经脉。开能合于四时寒暑的变易和五脏阴阳的变化，作出适当的调节，这就是经脉的正常生理现象。

太阳经脉偏盛。则发生虚气上逆、喘息、厥逆等症状，这是阴不足而阳有余的缘故，表里两经都应当用泻法：取足太阳经的束骨穴和足少阴经的太溪穴。阳明经脉偏盛，是太阳、少阳之气重并于阳明，当用泻阳补阴的治疗方法，当泻足阳明经的陷谷穴，补太阴经的太白穴，少阳经脉偏盛，是厥气上逆。所以阳跷脉前的少阳脉猝然盛大，当取足少阳经的临泣穴。少阳经脉偏盛而独至，就是少阳太过。太阴经脉鼓搏有力，应当细心的省察是否真脏脉至，若五脏之脉均气少，胃气又不平和，这是足太阴脾太过的缘过。应当用补阳泻阴的治疗方法，补足阳明之陷谷穴，泻足太阴之太白穴。二阴经脉独盛，是少阴厥气上逆，而阳气并越于上，心、肝、脾、肺四脏受其影响，四脏之脉争张于外，病的根源在于肾。应治其表里的经络，泻足太阳经的经穴昆仑、络穴飞扬，补足少阴的经穴复溜，络穴大钟。一阴经脉偏盛，是厥阴所主，出现真气虚弱，心中酸痛不适的症状，厥气留于经脉与正气相搏而发为白汗，应该注意饮食调养和药物的治疗，如用针刺，当取厥阴经下部的太冲穴，以泻其邪。

黄帝说：太阳经脉的脉象是怎样的呢？岐伯说：其脉象似三阳之气浮盛于外。所以脉浮。黄帝说：少阳经脉的脉象是怎样的呢？岐伯说：其脉象似一阳之气初生。滑而不实。黄帝说：阳明经脉的脉象又是怎样的？岐伯说：脉象大而浮。太阴经脉搏动，其脉象沉伏而指下仍搏击有力；少阴经脉搏动，是肾脉沉而不浮的现象。

第二十二篇　藏气法时论

【原文】

黄帝问曰：合人形以法四时五行而治，何如而从？何如而逆？得失之意，愿闻其事。岐伯对曰：五行者，金木水火土也，更贵更贱，以知死生，以决成败，而定五藏之气，间甚之时，死生之期也。

帝曰：愿卒闻之。岐伯曰：肝主春，足厥阴少阳主治，其日甲乙，肝苦急，急食甘以缓之。心主夏，手少阴太阳主治，其日丙丁，心苦缓，急食酸以收之。脾主长夏，足太阴阳明主治，其日戊己，脾苦湿，急食苦以燥之。肺主秋，手太阴阳明主治，其日庚辛，肺苦气上逆，急食苦以泄之。肾主冬，足少阴太阳主治，其日壬癸，肾苦燥，急食辛以润之，开腠理，致津液,通气也。

病在肝,愈于夏,夏不愈,甚于秋,秋不死,持于冬,起于春,禁当风。肝病者,愈在丙丁,丙丁不愈,加于庚辛,瘐辛不死,持于壬癸,起于甲乙。肝病者,平旦慧,下晡甚,夜半静。肝欲散,急食辛以散之,用辛补之,酸写之。

病在心,愈在长夏,长夏不愈,甚于冬,冬不死,持于春,起于夏,禁温食热衣。心病者,愈在戊己,戊己不愈,加于壬癸,壬癸不死,持于甲乙,起于丙丁。心病者,日中慧,夜半甚,平旦静。心欲软,急食咸以软之,用咸补之,甘写之。

病在脾,愈在秋,秋不愈,甚于春,春不死,持于夏,起于长夏,禁温食饱食湿地濡衣。脾病者,愈在庚辛,庚辛不愈,加于甲乙,甲乙不死,持于丙丁,起于戊己。脾病者,日昳慧,日出甚,下晡静。脾欲缓,急食甘以缓之,用苦写之,甘补之。

病在肺,愈在冬,冬不愈,甚于夏,夏不死,持于长夏,起于秋,禁寒饮食寒衣。肺病者,愈在壬癸,壬癸不愈,加于丙丁,丙丁不死,持于戊己,起于庚辛。肺病者,下晡慧,日中甚,夜半静。肺欲收,急食酸以收之,用酸补之,辛写之。

病在肾,愈在春,春不愈,甚于长夏,长夏不死,持于秋,起于冬,禁犯焠㶼热食温灸衣。肾病者,愈在甲乙,甲乙不愈,甚于戊己,戊己不死,持于庚辛,起于壬癸。肾病者,夜半慧,四季甚,下晡静。肾欲坚,急食苦以坚之,用苦补之,咸写之。

夫邪气之客于身也,以胜相加,至其所生而愈,至其所不胜而甚,至于所生而持,自得其位而起。必先定五藏之脉,乃可言间甚之时,死生之期也。

肝病者,两胁下痛引少腹,令人善怒,虚则目䀮䀮无所见,耳无所闻,善恐,如人将捕之,取其经,厥阴与少阳,气逆,则头痛耳聋不聪颊肿。取血者。

心病者,胸中痛,胁支满,胁下痛,膺背肩甲间痛,两臂内痛;虚则胸腹大,胁下与腰相引而痛,取其经,少阴太阳,舌下血者。其变病,刺郄中血者。

脾病者,身重善肌肉痿,足不收行,善瘈,脚下痛;虚则腹满肠鸣,飧泄食不化,取其经,太阴阳明少阴血者。

肺病者,喘咳逆气,肩背痛,汗出,尻阴股膝髀腨胻足皆痛;虚则少气不能报息,耳聋嗌干,取其经,太阴足太阳之外厥阴内血者。

肾病者,腹大胫肿,喘咳身重,寝汗出,憎风;虚则胸中痛,大腹小腹痛,清厥意不乐,取其经,少阴太阳血者。

肝色青,宜食甘,粳米牛肉枣葵皆甘。心色赤,宜食酸,小豆犬肉李韭皆酸。肺色白,宜食苦,麦羊肉杏薤皆苦。脾色黄,宜食咸,大豆豕肉栗藿皆咸。肾色黑,宜食辛,黄黍鸡肉桃葱皆辛。辛散,酸收,甘缓,苦坚,咸软。

毒药攻邪,五谷为养,五果为助,五畜为益,五菜为充,气味合而服之,以补精益气。此五者,有辛酸甘苦咸,各有所利,或散,或收,或缓,或急,或坚,或软,四时五藏,病随五味所宜也。

【译文】

　　黄帝问道:结合人体五脏之气的具体情况,取法四时五行的生克制化规律,作为救治疾病的法则,怎样是从? 怎样是逆呢? 我想了解治法中的从逆和得失是怎么一回事。岐伯回答说:五行就是金、木、水、火、土。配合时令气候,有衰旺胜克的变化,从这些变化中可以测知疾病的死生,分析医疗的成败,并能确定五脏之气的盛衰,疾病轻重的时间,以及死生的日期。

　　黄帝说:我想听你详尽地讲一讲。岐伯说:肝属本,旺于春,肝与胆为表里,春天是足厥阴肝和足少阳胆主治的时间,甲乙属木,足少阳胆主甲木,足厥阴肝主乙木。所以肝胆旺日为甲乙;肝在志为怒。怒则气急,甘味能缓急,故宜急食甘以缓之。心属火,旺于夏,心与小肠为表里,夏天是手少阴心和手太阳小肠主治的时间;丙丁属火,手少阴心主丁火。手太阳小肠主丙火。所以心与小肠的旺日为丙丁;心在志为喜,喜则气缓,心气过缓则心气虚而散,酸味能收敛,故宜急食酸以收之。脾属土,旺于长夏(六月),脾与胃为表里,长夏是足太阴脾和足阳明胃主治的时间;戊己属土,足太阴脾主己土,足阳明胃主戊土,所以脾与胃的旺日为戊己;脾性恶湿。湿盛则伤脾,苦味能燥湿。故宜急食苦以燥之。肺属金,旺于秋,肺与大肠为表里,秋天是手太阴肺和手阳明大肠主治的时间;庚辛属金。手太阴肺主辛金,手阳明大肠主庚金。所以肺与大肠的旺日为庚辛;肺主气,其性清肃,若气上逆则肺病,苦味能泄,故宜急食苦以泄之。肾属水,旺于冬,肾与膀胱为表里,冬天是足少阴肾与足太阳膀胱主治的时间;壬癸属水,少用肾主癸水。足太阳膀胱主壬水,所以肾与膀胱的旺日为壬癸;肾为水脏,喜润而恶燥,故宜急食辛以润之;如此可以开发腠理,运行津液,宜通五脏之气。

　　肝脏有病,在夏季当愈;若至夏季不愈。到秋季病情就要加重;如秋季不死,至冬季病情就会维持稳定不变状态,到来年春季,病即好转。肝木性喜条达而恶抑郁,故肝病急用辛味以散之。若需要补以辛味补之,若需要泻,以酸味泻之。

　　心脏有病,愈于长夏;若至长夏不愈,到了冬季病情就会加重;如果在冬季不死,到了明年的春季病情就会维持稳定不变状态,到了夏季病即好转。心有病的人应禁忌温热食物。衣服也不能穿的太暖;心病欲柔软,宜急食成味以软之,需要补则以咸味补之,以甘味泻之。

　　脾脏有病,愈于秋季;若至秋季不愈。到春季病就加重;如果在春季不死,到夏季病情就会维持稳定不变状态,到长夏的时间病即好转。脾病应禁忌吃温热性食物及饮食过饱、居湿地、穿湿衣等。脾脏病需要缓和。甘能缓中,故宜急食甘味以缓之。需要泻则用苦味药泻脾,以甘味补脾。

　　肺脏有病,愈于冬季;若至冬季不愈,到夏季病就加重;如果在夏季不死,至长夏时病情就会维持稳定不变状态,到了秋季病即好转。肺有病应禁忌寒冷饮食及穿得太单薄。肺气欲收敛,宜急食酸味以收敛,需要补的,用酸味补肺,需要泻的,用辛味泻肺。

肾脏有病，愈于春季；若至春季不愈，到长夏时病就加重；如果在长夏不死，到秋季病情就会维持稳定不变状态，到冬季病即好转。肾病禁食炙煿过热的食物和穿经火烘烤过的衣服。肾主闭藏，其气欲坚，需要补的，宜急食苦味以坚之，用苦味补之，需要泻的，用咸味泻之。

凡是邪气侵袭人体，都以胜相加，病至其所生之时而愈，至其所不胜之时而甚，至其所生之时而病情稳定不变，至其自旺之时病情好转。但必须先明确五脏之平脉，然后始能推疾病的轻重时间及死生的日期。

肝脏有病，则两肋下疼痛牵引少腹，使人多怒，这是肝气实的症状；如果肝气虚，则出现两目昏花而视物不明，两耳也听不见声音，多恐惧，好像有人要逮捕他一样。治疗时，取用厥阴肝经和少阳胆经的经穴。如肝气上逆，则头痛、耳聋而听觉失灵、颊肿，应取厥阴、少阳经脉，刺出其血。

心脏有病，则出现胸中痛，胁部支撑胀满，胁下痛，胸膺部、背部及肩胛间疼痛，两臂内侧疼痛，这是心实的症状。心虚，则出现胸腹部胀大，胁下和腰部牵引作痛。治疗时，取少阴心经和太阳小肠经的经穴，并刺舌下之脉以出其血。如病情有变化，与初起不同，刺委中穴出血。

脾脏有病，则出现身体沉重，易饥，肌肉痿软无力，两足弛缓不收，行走时容易抽搐，脚下疼痛，这是脾实的症状；脾虚则腹部胀满，肠鸣，泄下而食物不化。治疗时，取太阴脾经、阳明胃经和少阴肾经的经穴，刺出其血。

肺脏有病，则喘咳气逆，肩背部疼痛，出汗，臀、阴、股、膝、髀骨、腨肠、胻、足等部皆疼痛，这是肺实的症状；如果肺虚，就出现少气，呼吸困难而难于接续，耳聋，咽干。治疗时，取太阴肺经的经穴，更取足太阳经的外侧及足厥阴内侧，即足少阴肾经的经穴，刺出其血。

肾脏有病，则腹部胀大，胫部浮肿，气喘，咳嗽，身体沉重，睡后出汗，恶风，这是肾实的症状；如果肾虚，就出现胸中疼痛，大腹和小腹疼痛，四肢厥冷，心中不乐。治疗时，取足少阴肾经和足太阳膀胱经的经穴，刺出其血。

肝合青色，宜食甘味，粳米、牛肉、枣、葵菜都是属于味甘的。心合赤色，宜食酸味，小豆、犬肉、李、韭都是属于酸味的。肺合白色，宜食苦味，小麦、羊肉、杏、薤都是属于苦味的。脾合黄色，宜食咸味，大豆、猪肉、栗、藿都是属于咸味的。肾合黑色，宜食辛味，黄黍、鸡肉、桃、葱都是属于辛味的。五味的功用：辛味能发散，酸味能收敛，甘味能缓急，苦味能坚燥，咸味能耎坚。凡药都是可用来攻逐病邪，五谷用以充养五脏之气，五果帮助五谷以营养人体，五畜用以补益五脏，五菜用以充养脏腑，气味和合而服食，可以补益精气。这五类食物，各有辛、酸、甘、苦、咸的不同气味，各有利于某一脏气，或散，或收，或缓，或急，或坚，或软。治病时就要结合春夏秋冬四时和五脏之气的具体情况来恰当地利用五味。

第二十三篇　宣明五气

【原文】

五味所入：酸入肝，辛入肺，苦入心，咸入肾，甘入脾，是谓五入。

五气所病：心为噫，肺为咳，肝为语，脾为吞，肾为欠为嚏，胃为气逆，为哕为恐，大肠小肠为泄，下焦溢为水，膀胱不利为癃，不约为遗溺，胆为怒，是谓五病。

五精所并：精气并于心则喜，并于肺则悲，并于肝则忧，并于脾则畏，并于肾则恐，是谓五并，虚而相并者也。

五藏所恶：心恶热，肺恶寒，肝恶风，脾恶湿，肾恶燥，是谓五恶。

五藏化液：心为汗，肺为涕，肝为泪，脾为涎，肾为唾，是谓五液。

五味所禁：辛走气，气病无多食辛；咸走血，血病无多食咸；苦走骨，骨病无多食苦；甘走肉，肉病无多食甘；酸走筋，筋病无多食酸；是谓五禁，无令多食。

五病所发：阴病发于骨，阳病发于血，阴病发于肉，阳病发于冬，阴病发于夏，是谓五发。

五邪所乱：邪入于阳则狂，邪入于阴则痹，搏阳则为巅疾，搏阴则为瘖，阳入之阴则静，阴出之阳则怒，是谓五乱。

五邪所见：春得秋脉，夏得冬脉，长夏得春脉，秋得夏脉，冬得长夏脉，名曰阴出之阳，病善怒不治，是谓五邪。皆同命，死不治。

五藏所藏：心藏神，肺藏魄，肝藏魂，脾藏意，肾藏志，是谓五藏所藏。

五藏所主：心主脉，肺主皮，肝主筋，脾主肉，肾主骨，是谓五主。

五劳所伤：久视伤血，久卧伤气，久坐伤肉，久立伤骨，久行伤筋，是谓五劳所伤。

五脉应象：肝脉弦，心脉钩，脾脉代，肺脉毛，肾脉石，是谓五藏之脉。

【译文】

五脏之气失调后所发生的病变：心气失调则嗳气；肺气失调则咳嗽；肝气失调则多言；脾气失调则吞酸；肾气失调则为呵欠、喷嚏；胃气失调则为气逆为哕，或有恐惧感；大肠、小肠病则不能泌别清浊，传送糟粕，而为泄泻；下焦不能通调水道，则水液泛溢于皮肤而为水肿；膀胱之气化不利，则为癃闭，不能约制，则为遗尿；胆气失调则易发怒。这是五脏之气失调而发生的病变。

五脏之精气相并所发生的疾病：精气并于心则喜，精气并于肺则悲，精气并于肝则忧，精气并于脾则畏，精气并于肾则恐。这就是所说的五并，都是由于五脏乘虚相并所致。

五脏化生的液体：心之液化为汗，肺之液化为涕，肝之液化为泪，脾之液化为涎，肾之液化为唾。这是五脏化生的五液。

五味所禁：辛味走气，气病不可多食辛味；咸味走血，血病不可多食咸味；苦味走骨，骨病不可多食苦味；甜味走肉，肉病不可多食甜味；酸味走筋，筋病不可多食酸味。这就是五味的禁忌，不可使之多食。

五种病的发生：阴病发生于骨，阳病发

生于血,阴病发生于肉,阳病发生于冬,阴病发生于夏。这是五病所发。

五邪所乱:邪入于阳分,则阳偏胜,而发为狂病;邪入于阴分,则阴偏胜,而发为痹病;邪搏于阳则阳气受伤,而发为巅疾;邪搏于阴则阴气受伤,而发为音哑之疾;邪由阳而入于阴,则从阴而为静;邪由阴而出于阳,则从阳而为怒。这就是所谓五乱。

五脏克贼之邪所表现的脉象:春天见到秋天的毛脉,是金克木;夏天见到冬天的石脉,是水克火;长夏见到春天的弦脉,是木克土;秋天见到夏天的洪脉,是火克金;冬天见到长夏的濡缓脉,是土克水。这就是所谓的五邪脉。其预后相同,都属于不治的死证。

五种过度的疲劳可以伤耗五脏的精气:如久视则劳于精气而伤血,久卧则阳气不伸而伤气,久坐则血脉灌输不畅而伤肉,久立则劳于肾及腰、膝、胫等而伤骨,久行则劳于筋脉而伤筋。这就是五劳所伤。

五脏应四时的脉象:肝脉应春,端直而长,其脉像弦;心脉应夏,来盛去衰,其脉像钩;脾旺于长夏,其脉软弱,随长夏而更代;肺脉应秋,轻虚而浮,其脉像毛;肾脉应冬,其脉沉坚像石。这就是所谓的应于四时的五脏平脉。

第二十四篇　血气形志

【原文】

夫人之常数,太阳常多血少气,少阳常少血多气,阳明常多气多血,少阴常少血多气,厥阴常多血少气,太阴常多气少血,此天之常数。足太阳与少阴为表里,少阳与厥阴为表里,阳明与太阴为表里,是为足阴阳也。手太阳与少阴为表里,少阳与心主为表里,阳明与太阴为表里,是为手之阴阳也。今知手足阴阳所苦,凡治病必先去其血,乃去其所苦,伺之所欲,然后写有余,补不足。

欲知背俞,先度其两乳间,中折之,更以他草度去半已,即以两隅相拄也,乃举以度其背,令其一隅居上,齐脊大柱,两隅在下,当其下隅者,肺之俞也。复下一度,心之俞也。复下一度,左角肝之俞也,右角脾之俞也。复下一度,肾之俞也。是谓五藏之俞,灸刺之度也。

形乐志苦,病生于脉,治之以灸刺。形乐志乐,病生于肉,治之以针石。形苦志乐,病生于筋,治之以熨引。形苦志苦,病生于咽嗌,治之以百药。形数惊恐,经络不通,病生于不仁,治之以按摩醪药。是谓五形志也。

刺阳明出血气,刺太阳,出血恶气,刺少阳,出气恶血,刺太阴,出气恶血,刺少阴,出气恶血,刺厥阴,出血恶气也。

【译文】

人身各经气血多少,是有一定常数的。如太阳经常多血少气,少阳经常少血多气,阳明经常多气多血,少阴经常少血多气,厥阴经常多血少气,太阴经常多气少血,这是先天禀赋之常数。

足太阳膀胱经与足少阴肾经为表里,足少阳胆经与足厥阴肝经为表里,足阳明胃经与足太阴脾经为表里。这是足三阳经和足三阴经之间的表里配合关系。手太阳小肠经和手太阴心经为表里,手少阳三焦经与手厥阴心包经为表里,手阳明大肠经与手太阴肺经为表里,这是手三阳经和手三阴经之间的表里配合关系。现已知道,疾病发生在手足阴阳十二经脉的那一经,其治疗方法,血脉壅盛的,必须先刺出其血,以减轻其病苦;再诊察其所欲,根据病情的虚实,然后泻其有余之实邪,补其不足之虚。

要想知道背部五脏俞穴的位置,先用草一根,度量两乳之间的距离,再从正中对折,另以一草与前草同样长度,折掉一半之后,拿来支撑第一根草的两头,就成了一个三角形,然后用它量病人的背部,使其一个角朝上,和脊背部大椎穴相平,另外两个角在下,其下边左右两个角所指的部位,就是肺俞穴所在。再把上角移下一度,放在两肺俞连线的中点,则其下左右两角的位置是心俞的部位。再移下一度,左角是肝俞,右角是脾俞。再移下一度,左右两角是肾俞。这就是五脏俞穴的部位,为刺灸取穴的法度。

形体安逸但精神苦闷的人,病多发生在经脉,治疗时宜用针灸。形体安逸而精神也愉快的人,病多发生在肌肉,治疗时宜用针刺或砭石。形体劳苦但精神很愉快的人,病多发生在筋,治疗时宜用热熨或导引法。形体劳苦,而精神又很苦恼的人,病多发生在咽喉部,治疗时宜用药物。屡受惊恐的人,经络因气机紊乱而不通畅,病多为麻木不仁,治疗时宜用按摩和药酒。以上是形体和精神方面发生的五种类型的疾病。

刺阳明经,可以出血出气;刺太阳经,可以出血,而不宜伤气;刺少阳经,只宜出气,不宜出血;刺太阳经,只宜出气,不宜出血;刺少阴经,只宜出气,不宜出血;刺厥阴经,只宜出血,不宜伤气。

素问篇　卷八

第二十五篇　宝命全形论

【原文】

黄帝问曰:天覆地载,万物悉备,莫贵于人,人以天地之气生,四时之法成,君王众庶,尽欲全形,形之疾病,莫知其情,留淫日深,著于骨髓,心私虑之,余欲针除其疾病,为之奈何?

岐伯对曰:夫盐之味咸者,其气令器津泄;弦绝者,其音嘶败;木敷者,其叶发;病深者,其声哕。人有此三者,是谓坏府,毒药无治,短针无取,此皆绝皮伤肉,血气争黑。

帝曰:余念其痛,心为之乱惑,反甚其

病,不可更代,百姓闻之,以为残贼,为之奈何?岐伯曰:夫人生于地,悬命于天,天地合气,命之曰人。人能应四时者,天地为之父母;知万物者,谓之天子。天有阴阳,人有十二节;天有寒暑,人有虚实。能经天地阴阳之化者,不失四时;知十二节之理者,圣智不能欺也;能存八动之变,五胜更立;能达虚实之数者,独出独入,呿吟至微,秋毫在目。

帝曰:人生有形,不离阴阳,天地合气,别为九野,分为四时,月有小大,日有短长,万物并至,不可胜量,虚实呿吟,敢问其方。

岐伯曰:木得金而伐,火得水而灭,土得木而达,金得火而缺,水得土而绝,万物尽然,不可胜竭。故针有悬布天下者五,黔首共余食,莫知之也。一曰治神,二曰知养身,三曰知毒药为真,四曰制砭石小大,五曰知府藏血气之诊。五法俱立,各有所先。今末世之刺也,虚者实之,满者泄之,此皆众工所共知也。若夫法天则地,随应而动,和之者若响,随之者若影,道无鬼神,独来独往。

帝曰:愿闻其道。

岐伯曰:凡刺之真,必先治神,五藏已定,九候已备,后乃存针,众脉不见,众凶弗闻,外内相得,无以形先,可玩往来,乃施于人。人有虚实,五虚勿近,五实勿远,至其当发,间不容瞚。手动若务,针耀而匀,静意视义,观适之变,是谓冥冥,莫知其形,见其乌乌,见其稷稷,从见其飞,不知其谁,伏如横弩,起如发机。

帝曰:何如而虚!何如而实!岐伯曰:刺虚者须其实,刺实者须其虚,经气已至,慎守勿失,深浅在志,远近若一,如临深渊,手如握虎,神无营于众物。

【译文】

黄帝问道:天地之间,万物俱备,没有一样东西比人更宝贵了。人依靠天地之大气和水谷之精气生存,并随着四时生长收藏的规律而生活着,上至君主,下至平民,任何人都愿意保全形体的健康。但是往往有了病,却因病轻而难于察知。让病邪稽留,逐渐发展,日益深沉,乃至深入骨髓。我为之甚感忧虑。我要想解除他们的痛苦,应该怎样办才好?岐伯回答说:比如盐味是咸的,当贮藏在器具中的时候,看到渗出水来,这就是盐气外泄;比如琴弦将要断的时候,就会发出嘶败的声音;内部已溃的树木,其枝叶好像很繁茂,实际上外盛中空,极容易萎谢;人在疾病深重的时候,就会产生呃逆。人要是有了这样的现象,说明内脏已有严重破坏,药物和针灸都失去治疗作用,因为皮肤肌肉受伤败坏,血气枯槁。就很难挽回了。

黄帝道:我很同情病人的痛苦,但思想上有些慌乱疑惑。因治疗不当反使病势加重,又没有更好的方法来替代,人们看起来。将要认为我残忍粗暴。究竟怎么好呢?岐伯说:一个人的生活,和自然界是密切相关联的。人能适应四时变迁,则自然界的一切,都成为他生命的泉源。能够知道万物生长收藏之道理的人,就有条件承受和运用万物。所以天有阴阳,人有十二经脉;天有寒暑,人有虚实盛衰。能够顺应天地阴阳的变化,不违背四时的规律,了解十二经脉的道理。就能明达事理,不会被疾病现象弄糊涂了。

黄帝内经白话详解

黄帝道:人生而有形体,离不开阴阳的变化。天地二气相合。从经纬上来讲,可以分为九野。从气候上来讲,可以分为四时,月行有小大,日行有短长。这都是阴阳消长变化的体现。天地间万物的生长变化更是不可胜数,根据患者微细呵欠及呻吟,就能判断出疾病的虚实变化。请问运用什么方法,能够提纲挈领,来加以认识和处理呢?岐伯说:可根据五行变化的道理来分析:木遇到金,就能折伐;火受到水,就能熄灭;土被木植,就能疏松;金遇到火,就能熔化;水遇到土,就能遏止。这种变化,万物都是一样。不胜枚举。所以用针刺来治疗疾病,能够嘉惠天下人民的,有五大关键。但人们都弃余不顾。不懂得这些道理,所谓五大关键:一是要精神专一,二是要了解养身之道,三是要熟悉药物真正的性能,四要注意制取砭石的大小,五是要懂得脏腑血气的诊断方法。能够懂得这五项要道,就可以掌握缓急先后。

黄帝道:希望听你讲讲用针的道理。

岐伯说:凡用针的关键,必先集中思想,了解五脏的虚实,三部九候脉象的变化,然后下针。还要注意有没有真脏脉出现。五脏有无败绝现象,外形与内脏是否协调,不能单独以外形为依据,更要熟悉经脉血气往来的情况,才可施针于病人。病人有虚实之分,见到五虚,不可草率下针治疗,见到五实,不可轻易放弃针刺治疗,应该要掌握针刺的时机,不然在瞬息之间就会错过机会。

黄帝道:怎样治疗虚症?怎样治疗实症?岐伯说:刺虚症,须用补法,刺实症,须用泻法。当针下感到经气至,则应慎重掌握,不失时机地运用补泻方法。针刺无论深浅,全在灵活掌握,取穴无论远近,候针取气的道理是一致的,针刺时都必须精神专一,好像面临万丈深渊,小心谨慎,又好像手中捉着猛虎那样坚定有力,神志集中,不为其他事物所干扰。

第二十六篇　八正神明论

【原文】

黄帝问曰:用针之服,必有法则焉,今何法何则?岐伯对曰:法天则地,合以天光。

帝曰:愿卒闻之。岐伯曰:凡刺之法,必候日月星辰四时八正之气,气定乃刺之。是故天温日明,则人血淖液而卫气浮,故血易写,气易行;天寒日阴,则人血凝泣,而卫气沉。月始生,则血气始精,卫气始行;月郭满,则血气实,肌肉坚;月郭空,则肌肉减,经络虚,卫气去,形独居。是以因天时而调血气也。是以天寒无刺,天温无疑。月生无写,月满无补,月郭空无治,是谓得时而调之。因天之序,盛虚之时,移光定位,正立而待之。故日月生而写,是谓藏虚;月满而补,血气扬溢,络有留血,命曰重实;月郭空而治,是谓乱经。阴阳相错,真邪不别,沉以留止,外虚内乱,淫邪乃起。

帝曰:星辰八正何候?

岐伯曰:星辰者,所以制日月之行也。八正者,所以候八风之虚邪以时至者也。四时者,所以分春秋冬夏之气所在,以时调之也,八正之虚邪,而避之勿犯也。以身之虚,而逢天之虚,两虚相感,其气至骨,入则伤五藏,工候救之,弗能伤也,故曰天忌不可不知也。

帝曰:善。其法星辰者,余闻之矣,愿闻法往古者。

岐伯曰:法往古者,先知《针经》也。验于来今者,先知日之寒温、月之虚盛,以候气之浮沉,而调之于身,观其立有验也。观其冥冥者,言形气荣卫之不形于外,而工独知之,以日之寒温,月之虚盛,四时气之浮沉,参伍相合而调之,工常先见之,然而不形于外,故曰观于冥冥焉。通于无穷者,日以传于后世也,是故工之所以异也,然而不形见于外,故俱不能见也。视之无形,尝之无味,故谓冥冥,若神仿佛。虚邪者,八正之虚邪气也。正邪者,身形若用力,汗出,腠理开,逢虚风,其中人也微,故莫知其情,莫见其形。上工救其萌芽,必先见三部九候之气,尽调不败而救之,故曰上工。下工救其已成,救其已败。救其已成者,言不知三部九候之相失,因病而败之也。知其所在者,知诊三部九候之病脉处而治之,故曰守其门户焉,莫知其情而见邪形也。

帝曰:余闻补写,未得其意。

岐伯曰:写必用方,方者,以气方盛也,以月方满也,以日方温也,以身方定也,以息方吸而内针,乃复候其方吸而转针,乃复候其方呼而徐引针,故曰写必用方,其气而行焉。补必用员,员者行也,行者移也,刺必中其,复以吸排针也。故员与方,非针也。故养神者,必知形之肥瘦,荣卫血气之盛衰。血气者,人之神,不可不谨养。

帝曰:妙乎哉论也!合人形于阴阳四时,虚实之应,冥冥之期,其非夫子孰能通之。然夫子数言形与神,何谓形,何谓神,愿卒闻之。

岐伯曰:请言形、形乎形、目冥冥,问其所病,索之于经,慧然在前,按之不得,不知其情,故曰形。

帝曰:何谓神?

岐伯曰:请言神。神乎神,耳不闻,目明,心开而志先,慧然独悟,口弗能言,俱视独见,适若昏,昭然独明,若风吹云,故曰神。三部九候为之原,九针之论,不必存也。

【译文】

黄帝问道:用针的技术,必然有它一定的方法准则,究竟有什么方法,什么准则呢?岐伯回答说:要在一切自然现象的演变中去体会。黄帝道:愿详尽地了解一下。岐伯说:凡针刺之法,必须观察日月星辰盈亏消长及四时八正之气候变化,方可运用针刺方法。所以气候温和,日色晴朗时,则人的血液流行滑润,而卫气浮于表,血容易泻,气容易行;气候寒冷,天气阴霾,则人的血行也滞涩不畅,而卫气沉于里。月亮初生的时候,血气开始流利,卫气开始畅行;月正圆的时候,则人体血气充实,肌肉坚实;月黑无光的时候,肌肉减弱,经络空虚,卫气衰减,形体独居。所以要顺着天时而调血气。因此天气寒冷,不要针刺;天气温和,不要迟疑;月亮初生的时候,不可用泻法;月亮正圆的时候,不可用补法;月黑无光的时候,不要针刺。这就是所谓顺着天时而调治气血的法则。因天体运行有一定顺序，故月亮有盈亏盛虚，观察日影的长短，可以定四时八正之气。所以说：月牙初生时而泻，就会使内脏虚弱；月正圆时而补，使血气充溢于表，以致络脉中血液留滞，这叫做重实；月黑无光的时候用针刺，就会扰乱经气，叫做乱经。这样的治法必然引起阴阳相错，真气与邪气不分，使病变反而深入，致卫外的阳气虚竭，内守的阴气紊乱，淫邪就要发生了。

黄帝道：星辰八正观察些什么？岐伯说：观察星辰的方位，可以定出日月循行的度数。观察八节常气的交替，可以测出异常八方之风，是什么时候来的，是怎样为害于人的。观察四时，可以分别春夏秋冬正常气候之所在，以便随时序来调养，可以避免八方不正之气候，不受其侵犯。假如虚弱的体质，再遭受自然界虚邪贼风的侵袭，两虚相感，邪气就可以侵犯筋骨，再深入一步，就可以伤害五脏。懂得气候变化治病的医生，就能及时挽救病人，不致于受到严重的伤害。所以说天时的宜忌，不可不知。黄帝道：讲得好！

关于取法于星辰的道理，我已经知道了，希望你讲讲怎样效法于前人？岐伯说：要取法和运用前人的学术，先要懂得《针经》。要想把古人的经验验证于现在，必先要知道日之寒温，月之盈亏，四时气候的浮沉，而用以调治于病人，就可以看到这种方法是确实有效的。所谓观察其冥冥，就是说荣卫气血的变化虽不显露于外，而医生却能懂得，他从日之寒温，月之盈亏，四时气候之浮沉等，进行综合分析，做出判断，然后进行调治。因此医生对于疾病，每有先见之明，然而疾病并未显露于外，所以说这是观察于冥冥。能够运用这种方法，通达各种事理，他的经验就可以流传于后世，这是学识经验丰富的医生不同于一般人的地方。然而病情是不显露在表面，所以一般人都不容易发现，看不到形迹，尝不出味道，所以叫做冥冥，好像神灵一般。

虚邪，就是四时入节的虚邪贼风。正邪，就是人在劳累时汗出腠理开，偶而遭受的虚风。正邪伤人轻微，没有明显的感觉，也无明显病状表现，所以一般医生观察不出病情。技术高明的医生，在疾病初起，三部九候之脉气都调而未败坏之时，就给以早期救治，所以称为"上工"。"下工"临证，是要等疾病已经形成，甚或至于恶化阶段，才进行治疗。所以说下工要等到病成阶段才能治疗，是因为不懂得三部九候的相得相失，致使疾病发展而恶化了。要明了疾病之所在，必须从三部九候的脉象中详细诊察，知道疾病的变化，才能进行早期治疗。所以说掌握三部九候，好像看守门户一样的重要，虽然外表尚未见到病情，而医者已经知道疾病的形迹了。

黄帝道：我听说针刺有补泻二法，不懂得它的意义。岐伯说：泻法必须掌握一个"方"字。所谓"方"，就是正气方盛，月亮方满，天气方温和，身心方稳定的时候，并且要在病人吸气的时候进针；再等到他吸气的时候转针，还要等他呼气的时候慢慢地拔出针来。所以说泻必用方，才能发挥泻的作用，使邪气泄去而正气运行。补法必须掌握一个"圆"字。所谓"圆"，就是行气。行气就是导移其气以至病所，刺必要中其荣穴，还要在病人吸气时拔针。所谓"圆"与"方"，并不是指针的形状。一个技术高超有修养的医生，必须明了病人形体的肥瘦，营卫血气的盛衰。因为血气是人之神的物质基础，不可不谨慎地保养。

黄帝道：多么奥妙的论述啊！把人身变化和阴阳四时虚实联系起来，这是非常微妙的结合，要不是先生，谁能够弄得懂呢！然而先生屡次说到形与神，究竟什么叫形？什么叫神？请你详尽地讲一讲。岐伯说：请让我先讲形。所谓形，就是反映于外的体征，体表只能察之概况，但只要问明发病的原因，再仔细诊察经脉变化，则病情就清楚地摆在面前，要是按寻之仍不可得，那么便不容易知道他的病情了，因外部有形迹可察，所以叫做形。黄帝道：什么叫神？岐伯说：请让我再讲神。所谓神，就是望而知之，耳朵虽然没有听到病人的主诉，但通过望诊，眼中就明了它的变化，亦已心中有数，先得出这一疾病的概念，这种心领神会的迅速独悟，不能用言语来形容，有如观察一个东西，大家没有看到，但他能运用望诊，就能够独自看到，有如在黑暗之中，大家都很昏黑，但他能运用望诊，就能够昭然独明，好像风吹云散，所以叫做神。诊病时，若以三部九候为之本原，就不必拘守九针的理论了。

第二十七篇　离合真邪论

【原文】

黄帝问曰：余闻九针九篇，夫子乃因而九之，九九八十一篇，余尽通其意矣。经言气之盛衰，左右顷移，以上调下，以左调右，有余不足，补泻于荥输，余知之矣。此皆荣卫之顷移，虚实之所生，非邪气从外入于经也。余愿闻邪气之在经也，其病人何如？取之奈何？

岐伯对曰：大圣人之起度数，必应于天地，故天有宿度，地有经水，人有经脉。天地温和，则经水安静；天寒地冻，则经水凝泣；天暑地热，则经水沸溢；卒风暴起，则经水波涌而陇起。夫邪之入于脉也，寒则血凝泣，暑则气淖泽，虚邪因而入客，亦如经水之得风也，经之动脉，其至也亦时陇起，其行于脉中循循然，其至寸口中手也，时大时小，大则邪至，小则平，其行无常处，在阴与阳，不可为度，从而察之，三部九候，卒然逢之，早遏其路，吸则内针，无令气忤；静以

久留，无令邪布；吸则转针，以得气为故；候呼引针，呼尽乃去；大气皆出，故命曰写。

帝曰：不足者补之，奈何？

岐伯曰：必先扪而循之，切而散之，推而按之，弹而怒之，抓而下之，通而取之，外引其门，以闭其神。呼尽内针，静以久留，以气至为故，如待所贵，不知日暮，其气以至，适而自护，候吸引针，气不得出，各在其处，推阖其门，令神气存，大气留止，故命曰补。

帝曰：候气奈何？

岐伯曰：夫邪去络入于经也，舍于血脉之中，其寒温未相得，如涌波之起也，时来时去，故不常在。故曰方其来也，必按而止之，止而取之，无逢其冲而写之。真气者，经气也，经气太虚，故曰其来不可逢，此之谓也。故曰候邪不审，大气已过，写之则真气脱，脱则不复，邪气复至，而病益蓄，故曰其往不可追，此之谓也。不可挂以发者，待邪之至时而

发针写矣，若先若后者，血气已尽，其病不可下，故曰知其可取如发机，不知其取如扣椎，故曰知机道者不可挂以发，不知机者扣之不发，此之谓也。

帝曰：补写奈何？

岐伯曰：此攻邪也，疾出以去盛血，而复其真气，此邪新客，溶溶未有定处也，推之则前，引之则止，逆而刺之，温血也。刺出其血，其病立已。

帝曰：善。然真邪以合，波陇不起，候之奈何？

岐伯曰：审扪循三部九候之盛虚而调之，察其左右上下相失及相减者，审其病藏以期之。不知三部者，阴阳不别，天地不分，地以候地，天以候天，人以候人，调之中府，以定三部，故曰刺不知三部九候病脉之处，虽有大过且至，工不能禁也。诛罚无过，命曰大惑，反乱大经，真不可复，用实为虚，以邪为真，用针无义，反为气贼，夺人正气，以从为逆，荣卫散乱，真气已失，邪独内著，绝人长命，予人夭殃，不知三部九候，故不能久长。因不知合之四时五行，因加相胜，释邪攻正，绝人长命。邪之新客来也，未有定处，推之则前，引之则止，逢而写之，其病立已。

【译文】

黄帝问道：我听说九针有九篇文章，而先生又从九篇上加以发挥，演绎成为九九八十一篇，我已经完全领会它的精神了。《针经》上说的气之盛衰，左右偏胜，取上以调下，取左以调右，有余不足，在荥输之间进行补泻，我亦懂得了。这些变化，都是由于荣卫的偏胜、气血虚实而形成的，并不是

邪气从侵入经脉而发生的病变。我现在希望知道邪气侵入经脉之时，病人的症状怎样？又怎样来治疗？岐伯回答说：一个有修养的医生，在制定治疗法则时，必定体察于自然的变化。如天有宿度，地有江河，人有经脉，其间是互相影响，可以比类而论的。如天地之气温和，则江河之水安静平稳；天气寒冷，则水冰地冻，江河之水凝涩不流；天气酷热，则江河之水沸腾扬溢，要是暴风骤起，则使江河之水，波涛汹涌。因此病邪侵入了经脉，寒则使血行滞涩；热则使血气滑润流利，要是虚邪贼风的侵入，也就像江河之水遇到暴风一样，经脉的搏动，则出现波涌隆起的现象。虽然血气同样依次在经脉中流动，但在寸口处按脉，指下就感到时大时小，大即表示病邪盛，小即表示病邪退，邪气运行，没有一定的位置，或在阴经或在阳经，就应该更进一步，用三部九候的方法检查，一旦察之邪气所在，应及早治疗，以阻止它的发展。治疗时应在吸气时进针，进针时勿使气逆，进针后要留针静候其气，不让病邪扩散；当吸气时转捻其针，以得气为目的；然后等病人呼气的时候，慢慢地起针，呼气尽时，将针取出。这样，大邪之气尽随针外泄，所以叫做泻。

黄帝道：不足之虚症怎样用补法？岐伯说：首先用手抚摸穴位，然后以指按压穴位，再用手指揉按穴位周围肌肤，进而用手指弹其穴位，令脉络怒张，左手按闭孔穴，不让正气外泄。进针方法，是在病人呼气将尽时进针，静候其气，稍久留针，以得气为目的。进针候气，要像等待贵客一样，忘掉时间的早晚，当得气时，要好好守护，等病人吸气时候，拔出其针，那么气就不致外

出了;出针以后,应在其孔穴上揉按,使针孔关闭,真气存内,大经之气留于营卫而不泄,这便叫做补。

黄帝道:对邪气怎样诊候呢?岐伯说:当邪气从络脉而进入经脉,留舍于血脉之中,这时邪正相争,或寒或温,真邪尚未相合,所以脉气波动,忽起忽伏,时来时去,无有定处。所以说诊得邪气方来,必须按而止之,阻止它的发展,用针泻之,但不要正当邪气冲突,遂用泻法。因为真气,就是经脉之气,邪气冲突,真气大虚,这时而用泻法,反使经气大虚,所以说气虚的时候不可用泻,就是指此而言。因此,诊候邪气而不能审慎,当大邪之气已经过去,而用泻法,则反使真气虚脱,真气虚脱,则不能恢复,而邪气益甚,那病更加重了。所以说,邪气已经随经而去,不可再用泻法,就是指此而言。阻止邪气,使用泻法,是间不容发的事,须待邪气初到的时候,随即下针去泻,在邪至之前,或在邪去之后用泻法,都是不适时的,非但不能去邪,反使血气受伤,病就不容易退了。所以说,懂得用针的,像拨动弩机一样,机智灵活,不善于用针的,就像敲击木椎,顽钝不灵。所以说,识得机宜的,一刹那毫不迟疑,不知机宜的,纵然时机已到,亦不会下针,就是指此而言。

黄帝道:怎样进行补泻呢?岐伯说:应以攻邪为主。应该及时刺出盛血,以恢复

正气,因为病邪刚刚侵入,流动未有定处,推之则前进,引之则留止,迎其气而泻之,以出其毒血,血出之后,病就立即会好。黄帝道:讲得好!假如到了病邪和真气并合以后,脉气不现波动,那么怎样诊察呢?岐伯说:仔细审察三部九候的盛衰虚实而调治。检查的方法,在它左右上下各部分,观察有无不相称或特别减弱的地方,就可以知道病在哪一脏腑,待其气至而刺之。假如不懂得三部九候则阴阳不能辨别,上下也不能分清,更不知道从下部脉以诊察下,从上部脉以诊察上,从中部脉以诊察中,结合胃气多少有无来决定疾病在哪一部。所以说,针刺而不知三部九候以了解病脉之处,则虽然有大邪为害,这个医生也没有办法来加以事先防止的。如果诛罚无过,不当泻而泻之,这就叫做"大惑",反而扰乱脏腑经脉,使真气不能恢复,把实症当作虚症,邪气当作真气,用针毫无道理,反助邪气为害,剥夺病人正气,使顺症变成逆症,使病人荣卫散乱,真气散失,邪气独存于内,断送病人的性命,给人家带来莫大的祸殃。这种不知三部九候的医生,是不能够久长的,因为不知配合四时五行因加相胜的道理,会放过了邪气,伤害了正气,以致断绝病人性命。病邪新侵入人体,没有定着一处,推它就向前,引它就阻止,迎其气而泻之,其病是立刻可以好的。

第二十八篇　通评虚实论

【原文】

黄帝问曰:何谓虚实?岐伯对曰:邪气盛则实,精气夺则虚。

帝曰:虚实何如?岐伯曰:气虚者肺虚也,气逆者足寒也,非其时则生,当其时则死。

余藏皆如此。

帝曰:何谓重实?岐伯曰:所谓重实者,言大热病,气热脉满,是谓重实。

帝曰:经络俱实何如?何以治之?岐伯曰:经络皆实,是寸脉急而尺缓也,皆当治之,故曰滑则从,涩则逆也。夫虚实者,皆从其物类始,故五藏骨肉滑利,可以长久也。

帝曰:络气不足,经气有余,何如?岐伯曰:络气不足,经气有余者,脉口热而尺寒也,秋冬为逆,春夏为从,治主病者。

帝曰:经虚络满,何如?岐伯曰:经虚络满者,尺热满,脉口寒涩也,此春夏死秋冬生也。

帝曰:治此者奈何?岐伯曰:络满经虚,灸阴刺阳;经满络虚,刺阴灸阳。帝曰:何谓重虚?岐伯曰:脉气上虚尺虚,是谓重虚。帝曰:何以治之?岐伯曰:所谓气虚者,言无常也。尺虚者,行步恇然。脉虚者,不象阴也。如此者,滑则生,涩则死也。

帝曰:寒气暴上,脉满而实何如?岐伯曰:实而滑则生,实而逆则死。

帝曰:脉实满,手足寒,头热,何如?岐伯曰:春秋则生,冬夏则死。脉浮而涩,涩而身有热者死。

帝曰:其形尽满何如?岐伯曰:其形尽满者,脉急大坚,尺涩而不应也,如是者,故从则生,逆则死。帝曰:何谓从则生,逆则死?岐伯曰:所谓从者,手足温也;所谓逆者,手足寒也。

帝曰:乳子而病热,脉悬小者何如?岐伯曰:手足温则生,寒则死。

帝曰:乳子中风热,喘鸣肩息者,脉何如?岐伯曰:喘鸣肩息者,脉实大也,缓则生,急则死。

帝曰:肠澼便血何如?岐伯曰:身热则死,寒则生。帝曰:肠澼下白沫何如?岐伯曰:脉沉则生,脉浮则死。帝曰:肠下脓血何如?岐伯曰:脉悬绝则死,滑大则生。帝曰:肠澼之属,身不热,脉不悬绝何如?岐伯曰:滑大者曰生,悬涩者曰死,以藏期之。

帝曰:癫疾何如?岐伯曰:脉搏大滑,久自已;脉小坚急,死不治。帝曰:癫疾之脉,虚实何如?岐伯曰:虚则可治,实则死。

帝曰:消瘅虚实何如?岐伯曰:脉实大,病久可治;脉悬小坚,病久不可治。

帝曰:形度骨度脉度筋度,何以知其度也?

帝曰:春亟治经络;夏亟治经输;秋亟治六府;冬则闭塞,闭塞者,用药而少针石也。所谓少针石者,非痈疽之谓也,痈疽不得顷时回。痈不知所,按之不应手,乍来乍已,刺手太阴傍三痏与缨脉各二,掖痈大热,刺足少阳;刺而热不止,刺手心主三,刺手太阴经络者、大骨之会各三。暴痈筋软,随分而痛,魄汗不尽,胞气不足,治在经俞。

腹暴满,按之不下,取手太阳经络者,胃之募也,少阴俞去脊椎三寸傍五,用员利针。霍乱,刺俞傍五,足阳明及上傍三。刺痫惊脉五,针手太阴各五,刺经太阳五,刺手少阴经络傍者一,足阳明一,上踝五寸刺三针。

凡治消瘅、仆击、偏枯、痿厥、气满发逆,肥贵人,则高梁之疾也。隔塞闭绝,上下不通,则暴忧之疾也。暴厥而聋,偏塞闭不通,内气暴薄也。不从内,外中风之病,故瘦留著也。蹠跛,寒风湿之病也。

黄帝曰:黄疸暴痛,癫疾厥狂,久逆之所生也。五藏不平,六府闭塞之所生也。头痛耳鸣,九窍不利,肠胃之所生也。

【译文】

黄帝问道:什么叫虚实?岐伯回答说:所谓虚实,是指邪气和正气相比较而言的。如邪气方盛,是为实证;苦精气不足,就为虚证了。黄帝道:虚实变化的情况怎么样?岐伯说:以肺脏为例,肺主气,气虚的,是属于肺脏先虚;气逆的,上实下虚,两足必寒。肺虚若不在相克的时令,其人可生;若遇克贼之时,其人就要死亡。其他各脏的虚实情况亦可类推。

黄帝道:什么叫重实?岐伯说:所谓重实,如大热病人,邪气甚热,而脉象又盛满,内外俱实,便叫重实。

黄帝道:经络俱实是怎么情况?用什么方法治疗?岐伯说:所谓经络俱实,是指寸口脉急而尺肤弛缓,经和络都应该治疗。所以说:凡是滑利的就有生机为顺,涩滞的缺少生机为逆。因为一般所谓虚实,人与物类相似,如万物有生气则滑利,万物欲死则枯涩。若一个人的五脏骨肉滑利,是精气充足,生气旺盛,便可以长寿。

黄帝道:络气不足,经气有余的情况怎样?岐伯说:所谓络气不足,经气有余,是指寸口脉滑而尺肤却寒。秋冬之时见这样现象的为逆,在春夏之时就为顺了,治疗必须结合时令。黄帝道:经虚络满的情况怎样?岐伯说:所谓经虚络满,是指尺肤热而盛满,而寸口脉象迟而涩滞。这种现象,在春夏则死,在秋冬则生。黄帝道:这两种病情应怎样治疗呢?岐伯说:络满经虚,灸阴刺阳;经满络虚,刺阴灸阳。

黄帝道:什么叫重虚?岐伯说:脉虚,气虚,尺虚,称为重虚。黄帝道:怎样辨别呢?岐伯说:所谓气虚,是由于精气虚夺,而语言低微,不能接续;所谓尺虚,是尺肤脆弱,而行动怯弱无力;所谓脉虚,是阴血虚少,不似有阴的脉象。所有上面这些现象的病人,可以总的说一句,脉象滑利的,虽病可生,要是脉象涩滞,就要死亡了。

黄帝道:有一种病证,寒气骤然上逆,脉象盛满而实,它的预后怎样呢?岐伯说:脉实而有滑利之象的生;脉实而涩滞,这是逆象,主死。黄帝道:有一种病证,脉象实满,手足寒冷,头部热的预后又怎样呢?岐伯说:这种病人,在春秋之时可生,若在冬夏便要死了。又一种脉象浮而涩,脉涩而身有发热的,亦死。黄帝道:身形肿满的将会怎样呢?岐伯说:所谓身形肿满的脉象急而大坚,而尺肤却涩滞,与脉不相适应。像这样的病情,从则生,逆则死。黄帝道:什么叫从则生,逆则死?岐伯说:所谓从,就是手足温暖;所谓逆,就是手足寒冷。

黄帝道:乳子而患热病,脉象悬小,它的预后怎样?岐伯说:手足温暖的可生,若手足厥冷,就要死亡。黄帝道:乳子而感受风热,出现喘息有声,张口抬肩症状,它的脉象怎样？岐伯说：感受风热而喘息有声，张口抬肩的，脉象应该实大。如实大中具有缓和之气的，尚有胃气，可生；要是实大而弦急，是胃气已绝，就要死亡。

黄帝道：赤痢的变化怎样？岐伯说：痢兼发热的，则死；身寒不发热的，则生。黄帝道：痢疾而下白沫的变化怎样？岐伯说：脉沉则生，脉浮则死。黄帝道：痢疾而下脓血的怎样？岐伯说：脉悬绝者死；滑大者生。黄帝道：痢疾病，身不发热，脉搏也不悬绝，预后如何？岐伯说：脉搏滑大者生；脉搏悬涩者死。五脏病各以相克的时日而预测死期。

黄帝道：癫疾的预后怎样？岐伯说：脉来搏而大滑，其病慢慢的会自己痊愈；要是脉象小而坚急，是不治的死证。黄帝道：癫疾脉象虚实变化怎样？岐伯说：脉虚的可治，脉实的主死。

黄帝道：消渴病脉象的虚实怎样？岐伯说：脉见实大，病虽长久，可以治愈；假如脉象悬小而坚，病拖长了，那就不可治疗。

黄帝道：形度，骨度，脉度，筋度，怎样才测量得出来呢？

岐伯道：春季治病多取各经的络穴；夏季治病多取各经的俞穴；秋季治病多取六腑的合穴；冬季主闭藏，人体的阳气也闭藏在内，治病应多用药品，少用针刺砭石。但所谓少用针石，不包括痈疽等病在内，若痈疽等病，是一刻也不可徘徊迟疑的。

痈毒初起，不知它发在何处，摸又摸不出，时有疼痛，此时可针刺手太阳经穴三次和颈部左右各二次。生腋痈的病人，高热，应该针足少阳经穴五次；针过以后，热仍然不退，可针手厥阴心包经穴三次，针手太阴经的络穴和大骨之会各三次。急性的痈肿，筋肉挛缩，随着痈肿的发展而疼痛加剧，痛得厉害，汗出不止，这是由于膀胱经气不足，应该刺其经的俞穴。

腹部突然胀满，按之不减，应取手太阳经的络穴，即胃的募穴和脊椎两旁三寸的少阴肾俞穴各刺三次，用员利针。霍乱，应针肾俞旁志室穴五次和足阳明胃俞及胃仓穴各三次。治疗惊风，要针五条经上的穴位，取手太阴的经穴各五次，太阳的经穴各五次，手少阴通里穴旁的手太阳经支正穴一次，足阳明经之解溪穴一次，足踝上五寸的少阴经筑宾穴三次。

黄帝道：黄疸、骤然的剧痛、癫疾、厥狂等证，是由于经脉之气，久逆于上而不下行所产生的。五脏不和，是六腑闭塞不通所造成的。头痛耳鸣，九窍不利，是肠胃的病变所引起的。

第二十九篇　太阴阳明论

【原文】

黄帝问曰：太阴阳明为表里，脾胃脉也，生病而异者，何也？岐伯对曰：阴阳异位，更虚更实，更逆更从，或从内，或从外，所从不同，故病异名也。

帝曰：愿闻其异状也。岐伯曰：阳者，

天气也,主外;阴者,地气也,主内。故阳道实,阴道虚。故犯贼风虚邪者,阳受之;食饮不节,起居不时者,阴受之。阳受之则入六府,阴受之则入五藏。入六府则身热,不时卧,上为喘呼。入五藏则䐜满闭塞,下为飧泄,久为肠澼。故喉主天气,咽主地气,故阳受风气,阴受湿气。故阴气从足上行至头,而下行循臂至指端;阳气从手上行至头,而下行至足。故曰:阳病者,上行极而下;阴病者,下行极而上。故伤于风者,上先受之;伤于湿者,下先受之。

帝曰:脾病而四支不用,何也?岐伯曰:四支皆禀气于胃,而不得至经,必因于脾,乃得禀。今脾病不能为胃行其津液,四支不得禀水谷气,气日以衰,脉道不利,筋骨肌肉,皆无气以生,故不用焉。

帝曰:脾不主时,何也?岐伯曰:脾者土也,治中央,常以四时长四藏,各十八日寄治,不得独主于时也。脾藏者,常著胃土之精也,土者生万物而法天地,故上下至头足,不得主时也。

帝曰:脾与胃以膜相连耳,而能为之行其津液何也?岐伯曰:足太阴者三阴也,其脉贯胃属脾络嗌,故太阴为之行气于三阴。阳明者表也,五藏六府之海也,亦为之行气于三阳。藏府各因其经而受气于阳明,故为胃行其津液,四支不得禀水谷气,日以益衰,阴道不利,筋骨肌肉无气以生,故不用焉。

【译文】

黄帝问道:太阴、阳明两经,互为表里,是脾胃所属的经脉,而所生的疾病不同,是什么道理?岐伯回答说:太阴属阴经,阳明属阳经,两经循行的部位不同,四时的虚实顺逆不同,病或从内生,或从外入,发病原因也有差异,所以病名也就不同。黄帝道:我想知道它们不同的情况。岐伯说:人身的阳气,犹如天气,主卫护于外;阴气,犹如地气,主营养于内。所以阳气性刚多实,阴气性柔易虚。凡是贼风虚邪伤人,外表阳气先受侵害;饮食起居失调,内在阴气先受损伤。阳分受邪,往往传入六腑;阴气受病,每多累及五脏。邪入六腑,可见发热不得安卧,气上逆而喘促;邪入五脏,则见脘腹胀满,闭塞不通,在下为大便泄泻,病久而产生痢疾。所以喉司呼吸而通天气,咽吞饮食而连地气。因此阳经易受风邪,阴经易感湿邪。手足三阴经脉之气,从足上行至头,再向下沿臂膊到达指端;手足三阳经脉之气,从手上行至头,再向下行到足。所以说,阳经的病邪,先上行至极点,再向下行;阴经的病邪,先下行至极点,再向上行。故风邪为病,上部首先感受,湿邪成疾,下部首先侵害。黄帝道:脾病会引起四肢功能丧失,这是什么道理?岐伯说:四肢都要承受胃中水谷精气以濡养,但胃中精气不能直接到达四肢经脉,必须依赖脾气的转输,才能营养四肢。如今脾有病不能为胃输送水谷精气,四肢失去营养,则经气日渐衰减,经脉不能畅通,筋骨肌肉都得不到濡养,固此四肢便丧失正常的功能了。黄帝道:脾脏不能主旺一个时季,是什么道理?岐伯说:脾在五行中属土,主管中央之位,分旺于四时以长养四脏,在四季之末各寄旺十八日,故脾不单独主旺于一个时季。由于脾脏经常为胃土转输水谷精气,譬如天地养育万物一样,无时或缺的。所以它能从上到下,从头到足,输送水谷之精于全身各部分，而不专主旺于一个时季。黄帝道：脾与胃仅以一膜相连，而脾能为胃转输津液，这是什么道理？岐伯说：足太阴脾经，再三阴，它的经脉贯通到胃，连属于脾，环绕咽喉，故脾能把胃中水谷之精气输送到手足三阴经；足阳明胃经，为脾经之表，是供给五脏六腑营养之处，故胃也能将太阴之气输送到手足三阳经。五脏六腑各通过脾经以接受胃中的精气，所以说脾能为胃运行津液。如四肢得不到水谷精气的滋养，经气便日趋衰减，脉道不通，筋骨肌肉都失却营养，因而也就丧失正常的功用了。

第三十篇　阳明脉解

【原文】

　　黄帝问曰：足阳明之脉病，恶人与火，闻木音则惕然而惊，钟鼓不为动，闻木音而惊，何也？愿闻其故。岐伯对曰：阳明者胃脉也，胃者，土也，故闻木音而惊者，土恶木也。帝曰：善。其恶火何也？岐伯曰：阳明主肉，其脉血气盛，邪客之则热，热甚则恶火。

　　帝曰：其恶人何也？岐伯曰：阳明厥则喘而惋，惋则恶人。帝曰：或喘而死者，或喘而生者，何也？岐伯曰：厥逆连藏则死，连经则生。

　　帝曰：善。病甚则弃衣而走，登高而歌，或至不食数日，逾垣上屋，所上之处，皆非其素所能也，病反能者何也？岐伯曰：四支者，诸阳之本也，阳盛则四支实，实则能登高也。

　　帝曰：其弃衣而走者，何也？岐伯曰：热盛于身，故弃衣欲走也。帝曰：其妄言骂詈，不避亲疏而歌者，何也？岐伯曰：阳盛则使人妄言骂詈不避亲疏，而不欲食，不欲食，故妄走也。

【译文】

　　黄帝问道：足阳明的经脉发生病变，恶见人与火，听到木器响动的声音就受惊，但听到敲打钟鼓的声音却不为惊动。为什么听到木音就惊惕？我希望听听其中道理。岐伯回答说：足阳明是胃的经脉，属土。所以听到木音而惊惕，是因为土恶木克的缘故。黄帝道：好！那么恶火是为什么呢？岐伯说：足阳明经主肌肉，其经脉多血多气，外邪侵袭则发热，热甚则所以恶火。黄帝道：其恶人是何道理？岐伯说：足阳明经气上逆，则呼吸喘促，心中郁闷，所以不喜欢见人。黄帝道：有的阳明厥逆喘促而死，有的虽喘促而不死，这是为什么呢？岐伯说：经气厥逆若累及于内脏，则病深重而死；若仅连及外在的经脉，则病轻浅可生。黄帝道：好！有的阳明病重之时，病人把衣服脱掉乱跑乱跳，登上高处狂叫唱歌，或者数日不进饮食，并能够越墙上屋，而所登上之处，都是其平素所不能的，有了病反能够上去，这是什么原因？岐伯说：四肢是阳气的根本。阳气盛则四肢充实，所以能够登高。黄帝道：其不穿衣服而乱跑，是为什么？岐伯说：身热过于亢盛，所以不要穿衣服而到处乱跑。黄帝道：其胡言乱语骂人，不避亲疏而随便唱歌，是什么道理？岐伯说：阳热亢盛而扰动心神，故使其神志失常，胡言乱语，斥骂别人，不避亲疏，并且不知道吃饭；不知道吃饭，所以便到处乱跑。

素问篇　卷九

第三十一篇　热论

【原文】

黄帝问曰：今夫热病者，皆伤寒之类也。或愈或死，其死皆以六七日之间，其愈皆以十日以上者，何也？不知其解，愿闻其故。

岐伯对曰：巨阳者，诸阳之属也。其脉连于风府，故为诸阳主气也。人之伤于寒也，则为病热，热虽甚不死，其两感于寒而病者，必不免于死。

帝曰：愿闻其状。岐伯曰：伤寒一日，巨阳受之，故头项痛，腰脊强。二日阳明受之，阳明主肉，其脉挟鼻络于目，故身热目疼而鼻干，不得卧也。三日少阳受之，少阳主胆，其脉循胁络于耳，故胸胁痛而耳聋。三阳经络皆受其病，而未入于藏者，故可汗而已。四日太阴受之，太阴脉布胃中络于嗌，故腹满而嗌干。五日少阴受之，少阴脉贯肾络于肺，系舌本，故口燥舌干而渴。六日厥阴受之，厥阴脉循阴器而络于肝，故烦满而囊缩。三阴三阳，五藏六府皆受病，荣卫不行，五藏不通则死矣。

其不两感于寒者，七日巨阳病衰，头痛少愈；八日阳明病衰，身热少愈；九日少阳病衰，耳聋微闻；十日太阴病衰，腹减如故，则思饮食；十一日少阴病衰，渴止不满，舌干已而嚏；十二日厥阴病衰，囊纵少腹微下，大气皆去，病日已矣。帝曰：治之奈何？

岐伯曰：治之各通其藏脉，病日衰已矣。其未满三日者，可汗而已；其满三日者，可泄而已。

帝曰：热病已愈，时有所遗者，何也？岐伯曰：诸遗者，热甚而强食之，故有所遗也。若此者，皆病已衰，而热有所藏，因其谷气相薄，两热相合，故有所遗也。帝曰：善。治遗奈何？岐伯曰：视其虚实，调其逆从，可使必已矣。帝曰：病热当何禁之？岐伯曰：病热少愈，食肉则复，多食则遗，此其禁也。

帝曰：其病两感于寒者，其脉应与其病形何如？岐伯曰：两感于寒者，病一日则巨阳与少阴俱病，则头痛口干而烦满；二日则阳明与太阴俱病，则腹满身热，不欲食谵言；三日则少阳与厥阴俱病，则耳聋囊缩而厥，水浆不入，不知人，六日死。帝曰：五藏已伤，六府不通，荣卫不行，如是之后，三日乃死，何也？岐伯曰：阳明者，十二经脉之长也，其血气盛，故不知人，三日其气乃尽，故死矣。

凡病伤寒而成温者，先夏至日者为病温，后夏至日者为病暑，暑当与汗皆出，勿止。

【译文】

黄帝问道：现在所说的外感发热的疾

病,都属于伤寒一类,其中有的痊愈,有的死亡,死亡的往往在六七日之间,痊愈的都在十日以上,这是什么道理呢?我不知如何解释,想听听其中的道理。岐伯回答说:太阳经为六经之长,统摄阳分,故诸阳皆隶属于太阳。太阳的经脉连于风府,与督脉、阳维相会,循行于巅背之表,所以太阳为诸阳主气,主一身之表。人感受寒邪以后,就要发热,发热虽重,一般不会死亡;如果阴阳二经表里同时感受寒邪而发病,就难免于死亡了。

黄帝说:我想知道伤寒的症状。岐伯说:伤寒病一日,为太阳经感受寒邪,足太阳经脉从头下项,夹脊抵腰中,所以头项痛,腰脊强直不舒。二日阳明经受病,阳明主肌肉,足阳明经脉夹鼻络于目,下行入腹,所以身热目痛而鼻干,不能安卧。三日少阳经受病,少阳主骨,足少阳经脉,循胁肋而上络于耳,所以胸胁痛而耳聋。若三阳经络皆受病,尚未入里入阴的,都可以发汗而愈。四日太阴经受病,足太阴经脉散布于胃中,上络于咽,所以腹中胀满而咽干。五日少阴经受病,足少阴经脉贯肾,络肺,上系舌本,所以口燥舌干而渴,六日厥阴经受病,足厥阴经脉环阴器而络于肝,所以烦闷而阴囊收缩。如果三阴三阳经脉和五脏六腑均受病,以致营卫不能运行,五脏之气不通,人就要死亡了。

如果病不是阴阳表里两感于寒邪的,则第七日太阳病衰,头痛稍愈;八日阳明病衰,身热稍退;九日少阳病衰,耳聋将逐渐能听到声音;十日太阴病衰,腹满已消,恢复正常,而欲饮食;十一日少阴病衰,口不渴,不胀满,舌不干,能打喷嚏;十二日厥阴

病衰,阴囊松弛,渐从少腹下垂。至此,大邪之气已去,病也逐渐痊愈。黄帝说:怎么治疗呢?岐伯说:治疗时,应根据病在何脏何经,分别予以施治,病将日渐衰退而愈。对这类病的治疗原则,一般病未满三日,而邪犹在表的,可发汗而愈;病已满三日,邪已入里的,可以泻下而愈。

黄帝说:热病已经痊愈,常有余邪不尽,是什么原因呢?岐伯说:凡是余邪不尽的,都是因为在发热较重的时候强进饮食,所以有余热遗留。像这样的病,都是病势虽然已经衰退,但尚有余热蕴藏于内,如勉强病人进食,则必因饮食不化而生热,与残存的余热相搏,则两热相合,又重新发热,所以有余热不尽的情况出现。黄帝说:好。怎样治疗余热不尽呢?岐伯说:应诊察病的虚实或补或泻,予以适当的治疗,可使其病痊愈。黄帝说:发热的病人在护理上有什么禁忌呢?岐伯说:当病人热势稍衰的时候,吃了肉食,病即复发;如果饮食过多,则出现余热不尽,这都是热病所应当禁忌的。

黄帝问:表里同伤于寒邪的两感证,其脉象和症状是怎样的呢?岐伯说:阴阳两经表里同时感受寒邪的两感证,第一日为太阳与少阴两经同时受病,其症状既有太阳的头痛,又有少阴的口干和烦闷;二日为阳明与太阴两经同时受病,其症状既有阳明的身热谵言妄语,又有太阳的腹满不欲食;三日为少阳与厥阴两经同时受病,其症状既有少阳之耳聋,又有厥阴的阴囊收缩和四肢发冷。如果病热发展至水浆不入,神昏不知人的程度,到第六天就会死亡。

黄帝说:病已发展至五脏已伤,六腑不

通，荣卫不行，像这样的病，要三天以后死亡，是什么道理呢？岐伯说：阳明为十二经之长，此经脉的气血最盛，所以病人容易神识昏迷。三天以后，阳明的气血已经竭尽，所以就要死亡。

凡是伤于寒邪而成为温热病的，病发于夏至日以前的就称之为温病，病于发夏至日以后的就称之为暑病。暑病汗出，可使暑热从汗散泄，所以暑病汗出，不要制止。

第三十二篇　刺热

【原文】

肝热病者，小便先黄，腹痛多卧身热，热争，则狂言及惊，胁满痛，手足躁，不得安卧；庚辛甚，甲乙大汗，气逆则庚辛死。刺足厥阴少阳。其逆则头痛员员，脉引冲头也。

心热病者，先不乐，数日乃热，热争则卒心痛，烦闷善呕，头痛面赤，无汗；壬癸甚，丙丁大汗，气逆则壬癸死。刺手少阴太阳。

脾热病者，先头重颊痛，烦心颜青，欲呕身热，热争则腰痛不可用俯仰，腹满泄，两颌痛；甲乙甚，戊己大汗，气逆则甲乙死。刺足太阴阳明。

肺热病者，先淅然厥，起毫毛，恶风寒，舌上黄，身热。热争则喘欬，痛走胸膺背，不得太息，头痛不堪，汗出而寒；丙丁甚，庚辛大汗，气逆则丙丁死。刺手太阴阳明，出血如大豆，立已。

肾热病者，先腰痛骺痠，苦渴数饮，身热，热争则项痛而强，骺寒且痠，足下热，不欲言，其逆则项痛员员澹澹然；戊己甚，壬癸大汗，气逆则戊己死。刺足少阴太阳。诸汗者，至其所胜日汗出也。

肝热病者，左颊先赤；心热病者，颜先赤；脾热病者，鼻先赤；肺热病者，右颊先赤；肾热病者，颐先赤。病虽未发，见赤色者刺之，名曰治未病。热病从部所起者，至期而已；其刺之反者，三周而已；重逆则死。诸当汗者，至其所胜日，汗大出也。

诸治热病，以饮之寒水，乃刺之；必寒衣之，居止寒处，身寒而止也。

热病先胸胁痛，手足躁，刺足少阳，补足太阴，病甚者为五十九刺。热病始手臂痛者，刺手阳明太阴而汗出止。热病始于头首者，刺项太阳而汗出止。热病始于足胫者，刺足阳明而汗出止。热病先身重骨痛，耳聋好瞑，刺足少阴，病甚为五十九刺。热病先眩冒而热，胸胁满，刺足少阴少阳。

太阳之脉，色荣颧骨，热病也，荣未交，曰今且得汗，待时而已。与厥阴脉争见者，死期不过三日。其热病内连肾，少阳之脉色也。少阳之脉，色荣颊前，热病也，荣未交，曰今且得汗，待时而已，与少阴脉争见者，死期不过三日。

热病气穴：三椎下间主胸中热，四椎下间主膈中热，五椎下间主肝热，六椎下间主脾热，七椎下间主肾热，荣在骶也，项上三椎陷者中也。颊下逆颧为大瘕，下牙车为腹满，颧后为胁痛。颊上者,鬲上也。

【译文】

肝脏发生热病,先出现小便黄,腹痛,多卧,身发热。当热邪入脏,与正气相争时,则狂言惊骇,胁部满痛,手足躁扰不得安卧;逢到庚辛日,则因木受金克而病重。若逢甲乙日木旺时,便大汗出而热退,若将在庚辛日死亡。治疗时,应刺足厥阴肝和足少阳胆经。若肝气上逆,则见头痛眩晕,这是因热邪循肝脉上冲于头所致。

心脏发生热病,先觉得心中不愉快,数天以后始发热,当热邪入脏与正气相争时,则突然心痛,烦闷,时呕,头痛,面赤,无汗;逢到壬癸日,则因火受水克而病重,若逢丙丁日火旺时,便大汗出而热退,若邪气胜脏,病更严重将在壬癸日死亡。治疗时,应刺手少阴心经和手太阳小肠经。

脾脏发生热病,先感觉头重,面颊痛,心烦,额部发青,欲呕,身热。当热邪入脏,与正气相争时,则腰痛不可以俯仰,腹部胀满而泄泻,两颔部疼痛,逢到甲乙日木旺时,则因土受木克而病重,若逢戊己日土旺时,便大汗出而热退,若邪气胜脏,病更严重,就会在甲乙日死亡。治疗时,刺足太阴脾经和足阳明胃经。

肺脏发生热病,先感到体表渐渐然寒冷,毫毛竖立,畏恶风寒,舌上发黄,全身发热。当热邪入脏,与正气相争时,则气喘咳嗽,疼痛走窜于胸膺背部,不能太息,头痛的厉害,汗出而恶寒,逢丙丁日火旺时,则因金受火克而病重,若逢庚辛日金旺时,便大汗出而热退,若邪气胜脏,病更严重,就会在丙丁日死亡。治疗时,刺手太阴肺经和手阳明大肠经,刺出其血如大豆样大,则热邪去而经脉和,病可立愈。

肾脏发生热病,先觉腰痛和小腿发酸,口渴得很厉害,频频饮水,全身发热。当邪热入脏,与正气相争时,则项痛而强直,小腿寒冷酸痛,足心发热,不欲言语。如果肾气上逆,则项痛、头眩晕而摇动不定,逢利戊己日土旺时,则因水受土克而病重,若逢壬癸日水旺时,便大汗出而热退,若邪气胜脏,病更严重,就会在戊己日死亡。治疗时,刺足少阴肾经和足太阳膀胱经。以上所说的诸脏之大汗出,都是到了各脏气旺之日,正胜邪却,即大汗出而热退病愈。

肝脏发生热病,左颊部先见赤色;心脏发生热病,额部先见赤色;脾脏发生热病,鼻部先见赤色;肺脏发生热病,右颊部先见赤色;肾脏发生热病,颐部先见赤色。病虽然还没有发作,但面部已有赤色出现,就应予以刺治,这叫做"治未病"。热病只在五脏色部所在出现赤色,并未见到其他症状的,为病尚轻浅,若予以及时治疗,则至其当旺之日,病即可愈;若治疗不当,应泻反补,应补反泻,就会延长病程,需通过三次当旺之日,始能病愈;若一再误治,势必使病情恶化造成死亡。诸脏热病应当汗出的,都是至其当旺之日,大汗出而病愈。

凡治疗热病,应在喝些清凉的饮料,以解里热之后,再进行针刺,并且要病人衣服穿得单薄些，居住于凉爽的地方，以解除表热，如此使表里热退身凉而病愈。

热病先出现胸胁痛，手足躁扰不安的，是邪在足少阳经，应刺足少阳经以泻阳分之邪，补足太阴经以培补脾土，病重的就用"五十九刺"的方法。热病先手臂痛的，是病在上而发于阳，刺乎阳明、太阴二经之穴，汗出则热止。热病开始发于头部的，是太阳为病，刺足太阳经项部的穴位，汗出则热止。热病开始发于足胫部的，是病发于阳而始于下，刺足阳明经穴，汗出则热止。热病先出现身体重，骨节痛，耳聋，昏倦嗜睡的，是发于少阴的热病，刺足少阴经之穴，病重的用"五十九刺"的方法。热病先出现头眩晕昏冒而后发热，胸胁满的，是病发于少阳，并将传入少阴，使阴阳枢机失常，刺足少阴和足少阳二经，使邪从枢转而外出。

太阳经脉之病，赤色出现于颧骨部的，这是热病，若色泽尚未暗晦，病尚轻浅，至其当旺之时，可以得汗出而病愈。若同时又见少阴经的脉证，此为木盛水衰的死证，死期不过三日，这是因为热病已连于肾。少阳经脉之病，赤色出现于面颊的前方，这是少阳经脉热病，若色泽尚未暗晦，是病邪尚浅，至其当旺之时，可以得汗出而病愈。若同时又见少阴脉色现于颊部，是母胜其子的死证，其死期不过三日。

治疗热病的气穴：第三脊椎下方主治胸中的热病，第四脊椎下方主治膈中的热病，第五脊椎下方主治肝热病，第六脊椎下方主治脾热病，第七脊椎下方主治肾热病。治疗热病，既取穴于上，以泻阳邪，当再取穴于下，以补阴气，在下取穴在尾骶骨处。项部第三椎以下凹陷处的中央部位是大椎穴，由此向下便是脊椎的开始。诊察面部之色，可以推知腹部疾病，如颊部赤色由下向上到颧骨部，为有"大瘕泄"病；见赤色自颊下行至颊车部，为腹部胀满；赤色见于颧骨后侧，为胁痛；赤色见于颊上，为病在膈上。

第三十三篇　评热病论

【原文】

黄帝问曰：有病温者，汗出辄复热，而脉躁疾不为汗衰，狂言不能食，病名为何？岐伯对曰：病名阴阳交，交者死也。帝曰：愿闻其说。岐伯曰：人所以汗出者，皆生于谷，谷生于精，今邪气交争于骨肉而得汗者，是邪却而精胜也。精胜，则当能食而不复热。复热者，邪气也。汗者，精气也。今汗出而辄复热者，是邪胜也，不能食者，精无俾也。病而留者，其寿可立而倾也。且夫《热论》曰：汗出而脉尚躁盛者死。今脉不与汗相应，此不胜其病也，其死明矣。狂言者，是失志，失志者死。今见三死，不见一生，虽愈必死也。

帝曰：有病身热，汗出烦满，烦满不为汗解，此为何病？岐伯曰：汗出而身热者，风也；汗出而烦满不解者，厥也。病名曰风厥。帝曰：愿卒闻之。岐伯曰：巨阳主气，故先受邪；少阴与其为表里也，得热则上从之，从之则厥也。帝曰：治之奈何？岐伯曰：表里刺之，饮之服汤。

帝曰：劳风为病何如？岐伯曰：劳风法

在肺下，其为病也，使人强上冥视，唾出若涕，恶风而振寒，此为劳风之病。帝曰：治之奈何？岐伯曰：以救俯仰。巨阳引。精者三日，中年者五日，不精者七日，咳出青黄涕，其状如脓，大如弹丸，从口中若鼻中出，不出则伤肺，伤肺则死也。

帝曰：有病肾风者，面胕然庞壅，害于言，可刺不？岐伯曰：虚不当刺，不当刺而刺，后五日其气必至。帝曰：其至何如？岐伯曰：至必少气时热，时热从胸背上至头，汗出，手热，口干苦渴，小便黄，目下肿，腹中鸣，身重难以行，月事不来，烦而不能食，不能正偃，正偃则欬，病名曰风水，论在《刺法》中。

帝曰：愿闻其说。岐伯曰：邪之所凑，其气必虚，阴虚者，阳必凑之，故少气时热而汗出也。小便黄者，少腹中有热也。不能正偃者，胃中不和也。正偃则咳甚，上迫肺。诸有水气者，微肿先见于目下也。帝曰：何以言？岐伯曰：水者阴也，目下亦阴也，腹者至阴之所居，故水在腹者，必使目下肿也。真气上逆，故口苦舌干，卧不得正偃，正偃则咳出清水也。诸水病者，故不得卧，卧则惊，惊则咳甚也。腹中鸣者，病本于胃也。薄脾则烦不能食，食不下者，胃脘隔也。身重难以行者，胃脉在足也。月事不来者，胞脉闭也，胞脉者属心而络于胞中，今气上迫肺，心气不得下通，故月事不来也。帝曰：善。

【译文】

黄帝问道：有的温热病患者，汗出以后，随即又发热，脉象急疾躁动，其病势不仅没有因汗出而衰减，反而出现言语狂乱，不进饮食等症状，这叫什么病？岐伯回答说：这种病叫阴阳交，阴阳交是死症。黄帝说：我想听听其中的道理。岐伯说：人所以能够出汗，是依赖于水谷所化生的精气，水谷之精气旺盛，便能胜过邪气而汗出，现在邪气与正气交争于骨肉之间，能够得到汗出的是邪气退而精气胜，精气胜的应当能进饮食而不再发热。复发热是邪气尚留，汗出是精气胜邪，现在汗出后又复发热，是邪气胜过精气。不进饮食，则精气得不到继续补益，邪热又逗留不去，这样发展下去，病人的生命就会立即发生危险。《热论》中也曾说：汗出而脉仍躁盛，是死证。现在其脉象不与汗出相应，是精气已经不能胜过邪气，死亡的征象已是很明显的了。况且狂言乱语是神志失常，神志失常是死证。现在已出现了三种死证，却没有一点生机，病虽可能因汗出而暂时减轻，但终究是要死亡的。

黄帝说：有的病全身发热，汗出，烦闷，其烦闷并不因汗出而缓解，这是什么病呢？岐伯说：汗出而全身发热，是因感受了风邪；烦闷不解，是由于下气上逆所致，病名叫风厥。黄帝说：希望你能详尽地讲给我听。岐伯说：太阳为诸阳主气，主人一身之表，所以太阳首先感受风邪的侵袭。少阴与太阳相为表里，表病则里必应之，少阴受太阳发热的影响，其气亦从之而上逆，上逆便成为厥。黄帝说：怎么治疗呢？岐伯说：治疗时应并刺太阳、少阴表里两经，即刺太阳以泻风热之邪，刺少阴以降上逆之气，并内服汤药。

黄帝说：劳风的病情是怎样的呢？岐伯说：劳风的受邪部位常在肺下，其发病的症状,使人头项强直,头目昏眩而视物不清,唾出粘痰似涕,恶风而寒栗,这就是劳风病的发病情况。黄帝说:怎样治疗呢?岐伯说:首先应使其胸中通畅,俯仰自如。肾精充盛的青年人,太阳之气能引肾精外布,则水能济火,经适当治疗,可三日而愈;中年人精气稍衰,须五日可愈;老年人精气已衰,水不济火,须七日始愈。这种病人,咳出青黄色粘痰,其状似脓,凝结成块,大小如弹丸,应使痰从口中或鼻中排出,如果不能咳出,就要伤其肺,肺伤则死。

黄帝说:有患肾风的人,面部浮肿,目下壅起,妨害言语,这种病可以用针刺治疗吗?岐伯说:虚证不能用刺。如果不应当刺而误刺,必伤其真气,使其脏气虚,五天以后,则病气复至而病势加重。黄帝说:病气至时情况怎样呢?岐伯说:病气至时,病人必感到少气,时发热,时常觉得热从胸背上至头,汗出手热,口中干渴,小便色黄,目下浮肿,腹中鸣响,身体沉重,行动困难。如患者则妇女则月经闭止,心烦而不能饮食,不能仰卧,仰卧就咳嗽的很厉害,此病叫风水,在《刺法》中有所论述。

黄帝说:希望你说说这其中的缘由。

岐伯说:邪气之所以能够侵犯人体,是由于其正气先虚。肾脏属阴,风邪属阳。肾阴不足,风阳便乘虚侵入,所以呼吸少气,时时发热而汗出。小便色黄,是因为腹中有热。不能仰卧,是因为水气上乘于胃,而胃中不和。仰卧则咳嗽加剧,是因为水气上迫于肺。凡是有水气病的,目下部先出现微肿。黄帝说:为什么?岐伯说:水是属阴的,目下也是属阴的部位,腹部也是至阴所在之处,所以腹中有水的,必使目下部位微肿。水邪之气上泛凌心,迫使脏真心火之气上逆,所以口苦咽干,不能仰卧,仰卧则水气上逆而咳出清水。凡是有水气病的人,都因水气上乘于胃而不能卧,卧则水气上凌于心而惊,逆于肺则咳嗽加剧。腹中鸣响,是胃肠中有水气窜动,其病本在于胃。若水迫于脾,则心烦不能食。饮食不进,是水气阻隔于胃脘。身体沉重而行动困难,是因为胃的经脉下行于足部,水气随经下流所致。妇女月经不来,是因为水气阻滞,胞脉闭塞不通的缘故。胞脉属于心而下络于胞中,现水气上迫于肺,使心气不得下通,所以胞脉闭而月经不来。黄帝说:讲得好!

第三十四篇　逆调论

【原文】

黄帝问曰:人身非常温也,非常热也,为之热而烦满者何也?岐伯对曰:阴气少而阳气胜,故热而烦满也。

帝曰:人身非衣寒也,中非有寒气也,寒从中生者何?岐伯曰:是人多痹气也,阳气少,阴气多,故身寒如从水中出。

帝曰:人有四支热,逢风寒如炙如火者,何也?岐伯曰:是人者,阴气虚,阳气盛,四支者阳也,两阳相得,而阴气虚少,少水不能灭盛火,而阳独治,独治者,不能生长也,独胜而止耳,逢风而如炙如火者,是人当肉烁也。

帝曰:人有身寒,汤火不能热,厚衣不能温,然不冻栗,是为何病? 岐伯曰:是人者,素肾气胜,以水为事;太阳气衰,肾脂枯不长;一水不能胜两火,肾者水也,而生于骨,肾不生,则髓不能满,故寒甚至骨也。所以不能冻栗者,肝一阳也,心二阳也,肾孤藏也,一水不能胜二火,故不能冻栗,病名曰骨痹,是人当挛节也。

帝曰:人之肉苛者,虽近衣絮,犹尚苛也,是谓何疾? 岐伯曰:荣气虚,卫气实也,荣气虚则不仁,卫气虚则不用,荣卫俱虚,则不仁且不用,肉如故也,人身与志不相有,曰死。

帝曰:人有逆气不得卧而息有音者;有不得卧而息无音者;有起居如故而息有音者;有得卧,行而喘者;有不得卧,不能行而喘者;有不得卧,卧而喘者;皆何藏使然? 愿闻其故。岐伯曰:不得卧而息有音者,是阳明之逆也,足三阳者下行,今逆而上行,故息有音也。阳明者,胃脉也,胃者六府之海,其气亦下行,阳明逆不得从其道,故不得卧也。《下经》曰:胃不和则卧不安。此之谓也。夫起居如故而息有音者,此肺之络脉逆也。络脉不得随经上下,故留经而不行,络脉之病人也微,故起居如故而息有音也。夫不得卧,卧则喘者,是水气之客也;夫水者,循津液而流也,肾者,水藏,主津液,主卧与喘也。帝曰:善。

【译文】

黄帝问道:有的病人,四肢发热,遇到风寒,热得更加厉害,如同炙于火上一般,这是什么原因呢? 岐伯回答说:这是由于阴气少而阳气胜,所以发热而烦闷。黄帝说:有的人穿的衣服并不单薄,也没有为寒邪所中,却总觉得寒气从内而生,这是什么原因呢? 岐伯说:是由于这种人多痹气,阳气少而阴气多,所以经常感觉身体发冷,像从冷水中出来一样。

黄帝说:有的人四肢发热,一遇到风寒,便觉得身如热火熏炙一样,这是什麽原因呢?岐伯说:这种人多因素体阴虚而阳气胜。四肢属阳,风邪也属阳,属阳的四肢感受属阳的风邪,是两阳相并,则阳气更加亢盛,阳气益盛则阴气日益虚少,致衰少的阴气不能熄灭旺盛的阳火,形成了阳气独旺的局面。现洋气独旺,便不能生长,因阳气独生而生机停止。所以这种四肢热逢风而热的如炙如火的,其人必然肌肉逐渐消瘦。

黄帝说:有的人身体寒凉,虽近汤火不能使之热,多穿衣服也不能使之温,但却不恶寒战粟,这是什么病呢? 岐伯说:这种人平素即肾水之气盛,又经常接近水湿,致水寒之气偏盛,而太阳之阳气偏衰,太阳之阳气衰,则肾脂枯竭不长。肾是水脏,主生长骨髓,肾脂不生则骨髓不能充满,故寒冷至骨。其所以不能战粟,是因为肝是一阳,心是二阳,一个独阴的肾水,胜不过心肝二阳之火,所以虽寒冷,但不战粟,这种病叫"骨痹",病人必骨节拘挛。

黄帝说:有的人皮肉麻木沉重,虽穿上棉衣,仍然如故,这是什么病呢? 岐伯说:这是由于营气虚而卫气实所致。营气虚弱则皮肉麻木不仁,卫气虚弱,则肢体不能举动,营气与卫气俱虚,则即麻木不仁,又不能举动,所以皮肉更加麻木沉重。若人的形体与内脏的神志不能相互为用,就要死亡。

黄帝说:人病气逆,有的不能安卧而呼吸有声;有的不能安卧而呼吸无声;有的起居如常而呼吸有声;有的能够安卧,行动则气喘;有的不能安卧,也不能行动而气喘;有的不能安卧,卧则气喘。我想知道是什么缘故。岐伯说:不能安卧而呼吸有声的,是阳明经脉之气上逆。足三阳的经脉,从头到足,都是下行的,现在足阳明经脉之气上逆而行,所以呼吸不利而有声。阳明是胃脉,胃气亦以下行为顺,若阳明经脉之气逆,胃气便不得循常道而下行,所以不能平卧。若起居如常而呼吸有声的,这是由于肺之络脉不顺,络脉不能随着经脉之气上下,故其气留滞于经脉而不行于络脉。但络脉生病是比较轻微的,所以虽呼吸不利有声,但起居如常。若不能安卧,卧则气喘的,是由于水气侵犯所致。如肾病不能主水,水气上逆而犯肺,则人即不能平卧而气喘。黄帝说:好。

素问篇　卷十

第三十五篇　疟论

【原文】

黄帝问曰:夫痎疟皆生于风,其蓄作有时者何也? 岐伯对曰:疟之始发也,先起于毫毛,伸欠乃作,寒栗鼓颔,腰脊俱痛,寒去则内外皆热,头痛如破,渴欲冷饮。

帝曰:何气使然? 愿闻其道。岐伯曰:阴阳上下交争,虚实更作,阴阳相移也。阳并于阴,则阴实而阳虚,阳明虚,则寒栗鼓颔也;巨阳虚,则腰背头项痛;三阳俱虚,则阴气胜,阴气胜则骨寒而痛;寒生于内,故中外皆寒;阳盛则外热,阴虚则内热,外内皆热则喘而渴,故欲冷饮也。

此皆得之夏伤于暑,热气盛,藏于皮肤之内,肠胃之外,此荣气之所舍也。此令人汗空疏,腠理开,因得秋气,汗出遇风,及得之以浴,水气舍于皮肤之内,与卫气并居。卫气者,昼日行于阳,夜行于阴,此气得阳而外出,得阴而内搏,内外相薄,是以日作。

帝曰:其间日而作者何也? 岐伯曰:其气之舍深,内薄于阴,阳气独发,阴邪内著,阴与阳争不得出,是以间日而作也。

帝曰:善。其作日晏与其日早者,何气使然? 岐伯曰:邪气客于风府,循膂而下,卫气一日一夜大会于风府,其明日日下一节,故其作也晏,此先客于脊背也。每至于风府则腠理开,腠理开则邪气入,邪气入则病作,以此日作稍益晏也。其出于风府,日下一节,二十五日下至骶骨,二十六日入于脊内,注于伏膂之脉;其气上行,九日出于缺盆之中,其气日高,故作日益早也。其间日发者,由邪气内薄于五藏,横连募原也。其道远,其气深,其行迟,不能与卫气俱行,不得皆出,故间日乃作也。

帝曰:夫子言卫气每至于风府,腠理乃发,发则邪气入,入则病作。今卫气日下一节,其气之发也,不当风府,其日作者奈何? 岐伯曰:此邪气客于头项循膂而下者也,故虚实不同,邪中异所,则不得当其风府也。

故邪中于头项者,气至头项而病;中于背者,气至背而病;中于腰脊者,气至腰脊而病;中于手足者,气至手足而病。卫气之所在,与邪气相合,则病作。故风无常府,卫气之所发,必开其腠理,邪气之所合,则其府也。

帝曰:善。夫风之与疟也,相似同类,而风独常在,疟得有时而休者何也?岐伯曰:风气留其处,故常在,疟气随经络沉以内薄,故卫气应乃作。

帝曰:疟先寒而后热者,何也?岐伯曰:夏伤于大暑,其汗大出,腠理开发,因遇夏气凄沧之水寒,藏于腠理皮肤之中,秋伤于风,则病成矣,夫寒者,阴气也,风者,阳气也,先伤于寒而后伤于风,故先寒而后热也,病以时作,名曰寒疟。

帝曰:先热而后寒者,何也?岐伯曰:此先伤于风而后伤于寒,故先热而后寒也,亦以时作,名曰温疟。

其但热而不寒者,阴气先绝,阳气独发,则少气烦冤,手足热而欲呕,名曰瘅疟。

帝曰:夫经言有余者写之,不足者补之。今热为有余,寒为不足。夫疟者之寒,汤火不能温也,及其热,冰水不能寒也,此皆有余不足之类。当此之时,良工不能止,必须其自衰,乃刺之,其故何也?愿闻其说。

岐伯曰:经言无刺熇熇之热,无刺浑浑之脉,无刺漉漉之汗,故为其病逆,未可治也。夫疟之始发也,阳气并于阴,当是之时,阳虚而阴盛,外无气,故先寒慄也。阴气逆极,则复出之阳,阳与阴复并于外,则阴虚而阳实,故先热而渴。夫疟气者,并于阳则阳胜,并于阴则阴胜,阴胜则寒,阳胜则热。疟者,风寒之气不常也,病极则复,

至病之发也,如火之热,如风雨不可当也。

故经言曰:方其盛时必毁,因其衰也,事必大昌,此之谓也。夫疟之未发也,阴未并阳,阳未并阴,因而调之,真气得安,邪气乃亡,故工不能治其已发,为其气逆也。

帝曰:善。攻之奈何?早晏何如?岐伯曰:疟之且发也,阴阳之且移也,必从四末始也。阳已伤,阴从之,故先其时坚束其处,令邪气不得入,阴气不得出,审候见之,在孙络盛坚而血者皆取之,此真往而未得并者也。

帝曰:疟不发,其应何如?岐伯曰:疟气者,必更盛更虚,当气之所在也,病在阳,则热而脉躁;在阴,则寒而脉静;极则阴阳俱衰,卫气相离,故病得休;卫气集,则复病也。

帝曰:时有间二日或至数日发,或渴或不渴,其故何也?岐伯曰:其间日者,邪气与卫客于六府,而有时相失,不能相得,故休数日乃作也。疟者,阴阳更胜也,或甚或不甚,故或渴或不渴。

帝曰:论言夏伤于暑,秋必病疟。今疟不必应者,何也?岐伯曰:此应四时者也。其病异形者,反四时也。其以秋病者寒甚,以冬病者寒不甚,以春病者恶风,以夏病者多汗。

帝曰:夫病温疟与寒疟而皆安舍,舍于何藏?岐伯曰:温疟者,得之冬中于风,寒气藏于骨髓之中,至春则阳气大发,邪气不能自出,因遇大暑,脑髓烁,肌肉消,腠理发泄,或有所用力,邪气与汗皆出,此病藏于肾,其气先从内出之于外也。如是者,阴虚而阳盛,阳盛则热矣,衰则气复反入,入则阳虚,阳虚则寒矣,故先热而后寒,名曰温疟。

帝曰:瘅疟何如?岐伯曰:瘅疟者,肺

素有热。气盛于身，厥逆上冲，中气实而不外泄，因有所用力，腠理开，风寒舍于皮肤之内、分肉之间而发，发则阳气盛，阳气盛而不衰则病矣。其气不及于阴，故但热而不寒，气内藏于心，而外舍于分肉之间，令人消烁脱肉，故命曰瘅疟。帝曰：善。

【译文】

黄帝问道：一般说来，疟疾都由于感受了风邪而引起，它的休作有一定时间，这是什么道理？岐伯回答说：疟疾开始发作的时候，先起于毫毛竖立，继而四肢不舒，欲得引伸，呵欠连连，乃至寒冷发抖，下额鼓动，腰脊疼痛；及至寒冷过去，便是全身内外发热，头痛有如破裂，口渴喜欢冷饮。

黄帝道：这是什么原因引起的？请说明它的道理。岐伯说：这是由于阴阳上下相争，虚实交替而作，阴阳虚实相互移易转化的关系。阳气并入于阴分，使阴气实而阳气虚，阳明经气虚，就寒冷发抖乃至两额鼓动；太阳经气虚，便腰背头项疼痛；三阳经气都虚，则阴气更胜，阴气胜则骨节寒冷而疼痛，寒从内生，所以内外都觉寒冷。如阴气并入阳分，则阳气实而阴气虚。阳主外，阳盛就发生外热；阴主内，阴虚就发生内热，因此外内都发热，热甚的时候就气喘口渴，所以喜欢冷饮。这都是由于夏天伤于暑气，热气过盛，并留藏于皮肤之内，肠胃之外，亦即荣气居留的所在。由于暑热内伏，使人汗孔疏松，腠理开泄，一遇秋凉，汗出而感受风邪，或者由于洗澡时感受水气，风邪水气停留于皮肤之内，与卫气相合并居于卫气流行的所在；而卫气白天行于阳分，夜里行于阴分，邪气也随之循行于阳分时则外出，循行于阴分时则内搏，阴阳内外相搏，所以每日发作。

黄帝道：疟疾有隔日发作的，为什么？岐伯说：咽为邪气舍留之处较深，向内迫近于阴分，致使阳气独行于外，而阴分之邪留着于里，阴与阳相争而不能即出，所以隔一天才发作一次。黄帝道：讲得好！

疟疾发作的时间，有逐日推迟，或逐日提前的，是什么缘故？岐伯说：邪气从风府穴侵入之后，循脊骨逐逐节下移，卫气是一昼夜会于风府，而邪气却每日向下移行一节，所以其发作时间也就一天迟一天，这是由于邪气先侵袭于脊骨的关系。每当卫气会于风府时，则腠理开发，腠理开发则邪气侵入，邪气侵入与卫气交争，病就发作，因邪气日下一节，所以发病时间就日益推迟了。这种邪气侵袭风府，逐日下移一节而发病的，约经二十五日，邪气下行至骶骨；二十六日，又入于脊内，而流注于伏膂脉；再沿冲脉上行，至九日上至于缺盆之中。因为邪气日见上升，所以发病的时间也就一天早一天。至于隔一天发病一次的，是因为邪气内迫于五脏，横连于膜原，它所行走的道路较远，邪气深藏，循行迟缓，不能和卫气并行，邪气与卫气不得同时皆出，所以隔一天才能发作一次。

黄帝道：您说卫气每至于风府时，腠理开发，邪气乘机袭入，邪气入则病发作。现在又说卫气与邪气相遇的部位每日下行一节，那么发病时，邪气就并不恰在于风府，而能每日发作一次，是何道理？岐伯说：以上是指邪气侵入头项，循着脊骨而下者说的，但人体各部分的虚实不同，而邪气侵犯的部位也不一样，所以邪气所侵，不一定都

黄帝内经白话精解

在风府穴处。例如:邪中于头项的,卫气行至头项而病发;邪中于背部的,卫气行至背部而病发;邪中于腰脊的,卫气行至腰脊而病发;邪中于手足的,卫气行至手足而病发;凡卫气所行之处,和邪气相合,那病就发作。所以说风邪侵袭人体没有一定的部位,只要卫气与之相应,腠理开发,邪气得以凑合,这就是邪气袭入的地方,也就是发病的所在。黄帝道:讲得好!

风病和疟疾相似而同属一类,为什么风病的症状持续常在,而疟疾却发作有休止呢?岐伯说:风邪为病是稽留于所中之处,所以症状持续常在;疟邪则是随着经络循行,深入体内,必须与卫气相遇,病才发作。

黄帝道:疟疾发作有先寒而后热的,为什么? 岐伯说:夏天感受了严重的暑气,因而汗大出,腠理开泄,再遇着寒凉水湿之气,便留藏在腠理皮肤之中,到秋天又伤了风邪,就成为疟疾了。所以水寒,是一种阴气,风邪是一种阳气。先伤于水寒之气,后伤于风邪,所以先寒而后热,病的发作有一定的时间,这名叫寒疟。

黄帝道:医经上说有余的应当泻,不足的应当补。今发热是有余,发冷是不足。而疟疾的寒冷,虽然用热水或向火,亦不能使之温暖,及至发热,即使用冰水,也不能使之凉爽。这些寒热都是有余不足之类。但当其发冷、发热的时候,良医也无法制止,必须待其病势自行衰退之后,才可以施用刺法治疗,这是什么缘故? 请你告诉我。岐伯说:医经上说过,有高热时不能刺,脉搏纷乱时不能刺,汗出不止时不能刺,因为这正当邪盛气逆的时候,所以不可立即治疗。疟疾刚开始发作,阳气并于阴分,此时

阳虚而阴盛,外表阳气虚,所以先寒冷发抖;至阴气逆乱已极,势必复出于阳分,于是阳气与阴气相并于外,此时阴分虚而阳分实,所以先热而口渴。因为疟疾并于阳分,则阳气胜,并于阴分,则阴气胜;阴气胜则发寒,阳气胜则发热。由于疟疾感受的风寒之气变化无常,所以其发作至阴阳之气俱逆极时,则寒热休止,停一段时间,又重复发作。当其病发作的时候,像火一样的猛烈,如狂风暴雨一样迅不可挡。所以医经上说:当邪气盛极的时候,不可攻邪,攻之则正气也必然受伤,应该乘邪气衰退的时候而攻之,必然获得成功,便是这个意思。因此治疗疟疾,应在未发的时候,阴气尚未并于阳分,阳气尚未并于阴分,便进行适当的治疗,则正气不致于受伤,而邪气可以消灭。所以医生不能在疟疾发作的时候进行治疗,就是因为此时正气和邪气交争逆乱的缘故。黄帝道:讲得好! 疟疾究竟怎样治疗? 时间的早晚应如何掌握? 岐伯说:疟疾将发,正是阳将要相移之时,它必从四肢开始。若阳气已被邪伤,则阴分也必将受到邪气的影响,所以只有在未发病之先,以索牢缚其四肢末端,使邪气不得入,阴气不得出,两者不能相移;牢缚以后,审察络脉的情况,见其孙络充实而郁血的部分,都要刺出其血,这是当真气尚未与邪气相并之前的一种"迎而夺之"的治法。

黄帝说:疟疾在不发作的时候,它的情况应该怎样? 岐伯说:疟气留舍于人体,必然使阴阳虚实,更替而作。当邪气所在的地方是阳分,则发热而脉搏躁急;病在阴分,则发冷而脉搏较静;病到极期,则阴阳二气都已衰惫,卫气和邪气互相分离,病就

暂时休止;若卫气和邪气再相遇合,则病又发作了。

黄帝说:有些疟疾隔二日,或甚至隔数日发作一次,发作时有的口渴,有的不渴,是什么缘故? 岐伯说:其所以隔几天再发作,是因为邪气与卫气相会于风府的时间不一致,有时不能相遇,不得皆出,所以停几天才发作。疟疾发病,是由于阴阳更替相胜,但其中程度上也有轻重的不同,所以有的口渴,有的不渴。

黄帝说:医经上说夏伤于暑,秋必病疟,而有些疟疾,并不是这样,是什么道理? 岐伯说:夏伤于暑,秋必病疟,这是指和四时发病规律相应的而言。亦有些疟疾形症不同,与四时发病规律相反的。如发于秋天的,寒冷较重;发于冬天的,寒冷较轻;发于春天的,多恶风;发于夏天的,汗出得很多。

黄帝说:有温疟和寒疟,邪气如何侵入? 居留在哪一脏? 岐伯说:温疟是由于冬天感受风寒,邪气留藏在骨髓之中,虽到春天阳气生发活泼的时候,邪气仍不能自行外出,乃至夏天,因夏热炽盛,使人精神倦怠,脑髓消烁,肌肉消瘦,腠理发泄,皮肤空疏,或由于劳力过甚,邪气才乘虚与汗一齐外出。这种病邪原是伏藏于肾,故其发作时,是邪气从内而出于外。这样的病,阴气先虚,而阳气偏盛,阳盛就发热,热极之时,则邪气又回入于阴,邪入于阴则阳气又虚,阳气虚便出现寒冷,所以这种病是先热而后寒,名叫温疟。

黄帝说:瘅疟的情况怎样? 岐伯说:瘅疟是由于肺脏素来有热,肺气壅盛,气逆而上冲,以致胸中气实,不能发泄,适因劳力之后,腠理开泄,风寒之邪便乘机侵袭于皮肤之内、肌肉之间而发病,发病则阳气偏盛,阳气盛而不见衰减,于是病就但热不寒了。为什么不寒? 因邪气不入于阴分,所以但热而不恶寒,这种病邪内藏于里,而外则留于肌肉之间,能使人肌肉消瘦,所以名叫瘅疟。黄帝说:讲得好!

第三十六篇　刺疟

【原文】

足太阳之疟,令人腰痛头重,寒从背起,先寒后热,熇熇暍暍然,热止汗出,难已,刺郄中出血。

足少阳之疟,令人身体解㑊,寒不甚,热不甚,恶见人,见人心惕惕然,热多汗出甚,刺足少阳。

足阳明之疟,令人先寒,洒淅洒淅,寒甚久乃热,热去汗出,喜见日月光火气,乃快然,刺足阳明跗上。

足太阴之疟,令人不乐,好太息,不嗜食,多寒热汗出,病至则善呕,呕已乃衰,即取之。

足少阴之疟,令人呕吐甚,多寒热,热多寒少,欲闭户牖而处,其病难已。

足厥阴之疟,令人腰痛少腹满,小便不利,如癃状,非癃也,数便,意恐惧,气不足,腹中悒悒,刺足厥阴。

肺疟者,令人心寒,寒甚热,热间善惊,如有所见者,刺手太阴阳明。

心疟者,令人烦心甚,欲得清水,反寒多,不甚热,刺手少阴。

肝疟者,令人色苍苍然,太息,其状若死者,刺足厥阴见血。

脾疟者,令人寒,腹中痛,热则肠中鸣,鸣已汗出,刺足太阴。

肾疟者,令人洒洒然,腰脊痛,宛转,大便难,目眴眴然,手足寒,刺足太阳少阴。

胃疟者,令人且病也,善饥而不能食,食而支满腹大,刺足阳明太阴横脉出血。

疟发身方热,刺跗上动脉,开其空,出其血,立寒;疟方欲寒,刺手阳明太阴,足阳明太阴。疟脉满大急,刺背俞,用中针,傍伍胠俞各一,适肥瘦出其血也。疟脉小实急,灸胫少阴,刺指井。疟脉满大急,刺背俞,用五胠俞背俞各一,适行至于血也。

疟脉缓大虚,便宜用药,不宜用针。凡治疟,先发如食顷乃可以治,过之则失时也。诸疟而脉不见,刺十指间出血,血去必已,先视身之赤如小豆者尽取之。十二疟者,其发各不同时,察其病形,以知其何脉之病也。先其发时如食顷而刺之,一刺则衰,二刺则知,三刺则已;不已,刺舌下两脉出血,不已,刺郄中盛经出血,又刺项已下侠脊者必已。舌下两脉者,廉泉也。

刺疟者,必先问其病之所先发者,先刺之。先头痛及重者,先刺头上及两额两眉间出血。先项背痛者,先刺之。先腰脊痛者,先刺郄中出血。先手臂痛者,先刺手少阴阳明十指间。先足胫痠痛者,先刺足阳明十指间出血。风疟,疟发则汗出恶风,刺三阳经背俞之血者。骱痠痛甚,按之不可,名曰胕髓病,以镵针针绝骨出血,立已。身体小痛,刺至阴,诸阴之井无出血,间日一刺。疟不渴,间日而作,刺足太阳;渴而间日作,刺足少阳;温疟汗不出,为五十九刺。

【译文】

足大阳经的疟疾,使人腰痛头重,寒冷从脊背而起,先寒后热,热势很盛,热止汗出,这种疟疾,不易痊愈,治疗方法,刺委中穴出血。足少阳经的疟疾,使人身倦无力,恶寒发热都不甚厉害,怕见人,看见人就感到恐惧,发热的时间比较长,汗出亦很多,治疗方法,刺足少阳经。足阳明经的疟疾,使人先觉怕冷,逐渐恶寒加剧,很久才发热,退热时便汗出,这种病人,喜欢亮光,喜欢向火取暖,见到亮光以及火气,就感到爽快,治疗方法,刺足阳明经足背上的冲阳穴。足太阴经的疟疾,使人闷闷不乐,时常要叹息,不想吃东西,多发寒热,汗出亦多,病发作时容易呕吐,吐后病势减轻,治疗方法,取足太阴经的孔穴。足少阴经的疟疾,使人发生剧烈呕吐,多发寒热,热多寒少,常常喜欢紧闭门唷而居,这种病不易痊愈。足厥阴经的疟疾,使人腰痛,少腹胀满,小便不利,似乎癃病,而实非癃病,只是小便频数不爽,病人心中恐惧,气分不足,腹中郁滞不畅,治疗方法,刺足厥阴经。

肺疟,使人心里感到发冷,冷极则发热,热时容易发惊,好像见到了可怕的事物,治疗方法,刺手太阴、手阳明两经。心疟,使人心中烦热得很厉害,想喝冷水,但身上反觉寒多而不太热,治疗方法,刺手少阴经。肝疟,使人面色苍青,时欲太息,厉害的时候,形状如死,治疗方法,刺足厥阴经出血。脾疟,使人发冷,腹中痛,待到发热时,则脾气行而肠中鸣响,肠鸣后阳气外达而汗出,治疗方法,刺足太阴经。肾疟,使人洒浙寒冷,腰脊疼痛,难以转侧,大便困难,目视眩动不明,手足冷,治疗方法,刺足太阳、足少阴两经。胃疟,发病时使人易觉饥饿,但又不能进食,进食就感到脘腹胀满膨大,治疗方法,取足阳明、足太阴两经横行的络脉,刺出其血。

治疗疟疾,在刚要发热的时候,刺足背上的动脉,开其孔穴,刺出其血,可立即热退身凉;如疟疾刚要发冷的时候,可刺手阳明、太阴和足阳明、太阴的俞穴。如疟疾病人的脉搏满大而急,刺背部的俞穴,用中等针按五胠俞各取一穴,并根据病人形体的胖瘦,确定针刺出血的多少。如疟疾病人的脉搏小实而急的,灸足胫部的少阴经穴,并刺足趾端的井穴。如疟疾病人的脉搏满大而急,刺背部俞穴,取五胠俞、背俞各一穴,并根据病人体质,刺之出血。如疟疾病人的脉搏缓大而虚的,就应该用药治疗,不宜用针刺。大凡治疗疟疾,应在病没有发作之前约一顿饭的时候,予以治疗,过了这个时间,就会失去时机。凡疟疾病人脉沉伏不见的,急刺十指间出血,血出病必愈;若先见皮肤上发出像赤小豆色的红点,应都用针刺去。

凡刺疟疾,必先问明病人发作时最先感觉症状的部位,给以先刺。如先发头痛头重的,就先刺头上及两额、两眉间出血。先发倾项脊背痛的,就先刺颈项和背部。先发腰脊痛的,就先刺委中出血。先发手臂痛的,就先刺手少阴、手阳明的十指间的孔穴。温疟而汗不出的,用"五十九刺"的方法。

第三十七篇　气厥论

【原文】

黄帝问曰:五藏六府,寒热相移者何?岐伯曰:肾移寒于肝,痈肿少气。脾移寒于肝,痈肿筋挛。肝移寒于心,狂隔中。心移寒于肺,肺消,肺消者饮一溲二,死不治。肺移寒于肾,为涌水,涌水者,按腹不坚,水气客于大肠,疾行则鸣濯濯如囊裹浆,水之病也。

脾移热于肝,则为惊衄。肝移热于心,则死。心移热于肺,传为鬲消。肺移热于肾,传为柔痓。肾移热于脾,传为虚,肠澼死,不可治。

胞移热于膀胱,则癃溺血。膀胱移热于小肠,鬲肠不便,上为口糜。小肠移热于大肠,为虙瘕,为沉。大肠移热于胃,善食而瘦入,谓之食亦。胃移热于胆,亦曰食亦。胆移热于脑,则辛頞鼻渊,鼻渊者,浊涕下不止也,传为衄蔑瞑目,故得之气厥也。

【译文】

黄帝问道:五脏六腑的寒热互相转移的情况是怎样的?岐伯说:肾移寒于脾,则病痈肿和少气。脾移寒于肝,则痈肿和筋挛。肝移寒于心,则病发狂和胸中隔塞。

心移寒于肺,则为肺消;肺消病的症状是饮水一分,小便要排二分,属无法治疗的死证。肺移寒于肾,则为涌水;涌水病的症状是腹部按之不甚坚硬,但因水气留居于大肠,故快走时肠中濯濯鸣响,如皮囊装水样,这是水气之病。脾移热于肾,则病惊骇和鼻衄。肝移热于心,则引起死亡。心移热于肺,日久则为鬲消。肺移热于肾,日久则为柔瘛。肾移热于脾,日久渐成虚损;若再患肠澼,便易成为无法治疗的死证。胞移热于膀胱,则病小便不利和尿血。膀胱移热于小肠,使肠道隔塞,大便不通,热气上行,以至口舌糜烂。小肠移热于大肠,则热结不散,成为伏瘕,或为痔疮。大肠移热于胃,则使人饮食增加而体瘦无力,病称为食亦。胃移热于胆,也叫做食亦。胆移热于脑,则鼻梁内感觉辛辣而成为鼻渊,鼻渊症状,是常鼻流浊涕不止,日久可致鼻中流血,两目不明。以上各种病症。皆由于寒热之气厥逆,在脏腑中互相移传而引起的。

第三十八篇　咳论

【原文】

黄帝问曰:肺之令人咳,何也?岐伯对曰:五藏六府皆令人咳,非独肺也。帝曰:愿闻其状。岐伯曰:皮毛者,肺之合也,皮毛先受邪气,邪气以从其合也。其寒饮食入胃,从肺脉上至于肺,则肺寒,肺寒则外内合邪,因而客之,则为肺咳。五藏各以其时受病,非其时,各传以与之,人与天地相参,故五藏各以治时,感于寒则受病,微则为咳,甚者为泄、为痛。乘秋则肺先受邪,乘春则肝先受之,乘夏则心先受之,乘至阴则脾先受之,乘冬则肾先受之。

帝曰:何以异之?岐伯曰:肺咳之状,咳而喘息有音,甚则唾血。心咳之状,咳则心痛,喉中介介如梗状,甚则咽肿喉痹。肝咳之状,咳则两胁下痛,甚则不可以转,转则两胠下满。脾咳之状,咳则右胁下下痛,阴阳引肩背,甚则不可以动,动则咳剧。肾咳之状,咳则腰背相引而痛,甚则咳涎。

帝曰:六府之咳奈何?安所受病?岐伯曰:五藏之久咳,乃移于六府。脾咳不已,则胃受之,胃咳之状,咳而呕,呕甚则长虫出。肝咳不已,则胆受之,胆咳之状,咳呕胆汁,肺咳不已,则大肠受之,大肠咳状,咳而遗失。心咳不已,则小肠受之,小肠咳状,咳而失气,气与咳俱失。肾咳不已,则膀胱受之,膀胱咳状,咳而遗溺。久咳不已,则三焦受之,三焦咳状,咳而腹满,不欲食饮,此皆聚于胃,关于肺,使人多涕唾而面浮肿气逆也。

帝曰:治之奈何?岐伯曰:治藏者治其俞,治府者治其合,浮肿者治其经。帝曰:善。

【译文】

黄帝问道:肺脏有病,都能使人咳嗽,这是什么道理?岐伯回答说:五脏六腑有病,都能使人咳嗽,不单是肺病如此。黄帝说:请告诉我各种咳嗽的症状。岐伯说:皮毛与肺是相配合的,皮毛先感受了外邪,邪气就会影响到肺脏。再由于吃了寒冷的食物,寒气在胃循着肺脉上行于肺,引起肺寒,这样就使内外寒邪相合,停留于肺脏,从而成为肺咳。这是肺咳的情况。至于五脏六腑之咳,是五脏各在其所主的时令受病,并非在肺的主时受病,而是各脏之病传给肺的。

　　黄帝道:这些咳嗽怎样鉴别呢? 岐伯说:肺咳的症状,咳而气喘,呼吸有声,甚至唾血。心咳的症状,咳则心痛,喉中好像有东西梗塞一样,甚至咽喉肿痛闭塞。肝咳的症状,咳则两侧胁肋下疼痛,甚至痛得不能转侧,转侧则两胁下胀满。脾咳的症状,咳则右胁下疼痛,并隐隐然疼痛牵引肩背,甚至不可以动,一动就会使咳嗽加剧。肾咳的症状,咳则腰背互相牵引作痛,甚至咳吐痰涎。

　　黄帝道:六腑咳嗽的症状如何? 是怎样受病的? 岐伯说:五脏咳嗽日久不愈,就要传移于六腑。例如脾咳不愈,则胃就受病;胃咳的症状,咳而呕吐,甚至呕出蛔虫。肝咳不愈,胆就受病,胆咳的症状是咳而呕吐胆汁。肺咳不愈,则大肠受病,大肠咳的症状,咳而大便失禁。心咳不俞,则小肠受病,小肠咳的症状是咳而放屁,而且往往是咳嗽与失气同时出现。肾咳不愈,则膀胱受病;膀胱咳的症状,咳而遗尿。以上各种咳嗽,如经久不愈,则使三焦受病,三焦咳的症状,咳而腹满,不想饮食。凡此咳嗽,不论由于那一脏腑的病变,其邪必聚于胃,并循着肺的经脉而影响及肺,才能使人多痰涕,面部浮肿,咳嗽气逆。

　　黄帝道:治疗的方法怎样? 岐伯说:治五脏的咳,取其俞穴;治六腑的咳,取其合穴;凡咳而浮肿的,可取有关脏腑的经穴而分治之。黄帝道:讲得好!

素问篇　卷十一

第三十九篇　举痛论

【原文】

　　黄帝问曰:余闻善言天者,必有验于人;善言古者,必有合于今;善言人者,必有厌于己。如此,则道不惑而要数极,所谓明也。今余问于夫子,令言而可知,视而可见,扪而可得,令验于己,而发蒙解惑,可得而闻乎? 岐伯再拜稽首对曰:何道之问也? 帝曰:愿闻人之五藏卒痛,何气使然? 岐伯对曰:经脉流行不止,环周不休。寒气入经而稽迟,泣而不行,客于脉外则血少,客于脉中则气不通,故卒然而痛。

　　帝曰:其痛或卒然而止者,或痛甚不休者,或痛甚不可按者,或按之而痛止者,或按之无益者,或喘动应手者,或心与背相引而痛者,或胁肋与少腹相引而痛者,或腹痛引阴股者,或痛宿昔而成积者,或卒然痛死不知人,有少间复生者,或痛而呕者,或腹痛而后泄者,或痛而闭不通者;凡此诸痛,各不同形,别之奈何?

　　岐伯曰:寒气客于脉外,则脉寒,脉寒则缩蜷,缩蜷则脉绌急,绌急则外引小络,故卒然而痛,得炅则痛立止;因重中于寒,则痛久矣。

寒气客于经脉之中，与灵气相薄则脉满，满则痛而不可按也。寒气稽留，炅气从上，则脉充大而血气乱，故痛甚不可按也。

寒气客于肠胃之间，膜原之下，血不得散，小络急引故痛，按之则血气散，故按之痛止。

寒气客于侠脊之脉，则深按之不能及，故按之无益也。

寒气客于冲脉，冲脉起于关元，随腹直上，寒气客则脉不通，脉不通则气因之，故揣动应手矣。

寒气客于背俞之脉则脉泣，脉泣则血虚，血虚则痛，其俞注于心，故相引而痛，按之则热气至，热气至则痛止矣。

寒气客于厥阴之脉，厥阴之脉者，络阴器系于肝，寒气客于脉中，则血泣脉急，故胁肋与少腹相引痛矣。

厥气客于阴股，寒气上及少腹，血泣在下相引，故腹痛引阴股。

寒气客于小肠膜原之间，络血之中，血泣不得注于大经，血气稽留不得行，故宿昔而成积矣。

寒气客于五藏，厥逆上泄，阴气竭，阳气未入，故卒然痛死不知人，气复反则生矣。

寒气客于肠胃，厥逆上出，故痛而呕也。

寒气客于小肠，小肠不得成聚，故后泄腹痛矣。

热气留于小肠，肠中痛，瘅热焦喝，则坚干不得出，故痛而闭不通矣。

帝曰：所谓言而可知者也。视而可见奈何？岐伯曰：五藏六府，固尽有部，视其五色，黄赤为热，白为寒，青黑为痛，此所谓视而可见者也。

帝曰：扪而可得奈何？岐伯曰：视其主病之脉，坚而血及陷下者，皆可扪而得也。

帝曰：善。余知百病生于气也。怒则气上，喜则气缓，悲则气消，恐则气下，寒则气收，炅则气泄，惊则气乱，劳则气耗，思则气结，九气不同，何病之生？岐伯曰：怒则气逆，甚则呕血及飧泄，故气上矣。喜则气和志达，荣卫通利，故气缓矣。悲则心系急，肺布叶举，而上焦不通，荣卫不散，热气在中，故气消矣。恐则精却，却则上焦闭，闭则气还，还则下焦胀，故气不行矣。寒则腠理闭，气不行，故气收矣。炅则腠理开，荣卫通，汗大泄，故气泄。惊则心无所倚，神无所归，虑无所定，故气乱矣。劳则喘息汗出，外内皆越，故气耗矣。思则心有所存，神有所归，正气留而不行，故气结矣。

【译文】

黄帝问道：我听说善于谈论天道的，必能应验于人事；善于谈论历史的，必能应合于今事；善于谈论人事的，必能结合自己的情况。这样，才能掌握事物的规律而不迷惑，了解事物的要领极其透彻，这就是所谓明达事理的人。现在我想请教先生，将问诊所知，望诊所见，切诊所得的情况告诉我，使我有所体验，启发蒙昧，解除疑惑，你能否告诉我呢？岐伯再次跪拜回答说：你要问的是哪些道理呢？黄帝说：我想听听人体的五脏突然作痛，是什么邪气造成的呢？岐伯回答说：人体经脉中的气血流行不止，如环无端，如果寒邪侵入了经脉，则经脉气血的循行迟滞，凝涩而不畅行，故寒邪侵袭于经脉内外则使经脉凝涩而血少，脉气留止而不通，所以突然作痛。

黄帝说：其疼痛有突然停止的，有痛得

很剧烈而不停的,有痛得很剧烈而不能按压的,有按压而疼痛停止的,有按压也不见缓解的,有疼痛跳动应手的,有心和背部相互牵引而痛的,有胁肋和少腹相互牵引而痛的,有腹痛牵引阴股的,有疼痛日久而成积聚的,有突然疼痛昏厥如死不知人事稍停片刻而又清醒的,有痛而呕吐的,有腹痛而后泄泻的,有痛而大便闭结不通的,以上这些疼痛的情况,其病形各不相同,如何加以区别呢?岐伯说:寒邪侵袭于脉外,则经脉受寒,经脉受寒则经脉收缩不伸,收缩不伸则屈曲拘急,因而牵引在外的细小脉络,内外引急,故突然发生疼痛,如果得到热气,则疼痛立刻停止。假如再次感受寒邪,卫阳受损就会久痛不止。寒邪侵袭经脉之中,和人体本身的热气相互搏争,则经脉充满,脉满为实,不任压迫,故痛而不可按。寒邪停留于脉中,人体本身的热气则随之而上,与寒邪相搏,使经脉充满,气血运行紊乱,故疼痛剧烈而不可触按。寒邪侵袭于肠胃之间,膜原之下,以致血气凝涩而不散,细小的络脉拘急牵引,所以疼痛;如果以手按揉,则血气散行,故按之疼痛停止。寒邪侵袭于夹脊之脉,由于邪侵的部位较深,按揉难以达到病所,故按揉也无济于事。寒邪侵袭于冲脉之中,冲脉是从小腹关元穴开始,循腹上行,如因寒气侵入则冲脉不通,脉不通则气因之鼓脉欲通,故腹痛而跳动应手。寒邪袭于背俞足太阳之脉,则血脉流行滞涩,脉涩则血虚,血虚则疼痛,因足太阳脉背俞与心相连,故心与背相引而痛,按揉能使热气来复,热气来复则寒邪消散,故疼痛即可停止。寒邪侵袭于足厥阴之脉,足厥阴之脉循股阴入毛中,环阴

器抵少腹,布胁肋而属于肝,寒邪侵入于脉中,则血凝涩而脉紧急,故胁肋与少腹牵引作痛。寒厥之气客于阴股,寒气上行少腹,气血凝涩,上下牵引,故腹痛引阴股。寒邪侵袭于小肠膜原之间、络血之中,使络血凝涩不能流注于大的经脉,血气留止不能畅行,故日久便可结成积聚。寒邪侵袭于五脏,迫使五脏之气逆而上行,以致脏气上越外泄,阴气竭于内,阳气不得入,阴阳暂时相离,故突然疼痛昏死,不知人事;如果阳气复返,阴阳相接,则可以苏醒。寒邪侵袭于肠胃,迫使肠胃之气逆而上行,故出现痛而呕吐。寒邪复袭于小肠,小肠为受盛之腑,因寒而阳气不化,水谷不得停留,故泄泻而腹痛。如果是热邪留蓄于小肠,也可发生肠中疼痛,由于内热伤津而唇焦口渴,粪便坚硬难以排出,故腹痛而大便闭结不通。

黄帝说:以上所说从问诊中可以了解。至于望诊可见又是怎样的呢?岐伯说:五脏六腑在面部各有所属的部位,望面部五色的变化就可以诊断疾病,如黄色赤色主热,白色主寒,青色黑色主痛,这就是通过望诊可以了解的。

黄帝说:用手切诊而知病情是怎样的呢?岐伯说:看他主病的经脉,然后以手循按,如果脉坚实的,是有邪气结聚;属气血留滞的,络脉必充盛而高起;如果脉陷下的,是气血不足,多属阴证。这些都是可以用手扪切按循而得知的。

黄帝说:好。我已知道许多疾病的发生,都是由气机失调引起的,如暴怒则气上逆,喜则气舒缓,悲哀则所消沉,恐惧则气下却,遇寒则气收敛,受热则气外泄,受惊

则气紊乱,过劳则气耗散,思虑则气郁结。这九种气的变化各不相同,会发生怎样的疾病呢?岐伯说:大怒则使肝气上逆,血随气逆,甚则呕血,或肝气乘脾发生飧泄,所以说是气上。喜则气和顺而志意畅达,荣卫之气通利,所以说是气缓。悲哀太过则心系急迫,但悲为肺志,悲伤肺则肺叶张举,上焦随之闭塞不通,营卫之气得不到布散,热气郁闭于中而耗损肺气,所以说是气消。恐惧则使精气下却,精气下却则升降不交,故上焦闭塞,上焦闭塞则气还归于下,气郁于下则下焦胀满,所以说"恐则气下"。寒冷之气侵袭人体,则使腠理闭密,荣卫之气不得畅行而收敛于内,所以说是气收。火热之气能使人腠理开放,荣卫通畅,汗液大量外出,致使气随津泄,所以说是气泄。受惊则心悸动无所依附,神志无所归宿,心中疑虑不定,所以说是气乱。劳役过度则气动喘息,汗出过多,喘则内气越,汗出过多则外气越,内外之气皆泄越,所以说是气耗。思则精力集中,心有所存,神归一处,以致正气留结而不运行,所以说是气结。

第四十篇 腹中论

【原文】

黄帝问曰:有病心腹满,旦食则不能暮食,此为何病?岐伯对曰:名为鼓胀。帝曰:治之奈何?岐伯曰:治之以鸡矢醴,一剂知,二剂已。帝曰:其时有复发者何也?岐伯曰:此饮食不节,故时有病也。虽然其病且已,时故当病,气聚于腹也。

帝曰:有病胸胁支满者,妨于食,病至则先闻腥臊臭,出清液,先唾血,四支清,目眩,时时前后血,病名为何?何以得之?岐伯曰:病名血枯。此得之年少时,有所大脱血;若醉入房中,气竭肝伤,故月事衰少不来也。帝曰:治之奈何?复以何术?岐伯曰:以四乌骨一藘茹二物并合之,丸以雀卵,大如小豆,以五丸为后饭,饮以鲍鱼汁,利肠中及伤肝也。

帝曰:病有少腹盛,上下左右皆有根,此为何病?可治不?岐伯曰:病名曰伏梁。帝曰:伏梁何因而得之?岐伯曰:裹大脓血,居肠胃之外,不可治,治之每切,按之致死。帝曰:何以然?岐伯曰:此下则因阴,必下脓血,上则迫胃脘,生鬲,侠胃脘内痛,此久病也,难治。居齐上为逆,居齐下为从,勿动亟夺,论在《刺法》中。

帝曰:人有身体髀股胻皆肿,环脐而痛,是为何病?岐伯曰:病名伏梁,此风根也。其气溢于大肠而著于肓,肓之原在脐下,故环脐而痛也,不可动之,动之为水溺涩之病。

帝曰:夫子数言热中消中,不可服高粱芳草石药,石药发瘨,芳草发狂。夫热中消中者,皆富贵人也,今禁高粱,是不合其心,禁芳草石药,是病不愈,愿闻其说。岐伯曰:夫芳草之气美,石药之气悍,二者其气急疾坚劲,故非缓心和人,不可以服此二者。帝曰:不可以服此二者,何以然?岐伯曰:夫热气慓悍,药气亦然,二者相遇,恐内伤脾,脾者土也而恶木,服此药者,至甲乙日更论。

帝曰:善。有病膺肿颈痛胸满腹胀,此为何病?何以得之?岐伯曰:名厥逆。帝曰:治之奈何?岐伯曰:灸之则瘖,石之则狂,须其气并,乃可治也。帝曰:何以然?岐伯曰:阳气重上,有余于上,灸之则阳气入阴,入则瘖,石之则阳气虚,虚则狂;须其气并而治之,可使全也。

帝曰:善。何以知怀子之且生也?岐伯曰:身有病而无邪脉也。

帝曰:病热而有所痛者何也?岐伯曰:病热者,阳脉也,以三阳之动也,人迎一盛少阳,二盛太阳,三盛阳明,入阴也。夫阳入于阴,故病在头与腹,乃䐜胀而头痛也。帝曰:善。

【译文】

黄帝问道:有一种心腹胀满的病,早晨吃了饭晚上就不能再吃,这是什么病呢?岐伯回答说:这叫鼓胀病。黄帝说:如何治疗呢?岐伯说:可用鸡失醴来治疗,一剂就能见效,两剂病就好了。黄帝说:这种病有时还会复发是什么原因呢?岐伯说:这是因为饮食不注意,所以病有时复发。这种情况多是正当疾病将要痊愈时,而又复伤于饮食,使邪气复聚于腹中,因此鼓胀就会再发。

黄帝说:有一种胸胁满的病,妨碍饮食,发病时先闻到腥臊的气味,鼻流清涕,先唾血,四肢清冷,头目眩晕,时常大小便出血,这种病叫什麽名字?是什麽原因引起的?岐伯说:这种病的名字叫血枯,得病的原因是在少年的时候患过大的失血病,使内脏有所损伤,或者是醉后肆行房事,使肾气竭,肝血伤,所以月经闭止而不来。黄帝说:怎样治疗呢?要用什麽方法使其恢复?岐伯说:用四份乌贼骨,一份藘茹,二药混合,以雀卵为丸,制成如小豆大的丸药,每次服五丸,饭前服药,饮以鲍鱼汁。这个方法可以通利肠道,补益损伤的肝脏。

黄帝说:病有少腹坚硬盛满,上下左右都有根蒂,这是什么病呢?可以治疗吗?岐伯说:病名叫伏梁。黄帝说:伏梁病是什么原因引起的?岐伯说:小腹部裹藏着大量脓血,居于肠胃之外,不可能治愈。在诊治时,不宜重按,每因重按而致死。黄帝说:为什么会这样呢?岐伯说:此下为小腹及二阴,按摩则使脓血下出;此上是胃脘部,按摩则上迫胃脘,能使横膈与胃脘之间发生内痛,此为根深蒂固的久病,故难治疗。一般地说,这种病生在脐上的为逆症,生在脐下的为顺症,切不可急切按摩,以使其下夺。关于本病的治法,在《刺法》中有所论述。黄帝说:有人身体髀、肢、䯒等部位都发肿,且环绕脐部疼痛,这是什么病呢?岐伯说:病的名字叫伏梁,这是由于宿受风寒所致。风寒之气充溢于大肠而留着于肓,肓的根源在脐下气海,所以绕脐而痛。这种病不可用攻下的方法治疗,如果误用攻下,就会发生小便涩滞不利的病。

黄帝说:先生屡次说患热中、消中病的,不能吃肥甘厚味,也不能吃芳香药草和金石药,因为金石药物能使人发癫,芳草药物能使人发狂。患热中、消中病的,多是富贵之人,现在如禁止他们吃肥甘厚味,则不适合他们的心理,不使用芳草石药,又治不好他们的病,这种情况如何处理呢?我愿意听听你的意见。岐伯说:芳草之气多香窜,石药之气多猛悍,这两类药物的性能是急疾坚劲的,若非性情和缓的人,不可以服用这两类药物。黄帝说:不可以服用这两类药物,是什么道理呢?岐伯说:因为这种人平素嗜食肥甘而生内热,热气本身是慓悍的,药物的性能也是这样,两者遇在一起,恐怕会损伤人的脾气,脾属土而恶木,所以服用这类药物,在甲日和乙日肝木主令时,病情就会更加严重。

黄帝说:好。有人患膺肿颈痛,胸满腹胀,这是什么病呢?是什么原因引起的?岐伯说:病名叫厥逆。黄帝说:怎样治疗呢?岐伯说:这种病如果用灸法便会失音,用针刺就会发狂,必须等到阴阳之气上下相合,才能进行治疗。黄帝说:为什么呢?岐伯说:上本为阳,阳气又逆上,重阳在上,则有余于上,若再用灸法,是以火济火,阳极乘阴,阴不能上承,故发生失音;若用砭石针刺,阳气随刺外泄则虚,神失其守,故发生神志失常的狂证;必须在阳气从上下降,阴气,从下上升,阴阳二气交并以后再进行治疗,才可以获得痊愈。

黄帝说:讲得好。妇女怀孕且要生产是如何知道的呢?岐伯说:其身体似有某些病的征候,但不见有病脉,就可诊为妊娠。黄帝说:有病发热而兼有疼痛的是什么原因呢?岐伯说:阳脉是主热证的,外感发热是三阳受邪,故三阳脉动甚。若人迎大一倍于寸口是病在少阳;大两倍于寸口,是病在太阳;大三倍于寸口,是病在阳明。三阳既毕,则传入于三阴。病在三阳,则发热头痛,今传入于三阴,故又出现腹部胀满,所以病人有腹胀和头痛的症状。黄帝说:讲得好!

第四十一篇　刺腰痛

【原文】

足太阳脉令人腰痛,引项脊尻背如重状;刺其郄中太阳正经出血,春无见血。

少阳令人腰痛,如以针刺其皮中,循循然不可以俯仰,不可以顾,刺少阳成骨之端出血,成骨在膝外廉之骨独起者,夏无见血。

阳明令人腰痛,不可以顾,顾如有见者,善悲,刺阳明于胻前三痏,上下和之出血,秋无见血。

足少阴令人腰痛,痛引脊内廉,刺少阴于内踝上二痏,春无见血,出血太多,不可复也。

厥阴之脉,令人腰痛,腰中如张弓弩弦;刺厥阴之脉,在腨踵鱼腹之外,循之累累然,乃刺之,其病令人善言,默默然不慧,刺之三痏。

解脉令人腰痛,痛引肩,目然,时遗溲,刺解脉,在膝筋肉分间郄外廉之横脉出血,血变而止。

解脉令人腰痛如引带,常如折腰状,善恐,刺解脉在郄中结络如黍米,刺之血射以黑,见赤血而已。

同阴之脉,令人腰痛,痛如小锤居其中,怫然肿;刺同阴之脉,在外踝上绝骨之端,为三痏。

阳维之脉,令人腰痛,痛上怫然肿;刺阳维之脉,脉与太阳合腨下间,去地一尺所。

衡络之脉,令人腰痛,不可以俛仰,仰

则恐仆，得之举重伤腰，衡络绝，恶血归之，刺之在郄阳筋之间，上郄数寸，衡居为二痏出血。

会阴之脉，令人腰痛，痛上漯漯然汗出，汗干令人欲饮，饮已欲走，刺直阳之脉上三痏，在跷上郄下五寸横居，视其盛者出血。

飞阳之脉，令人腰痛，痛上怫怫然，甚则悲以恐；刺飞阳之脉，在内踝上五寸，少阴之前，与阴维之会。

昌阳之脉，令人腰痛，痛引膺，目䀮䀮然，甚则反折，舌卷不能言；刺内筋为二痏，在内踝上大筋前，太阴后，上踝二寸所。

散脉，令人腰痛而热，热甚生烦，腰下如有横木居其中，甚则遗溲；刺散脉，在膝前骨肉分间，络外廉束脉，为三痏。

肉里之脉，令人腰痛，不可以咳，咳则筋缩急；刺肉里之脉为二痏，在太阳之外，少阳绝骨之后。

腰痛侠脊而痛至头，几几然，目䀮䀮欲僵仆，刺足太阳郄中出血。腰痛上寒，刺足太阳阳明；上热，刺足厥阴；不可以俯仰，刺足少阳；中热而喘，刺足少阴，刺郄中出血。

腰痛上寒，不可顾，刺足阳明；上热，刺足太阴；中热而喘，刺足少阴。大便难，刺足少阴。少腹满，刺足厥阴。如折，不可以俯仰，不可举，刺足太阳，引脊内廉，刺足少阴。

腰痛引少腹控䏚，不可以仰。刺腰尻交者，两髁胂上。以月生死为痏数，发针立已。左取右，右取左。

【译文】
足太阳经脉发病使人腰痛，痛时牵引项脊尻背，好像担负着沉重的东西一样，治疗时应刺其合穴委中，即在委中穴处刺出

其恶血。若在春季不要刺出其血。

足少阳经脉发病使人腰痛，痛如用针刺于皮肤中，逐渐加重不能前后俯仰，并且不能左右回顾。治疗时应刺足少阳经在成骨的起点出血，成骨即膝外侧高骨突起处，若在夏季则不要刺出其血。

阳明经脉发病而使人腰痛，颈项不能转动回顾，如果回顾则神乱目花犹如妄见怪异，并且客易悲伤，治疗时应刺足阳明经在胫骨前的足三里穴三次，并配合上、下巨虚穴刺出其血，秋季则不要刺出其血。

足少阴脉发病使人腰痛，痛时牵引到脊骨的内侧，治疗时应刺足少阴经在内踝上的复溜穴两次，若在春季则不要刺出其血。如果出血太多，就会导致肾气损伤而不易恢复。

厥阴经脉发病使人腰痛，腰部强急如新张的弓弩弦一样，治疗时应刺足厥阴的经脉，其部位在腿肚和足跟之间鱼腹之外的蠡沟穴处，摸之有结络累累然不平者，就用针刺之，如果病人多言语或沉默抑郁不爽，可以针刺三次。

解脉发病使人腰痛，痛时会牵引到肩部，眼睛视物不清，时常遗尿，治疗时应取解脉在膝后大筋分肉间（委中穴）外侧的委阳穴处，有血络横见，紫黑盛满，要刺出其血直到血色由紫变红才停止。

解脉发病使人腰痛，好像有带子牵引一样，常好像腰部被折断一样，并且时常有恐惧的感觉，治疗时应刺解脉，在郄中有络脉结滞如黍米者，刺之则有黑色血液射出，等到血色变红时即停止。

同阴之脉发病使人腰痛，痛时胀闷沉重。好像有小锤在里面敲击，病处突然肿

胀,治疗时应刺同阴之脉,在外踝上绝骨之端的阳辅穴处,针三次。

衡络之脉发病使人腰痛,不可以前俯和后仰,后仰则恐怕跌倒,这种病大多因为用力举重伤及腰部,使横络阻绝不通,瘀血滞留在里。治疗时应刺委阳大筋间上行数寸处的殷门穴,视其血络横居盛满者针刺二次,令其出血。

会阴之脉发病引起腰痛,痛则汗出,汗止则欲饮水,并表现着行动不安的状态,治疗时应刺直阳之脉上三次,其倍位在阳跻申脉穴上、足太阳郄中穴下五寸的承筋穴处,视其左右有络脉横居、血络盛满的,刺出血。

本条经文,注家说法亦颇不一,姑且从王冰之说以释之。脱阴维腰痛之文,待考。

昌阳之脉发病引起腰痛,疼痛牵引胸膺部,眼睛视物昏花,严重时腰背向后反折,舌卷短不能言语,治疗时应取筋内侧的复溜穴刺二次,其穴在内踝上大筋的前面,足太阴经的后面,内踝上二寸处。

散脉发病引起腰痛而发热,热甚则生心烦,腰下好像有一块横木梗阻其中,甚至会发生遗尿,治疗时应刺散脉下腧之巨虚上廉和巨虚下廉,其穴在膝前外侧骨肉分间,看到有青筋缠束的脉络,即用针刺三次。

肉里之脉发病引起腰痛,痛得不能咳嗽,咳嗽则筋脉拘急挛缩,治疗时应刺肉里之脉二次,其穴在足太阳的外前方,足少阳绝骨之端的后面。

腰痛挟脊背而痛,上连头部拘强不舒,眼睛昏花,好象要跌倒,治疗时应刺足太阳经的委中穴出血。

腰痛时有寒冷感觉的,应刺足太阳经和足阳明经,以散阳分之阴邪;有热感觉的,应刺足厥阴经,以去阴中之风热;腰痛不能俯仰的,应刺足少阳经,以转枢机关;若肉热而喘促的,应刺足少朔经,以壮水制火,并刺委中的血络出血。

腰痛时,感觉上部寒冷,头项强急不能回顾的,应刺足阳明经;感觉上部火热的,应刺足太阴经;感觉内里发热兼有气喘的,应刺足少阴经。大便困难的,应刺足少阴经。少腹胀满的,应刺足厥阴经。腰痛有如折断一样不可前后俯仰,不能举动的,应刺足太阳经。腰痛牵引瘠骨内侧的,应刺足少阴经。

腰痛时牵引少腹,引动季胁之下,不能后仰,治疗时应刺腰尻交处的下髎穴,其部位在两踝骨下挟脊两旁的坚肉处,针刺时以月亮的盈缺计算针刺的次数,针后会立即见效,并采用左痛刺右侧、右痛刺左侧的方法。

素问篇卷十二

第四十二篇　风论

【原文】

黄帝问曰:风之伤人也,或为寒热,或为热中,或为寒中,或为疠风,或为偏枯,或为风也,其病各异,其名不同,或内至五藏六府,不知其解,愿闻其说。

岐伯对曰:风气藏于皮肤之间,内不得通,外不得泄;风者,善行而数变,腠理开则洒然寒,闭则热而闷,其寒也则衰食饮,其热也则消肌肉,故使人怢慄而不能食,名曰寒热。

风气与阳明入胃,循脉而上至目内眦,其人肥,则风气不得外泄,则为热中而目黄;人瘦,则外泄而寒,则为寒中而泣出。

风气与太阳俱入,行诸脉俞,散于分肉之间,与卫气相干,其道不利,故使肌肉愤䐜而有疡,卫气有所凝而不行,故其肉有不仁也。疠者,有荣气热府,其气不清,故使其鼻柱坏而色败,皮肤疡溃,风寒客于脉而不去,名曰疠风,或名曰寒热。

以春甲乙伤于风者为肝风,以夏丙丁伤于风者为心风,以季夏戊己伤于邪者为脾风,以秋庚辛中于邪者为肺风,以冬壬癸中于邪者为肾风。

风中五藏六府之俞,亦为藏府之风,各入其门户所中,则为偏风。风气循风府而上,则为脑风;风入系头,则为目风,眼寒;饮酒中风,则为漏风;入房汗出中风,则为内风;新沐中风,则为首风;久风入中,则为肠风飧泄;外在腠理,则为泄风。故风者百病之长也,至其变化,乃为他病也,无常方,然致有风气也。

帝曰:五藏风之形状不同者何? 愿闻其诊及其病能。

岐伯曰:肺风之状,多汗恶风,色䴠然白,时咳短气,昼日则差,暮则甚,诊在眉上,其色白。

心风之状,多汗恶风,焦绝,善怒嚇,赤色,病甚则言不可快,诊在口,其色赤。

肝风之状,多汗恶风,善悲,色微苍,嗌干善怒,时憎女子,诊在目下,其色青。

脾风之状,多汗恶风,身体怠惰,四支不欲动,色薄微黄,不嗜食,诊在鼻上,其色黄。

肾风之状,多汗恶风,面疣然浮肿,脊痛不能正立,其色炲,隐曲不利,诊在肌上,其色黑。

胃风之状,颈多汗恶风,食饮不下,鬲塞不通,腹善满,失衣则䐜胀,食寒则泄,诊形瘦而腹大。

首风之状,头面多汗,恶风,当先风一日则病甚,头痛不可以出内,至其风日,则病少愈。

漏风之状,或多汗,常不可单衣,食则汗出,甚则身汗,喘息恶风,衣常濡,口干善渴,不能劳事。

泄风之状,多汗,汗出泄衣上,口中干,上渍其风,不能劳事,身体尽痛则寒。帝曰:善。

【译文】

黄帝问道:风邪侵犯人体,或引起寒热病,或成为热中病,或成为寒中病,或引起疠风病,或引起偏枯病,或成为其他风病。由于病变表现不同,所以病名也不一样,甚至侵入到五脏六腑,我不知如何解释,愿听你谈谈其中的道理。岐伯说:风邪侵犯人体常常留滞于皮肤之中,使腠理开合失常,经脉不能通调于内,卫气不能发泄于外;然而风邪来去迅速,变化多端,若使腠理开张则阳气外泄而洒渐恶寒,若使腠理闭塞则阳气内郁而身热烦闷,恶寒则引起饮食减少,发热则会使肌肉消瘦,所以使人振寒而不能饮食,这种病称为寒热病。

在春季或甲日、乙日感受风邪的,形成肝风;在夏季或丙日、丁日感受风邪的,形成心风;在长夏或戊日、己日感受风邪的,形成脾风;在秋季或庚日、辛日感受风邪的,形成肺风;在冬季或壬日、癸日感受风邪的,形成肾风。

风邪侵入五脏六腑的俞穴,沿经内传,也可成为五脏六腑的风病。俞穴是机体与外界相通的门户,若风邪从其血气衰弱场所入侵,或左或右;偏着于一处,则成为偏风病。

风邪由风府穴上行入脑,就成为脑风病;风邪侵入头部累及目系,就成为目风病,两眼畏惧风寒;饮酒之后感受风邪,成为漏风病;行房汗出时感受风邪,成为内风病;刚洗过头时感受风邪,成为首风病;风邪久留不去,内犯肠胃,则形成肠风或飧泄病;风邪停留于腠理,则成为泄风病。所以,风邪是引起多种疾病的首要因素。至于它侵入人体后产生变化,能引起其他各种疾病,就没有一定常规了,但其病因都是风邪入侵。

黄帝问道:五脏风证的临床表现有何不同? 希望你讲讲诊断要点和病态表现。岐伯回答道:肺风的症状,是多汗恶风,面色淡白,不时咳嗽气短,白天减轻,傍晚加重,诊查时要注意眉上部位,往往眉间可出现白色。心风的症状,是多汗恶风,唇舌焦燥,容易发怒,面色发红,病重则言语謇涩,诊察时要注意舌部,往往舌质可呈现红色。肝风的症状,是多汗恶风,常悲伤面色微青,咽喉干燥,易发怒,有时厌恶女性,诊察时要注意目下,往往眼圈可发青色。脾风的症状,是多汗恶风,身体疲倦,四肢懒于活动,面色微微发黄,食欲不振,诊察时要注意鼻尖部,往往鼻尖可出现黄色。肾风的症状,是多汗恶风,颜面尨然而肿,腰脊痛不能直立,面色黑如煤烟灰,小便不利,诊察时要注意颐部,往往颐部可出现黑色。胃风的症状,是颈部多汗,恶风,吞咽饮食困难,隔塞不通,腹部易作胀满,如少穿衣,腹即膹胀,如吃了寒凉的食物,就发生泄泻,诊察时可见形体瘦削而腹部胀大。首风的症状,是头痛,面部多汗,恶风,漏风的症状,是汗多,不能少穿衣服,进食即汗出,甚至衣服常被汗浸湿,口干易渴,不耐劳动。泄风的症状,是多汗,汗出湿衣,口中干燥,上半身汗出如水渍一样,不耐劳动,周身疼痛发冷。黄帝道:讲得好!

第四十三篇　痹论

【原文】

黄帝问曰:痹之安生? 岐伯对曰:风寒湿三气杂至合而为痹也。其风气胜者为行痹,寒气胜者为痛痹,湿气胜者为著痹也。

帝曰:其有五者何也? 岐伯曰:以冬遇此者为骨痹,以春遇此者为筋痹,以夏遇此者为脉痹,以至阴遇此者为肌痹,以秋遇此者为皮痹。

帝曰:内舍五藏六府,何气使然? 岐伯曰:五藏皆有合,病久而不去者,内舍于其合也。故骨痹不已,复感于邪,内舍于肾;筋痹不已,复感于邪,内舍于肝;脉痹不已,复感于邪,内舍于心;肌痹不已,复感于邪,内舍于脾;皮痹不已,复感于邪,内舍于肺。所谓痹者,各以其时,重感于风寒湿之气也。

凡痹之客五藏者,肺痹者,烦满喘而呕;心痹者,脉不通,烦则心下鼓,暴上气而喘,嗌干善噫,厥气上则恐;肝痹者,夜卧则惊,多饮数小便,上为引如怀;肾痹者,善胀,尻以代踵,脊以代头;脾痹者,四支懈惰,发咳呕汁,上为大塞;肠痹者,数饮而出不得,中气喘争,时发飧泄;胞痹者,少腹膀胱,按之内痛,若沃以汤,涩于小便,上为清涕。

阴气者,静则神藏,躁则消亡,饮食自倍,肠胃乃伤。淫气喘息,痹聚在肺;淫气忧思,痹聚在心;淫气遗溺,痹聚在肾;淫气乏竭,痹聚在肝;淫气肌绝,痹聚在脾。

诸痹不已,亦益内也,其风气胜者,其人易已也。

帝曰:痹,其时有死者,或疼久者,或易已者,其故何也?岐伯曰:其入藏者死,其留连筋骨间者疼久,其留皮肤间者易已。

帝曰:其客于六府者何也?岐伯曰:此亦其食饮居处,为其病本也。六府亦各有俞,风寒湿气中其俞,而食饮应之,循俞而入,各舍其府也。

帝曰:以针治之奈何?岐伯曰:五藏有俞,六府有合,循脉之分,各有所发,各随其过,则病瘳也。

帝曰:荣卫之气,亦令人痹乎?岐伯曰:荣者,水谷之精气也,和调于五藏,洒陈于六府,乃能入于脉也。故循脉上下,贯五藏,络六府也。卫者,水谷之悍气也,其气慓疾滑利,不能入于脉也,故循皮肤之中,分肉之间,熏于肓膜,散于胸腹,逆其气则病,从其气则愈,不与风寒湿气合,故不为痹。

帝曰:善。痹或痛,或不痛,或不仁,或寒,或热,或燥,或湿,其故何也?岐伯曰:痛者,寒气多也,有寒故痛也。其不痛不仁者,病久入深,荣卫之行涩,经络时疏,故不通,皮肤不营,故为不仁。其寒者,阳气少,阴气多,与病相益,故寒也。其热者,阳气多,阴气少,病气胜,阳遭阴,故为痹热。其多汗而濡者,此其逢湿甚也,阳气少,阴气盛,两气相感,故汗出而濡也。

帝曰:夫痹之为病,不痛何也?岐伯曰:痹在于骨则重,在于脉则血凝而不流,在于筋则屈不伸,在于肉则不仁,在于皮则寒,故具此五者则不痛也。凡痹之类,逢寒则虫,逢热则纵。帝曰:善。

【译文】

黄帝问道:痹病是怎样产生的?岐伯回答说:由风、寒、温三种邪气杂合伤人而形成痹病。其中风邪偏胜的叫行痹,寒邪偏胜的叫痛痹,湿邪偏胜的叫着痹。

黄帝问道:痹病又可分为五种,为什么?岐伯说:在冬天得病的称为骨痹;在春天得病的称为筋痹;在夏天得病的称为脉痹;在长夏得病的称为肌痹;在秋天得病的称为皮痹。

黄帝问道:痹病的病邪又有内侵而累及五脏六腑的,是什么道理?岐伯说:五脏都有与其相合的组织器官,若病邪久留不除,就会内犯于相合的内脏。所以,骨痹不愈,再感受邪气,就会内舍于肾;筋痹不愈,再感受邪气,就会内舍于肝;脉痹不愈,再感受邪气,就会内舍于心;肌痹不愈,再感受邪气,就会内舍于脾;皮痹不愈,再感受邪气,就会内舍于肺。总之,这些痹证是各

黄帝内经白话精解

脏在所主季节里重复感受了风、寒、湿气所造成的。

凡痹病侵入到五脏，症状各有不同：肺痹的症状是烦闷胀满，喘逆呕吐，心痹的症状是血脉不通畅，烦躁则心悸，突然气逆上壅而喘息，咽干，易嗳气，厥逆气上则引起恐惧。肝痹的症状是夜眠多惊，饮水多而小便频数，疼痛循肝经由上而下牵引少腹如怀孕之状。肾痹的症状是腹部易作胀，骨萎而足不能行，行步时臀部着地，脊柱屈曲畸形，高耸过头。脾痹的症状是四肢倦怠无力，咳嗽，呕吐清水，上腹部痞塞不通。肠痹的症状是频频饮水而小便困难，腹中肠鸣，时而发生完谷不化的泄泻。膀胱痹的症状是少腹膀胱部位按之疼痛，如同灌了热水似的，小便涩滞不爽，上部鼻流清涕。

五脏精气，安静则精神内守，躁动则易于耗散。若饮食过量，肠胃就要受损。致痹之邪引起呼吸喘促，是痹发生在肺；致痹之邪引起忧伤思虑，是痹发生在心；致痹之邪引起遗尿，是痹发生在肾；致痹之邪引起疲乏衰竭，是痹发生在肝；致痹之邪引起肌肉瘦削，是痹发生在脾。总之，各种痹病日久不愈，病变就会进一步向内深入。其中风邪偏盛的容易痊愈。

黄帝问道：患了痹病后，有的死亡，有的疼痛经久不愈，有的容易痊愈，这是什么缘故？岐伯说：痹邪内犯到五脏则死，痹邪稽留在筋骨间的则疼久难愈，痹邪停留在皮肤间的容易痊愈。

黄帝问道：痹邪侵犯六腑是何原因？岐伯说：这也是以饮食不节、起居失度为导致腑痹的根本原因。六腑也各有俞穴，风寒湿邪在外侵及它的俞穴，而内有饮食所伤的病理基础与之相应，于是病邪就循着俞穴入里，留滞在相应的腑。

黄帝问道：怎样用针刺治疗呢？岐伯说：五脏各有输穴可取，六腑各有合穴可取，循着经脉所行的部位，各有发病的征兆可察，根据病邪所在的部位，取相应的输穴或合穴进行针刺，病就可以痊愈了。

黄帝问道：营卫之气亦能使人发生痹病吗？岐伯说：营是水谷所化生的精气，它平和协调地运行于五脏，散布于六腑，然后汇入脉中，所以营气循着经脉上下运行，起到连贯五脏，联络六腑的作用。卫是水谷所化生的悍气，它流动迅疾而滑利，不能进入脉中，所以循行于皮肤肌肉之间，熏蒸于肓膜之间，敷布于胸腹之内。若营卫之气的循行逆乱，就会生病，只要营卫之气顺从和调了，病就会痊愈。总的来说，营卫之气若不与风寒湿邪相合，则不会引起痹病。黄帝说：讲得好！

痹病，有的疼痛，有的不痛，有的麻木不仁，有的表现为寒，有的表现为热，有的皮肤干燥，有的皮肤湿润，这是什么缘故？岐伯说：痛是寒气偏多，有寒所以才痛。不痛而麻木不仁的，系患病日久，病邪深入，营卫之气运行涩滞，致使经络中气血空虚，所以不痛；皮肤得不到营养，所以麻木不仁。表现为寒象的，是由于机体阳气不足，阴气偏盛，阴气助长寒邪之势，所以表现为寒象。表现为热象的，是由于机体阳气偏盛，阴气不足，偏胜的阳气与偏胜的风邪相合而乘阴分，所以出现热象。多汗而皮肤湿润的，是由于感受湿邪太甚，加之机体阳气不足，阴气偏盛，湿邪与偏盛的阴气相合，所以汗出而皮肤湿润。

黄帝问道:痹病而不甚疼痛的是什么缘故?岐伯说:痹发生在骨则身重;发生在脉则血凝涩而不畅;发生在筋则屈曲不能伸;发生在肌肉则麻木不仁;发生在皮肤则寒冷。如果有这五种情况,就不甚疼痛。凡痹病一类疾患,遇寒则筋脉拘急,遇热则筋脉弛缓。黄帝道:讲得好!

第四十四篇　痿论

【原文】

黄帝问曰:五藏使人痿,何也?岐伯对曰:肺主身之皮毛,心主身之血脉,肝主身之筋膜,脾主身之肌肉,肾主身之骨髓。故肺热叶焦,则皮毛虚弱急薄,著则生痿躄也。心气热,则下脉厥而上,上则下脉虚,虚则生脉痿,枢折挈,胫纵而不任地也;肝气热,则胆泄口苦筋膜干,筋膜干则筋急而挛,发为筋痿;脾气热,则胃干而渴,肌肉不仁,发为肉痿;肾气热,则腰脊不举,骨枯而髓减,发为骨痿。

帝曰:何以得之?岐伯曰:肺者,藏之长也,为心之盖也;有所失亡,所求不得,则发肺鸣,鸣则肺热叶焦,故曰,五藏因肺热叶焦发为痿躄,此之谓也。悲哀太甚,则胞络绝,胞络绝,则阳气内动,发则心下崩,数溲血也。故《本病》曰:大经空虚,发为肌痹,传为脉痿。思想无穷,所愿不得,意淫于外,入房太甚,宗筋弛纵,发为筋痿,及为白淫,故《下经》曰:筋痿者,生于肝使内也。有渐于湿,以水为事,若有所留,居处相湿,肌肉濡渍,痹而不仁,发为肉痿。故《下经》曰:肉痿者,得之湿地也。有所远行劳倦,逢大热而渴,渴则阳气内伐,内伐则热舍于肾,肾者水藏也,今水不胜火,则骨枯而髓虚,故足不任身,发为骨痿。故《下经》曰:骨痿者,生于大热也。

帝曰:何以别之?岐伯曰:肺热者色白而毛败,心热者色赤而络脉溢,肝热者色苍而爪枯,脾热者色黄而肉蠕动;肾热者色黑而齿槁。

帝曰:如夫子言可矣,论言治痿者独取阳明,何也?岐伯曰:阳明者,五藏六府之海,主润宗筋,宗筋主骨而利机关也。冲脉者,经脉之海也,主渗灌谿谷,与阳明合于宗筋,阴阳揔宗筋之会,会于气街,而阳明为之长,皆属于带脉,而络于督脉。故阳明虚则宗筋纵,带脉不引,故足痿不用也。

帝曰:治之奈何?岐伯曰:各补其荥而通其俞,调其虚实,和其逆顺,筋、脉、骨、肉各以其时受月,则病已矣。帝曰:善。

【译文】

黄帝问道:五脏都能使人发生痿病,是什么道理呢?岐伯回答说:肺主全身皮毛,心主全身血脉,肝主全身筋膜,脾主全身肌肉,肾主全身骨髓。所以肺脏有热,灼伤津液,则枯焦,皮毛也呈虚弱、干枯不润的状态,热邪不去,则变生痿躄;心脏有热,可使气血上逆,气血上逆就会引起在下的血脉空虚,血脉空虚就会变生脉痿,使关节如折而不能提举,足胫弛缓而不能着地行路;肝脏有热,可使胆汁外溢而口苦,筋膜失养而干枯,以至筋脉挛缩拘急,变生筋痿;脾有邪热,则灼耗胃津而口渴,肌肉失养而麻木不仁,变生不知痛痒的肉痿;肾有邪热,热灼精枯,致使髓减骨枯,腰脊不能举动,变生骨痿。

黄帝问道:痿证是怎样引起的?岐伯说:肺是诸脏之长,又是心脏的华盖。遇有失意的事情,则使肺气郁而不畅,于是出现喘息有声,进而则气郁化热,使肺叶枯焦,精气因此而不能敷布于周身,五脏都是因肺热叶焦得不到营养而发生痿躄的,说的就是这个道理。如果悲哀过度,就会因气机郁结而使心包络隔绝不通,心包络隔绝不通则导致阳气在内妄动,逼迫心血下崩,于是屡次小便出血。如果无穷尽地胡思乱想而欲望又不能达到,或意念受外界影响而惑乱,房事不加节制,这些都可致使宗筋弛缓,形成筋痿或白浊、白带之类疾患。有的人日渐感受湿邪,如从事于水湿环境中的工作,水湿滞留体内,或居处潮湿,肌肉受湿邪浸渍,导致了湿邪痹阻而肌肉麻木不仁,最终则发展为肉痿。如果长途跋涉,劳累太甚,又逢炎热天气而口渴,于是阳气化热内拢,内拢的邪热侵入肾脏,肾为水脏,如水不胜火,灼耗阴精,就会骨枯髓空,致使两足不能支持身体,形成骨痿。所以《下经》中说:"骨痿是由于大热所致。"

黄帝问道:用什么办法鉴别五种痿证呢?岐伯说:肺有热的痿,面色白而毛发衰败;心有热的痿,面色红而浅表血络充盈显现;肝有热的痿,面色青而爪甲枯槁;脾有热的痿,面色黄而肌肉蠕动;肾有热的痿,面色黑而牙齿枯槁。

黄帝道:先生以上所说是合宜的。医书中说:治痿应独取阳明,这是什么道理呢?岐伯说:阳阴是五脏六腑营养的源泉,能濡养宗筋,宗筋主管约束骨节,使关节运动灵活。冲脉为十二经气血汇聚之处,输送气血以渗透灌溉分肉肌腠,与足阳明经会合于宗筋,阴经阳经都总会于宗筋,再会合于足阳明经的气衍穴。所以阳明经气血不足则宗筋失养而弛缓,带脉也不能收引诸脉,就使两足痿弱不用了。

黄帝问道:怎样治疗呢?岐伯说:调补各经的荥穴,疏通各经的输穴,以调机体之虚实和气血之逆顺;无论筋脉骨肉的病变,只要在其所合之脏当旺的月份进行治疗,病就会痊愈。黄帝道:很对!

第四十五篇　厥论

【原文】

黄帝问曰:厥之寒热者,何也?岐伯对曰:阳气衰于下,则为寒厥;阴气衰于下,则为热厥。帝曰:热厥之为热也,必起于足下者何也?岐伯曰:阳气起于足五指之表,阴脉者集于足下,而聚于足心,故阳气盛则足下热也。帝曰:寒厥之为寒也,必从五指而上于膝者何也?岐伯曰:阴气起于五指之里,集于膝下而聚于膝上,故阴气盛则从五指至膝上寒,其寒也,不从外,皆从内也。

帝曰:寒厥何失而然也?岐伯曰:前阴者,宗筋之所聚,太阴阳明之所合也。春夏则阳气多而阴气少,秋冬则阴气盛而阳气衰。此人者质壮,以秋冬夺于所用,下气上争不能复,精气溢下,邪气因从之而上也;气因于中,阳气衰,不能渗营其经络,阳气日损,阴气独在,故手足为之寒也。

帝曰:热厥何如而然也?岐伯曰:酒入于胃,则络脉满而经脉虚;脾主为胃行其津液者也,阴气虚则阳气入,阳气入则胃不和,胃不和则精气竭,精气竭则不营其四支也。此人必数醉若饱以入房,气聚于脾中不得散,酒气与谷气相薄,热盛于中,故热偏于身内热而溺赤也。夫酒气盛而慓悍,肾气有衰,阳气独盛,故手足为之热也。

帝曰:厥或令人腹满,或令人暴不知人,或至半日远至一日乃知人者何也?岐伯曰:阴气盛于上则下虚,下虚则腹胀满;阳气盛于上,则下气重上,而邪气逆,逆则阳气乱,阳气乱则不知人也。

帝曰:善。愿闻六经脉之厥状病能也。岐伯曰:巨阳之厥,则肿首头重,足不能行,发为眴仆;阳明之厥,则癫疾欲走呼,腹满不得卧,面赤而热,妄见而妄言;少阳之厥,则暴聋颊肿而热,胁痛,骺不可以运;太阴之厥,则腹满膜胀,后不利,不欲食,食则呕,不得卧;少阴之厥,则口干溺赤,腹满心痛;厥阴之厥,则少腹肿痛,腹胀,泾溲不利,好卧屈膝,阴缩肿,骺内热。盛则写之,虚则补之,不盛不虚,以经取之。

太阴厥逆,骺急挛,心痛引腹,治主病者;少阴厥逆,虚满呕变,下泄清,治主病者;厥阴厥逆,挛、腰痛,虚满前闭,谵言,治主病者;三阴俱逆,不得前后,使人手足寒,三日死。太阳厥逆,僵仆,呕血善衄,治主病者;少阳厥逆,机关不利,机关不利者,腰不可以行,项不可以顾,发肠痈不可治,惊者死;阳明厥逆,喘咳身热,善惊,衄,呕血。

手太阴厥逆,虚满而咳,善呕沫,治主病者;手心主、少阴厥逆,心痛引喉,身热死,不可治。手太阳厥逆,耳聋泣出,项不可以顾,腰不可以俯仰,治主病者;手阳明、少阳厥逆,发喉痹、嗌肿,治主病者。

【译文】

黄帝问道:厥证有寒有热,是怎样形成的?岐伯答道:阳气衰竭于下,发为寒厥;阴气衰竭于下,发为热厥。黄帝问道:热厥证的发热,一般从足底开始,这是什么道理?岐伯答道:阳经之气循行于足五趾的外侧端,汇集于足底而聚汇到足心,所以若阴经之气衰竭于下而阳经之气偏胜,就会导致足底发热。黄帝问道:寒厥证的厥冷,一般从足五趾渐至膝部,这是什么道理?岐伯答道:阴经之气起于足五趾的内侧端,汇集于膝下后,上聚于膝部。所以若阳经之气衰竭于下而阴经之气偏胜,就会导致从足五趾至膝部的厥冷,这种厥冷,不是由于外寒的侵入,而是由于内里的阳虚所致。

黄帝问道:寒厥是损耗了何种精气而形成的?岐伯说:前阴是许多经脉聚汇之处,也是足太阴和足阳明经脉会合之处。一般来说,人体在春夏季节是阳气偏多而阴气偏少,秋冬季节是阴气偏盛而阳气偏衰。有些人自恃体质强壮,在秋冬阳气偏衰的季节纵欲、过劳,使肾中精气耗损,精气亏虚于下而与上焦之气相,虽争亦不能迅速恢复,精气不断溢泄于下,元阳亦随之

黄帝内经白话精解

而虚,阳虚生内寒,阴寒之邪随从上争之气而上逆,便为寒厥。邪气停聚于中焦,使胃气虚衰,不能化生水谷精微以渗灌营养经络,以致阳气日益亏损,阴寒之气独胜于内,所以手足厥冷。

黄帝问道:热厥是怎样形成的? 岐伯答道:酒入于胃,由于酒性慓悍径行皮肤络脉,所以使络脉中血液充满,而经脉反显得空虚。脾的功能是主管输送胃中的津液营养,若饮酒过度,脾无所输送则阴津亏虚;阴津亏虚则慓悍的酒热之气乘虚入扰于内,导致胃气不和;胃气不和则阴精化生无源而枯竭;阴精枯竭就不能营养四肢。这种人必然是经常的酒醉或饱食太过之后行房纵欲,致使酒食之气郁聚于脾中不得宣散,酒气与谷气相搏结,酝酿成热,热盛于中焦,进而波及周身,因有内热而小便色赤。酒性是慓悍浓烈的,肾的精气必受其损伤而日益虚衰,阴虚阳胜,形成阳气独盛于内的局面,所以手足发热。

黄帝问道:厥证有的使人腹部胀满,有的使人猝然不知人事,或者半天,甚至长达一天时间才能苏醒,这是什么道理? 岐伯答道:下部之气充盛于上,下部就空虚,下部气虚则水谷不化而引起腹部胀满;阳气偏盛于上,若下部之气又并聚于上,则气机失常而逆乱,气机逆乱则扰乱阳气,阳气逆乱就不省人事了。黄帝道:对!

我希望听听六经厥证的病态表现:岐伯说:太阳经厥证。上为头肿发重,下为足不能行走,发作时眼花跌倒。阳明经厥证,可出现疯癫样表现,奔跑呼叫。腹部胀满不得安卧。面部赤热,神志模糊,出现幻觉,胡言乱语。少阳经厥证。可见到突发

性耳聋。面颊肿而发热。两胁疼痛,小腿不能运动:太阴经厥证,可见到腹部胀满,大便不爽。不思饮食,食则呕吐,不能安卧。少阴经厥证,可出现口干。小便色赤,腹胀满,心痛,厥阴经厥证,可见到少腹肿痛,腹胀满。大小便不利。喜欢采取屈膝的体位睡卧。前阴萎缩而肿,小腿内侧发热。厥证的治则是:实证用泻法,虚证用补法,本经自生病,不是受他经虚实证影响的,从本经取穴治疗。

足太阴经的经气厥逆,小腿拘急痉挛,心痛牵引腹部,当取主病的本经腧穴治疗。足少阴经的经气厥逆,腹部虚满。呕逆,大便泄泻清稀,当取主病的本经腧穴治疗。足厥阴经的经气厥逆。腰部拘挛疼痛,腹部虚满,小便不通。胡言乱语,当取主病的本经腧穴治疗。若足三阴经都发生厥逆,身体僵直跌倒,呕血,容易鼻出血,当取主病的本经腧穴治疗。足少阳经的经气厥逆,关节活动不灵,关节不利则腰部不能活动,颈项不能回顾,如果伴发肠痈,就为不可治的危证,如若发惊,就会死亡。足阳明经的经气厥逆,喘促咳嗽,身发热。容易惊骇。鼻出血。呕吐。

手太阴经的经气厥逆,胸中虚满而咳嗽。常常呕吐涎沫,当取本经主病的腧穴治疗。手厥阴和手少阴经的经气厥逆,心痛连及咽喉。身体发热,是不可治的死证:手太阳经的经气厥逆,耳聋流泪,颈项不能回顾,腰不能前后俯仰,当取主病的本经腧穴治疗。乎阳明经和手少阳经的经气厥逆,友为喉部痹塞,咽部叶痛。颈项强直。要治它主病之经。

素问篇　卷十三

第四十六篇　病能论

【原文】

黄帝问曰:人病胃脘痛者,诊当何如? 岐伯对曰:诊此者当候胃脉,其脉当沉细,沉细者气逆,逆者人迎甚盛,甚盛则热;人迎者胃脉也,逆而盛,则热聚于胃口而不行,故胃脘为痈也。

帝曰:善。人有卧而有所不安者何也? 岐伯曰:藏有所伤,及精有所之寄则安,故人不能悬其病也。

帝曰:人之不得偃卧者何也? 岐伯曰:肺者藏之盖也,肺气盛则脉大,脉大则不得偃卧,论在《奇恒阴阳》中。

帝曰:有病厥者,诊右脉沉而紧,左脉浮而迟,不然病主安在? 岐伯曰:冬诊之,右脉固当沉紧,此应四时,左脉浮而迟,此逆四时,在左当主病在肾,颇关在肺,当腰痛也。帝曰:何以言之? 岐伯曰:少阴脉贯肾络肺,今得肺脉,肾为之病,故肾为腰痛之病也。

帝曰:善。有病颈痈者,或石治之,或针灸治之,而皆已,其真安在? 岐伯曰:此同名异等者也。夫痈气之息者,宜以针开除去之;夫气盛血聚者,宜石而写之。此所谓同病异治也。

帝曰:有病怒狂者,此病安生? 岐伯曰:生于阳也,帝曰:阳何以使人狂? 岐伯曰:阳气者,因暴折而难决,故善怒也,病名曰阳厥。帝曰:何以知之? 岐伯曰:阳明者常动,巨阳少阳不动,不动而动大疾,此其候也。帝曰:治之奈何? 岐伯曰:夺其食即已。夫食入于阴,长气于阳,故夺其食即已。使之服以生铁洛为饮,夫生铁洛者,下气疾也。

帝曰:善。有病身热解墯,汗出如浴,恶风少气,此为何病? 岐伯曰:病名曰酒风。帝曰:治之奈何? 岐伯曰:以泽泻,术各十分,麋衔五分,合,以三指撮,为后饭。

所谓深之细者,其中手如针也,摩之切之,聚者坚也,博者大也。《上经》者,言气之通天也;《下经》者,言病之变化也;《金匮》者,决死生也;《揆度》者,切度之也;《奇恒》者,言奇病也。所谓奇者,使奇病不得以四时死也;恒者,得以四时死也。所谓揆者,方切求之也,言切求其脉理也;度者,得其病处,以四时度之也。

【译文】

黄帝问道:有患胃脘痛病的,应当如何诊断呢? 岐伯回答说:诊断这种病,应当先诊其胃脉,它的脉搏必然沉细,沉细主胃气上逆,上逆则人迎脉过盛,过盛则有热。人迎属于胃脉,胃气逆则跳动过盛,说明热气聚集于胃口而不得散发,所以胃脘发生痈肿。

黄帝说:好。有人睡卧不能安宁的,是什么原因呢? 岐伯说:五脏有所伤及,要等到损伤恢复,精神有所寄托,睡卧才能安宁,所以一般人不能测知他是什么病。

黄帝说:人不能仰卧的是什么原因呢? 岐伯说:肺居胸上,为五脏六腑的华盖,如果肺脏为邪气所犯,邪气盛于内则肺的脉络胀大,肺气不利,呼吸急促,故不能仰卧。

黄帝说:有患厥病的,诊得右脉沉而紧,左脉浮而迟,不知主病在何处? 岐伯说:因为是冬天诊察其脉象,右脉本来应当沉紧,这是和四时相应的正常脉象;左脉浮迟,则是逆四时的反常脉象。今病脉现于左手,又是冬季,所以当主病在肾,浮迟为肺脉,所以与肺脏关联。腰为肾之府,故当有腰痛的症状。黄帝说:为什么这样说呢? 岐伯说:少阴的经脉贯肾络于肺,现于冬季肾脉部位诊得了浮迟的肺脉,是肾气不足的表现,虽与肺有关,但主要是肾病,故肾病当主为腰痛。

黄帝说:好。有患颈痛病的,或用砭石治疗,或用针灸治疗,都能治好,其治愈的道理何在? 岐伯说:这是因为病名虽同而程度有所不同的缘故。颈痛属于气滞不行的,宜用针刺开导以除去其病,若是气盛壅滞而血液结聚的,宜用砭石以泻其瘀血,这就是所谓同病异治。

黄帝说:有患怒狂病的,这种病是怎样发生的呢? 岐伯说:阳气因为受到突然强烈的刺激,郁而不畅,气厥而上逆,因而使人善怒发狂,由于此病为阳气厥逆所生,故名"阳厥"。黄帝说:怎样知道是阳气受病呢? 岐伯说:在正常的情况下,足阳明经脉是常动不休的,太阳、少阳经脉是不甚搏动的,现在不甚搏动的太阳、少阳经脉也搏动得大而急疾,这就是病生于阳气的征象。黄帝说:如何治疗呢? 岐伯说:病人禁止饮食就可以好了。因为饮食经过脾的运化,能够助长阳气,所以禁止病人的饮食,使过盛的阳气得以衰少,病就可以痊愈。同时,再给以生铁落煎水服之,为生铁落有降气开结的作用。

黄帝说:好。有患全身发热,腰体懈怠无力,汗出多得像洗澡一样,怕风,呼吸短而不畅,这是什么病呢? 岐伯说:病名叫酒风。黄帝说:如何治疗呢? 岐伯说:用泽泻和白术各十分,糜衔五分,合研为末,每次服三指撮,在饭前服下。

所谓深按而得细脉的,其脉在指下细小如针,必须仔细地按摩切循,凡脉气聚而不散的是坚脉;搏击手指下的是大脉。所谓奇病,就是不受四时季节的影响而死亡的疾病。所谓恒病,就是随着四时气候的变化死亡的疾病。所谓揲,是说切按脉搏,以推求疾病的所在及其病理;所谓度,是从切脉得其病处,并结合四时气候的变化进行判断,以知道疾病的轻重宜忌。

第四十七篇　奇病论

【原文】

黄帝问曰:人有重身,九月而瘖,此为何也? 岐伯对曰:胞之络脉绝也。帝曰:何以言之? 岐伯曰:胞络者系于肾,少阴之脉,贯肾系舌本,故不能言。帝曰:治之奈何? 岐伯曰:无治也,当十月复。《刺法》

曰：无损不足，益有余，以成其疹，然后调之。所谓无损不足者，身羸瘦，无用镵石也；无益其有余者，腹中有形而泄之，泄之则精出而病独擅中，故曰疹成也。

帝曰：病胁下满气逆，二三岁不已，是为何病？岐伯曰：病名曰息积，此不妨于食，不可灸刺，积为导引服药，药不能独治也。

帝曰：人有身体髀股䯒皆肿，环齐而痛，是为何病？岐伯曰：病名曰伏梁。此风根也，其气溢于大肠，而著于肓，肓之原在齐下，故环齐而痛也。不可动之，动之为水溺濇之病也。

帝曰：人有尺脉数甚，筋急而见，此为何病？岐伯曰：此所谓疹筋，是人腹必急，白色黑色见，则病甚。

帝曰：人有病头痛以数岁不已，此安得之？名为何病？岐伯曰：当有所犯大寒，内至骨髓，髓者以脑为主，脑逆故令头痛，齿亦痛，病名曰厥逆。帝曰：善。

帝曰：有病口甘者，病名为何？何以得之？岐伯曰：此五气之溢也，名曰脾瘅。夫五味入口，藏于胃，脾为之行其精气，津液在脾，故令人口甘也；此肥美之所发也；此人必数食甘美而多肥也，肥者令人内热，甘者令人中满，故其气上溢，转为消渴。治之以兰，除陈气也。

帝曰：有病口苦，取阳陵泉。口苦者病名为何？何以得之？岐伯曰：病名曰胆瘅。夫肝者，中之将也，取决于胆，咽为之使。此人者，数谋虑不决，故胆虚，气上溢，而口为之苦。治之以胆募、俞，治在《阴阳十二官相使》中。

帝曰：有癃者，一日数十溲，此不足也。身热如炭，颈膺如格，人迎躁盛，喘息气逆，此有余也。太阴脉微细如发者，此不足也。其病安在？名为何病？岐伯曰：病在太阴，其盛在胃，颇在肺，病名曰厥，死不治。此所谓得五有余二不足也。帝曰：何谓五有余二不足？岐伯曰：所谓五有余者，五病之气有余也；二不足者，亦病气之不足也。今外得五有余，内得二不足，此其身不表不里，亦正死明矣。

帝曰：人生而有病巅疾者，病名曰何？安所得之？岐伯曰：病名为胎病，此得之在母腹中时，其母有所大惊，气上而不下，精气并居，故令子发为巅疾也。

帝曰：有病痝然如有水状，切其脉大紧，身无痛者，形不瘦，不能食，食少，名为何病？岐伯曰：病生在肾，名为肾风。肾风而不能食，善惊，惊已，心气痿者死。帝曰：善。

【译文】

黄帝问道：有的妇女怀孕九个月而不能说话的，这是什么缘故呢？岐伯回答说：这是因为胞中的络脉被胎儿压迫，阻绝不通所致。黄帝说：为什么这样说呢？岐伯说：宫的络脉系于肾脏，而足少阴肾脉贯肾上系于舌本，今胞宫的络脉受阻，肾脉亦不能上通于舌，舌本失养，故不能言语。黄帝说：如何治疗呢？岐伯说：不需要治疗，待至十月分娩之后，胞络通，声音就会自然恢复。《刺法》上说：正气不足的不可用泻法，邪气有余的不可用补法，以免因误治而造成疾病。所谓"无损不足"，就是怀孕九月而身体瘦弱的，不可再用针石治疗以伤其正气。所谓"无益有余"，就是说腹中已经怀孕而又妄用泻法，用泻法则精气耗伤，使病邪独据于中，正虚邪实，所以说疾病形成了。

黄帝内经白话精解

黄帝说:有病胁下胀满,气逆喘促,二三年不好的,是什么疾病呢? 岐伯说:病名叫息积,这种病在胁下而不在胃,所以不妨碍饮食,治疗时切不可用艾灸和针刺,必须逐渐地用导引法疏通气血,并结合药物慢慢调治,若单靠药物也是不能治愈的。

人有身体髀部、大腿、小腿都肿胀,并且环绕肚脐周围疼痛,这是什么疾病呢? 岐伯说:病名叫伏梁,这是由于风邪久留于体内所致。邪气流溢于大肠而留着于肓膜,因为肓膜的起源在肚脐下部,所以环绕脐部作痛。这种病不可用按摩方法治疗,否则就会造成小便涩滞不利的疾病。

黄帝说:人有尺部脉搏跳动数疾,筋脉拘急外现的,这是什么病呢? 岐伯说:这就是所谓疹筋病,此人腹部必然拘急,如果面部见到或白或黑的颜色,病情则更加严重。

黄帝说:有人患头痛已经多年不愈这是怎么得的? 叫做什么病呢? 岐伯说:此人当受过严重的寒邪侵犯,寒气向内侵入骨髓,脑为髓海,寒气由骨髓上逆于脑,所以使人头痛,齿为骨之余,故牙齿也痛,病由寒邪上逆所致,所以病名叫做"厥逆"。黄帝说:好。

黄帝说:有患口中发甜的,病名叫什么? 是怎样得的呢? 岐伯说:这是由于五味的精气向上泛益所致,病名叫脾瘅。五味入于口,藏于胃,其精气上输于脾,脾为胃输送食物的精华,因病津液停留在脾,致使脾气向上泛滥,就会使人口中发甜,这是由于肥甘美味所引起的疾病。患这种病的人,必然经常吃甘美而肥腻的食物,肥腻能使人生内热,甘味能使人中满,所以脾运失常,脾热上溢,就会转成消渴病。本病可用兰草治疗,以排除蓄积郁热之气。

黄帝说:有病口中发苦的,取少阳胆经的阳陵泉治疗仍然不愈,这是什么病? 是怎样得的? 岐伯说:病名叫胆瘅。肝为将军之官,主谋虑,胆为中正之官,主决断,诸谋虑取决于胆,咽部为之外使。患者屡次谋略而不能决断,情绪苦闷,遂使胆失却正常的功能,胆汁循经上泛,所以口中发苦。治疗时应取胆募日月穴和背部的胆腧穴,这种治法。记载于《阴是十二官相使》中。

黄帝说:有患癃病的,一天要解数十次小便,这是正气不足的现象。同时又有身热如炭火,咽喉与胸膺之间有膈塞不通的感觉,人迎脉躁动急数,呼吸喘促,肺气上逆,这又是邪气有余的现象。寸口脉微细如头发,这也是正气不足的表现。这是哪里患病? 叫什么病? 岐伯说:此病是太阴脾脏不足,热邪炽盛在胃,症状却偏重在肺,病的名字叫做厥,属于不能治的死证。这就是所谓"五有余、二不足"的证候,黄帝说:什么叫"五有余、二不足"呢? 岐伯说:所谓"五有余",就是身热热如炭,喘息,气逆等五种病气有余的证候。所谓"二不足",就是癃一日数十溲,脉微细如发两种正气不足证候。现在患者外见五有余,内见二不足,这种病既不能依有余而攻其表,又不能从不足而补其里,所以说是必死无疑了。

黄帝说:人出生以后就患有癫痫病的,病的名字叫什么? 是怎样得的呢? 岐伯说:病的名字叫胎病,这种病是胎儿在母腹中得的,由于其母曾受到很大的惊恐,气逆于上而不下,精也随而上逆,精气并聚不散,影响及胎儿,故其予生下来就患癫痫病。

黄帝说:有人患面目浮肿,像有水气的样

子,切按脉搏大而且紧,身体没有痛处,形体也不消瘦,但不能吃饭,或者吃得很少,这叫什么病?岐伯说:这种病发生在肾脏,名叫肾风。

肾风病人到了不能吃饭,常常惊恐的阶段,若惊后心气不能恢复,心肾俱败,神气消亡,而为死证。黄帝说:讲得好!

第四十八篇　大奇论

【原文】

　　肝满肾满肺满皆实,即为肿。肺之雍,喘而两胠满;肝雍,两胠满,卧则惊,不得小便;肾雍,脚下至少腹满,胫有大小,髀胻大跛,易偏枯。

　　心脉满大,痫瘛筋挛;肝脉小急,痫瘛筋挛;肝脉鹜,暴有所惊骇,脉不至若瘖,不治自已。

　　肾脉小急,肝脉小急,心脉小急,不鼓皆为瘕。

　　肾肝并沉为石水,并浮为风水,并虚为死,并小弦欲惊。

　　肾脉大急沉,肝脉大急沉,皆为疝。

　　心脉搏滑急为心疝,肺脉沉搏为肺疝。

　　三阳急为瘕,三阴急为疝,二阴急为痫厥,二阳急为惊。

　　脾脉外鼓,沉为肠澼,久自已。肝脉小缓为肠澼,易治。肾脉小搏沉,为肠澼下血,血温身热者死。心肝澼亦下血,二藏同病者可治。其脉小沉濇为肠澼,其身热者死,热见七日死。

　　胃脉沉鼓濇,胃外鼓大,心脉小坚急,皆鬲偏枯。男子发左,女子发右,不瘖舌转,可治,三十日起,其从者,瘖,三岁起。年不满二十者,三岁死。

　　脉至而搏,血衄身热者死,脉来悬钩浮为常脉。

　　脉至如喘,名曰暴厥。暴厥者,不知与人言。脉至如数,使人暴惊,三四日自已。

　　脉至浮合,浮合如数,一息十至以上,是经气予不足也,微见九十日死;脉至如火薪然,是心精之予夺也,草干而死;脉至如散叶,是肝气予虚也,木叶落而死;脉至如省客,省客者,脉塞而鼓,是肾气予不足也,悬去枣华而死;脉至如丸泥,是胃精予不足也,榆荚落而死;脉至如横格,是胆气予不足也,禾熟而死;脉至如弦缕,是胞精予不足也,病善言,下霜而死,不言可治;脉至如交漆,交漆者,左右傍至也,微见三十日死;脉至如涌泉,浮鼓肌中,太阳气予不足也,少气味,韭英而死;脉至如颓土之状,按之不得,是肌气予不足也,五色先见,黑白垒发死;脉至如悬雍,悬雍者,浮揣切之益大,是十二俞之予不足也,水凝而死;脉至如偃刀,偃刀者,浮之小急,按之坚大急,五藏菀熟,寒热独并于肾也,如此其人不得坐,立春而死;脉至如丸滑不直手,不直手者,按之不可得也,是大肠气予不足也,枣叶生而死;脉至如华者,令人善恐,不欲坐卧,行立常听,是小肠气予不足也,季秋而死。

【译文】

　　肝经、肾经、肺经胀满者,其脉搏必实,当即发为浮肿。

肺脉壅滞，则喘息而两胁胀满。肝脉壅滞，则两胁胀满，睡卧时惊惕不安，小便不利。肾脉壅滞，则胁下至少腹部胀满，两侧胫部粗细大小不同，患侧髀胫肿大，活动受限，日久且易发生偏枯病。

心脉满大，是心经热盛，耗劫肝阴，心神被伤，筋脉失养，故发生癫痫、抽搐及筋脉拘挛等症。肝脉小急，是肝血虚而寒滞肝脉，血不养心，筋脉不利，也能出现癫痫、抽搐和筋脉拘挛。肝脉的搏动急疾而乱，是由于受了惊吓，如果按不到脉搏或突然出现失音的，这是因惊吓一时气逆而致脉气不通，不需治疗，待其气通即可恢复。肾、肝、心三脉细小而急疾，指下浮取鼓击不明显，是气血积聚在腹中，皆当发为瘕病。

肾脉和肝脉均见沉脉，为石水病；均见浮脉，为风水病；均见虚脉，为死证；均见小而兼弦之脉，将要发生惊病。肾脉沉大急疾，肝脉沉大急疾，均为疝病。心脉搏动急疾流利，为心疝；肺脉沉而搏击于指下，为肺疝。太阳之脉急疾，是受寒血凝为瘕；太阴之脉急疾，是受寒气聚为疝；少阴之脉急疾，是邪乘心肾，发为痫厥；阳明之脉急疾，是木邪乘胃，发为惊骇。

脾脉见沉而又有向外鼓动之象，是痢疾，为里邪出表的脉象日久必然自愈。肝脉小而缓慢的，为痢疾邪气较轻，容易治愈。肾脉沉小而动，是痢疾，或大便下血，若血热身热，是邪热有余，真阴伤败，为预后不良的死证。心肝二脏所发生的痢疾，亦见下血，如果是两脏同病的，可以治疗，若其脉都出现小沉而涩滞的痢疾，兼有身热的，预后多不良，如连续身热七天以上，多属死证。

胃脉沉而应指涩滞，或者浮而应指甚大，以及心脉细小坚硬急疾的，都属气血隔塞不通，当病偏枯半身不遂。若男子发病在左侧，女子发病在右侧，说话正常，舌体转动灵活，可以治疗，经过三十天可以痊愈。如果男病在右，女病在左，说话发不出声音的，需要三年才能痊愈。如果患者年龄不满二十岁，此为禀赋不足，不出三年就要死亡。脉来搏指有力，病见衄血而身发热，为真阴脱败的死证。若是脉来浮钩如悬的，则是失血的常见之脉。脉来喘息，突然昏厥，不能言语的，名叫暴厥。脉来如热盛之数，得之暴受惊吓，经过三四天就会自行恢复。

脉来如浮波之合，像热盛时的数脉一样急疾，一呼一息跳动十次以上，这是经脉之气均已不足的现象，从开始见到这种脉象起，经过九十天就要死亡。脉来如新燃之火，临势很盛，这是心脏的精气已经虚失，至秋末冬初野草干枯的时候就要死亡。脉来如散落的树叶，浮泛无根，这是肝脏精气虚极，至深秋树木落叶时就要死亡。脉来如访问之客，或去或来，或停止不动，或搏动鼓指，这是肾脏的精气不足，在初夏枣花开落的时候，火旺水败，就会死亡。脉来如泥丸，坚强短涩，这是胃腑精气不足，在春末夏初榆荚枯落的时候就要死亡。脉来如有横木在指下，长而坚硬，这是胆的精气不足，到秋后谷类成熟的时候，金旺木败，就要死亡。脉来紧急如弦，细小如缕，是胞脉的精气不足，若患者反多言语，是真阴亏损而虚阳外现，在下霜时，阳气虚败，就会死亡；若患者静而不言，则可以治疗；脉来如交漆，缠绵不清，左右旁至，为阴阳偏败，从开始见到这种脉象起三十日就会死亡。脉来如泉水上涌，浮而有力，鼓动于肌肉中，这是足太阳膀胱的精气不足，症状是呼吸气短，到春天尝到新韭菜的时候就要死亡。脉来如倾颓的腐土，虚大无力，重按则无，这是脾脏精气不足，若面部先见到五色中的黑色，是土败水侮的现象，到春天白藁发生的时候，木旺土衰，就要死亡。如悬雍之上大下小，浮取揣摩则愈觉其大，按之益大，与筋骨相离，这是十二俞的精气不足，十二俞均属太阳膀胱经，故在冬季结冰的时候，阴盛阳绝，就要死亡。

脉来如仰卧的刀口，浮取小而急疾，重按坚大而急疾，这是五脏郁热形成的寒热交并于肾脏，这样的病人仅能睡卧，不能坐起，至立春阳盛阴衰时就要死亡。脉来如弹丸，短小而滑，按之无根，这是大肠的精气不足，在初夏枣树生叶的时候，火旺金衰，就要死亡。脉来如草木之花，轻浮柔弱，其人易发惊恐，坐卧不宁，内心多疑，所以不论行走或站立时，经常偷听别人的谈话，这是小肠的精气不足，到秋末阴盛阳衰的季节就要死亡。

第四十九篇　脉解

【原文】

太阳所谓肿腰椎痛者，正月太阳寅，寅太阳也，正月阳气出在上，而阴气盛，阳未得自次也，故肿腰椎痛也。病偏虚为跛者，正月阳气冻解地气而出也，所谓偏虚者，冬寒颇有不足者，故偏虚为跛也。所谓强上引背者，阳气大上而争，故强上也。所谓耳鸣者，阳气万物盛上而跃，故耳鸣也。所谓甚则狂巅疾者，阳尽在上，而阴气从下，下虚上实，故狂巅疾也，所谓浮为聋者，皆在气也。所谓入中为喑者，阳盛已衰，故为喑也。内夺而厥，则为喑俳，此肾虚也。少阴不至者，厥也。

少阳谓心胁痛者，言少阳盛也，盛者心之所表也。九月阳气尽而阴气盛，故心胁痛也。所谓不可反侧者，阴气藏物也，物藏则不动，故不可反侧也。所谓甚则跃者，九月万物尽衰，草木毕落而堕，则气去阳而之阴，气盛而阳之下长，故谓跃。

阳明所谓洒洒振寒者，阳明者午也，五月盛阳之阴也，阳盛而阴气加之，故洒洒振寒也。所谓胫肿而股不收者，是五月盛阳之阴也，阳者衰于五月，而一阴气上，与阳始争，故胫肿而股不收也。所谓上喘而为水者，阴气下而复上，上则邪客于藏府间，故为水也。所谓胸痛少气者，水气在藏府也，水者，阴气也，阴气在中，故胸痛少气也。所谓甚则厥，恶人与火，闻木音则惕然而惊者，阳气与阴气相薄，水火相恶，故惕然而惊也。所谓欲独闭户牖而处者，阴阳相薄也，阳尽而阴盛，故欲独闭户牖而居。所谓病至则欲乘高而歌，弃衣而走者，阴阳复争，而外并于阳，故使之弃衣而走也。所谓客孙脉则头痛鼻衄腹肿者，阳明并于上，上者则其孙络太阴也，故头痛鼻衄腹肿也。

太阴所谓病胀者，太阴子也，十一月万物气皆藏于中，故曰病胀；所谓上走心为噫者，阴盛而上走于阳明，阳明络属心，故曰上走心为噫也；所谓食则呕者，物盛满而上溢，故呕也；所谓得后与气则快然如衰者，十二月阴气下衰,而阳气且出,故曰得后与气则快然如衰也。

少阴所谓腰痛者,少阴者,肾也,十月万物阳气皆伤,故腰痛也。所谓呕咳上气喘者,阴气在下,阳气在上,诸阳气浮,无所依从,故呕咳上气喘也。所谓色色不能久立久坐,起则目䀮䀮无所见者,万物阴阳不定未有主也,秋气始至,微霜始下,而方杀万物,阴阳内夺,故目䀮䀮无所见也。所谓少气善怒者,阳气不治,阳气不治,则阳气不得出,肝气当治而未得,故善怒,善怒者,名曰煎厥。所谓恐如人将捕之者,秋气万物未有毕去,阴气少,阳气入,阴阳相薄,故恐也。所谓恶闻食臭者,胃无气,故恶闻食臭也。所谓面黑如地色者,秋气内夺,故变于色也。所谓咳则有血者,阳脉伤也,阳气未盛于上而脉满,满则咳,故血见于鼻也。

厥阴所谓颓疝,妇人少腹肿者,厥阴者辰也,三月阳中之阴,邪在中,故曰颓疝少腹肿也。所谓腰脊痛不可以俯仰者,三月一振荣华,万物一俯而不仰也。所谓颓癃疝肤胀者,曰阴亦盛而脉胀不通,故曰颓癃疝也。所谓甚则嗌干热中者,阴阳相薄而热,故嗌干也。

【译文】

太阳经有所谓腰肿和臀部疼痛的,是因为正月属于太阳,而月建在寅,正月是阳气升发的季节,但阴寒之气尚盛,阳气未能依正常规律,逐渐旺盛,当旺不旺,病及于经,故发生腰肿和臀部疼痛。病有阳气不足而发为偏枯跛足的,是因为正月里阳气促使冰冻解散,地气从下上出,由于寒冬的影响,阳气颇感不足,若阳气偏虚于足太阳

经一侧,则发生偏枯跛足的症状。所谓颈项中急而牵引背部的,是因为阳气剧烈地上升而争引,影响于足太阳经脉,所以发生颈项强急。所谓出现耳鸣症状的,是因为阳气过盛,好像万物向上盛长而活跃,盛阳循经上逆,故出现耳鸣。所谓阳邪亢盛发生狂病癫痫的,是因为阳气尽在上部,阴气却在下面,下虚而上实,所以发生狂病和癫痫病。所谓逆气上浮而致耳聋的,是因为气分失调,阳气进入内部不能言语的,是因为阳气盛极而衰,故不能言语。若房事不节内夺肾精,精气耗散而厥逆,就会发生痔痹病,这是因为肾虚,少阴经的精气不至而发生厥逆。

少阳所以发生心胁痛的症状,是因少阳属九月,月建在戌,少阳脉散络心包,为心之表,九月阳气将尽,阴气方盛,邪气循经而病,所以心胁部发生疼痛。所谓不能侧身转动,是因为九月阴气盛,万物皆潜藏而不动,少阳经气应之,所以不能转侧。所谓甚则跳跃,是因为九月万物衰败,草木尽落而坠地,人身的阳气也由表入里,阴气旺盛在上部,阳气向下而生长,活动于两足,所以容易发生跳跃的状态。

阳明经有所谓洒洒振寒的症状,是因为阳明旺于五月,月建在午,五月是阳极而阴生的时候,人体也是一样,阴气加于盛阳之上,故令人洒洒然寒栗。所谓足胫浮肿而腿弛缓不收,是因为五月阳盛极而阴生,阳气始衰,在下初生之一阴,向上与阳气相争,致使阳明经脉不和,故发生足胫浮肿而两腿弛缓不收的症状。所谓因水肿而致喘息的,是由于土不制水,阴气自下而上,居于脏腑之间,水气不化,故为水肿之病,水

气上犯肺脏，所以出现喘息的症状。所谓胸部疼痛呼吸少气的，也是由于水气停留于脏腑之间，水液属于阴气，停留于脏腑，上逆于心肺，所以出现胸痛少气的症状。所谓病甚则厥逆，厌恶见人与火光，听到木击的声音则惊惕不已，这是由于阳气与阴气相争，水火不相协调，所以发生惊惕一类的症状。所谓想关闭门窗而独居的，是由于阴气与阳气相争，阳气衰而阴气盛，阴主静，所以病人喜欢关闭门窗而独居。所谓发病则登高处而歌唱，抛弃衣服而奔走的，是由于阴阳之气反复相争，而外并于阳经使阳气盛，阳主热主动，热盛于上，所以病人喜欢登高而歌，热盛于外，所以弃衣而走。所谓客于孙脉则头痛、鼻塞和腹部肿胀的，是由于阳明经的邪气上逆，若逆于本经的细小络脉，就出现头痛鼻塞的症状，若逆于太阴脾经，就出现腹部肿胀的症状。

太阴经脉有所谓病腹胀的，是因为太阴为阴中之至阴，应于十一月，月建在子，此时阴气最盛，万物皆闭藏于中，人气亦然，阴邪循经入腹，所以发生腹胀的症状。所谓上走于心而为嗳气的，是因为阴邪盛，阴邪循脾经上走于阳明胃经，足阳明之正上通于心，心主嗳气，所以说上走于心就会发生嗳气。所谓食入则呕吐的，是因为脾病，食物不能运化，胃中盛满而上溢，所以发生呕吐的症状。所谓得到大便和矢气就觉得爽快而病减的，是因为十二月阴气盛极而下衰，阳气初生，人体也是一样，腹中阴邪得以下行，所以腹胀嗳气的病人得到大便或矢气后，就觉得爽快，就像病减轻了似的。

少阴有所谓腰痛的，是因为足少阴经应在十月，月建在申，十月阴气初生，万物肃杀，阳气被抑制，腰为肾之府，故出现腰痛的症状。所谓呕吐、咳嗽、上气喘息的，是因为阴气盛于下，阳气浮越于上而无所依附，少阴脉从肾上贯肝膈入肺中，故出现呕吐、咳嗽、上气喘息的症状。所谓身体衰弱不能久立，久坐起则眼花缭乱视物不清的，是因为七月秋气始至，微霜始降，阴阳交替尚无定局，万物因受肃杀之气而衰退，人体阴阳之气衰夺，故不能久立，久坐乍起则两目视物不清。所谓少气善怒的，是因为秋天阳气下降，失去调气作用少阳经阳气不得外出，阳气郁滞在内，肝气郁结不得疏泄，不能约束其所管，故容易发怒，怒则气逆而厥，叫做"煎厥"。所谓恐惧不安好像被人捉捕一样，是因为秋天阴气始生，万物尚未尽衰，人体应之，阴气少，阳气入，阴阳交急，循经入肾，故恐惧如人将捕之。所谓厌恶食物气味的，是因为肾火不足，不能温养化源，致使胃气虚弱，消化功能已失故不欲进食而厌恶食物的气味。所谓面色发黑如地色的，是因为秋天肃杀之气耗散内脏精华，精气内夺而肾虚，故面色变黑。所谓咳嗽则出血的，是上焦阳脉损伤，阳气未盛于上，血液充斥于脉管，上部脉满则肺气不利，故咳嗽，络脉伤则血见于鼻。

厥阴经脉为病有所谓癫疝及妇女少腹肿的。是因为厥阴应于三月，月建在辰，三月阳气方长，阴气尚存，阴邪积聚于中，循厥阴肝经发病，故发生阴囊肿大疼痛及妇女少腹肿的症状。所谓腰脊痛不能俯仰的，是因为三月阳气振发，万物荣华繁茂，然尚有余寒，人体应之，故出现腰脊疼痛而不能俯仰的症状。所谓有癫癃疝、肤皮肿

胀的,也是因为阴邪旺盛,以致厥阴经脉胀闭不通,故发生前阴肿痛、小便不利以及肤胀等病。所谓病甚则咽干热中的,是因为

三月阴阳相争而阳气胜,阳胜产生内热,热邪循厥阴肝经上逆入喉,故出现咽喉干燥的症状。

素问篇　卷十四

第五十篇　刺要论

【原文】

黄帝问曰:愿闻刺要。岐伯对曰:病有浮沉,刺有浅深,各至其理,无过其道,过之则内伤,不及则生外壅,壅则邪从之,浅深不得,反为大贼,内动五藏,后生大病。故曰:病有在毫毛腠理者,有在皮肤者,有在肌肉者,有在脉者,有在筋者,有在骨者,有在髓者。

是故刺毫毛腠理无伤皮,皮伤则内动肺,肺动则秋病温疟,淅淅然寒慄。

刺皮无伤肉,肉伤则内动脾,脾动则七十二日四季之月,病腹胀烦,不嗜食。

刺肉无伤脉,脉伤则内动心,心动则夏病心痛。

刺脉无伤筋,筋伤则内动肝,肝动则春病热而筋弛。

刺筋无伤骨,骨伤则内动肾,肾动则冬病胀腰痛。

刺骨无伤髓,髓伤则销铄胻酸,体解㑊然不去矣。

【译文】

黄帝问道:我想了解针刺方面的要领。岐伯回答说:疾病有在表在里的区别,刺法有浅刺深刺的不同,病在表应当浅刺,病在里应当深刺,各应到达一定的部位(疾病所在),而不能违背这一法度,刺得太深,就会损伤内脏;刺得太浅,不仅达不到病处,而且反使在表的气血壅滞,给病邪以可乘之机。因此,针刺深浅不当,反会给人体带来很大的危害,使五脏功能紊乱,继而发生严重的疾病。

所以说:疾病的部位有在毫毛腠理的,有在皮肤的,有在肌肉的,有在脉的,有在筋的,有在骨的,有在髓的。因此,该刺毫毛腠理的,不要伤及皮肤,若皮肤受伤,就会影响肺脏的正常功能,肺脏功能扰乱后,以致到秋天时,易患温疟病,发生恶寒战栗的症状。该刺皮肤的,不要伤及肌肉,若肌肉受伤,就会影响脾脏的正常功能,以致在每一季节的最后十八天中,发生腹胀烦满,不思饮食的病症。该刺肌肉的,不要伤及血脉,若血脉受伤,就会影响心脏的正常功能,以致到夏天时,易患心痛的病症。该刺血脉的,不要伤及筋脉,若筋脉受伤,就会影响肝脏的正常功能,以致到秋天时,易患热性病,发生筋脉弛缓的症状。该刺筋的,不要伤及骨,若骨受伤,就会影响肾脏的正常功能,以致到冬天时,易

患腹胀、腰痛的病症。该刺骨的,不要伤及骨髓,若骨髓被损伤而髓便日渐消减,不能充养骨骼,就会导致身体枯瘦,足胫发酸,肢体懈怠,无力举动的病症。

第五十一篇　刺齐论

【原文】

黄帝问曰:愿闻刺浅深之分。岐伯对曰:刺骨者无伤筋,刺筋者无伤肉,刺肉者无伤脉,刺脉者无伤皮,刺皮者无伤肉,刺肉者无伤筋,刺筋者无伤骨。

帝曰:余未知其所谓,愿闻其解。岐伯曰:刺骨无伤筋者,针至筋而去,不及骨也。刺筋无伤肉者,至肉而去,不及筋也。刺肉无伤脉者,至脉而去,不及肉也。刺脉无伤皮者,至皮而去,不及脉也。

所谓刺皮无伤肉者,病在皮中,针入皮中,无伤肉也。刺肉无伤筋者,过肉中筋也。刺筋无伤骨者,过筋中骨也。此之谓反也。

【译文】

黄帝问道:我想了解针刺浅深的不同要求。岐伯回答说:针刺骨,就不要损伤筋;针刺筋,就不要损伤肌肉;针刺肌肉,就不要损伤脉;针刺脉,就不要损伤皮肤(以上四句指的是,应该深刺,则不能浅刺);针刺皮肤,则不要伤及肌肉;针刺肌肉,则不要伤及筋;针刺筋,则不要伤及骨(以上三句指的是,应该浅刺,则不能深刺)。

黄帝说:我不明白其中的道理,希望能听听对此的解释。岐伯说:所谓刺骨不要伤害筋,是说需刺骨的,不可在仅刺到筋而未达骨的深度时,就停针或拔出;刺筋不要伤害肌肉,是说需刺至筋的,不可在仅刺到肌肉而未达筋的深度时,就停针或拔出;刺肌肉不要伤害脉,是说需刺至肌肉深部的,不可在仅刺到脉而未达肌肉深部时,就停针或拔去;刺脉不要伤害皮肤,是说需刺至脉的,不可在仅刺到皮肤而未达脉的深度时,就停针拔去。所谓针刺皮肤不要伤及肌肉,是说病在皮肤之中,针就刺至皮肤,不要深刺伤及肌肉;刺肌肉不要伤及筋,是说针只能刺至肌肉,太过就会伤及筋;刺筋不要伤及骨,是说针只能刺至筋,太过就会伤及骨。以上这些,是说若针刺深浅不当,就会带来不良后果。

第五十二篇　刺禁论

【原文】

黄帝问曰:愿闻禁数。岐伯对曰:藏有要害,不可不察,肝生于左,肺藏于右,心部于表,肾治于里,脾为之使,胃为之市。膈肓之上,中有父母,七节之傍,中有小心,从之有福,逆之有咎。

刺中心,一日死,其动为噫。刺中肝,五日死,其动为语。刺中肾,六日死,其动为嚏。刺中肺,三日死,其动为咳。刺中脾,十日死,其动为吞。刺中胆,一日半死,其动为呕。

刺跗上,中大脉,血出不止死。刺面,中溜脉,不幸为盲。刺头,中脑户,入脑立死。刺舌下,中脉太过,血出不止为喑。刺足下布络中脉,血不出为肿。刺郄中大脉,令人仆脱色。刺气街中脉,血不出为肿,鼠仆。刺脊间中髓,为伛。刺乳上,中乳房,为肿,根蚀。刺缺盆中内陷,气泄,令人喘咳逆。刺手鱼腹内陷,为肿。

无刺大醉,令人气乱。无刺大怒,令人气逆。无刺大劳人,无刺新饱人,无刺大饥人,无刺大渴人,无刺大惊人。

刺阴股中大脉,血出不止死。刺客主人内陷中脉,为内漏、为聋。刺膝髌出液,为跛。刺臂太阴脉,出血多立死。刺足少阴脉,重虚出血,为舌难以言。刺膺中陷,中肺,为喘逆仰息。刺肘中内陷,气归之,为不屈伸。刺阴股下三寸内陷,令人遗溺。刺掖下胁间内陷,令人咳。刺少腹,中膀胱,溺出,令人少腹满。刺腨肠内陷为肿。刺匡上陷骨中脉,为漏、为盲。刺关节中液出,不得屈伸。

【译文】

黄帝问道:我想了解人体禁刺的部位。岐伯回答说:内脏各有要害之处,不能不细看详审! 肝气生发于左,肺气肃降于右,心脏调节在表的阳气,肾脏管理在里的阴气,脾主运化,水谷精微赖以转输,胃主受纳,饮食水谷汇聚于此。膈肓的上面,有维持生命活动的心、肺两脏,第七椎旁的里面有心包络。上述部位都应该禁刺,遵循这个刺禁,就有利于治疗,违背了,则会给人体造成祸害。

刺中心脏,约一日即死,其病变症状为嗳气。刺中肝脏,约五日即死,其病变症状为多言多语。刺中肾脏,约六日即死,其病变症状为打喷嚏。刺中肺脏,约三日即死,其病变症状为咳呛。刺中脾脏,约十日即死,其病变症状为频频吞咽。误刺中胆,约一日半即死,其病变症状为呕吐。针刺足背,误伤了大血管,若出血不止,便会死亡。针刺面部,误伤了与目相通的经脉,则可能使眼睛失明。针刺头部的脑户穴,若刺至脑髓,就会立即死亡。针刺廉泉穴,误伤了血管,若出血不止,可使喉哑失音。针刺足下布散的络脉,误伤了血管,瘀血内留而不出,可致局部肿胀。针刺委中穴太深,误伤了大经脉,可令人跌仆,面色苍白。针刺气街穴,误伤了血管,若瘀血留着不去,鼠蹊部就会肿胀。针刺脊椎间隙,误伤了脊髓,会使人背曲不伸。针刺乳中穴,伤及乳房,可使乳房肿胀,内部腐蚀溃脓。针刺缺盆中央太深,造成肺气外泄,可令人喘咳气逆。针刺手鱼际穴太深,可使局部发生肿胀。

不要针刺饮酒大醉的人,否则会使气血紊乱。不要针刺正值勃然大怒的人,否则会使气机上逆。此外,对过度疲劳,刚刚饱食,过分饥饿,极度口渴,方受极大惊吓的人,皆不可以针刺。刺大腿内侧的穴位,误伤了大血管,若出血不止,便会死亡。刺上关穴太深，误伤了经脉，可使耳内化脓或致耳聋。刺膝膑部，若误伤以致流出液体，会使人发生跛足。刺手太阴经脉，若误伤出血过多，则立即死亡。刺足少阴经脉，误伤出血，可使肾气更虚，以致舌体失养转动不利而语言困难。

针刺胸膺部太深，伤及肺脏，就会发生气喘上逆、仰面呼吸的症状。针刺肘弯处太深，气便结聚于局部而不行，以致手臂不能屈伸。针刺大腿内侧下三寸处太深，使人遗尿。针刺腋下胁肋间太深，使人咳嗽。针刺少腹太深，误伤膀胱，使小便漏出流入腹腔，以致少腹胀满。针刺小腿肚太深，会使局部肿胀。针刺眼眶而深陷骨间，伤及脉络，就会造成流泪不止，甚至失明。针刺关节，误伤以致液体外流，则关节不能屈伸。

第五十三篇 刺志论

【原文】

黄帝问曰：愿闻虚实之要。岐伯对曰：气实形实，气虚形虚，此其常也，反此者病。谷盛气盛，谷虚气虚，此其常也，反此者病。脉实血实，脉虚血虚，此其常也，反此者病。

帝曰：如何而反？岐伯曰：气虚身热，此谓反也；谷入多而气少，此谓反也；谷不入而气多，此谓反也；脉盛血少，此谓反也；脉少血多，此谓反也。

气盛身寒，得之伤寒。气虚身热，得之伤暑。谷入多而气少者，得之有所脱血，湿居下也。谷入少而气多者，邪在胃及与肺也。脉小血多者，饮中热也。脉大血少者，脉有风气，水浆不入，此之谓也。

夫实者，气入也；虚者，气出也；气实者，热也；气虚者，寒也。入实者，左手开针空也；入虚者，左手闭针空也。

【译文】

黄帝问道：我想了解有关虚实的道理。岐伯回答说：气充实的，形体就壮实，气不足的，形体就虚弱，这是正常生理状态，若与此相反的，就是病态。纳谷多的气盛，纳谷少的气虚，这是正常现象，若与此相反的，就是病态。脉搏大而有力的，是血液充盛，脉搏小而细弱的，是血液不足，这是正常现象，若与此相反的，就是病态。黄帝又问：反常现象是怎样的？岐伯说：气盛而身体反觉寒冷，气虚而身体反感发热的，是反常现象；饮食虽多而气不足，饮食不进而气反盛的，都是反常现象；脉搏盛而血反少，脉搏小而血反多的，也是反常现象。

气旺盛而身寒冷，是受了寒邪的伤害。气不足而身发热，是受了暑热的伤害。饮食虽多而气反少的，是由于失血或湿邪聚居于下部之故，饮食虽少而气反盛的，是由于邪气在胃和肺。脉搏小而血多，是由于病留饮而中焦有热。脉搏大而血少，是由于风邪侵入脉中且汤水不进之故。这些就是形成虚实反常的机理。

大凡实证，是由于邪气亢盛侵入人体；虚证，是由于人体正气外泄。气实的多表现为热象；气虚的多表现为寒象。针刺治疗实证，出针后，左手不要按闭针孔，使邪气外泄；治疗虚证，出针后，左手随即闭合针孔，使正气不得外散。

第五十四篇 针解

【原文】

黄帝问曰:愿闻九针之解,虚实之道。岐伯对曰:刺虚则实之者,针下热也,气实乃热也。满而泄之者,针下寒也,气虚乃寒也。菀陈则除之者,出恶血也。邪胜则虚之者,出针勿按;徐而疾则实者,徐出针而疾按之;疾而徐则虚者,疾出针而徐按之;言实与虚者,寒温气多少也。若无若有者,疾不可知也。察后与先者,知病先后也。为虚与实者,工勿失其法。若得若失者,离其法也。虚实之要,九针最妙者,为其各有所宜也。补写之时者,与气开阖相合也。九针之名,各不同形者,针穷其所当补写也。

刺实须其虚者,留针阴气隆至,乃去针也;刺虚须其实者,阳气隆至,针下热乃去针也。经气已至,慎守勿失者,勿变更也。深浅在志者,知病之内外也;近远如一者,深浅其候等也。如临深渊者,不敢堕也。手如握虎者,欲其壮也。神无营于众物者,静志观病人,无左右视也;义无邪下者,欲端以正也;必正其神者,欲瞻病人目制其神,令气易行也。所谓三里者,下膝三寸也;所谓跗之者,举膝分易见也;巨虚者,蹻足胻独陷者;下廉者,陷下者也。

帝曰:余闻九针,上应天地四时阴阳,愿闻其方,令可传于后世以为常也。岐伯曰:夫一天、二地、三人、四时、五音、六律、七星、八风、九野,身形亦应之,针各有所宜,故曰九针。人皮应天,人肉应地,人脉应人,人筋应时,人声应音,人阴阳合气应律,人齿面目应星,人出入气应风,人九窍三百六十五络应野,故一针皮,二针肉,三针脉,四针筋,五针骨,六针调阴阳,七针益精,八针除风,九针通九窍,除三百六十五节气,此之谓各有所主也。人心意应八风,人气应天,人发齿耳目五声应五音六律,人阴阳脉血气应地,人肝目应之九。九窍三百六十五。人一以观动静天二以候五色七星应之,以候发毋泽五音一,以候宫商角徵羽六律有余,不足应之二地一,以候高下有余九野一节俞应之,以候闭节,三人变一分人,候齿泄多血少十分角之变,五分以候缓急,六分不足三分寒关节第九,分四时人寒温燥湿四时,一应之以候相反,一四方各作解。

【译文】

黄帝问道:希望听你讲讲对九针的解释,以及虚实补泻的道理。岐伯回答说:针治虚证用补法,针下应有热感,因为正气充实了,针下才会发热;邪气盛满用泻法,针下应有凉感,因为邪气衰退了,针下才会发凉。血液郁积日久,要用放出恶血的方法来消除。邪盛用泻法治疗,就是出针后不要按闭针孔(使邪气得以外泄)。所谓徐而疾则实,就是慢慢出针,并在出针后迅速按闭针孔(使正气充实不泄);所谓疾而徐则虚;就是快速出针,而在出针后不要立即按闭针孔(使邪气得以外泄),实与虚的根据,是指气至之时针下凉感与热感的多少。若有若无,是说下针后经气到来迅速而不易察觉。审察先后,是指辨别疾病变化的先后。辨别疾病的为虚为实,虚证用补法,实证用泻法。医生治病不可离开这个原则。若医生不能准确地把握,那么就会背离正确的治疗法则。虚实补泻的关键,在于巧妙地运用九针,因为九针各有不同的特点,适宜于不同的病证,针刺补泻的时间,应该与气的来去开阖相配合:气来时为开可以泻之,气去时为阖可以补之,九针的名称不同,形状也各有所异,根据治疗需要,充分发挥各自的补泻作用。

针刺实证须用泻法,下针后应留针,待针下出现明显的寒凉之感时,即可出针;针刺虚证要达到补气的目的,待针下出现明显的温热之感时,即可出针。经气已经到来,应谨慎守候不要失去,不要变更手法。决定针刺的深浅,就要先察明疾病部位的在内在外,针刺虽有深浅之分,但候气之法都是相同的。行针时,应似面临深渊、不敢跌落那样谨慎小心。持针时,就像握虎之势那样坚定有力。思想不要分散于其他事情,针刺手法要正确,端正直下,不可歪斜。下针后,务必注视病人的双目来控制其精神活动,使经气运行通畅。

黄帝说:我听说九针与天地四时阴阳相应合,请你讲讲其中的道理,以使其能流传于后世,作为治病的常法。岐伯说:一天、二地、三人、四时、五音、六律、七星、八风、九野,人的形体也与自然界相应,针的式样也是根据其所适应的不同病证制成的,所以有九针之名。人的皮肤在外,庇护全身,与天相应,肌肉柔软安静,如土地厚载万物一样,脉与人体本身相应,筋约束周身、各部功能不同,犹如一年四季气候各异,人的声音与五音相应。人的脏腑阴阳之气配合犹如六律六吕的高低有节;人的牙齿和面目的排列犹如天上的星辰一样;人的呼吸之气犹如自然界的风一样;人的九窍三百六十五络分布全身,犹如地上的百川万水,纵横灌注于九野一样。所以九针之中,一(镵)针刺皮,二(员)针刺肉,三(鍉)针刺脉,四(锋)针刺筋,五(铍)针刺骨,六(员利)针调和阴阳,七(毫)针补益精气,八(长)针驱除风邪,九(大)针通利九窍,祛除周身三百六十五节间的邪气。这就叫做不同的针有不同的功用和适应证。人的心愿意向与八风相应,人体之气运行与天气运行相应,人的发齿耳目五声与五音六律相应,人体阴阳经脉运行气血与大地江河百川相应,肝脏精气通于两目,目又属于九窍,所以肝目与九数相应。

第五十五篇　长刺节论

【原文】

刺家不诊,听病者言,在头,头疾痛,为藏针之,刺至骨,病已上,无伤骨肉及皮,皮者道也。

阴刺,入一傍四处。治寒热。深专者,刺大藏,迫藏刺背,背俞也。刺之迫藏,藏会,腹中寒热去而止。与刺之要,发针而浅出血。

治腐肿者刺腐上,视痈小大深浅刺,刺大者多血,小者深之,必端内针为故止。

病在少腹有积,刺皮䯏以下,至少腹而止;刺侠脊两傍四椎间,刺两髂髎季胁肋间,导腹中气热下已。

病在少腹，腹痛不得大小便，病名曰疝，得之寒；刺少腹两股间，刺腰髁骨间，刺而多之，尽炅病已。

病在筋，筋挛节痛，不可以行，名曰筋痹。刺筋上为故，刺分肉间，不可中骨也；病起筋炅，病已止。

病在肌肤，肌肤尽痛，名曰肌痹，伤于寒湿。刺大分、小分，多发针而深之，以热为故；无伤筋骨，伤筋骨，痈发若变；诸分尽热，病已止。

病在骨，骨重不可举，骨髓酸痛，寒气至，名曰骨痹。深者刺，无伤脉肉为故，其道大分小分，骨热病已止。

病在诸阳脉，且寒且热，诸分且寒且热，名曰狂。刺之虚脉，视分尽热，病已止。

病初发，岁一发，不治月一发，不治，月四五发，名曰癫病。刺诸分诸脉，其无寒者以针调之，病已止。

病风且寒且热，炅汗出，一日数过，先刺诸分理络脉；汗出且寒且热，三日一刺，百日而已。

病大风，骨节重，须眉堕，名曰大风，刺肌肉为故，汗出百日，刺骨髓，汗出百日，凡二百日，须眉生而止针。

【译文】

精通针术的医家，在尚未诊脉之时，还需听取病人的自诉。病在头部，且头痛剧烈，可以用针刺治疗（在头部取穴），刺至骨部，病就能痊愈，但针刺深浅须恰当，不要损伤骨肉与皮肤，虽然皮肤为针刺出入必经之路，仍应注意勿使其受损。

阳刺之法，是中间直刺一针，左右斜刺四针，以治疗寒热的疾患。若病邪深入专攻内脏，当刺五脏的募穴；邪气进迫五脏，当刺背部的五脏俞穴，邪气迫脏而针刺背俞，是因为背俞是脏气会聚的地方。待腹中寒热消除之后，针刺就可以停止。针刺的要领，是出针时使其稍微出一点血。

治疗痈肿，应刺痈肿的部位，并根据其大小，决定针刺的深浅。刺大的痈肿，宜多出血，对小的深部痈肿要深刺，一定要端直进针，以达到病所为止。

病在少腹而有积聚，应针刺腹部皮肉丰厚之处以下的部位，向下直到少腹为止；再针第四椎间两旁的穴位和髂骨两侧的居髎穴，以及季胁肋间的穴位，以引导腹中热气下行，则病可以痊愈。

病在少腹，腹痛且大小便不通，病名叫做疝，是受寒所致。应针刺少腹到两大腿内侧间以及腰部和髁骨间的穴位，针刺穴位要多，到少腹部都出现热感，病就痊愈了。

病在筋，筋脉拘挛，关节疼痛，不能行动，病名为筋痹。应针刺在患病的筋上，由于筋脉在分肉之间，与骨相连，所以针从分肉间刺入，应注意不能刺伤骨。待有病的筋脉出现热感，说明病已痊愈，可以停止针刺。

病在肌肤，周身肌肤疼痛，病名为肌痹，这是被寒湿之邪侵犯所致。应针刺大小肌肉会合之处，取穴要多，进针要深，以局部产生热感为度。不要伤及筋骨，若损伤了筋骨，就会引起痈肿或其他病变。待各肌肉会合之处都出现热感，说明病已痊愈，可以停止针刺。

病在骨，肢体沉重不能抬举，骨髓深处感到酸痛，局部寒冷，病名为骨痹。治疗时应深刺，以不伤血脉肌肉为度。针刺的道路在大小分肉之间，待骨部感到发热，说明病已痊愈，可以停止针刺。

病在手足三阳经脉，出现或寒或热的症状，同时各分肉之间也有或寒或热的感觉，这叫狂病。针刺用泻法，使阳脉的邪气外泄，观察各处分肉，若全部出现热感，说明病已痊愈，应该停止针刺。有一种病，初起每年发作一次；若不治疗，则变为每月发作一次；若仍不治疗，则每月发作三四次，这叫做癫病。治疗时应针刺各大小分肉以及各部经脉，若没有寒冷的症状，可用针刺调治，直到病愈为止。

风邪侵袭人体，出现或寒或热的症状，热则汗出，一日发作数次，应首先针刺各分肉腠理及络脉；若依然汗出且或寒或热，可以三天针刺一次，治疗一百天，疾病就痊愈了。

病因大风侵袭，出现骨节沉重，胡须眉毛脱落，病名为大风。应针刺肌肉，使之出汗，连续治疗一百天后，再针刺骨髓，仍使之出汗，也治疗一百天，总计治疗二百天，直到胡须眉毛重新生长，方可停止针刺。

素问篇　卷十五

第五十六篇　皮部论

【原文】

黄帝问曰：余闻皮有分部，脉有经纪，筋有结络，骨有度量。其所生病各异，别其分部，左右上下，阴阳所在，病之始终，愿闻其道。

岐伯对曰：欲知皮部以经脉为纪者，诸经皆然。阳明之阳，名曰害蜚，上下同法。视其部中有浮络者，皆阳明之络也。其色多青则痛，多黑则痹，黄赤则热，多白则寒，五色皆见，则寒热也。络盛则入客于经，阳主外，阴主内。

少阳之阳，名曰枢持，上下同法。视其部中有浮络者，皆少阳之络也，络盛则入客于经，故在阳者主内，在阴者主出，以渗于内，诸经皆然。

太阳之阳，名曰关枢，上下同法。视其部中有浮络者，皆太阳之络也。络盛则入客于经。

少阴之阴，名曰枢儒，上下同法。视其部中有浮络者，皆少阴之络也。络盛则入客于经，其入经也，从阳部注于经；其出者，从阴内注于骨。

心主之阴，名曰害肩，上下同法。视其部中有浮络者，皆心主之络也。络盛则入客于经。

太阴之阴，名曰关蛰，上下同法。视其部中有浮络者，皆太阴之络也。络盛则入客于经。凡十二经络脉者，皮之部也。

是故百病之始生也，必先于皮毛，邪中之则腠理开，开则入客于络脉，留而不去，传入于经，留而不去，传入于府，廪于肠胃。邪之始入于皮毛也，晰然起毫毛，开腠理；其入于络也，则络脉盛色变；其入客于经也，则感虚乃陷下。其留于筋骨之间，寒多则筋挛骨痛，热多则筋弛骨消，肉烁䐃破，毛直而败。

帝曰:夫子言皮之十二部,其生病皆何如? 岐伯曰:皮者脉之部也,邪客于皮则腠理开,开则邪入客于络脉,络脉满则注于经脉,经脉满则入舍于府藏也,故皮者有分部,不与而生大病也。帝曰:善!

【译文】

黄帝问道:我听说人的皮肤有十二经分属部位,脉络的分布纵横有序,筋有结聚连络,骨有长短大小,其所发生的疾病各不相同,而辨别其皮肤的左右上下,阴阳的所在,就可知道疾病的开始和预后,我想听听其中的道理。岐伯回答说:要知道皮肤的分属部位,它是以经脉循行部位为纲纪的,各经都是如此。阳明经的阳名叫害蜚,手、足阳明经脉的诊法是一样的,诊它上下分属部位所浮现的络脉,都是属于阳明的络,它的络脉之色多青的,则病痛;多黑的则病痹;色黄赤的病属热;色白的病属寒;若五色兼见,则是寒热错杂的病;若络脉的邪气盛,就会向内传入于经,因为络脉在外属阳,经脉在内属阴,凡外邪的侵入,一般是由络传经,由表及里的。少阳经的阳,名叫"枢持",手、足少阳经的诊法是一样的,诊察它上下分属部位所浮现的络脉,都是属于少阳的络。络脉的邪气盛,就会向内传入于经,所以邪在阳分主内传入经,邪在阴分主外出或涌入于内,各经的内外出入都是如此。太阳经的阳名叫"关枢",手、足太阳经的诊法是一样的,诊察它上下分属部位所浮现的络脉,都是属于太阳的络,在络脉的邪气盛,就会向内传入于经。少阴经的阴,名叫"枢儒",手、足少阴经的诊法是一样的,诊察它上下分属部位所浮现的络脉,都是属于少阴的络。络脉的邪气盛,就会向内传入于经,邪气传入于经,是先从属阳的络脉注入于经,然后从属阴的经脉出而向内注于骨部。厥阴经的阴络,名叫"害肩",手、足厥阴经的诊法是一样的,诊察它上下分属部位所浮现的络,都是属于厥阴的络。络脉的邪气盛,就会向内传入于经脉,太阴经的阴,名叫"关蛰",手、足太阴经的诊法是一样的,诊察它上下分属部位所浮现的络,都是属太阴的络。络脉的邪气盛,就会向内传入于本经。以上所述这十二经之络脉的各个分部,也就是分属于皮肤的各个分部。因此,百病的发生,必先从皮毛开始,病邪中于皮毛;则腠理开,腠理开则病邪侵入络脉;留而不去,就向内传入于经脉;若再留而不去,就传入于腑,聚积于肠胃。病邪开始侵犯皮毛时,使人恶寒而毫毛直起,腠理开泄;病邪侵入络脉,则络脉盛满,其色变异常;病邪侵入经脉,是由于经气虚而病邪乃得陷入;病邪留连于筋骨之间,若寒邪盛时则筋挛急骨节疼痛,热邪盛时则筋弛缓,骨软无力,皮肉败坏,毛发枯槁。

黄帝说:您说的皮之十二部,发生的病都是怎样呢? 岐伯说:皮肤是络脉分属的部位。邪气侵入于皮肤则腠理开泄,腠理开泄则病邪侵入于络脉;络脉的邪气盛,则内注于经脉;经脉的邪气满盛则入舍于腑脏。所以说皮肤有十二经脉分属的部位,若见到病变而不预为治疗,邪气将内传于腑脏而生大病。黄帝说:好。

第五十七篇　经络论

【原文】

黄帝问曰:不自量夫络脉之见也,其五色各异,青黄赤白黑不同,其故何也? 岐伯对曰:经有常色而络无常变也。

帝曰:经之常色何如? 岐伯曰:心赤、肺白、肝青、脾黄、肾黑,皆亦应其经脉之色也。

帝曰:络之阴阳,亦应其经乎? 岐伯曰:阴络之色应其经,阳络之色变无常,随四时而行也。寒多则凝泣,凝泣则青黑;热多则淖泽,淖泽则黄赤;此皆常色,谓之无病,五色具见者,谓之寒热。帝曰:善。

【译文】

黄帝问道:络脉显露在外面,五色各不相同,有青、黄、赤、白、黑的不同,这是什么缘故呢? 岐伯回答说:经脉的颜色经常不变,而络脉则没有常色,常随四时之气变而变。黄帝说:经脉的常色是怎样的呢? 岐伯说:心主赤,肺主白,肝主青,脾主黄,肾主黑,这些都是与其所属经脉的常色相应的。黄帝说:阴络与阳络,也与其经脉的主色相应吗? 岐伯说:阴络的颜色与其经脉相应,阳络的颜色则变化无常,它是随着四时的变化而变化的。寒气多时则气血运行迟滞,因而多出现青黑之色;热气多时则气血运行滑利,因而多出现黄赤的颜色。这都是正常的,是无病的表现。如果是五色全部显露,那就是过寒过热所引起的变化,是疾病的表现。黄帝说:好。

第五十八篇　气穴论

【原文】

黄帝问曰:余闻气穴三百六十五,以应一岁,未知其所,愿卒闻之。岐伯稽首再拜对曰:窘乎哉问也! 其非圣帝,孰能穷其道焉! 因请溢意尽言其处。帝捧手逡巡而却曰:夫子之开余道也,目未见其处,耳未闻其数,而目以明,耳以聪矣。岐伯曰:此所谓圣人易语,良马易御也。帝曰:余非圣人之易语也,世言真数开人意,今余所访问者真数,发蒙解惑,未足以论也。然余愿闻夫子溢志尽言其处,令解其意,请藏之金匮,不敢复出。

岐伯再拜而起曰:臣请言之,背与心相控而痛,所治天突与十椎及上纪,上纪者,胃脘也,下纪者,关元也。背胸邪系阴阳左右,如此其病前后痛濇,胸胁痛而不得息,不得卧,上气短气偏痛,脉满起,斜出尻脉,络胸胁支心贯鬲,上肩加天突,斜下肩交十椎下。

藏俞五十穴,府俞七十二穴,热俞五十九穴,水俞五十七穴,头上五行行五,五五二十五穴,中两傍各五,凡十穴,大椎上两傍各一,凡二穴,目瞳子浮白二穴,两髀厌分中二穴,犊鼻二穴,耳中多所闻二穴,眉本二穴,完骨二穴,顶中央一穴,枕骨二穴,上关二穴,大迎二穴,下关二穴,天柱二穴,巨虚上下廉四穴,曲牙二穴,天突一穴,天府二穴,天牖二穴,扶突二穴,天窗二穴,肩解二穴,关元一穴,委阳二穴,肩贞二穴,瘖门一穴,齐一穴,胸俞十二穴,背俞二穴,膺俞十二穴,分肉二穴,踝上横二穴,阴阳蹻四穴,水俞在诸分,热俞在气穴,寒热俞在两骸厌中二穴,大禁二十五,在天府下五寸,凡三百六十五穴,针之所由行也。

帝曰:余已知气穴之处,游针之居,愿闻孙络谿谷,亦有所应乎?岐伯曰:孙络三百六十五穴会,亦以应一岁,以溢奇邪,以通荣卫,荣卫稽留,卫散荣溢,气竭血著,外为发热,内为少气,疾写无怠,以通荣卫,见而写之,无问所会。

帝曰:善。愿闻谿谷之会也。岐伯曰:肉之大会为谷,肉之小会为谿,肉分之间,谿谷之会,以行荣卫,以会大气。邪溢气壅,脉热肉败荣卫不行,必将为脓,内销骨髓,外破大䐃,留于节凑,必将为败。积寒留舍,荣卫不居,卷肉缩筋,肋肘不得伸,内为骨痹,外为不仁,命曰不足,大寒留于谿谷也。谿谷三百六十五穴会,亦应一岁,其小痹淫溢,循脉往来,微针所及,与法相同。

帝乃辟左右而起,再拜曰:今日发蒙解惑,藏之金匮,不敢复出,乃藏之金兰之室,署曰气穴所在。岐伯曰:孙络之脉别经者,其血盛而当写者,亦三百六十五脉,并注于络,传注十二络脉,非独十四络脉也,内解泻于中者十脉。

【译文】

黄帝问道:我听说人体上的气穴有三百六十五个,以应一年之日数,但不知其所在的部位,我想听你详尽地讲讲。岐伯再次鞠躬回答说:你所提出的这个问题太重要了,若不是圣帝,谁能穷究这些深奥的道理呢,因此请允许我将气穴的部位都一一讲出来。黄帝说道:我并不是易语的圣人,世人说气穴之数理可以开阔人的意识,现在我向你所询问的是气穴的数理,主要是开发蒙昧和解除疑惑,还谈不到什么深奥的理论。然而我希望听先生将气穴的部位尽情地全都讲出来,使我能了解它的意义,并藏于金匮之中,不敢轻易传授于人。岐伯再拜而起说:我现在就谈吧!背部与心胸互相牵引而痛,其治疗方法应取任脉的天突穴和督脉的中枢穴,以及上纪下纪。上纪就是胃脘部的中脘穴,下纪就是关元穴。盖背在后为阳,胸在前为阴,经脉斜系于阴阳左右,因此其病前胸和后背相引而痹涩,胸胁痛得不敢呼吸,不能仰卧,上气喘息,呼吸短促,或一侧偏痛,若经脉的邪气盛满则溢于络,此络从尻脉开始斜出,络胸胁部,支心贯穿横膈,上肩而至天突,再料下肩交于背部第十椎节之下,所以取此处穴位治疗。

五脏各有井荥俞经合五俞,五五二十五,左右共五十穴;六腑各有井荥俞原经合六俞,六六三十六,左右共七十二穴;治热病的有五十九穴,治诸水病的有五十七穴。在头部有五行,每行五穴,五五二十五穴。五脏在背部脊椎两傍各有五穴,二五共十穴。大椎上两傍各有一穴,左右共二穴。瞳予髎、浮白左右共四穴。环跳二穴,犊鼻二穴,听宫二穴,攒竹二穴,完骨二穴,风府一穴,枕骨二穴,上关二穴,大迎二穴,下关二穴,天柱二穴,上巨虚、下巨虚、左右共四穴，颊车二穴，天突一穴，天府二穴，天牖二穴，扶突二穴，天窗二穴，肩井二穴，关元一穴，委阳二穴，肩负二穴，痏门一穴，神阙一穴，胸腧左右共十二穴，大杼二穴，膺俞左右共十二穴，分肉二穴，交信、跗阳左右共四穴，照海、申脉左右共四穴。治诸水病的五十七穴，皆在诸经的分肉之间；治热病的五十九穴，皆在经气聚会之处；治寒热之俞穴，在两膝关节的外侧，为足少阳胆经的阳关左右共二穴，大禁之穴是天府下五寸处的五里穴。以上凡三百六十五穴，都是针刺的部位。

黄帝说道：我已经知道气穴的部位，即是施行针刺的处所，还想听听孙络与溪谷是否也与一岁相应呢？岐伯说：孙络与三百六十五穴相会以应一岁，若邪气客于孙络，溢注于络脉而不入于经就会产生奇病，孙络是外通于皮毛，内通于经脉以通行营卫，若邪客之则营卫稽留，卫气外散，营血满溢，若卫气散尽，营血留滞，外则发热，内则少气，因此治疗时应迅速针刺用泻法，以通畅营卫，凡是见到有营卫稽留之处，即泻之，不必问其是否是穴会之处。黄帝说：好。好想听听溪谷之会合是怎样的。岐伯说：较大的肌肉与肌肉会合的部位叫谷，较小的肌肉与肌肉会合的部位叫溪。分肉之间，溪谷会合的部位，能通行营卫，会合宗气。若邪气溢满，正气壅滞，则脉发热，肌肉败坏，营卫不能畅行，必将郁热腐肉成脓，内则销烁骨髓，外则可溃大肉，若邪留连于关节肌腠，必使髓液皆溃为脓，而使筋骨败坏。若寒邪所客，积留而不去，则营卫不能正常运行，以致筋脉肌肉卷缩，肋肘不得伸展，内则发生骨痹，外则肌肤麻木不仁这是不足的症候，乃由寒邪留连溪谷所致。溪谷与三百六十五穴相会合，以应于一岁。若是邪在皮毛孙络的小痹，则邪气随脉往来无定，用微针即可治疗，方法与刺孙络是一样的。

黄帝遣开左右，起身再拜说：今天承你启发，已解除了我的疑惑，我把它藏于金匮里，不敢轻易拿出传人。于是将它藏于金兰之室，题名叫做"气穴所在"。岐伯说：孙络之脉是属于经脉支别的，其血盛而当泻的，也是与三百六十五脉相同，若邪气侵入孙络，同样是传注于络脉，复注于十二脉络，那就不是单独十四络脉的范围了。如果骨解之中经络受邪，也随时能够向内注泻于五脏之脉的。

第五十九篇 气府论

【原文】

足太阳脉气所发者七十八穴：两眉头各一，入发至项三寸半，傍五，相去三寸，其浮气在皮中者凡五行，行五，五五二十五，项中大筋两傍各一，风府两傍各一，侠背以下至尻尾二十一节，十五间各一，五藏之俞各五，六府之俞各六，委中以下至足小指傍各六俞。

足少阳脉气所发者六十二穴：两角上各二，直目上发际内各五，耳前角上各一，耳前角下各一，锐发下各一，客主人各一，耳后陷中各一，下关各一，耳下牙车之后各一，缺盆各一，掖下三寸，胁下至胠，八间各一，髀枢中傍各一，膝以下至足小指次指各六俞。

足阳明脉气所发者六十八穴：额颅发

际傍各三,面䪼骨空各一,大迎之骨空各一,人迎各一,缺盆外骨空各一,膺中骨间各一,侠鸠尾之外,当乳下三寸,侠胃脘各五,侠齐广三寸各三,下齐二寸侠之各三。气街动脉各一,伏菟上各一,三里以下至足中指各八俞,分之所在穴空。

手太阳脉气所发者三十六穴:目内眦各一,目外眦各一,䪼骨下各一,耳郭上各一,耳中各一,巨骨穴各一,曲掖上骨穴各一,柱骨上陷者各一,上天窗四寸各一,肩解各一,肩解下三寸各一,肘以下至手小指本各六俞。

手阳明脉气所发者二十二穴:鼻空外廉、项上各二,大迎骨空各一,柱骨之会各一,髃骨之会各一,肘以下至手大指次指本各六俞。

手少阳脉气所发者三十二穴:䪼骨下各一,眉后各一,角上各一,下完骨后各一,项中足太阳之前各一,侠扶突各一,肩贞各一,肩贞下三寸分间各一,肘以下至手小指次指本各六俞。

督脉气所发者二十八穴:项中央二,发际后中八,面中三,大椎以下至尻尾及傍十五穴,至骶下凡二十一节,脊椎法也。

任脉之气所发者二十八穴:喉中央二,膺中骨陷中各一,鸠尾下三寸,胃脘五寸,胃脘以下至横骨六寸半一,腹脉法也。下阴别一,目下各一,下唇一,龂交一。

冲脉气所发者二十二穴:侠鸠尾外各半寸至齐寸一,侠齐下傍各五分至横骨寸一,腹脉法也。

足少阴舌下,厥阴毛中急脉各一,手少阴各一,阴阳跷各一,手足诸鱼际脉气所发者,凡三百六十五穴也。

【译文】

足太阳膀胱经脉气所发的有七十八个俞穴:在眉头的陷中左右各有一穴,自眉头直上入发际,当发际正中至前顶穴,有神庭、上星、囟会三穴,计长三寸五分,其左右分次两行和外两行,共为五行,自中行至外两行相去各为三寸,其浮于头部的脉气,运行在头皮中的有五行,即中行、次两行和外两行,每行五穴,共五行,五五二十五穴;下行至项中的大筋两傍左右各有一穴,即风池穴;在风府穴的两傍左右各有一穴;侠脊自上而下至骶尾骨有二十一节,其中十五个椎间左右各有一穴,五脏肺、心、肝、脾、肾的俞穴,在左右各有一穴;六腑三焦、胆、胃、大小肠、膀胱的俞穴,左右各有一穴;自委中以下至足中趾傍左右各有井、荥、俞、原、经、合六个俞穴。

足少阳胆经脉气所发的有六十二穴:头两角上各有二穴;两目瞳孔直上的发际内各有五穴;两耳前角上各有一穴;两耳前角下各有一穴;两耳前的锐发下各有一穴;上关左右各有一穴;两耳后的陷凹中各有一穴;下关左右各有一穴;两耳下牙车之后各有一穴;缺盆左右各有一穴;腋下三寸,从胁下至胁。八肋之间左右各有一穴;髀枢中左右各有一穴;膝以下至足第四趾的小趾侧各有井、荥、俞、原、经、合六穴。

足阳明胃经脉气所发的有六十八穴:额颅发际旁各有三穴;颧骨骨空中间各有一穴;大迎穴在下颌角前之骨空陷中,左右各有一穴;在结喉之旁的人迎,左右各有一穴;缺盆外的骨空陷中左右各有一穴;膺中的骨空间陷中左右各有一穴;侠鸠尾之外,乳下三寸,侠胃脘左右各有五穴;侠脐横开三寸左右各有三穴;脐下二寸左右各有三穴;气冲在动脉跳动处左右各有一穴;在伏菟上左右各有一穴;足三里以下到足中趾内间,左右各有八个俞穴。以上每个穴都有它一定的空穴。

手太阳小肠经脉气所发的有三十六穴:目内眦各有一穴;目外侧各有一穴;颧骨下各有一穴;耳廓上各有一穴;耳中珠子旁各有一穴;巨骨穴左右各一;曲腋上各有一穴;柱骨上陷中各有一穴;两天窗穴之上四寸各有一穴;肩解部各有一穴;肩解部之下三穴处各有一穴;肘部以下至小指端的爪甲根部各有井、荥、俞、原、经、合六穴。

手阳明大肠经脉气所发的有二十二穴:鼻孔的外侧各有一穴;项部左右各有一穴;大迎穴在下颌骨空间左右各有一穴;柱骨之会左右各有一穴;髃骨之会左右各有一穴;肘部以下至食指端的爪甲根部左右各有井、荥、俞、原、经、合六穴。

手少阳三焦经脉气所发的有三十二穴:颧骨下各有一穴;眉后各有一穴;耳前角上各有一穴;耳后完骨后下各有一穴;项中足太阳经之前各有一穴;侠扶突之外侧各有一穴;肩贞穴左右各一;在肩贞穴之下三寸分肉之间各有三穴;肘部以下至手无名指之端爪甲根部各有井、荥、俞、原、经、合穴。

督脉之经气所发的有二十八穴:项中央有二穴;前发际向后中行有八穴;面部的中央从鼻至唇有三穴;自大椎以下至尻尾傍有十五穴。自大椎至尾骨共二十一节,这是脊椎穴位的计算方法。

任脉之经气所发的有二十八穴:喉部中行有二穴;胸膺中行之骨陷中有六穴;自蔽骨至上脘是三寸,上脘至脐中是五寸,脐中至横骨是六寸半,计十四寸半,每寸一穴,计十四穴,这是腹部取穴的方法。自曲骨向下至前后阴之间有会阴穴;两目之下各有一穴;下唇下有一穴;上齿缝有一穴。

冲脉之经气所发的有二十二穴:侠鸠尾傍开五分向下至脐一寸一穴,左右共十二穴;自脐傍开五分向下至横骨一寸一穴,左右共十穴。这是腹脉取穴的方法。

足少阴肾经脉气所发的舌下有二穴;肝足厥阴在毛际中左右各有一急脉穴;心手少阴经左右各有一穴;阴蹻、阳蹻左历有一穴;四肢手足赤白肉分,鱼际之外,是脉气所发的部位。以上共计三百六十五穴。

素问篇　卷十六

第六十篇　骨空论

【原文】

黄帝问曰:余闻风者百病之始也,以针治之奈何? 岐伯对曰:风从外入,令人振寒,汗出头痛,身重恶寒,治在风府,调其阴阳,不足则补,有余则写。

大风颈项痛,刺风府,风府在上椎。大风汗出,灸谚譆,谚譆在背下侠脊傍三寸所,厌之,令病者呼谚譆,谚譆应手。

从风憎风,刺眉头。失枕,在肩上横骨间。折,使榆臂,齐肘正,灸脊中。

络季胁引少腹而痛胀,刺譩譆。

腰痛不可以转摇,急引阴卵,刺八髎与痛上,八髎在腰尻分间。

鼠瘘,寒热,还刺寒府,寒府在附膝外解营。取膝上外者使之拜,取足心者使之跪。

任脉者,起于中极之下,以上毛际,循腹里,上关元,至咽喉,上颐循面入目。冲脉者,起于气街,并少阴之经,侠齐上行,至胸中而散。任脉为病,男子内结七疝,女子带下瘕聚。冲脉为病,逆气里急。督脉为病,脊强反折。督脉者,起于少腹以下骨中央,女子入系廷孔,其孔,溺孔之端也,其络循阴器合篡间,绕篡后,别绕臀,至少阴与巨阳中络者合,少阴上股内后廉,贯脊属肾,与太阳起于目内眦,上额交巅上,入络脑,还出别下项,循肩髆内,侠脊抵腰中,入循膂络肾;其男子循茎下至篡,与女子等;其少腹直上者,贯脐中央,上贯心入喉,上颐环唇,上系两目之下中央。此生病,从少腹上冲心而痛,不得前后,为冲疝。其女子不孕,癃痔遗溺嗌干。

督脉生病治督脉,治在骨上,甚者在齐下营。

其上气有音者,治其喉中央,在缺盆中者,其病上冲喉者治其渐,渐者,上侠颐也。

蹇,膝伸不屈,治其楗。坐而膝痛,治其机。立而暑解,治其骸关。膝痛,痛及拇指治其腘。坐而膝痛如物隐者,治其关。膝痛不可屈伸,治其背内。连箭若折,治阳明中俞髎。若别,治巨阳少阴荥。淫泺胫痠,不能久立,治少阳之维,在外上五寸。

辅骨上,横骨下为楗,侠髋为机,膝解为骸关,侠膝之骨为连骸,骸下为辅,辅上为腘,腘上为关,头横骨为枕。

水俞五十七穴者,尻上五行,行五;伏菟上两行,行五,左右各一行,行五;踝上各一行,行六穴,髓空在脑后三分,在颅际锐骨之下,一在龂基下,一在项后中复骨下,一在脊骨上空在风府上。脊骨下空,在尻骨下空。数髓空在面侠鼻,或骨空在口下当两肩。两髆骨空,在髆中之阳。臂骨空在臂阳,去踝四寸两骨空之间。股骨上空在股阳,出上膝四寸。箭骨空在辅骨之上端,股际骨空在毛中动下。尻骨空在髀骨之后,相去四寸。扁骨有渗理凑,无髓孔,易髓无孔。

灸寒热之法,先灸项大椎,以年为壮数,次灸橛骨,以年为壮数,视背俞陷者灸之,举臂肩上陷者灸之,两季胁之间灸之,外踝上绝骨之端灸之,足小指次指间灸之,腨下陷脉灸之,外踝后灸之,缺盆骨上切之坚痛如筋者灸之,膺中陷骨间灸之,掌束骨下灸之,齐下关元三寸灸之,毛际动脉灸之,膝下三寸分间灸之,足阳明跗上动脉灸之,巅上一灸之。犬所啮之处灸之三壮,即以犬伤病法灸之。凡当灸二十九处,伤食灸之,不已者,必视其经之过于阳者,数刺其俞而药之。

【译文】

黄帝问道:我听说风邪是许多疾病的起始原因,怎样用针法来治疗?岐伯回答说:风邪从外侵入，使人寒战、出汗、头痛、身体发重、怕冷。治疗用风府穴，以调和其阴阳。正气不足就用补法，邪气有余就用泻法。

若感受风邪较重而颈项疼痛，刺风府穴。风府穴在椎骨第一节的上面。若感受风邪较重而汗出，灸譩譆穴。譩譆穴在背部第六椎下两旁距脊各三寸之处。用手指按振，使病人感觉疼痛而呼出"噫嘻"之声。譩譆穴应在手指下痛处。

见风就怕的病人，刺眉头攒竹穴。失枕而肩上横骨之间的肌肉强痛，应当使病人曲臂，取两肘尖相合在一处的姿势，然后在肩胛骨上端引一直线，正当脊部中央的部位，给以灸治。从胁络季胁牵引到少腹而痛胀的，刺譩譆穴。腰痛而不可以转侧动摇，痛而筋脉挛急，下引睾丸，刺八髎穴与疼痛的地方。八髎穴在腰尻骨间孔隙中。瘰疬发寒热，刺寒府穴。寒府在膝上外侧骨与骨之间的孔穴中。凡取膝上外侧的孔穴，使患者弯腰，成一种拜的体位；取足心涌泉穴时，使患者作跪的体位。

任脉经起源于中极穴的下面，上行经过毛际再到腹部，再上行通过关元穴到咽喉，又上行至颐，循行于面部而入于目中。冲脉经起源于气街穴。与足少阴经相并，侠齐左右上行，到胸中而散。任脉经发生病变，在男子则腹内结为七疝，在女子则有带下和瘕聚之类疾病。冲脉经发生病变，则气逆上冲，腹中拘急疼痛。

督脉发生了病变，会引起脊柱强硬反折的症状。督脉起于小腹之下的横骨中央，在女子则入内系于廷孔。廷孔就是尿道的外端。从这里分出的络脉，循着阴户会合于会阴部，再分绕于肛门的后面，再分歧别行绕臀部，到足少阴经与足太阳经中的络脉，与足少阴经相合上行经股内后面，贯穿脊柱，连属于肾脏；与足太阳经共起于目内眦，上行至额部，左右交会于巅顶，内入联络于脑，复返还出脑，分别左右经项下行，循行于脊膊内，使脊抵达腰中，入内循膂络于肾。其在男子，则循阴茎，下至会阴，与女子相同。其从少腹直上的，穿过脐中央，再上贯心脏，入于喉，上行到颐并环绕口唇，再上行系于两目中央之下。督脉发生病变，症状是气从少腹上冲心而痛，大小便不通，称为冲疝，其在女子，则不能怀孕，或为小便不利、痔疾、遗尿、咽喉干燥等症。总之，督脉生病治督脉，轻者治横骨上的曲骨穴，重者则治在脐下的阴交穴。

病人气逆于上而呼吸有声音的，治疗取其喉部中央的天突穴，此穴在两缺盆的中间。病人气逆上冲于咽喉的，治疗取其大迎穴，大迎穴在面部两旁夹颐之处。膝关节能伸不能屈，治疗取其股部的经穴。坐下而膝痛，治疗取其环跳穴；站立时膝关节热痛，治疗取其膝关节处的经穴。膝痛，疼痛牵引到拇趾，治疗取其膝弯处的委中穴；坐下而膝痛如有东西隐伏其中的，治疗取其承扶穴。膝痛而不能屈伸活动，治疗取其背部足太阳经的俞穴。如疼痛连及胕骨像折断似的，治疗取其阳明经中的俞髎三里穴；或者别取太阳经的荥穴通谷、少阴经的荥穴然谷。浸渍水湿之邪日久而胫骨酸痛无力，不有久立。治取少阳经的别络光明穴，穴在外踝上五寸。

辅骨之上，腰横骨之下叫"楗"。髋骨两侧环跳穴处叫"机"。膝部的骨缝叫"骸关"。

黄帝内经 白话精解

使膝两旁的高骨叫"连骸"。连骸下面叫"辅骨"。辅骨上面的膝弯叫"腘"。腘之上就是"骸关"。头后项部的横骨叫"枕骨"。

治疗水病的俞穴有五十七个：尻骨上有五行，每行各五穴；伏兔上方有两行，每行各五穴；其左右又各有一行，每行各五穴；足内踝上各一行，每行各六穴。髓穴在脑后分为三处，都在颅骨边际锐骨的下面，一处在龈基的下面，一处在项后正中的复骨下面，一处在脊骨上空在风府穴的上面，脊骨下空在尻骨下面孔穴中。又有几个髓空在面部夹鼻两旁，或有骨空在口唇下方与两肩相平的部位。两肩髆骨空在肩髆中的外侧。臂骨的骨空在臂骨的外侧，离开手腕四寸，在尺、桡两骨的空隙之间。股骨上面的骨空在股骨外侧膝上四寸的地方。骱骨的骨空在辅骨的上端。股际的骨空在阴毛中的动脉下面。尻骨的骨空在髀骨的后面距离四寸的地方。扁骨有血脉渗灌的纹理聚合，没有直通骨髓的孔穴，骨髓通过渗灌的纹理内外交流，所以没有骨空。

灸治寒热症的方法，先灸项后的大椎穴，根据病人年龄决定艾灸的壮数；其次灸尾骨的尾闾穴，也是以年龄为艾灸的壮数。观察背部有凹陷的地方用灸法，上举手臂在肩上有凹陷的地方（肩髃）用灸法，两侧的季胁之间（京门）用灸法，足外踝上正取绝骨穴处用灸法，足小趾与次趾之间（侠谿）用灸法，腨下凹陷处的经脉（承山）用灸法，外踝后方（昆仑）用灸法，缺盆骨上方按之坚硬如筋而疼痛的地方用灸法，胸膺中的骨间凹陷处（天突）用灸法，手腕部的横骨之下（大陵）用灸法，脐下三寸的关元穴用灸法，阴毛边缘的动脉跳动处（气冲）用灸法，膝下三寸的两筋间（三里）用灸法，足阳明经所行足跗上的动脉（冲阳）处用灸法，头巅顶上（百会）亦用灸法。被犬咬伤的，先在被咬处灸三壮，再按常规的治伤病法灸治。以上灸治寒热症的部位共二十九处。因于伤食而使用灸法，病仍不愈的，必须仔细观察其由于阳邪过盛，经脉移行到络脉的地方，多刺其俞穴，时再用药物调治。

第六十一篇　水热穴论

【原文】

黄帝问曰：少阴何以主肾？肾何以主水？岐伯对曰：肾者，至阴也，至阴者，盛水也。肺者，太阴也，少阴者，冬脉也。故其本在肾，其末在肺，皆积水也。帝曰：肾何以能聚水而生病？岐伯曰：肾者，胃之关也，关门不利，故聚水而从其类也。上下溢于皮肤，故为胕肿。胕肿者，聚水而生病也。帝曰：诸水皆生于肾乎？岐伯曰：肾者牝藏也，地气上者属于肾，而生水液也，故

曰至阴。勇而劳甚则肾汗出，肾汗出逢于风，内不得入于藏府，外不得越于皮肤，客于玄府，行于皮里，传为胕肿，本之于肾，名曰风水。所谓玄府者，汗空也。

帝曰：水俞五十七处者，是何主也？岐伯曰：肾俞五十七穴，积阴之所聚也，水所从出入也。尻上五行行五者，此肾俞，故水病下为胕肿大腹，上为喘呼，不得卧者，标本俱病，故肺为喘呼，肾为水肿，肺为逆不得卧，分为相输俱受者，水气之所留也。伏

䏝上各二行行五者,此肾之街也,三阴之所交结于脚也。踝上各一行行六者,此肾脉之下行也,名曰太冲。凡五十七穴者,皆藏之阴络,水之所客也。

帝曰:春取络脉分肉,何也? 岐伯曰:春者木始治,肝气始生,肝气急,其风疾,经脉常深,其气少,不能深入,故取络脉分肉间。

帝曰:夏取盛经分腠,何也? 岐伯曰:夏者火始治,心气始长,脉瘦气弱,阳气留溢,热熏分腠,内至于经,故取盛经分腠,绝肤而病去者,邪居浅也。所谓盛经者,阳脉也。

帝曰:秋取经俞,何也? 岐伯曰:秋者金始治,肺将收杀,金将胜火,阳气在合,阴气初胜,湿气及体,阴气未盛,未能深入,故取俞以写阴邪,取合以虚阳邪,阳气始衰,故取于合。

帝曰:冬取井荥,何也? 岐伯曰:冬者水始治,肾方闭,阳气衰少,阴气坚盛,巨阳伏沉,阳脉乃去,故取井以下阴逆,取荥以阳气。故曰:冬取井荥,春不鼽衄,此之谓也。

帝曰:夫子言治热病五十九俞,余论其意,未能领别其处,愿闻其处,因闻其意。岐伯曰:头上五行行五者,以越诸阳之热逆也;大杼、膺俞、缺盆、背俞,此八者,以写胸中之热也;气街、三里、巨虚上下廉,此八者,以写胃中之热也;云门、髃骨、委中、髓空,此八者,以写四支之热也;五藏俞傍五,此十者,以写五藏之热也。凡此五十九穴者,皆热之左右也。

帝曰:人伤于寒而传为热,何也? 岐伯曰:夫寒盛,则生热也。

【译文】

黄帝问道:少阴为什么主肾? 肾又为什么主水? 岐伯回答说:肾属于至阴之脏,至阴属水,所以肾是主水的脏器。肺属于太阴。肾脉属于少阴,是旺于冬令的经脉。所以水之根本在肾,水之标末在肺,肺肾两脏都能积聚水液而为病。黄帝又问道:肾为什么能积聚水液而生病? 岐伯说:肾是胃的关门,关门不通畅,水液就要停留相聚而生病了。其水液在人体上下泛溢于皮肤,所以形成浮肿。浮肿的成困,就是水液积聚而生的病。黄帝又问道:各种水病都是由于肾而生成的吗? 岐伯说:肾脏在下属阴。凡是由下而上蒸腾的地气都属于肾,因气化而生成的水液,所以叫做“至阴”。呈勇力而劳动(或房劳)太过,则汗出于肾;出汗时遇到风邪,风邪从开泄之腠经侵入,汗孔骤闭,汗出不尽,向内不能入于脏腑,向外也不得排泄于皮肤,于是逗留在玄府之中,皮肤之内,最后形成浮肿病。此病之本在于肾,病名叫“风水”。所谓玄府,就是汗孔。

黄帝问道:治疗水病的腧穴有五十七个,它们属哪脏所主? 岐伯说:肾腧五十七个穴位,是阴气所积聚的地方,也是水液从此出入的地方。尻骨之上有五行,每行五个穴位,这些是肾的腧穴。所以水病表现在下部则为浮肿、腹部胀大,表现在上部则为呼吸喘急、不能平卧,这是肺与肾标本同病。所以肺病表现为呼吸喘急,肾病表现为水肿,肺病还表现为气逆,不得平卧;肺病与肾病的表现各不相同,但二者之间相互输应、相互影响着。之所以肺肾都发生了病变,是由于水气停留于两脏的缘故。伏兔上方各有两行,每行五个穴位,这里是肾气循行的重要道路和肝、脾经交结在脚上。足内踝上方各有一行,每行六个穴位,这是肾的经脉下行于脚的部分,名叫太冲。以上共五十七个穴位,都隐藏在人体下部或较深部的络脉之中,也是水液容易停聚的地方。

黄帝问道:春天针刺,取络脉分肉之间,是什么道理? 岐伯说:春天木气开始当令,在人体,肝气开始发生;肝气的特性是急躁,如变动的风一样很迅疾,但是肝的经脉往往藏于深部,而风气刚发生,尚不太剧烈,不能深入经脉,所以只要浅刺络脉分肉之间就行了。

黄帝问道:夏天针刺,取盛经分腠之间,是什么道理? 岐伯说:夏天火气开始当令,心气开始生长壮大;如果脉形瘦小而搏动气势较弱,是阳气充裕流溢于体表,热气熏蒸于分肉腠理,向内影响于经脉,所以针刺应当取盛经分腠。针刺不要过深只要透过皮肤而病就可痊愈,是因为邪气居于浅表部位的缘故。所谓盛经,是指丰满充足的阳脉。

黄帝问道:秋天针刺,要取经穴和输穴,是什么道理? 岐伯说:秋天金气开始当令,肺气开始收敛肃杀,金气渐旺逐步胜过衰退着的火气,阳气在经脉的合穴,阴气初生,遇湿邪侵犯人体,但由于阴气未至太盛,不能助湿邪深入,所以针刺取阴经的"输"穴以泻阴湿之邪,取阳经的"合"穴以

泻阳热之邪。由于阳气开始衰退而阴气未至太盛,所以不取"经"穴而取"合"穴。

黄帝说:冬天针刺,要取"井"穴和"荥"穴,是什么道理? 岐伯说:冬天水气开始当令,肾气开始闭藏,阳气已经衰少,阴气更加坚盛,太阳之气伏沉于下,阳脉也相随沉伏,所以针刺要取阳经的"井"穴以抑降其阴逆之气,取阴经的"荥"穴以充实不足之阳气。因此说"冬取井荥,春不鼽衄",就是这个道理。

黄帝道:先生说过治疗热病的五十九个俞穴,我已经知道其大概,但还不知道这些俞穴的部位,请告诉我它们的部位,并说明这些俞穴在治疗上的作用。岐伯说:头上有五行,每行五个穴位,能泄越诸阳经上逆的热邪。大杼、膺俞、缺盆、背俞这八个穴位,可以泻除胸中的热邪。气街、三里、上巨虚和下巨虚这八个穴位,可以泻除胃中的热邪。云门、肩髃、委中、髓空这八个穴位,可以泻除四肢的热邪。五脏的俞穴两旁各有五穴,这十个穴位,可以泻除五脏的热邪。以上共五十九个穴位,都是治疗热病的俞穴。黄帝说:人感受了寒邪反而会传变为热病,这是什么原因? 岐伯说:寒气盛极,就会郁郁而发热。

素问篇 卷十七

第六十二篇 调经论

【原文】

黄帝问曰:余闻刺法言,有余写之,不足补之,何谓有余? 何谓不足? 岐伯对曰:有余

有五,不足亦有五,帝欲何问?帝曰:愿尽闻之。岐伯曰:神有余有不足,气有余有不足,血有余有不足,形有余有不足,志有余有不足,凡此十者,其气不等也。

帝曰:人有精气津液,四支、九窍、五藏十六部、三百六十五节,乃生百病,百病之生,皆有虚实。今夫子乃言有余有五,不足亦有五,何以生之乎?岐伯曰:皆生于五藏也。夫心藏神,肺藏气,肝藏血,脾藏肉,肾藏志,而此成形。志意通,内连骨髓,而成身形五藏。五藏之道,皆出于经隧,以行血气,血气不和,百病乃变化而生,是故守经隧焉。

帝曰:神有余不足何如?岐伯曰:神有余则笑不休,神不足则悲。血气未并,五藏安定,邪客于形,洒淅起于毫毛,未入于经络也,故命曰神之微。帝曰:补写奈何?岐伯曰:神有余,则写其小络之血,出血勿之深斥,无中其大经,神气乃平。神不足者,视其虚络,按而致之,刺而利之,无出其血,无泄其气,以通其经,神气乃平。帝曰:刺微奈何?岐伯曰:按摩勿释,著针勿斥,移气于不足,神气乃得复。

帝曰:善!有余不足奈何?岐伯曰:气有余则喘咳上气,不足则息利少气。血气未并,五藏安定,皮肤微病,命曰白气微泄。帝曰:补写奈何?岐伯曰:气有余,则写其经隧,无伤其经,无出其血,无泄其气。不足,则补其经隧,无出其气。帝曰:刺微奈何?岐伯曰:按摩勿释,出针视之,曰我将深之,适人必革,精气自伏,邪气散乱,无所休息,气泄腠理,真气乃相得。

帝曰:善。血有余不足奈何?岐伯曰:血有余则怒,不足则恐。血气未并,五藏安定,孙络水溢,则经有留血。帝曰:补写奈何?岐伯曰:血有余,则写其盛经出其血。不足,则视其虚经内针其脉中,久留而视;脉大,疾出其针,无令血泄。帝曰:刺留血,奈何?岐伯曰:视其血络,刺出其血,无令恶血得入于经,以成其疾。

帝曰:善!形有余不足奈何?岐伯曰:形有余则腹胀、泾溲不利,不足则四支不用。血气未并,五藏安定,肌肉蠕动,命曰微风。帝曰:补写奈何?岐伯曰:形有余则写其阳经,不足则补其阳络。帝曰:刺微奈何?岐伯曰:取分肉间,无中其经,无伤其络,卫气得复,邪气乃索。

帝曰:善!志有余不足奈何?岐伯曰:志有余则腹胀飧泄,不足则厥。血气未并,五藏安定,骨节有动。帝曰:补写奈何?岐伯曰:志有余则写然筋血者,不足则补其复溜。帝曰:刺未并奈何?岐伯曰:即取之,无中其经,邪所乃能立虚。

帝曰:善!余已闻虚之形,不知其何以生!岐伯曰:气血以并,阴阳相倾,气乱于卫,血逆于经,血气离居,一实一虚。血并于阴,气并于阳,故为惊狂;血并于阳,气并于阴,乃为炅中;血并于上,气并于下,心烦惋善怒;血并于下,气并于上,乱而喜忘。帝曰:血并于阴,气并于阳,如是血气离居,何者为实?何者为虚?岐伯曰:血气者,喜温而恶寒,寒则泣不能流,温则消而去之,是故气之所并为血虚,血之所并为气虚。

帝曰:人之所有者,血与气耳。今夫子乃言血并为虚,气并为虚,是无实乎?岐伯曰:有者为实,无者为虚,故气并则无血,血并则无气,今血与气相失,故为虚焉。络之与孙脉俱输于经，血与气并，则为实焉。血之与气并走于上，则为大厥，厥则暴死，气复反则生，不反则死。

帝曰：实者何道从来？虚者何道从去？虚实之要，愿闻其故。岐伯曰：夫阴与阳，皆有俞会，阳注于阴，阴满之外，阴阳匀平，以充其形，九候若一，命曰平人。夫邪之生也，或生于阴，或生于阳。其生于阳者，得之风雨寒暑；其生于阴者，得之饮食居处，阴阳喜怒。

帝曰：风雨之伤人奈何？岐伯曰：风雨之伤人也，先客于皮肤，传入于孙脉，孙脉满则传入于络脉，络脉满则输于大经脉，血气与邪并客于分腠之间，其脉坚大，故曰实。实者外坚充满，不可按之，按之则痛。帝曰：寒湿之伤人奈何？岐伯曰：寒湿之中人也，皮肤不收，肌肉坚紧，荣血泣，卫气去，故曰虚。虚者聂辟，气不足，按之则气足以温之，故快然而不痛。

帝曰：善！阴之生实奈何？岐伯曰：喜怒不节，则阴气上逆，上逆则下虚，下虚则阳气走之，故曰实矣。帝曰：阴之生虚奈何？岐伯曰：喜则气下，悲则气消，消则脉虚空，因寒饮食，寒气熏满，则血泣气去，故曰虚矣。

帝曰：经言阳虚则外寒，阴虚则内热，阳盛则外热，阴盛则内寒，余已闻之矣，不知其所由然也。岐伯曰：阳受气于上焦，以温皮肤分肉之间。令寒气在外，则上焦不通，上焦不通，则寒气独留于外，故寒慄。帝曰：阴虚生内热奈何？岐伯曰：有所劳倦，形气衰少，谷气不盛，上焦不行，下脘不通，胃气热，热气熏胸中，故内热。帝曰：阳盛生外热奈何？岐伯曰：上焦不通利，则皮肤致密，腠理闭塞，玄府不通，卫气不得泄越，故外热。帝曰：阴盛生内寒奈何？岐伯曰：厥气上逆，寒气积于胸中而不写，不写则温气去，寒独留，则血凝泣，凝则脉不通，其脉盛大以濇，故中寒。

帝曰：阴与阳并，血气以并，病形以成，刺之奈何？岐伯曰：刺此者，取之经隧，取血于营，取气于卫，用形哉，因四时多少高下。帝曰：血气以并，病形以成，阴阳相顷，补写奈何？岐伯曰：写实者气盛乃内针，针与气俱内，以开其门，如利其户；针与气俱出，精气不伤，邪气乃下，外门不闭，以出其疾；摇大其道，如利其路，是谓大写，必切而出，大气乃屈。帝曰：补虚奈何？岐伯曰：持针勿置，以定其意，候呼内针，气出针入，针空四塞，精无从去，方实而疾出针，气入针出，热不得还，闭塞其门，邪气布散，精气乃得存，动气候时，近气不失，远气乃来，是谓追之。

帝曰：夫子言虚实者有十，生于五藏，五藏五脉耳。夫十二经脉皆生其病，今夫子独言五藏，夫十二经脉者，皆络三百六十五节，节有病必被经脉，经脉之病，皆有虚实，何以合之？岐伯曰：五藏者，故得六府与为表里，经络支节，各生虚实，其病所居，随而调之。病在脉，调之血；病在血，调之络；病在气，调之卫；病在肉，调之分肉；病在筋，调之筋；病在骨，调之骨；燔针劫刺其下及与急者；病在骨，(火卒)针药熨；病不知所痛，两蹻为上；身形有痛，九候莫病，则缪刺之；痛在于左而右脉病者，巨刺之。必谨察其九候，针道备矣。

【译文】

黄帝问道：我听《刺法》上说，病属有余的用泻法，不足的用补法。但怎样是有余，怎样是不足呢？岐伯回答说：病属有余的有五种，不足的也有五种，你要问的是哪一种呢？黄帝说：我希望你能全部讲给我听。岐伯说：神有有余，有不足；气有有余，有不足；血有有余，有不足；形有有余，有不足；志有有余，有不足。凡此十种，其气各不相等。

黄帝说：人有精、气、津液、四肢、九窍、五脏、十六部、三百六十五节，而发生百病。但百病的发生，都有虚实的不同。现在先生说病属有余的有五种，病属不足的也有五种，是怎样发生的呢？岐伯说：五种有余不足，都是生于五脏。心藏神，肺藏气，肝藏血，脾藏肉，肾藏志，由五脏所藏之神、气、血、肉、志，组成了人的形体。但必须保持志意通达，内与骨髓联系，始能使身形现五脏成为一个整体。五脏相互联系的道路都是经脉，通过经脉以运行血气，人若血气不和，就会变化而发生各种疾病。所以诊断和治疗均以经脉为依据。

黄帝说：神有余和神不足会出现什么症状呢？岐伯说：神有余的则喜笑不止，神不足的则悲哀。若病邪尚未与气血相并，五脏安定之时，还未见或笑或悲的现象，此时邪气仅客于形体之肤表，病人觉得寒栗起于毫毛，尚未侵入经络，乃属神病微邪，所以叫做"神之微"。黄帝说：怎样进行补泻呢？岐伯说：神有余的应刺其小络使之出血，但不要向里深推其针，不要刺中大经，神气自会平复。神不足的其络必虚，应在其虚络处，先用手按摩，使气血实于虚络，再以针刺之，以疏利其气血，但不要使之出血，也不要使气外泄，只疏通其经，神气就可以平复。黄帝说：怎样刺微邪呢？岐伯说：按摩的时间要久一些，针刺时不要向里深推，使气移于不足之处，神气就可以平复。

黄帝说：好。气有余和气不足会出现什么症状呢？岐伯说：气有余的则喘咳气上逆，气不足的则呼吸虽然通利，但气息短少。若邪气尚未与气血相并，五脏安定之时，有邪气侵袭，则邪气仅客于皮肤，而发生皮肤微病，使肺气微泄，病情尚轻，所以叫做"白气微泄"。黄帝说：怎样进行补泻呢？岐伯说：气有余的应当泻其经隧，但不要伤其经脉，不要使之出血，不要使其气泄。气不足的则应补其经隧，不要使其出气。黄帝说：怎样刺其微邪呢？岐伯说：先用按摩，时间要久一些，然后拿出针来给病人看，并说"我要深刺"，但在刺时还是适中病处即止，这样可使其精气深注于内，邪气散乱于外，而无所留，邪气从腠理外泄，则真气通达，恢复正常。

黄帝说：好。血有余和不足会出现什么症状呢？岐伯说：血有余的则发怒，血不足则恐惧。若邪气尚未与气血相并，五脏安定之时，有邪气侵袭，则邪气仅客于孙络，孙络盛满外溢，则流于经脉，经脉就会有血液留滞。黄帝说：怎样进行补泻呢？岐伯说：血有余的应泻其充盛的经脉，以出其血。血不足的应察其经脉之虚者补之，刺中其经脉后，久留其针而观察之，待气至而脉转大时，即迅速出针，但不要使其出血。黄帝说：刺留血时应当怎样呢？岐伯说：诊察其血络有留血的，刺出其血，使恶血不得入于经脉而形成其他疾病。

黄帝说：好。形有余和形不足会出现什么症状呢？岐伯说：形有余的则腹胀满，大小便不利,形不足的则四肢不能运动。若邪气尚未与气血相并,五脏安定之时,有邪气侵袭,则邪气仅客于肌肉,使肌肉有蠕动的感觉,这叫做"微风"。黄帝说:怎样进行补泻呢? 岐伯说:形有余应当泻足阳明的经脉,使邪气从内外泻,形不足的应当补足阳明的络脉,使气血得以内聚。黄帝说:怎样刺微风呢? 岐伯说:应当刺其分肉之间,不要刺中经脉,也不要伤其络脉,使卫气得以恢复,则邪气就可以消散。

黄帝说:好。志有余和志不足会出现什么症状呢? 岐伯说:志有余的则腹胀飧泄,志不足的则手足厥冷。若邪气尚未与气血相并,五脏安定之时,有邪气侵袭,则邪气仅客于骨,使骨节间如有物震动的感觉。黄帝说:怎样进行补泻呢? 岐伯说:志有余的应泻然谷以出其血,志不足的则应补复溜穴。黄帝说:当邪气尚未与气血相并,邪气仅客于骨时,应当怎样刺呢? 岐伯说:应当在骨节有鼓动处立即刺治,但不要中其经脉,邪气便会自然去了。

黄帝说:好。关于虚实的症状我已经知道了,但还不了解它是怎样发生的。岐伯说:虚实的发生,是由于邪气与气血相并,阴阳间失去协调而有所偏倾,致气乱于卫,血逆于经,血气各离其所,便形成一虚一实的现象。如血并于阴,气并于阳,则发生惊狂。血并于阳,气并于阴,则发生热中。血并于上,气并于下,则发生心中烦闷而易怒。血并于下,气并于上,则发生精神散乱而善忘。

黄帝说:血并于阴,气并于阳,像这样血气各离其所的病证,怎样是实,怎样是虚呢? 岐伯说:血和气都是喜温暖而恶寒冷的,因为寒冷则气血滞涩而流行不畅,温暖则可使滞涩的气血消散流行。所以气所并之处则血少而为血虚,血所并之处则气少而为气虚。黄帝说:人身的重要物质是血和气。现在先生说血并的是虚,气并的也是虚,难道没有实吗? 岐伯说:多余的就是实,缺乏的就是虚。所以气并之处则血少,为气实血虚,血并之处则气少,血和气各离其所不能相济而为虚。人身络脉和孙脉的气血均输注于经脉,如果血与气相并,就成为实了。譬如血与气并,循经上逆,就会发生"大厥"病,使人突然昏厥如同暴死,这种病如果气血能得以及时下行,则可以生,如果气血壅于上而不能下行,就要死亡。

黄帝说:实是通过什么渠道来的? 虚又是通过什么渠道去的? 形成虚和实的道理,希望能听你讲一讲。岐伯说:阴经和阳经都有俞有会,以互相沟通。如阳经的气血灌注于阴经,阴经的气血盛满则充溢于外,能这样运行不已,保持阴阳平调,形体得到充足的气血滋养,九候的脉象也表现一致,这就是正常的人。凡邪气伤人而发生的病变,有发生于阴的内脏,或发生于属阳的体表。病生于阳经在表的,都是感受了风雨寒暑邪气的侵袭;病生于阴经在里的,都是由于饮食不节、起居失常、房事过度、喜怒无常所致。

黄帝说:风雨之邪伤人是怎样的呢? 岐伯说:风雨之邪伤人,是先侵入皮肤,由皮肤而传入于孙脉,孙脉满则传入于络脉,络脉满则输注于大经脉。血气与邪气并聚于分肉腠理之间,其脉必坚实而大,所以叫做实证。实证受邪部位的表面多坚实充满,不可触按,按之则痛。黄帝说:寒湿之邪伤人是怎样的呢? 岐伯说:寒湿邪气伤人,使人皮肤失却收缩功能,肌肉坚紧,营血滞涩,卫气离去,所以叫做虚证。虚证多见皮肤松弛而有皱褶,卫气不足,营血滞涩等,按摩可以致气,使气足能温煦营血,故按摩则卫气充实,营血畅行,便觉得爽快而不疼痛了。黄帝说:好。阴分所发生的实证是怎样的呢? 岐伯说:人若喜怒不加节制,则使阴气上逆,阴气逆于上则必虚于下,阴虚者阳必凑之,所以叫做实证。黄帝说:阴分所发生的虚证是怎样的呢? 岐伯说:人若过度喜乐则气易下陷,过度悲哀则气易消散,气消散则血行迟缓,脉道空虚;若再吃寒凉饮食,寒气充满于内,血行滞涩而气耗,所以叫做虚证。

黄帝说:医经上所说的阳虚则生外寒,阴虚则生内热,阳盛则生外热,阴盛则生内寒。我已听说过了,但不知是什么原因产生的。岐伯说:诸阳之气,均承受于上焦,以温煦皮肤分肉之间,现寒气侵袭于外,使上焦不能宣通,阳气不能充分外达以温煦皮肤分肉,如此则寒气独留于肌表,因而发生恶寒战栗。黄帝说:阴虚则生内热是怎样的呢? 岐伯说:过度劳倦则伤脾,脾虚不能运化,必形气衰少,也不能转输水谷的精微,这样上焦即不能宣发五谷气味,下脘也不能化水谷之精,胃气郁而生热,热气上熏于胸中,因而发生内热。黄帝说:阳盛则生外热是怎样的呢? 岐伯说:若上焦不通利,可使皮肤致密,腠理闭塞,汗孔不通,如此则卫气不得发泄散越,郁而发热,所以发生外热。黄帝说:阴盛则生内寒是怎样的呢? 岐伯说:若寒厥之气上逆,寒气积于胸中而不下泄,寒气不泻,则阳气必受耗伤,阳气耗伤,则寒气独留,寒性凝敛,营血滞涩,脉行不畅,其脉搏必见盛大而涩,所以成为内寒。

黄帝说:阴与阳相并,气与血相并,疾病已经形成时,怎样进行刺治呢? 岐伯说:刺治这种疾病,应取其经脉,病在营分的,刺治其血,病在卫分的,刺治其气,同时还要根据病人形体的肥瘦高矮,四时气候的寒热温凉,决定针刺次数的多少,取穴部位的高下。黄帝说:血气和邪气已并,病已形成,阴阳失去平衡的,刺治时应怎样应用补法和泻法呢? 岐伯说:泻实证时,应在气盛的时候进针,即在病人吸气时进针,使针与气同时入内,刺其俞穴以开邪出之门户,并在病人呼气时出针,使针与气同时外出,这样可使精气不伤,邪气得以外泄;在针刺时还要使针孔不要闭塞以排泄邪气,应摇大其针孔,而通利邪出之道路,这叫做"大泻",出针时先以左手轻轻切按针乳周围,然后迅速出针,这样亢盛的邪气就可穷尽。黄帝说:怎样补虚呢? 岐伯说:以手持针,不要立即刺入,先安定其神气,待病人呼气时进针,即气出针入,针刺入后不要摇动,使针孔周围紧密与针体连接,使精气无隙外泄,当气至针下时,迅速出针,但要在病人吸气时出针,气入针出,使针下所致的热气不能内还,出针后立即按闭针孔使精气得以保存。针刺候气时,要耐心等待,必俟其气至而充实,始可出针,这样可使已至之气不致散失,远处未至之气可以导来,这叫做补法。

黄帝说:先生说虚证和实证共有十种,都是发生于五脏,但五脏只有五条经脉,而十二经脉,每经都能发生疾病,先生为什么只单独谈了五脏? 况且十二经脉又都联络三百六十五节,节有病也必然波及到经脉,经脉所发生的疾病,又都有虚有实,这些虚证和实证,又怎样和五脏的虚证和实证相结合呢? 岐伯说:五脏和六腑,本有其表里关系,经络和肢节,各有其所发生的虚证和实证,应根据其病变所在,随其病情的虚实变化,给予适当的调治。如病在脉,可以调治其血;病在血,可以调治其络脉;病在气分,可以调治其卫气;病在肌肉,可以调治其分肉间;病在筋,可以调治其筋;病在骨,可以调治其骨。病在筋,亦可用燔针劫刺其病处,与其筋脉挛急之处;病在暑,亦可用焠针和药熨病处;病不知疼痛,可以刺阳跷阴跷二脉;身有疼痛,而九候之脉没有病象,则用缪刺法治之;如果疼痛在左侧,而右脉有病象,则用巨刺法治之。所以,必须详审察九候的脉象,然后根据病情进行针治。这样,针刺的道理就算完备了。

素问篇　卷十八

第六十三篇　缪刺论

【原文】

黄帝问曰:余闻缪刺,未得其意,何谓缪刺?岐伯对曰:夫邪之客于形也,必先舍于皮毛,留而不去,入舍于孙脉,留而不去,入舍于络脉,留而不去,入舍于经脉,内连五藏,散于肠胃,阴阳俱感,五藏乃伤,此邪之从皮毛而入,极于五藏之次也,如此则治其经焉。今邪客于皮毛,入舍于孙络,留而不去,闭塞不通,不得入于经,流溢于大络,而生奇病也。夫邪客大络者,左注右,右注左,上下左右,与经相干,而布于四末,其气无常处,不入于经俞,命曰缪刺。

帝曰:愿闻缪刺,以左取右以右取左,奈何?其与巨刺何以别之?岐伯曰:邪客于经,左盛则右病,右盛则左病,亦有移易者,左痛未已而右脉先病,如此者,必巨刺之,必中其经,非络脉也。故络病者,其痛与经脉缪处,故命曰缪刺。

帝曰:愿闻缪刺奈何?取之何如?岐伯曰:邪客于足少阴之络,令人卒心痛,暴胀,胸胁支满,无积者,刺然骨之前出血,如食顷而已。不已,左取右,右取左。病新发

者,取五日,已。

邪客于手少阳之络,令人喉痹舌卷,口干心烦,臂外廉痛,手不及头,刺手中指次指爪甲上,去端如韭叶各一痏,壮者立已,老者有顷已,左取右,右取左,此新病数日已。

邪客于足厥阴之络,令人卒疝暴痛,刺足大指爪甲上,与肉交者各一痏,男子立已,女子有顷已,左取右,右取左。

邪客于足太阳之络,令人头项肩痛,刺足小指爪甲上,与肉交者各一痏,立已,不已,刺外踝下三痏,左取右,右取左,如食顷已。

邪客于手阳明之络,令人气满胸中,喘息而支胠,胸中热,刺手大指、次指爪甲上,去端如韭叶各一痏,左取右,右取左,如食顷已。

邪客于臂掌之间,不可得屈,刺其踝后,先以指按之痛,乃刺之,以月死生为数,月生一日一痏,二日二痏,十五日十五痏,十六日十四痏。

邪客于足阳跷之脉,令人目痛从内眦始,刺外踝之下半寸所各二痏,左刺右,右刺左,如行十里顷而已。

人有所堕坠,恶血留内,腹中满胀,不

得前后，先饮利药，此上伤厥阴之脉，下伤少阴之络，刺足内踝之下，然骨之前，血脉出血，刺足跗上动脉，不已，刺三毛上各一痏，见血立已，左刺右，右刺左。善悲惊不乐，刺如右方。

邪客于手阳明之络，令人耳聋，时不闻音，刺手大指次指爪甲上，去端如韭叶各一痏，立闻，不已，刺中指爪甲上与肉交者，立闻，其不时闻者，不可刺也。耳中生风者，亦刺之如此数，左刺右，右刺左。

凡痹往来行无常处者，在分肉间痛而刺之，以月死生为数，用针者随气盛衰，以为痏数，针过其日数则脱气，不及日数则气不写，左刺右，右刺左，病已，止，不已，复刺之如法，月生一日一痏，二日二痏，渐多之；十五日十五痏，十六日十四，渐少之。

邪客于足阳明之经，令人鼽衄上齿寒，足中指次指爪甲上，与肉交者各一痏，左刺右，右刺左。

邪客于足少阳之络，令人胁痛不得息，咳而汗出，刺足小指次指爪甲上，与肉交者各一痏，不得息立已，汗出立止，咳者温衣饮食，一日已。左刺右，右刺左，病立已，不已，复刺如法。

邪客于足少阴之络，令人嗌痛，不可内食，无故善怒，气上走贲上，刺足下中央之脉各三痏，凡六刺，立已，左刺右，右刺左。嗌中肿，不能内唾，时不能出唾者，刺然骨之前，出血立已，左刺右，右刺左。

邪客于足太阴之络，令人腰痛，引少腹控䏚，不可以仰息，刺腰尻之解，两胛之上，是腰俞，以月死生为痏数，发针立已，左刺右，右刺左。

邪客于足太阳之络，令人拘挛背急，引

胁而痛，刺之从项始，数脊椎侠脊，疾按之应手如痛，刺之傍三痏，立已。

邪客于足少阳之络，令人留于枢中痛，髀不可举，刺枢中以毫针，寒则久留针，以月死生为数，立已。

治诸经刺之，所过者不病，则缪刺之。

耳聋，刺手阳明，不已，刺其通脉出耳前者。

齿龋，刺手阳明，不已，刺其脉入齿中，立已。

邪客于五藏之间，其病也，脉引而痛，时来时止，视其病，缪刺之于手足爪甲上，视其脉，出其血，间日一刺，一刺不已，五刺已。

缪传引上齿，齿唇寒痛，视其手背脉血者去之，足阳明中指爪甲上一痏，手大指次指爪甲上各一痏，立已，左取右，右取左。

邪客于手足少阴太阴足阳明之络，此五络，皆会于耳中，上络左角，五络俱竭，令人身脉皆动，而形无知也，其状若尸，或曰尸厥。刺其足大指内侧爪甲上，去端如韭叶，后刺足心，后刺足中指爪甲上各一痏，后刺手大指内侧，去端如韭叶，后刺手心主，少阴锐骨之端各一痏，立已。不已，以竹管吹其两耳，鬄其左角之发方一寸，燔治，饮以美酒一杯，不能饮者灌之，立已。

凡刺之数，先视其经脉，切而从之，审其虚而调之，不调者经刺之，有痛而经不病者缪刺之，因视其皮部有血络者尽取之，此缪刺之数也。

【译文】

黄帝问道：我听说有一种"缪刺"，但不知道它的意义，究竟什么叫缪刺？岐伯回答说：大凡病邪侵袭人体，必须首先侵入皮毛；如果逗留不去，就进入孙脉；再逗留不去，就进入络脉；如还是逗留不去。就进入经脉，并向内延及五脏，流散到肠胃；这时表里都受到邪气侵袭，五脏就要受伤。这是邪气从皮毛而入，最终影响到五脏的次序。像这样，就要治疗其经穴了。如邪气从皮毛侵入，进入孙、络后，就逗留而不去，由于络脉闭塞不通，邪气不得入于经脉，于是就流益于大络之中，从而生成一些异常疾病。邪气侵入大络后，在左边的就流窜到右边，在右边的就流窜到左边，或上或下，或左或右，但只影响到络脉而不能进入经脉之中，从而随大络流布到四肢；邪气流窜无一定地方，也不能进入经脉俞穴，所以病气在右而症见于左，病气在左而症见于右，必须右痛刺左，左病刺右，才能中邪。这种刺法就叫做"缪刺"。

黄帝道：我想听听缪刺法左病右取、右病左取的道理是怎样的？它和巨刺法怎么区别？岐伯说：邪气侵袭到经脉，如果左边经气较盛则影响到右边经脉，或右边经气较盛则影响到左边经脉；但也有左右相互转移的，如左边疼痛尚未好，而右边经脉已开始有病，像这样，就必须用巨刺法了。但是运用巨刺必定要邪气中于经脉，邪气留脉决不能运用，因为它不是络脉的病变。因为络病的病痛部位与经脉所在部位不同，因此称为"缪刺"。

黄帝道：我想知道缪刺怎样进行，怎样用于治疗病人？岐伯说：邪气侵入足少阴经的络脉，使人突然发生心痛，腹胀大，胸胁部胀满但并无积聚，针刺然谷穴出些血，大约过一顿饭的工夫，病情就可以缓解；如尚未好，左病则刺右边，右病则刺左边。新

近发生的病，针刺五天就可痊愈。

邪气侵入手少阳经的络脉，使人发生咽喉疼痛痹塞，舌卷，口干，心中烦闷，手臂外侧疼痛，抬手不能至头，针刺手小指侧的次指指甲上方，距离指甲如韭菜叶宽那样远处的关冲穴，各刺一针。壮年人马上就见缓解，老年人稍待一会儿也就好了。左病则刺右边，右病则刺左边。如果是新近发生的病，几天就可痊愈。

邪气侵袭足厥阴经的络脉，使人突然发生疝气，剧烈疼痛，针刺足大趾爪甲上与皮肉交接处的大敦穴，左右各刺一针。男子立刻缓解，女子则稍待一会儿也就好了。左病则刺右边，右病则刺左边。

邪气侵袭足太阳经的络脉，使人发生头项肩部疼痛，针刺足小趾爪甲上与皮肉交接处的至阴穴，各刺一针，立刻就缓解。如若不缓解，再刺外踝下的金门穴三针，大约一顿饭的工夫也就好了。左病则刺右边，右病则刺左边。

邪气侵袭手阳明经的络脉，使人发生胸中气满，喘息而胁肋部撑胀，胸中发热，针刺手大指侧的次指指甲上方，距离指甲如韭菜叶宽那样远处的商阳穴，各刺一针。左病则刺右边，右病则刺左边。大约一顿饭的工夫病就好了。

邪气侵入手厥阴经的络脉，使人发生臂掌之间疼痛，不能弯曲，针刺手腕后方，先以手指按压，找到痛处，再针刺。根据月亮的圆缺确定针刺的次数，例如月亮开始生光，初一刺一针，初二刺二针，以后逐日加一针。直到十五日加到十五针，十六日又减为十四针，以后逐日减一针。

邪气侵入足部的阳跻脉，使人发生眼

睛疼痛,从内眦开始,针刺外踝下面约半寸处的申脉穴,各刺一针。左病则刺右边,右病则刺左边。大约如人步行十里路的工夫就可以好了。

人由于堕坠跌伤,淤血停留体内,使人发生腹部胀满,大小便不通,要先服通便导淤的药物。这是由于坠跌,上面伤了厥阴经脉,下面伤了少阴经的络脉。针刺取其足肉踝之下、然骨之前的血脉,刺出其血,再刺足背上动脉处的冲阳穴;如果病不缓解,再刺足大趾三毛处的大敦穴各一针,出血后病立即就缓解。左病则刺右边,右病则刺左边。假如有好悲伤或惊恐不乐的现象,刺法同上。

邪气侵入手阳明经的络脉,使人耳聋,间断性失去听觉,针刺手大指侧的次指指甲上方,距离指甲如韭菜叶宽那样远处的商阳穴各一针,立刻就可以恢复听觉;如不见效,再刺中指爪甲上与皮肉交接处的中冲穴,马上就可听到声音。如果是完全失去听力的,就不可用针刺治疗了。假如耳中鸣响,如有风声,也采取上述方法进行针刺治疗。左病则刺右边,右病则刺左边。

凡是痹证疼痛走窜,无固定地方的,就随疼痛所在而刺其分肉之间,根据月亮盈亏变化确定针刺的次数。凡有用针刺治疗的,都要随着人体在月周期中气血的盛衰情况来确定用针的次数,如果用针次数超过其相应的日数,就会损耗人的正气,如果达不到相应的日数,邪气又不得泻除。左病则刺右边,右病则刺左边。病好了,就不要再刺;若还没有痊愈,按上述方法再刺。月亮新生的初一刺一针,初二刺二针,逐日加多,十五日加至十五针;十六日又减至十

四针,逐日减少一针。

邪气侵入足阳明经的络脉,使人发生鼻塞,衄血,上齿寒冷,针刺足是趾侧的次趾爪甲上方与皮肉交接处的厉兑穴,各刺一针。左病则刺右边,右病则刺左边。

邪气侵入足少阳经的络脉,使人胁痛而呼吸不畅,咳嗽而汗出,针刺足小趾侧的次趾爪甲上方与皮肉交接处的窍阴穴,各刺一针,呼吸不畅马上就缓解,出汗也就很快停止了;如果有咳嗽的要嘱其注意衣服饮食的温暖,这样一天就可好了。左病则刺右边,右病则刺左边,疾病很快就可痊愈。如果仍未痊愈,按上述方法再刺。

邪气侵入足少阴经的络脉,使人咽喉疼痛,不能进饮食,往往无故发怒,气上逆直至贲门之上,针刺足心的涌泉穴,左右各三针,共六针,可立刻缓解。左病则刺右边,右病刺左边。如果咽喉肿起而疼痛,不能进饮食,想咯(kǎ卡)吐痰涎又不能咯出来,针刺然骨前面的然谷穴,使之出血,很快就好。左病则刺右边,右病则刺左边。

邪气侵入足太阴经的络脉,使人腰痛连及少腹,牵引至胁下,不能挺胸呼吸,针刺腰尻部的骨缝当中脊两旁肌肉上的下髎穴,这是腰部的俞穴,根据月亮圆缺确定用针的次数,出针后马上就好了。左病则刺右边,右病则刺左边。

邪气侵入足太阳经的络脉,使人背部拘急,牵引胁肋部疼痛,针刺应从项部开始沿着脊骨两傍向下按压,在病人感到疼痛处周围针刺三针,病立刻就好。

邪气侵入足少阳经的络脉,使人环跳部疼痛,腿股不能举动,以毫针刺其环跳穴,有寒的可留针久一些,根据月亮盈亏的

情况确定针刺的次数，很快就好。

治疗各经疾病用针刺的方法，如果经脉所经过的部位未见病变，就应用缪刺法。耳聋针刺手阳明经商阳穴，如果不好，再刺其经脉走向耳前的听宫穴。蛀牙病刺手阳明经的商阳穴，如果不好，再刺其走入齿中的经络，很快就见效。

邪气侵入五脏之间，其病变表现为经脉牵引作痛，根据其病的情况，在其手足爪甲上进行缪刺法，择有血液郁滞的络脉，刺出其血，隔日刺一次，一次不见好，连刺五次就可好了。阳明经脉有病气交错感传而牵引上齿，出现唇齿寒冷疼痛，可视其手背上经脉有郁血的地方针刺出血，再在足阳明中趾爪甲上刺一针，在手大指侧的次指爪甲上的商阳穴各刺一针，很快就好了。左病则刺右边，右病则刺左边。

邪气侵入到手少阴、手太阴、足少阴、足太阴和足阳明的络脉，这五经的络脉都聚会于耳中，并上绕左耳上面的额角，假如由于邪气侵袭而致此五络的真气全部衰

竭，就会使经脉都振动，而形体失去知觉，就像死尸一样，有人把它叫做"尸厥"。这时应当针刺其足大趾内侧爪甲上距离爪甲有韭菜叶宽那么远处的隐白穴，然后再刺足心的涌泉穴，再刺足中趾爪甲上的厉兑穴，各刺一针；然后再刺手大指内侧距离爪甲有韭菜叶宽那么远处的少商穴，再刺手少阴经在掌后锐骨蠕的神门穴，各刺一针，当立刻清醒。如仍不好，就用竹管吹病人两耳之中，并把病人左边头角上的头发剃下来，取一方寸左右，烧制为末，用好酒一杯冲服，如因失去知觉而不能饮服，就把药酒灌下去，很快就可恢复过来。

大多数刺治的方法，都是先要根据所病的经脉，切按推寻，详细审查其虚实而进行调治；如果经络不调，先采用经刺的方法；如果有病痛而经脉没有病变，再采用缪刺的方法，要看他皮部是否有郁血的络脉，如有则应刺出全部郁血。以上这些就是缪刺的方法了。

第六十四篇　四时刺逆从论

【原文】

厥阴有余，病阴痹；不足病生热痹；滑则病孤疝风；涩则病少腹积气。

少阴有余，病皮痹隐轸；不足病肺痹；滑则病肺风疝；涩则病积溲血。

太阴有余，病肉痹寒中；不足病脾痹；滑则病脾风疝；涩则病积心腹时满。

阳明有余，病脉痹，身时热；不足病心痹；滑则病心风疝；涩则病积时善惊。

太阳有余，病骨痹身重；不足病肾痹；滑则病肾风疝；涩则病积时善巅疾。

少阳有余，病筋痹胁满；不足病肝痹；滑则病肝风疝；涩则病积时筋急目痛。

是故春气在经脉，夏气在孙络，长夏气在肌肉，秋气在皮肤，冬气在骨髓中。帝曰：余愿闻其故。岐伯曰：春者，天气始干，地气始泄，冻解冰释，水行经通，故人气在脉。夏者，经满气溢，入孙络受血，皮肤充实。长夏者，经络皆盛，内溢肌中。秋者，天气始收，腠理

黄帝内经白话精解

闭塞,皮肤引急。冬者盖藏,血气在中,内着骨髓,通于五藏。是故邪气者,常随四时之气血而入客也,至其变化不可为度,然必从其经气,辟除其邪,除其邪,则乱气不生。

帝曰:逆四时而生乱气奈何?岐伯曰:春刺络脉,血气外溢,令人少气;春刺肌肉,血气环逆,令人上气;春刺筋骨,血气内著,令人腹胀。夏刺经脉,血气乃竭,令人解㑊;夏刺肌肉,血气内却,令人善恐;夏刺筋骨,血气上逆,令人善怒。秋刺经脉,血气上逆,令人善忘;秋刺络脉,气不外行,令人卧不欲动;秋刺筋骨,血气内散,令人寒慄。冬刺经脉,血气皆脱,令人目不明;冬刺络脉,内气外泄,留为大痹;冬刺肌肉,阳气竭绝,令人善忘。凡此四时刺者,大逆之病,不可不从也,反之,则生乱气相淫病焉。故刺不知四时之经,病之所生,以从为逆,正气内乱,与精相薄。必审九候,正气不乱,精气不转。

帝曰:善。刺五藏,中心一日死,其动为噫;中肝五日死,其动为语;中肺三日死,其动为咳;中肾六日死,其动为嚏欠;中脾十日死,其动为吞。刺伤人五藏必死,其动则依其藏之所变候知其死也。

【译文】

厥阴之气过盛,就会发生阴痹;不足则发生热痹;气血过于滑利则患狐疝风;气血运行涩滞则形成少腹中有积气。少阴之气有余,可以发生皮痹和隐疹;不足则发生肺痹;气血过于滑利则患肺风疝;气血运行涩滞则病积聚和尿血。太阴之气有余,可以发生肉痹和寒中;不足则发生脾痹;气血过于滑利则患脾风疝;气血运行涩滞则病积聚和心腹胀满。阳明之气有余,可以发生脉痹,身体有时发热;不足则发生心痹;气血过于滑利则患心风疝;气血运行涩滞则病积聚和不时惊恐。太阳之气有余,可以发生骨痹、身体沉重;不足则发生肾痹;气血过于滑利则患肾风疝;气血运行涩滞则病积聚,且不时发生巅顶部疾病。少阳之气有余,可以发生筋痹和胁肋满闷;不足则发生肝痹;气血过于滑利则患肝风疝;气血涩滞则病积聚,有时发生筋脉拘急和眼目疼痛等。所以春天人的气血在经脉,夏天人的气血在孙络,长夏人的气血在肌肉,秋天人的气血在皮肤,冬天人的气血在骨髓中。

黄帝说:我想听听其中的道理。岐伯说:春季,天之阳气开始启动,地之阴气也开始发泄,冬天的冰冻时逐渐融化解释,水道通行,所以人的气血也集中在经脉中流行。夏季,经脉中气血充满而流溢于孙络,孙络接受了气血,皮肤也变得充实了。长夏,经脉和络脉中的气血都很旺盛,所以能充分地灌溉润泽于肌肉之中。秋季,天气开始收敛,腠理随之而闭塞,皮肤也收缩紧密起来了。冬季主闭藏,人身的气血收藏在内,聚集于骨髓,并内通于五脏。所以邪气也往往随着四时气血的变化而侵入人体相应的部位,若待其发生了变化,那就难以预测了;但必须顺应四时经气的变化及早进行调治,驱除侵入的邪气,那么气血就不致变化逆乱了。

黄帝道:针刺违反了四时而导致气血逆乱是怎样的? 岐伯说:春天刺络脉,会使血气向外散溢,使人发生少气无力;春天刺肌肉,会使血气循环逆乱,使人发生上气咳喘;春天

黄帝内经 白话精解

刺筋骨,会使血气留著在内,使人发生腹胀。夏天刺经脉,会使血气衰竭,使人疲倦懈惰;夏天刺肌肉,会使血气却弱于内,使人易于恐惧;夏天刺筋骨,会使血气上逆,使人易于发怒。秋天刺经脉,会使血气上逆,使人易于忘事;秋天刺络脉,但人体气血正值内敛而不能外行,所以使人阳气不足而嗜卧懒动;秋天刺筋骨,会使血气耗散于内,使人发生寒战。冬天刺经脉,会使血气虚脱,使人发生目视不明;冬天刺络脉,则收敛在内的真气外泄,体内血行不畅而成"大痹";冬天刺肌肉,会使阳气竭绝于外,使人易于忘事。以上这些四时的刺法,都将严重地违背四时变化而导致疾病发生,所以不能不注意顺应四时变化而施刺;否则就会产生逆乱之气,扰乱人体生理功能而生病的呀!所以针刺不懂得四时经气的盛衰和疾病之所以产生的道理,不是顺应四时而是违背四时变化,从而导致正气逆乱于内,邪气便与精气相结聚了。一定要仔细审察九候的脉象,这样进行针刺,正气就不会逆乱,邪气也不会与精气相给聚了。黄帝说:讲得好!

如果针刺误中五脏,刺中心脏一天就要死亡,其变动的症状为噫气;刺中肝脏五天就要死亡,其变动的症状为多语;刺中肺脏三天就要死亡,其变动的症状为咳嗽;刺中肾脏六天就要死亡,其变动的症状为喷嚏和呵欠;刺中脾脏十天就要死亡,其变动的症状为吞咽之状等。刺伤了人的五脏,必致死亡,其变动的症状也随所伤之脏而又各不相同。因此可以根据它来测知死亡的日期。

第六十五篇　标本病传论

【原文】

黄帝问曰:病有标本,刺有逆从,奈何?岐伯对曰:凡刺之方,必别阴阳,前后相应,逆从得施,标本相移。故曰:有其在标而求之于标,有其在本而求之于本;有其在本而求之于标,有其在标而求之于本。故治有取标而得者,有取本而得者,有逆取而得者,有从取而得者。故知逆与从,正行无问,知标本者,万举万当,不知标本,是谓妄行。

夫阴阳逆从,标本之为道也,小而大,言一而知百病之害。少而多,浅而博,可以言一而知百也。以浅而知深,察近而知远,言标与本,易而勿及。

治反为逆,治得为从。先病而后逆者治其本,先逆而后病者治其本,先寒而后生病者治其本,先病而后生寒者治其本,先热而后生病者治其本,先热而后生中满者治其标,先病而后泄者治其本,先泄而后生他病者治其本,必且调之,乃治其他病。先病而后生中满者治其标,先中满而后烦心者治其本。人有客气有同气。小大不利治其标,小大利治其本。病发而有余,本而标之,先治其本,后治其标。病发而不足,标而本之,先治其标,后治其本。谨察间甚,以意调之,间者并行,甚者独行。先小大不利而后生病者,治其本。

夫病传者,心病先心痛,一日而咳,三日胁支痛,五日闭塞不通,身痛体重;三日不已,死。冬夜半,夏日中。

肺病喘咳,三日而胁支满痛,一日身重体痛,五日而胀,十日不已,死。冬日入,夏日出。

肝病头目眩胁支满,三日体重身痛,五日而胀,三日腰脊少腹痛胫,三日不已,死。冬日入,夏早食。

脾病身痛体重,一日而胀,二日少腹腰脊痛胫酸,三日背膂筋痛,小便闭,十日不已,死。冬人定,夏晏食。

肾病少腹腰脊痛,胻酸,三日背膂筋痛,小便闭;三日腹胀;三日两胁支痛,三日不已,死。冬大晨,夏晏晡。

胃病胀满,五日少腹腰脊痛,胻酸;三日背膂筋痛,小便闭;五日身体重;六日不已,死。冬夜半后,夏日昳。

膀胱病小便闭,五日少腹胀,腰脊痛,胻痠;一日腹胀;一日身体痛;二日不已,死。冬鸡鸣,夏下晡。

诸病以次是相传,如是者,皆有死期,不可刺。间一藏止,及至三四藏者,乃可刺也。

【译文】

黄帝问道:疾病有标和本的分别,刺法有逆和从的不同,是怎么回事? 岐伯回答说:大凡针刺的准则,必须辨别其阴阳属性,联系其前后关系,恰当地运用逆治和从治。灵活地处理治疗中的标本先后关系。所以说有的病在标就治标,有的病在本就治本,有的病在本却治标,有的病在标却治本,在治疗上,有治标而缓解的,有治本而见效的,有逆治而痊愈的,有从治而成功的。所以懂得了逆治和从治的原则,便能进行正确的治疗而不必疑虑;知道了标本之间的轻重缓急,治疗时就能万举万当;如

果不知标本,那就是盲目行事了。

关于阴阳、逆从、标本的道理,看起来很小,而应用的价值却很大,所以谈一个阴阳标本逆从的道理,就可以知道许多疾病的利害关系;由少可以推多,执简可以驭繁。所以一句话可以概括许多事物的道理。从浅显入手可以推知深微,观察目前的现象可以了解它的过去和未来。不过,讲标本的道理是容易的,可运用起来就比较难了。迎着病邪而泻的方法就是"逆"治,顺应经气而补的方法就是"从"治。

先患某病而后发生气血逆乱的,先治其本;先气血逆乱而后生病的,先治其本。先有寒而后生病的,先治其本;先有病而后生寒的,先治其本。先有热而后生病的,先治其本;先有热而后生中满腹胀的,先治其标。先有某病而后发生泄泻的,先治其本;先有泄泻而后发生其他疾病的,先治其本,必须先把泄泻调治好,然后再治其他病。先患某病而后发生中满腹胀的,先治其标;先患中满腹胀而后出现烦心的,先治其本。人体疾病过程中有邪气和正气的相互作用,凡是出现了大小便不利的,先通利大小便以治其标;大小便通利则治其本病。疾病发作表现为邪气有余,就用"本而标之"的治法,即先祛邪以治其本,后调理气血。恢复生理功能以治其标;疾病发作表现为正气不足,就用"标而本之"的治法,即先固护正气防止虚脱以治其标,后祛除邪气以治其本。总之,必须谨慎地观察疾病的轻重深浅和缓解期与发作期中标本缓急的不同,用心调理;凡病轻的,或缓解期,可以标本同治;凡病重的,或发作期,应当采用专一的治本或治标的方法。另外,如果先有

大小便不利而后并发其他疾病的,应当先治其本病。

大凡疾病的传变,心病先发心痛,过一日病传于肺而咳嗽;再过三日病传于肝而胁肋胀痛;再过五日病传于脾而大便闭塞不通、身体疼痛沉重,再过三日不愈,就要死亡:冬天死于半夜,夏天死于中午。

肺病先发喘咳,三日不好则病传于肝,则胁肋胀满疼痛;再过一日病邪传脾,则身体沉重疼痛;再过五日病邪传胃,则发生腹胀。再过十日不愈,就要死亡;冬天死于日落之时,夏天死于日出之时。

肝病则先头痛目眩,胁肋胀满,三日后病传于脾而身体沉重疼痛;再过五日病传于胃,产生腹胀;再过三日病传于肾,产生腰脊少腹疼痛,腿胫发酸;再过三日不愈,就要死亡:冬天死于日落之时,夏天死于吃早饭的时候。

脾病则先身体沉重疼痛,一日后病邪传入于胃,发生腹胀;再过二日病邪传于肾,发生少腹腰脊疼痛,腿胫发酸;再过三日病邪入膀胱,发生背脊筋骨间疼痛,小便不通;再过十日不愈,就要死亡:冬天死于

申时之后,夏天死于寅时之后。

肾病则先少腹腰脊疼痛,腿胫发酸,三日后病邪传入膀胱,发生背脊筋骨疼痛,小便不通;再过三日病邪传入于胃,产生腹胀;再过三日病邪传于肝,发生两胁胀痛;再过三日不愈,就要死亡:冬天死于天亮,夏天死于黄昏。

胃病则先腹部胀满,五日后病邪传于肾,发生少腹腰脊疼痛,腿胫发酸;再过三日病邪传入膀胱,发生背脊筋骨疼痛,小便不通;再过五日病邪传于脾,则身体沉重;再过六日不愈,就要死亡:冬天死于半夜之后,夏天死于午后。

膀胱发病则先小便不通,五日后病邪传于肾,发生少腹胀满,腰脊疼痛,腿胫发酸;再过一日病邪传入于胃,发生腹胀;再过一日病邪传于脾,发生身体疼痛;再过二日不愈,就要死亡:冬天死于半夜后,夏天死于下午。

各种疾病按次序相互转变,像上述次序相传的,都有一定的死期,不可用针法。假如是间脏或隔三脏、四脏相传的,才可以进行针刺治疗。

素问篇　卷十九

第六十六篇　天元纪大论

【原文】

黄帝问曰:天有五行,御五位,以生寒暑燥湿风;人有五藏,化五气,以生喜怒思忧恐。论言五运相袭而皆治之,终期之日,周而复始,余已知之矣,愿闻其与三阴三阳之候,奈何合之?

鬼臾区稽首再拜对曰:昭乎哉问也。夫五运阴阳者,天地之道也,万物之纲纪,变化

之父母,生杀之本始,神明之府也,可不通乎!故物生谓之化,物极谓之变,阴阳不测谓之神,神用无方谓之圣。夫变化之为用也,在天为玄,在人为道,在地为化,化生五味,道生智,玄生神。神在天为风,在地为木;在天为热,在地为火;在天为湿,在地为土;在天为燥,在地为金;在天为寒,在地为水;故在天为气,在地成形,形气相感而化生万物矣。然天地者,万物之上下也;左右者,阴阳之道路也;水火者,阴阳之征兆也;金木者,生成之终始也。气有多少,形有盛衰,上下相召,而损益彰矣。

帝曰:愿闻五运之主时也何如? 鬼臾区曰:五气运行,各终期日,非独主时也。帝曰:请闻其所谓也。鬼臾区曰:臣积考《太始天元册》文曰:太虚寥廓,肇基化元,万物资始,五运终天,布气真灵,揔统坤元,九星悬朗,七曜周旋,曰阴曰阳,曰柔曰刚,幽显既位,寒暑弛张,生生化化,品物咸章。臣斯十世,此之谓也。

帝曰:善。何谓气有多少,形有盛衰? 鬼臾区曰:阴阳之气各有多少,故曰三阴三阳也。形有盛衰,谓五行之治,各有太过不及也。故其始也,有余而往,不足随之,不足而往,有余从之,知迎知随,气可与期。应天为天符,承岁为岁直,三合为治。

帝曰:上下相召奈何? 鬼臾区曰:寒暑燥湿风火,天之阴阳也,三阴三阳上奉之。木火土金水火,地之阴阳也,生长化收藏下应之。天以阳生阴长,地以阳杀阴藏。天有阴阳,地亦有阴阳。木火土金水火,地之阴阳也,生长化收藏。故阳中有阴,阴中有阳。所以欲知天地之阴阳者,应天之气,动而不息,故五岁而右迁,应地之气,静而守位,故六期而环会,动静相召,上下相临,阴阳相错,而变由生也。

帝曰:上下周纪,其有数乎? 鬼臾区曰:天以六为节,地以五为制,周天气者,六期为一备;终地纪者,五岁为一周。君火以明,相火以位,五六相合而七百二十气为一纪,凡三十岁;千四百四十气,凡六十岁而为一周,不及太过,斯皆见矣。

帝曰:夫子之言,上终天气,下毕地纪,可谓悉矣。余愿闻而藏之,上以治民,下以治身,使百姓昭著,上下和亲,德泽下流,子孙无忧,传之后世,无有终时,可得闻乎? 鬼臾区曰:至数之机,迫迮以微,其来可见,其往可追,敬之者昌,慢之者亡。无道行私,必得天殃,谨奉天道,请言真要。

帝曰:善言始者,必会于终,善言近者,必知其远,是则至数极而道不惑,所谓明矣,愿夫子推而次之,令有条理,简而不匮,久而不绝,易用难忘,为之纲纪,至数之要,愿尽闻之。鬼臾区曰:昭乎哉问! 明乎哉道! 如鼓之应桴,响之应声也。臣闻之:甲己之岁,土运统之;乙庚之岁,金运统之;丙辛之岁,水运统之;丁壬之岁,木运统之;戊癸之岁,火运统之。

帝曰:其于三阴三阳,合之奈何? 鬼臾区曰:子午之岁,上见少阴;丑未之岁,上见太阴;寅申之岁,上见少阳;卯酉之岁,上见阳明;辰戌之岁,上见太阳;巳亥之岁,上见厥阴。少阴,所谓标也,厥阴,所谓终也。厥阴之上,风气主之;少阴之上,热气主之;太阴之上,湿气主之;少阳之上,相火主之;阳明之上,燥气主之;太阳之上,寒气主之。所谓本也,是谓六元。帝曰:光乎哉道! 明乎哉论! 请著之玉版,藏之金匮,署曰《天元纪》。

【译文】

黄帝问道:天有木、火、土、金、水五行,临治于东、西、南、北、中五个方位,从而产生寒、暑、燥、湿、风等气候变化,人有五脏生五志之气,从而产生喜、怒、思、忧、恐等情志变化。经论所谓五运递相因袭,各有一定的主治季节,到了一年终结之时,又重新开始的情况,我已经知道了。还想再听听五运和三阴三阳的结合是怎样的呢?

鬼臾区再次跪拜回答说:你提这个问题很高明啊! 五运和阴阳是自然界变化的一般规律,是自然万物的一个总纲,是事物发展变化的基础和生长毁灭的根本,是宇宙间无穷尽的变化所在,这些道理哪能不通晓呢? 因而事物的开始发生叫做"化",发展到极点叫做"变",难以探测的阴阳变化叫做"神",能够掌握和运用这种变化无边的原则的人,叫做"圣"。阴阳变化的作用,在宇宙空间,则表现为深远无穷,在人则表现为认识事物的自然规律,在地则表现为万物的生化。物质的生化而产生五味,认识了自然规律而产生智慧,在深远的宇宙空间,产生无穷尽的变化。神明的作用,在天为风,在地为木;在天为热,在地为火;在天为湿,在地为土;在天为燥,在地为金;在天为寒,在地为水。所以在天为无形之气,在地为有形之质,形和气互相感召,就能变化和产生万物。天复于上,地载于下,所以天地是万物的上下;阳升于左,阴降于右,所以左右为阴阳的道路;水属阴,火属阳,所以水火是阴阳的象征;万物发生于春属木,成实于秋属金,所以金木是生成的终始。阴阳之气并不是一成不变的,它有多少的不同,有形物质在发展过程中也有旺盛和衰老的区别,在上之气和在下之质互相感召,事物太过和不及的形象就都显露出来了。

黄帝说:我想听听关于五运分主四时是怎样的呢? 鬼臾区说:五运各能主一年,不是单独只主四时。黄帝说:请你把其中的道理讲给我听。鬼臾区说:臣久已考查过《太始天元册》,文中说:广阔无边的天空,是物质生化之本元的基础,万物资生的开始,五运行于天道,终而复始,布施天地真元之气,概括大地生化的本元,九星悬照天空,七曜按周天之度旋转,于是万物有阴阳的不断变化,有柔刚的不同性质,幽暗和显明按一定的位次出现,寒冷和暑热,按一定的季节往来,这些生生不息之机,变化无穷之道,宇宙万物的不同形象,都表现出来了。我家研究这些道理已有十世,就是这个意思。

黄帝说:好。什么叫气有多少,形有盛衰呢? 鬼臾区说:阴气和阳气各有多少的不同,厥阴为一阴,少阴为二阴,太阴为三阴,少阳为一阳,阳明为二阳,太阳为三阳,所以叫作三阴三阳。形有盛衰,指天干所主的运气,各有太过不及的区别。例如开始是太过的阳年过后,随之而来的是不及的阴年,不及的阴年过后,从之而来的是太过的阳年。只要明白了迎之而至的是属于什么气,随之而至的是属于什么气,对一年中运气的盛衰情况,就可以预先知道。凡一年的中运之气与司天之气相符的,属于"天符"之年,一年的中运之气与岁支的五行相同的,属于"岁直"之年,一年的中运之气与司天之气及年支的五行均相合的,属于"三合"之年。

黄帝说:天气和地气互相感召是怎样的呢? 鬼臾区说:寒、暑、燥、湿、风、火,是天的阴阳,三阴三阳上承之。木、火、土、金、水、火,是地的阴阳,生长化收藏下应之。上半年天气主之,春夏为天之阴阳,主生主长;下半年地气主之,秋冬为地之阴阳,主杀主藏。天气有阴阳,地气也有阴阳。因此说,阳中有阴,阴中有阳。所以要想知道天地阴阳的变化情况,就要了解,五行应于天干而为五运,常动而不息,故五年之间,自东向西,每运转换一次;六气应于地支,为三阴三阳,其运行较迟,各守其位,故六年而环周一次。由于动和静互相感召,天气和地气互相加临,阴气和阳气互相交错,而运气的变化就发生了。

黄帝说:天气和地气,循环周旋,有没有定数呢? 鬼臾区说:司天之气,以六为节,司地之气,以五为制。司天之气,六年循环一周,谓之一备;司地之气,五年循环一周,谓之一周。主运之气的火运,君火是有名而不主令,相火代君宣化火令。六气和五运互相结合,七百二十气,谓之一纪,共三十年;一千四百四十气,共六十年而成为一周,在这六十年中,气和运的太过和不及,都可以出现了。

黄帝说:先生所谈论的,上则终尽天气,下则穷究地理,可以说是很详尽了。我想在听后把它保存下来,上以调治百姓的疾苦,下以保养自己的身体,并使百姓也都明白这些道理,上下和睦亲爱,德泽广泛流行,并能传之于子孙后世,使他们不必发生忧虑,并且没有终了的时候,可以再听你谈谈吗? 鬼臾区说:气运结合的机理,很是切近而深切,它来的时候,可以看得见,它去的时候,是可以追溯的。遵从这些规律,就能繁荣昌盛,违背这些规律,就要损折夭亡;不遵守这些规律,而只按个人的意志去行事,必然要遇到天然的灾殃。现在请让我根据自然规律讲讲其中的至理要道。黄帝说:凡是善于谈论事理的起始,也必能领会其终结,善于谈论近的,也必然就知道远的。这样,气运的至数虽很深远,而其中的道理并不至被迷惑,这就是所谓明了的意思。请先生把这些道理,进一步加以推演,使它更有条理,简明而又不贫乏,永远相传而不至于绝亡,容易掌握而不会忘记,使其能提纲契领,至理扼要。我想听你详细地讲讲。鬼臾区说:你说的道理很明白,提的问题也很高明啊! 好像鼓槌击在鼓上的应声,又像发出声音立即得到回响一样。臣听说过,凡是甲己年都是土运治理,乙庚年都是金运治理,丙辛年都是水运治理,丁壬年都是木运治理,戊癸年都是火运治理。

黄帝说:三阴三阳与六气是怎样相合的呢? 鬼臾区说:子午年是少阴司天,丑未年是太阴司天。寅申年是少阳司天,卯酉年是阳明司天,辰戌年是太阳司天,巳亥年是厥阴司天。地支十二,始于子,终于亥,于是少阴司天,亥是厥阴司天,所以按这个顺序排列,少阴是起首,厥阴是终结。厥阴司天,风气主令;少阴司天,热气主令;太阴司天,湿气主令;少阳司天,相火主令;阳明司天,燥气主令;太阳司天,寒气主令。这就是三阴三阳的本元,所以叫做六元。黄帝说:你的论述很伟大,也很高明啊! 我将把它记载在玉版上,藏在金匮里,题上一个名称,叫做《天元纪》。

第六十七篇　五运行大论

【原文】

黄帝坐明堂，始正天纲，临观八极，考建五常，请天师而问之曰：论言天地之动静，神明为之纪；阴阳之升降，寒暑彰其兆。余闻五运之数于夫子，夫子之所言，正五气之各主岁尔，首甲定运，余因论之。鬼臾区曰：土主甲己，金主乙庚，水主丙辛，木主丁壬，火主戊癸。子午之上，少阴主之；丑未之上，太阴主之；寅申之上，少阳主之；卯酉之上，阳明主之；辰戌之上，太阳主之；巳亥之上，厥阴主之。不合阴阳，其故何也？

岐伯曰：是明道也，此天地之阴阳也。夫数之可数者，人中之阴阳也，然所合，数之可得者也。夫阴阳者，数之可十，推之可百，数之可千，推之可万。天地阴阳者，不以数推，以象之谓也。

帝曰：愿闻其所始也。岐伯曰：昭乎哉问也！臣览《太始天元册》文，丹天之气，经于牛女戊分；黅天之气，经于心尾己分；苍天之气，经于危室柳鬼；素天之气，经于亢氐昂毕；玄天之气，经于张翼娄胃。所谓戊己分者，奎璧角轸，则天地之门户也。夫候之所始，道之所生，不可不通也。

帝曰：善。论言天地者，万物之上下，左右者，阴阳之道路，未知其所谓也。岐伯曰：所谓上下者，岁上下见阴阳之所在也。左右者，诸上见厥阴，左少阴，右太阳；见少阴，左太阴，右厥阴；见太阴，左少阳，右少阳；见少阳，左阳明，右太阴；见阳明，左太阳，右少阳；见太阳，左厥阴，右阳明。所谓面北而命其位，言其见也。

帝曰：何谓下？岐伯曰：厥阴在上，则少阳在下，左阳明右太阴。少阴在上则阳明在下，左太阳右少阳。太阴在上则太阳在下，左厥阴右阳明。少阳在上则厥阴在下，左少阴右太阳。阳明在上则少阴在下，左太阴右厥阴。太阳在上则太阴在下，左少阳右少阴。所谓面南而命其位，言其见也。上下相遘，寒暑相临，气相得则和，不相得则疾。帝曰：气相得而病者，何也？岐伯曰：以下临上，不当位也。帝曰：动静何如？岐伯曰：上者右行，下者左行，左右周天，余而复会也。帝曰：余闻鬼臾区曰，应地者静。今夫子乃言下者左行，不知其所谓也，愿闻何以生之乎？岐伯曰：天地动静，五行迁复，虽鬼臾区其上候而已，犹不能遍明。夫变化之用，天垂象，地成形，七曜纬虚，五行丽地。地者，所以载生成之形类也。虚者，所以列应天之精气也。形精之动，犹根本之与枝叶也，仰观其象，虽远可知也。

帝曰：地之为下，否乎？岐伯曰：地为人之下，太虚之中者也。帝曰：冯乎？岐伯曰：大气举之也。燥以干之，暑以蒸之，风以动之，湿以润之，寒以坚之，火以温之。故风寒在下，燥热在上，湿气在中，火游行其间，寒暑六入，故令虚而生化也。故燥胜则地干，暑胜则地热，风胜则地动，湿胜则地泥，寒胜则地裂，火胜则地固矣。

帝曰：天地之气，何以候之？岐伯曰：天地之气，胜复之作，不形于诊也。《脉法》曰：天地之变，无以脉诊，此之谓也。

帝曰:间气何如?岐伯曰:随气所在,期于左右。帝曰:期之奈何?岐伯曰:从其气则和,违其气则病,不当其位者病,迭移其位者病,失守其位者危,尺寸反者死,阴阳交者死。先立其年,以知其气,左右应见,然后乃可以言死生之逆顺也。

帝曰:寒暑燥湿风火,在人合之奈何?其于万物何以生化?岐伯曰:东方生风,风生木,木生酸,酸生肝,肝生筋,筋生心。其在天为玄,在人为道,在地为化。化生五味,道生智,玄生神,化生气。神在天为风,在地为木,在体为筋,在气为柔,在藏为肝。其性为暄,其德为和,其用为动,其色为苍,其化为荣,其虫毛,其政为散,其令宣发,其变摧拉,其眚为陨,其味为酸,其志为怒。怒伤肝,悲胜怒;风伤肝,燥胜风;酸伤筋,辛胜酸。

南方生热,热生火,火生苦,苦生心,心生血,血生脾。其在天为热,在地为火,在体为脉,在气为息,在藏为心。其性为暑,其德为显,其用为躁,其色为赤,其化为茂,其虫羽,其政为明,其令郁蒸,其变炎烁,其眚燔焫,其味为苦,其志为喜。喜伤心,恐胜喜;热伤气,寒胜热;苦伤气,咸胜苦。

中央生湿,湿生土,土生甘,甘生脾,脾生肉,肉生肺。其在天为湿,在地为土,在体为肉,在气为充,在藏为脾。其性静兼,其德为濡,其用为化,其色为黄,其化为盈,其虫倮,其政为谧,其令云雨,其变动注,其眚淫溃,其味为甘,其志为思。思伤脾,怒胜思;湿伤肉,风胜湿;甘伤脾,酸胜甘。

西方生燥,燥生金,金生辛,辛生肺,肺生皮毛,皮毛生肾。其在天为燥,在地为金,在体为皮毛,在气为成,在藏为肺。其性为凉,其德为清,其用为固,其色为白,其化为敛,其虫介,其政为劲,其令雾露,其变肃杀,其眚苍落,其味为辛,其志为忧。忧伤肺,喜胜忧;热伤皮毛,寒胜热;辛伤皮毛,苦胜辛。

北方生寒,寒生水,水生咸,咸生肾,肾生骨髓,髓生肝。其在天为寒,在地为水,在体为骨,在气为坚,在藏为肾。其性为凛,其德为寒,其用为藏,其色为黑,其化为肃,其虫鳞,其政为静,其令霰雪,其变凝冽,其眚冰雹,其味为咸,其志为恐。恐伤肾,思胜恐;寒伤血,燥胜寒;咸伤血,甘胜咸。正气更立,各有所先,非其位则邪,当其位则正。

帝曰:病生之变何如?岐伯曰:气相得则微,不相得则甚。帝曰:主岁何如?岐伯曰:气有余,则制己所胜而侮所不胜;其不及,则己所不胜侮而乘之,己所胜轻而侮之。侮反受邪。侮而受邪,寡于畏也。帝曰:善。

【译文】

黄帝坐在明堂里,开始厘正天之纲纪,考建五握运行的常理,乃向天师岐伯问道:在以前的医论中曾经言道,天地的动静,是以自然界中变化莫测的物象为纲纪;阴阳升降,是以寒暑的更换,显示它的征兆。我也听先生讲过五运的规律,先生所讲的仅是五运之气各主一岁。关于六十甲子,从甲年开始定运的问题,我又与鬼臾区进一步加以讨论,鬼臾区说,土运主甲己年,金运主乙庚年,水运主丙辛年,木运主丁壬年,火运主戊癸年。子午年是少阴司天,辰戌年是太阳司在,巳亥年是厥阴司天。这些，与以前所论的阴阳不怎么符合，是什么道理呢？岐伯说：它是阐明其中的道理的，这里指的是天地运气的阴阳变化。关于阴阳之数，可以数的，是人身中的阴阳，因而合乎可以数得出的阴阳之数。至于阴阳的变化，若进一步推演之，可以从十而至百，由千而及万，所以天地阴阳的变化，不能用数字去类推，只能从自然物象的变化中去推求。

黄帝说：我想听听运气学说是怎样创始的。岐伯说：你提这个问题是很高明的啊！我曾看到《太始天元册》文记载，赤色的天气，经过牛、女二宿及西北方的戊分；黄色的天气，经过心、尾二宿及东南方的已分；青色的天气，经过危、室二宿与柳、鬼二宿之间；白色的天气，经过亢、氐二宿与昴、毕二宿之间；黑色的天气，经过张、翼二宿与娄、胃二宿之间。所谓戊分，即奎、壁二宿所在之处，已分，即角、轸二宿所在之处，奎、壁正当秋分时，日渐短，气渐寒，角、轸正当春分时，日渐长，气渐暖，所以是天地阴阳的门户。这是推演气候的开始，自然规律的所在，不可以不通。

黄帝说：好。在天元纪大论中曾说：天地是万物的上下，左右是阴阳的道路，不知道是什么意思。岐伯说：这里所说的"上下"，指的是从该年的司天在泉，以见阴阳所在的位置。所说的"左右"，指的是司天的左右间气，凡是厥阴司天，左间是少阴，右间是太阳；少阴司天，左间是太阴，右间是厥阴；太阴司天，左间是少阳，右间是少阴；少阳司天，左间是阳明，右间是太阴；阳明司天，左间是太阳，右间是少阳；太阳司天，左间是厥阴，右间是阳明。这里说的左右，是面向北方所见的位置。

黄帝说：什么叫做下（在泉）？岐伯说：厥阴司天，则少阳在泉，在泉的左间是阳明，右间是太阴；少阴司天则阳明在泉，在泉的左间是太阳，右间是少阳；太阴司天则太阳在泉，在泉的左间是厥阴，右间是阳明；少阳司天则厥阴在泉，在泉的左间是少阴，右间是太阳；阳明司天则少阴在泉，在泉的左间是太阴，右间是厥阴；太阳司天则太阴在泉，在泉的左间是少阳，右间是少阴。这里说的左右是面向南方所见的位置。客气和主气互相交感，客主之六气互相加临，若客主之气相得的就属平和，不相得的就要生病。黄帝说：客主之气相得而生病的是什么原因呢？岐伯说：气相得指的气生主气，若主气生客气，是上下颠倒，叫做下临上，仍属不当其位，所以也要生病。

黄帝说：天地的动静是怎样的呢？岐伯说：天在上，自东而西是向右运行；地在下，自西而东是向左运行，左行和右行，当一年的时间，经周天三百六十五度及其余数四分度之一，而复会于原来的位置。黄帝说：我听到鬼臾区说：应地之气是静止而不动的。现在先生乃说："下者左行"，不明白你的意思，我想听听是什么道理。岐伯说：天地的运动和静止，五行的递迁和往复，鬼臾区虽然知道了天的运行情况，但是没有全面的了解。关于天地变化的作用，天显示的是日月二十八宿等星象，地形成了有形的物质。日月五星围绕在太空之中，五行附着在大地之上。所以地载运各类有形的物质。太空布列受天之精气的星象。地之形质与天之精气的运动，就像根本和枝叶的关系。虽然距离很远，但通过对形象的观察,仍然可以晓得它们的情况。

黄帝问:大地是不是在下面呢?岐伯说:应该说大地是在人的下面,在太空的中间。黄帝说:它在太空中间依靠的是什么呢?岐伯说:是空间的大气把它举起来的。燥气使它干燥,暑气使它蒸发,风气使它动荡,湿气使它滋润,寒气使它坚实,火气使它温暖。所以风寒在于下,燥热在于上,湿气在于中,火气游行于中间,一年之内,风寒暑湿燥火六气下临于大地,由于它感受了六气的影响而才化生为万物。所以燥气太过地就干燥,暑气太过地就炽热,风气太过地就动荡,湿气太过地就泥泞,寒气太过地就坼裂,火气太过地就坚固。

黄帝说:司天在泉之气,对人的影响,从脉上怎样观察呢?岐伯说:司天和在泉之气,胜气和复气的发作,不表现于脉搏上。《脉法》上说:司天在泉之气的变化,不能根据脉象进行诊察。就是这个意思。黄帝说:间气的反应怎样呢?岐伯说:可以随着每年间气应于左右手的脉搏去测知,黄帝说:怎样测知呢?岐伯说:脉气与岁气相应的就平和,脉气与岁气相违的就生病,相应之脉不当其位而见于他位的要生病,左右脉互移其位的要生病,相应之脉位反见于克贼脉象的,病情危重,两手尺脉和寸脉相反的,就要死亡,左右手互相交见的,也要死亡。首先要确立每年的运气,以测知岁气与脉象相应的正常情况,明确左右间气应当出现的位置,然后才可以预测人的生死和病情的逆顺。

黄帝说:寒暑燥湿风火六气,与人体是怎样应合的呢?对于万物的生化,又有什么关系呢?岐伯说:东方应春而生风,春风能使木类生长,木类生酸味,酸味滋养肝脏,肝滋养筋膜,肝气输于筋膜,其气又能滋养心脏。六气在天为深远无边,在人为认识事物的变化规律,在地为万物的生化。生化然后能生成五味,认识了事物的规律,然后能生成智慧,深远无边的宇宙,生成变化莫测的神,变化而生成万物之气机。神的变化,具体表现为:在天应在风,在地应在木,在人体应在筋,在气应在柔和,在脏应在肝。其性为温暖,其德为平和,其功用为动,其色为青,其生化为繁荣,其虫为毛虫,其政为升散,其令为宣布舒发,其变动为摧折败坏,其灾为陨落,其味为酸,其情志为怒。怒能伤肝,悲哀能抑制怒气;风气能伤肝,燥气能克制风气;酸味能伤筋,辛味能克制酸味。

南方应夏而生热,热盛则生火,火能生苦味,苦味入心,滋养心脏,心能生血,心气通过血以滋养脾脏。变化莫测的神,其具体表现为:在天应在热,在地应在火,在人体应在脉,在气应在阳,气生长,在脏应在心。其性为暑热,其德为显现物象,其功用为躁动,其色为赤,其生化为茂盛,其虫为羽虫,其政为明显,其令为热盛,其变动为炎热灼烁,其灾为燔灼焚烧,其味为苦,其情志为喜。喜能伤心,恐惧能抑制喜气;热能伤气,寒能克制热气;苦味能伤气,咸味能克制苦味。

中央应长夏而生湿,湿能生土,土能生甘味,甘味入脾,能滋养脾脏,脾能滋肌肉,脾气通过肌肉而滋养肺脏。变化莫测的神,其具体表现为,在天应于湿,在地应于土,在人体应于肉,在气应于物体充盈,在脏应于脾。其性安静能兼化万物,其德为

黄帝内经白话精解

濡润，其功用为化生，其色黄，其生化为万物盈满，其虫为倮虫，其政为安静，其令为布化云雨，其变动为久雨不止，其灾为湿雨土崩，其味为甘，其情志为思。思能伤脾，仇怒能抑制思虑；湿能伤肌肉，风能克制湿气；甘味能伤脾，酸味能克制甘味。

西方应秋而生燥，燥能生金，金能生辛味，辛味入肺而能滋养肺脏，肺能滋养皮毛，肺气通过皮毛而又能滋养肾脏。变化莫测的神，其具体表现为：在天应于燥，在地应于金，在人体应于皮毛，在气应于万物成熟，在脏应于肺。其性为清凉，其德为洁净，其功用为坚固，其色白，其生化为收敛，其虫为介虫，其政为刚劲切切，其令为雾露，其变动为严酷摧残，其灾为青干而凋落，其味为辛，其情志为忧愁。忧能伤肺，喜能抑制忧愁；热能伤皮毛，寒能克制热气；辛味能伤皮毛，苦味能克制辛味。

北方应冬而生寒，寒能生水，水能生咸味，咸味入肾而能滋养肾脏，肾能滋养骨髓，肾气通过骨髓而能滋肝脏。变化莫测

的神，其具体表现为：在天应于寒，在地应于水，在人体应于骨，在气应于物体坚实，在脏应于肾。其性为严凛，其德为寒冷，其功用为闭藏，其色黑，其生化为整肃，其虫为鳞虫，其政为平静，其令为霜雪，其变动为水冰气寒，其灾为冰雹，其味为咸，其情志为恐。恐能伤肾，思能抑制恐惧；寒能伤血，燥能克制寒气；咸味能伤血。甘味能克制咸味。

黄帝问：邪气致病所发生的变化是怎样的呢？岐伯说：来气与主时之方位相合，则病情轻微，来气与主时之方位不相合，则病情严重。黄帝问：五气主岁是怎样的呢？岐伯说：凡气有余，则能克制自己所能克制的气，而又能欺侮克制自己的气；气不足，则克制自己的气趁其不足而来欺侮，自己所能克制的气也轻蔑地欺侮自己。由于本气有余而进行欺侮或乘别气之不足而进行欺侮的，也往往要受邪，是因为它无所畏忌而招致来的。黄帝说：讲得很好！

第六十八篇　六微旨大论

【原文】

黄帝问曰：呜呼！远哉，天之道也，如迎浮云，若视深渊，视深渊尚可测，迎浮云莫知其极。夫子数言谨奉天道，余闻而藏之，心私异之，不知其所谓也。愿夫子溢志尽言其事，令终不灭，久而不绝，天之道可得闻乎？岐伯稽首再拜对曰：明乎哉问，天之道也！此因天之序，盛衰之时也。

帝曰：愿闻天道六六之节盛衰何也？岐伯曰：上下有位，左右有纪。故少阳之右，阳明治之；阳明之右，太阳治之；太阳之右，厥阴治之；厥阴之右，少阴治之；少阴之右，太阴治之；太阴之右，少阳治之。此所谓气之标，盖南面而待之也。故曰：因天之序，盛衰之时，移光定位，正立而待之，此之谓也。

少阳之上，火气治之，中见厥阴；阳明之上，燥气治之，中见太阴；太阳之上，寒气治

之，中见少阴；厥阴之上，风气治之，中见少阳；少阴之上，热气治之，中见太阳；太阴之上，湿气治之，中见阳明。所谓本也，本之下，中之见也，见之下，气之标也。本标不同，气应异象。

帝曰：其有至而至，有至而不至，有至而太过，何也？岐伯曰：至而至者和；至而不至，来气不及也；未至而至，来气有余也。帝曰：至而不至，未至而至如何？岐伯曰：应则顺，否则逆，逆则变生，变则病。帝曰：善。请言其应。岐伯曰：物，生其应也。气，脉其应也。

帝曰：善。愿闻地理之应六节气位何如？岐伯曰：显明之右，君火之位也；君火之右，退行一步，相火治之；复行一步，土气治之；复行一步，金气治之；复行一步，水气治之；复行一步，木气治之；复行一步，君火治之。

相火之下，水气承之；水位之下，土气承之；土位之下，风气承之；风位之下，金气承之；金位之下，火气承之；君火之下，阴精承之。帝曰：何也？岐伯曰：亢则害，承乃制，制则生化，外列盛衰，害则败乱，生化大病。

帝曰：盛衰何如？岐伯曰：非其位则邪，当其位则正，邪则变甚，正则微。帝曰：何谓当位？岐伯曰：木运临卯，火运临午，土运临四季，金运临酉，水运临子，所谓岁会，气之平也。帝曰：非其位何如？岐伯曰：岁不与会也。

帝曰：土运之岁，上见太阴；火运之岁，上见少阳少阴；金运之岁，上见阳明；木运之岁，上见厥阴；水运之岁，上见太阳，奈何？岐伯曰：天之与会也。故《天元册》曰天符。

帝曰：天符岁会何如？岐伯曰：太一天符之会也。

帝曰：其贵贱何如？岐伯曰：天符为执法，岁位为行令，太一天符为贵人。帝曰：邪之中也奈何？岐伯曰：中执法者，其病速而危；中行令者，其病徐而持；中贵人者，其病暴而死。帝曰：位之易也何如？岐伯曰：君位臣则顺，臣位君则逆，逆则其病近，其害速；顺则其病远，其害微。所谓二火也。

帝曰：善。愿闻其步何如？岐伯曰：所谓步者，六十度而有奇，故二十四步积盈百刻而成日也。

帝曰：六气应五行之变何如？岐伯曰：位有终始，气有初中，上下不同，求之亦异也。帝曰：求之奈何？岐伯曰：天气始于甲，地气始于子，子甲相合，命曰岁立，谨候其时，气可与期。

帝曰：愿闻其岁，六气始终，早晏何如？岐伯曰：明乎哉问也！甲子之岁，初之气，天数始于水下一刻，终于八十七刻半；二之气始于八十七刻六分，终于七十五刻；三之气，始于七十六刻，终于六十二刻半；四之气，始于六十二刻六分，终于五十刻；五之气，始于五十一刻，终于三十七刻半；六之气，始于三十七刻六分，终于二十五刻。所谓初六，天之数也。

乙丑岁，初之气，天数始于二十六刻，终于一十二刻半；二之气，始于一十二刻六分，终于水下百刻；三之气，始于一刻，终于八十七刻半；四之气，始于八十七刻六分，终于七十五刻；五之气，始于七十六刻，终于六十二刻半；六之气，始于六十二刻六分，终于五十刻。所谓六二,天之数也。

丙寅岁,初之气,天数始于五十一刻,终于三十七刻半;二之气,始于三十七刻六分,终于二十五刻;三之气,始于二十六刻,终于一十二刻半;四之气,始于一十二刻六分,终于水下百刻;五之气,始于一刻,终于八十七刻半;六之气,始于八十七刻六分,终于七十五刻。所谓六三,天之数也。

丁卯岁,初之气,天数始于七十六刻,终于六十二刻半;二之气,始于六十二刻六分,终于五十刻;三之气,始于五十一刻,终于三十七刻半;四之气,始于三十七刻六分,终于二十五刻;五之气,始于二十六刻,终于一十二刻半;六之气,始于一十二刻六分,终于水下百刻。所谓六四,天之数也。次戊辰岁,初之气复始于一刻,常如是无已,周而复始。

帝曰:愿闻其岁候何如?岐伯曰:悉乎哉问也!日行一周,天气始于一刻,日行再周,天气始于二十六刻,日行三周,天气始于五十一刻,日行四周,天气始于七十六刻,日行五周,天气复始于一刻,所谓一纪也。是故寅午戌岁气会同,卯未亥岁气会同,辰申子岁气会同,巳酉丑岁气会同,终而复始。

帝曰:愿闻其用也。岐伯曰:言天者求之本,言地者求之位,言人者求之气交。帝曰:何谓气交?岐伯曰:上下之位,气交之中,人之居也。故曰:天枢之上,天气主之;天枢之下,地气主之;气交之分,人气从之,万物由之,此之谓也。

帝曰:何谓初中?岐伯曰:初凡三十度而有奇,中气同法。帝曰:初中何也?岐伯曰:所以分天地也。帝曰:愿卒闻之。岐伯曰:初者地气也,中者天气也。

帝曰:其升降何如?岐伯曰:气之升降,天地之更用也。帝曰:愿闻其用何如?岐伯曰:升已而降,降者谓天;降已而升,升者谓地。天气下降,气流于地;地气上升,气腾于天。故高下相召,升降相因,而变作矣。

帝曰:善。寒湿相遘,燥热相临,风火相值,其有闻乎?岐伯曰:气有胜复,胜复之作,有德有化,有用有变,变则邪气居之。帝曰:何谓邪乎?岐伯曰:夫物之生从于化,物之极由乎变,变化之相薄,成败之所由也。故气有往复,用有迟速,四者之有,而化而变,风之来也。帝曰:迟速往复,风所由生,而化而变,故因盛衰之变耳。成败倚伏游乎中,何也?岐伯曰:成败倚伏生乎动,动而不已,则变作矣。

帝曰:有期乎?岐伯曰:不生不化,静之期也。帝曰:不生化乎?岐伯曰:出入废则神机化灭,升降息则气立孤危。故非出入,则无以生长壮老已;非升降,则无以生长化收藏。是以升降出入,无器不有。故器者生化之宇,器散则分之,生化息矣。故无不出入,无不升降,化有小大,期有近远,四者之有而贵常守,反常则灾害至矣。故曰无形无患,此之谓也。帝曰:善。有不生不化乎?岐伯曰:悉乎哉问也!与道合同,唯真人也。帝曰:善。

【译文】

黄帝问道:天的规律非常远大呀!如仰望空中的浮云,又像看望深渊一样,渊虽深还可以被测知,仰望浮云则不知它的终极之处。先生多次谈到,要小心谨慎地尊奉气象变化的自然规律,我听到以后,都怀记下来,但是心里独自有些疑惑,不明白说的是什么意思。请先生热情而详尽地讲讲其中的道理,使它永远地流传下去,久而不至灭绝。你可以把它的规律讲给我听吗?岐伯再次跪拜回答说:你提的问题很高明啊!这是由于运气秩序的变更,表现为自然气象盛衰变化的时位。

黄帝说:我想听听关于天道六六之节的盛衰情况是怎样的?岐伯说:六气司天在泉,有一定位置,左右间气,有一定的规则。所以少阳的右间,是阳明主治;阳明的右间,是太阳主治;太阳的右间,是厥阴主治;厥阴的右间,是少阴主治;少阴的右间,是太阴主治;太阴的右间,是少阳主治。这就是所说的六气之标,是面向南方而定的位置。所以说,要根据自然气象变化的顺序和盛衰的时间及日影移动的刻度,确定位置,南面正立以进行观察。这就是这个意思。少阳司天,火气主治,少阳与厥阴相表里,故厥阴为中见之气;阳明司天,燥气主治,阳明与太阴相表里,故太阴为中见之气;太阳司天,寒气主治,太阳与少阴相表里,故少阴为中见之气;厥阴司天,风气主治,厥阴与少阳相表里,故少阳为中见之气;少阴司天,热气主治,少阴与太阳相表里,故太阳为中见之气;太阴司天,湿气主治,太阴与阳明相表里,故阳明为中见之气。这就是所谓本元之气,本气之下,是中见之气,中见之下,是气之标,由于本和标不同,应之于脉则有差异,而病形也就不一样。

黄帝说:六气有时至而气亦至的,有时至而气不至的,有先时而气至太过的,这是为什么呢?岐伯说:时至而气亦至的,为和平之年;时至而气不至的,是应至之气有所不及;时未至而气已至,是应至之气有余。黄帝说:时至而气不至,时未至而气已至的会怎样呢?岐伯说:时与气相应的是顺,时与气不相应的是逆,逆就要发生反常的变化,反常的变化就是要生病。黄帝说:好,请你再讲讲其相应的情况。岐伯说:万物对六气的感应,表现于其生长的情况。六气对于人体的影响,从脉象上可以反映出来。

黄帝说:好。我想听你讲讲六气之应于地理位置是怎样的呢?岐伯说:显明正当春分之时,它的右边,为君火主治之位;君火的右边,再退行一步,为相火主治之位;再退行一步,为土气主治之位;再退行一步,为金气主治之位;再退行一步,为水气主治之位;再退行一步,为木气主治之位;再退行一步,为君火主治之位。六气各有相克之气,承于其下,以制约之。水能制火,相火的下面,水气承之;土能制水,水位的下面,土气承之;木能制土,土位的下面,风气承之;金能制木,风位之下,金气承之;火能制金,金位之下,火气承之;阴能制阳,君火的下面,阴精承之。黄帝说:这是什么原因呢?岐伯说:六气亢盛时就要为害,相承之气,可以制约它,递相制约才能维持正常的生化,在四时之气中表现为气盛者必衰,衰者必盛,若亢盛为害则生化之机毁败紊乱,必然发生大病。

黄帝说:气的盛衰是怎样的呢?岐伯说:不当其位的是邪气,恰当其位的是正气,邪气则变化很严重,正气则变化很轻微。黄帝说:怎样叫作恰当其位呢?岐伯说:例如木运遇到卯年,火运遇到午年,土运遇到辰、戌、丑、未年,金运遇到酉年,水运遇到子年,乃是中运之气与年支方位五行之气相同。所说的"岁会"，为运气和平之年。黄帝说：不当其位是怎样的呢？岐伯说：就是中运不与年支方位五行之气相会。黄帝说：土运之年，遇到太阴司天；火运之年，遇到少阳、少阴司天；金运之年，遇到阳明司天；木运之年，遇到厥阴司天；水运之年，遇到太阳司天是怎样的呢？岐伯说：这是中运与司天相会。所以《天元册》中叫作"天符"。黄帝说：既是"天符"，又是"岁会"的是怎样的呢？岐伯说：这叫作"太一天符"。黄帝说：它们有什么贵贱的不同吗？岐伯说：天符好比执法，岁会好比行令，太一天符好比贵人。黄帝说：邪气中人发病时，三者有什么区别呢？岐伯说：中于执法之邪，发病快速而危重；中于行令之邪，发病缓慢而持久；中于贵人之邪，发病急剧而多死。黄帝说：主气客气位置互易时是怎样的呢？岐伯说：君位客气居于臣位主气之上的为顺，臣位客气，居于君位主气之上的为逆。逆者发病快而急，顺者发病慢而轻。这里主要是指君火和相火说的。

黄帝说：好。我想听听关于六步的情况是怎样的？岐伯说：所谓"步"，就是指六十度有零的时间，每年是六步，所以在二十四步中，也就是四年内，积每年刻度的余数共为一百刻，就成为一日。

黄帝说：六气应于五行的变化是怎样的呢？岐伯说：每一气所占的位置，是有始有终的，一气中又分为初气和中气，由于天气和地气的不同，所以推求起来，也就有了差异。黄帝说：怎样推求呢？岐伯说：天气始于天干之甲，地气始于地支之子，子和甲结合起来，就叫"岁立"，谨密地注意交气的时间，六气变化的情况，就可以推求出来。黄帝说：我想听听关于每年六气的始终早晚是怎样的？岐伯说：你提这个问题是很高明的啊！甲子之年，初之气，天时的刻数，开始漏水下一刻，终于八十七刻五分；二之气，开始于八十七刻六分，终止于七十五刻；三之气，开始于七十六刻，终止于六十二刻五分；四之气，开始于六十二刻六分，终止于五十刻；五之气，开始于五十一刻，终止于三十七刻五分；六之气，开始于三十七刻六分，终止于二十五刻。这就是所说的第一个六步，天时终始的刻数。乙丑之年，初之气，天时的刻数，开始于二十六刻，终止于十二刻五分；二之气，开始于十二刻六分，终止于漏水下至一百刻；三之气，开始于一刻，终止于八十七刻五分；四之气，开始于八十七刻六分，终止于七十五刻；五之气，开始于七十六刻，终止于六十二刻五分；六之气，开始于六十二刻六分，终止于五十刻。这就是所说的第二个六步，天时终始的刻数，丙寅之年，初之气，天时的刻数开始于五十一刻，终止于三十七刻五分；二之气，开始于三十七刻六分，终止于二十五刻；三之气，开始于二十六刻，终止于十二刻五分；四之气，开始于十二刻六分，终止于漏水下至一百刻；五之气，开始于一刻，终止于八十七刻五分；六之气，开始于八十七刻六分，终止于七十五刻；这就是所说的第三个六步，天时终始的刻数。丁卯之年，初之气，天时的刻数开始于七十六刻，终止于六十二刻五分；二之气，开始于六十二刻六分，终止于五十刻；三之气，开始于五十一刻，终止于三十七刻五分；四之气，开始于三十七刻六分，终止于二十五刻；五之气，开始于二十六刻，终止于十二刻五分;六之气,开始于十二刻六分,终止于漏水下至一百刻,这就是所说的第四个六步,天时终始的刻数。依次相推便是戊辰年,初之气,又开始于一刻,经常如此,没有终时,一周之后又重新开始。

黄帝说:我想听听每年的计算方法? 岐伯说:你问得很详尽啊! 太阳运行第一周时,天时开始于一刻;太阳运行于第二周时,天时开始于二十六刻;太阳运行于第三周时,天时开始于五十一刻;太阳运行于第四周时,天时开始于七十六刻;太阳运行于第五周时,天时又开始于一刻。天气四周大循环,就叫做"一纪"。所以寅、午、戌三年,罗时与六气会同,卯、未、女三年,岁时与六气会同,辰、申、子三年,岁时与六气会同,巳、酉、丑三年,岁时与六气会同,周流不息,终而复始。

黄帝说:我想听听六步的运用。岐伯说:谈论天气的变化,当推求于六气的本元;谈论地气的变化,当推求于六气应五行之位;谈论人体的变化,当推求于气交。黄帝说:什么是气交呢? 岐伯说:天气居于上位,地气居于下位,上下交互于气交之中,为人类所居之处。所以说:天枢以上,天气主之,天枢以下,地气主之;在气交之处,人气顺从天地之气的变化,万物由此而生。就是这个意思。

黄帝说:什么是初气中气呢? 岐伯说:初气占一气中的三十度有零。中气也是这样。黄帝说:为什么要分初气和中气呢? 岐伯说:是为了区别天气与地气用事的时间。黄帝说:我想听你详尽地讲讲。岐伯说:初气为地气用事,中气为天气用事。黄帝说:它们的升降是怎样的呢? 岐伯说:气的升降,是天气和地气相互作用的结果。黄帝说:我想听听它们的相互作用是怎样的? 岐伯说:地气可以上升,但升到极点就要下降,而下降乃是天气的作用;天气可以下降,但降到极点就要上升,而上升乃是地气的作用。天气下降,其气乃流荡于地;地气上升,其气乃蒸腾于天。由于天气和地气的相互招引,上升和下降的相互为因,天气和地气才能不断地发生变化。

黄帝说:讲得好! 寒气与湿气相遇,燥气与热气相接,风气与火气相逢,会有一定的时间吗? 岐伯说:六气都有太过的胜气和胜极而复的复气,胜气和复气的不断发作,使气有正常的功用,有生化的性能,有一定的作用,有异常的变化,异常变化就要产生邪气。黄帝说:什么是邪气? 岐伯说:物体的新生,是从化而来,物体到极点,是由变而成,变和化的互相斗争与转化,乃是成败的根本原因。由于气有往来进退,作用有缓慢与迅速,有进退迟速,就产生了化和变,并发生了六气的变化。黄帝说:气有迟速进退,所以发生六气变化,有化有变,是由于气的盛衰变化所致。成和败相互为因,潜处于事物之中,是什么原因呢? 岐伯说:成败互因的关键在于运动,不断的运动,就会发生不断的变化。黄帝说:运动有一定的时间吗? 岐伯说:不生不化,乃是相对稳定的时期。黄帝说:物有不生不化的吗? 岐伯说:物体的内部存有生生不息之机,名曰"神机",物体的外形依赖于气化的作用而存在,名曰"气立"。若出入的功能废止了,则"神机"毁灭,升降的作用停息了,则"气立"危亡。因此,没有出入,也就不会有发生、成长、壮实、衰老与灭亡;没有升降,也就不会有发生、成长、变化、收敛与闭藏。所以升降出入，是没有一种物体不具备的。因而物体就像是生化之器，若器物的形体不存在了，则升降出入也就没有分别，生化之机也就停止了。因此说，任何物体，无不存有出入升降之机。不过化有大小的不同，时间有远近的区别，不管大小远近，贵在保持正常，如果反常，就要发生灾害。所以说离开了物体的形态，也就无所谓灾害。就是这个意思。黄帝说：讲得好！有没有不生不化的呢？岐伯说：你问得很详尽啊！能够结合自然规律而适应其变化的，只有"真人"。黄帝说：讲得好！

素问篇　卷二十

第六十九篇　气交变大论

【原文】

黄帝问曰：五运更治，上应天期，阴阳往复，寒暑迎随，真邪相薄，内外分离，六经波荡，五气顷移，太过不及，专胜兼并，愿言其始，而有常名，可得闻乎？岐伯稽首再拜对曰：昭乎哉问也！是明道也。此上帝所贵，先师传之，臣虽不敏，往闻其旨。帝曰：余闻得其人不教，是谓失道，传非其人，慢泄天宝。余诚菲德，未足以受至道，然而众子哀其不终，愿夫子保于无穷，流于无极，余司其事，则而行之奈何？岐伯曰：请遂言之也。《上经》曰：夫道者上知天文，下知地理，中知人事，可以长久，此之谓也。帝曰：何谓也？岐伯曰：本气位也，位天者，天文也；位地者，地理也；通于人气之变化者，人事也。故太过者先天，不及者后天，所谓治化而人应之也。

帝曰：五运之化，太过何如？岐伯曰：岁木太过，风气流行，脾土受邪。民病飧泄，食减，体重，烦冤，肠鸣腹支满，上应岁星。甚则忽忽善怒，眩冒巅疾。化气不政，生气独治，云物飞动，草木不宁，甚而摇落，反胁痛而吐甚，冲阳绝者死不治，上应太白星。

岁火太过，炎暑流行，金肺受邪。民病疟，少气咳喘，血溢血泄注下，嗌燥耳聋，中热肩背热，上应荧惑星。甚则胸中痛，胁支满胁痛，膺背肩胛间痛，两臂内痛，身热骨痛而为浸淫。收气不行，长气独明，雨水霜寒，上应辰星。上临少阴少阳，火燔焫，冰泉涸，物焦槁，病反谵妄狂越，咳喘息鸣，下甚血溢泄不已，太渊绝者死不治，上应荧惑星。

岁土太过，雨湿流行，肾水受邪。民病腹痛，清厥意不乐，体重烦冤，上应镇星。甚则肌肉萎，足痿不收，行善瘛，脚下痛，饮发中满食减，四支不举。变生得位，藏气伏，化气独治之，泉涌河衍，涸泽生鱼，风雨大至，土崩溃，鳞见于陆，病腹满溏泄肠鸣，反下甚而太谿绝者，死不治，上应岁星。

岁金太过，燥气流行，肝木受邪。民病两胁下少腹痛，目赤痛眦疡，耳无所闻。肃杀而甚，则体重烦冤，胸痛引背，两胁满且痛引少腹，上应太白星。甚则喘咳逆气，肩背痛，尻阴股膝髀腨胻足皆病，上应荧惑星。收气峻，生气下，草木敛，苍干凋陨，病反暴痛，胁不可反侧，咳逆甚而血溢，太冲绝者，死不治，上应太白星。

岁水太过，寒气流行，邪害心火。民病身热烦心，躁悸，阴厥上下中寒，谵妄心痛，寒气早至，上应辰星。甚则腹大胫肿，喘咳，寝汗出憎风，大雨至，埃雾朦郁，上应镇星。上临太阳，雨冰雪，霜不时降，湿气变物，病反腹满肠鸣溏泄，食不化，渴而妄冒，神门绝者，死不治，上应荧惑辰星。

帝曰：善。其不及何如？岐伯曰：悉乎哉问也！岁木不及，燥乃大行，生气失应，草木晚荣，肃杀而甚，则刚木辟著，悉萎苍干，上应太白星，民病中清，胠胁痛，少腹痛，肠鸣溏泄，凉雨时至，上应太白星，其谷苍。上临阳明，生气失政，草木再荣，化气乃急，上应太白镇星，其主苍早。复则炎暑流火，湿性燥，柔脆草木焦槁，下体再生，华实齐化，病寒热疮疡痱胗痈痤，上应荧惑太白，其谷白坚。白露早降，收杀气行，寒雨害物，虫食甘黄，脾土受邪，赤气后化，心气晚治，上胜肺金，白气乃屈，其谷不成，咳而衄，上应荧惑太白星。

岁火不及，寒乃大行，长政不用，物荣而下，凝惨而甚，则阳气不化，乃折荣美，上应辰星，民病胸中痛，胁支满，两胁痛，膺背肩胛间及两臂内痛，郁冒朦昧，心痛暴瘖，胸腹大，胁下与腰背相引而痛，甚则屈不能伸，髋髀如别，上应荧惑辰星，其谷丹。复则埃郁，大雨且至，黑气乃辱，病溏腹满，食饮不下，寒中肠鸣，泄注腹痛，暴挛痿痹，足不任身，上应镇星辰星，玄谷不成。

岁土不及，风乃大行，化气不令，草木茂荣，飘扬而甚，秀而不实，上应岁星，民病飧泄霍乱，体重腹痛，筋骨繇复，肌肉瞤酸，善怒，藏气举事，蛰虫早附，咸病寒中，上应

岁星镇星，其谷黅。复则收政严峻，名木苍凋，胸胁暴痛，下引少腹，善太息，虫食甘黄，气客于脾，黅谷乃减，民食少失味，苍谷乃损，上应太白岁星。上临厥阴，流水不冰，蛰虫来见，藏气不用，白乃不复，上应岁星，民乃康。

岁金不及，炎火乃行，生气乃用，长气专胜，庶物以茂，燥烁以行，上应荧惑星，民病肩背瞀重，鼽嚏血便注下，收气乃后，上应太白星，其谷坚芒。复则寒雨暴至，乃零冰雹霜雪杀物，阴厥且格，阳反上行，头脑户痛，延及囟顶发热，上应辰星，丹谷不成，民病口疮，甚则心痛。

岁水不及，湿乃大行，长气反用，其化乃速，暑雨数至，上应镇星，民病腹满身重，濡泄寒疡流水，腰股痛发，腘腨股膝不便，烦冤，足痿，清厥，脚下痛，甚则跗肿，藏气不政，肾气不衡，上应辰星，其谷秬。上临太阴，则大寒数举，蛰虫早藏，地积坚冰，阳光不治，民病寒疾于下，甚则腹满浮肿，上应镇星，其主黅谷。复则大风暴发，草偃木零，生长不鲜，面色时变，筋骨并辟，肉瞤瘛，目视眈眈，物疏璺，肌肉胗发，气并鬲中，痛于心腹，黄气乃损，其谷不登，上应岁星。

帝曰：善。愿闻其时也。岐伯曰：悉乎哉问也！木不及，春有鸣条律畅之化，则秋有雾露清凉之政。春有惨凄残贼之胜，则夏有炎暑燔烁之复。其眚东，其藏肝，其病内舍胠胁，外在关节。

火不及，夏有炳明光显之化，则冬有严肃霜寒之政。夏有惨凄凝冽之胜，则不时有埃昏大雨之复。其眚南，其藏心，其病内舍膺胁，外在经络。

土不及，四维有埃云润泽之化，则春有

鸣条鼓拆之政。四维发振拉飘腾之变，则秋有肃杀霖霆之复。其眚四维，其藏脾，其病内舍心腹，外在肌肉四支。

金不及，夏有光显郁蒸之令，则冬有严凝整肃之应。夏有炎烁燔燎之变，则秋有冰雹霜雪之复。其眚西，其藏肺，其病内舍膺胁肩背，外在皮毛。

水不及，四维有湍润埃云之化，则不时有和风生发之应。四维发埃骤注之变，则不时有飘荡振拉之复。其眚北，其藏肾，其病内舍腰脊骨髓，外在豁谷腨膝。夫五运之政，犹权衡也，高者抑之，下者举之，化者应之，变者复之，此生长化成收藏之理，气之常也，失常则天地四塞矣。故曰：天地之动静，神明为之纪，阴阳之往复，寒暑彰其兆，此之谓也。

帝曰：夫子之言五气之变，四时之应，可谓悉矣。夫气之动乱，触遇而作，发无常会，卒然灾合，何以期之？岐伯曰：夫气之动变，固不常在，而德化政令灾变，不同其候也。帝曰：何谓也？岐伯曰：东方生风，风生木，其德敷和，其化生荣，其政舒启，其令风，其变振发，其灾散落。南方生热，热生火，其德彰显，其化蕃茂，其政明曜，其令热，其变销烁，其灾燔炳。中央生湿，湿生土，其德溽蒸，其化丰备，其政安静，其令湿，其变骤注，其灾霖溃。西方生燥，燥生金，其德清洁，其化紧敛，其政劲切，其令燥，其变肃杀，其灾苍陨。北方生寒，寒生水，其德凄沧，其化清谧，其政凝肃，其令寒，其变凓冽，其灾冰雪霜雹。是以察其动也，有德有化，有政有令，有变有灾，而物由之，而人应之也。

帝曰：夫子之言岁候，不及其太过，而

上应五星。今夫德化政令，灾眚变易，非常而有也，卒然而动，其亦为之变乎？岐伯曰：承天而行之，故无妄动，无不应也。卒然而动者，气之交变也，其不应焉。故曰：应常不应卒，此之谓也。帝曰：其应奈何？岐伯曰：各从其气化也。

帝曰：其行之徐疾逆顺何如？岐伯曰：以道留久，逆守而小，是谓省下；以道而去，去而速来，曲而过之，是谓省遗过也；久留而环，或离或附，是谓议灾与其德也；应近则小，应远则大。芒而大倍常之一，其化甚；大常之二，其眚即也；小常之一，其化减；小常之二，是谓临视，省下之过与其德也。德者福之，过者伐之。是以象之见也，高而远则小，下而近则大，故大则喜怒迩，小则祸福远。岁运太过，则运星北越，运气相得，则各行以道。故岁运太过，畏星失色而兼其母，不及则色兼其所不胜。肖者瞿瞿，莫知其妙，闵闵之当，孰者为良，妄行无徵，是畏候王。

帝曰：其灾应何如？岐伯曰：亦各从其化也。故时至有盛衰，凌犯有逆顺，留守有多少，形见有善恶，宿属有胜负，徵应有吉凶矣。

帝曰：其善恶，何谓也？岐伯曰：有喜有怒，有忧有丧，有泽有燥，此象之常也，必谨察之。帝曰：六者高下异乎？岐伯曰：象见高下，其应一也，故人亦应之。

帝曰：善。其德化政令之动静损益皆何如？岐伯曰：夫德化政令灾变，不能相加也。胜复盛衰，不能相多也。往来小大，不能相过也。用之升降，不能相无也。各从其动而复之耳。

帝曰：其病生何如？岐伯曰：德化者气

之祥,政令者气之章,变易者复之纪,灾眚者伤之始,气相胜者和,不相胜者病,重感于邪则甚也。

帝曰:善。所谓精光之论,大圣之业,宣明大道,通于无穷,究于无极也。余闻之,善言天者,必应于人,善言古者,必验于今,善言气者,必彰于物,善言应者,同天地之化,善言化言变者,通神明之理,非夫子孰能言至道欤!乃择良兆而藏之灵室,每旦读之,命曰《气交变》,非斋戒不敢发,慎传也。

【译文】

黄帝问道:五运交替,与在天之六气相应,一周六步之内,阴阳往复,阳去阴来,寒一去暑亦就跟着来了,真气与邪气斗争,内外不得统一,六经的血气动荡不安,五脏的本气相互倾轧而转移,太过则一气独胜,不及则二气相并,我要知道它起始的原理和一般常规,是否能讲给我听?岐伯说:你问得很好!这是应该明白的道理,它一直是历代帝王所注意的问题,也是历代医师传授下来的,我的学问虽然很肤浅,但过去曾听老师讲过它的道理。

黄帝道:我听人家说,遇到适当的人而不教,就会使学术的相传受到影响,称为"失道";如传授给不适当的人,是轻视学术,不负责任的表现。我虽然没有很高的修养,不一定符合传授学术的要求,但是群众多疾病而夭亡,是应同情的。要求先生为了保全群众的健康和学术的永远留传,只要先生讲出来,我一定按照规矩来做,你看怎样?岐伯说:让我详细地讲给你听吧!《上经》说:研究医学之道的,要上知天文,下知地理,中知人事,他的学说才能保持长久。就是这个道理。

黄帝又问:这是什么意思?岐伯说:这是为了推求天、地、人三气的位置啊。求天位的,是天文;求地位的,是地理;通晓人气变化的,是人事。因而太过的气先天时而至,不及的气后天时而至,所以说,天地的运动有正常的变化,而人体的活动也随之起着相应的变化。

黄帝道:五运气化太过怎样?岐伯说:木运太过,则风气流行,脾土受其侵害。人们多患消化不良性的泄泻,饮食减少,肢体沉重无力,烦闷抑郁,肠中鸣响,肚腹胀满,这是由于木气太过的缘故。在天上应木星光明,显示木气过于亢盛的征象。甚至会不时容易发怒,并出现头昏眼花等头部病症。这是土气无权,木气独胜的现象,好像天上的运在飞跑,地上的万物迅速变动,草木动摇不定,甚至树倒草偃。如病人的胁部疼痛,呕吐不止。若冲阳脉绝,多死亡而无法治疗。在天上应金星光明,这是显示木胜则金气制之。

火运大过,则暑热流行,肺受火邪。人们多患疟疾,呼吸少气,咳嗽气喘,吐血衄血,二便下血,水泻如注,咽喉干燥,耳聋,胸中热,肩背热。在天上应火星光明,显示火热之气过于亢盛的征象,在人体甚至会有胸中疼痛,胁下胀满,胁痛,胸背肩胛间等部位疼痛,两臂内侧疼痛,身热肤痛,而发生浸淫疮。这是金气不振,火气独量的现象,火气过旺就会有雨冰霜寒的变化,这是火热之极,寒水来复的关系。在天上应水星光明,这是显示火盛则水气制之。如果遇到少阴或少阳司天的年份,火热之气

黄帝内经 白话精解

更加亢盛,有如燃烧烤灼,以致水源干涸,植物焦枯。人们发病,多见谵语妄动,发狂越常,咳嗽气喘痰鸣,火气甚于下部则血从二便下泄不止。若太渊脉绝,多死亡而无法治疗。在天上应火星光明,这是火盛的表示。

土运太过,则雨湿之气流行,肾受湿邪。人们多病腹痛。四肢厥冷,情绪忧郁,身体困重而烦闷,这是土气太过所致。在天上应土星光明。甚至见肌肉枯萎,两足痿弱不能行动,抽掣挛痛,土病则不能克制水,以致水饮之邪积于体内而生胀满,饮食减少,四肢无力,不能举动。若遇土旺之时,水气无权,土气独旺,则湿令大行,因此泉水喷涌,河水高涨,本来干涸的池沼也会孳生鱼类了,若木气来复,风雨暴至,使堤岸崩溃,河水泛滥,陆地可出现鱼类。人们就会病肚腹胀满,大便溏泄,肠鸣,泄泻不止。而太溪脉绝,多死亡而无法治疗。在天上应木星光明。

金运大过,则燥气流行,邪气伤肝。人们多病两胁之下及少腹疼痛,目赤而痛,眼梢溃烂,耳朵听不到声音。燥金之气过于亢盛,就会身体重而烦闷,胸部疼痛并牵引及背部,两胁胀满,而痛势下连少腹。在天上应金星光明。甚则发生喘息咳嗽,呼吸困难,肩背疼痛,尻、阴、股、膝、髀、腨、胻、足等处都感疼痛的病症。在天上应火星光明。如金气突然亢盛,水气下降,在草木则生气收敛,枝叶枯干凋落。在人们的疾病多见胁肋急剧疼痛,不能转动翻身,咳嗽气逆,甚至吐血衄血。若大冲脉绝,多死亡而无法治疗。在天上应金星光明。

水运大过,则寒气流行,邪气损害心。

人们多患发热,心悸,烦躁,四肢逆冷,全身发冷,谵语妄动,心痛。寒气非时早至,在天上应水星光明。水邪亢盛则有腹水,足胫浮肿,气喘咳嗽,盗汗,怕风。土气来复则大雨下降,尘土飞扬如露一样的迷蒙郁结,在天上应土星光明。如遇太阳寒水司天,则雨冰霜雪不时下降,湿气大盛,物变其形。人们多患腹中胀满,肠鸣便泻,食不化,渴而妄冒。如神门脉绝,多死亡而无法治疗。在天上应火星失明、水星光芒。黄帝道:很好。

五运不及怎样?岐伯说:问得真详细啊!木运不及,燥气就会旺盛,生气与时令不相适应草木不能当时生荣。萧杀之气亢盛,使劲硬的木受刑而碎裂如辟,本来柔嫩苍翠的枝叶变为萎弱干枯,在天上应金星光明。人们多患中气虚寒,肱胁部疼痛,少腹痛,腹中鸣响,大便溏泄。在气候方面是冷雨不时下降,在天上应金星光明,在五谷是青色的谷不能成熟。如遇阳明司天,金气抑木,木气失却了应有的生气,草木在夏秋再变繁荣,所以开花结实的过程非常急促,很早就凋谢,在天上应金、土二星光明。金气抑木,木起反应而生火,于是就会炎热如火,湿润的变为干燥,柔嫩脆弱的变为干枯焦槁,枝叶从根部重新生长,开花结实并见。在人体则炎热之气郁于皮毛,多病寒热、疮疡、痱疹、痈痤。在天上应金、火二星,在五谷则外强中干,秀而不实。白霜提早下降,秋收肃杀之气流行,寒雨非时,损害万物,味甘色黄之物多生虫蛀,所以稻谷没有收获。在人则脾土先受其邪,火气后起,所以心气亦继之亢盛,火气克金,金气乃得抑制,所以其谷物不能成熟,在疾病是咳嗽鼻塞。在天上应金星与火星。

火运不及，寒气就旺盛，夏天生长之气不能发挥作用，万物就缺乏向上茂盛的力量。阴寒凝滞之气过盛，则阳气不能生化，繁荣美丽的生机就受到摧折，在天上应水星光明。人们的疾病是胸中疼痛，胁部胀满，两胁疼痛，上胸部、背部、肩胛之间及两臂内侧都感疼痛，抑郁眩晕，头目不清，心痛，突然失音，胸腹肿大，胁下与腰背相互牵引而痛，甚则四肢弯屈不能伸展，髋骨与大腿之间不能活动自如。在天上应火星失明、水星光明，赤色的谷类不能成熟。火被水抑，火起反应则生土气来复，于是埃尘郁冒，大雨倾盆，水气受到抑制，故病见大便时时溏泄，腹中胀满，饮食不下，腹中寒冷鸣响，大便泄泻如注，腹中疼痛，两足急剧拘挛、萎缩麻木、不能行走。在天上应土星光明、水星失明。黑色之谷不能成熟。

土运不及，风气因而流行，土气失却生化之能力，风气旺盛，则草木茂盛繁荣。生化无能，则秀而不实，在天上应木星光明。人们的疾病多见消化不良的泄泻，上吐下泻的霍乱，身体重，腹中痛，筋骨动摇，肌肉跳动酸疼，时常容易发怒。寒水之气失制而旺，在虫类提早伏藏，在人都病寒泄中满，在天上庆木星光明、土星失明，黄色之谷类不能成熟。木邪抑土，土起反应则生金，于是秋收之气当令，出现一派严肃峻烈之气，坚固的树木也不免要枝叶凋谢，所以胸胁急剧疼痛，波及少腹，常呼吸少气而太息。凡味甘色黄之物被虫蛀食，邪气客于脾上，人们多病饮食减少，食而无味。金气胜木，所以青色之谷受到损害，在天上应金星光亮、土星减明。如遇厥阴司天相火在

泉，则流水不能结冰，本来早已冬眠的虫类，重新又活动起来。不及的土运，得在泉相火之助，所以寒水之气不致独旺，而土得火助木气不能克土，所以也没有金气的反应，而人们也就康健，在天上应木星正常。

金运不及，火气与木气就相应地旺盛，长夏之气专胜，所以万物因而茂盛，干燥烁热，在天上应火星光明。人们多患肩背闷重，鼻塞流涕，喷嚏，大便下血，泄泻如注。秋收之气不能及时而至，在天上应金星失明、火星光明，白色的谷类不能及时成熟。火邪抑金起反应而生水，于是寒雨之气突然而来，以致降落冰雹霜雪，杀害万物，阴气厥逆而格拒，使阳气反而上行，所以头后部疼痛，痛热连及头顶，发热。在天上应水星光明、火星失明，在谷类应红色之谷不能成熟。人们多病口腔生疮，甚至心痛。

水运不及，湿土之气因而大盛，水不制火，火气反而生旺，天气炎热，不时下雨，万物的生化很迅速，在天上应土星光明。人们多患腹胀，身体困重，大便溏泄，阴性疮疡脓水稀薄，腰股疼痛，下肢关节活动不利，烦闷抑郁，两脚萎弱厥冷，脚底疼痛，甚至足背浮肿。土邪抑水而起反应则生风木，因而大风暴发，草类偃伏，树木凋零，生长的力量不能显著，面色时时改变，筋骨拘急疼痛，活动不利，肌肉跳动抽掣，两眼昏花，视觉不明或失常，物体视之若分裂，肌肉发出风疹，若邪气侵入胸膈之中，就有心腹疼痛。这是木气太过，土气受伤，属土的谷类没有收获，在天上应木星光明、土星失明。黄帝说：很对！希望听你讲一讲五气与四时相应的关系。岐伯说：问得真详细啊！木运不及的，如果春天有和风使草木

165

萌芽抽条的正常时令，那秋天也就有雾露润泽而凉爽的正常气候；如果春天反见寒冷惨凄霜冻残贼的秋天气候，那夏天就有特别炎热的反应。它的自然灾害在东方，在人体应在肝脏，其病所内在胠胁部，外在筋骨关节。

火运不及的，如果夏天有景色显明的正常气候，那冬天也就有严肃霜寒的正常时令，如果夏天反见萧条惨凄寒冻的冬天气候，那时常会有倾盆大雨的反应。它的自然灾害在南方，在人体应在心脏，其病所内在胸胁部，外在经络。

土运不及的，如果辰、戌、丑、未月有尘土飘扬和风细雨的正常时令，那春天也就有风和日暖的正常气候；如果辰、戌、丑、未月仅见狂风拔倒树木的变化，那秋天也就有久雨霜雪的反应。它的自然灾害在四隅，在人体应在脾脏，其病所内在心腹，外在肌肉四肢。

金运不及的，如果夏天有景色显明树木茂盛的正常时令，那冬天也就有冰冻寒冷的正常气候；如果夏天出现如火烧灼的过于炎热的气候，那秋天就会有冰雹霜雪的反应。它的自然灾害在西方，在人体应在肺脏，其病所内在胸胁肩背，外在皮毛。

水运不及的，辰、戌、丑、未月有沙尘荡扬而无暴雨的气候，则时常有和风生发的正常气候；如果辰、戌、丑、未月出现飞沙走石狂风暴雨的变化，则时时会有吹断的树木飘荡的反应。它的自然灾害在北方，在人体应在肾脏，其病所内在腰脊骨髓，外在肌肉之会与小腿膝弯等处。

要之，五运的作用，好似权衡之器，太过的加以抑制，不及的加以帮助，正常则和平，反常则必起反应，这是生长化收藏的道理，是四时气候应有的规律，如果失却了这些规律，天地之气不升不降，就是闭塞不道了。所以说：天地的动静，受自然力量的规律所控制，阴去阳来、阳去阴来的变化，可以从四时寒暑来显示出它的征兆。就是这个意思。

黄帝说：先生讲五气的变化与四时气候的相应，可以说很详尽了。既然气的动乱是互相遇合而发生的，发作又没有一定的时间，往往突然相遇而生灾害，怎样才能知道呢？岐伯说：五气的变动，固然不是经常存在的，然而它们的特性、生化的作用、治理的方法与表现，以及一定的损害作用和变异，都是各不相同的。

黄帝又问：有哪些不同呢？岐伯说：风是生于东方的，风能使木气旺盛。木的特性是柔和地散发，它的生化作用是滋生荣盛，它行使的职权是舒展阳气，宣通筋络，行时令是风，它的异常变化是发散太过而动荡不宁，它的灾害是摧残散落。热是生于南方的，热能使火气旺盛。火的特性是光明显著，它的生化作用是繁荣茂盛，它行使的职权是明亮光耀，行时令是热，它的异常变化是销烁煎熬。它的灾害作用是焚烧。湿是生于中央的，湿能使土气旺盛。土的特性是洋溢，它的生化作用是充实丰满。它行使的职权比较安静，行时令是湿，它的导演变化是急剧的暴雨，它的灾害是久雨不止，泥烂堤崩。燥是生于西方的，燥能使金气旺盛。金的特性是清洁凉爽。它的生化作用是紧缩收敛，它行使的职权是锐急的，行时令是干燥，它的异常变化是肃杀，它的灾害是干枯凋落。寒是生于北方的,寒能使水气旺盛。水的特性是寒冷的,它的生化作用是清静而安谧的,它行使的职权是凝固严厉的,行时令是寒冷的,它的异常变化是剧烈的严寒和冰冻,它的灾害是冰雹霜雪。所以观察它的运动,分析它的特性、生化、权力、表现、变异、灾害,就可以知道万物因之而起的变化,以及人类因之而生的疾病了。

黄帝说:先生讲过五运的不及大过,与天上的五星相应。现在五运的德、化、政、令、灾害、变异,并不是按常规发生。而是突然的变化,天上的星星是不是也会随之变动呢? 岐伯说:五星是随天的运动而运动的,所以它不会妄动,不存在不应的问题。突然而来的变动,是气相交合所起的偶然变化,与天运无关,所以五星不受影响。因此说:常规发生是相应的,突然发生是不相应的。就是这个意思。

黄帝又说:五星与天运正常相应的规律是怎样的? 岐伯说:各从其天运之气的变化而变化。

黄帝问:五星运行的徐缓迅速、逆行顺行是怎样的? 岐伯说:五星在它的轨道上运行,如久延而不进,或逆行留守,其光芒变小,叫做"省下";若在其轨道上去而速回,或屈曲而行的,称为"省遗过";若久延不进而回环旋转,似去似来的,称为"议灾"或"议德"。气候的变化近则小,变化远则大。光芒大于正常一倍的,气化亢盛;大二倍的,灾害即至。小于正常一倍的,气化减退;小二倍的,称为"临视"。省察在下之过与德,有德的获得幸福,有过的会得灾害。所以五星之象,高而远的就小,低而近的就大;大则灾变近,小则灾变远。岁运太过

的,主运之星就向北越出常道;运气相和,则五星各运行在经常的轨道上。所以岁运太过,被制之星就暗淡而兼母星的颜色;岁运不及,那运星就兼见所不胜的颜色。取法天地的人,看见了天的变化,如果尚不知道是什么道理,心里非常忧惧,不知道应该怎样才好,妄行猜测毫无征验,徒然使侯王畏惧。

黄帝又问:其在灾害方面的应验怎样? 岐伯说:也是各从其变化而变化的。所以时令有盛衰,侵犯有逆顺,留守时间有长短,所见的形象有好坏,星宿所属有胜负,征验所应有吉有凶了。

黄帝问:好坏怎样? 岐伯说:有喜悦有愤怒,有忧愁有悲伤,有润泽有躁乱,这是星象变化所常见的,必须小心观察。

黄帝又问:星象的喜、怒、忧、丧、泽、燥六种现象,对星的高低有无关系? 岐伯说:五星的形象虽有高下的不同,但其应于物候是一致的,所以人体也是这样相应的。黄帝道:对。

它们德、化、政、令的动静损益是怎样的? 岐伯说:五气的德、化、政、令与灾变都是有一定规律而不能彼此相加的,胜负和盛衰不能随意增多的,往来大小不能随便超越的,升降作用不会互不存在的,这些都是从运动中所产生出来的。

黄帝问:它们与疾病发生的关系是怎样的? 岐伯说:德化是五气正常的吉祥之兆,政令是五气的规则和表现形式,变易是产生胜气与复气的纲纪,灾祸是万物损伤的开始。只要人的正气能抗拒邪气就和平无病,不能抗拒邪气就会生病,重复感受邪气病就更加严重了。黄帝道:讲得好。

这些正是所谓精深高明的理论,圣人

的伟大事业,研究发扬它的道理,达到了无穷无尽的境界。我听说:善于谈论自然规律的,必定能应验于人;善于谈论古代的,必定验证于现在;善于谈论气化的,必定能通晓万物;善于谈论应变的,就会采取与天地同一的步骤;善于谈论化与变的,就会通达自然界变化莫测的道理。除了先生,还有谁能够说清楚这些至理要道呢?于是选择了一个好日子,把它藏在灵兰书室里,每天早晨取出来攻读,命名为《气交变》,不是专心诚意的时候不敢打开,非常谨慎地传于后世。

第七十篇 五常政大论

【原文】

黄帝问曰:太虚寥廓,五运迴薄,衰盛不同,损益相从,愿闻平气何如而名?何如而纪也?岐伯对曰:昭乎哉问也!木曰敷和,火曰升明,土曰备化,金曰审平,水曰静顺。

帝曰:其不及奈何?岐伯曰:木曰委和,火曰伏明,土曰卑监,金曰从革,水曰涸流。帝曰:太过何谓?岐伯曰:木曰发生,火曰赫曦,土曰敦阜,金曰坚成,水曰流衍。

帝曰:三气之纪,愿闻其候。岐伯曰:悉乎哉问也!敷和之纪,木德周行,阳舒阴布,五化宣平,其气端,其性随,其用曲直,其化生荣,其类草木,其政发散,其候温和,其令风,其藏肝,肝其畏清,其主目,其谷麻,其果李,其实核,其应春,其虫毛,其畜犬,其色苍,其养筋,其病里急支满,其味酸,其音角,其物中坚,其数八。

升明之纪,正阳而治,德施周普,五化均衡,其气高,其性速,其用燔灼,其化蕃茂,其类火,其政明曜,其候炎暑,其令热,其藏心,心其畏寒,其主舌,其谷麦,其果杏,其实络,其应夏,其虫羽,其畜马,其色赤,其养血,其病䐜瘛,其味苦,其音徵,其物脉,其数七。

备化之纪,气协天休,德流四政,五化齐修,其气平,其性顺,其用高下,其化丰满,其类土,其政安静,其候溽蒸,其令湿,其藏脾,脾其畏风,其主口,其谷稷,其果枣,其实肉,其应长夏,其虫倮,其畜牛,其色黄,其养肉,其病否,其味甘,其音宫,其物肤,其数五。

审平之纪,收而不争,杀而无犯,五化宣明,其气洁,其性刚,其用散落,其化坚敛,其类金,其政劲肃,其候清切,其令燥,其藏肺,肺其畏热,其主鼻,其谷稻,其果桃,其实壳,其应秋,其虫介,其畜鸡,其色白,其养皮毛,其病咳,其味辛,其音商,其物外坚,其数九。

静顺之纪,藏而勿害,治而善下,五化咸整,其气明,其性下,其用沃衍,其化凝坚,其类水,其政流演,其候凝肃,其令寒,其藏肾,肾其畏湿,其主二阴,其谷豆,其果栗,其实濡,其应冬,其虫鳞,其畜彘,其色黑,其养骨髓,其病厥,其味咸,其音羽,其物濡,其数六。

故生而勿杀,长而勿罚,化而勿制,收而勿害,藏而勿抑,是谓平气。

委和之纪,是谓胜生。生气不政,化气乃扬,长气自平,收令乃早。凉雨时降,风云并兴,草木晚荣,苍干凋落,物秀而实,肤肉内充。其气敛,其用聚,其动緛戾拘缓,其发惊骇,其藏肝,其果枣李,其实核壳,其谷稷稻,其味酸辛,其色白苍,其畜犬鸡,其虫毛介,其主雾露凄沧，其声角商。其病摇动注恐，从金化也，少角与判商同，上角与正角同，上商与正商同；其病支废痈肿疮疡，其甘虫，邪伤肝也，上宫与正宫同。萧飋肃杀，则炎赫沸腾，眚于三，所谓复也。其主飞蠹蛆雉，乃为雷霆。

伏明之纪，是谓胜长。长气不宣，藏气反布，收气自政，化令乃衡，寒清数举，暑令乃薄。承化物生，生而不长，成实而稚，遇化已老，阳气屈伏，蛰虫早藏。其气郁，其用暴，其动彰伏变易，其发痛，其藏心，其果栗桃，其实络濡，其谷豆稻，其味苦咸，其色玄丹，其畜马彘，其虫羽鳞，其主冰雪霜寒，其声徵羽。其病昏惑悲忘，从水化也，少徵与少羽同，上商与正商同，邪伤心也。凝惨溧冽，则暴雨霖霪，眚于九，其主骤注雷霆震惊，沉露淫雨。

卑监之纪，是谓减化。化气不令，生政独彰，长气整，雨乃愆，收气平，风寒并兴，草木荣美，秀而不实，成而秕也。其气散，其用静定，其动疡涌分溃痈肿。其发濡滞，其藏脾，其果李栗，其实濡核，其谷豆麻，其味酸甘，其色苍黄，其畜牛犬，其虫倮毛，其主飘怒振发，其声宫角，其病留满否塞，从木化也，少宫与少角同，上宫与正宫同，上角与正角同，其病飧泄，邪伤脾也。振拉飘扬，则苍干散落，其眚四维，其主败折虎狼，清气乃用，生政乃辱。

从革之纪，是谓折收。收气乃后，生气乃扬，长化合德，火政乃宣，庶类以蕃。其气扬，其用躁切，其动铿禁瞀厥，其发咳喘，其藏肺，其果李杏，其实壳络，其谷麻麦，其味苦辛，其色白丹，其畜鸡羊，其虫介羽，其主明曜炎烁，其声商徵，其病嚏咳鼽衄，从火化也，少商与少徵同，上商与正商同，上角与正角同，邪伤肺也。炎光赫烈，则冰雪霜雹，眚于七，其主鳞伏彘鼠，岁气早至，乃生大寒。

涸流之纪，是谓反阳，藏令不举，化气乃昌，长气宣布，蛰虫不藏，土润水泉减，草木条茂，荣秀满盛。其气滞，其用渗泄，其动坚止，其发燥槁，其藏肾，其果枣杏，其实濡肉，其谷黍稷，其味甘咸，其色黔玄，甚畜彘牛，其虫鳞倮，其主埃郁昏翳，其声羽宫，其病痿厥坚下，从土化也，少羽与少宫同，上宫与正宫同，其病癃閟，邪伤肾也，埃昏骤雨，则振拉摧拔，眚于一，其主毛显狐狢，变化不藏。

故乘危而行，不速而至，暴虐无德，灾反及之，微者复微，甚者复甚，气之常也。

发生之纪，是谓启陈，土疏泄，苍气达，阳和布化，阴气乃随，生气淳化，万物以荣。其化生，其气美，其政散，其令条舒，其动掉眩巅疾，其德鸣靡启坼，其变振拉摧拔，其谷麻稻，其畜鸡犬，其果李桃，其色青黄白，其味酸甘辛，其象春，其经足厥阴少阳，其藏肝脾，其虫毛介，其物中坚外坚，其病怒，大角与上商同，上徵则其气逆，其病吐利。不务其德，则收气复，秋气劲切，甚则肃杀，清气大至，草木凋零，邪乃伤肝。

赫曦之纪，是谓蕃茂，阴气内化，阳气外荣，炎暑施化，物得以昌。其化长，其气高，其政动，其令明显，其动炎灼妄扰，其德暄暑郁蒸，其变炎烈沸腾，其谷麦豆，其畜羊彘，其果杏栗，其色赤白玄，其味苦辛咸，其象夏，其经手少阴太阳，手厥阴少阳，其藏心肺，其虫羽鳞，其物脉濡，其病笑疟疮疡血流狂妄目赤，上羽与正徵同，其收齐，其病痓，上徵而收气后也。暴烈其政，藏气乃复，时见凝惨，甚则雨水霜雹切寒，邪伤心也。

敦阜之纪，是谓广化，厚德清静，顺长以盈，至阴内实，物化充成，烟埃朦郁，见于厚土，大雨时行，湿气乃用，燥政乃辟，其化员，其气丰，其政静，其令周备，其动濡积并稸，其德柔润重淖，其变震惊飘骤崩溃，其谷稷麻，其畜牛犬，其果枣李，其色黅玄苍，其味甘咸酸，其象长夏，其经足太阴阳明，其藏脾肾，其虫倮毛，其物肌核，其病腹满，四支不举，大风迅至，邪伤脾也。

坚成之纪，是谓收引，天气洁，地气明，阳气随，阴治化，燥行其政，物以司成，收气繁布，化洽不终。其化成，其气削，其政肃，其令锐切，其动暴折疡疰，其德雾露萧飋，其变肃杀凋零，其谷稻黍，其畜鸡马，其果桃杏，其色白青丹，其味辛酸苦，其象秋，其经手太阴阳明，其藏肺肝，其虫介羽，其物壳络，其病喘喝，胸凭仰息。上徵与正商同，其生齐，其病咳，政暴变，则名木不营，柔脆焦首，长气斯救，大火流，炎烁且至，蔓将槁，邪伤肺也。

流衍之纪，是谓封藏，寒司物化，天地严凝，藏政以布，长令不扬。其化凛，其气坚，其政谧，其令流注，其动漂泄沃涌，其德凝惨寒雾，其变冰雪霜雹，其谷豆稷，其畜彘牛，其果栗枣，其色黑丹黅，其味咸苦甘，其象冬，其经足少阴太阳，其藏肾心，其虫鳞倮，其物濡满，其病胀，上羽而长气不化也。政过则化气大举，而埃昏气交，大雨时降，邪伤肾也。故曰：不恒其德，则所胜来复，政恒其理，则所胜同化，此之谓也。

帝曰：天不足西北，左寒而右凉；地不满东南，右热而左温，其故何也？岐伯曰：阴阳之气，高下之理，太少之异也。东南方，阳也，阳者其精降于下，故右热而左温。西北方，阴也，阴者其精奉于上，故左寒而右凉。是以地有高下，气有温凉，高者气寒，下者气热。故适寒凉者胀之，之温热者疮，下之则胀已，汗之则疮已，此凑理开闭之常，太少之异耳。

帝曰：其于寿夭何如？岐伯曰：阴精所奉其人寿，阳精所降其人夭。帝曰：善。其病也，治之奈何？岐伯曰：西北之气散而寒之，东南之气收而温之，所谓同病异治也。故曰：气寒气凉，治以寒凉，行水渍之。气温气热，治以温热，强其内守。必同其气，可使平也，假者反之。

帝曰：善。一州之气生化寿夭不同，其故何也？岐伯曰：高下之理，地势使然也。崇高则阴气治之，污下则阳气治之，阳胜者先天，阴胜者后天，此地理之常，生化之道也。帝曰：其有寿夭乎？岐伯曰：高者其气寿，下者其气夭，地之小大异也，小者小异，大者大异。故治病者，必明天道地理，阴阳更胜，气之先后，人之寿夭，生化之期，乃可以知人之形气矣。

帝曰：善。其岁有不病，而藏气不应不用者，何也？岐伯曰：天气制之，气有所从也。帝曰：愿卒闻之。岐伯曰：少阳司天，火气下临，肺气上从，白起金用，草木眚，火见燔焫，革金且耗，大暑以行，咳嚏鼽衄鼻窒，曰疮疡，寒热胕肿。风行于地，尘沙飞扬，心痛胃脘痛，厥逆鬲不通，其主暴速。

阳明司天，燥气下临，肝气上从，苍起木用而立，土乃眚，凄沧数至，木伐草萎，胁痛目赤，掉振鼓慄，筋痿不能久立。暴热至，土乃暑，阳气郁发，小便变，寒热如疟，甚则心痛，火行于槁，流水不冰，蛰虫乃见。

太阳司天，寒气下临，心气上从，而火且明，丹起金乃眚，寒清时举，胜则水冰，火气高明，心热烦，嗌干善渴，鼽嚏，喜悲数欠，热气妄行，寒乃复，霜不时降，善忘，甚则心痛。土乃润，水丰衍，寒客至，沉阴化，湿气变物，水饮内稸，中满不食，皮𤺋肉苛，筋脉不利，甚则胕肿，身后痈。

厥阴司天，风气下临，脾气上从，而土且隆，黄起，水乃眚，土用革，体重肌肉萎，食减口爽，风行太虚，云物摇动，目转耳鸣。火纵其暴，地乃暑，大热消烁，赤沃下，蛰虫数见，流水不冰，其发机速。

少阴司天，热气下临，肺气上从，白起金用，草木眚，喘呕寒热，嚏鼽衄鼻窒，大暑流行，甚则疮疡燔灼，金烁石流。地乃燥清，凄沧数至，胁痛善太息，肃杀行，草木变。

太阴司天，湿气下临，肾气上从，黑起水变，埃冒云雨，胸中不利，阴痿，气大衰，而不起不用。当其时，反腰脽痛，动转不便也，厥逆。地乃藏阴，大寒且至，蛰虫早附，心下否痛，地裂冰坚，少腹痛，时害于食，乘金则止水增，味乃咸，行水减也。

帝曰：岁有胎孕不育，治之不全，何气使然？岐伯曰：六气五类，有相胜制也，同者盛之，异者衰之，此天地之道，生化之常也。故厥阴司天，毛虫静，羽虫育，介虫不成；在泉，毛虫育，倮虫耗，羽虫不育。少阴司天，羽虫静，介虫育，毛虫不成；在泉，羽虫育，介虫耗不育。太阴司天，倮虫静，鳞虫育，羽虫不成；在泉，倮虫育，鳞虫不成。少阳司天，羽虫静，毛虫育，倮虫不成；在泉，羽虫育，介虫耗，毛虫不育。阳明司天，介虫静，羽虫育，介虫不成；在泉，介虫育，毛虫耗，羽虫不成。太阳司天，鳞虫静，倮虫育；在泉，鳞虫耗，倮虫不育。诸乘所不成之运，则甚也。故气主有所制，岁立有所生，地气制己胜，天气制胜己，天制色，地制形，五类衰盛，各随其气之所宜也。故有胎孕不育，治之不全，此气之常也，所谓中根也。根于外者亦五，故生化之别，有五气五味五色五类五宜也。帝曰：何谓也？岐伯曰：根于中者，命曰神机，神去则机息。根于外者，命曰气立，气止则化绝。故各有制，各有胜，各有生，各有成。故曰：不知年之所加，气之同异，不足以言生化，此之谓也。

帝曰：气始而生化，气散而有形，气布而蕃育，气终而象变，其致一也。然而五味所资，生化有薄，成熟有多少，终始不同，其故何也？岐伯曰：地气制之也，非天不生，地不长也。帝曰：愿闻其道。岐伯曰：寒热燥湿，不同其化也。故少阳在泉，寒毒不生，其味辛，其治苦酸，其谷苍丹。阳明在泉，湿毒不生，其味酸，其气湿，其治辛苦甘，其谷丹素。太阳在泉，热毒不生，其味苦，其治淡咸，其谷黅秬。厥阴在泉，清毒不生，其味甘，其治酸苦，其谷苍赤，其气专，其味正。少阴在泉，寒毒不生，其味辛，其治辛苦甘，其谷白丹。太阴在泉，燥毒不生，其味咸，其气热，其治甘咸，其谷黅秬。化淳则咸守，气专则辛化而俱治。

故曰：补上下者从之，治上下者逆之，以所在寒热盛衰而调之。故曰：上取下取，内取外取，以求其过。能毒者以厚药，不胜毒者以薄药，此之谓也。气反者，病在上，取之下；病在下，取之上；病在中，傍取之。治热以寒，温而行之；治寒以热，凉而行之；治温以清，冷而行之；治清以温，热而行之。故消之削之，吐之下之，补之写之，久新同法。

帝曰:病在中而不实不坚,且聚且散,奈何?岐伯曰:悉乎哉问也!无积者求其藏,虚则补之,药以祛之,食以随之,行水渍之,和其中外,可使毕已。

帝曰:有毒无毒,服有约乎?岐伯曰:病有久新,方有大小,有毒无毒,固宜常制矣。大毒治病,十去其六;常毒治病,十去其七;小毒治病,十去其八;无毒治病,十去其九。谷肉果菜,食养尽之,无使过之,伤其正也。不尽,行复如法,必先岁气,无伐天和,无盛盛,无虚虚,而遗人夭殃,无致邪,无失正,绝人长命。帝曰:其久病者,有气从不康,病去而瘠,奈何?岐伯曰:昭乎哉圣人之问也!化不可代,时不可违。夫经络以通,血气以从,复其不足,与众齐同,养之和之,静以待时,谨守其气,无使倾移,其形乃彰,生气以长,命曰圣王。故《大要》曰:无代化,无违时,必养必和,待其来复,此之谓也。帝曰:善。

【译文】

黄帝问道:宇宙深远广阔无边,五运循环不息。其中有盛衰的不同,随之而有损益的差别,请你告诉我五运中的平气,是怎样命名?怎样定其标志的?岐伯答道:你问得真有意义!所谓平气,木称为"敷和",散布着温和之气,使万物荣华;火称为"升明",明朗而有盛长之气,使万物繁茂;土称为"备化",具备着生化万物之气,使万物具备形体;金称为"审平",发着宁静和平之气,使万物结实;水称为"静顺",有着寂静和顺之气,使万物归藏。

黄帝道:五运不及怎样?岐伯说:如果不及,木称为"委和",无阳和之气,使万物萎靡不振;火称为"伏明",少温暖之气,使万物暗淡无光;土称为"卑监",无生化之气,使万物萎弱无力;金称为"从革",无坚硬之气,使万物质松无弹力;水称为"涸流",无封藏之气,使万物干枯。

黄帝道:太过的怎样?岐伯说:如果太过,木称为"发生",过早地散布温和之气,使万物提早发育;火称为"赫曦",散布着强烈的火气,使万物烈焰不安;土称为"敦阜",有着浓厚坚实之气,反使万物不能成形;金称为"坚成",有着强硬之气,使万物刚直;水称为"流衍",有溢满之气,使万物飘流不能归宿。

黄帝道:以上三气所标志的年份,请告诉我它们的不同情况?岐伯说:你所问的真精细极了!敷和的年份,木的德性布达于四方上下,阳气舒畅,阴气散布,五行的气化都能发挥其正常的功能。其气正直,其性顺从万物,其作用如树木枝干的曲直自由伸展,其生化能使万物繁荣,其属类是草木,其权力是发散,其气候是温和,其权力的表现是风,应于人的内脏是肝;肝畏惧清凉的金气(金克木),肝开窍于目,所以主于目,在谷类是麻,果类是李,其所充实的是核,所应的时令是春,其所应的动物,在虫类是毛虫,在畜类是犬,其在颜色是苍,其所充养的是筋,如发病则为里急而胀满,其在五味是酸,在五音是角,在物体来说是属于中坚的一类,其五行成数是八。

升明的年份,南方火运正常行令,其德性普及四方,使五行气化平衡发展。其气上升,其性急速,其作用是燃烧,其在生化能使繁荣茂盛,其属类是火,其权力是使光明显耀,其气候炎暑,其权力的表现是热,应于人体内脏是心;心畏惧寒冷的水气(水克火),心开窍于舌,所以主于舌,其在谷类是麦,果类是杏,其所充实的是络,所应的时令是夏,所应的动物,在虫类是羽虫,在畜类是马,其在颜色是赤,其所充养的是血,如发病则为身体抽搐瘈动,其在五味是苦,在五音是徵,在物体来说属于络脉一类,其在五行成数是七。

备化的年份,天地的气化协调和平,其德怀流布于四方,使五行气化都能完善地发挥其作用。其气和平,其性和顺,其作用能高能下,其生化能使万物成熟丰满,其属类是土,其权力是使之安静,其气候是湿热交蒸,其权力的表现是湿,应于人体内脏是脾;脾畏惧风(木克土),脾开窍于口,所以主于口,其在谷类是稷,果类是枣,其所充实的是肉,其所应的时令是长夏,所应的动物,在虫类是倮虫,在畜类是牛,在颜色是黄,其充养的是肉,若发病则为痞塞,在五味是甘,在五音是宫,在物体来说是属于肌肤一类,在五行生数是五。

审平的年份,金的所化虽主收束,但无剥夺的现象,虽主肃杀,但无残害的情况,五行的气化都得宣畅清明。其气洁净,其性刚强,其作用是成熟散落,其生化能使万物结实收敛,其属类是金,其权力是为清劲严肃,其气候清凉,其权力的表现是燥,应于人体的内脏是肺;肺畏火热(火克金),肺开窍于鼻,所以主于鼻,其在谷类是稻,果类是桃,所充实的是壳,其所应的时令是秋,所应的动物,在虫类是介虫,在畜类是鸡,在颜色是白,其充养的是皮毛,如发病则为咳嗽,在五味是辛,在五音是商,在物体来说是属于外面包裹的一类,在五行成数是九。

静顺的年份,藏气能纳藏而无害于万物,其德性平顺而下行,五行的气化都得完整。其气明静,其性向下,其作用为水流灌溉,其生化为凝固坚硬,其属类为水,其权力是流动不息,其气候严寒阴凝,其权力的表现是寒,应于人体的内脏是肾;肾怕温土(土克水),肾开窍于二阴,所以主于二阴,在谷类是豆,果类是栗,所充实的是液汁,其所应的时令是冬,其应于动物,在虫类是鳞虫,在畜类是猪,其颜色是黑,其充养的是骨髓,如发病则为厥,在五味是咸,在五音是羽,在物体来说是属于流动的液体一类,在五行成数是六。

所以生长化收藏的规律不容破坏,万物生时而不杀伤,长时而不削罚,化时而不制止,收时而不残害,藏时而不抑制,这就叫做平气。

委和的年份,称为胜生。生气不能很好地行使职权,化气于是发扬(土不畏木),长气自然平静(木不能生火),收令于是提早(金胜水),而凉雨不时下降,风云经常起发,草木不能及时繁荣,并且易于干枯凋落,万物早秀早熟,皮肉充实。其气收敛,其作用拘束,不得曲直伸展,在人体的变动是筋络拘挛无力,或者易于惊骇,其应于内脏为肝,在果类是枣、李,所充实的是核和壳,在谷类是稷、稻,在五味是酸、辛,在颜色是白而苍,在畜类是犬和鸡,在虫类是毛虫介虫,所主的气候是雾露寒冷之气,在声音为角、商,若发生病变则摇动和恐惧,这是由于木运不及而从金化的关系,所以少角等同于判商。若逢厥阴风木司天,则不及的木运得司天之助,也可以成为平气,所以委和逢上角,则其气化可与正角相同。若逢阳明燥金司天,则木运更衰,顺从金气用事,而成为金之平气,所以逢上商便和正商相同。在人体可发生四肢痿弱、痈肿、疮疡、生虫等病，这是由于雅气伤肝的关系。如正当太阴湿土司天，因土不畏，亦能形成土气用事，而成为土之平气，所以逢上宫则和正宫相同。故委年的年份，起初是一片萧飋肃杀的景象，但随之则为火热蒸腾，其灾害应于三（东方），这是由于金气克木，迫使火气前来报复。当火气来复，主多飞虫、蠹虫、蛆虫和雉，木郁火复，发为雷霆。

伏明的年份，称为胜长。长气不得发扬，藏气反见布散，收气也擅自行使职权，化气平定而不能发展，寒冷之气常现，暑热之气衰薄，万物虽承土的化气而生，但因火运不足，既生而不能成长，虽能结实，然而很小，及至生化的时候，已经衰老，阳气屈伏，蛰虫早藏。火气郁结，所以当其发作时，必然横暴，其变动每隐现多变，在人体病发为痛，其应于内脏为心，其在果类为栗和桃，其所充实的是络和液汁，在谷类为豆和稻，在五味为苦和咸，在颜色为玄和丹，在畜类为马和猪，在虫类是羽虫鳞虫，在气候主冰雪霜寒，在声音为徵、羽，若发生病变则为精神昏乱，悲哀易忘，这是火运不及而从水化的关系。所以少徵和少羽相同。若逢阳明燥金司天，因金不畏火，形成金气用事，而成为金之平气，所以伏明逢上商则与正商相同。故所发之病，是由于邪气伤心，火运衰，所以有阴凝惨淡、寒风溧冽的现象，但随之而暴雨淋漓不止，其灾害应于九（南方），这是土气来复，以致暴雨下注，雷霆震惊，乌云蔽日，阴雨连绵。

卑监的年份，称为减化。土的化气不得其令，而木的生气独旺，长气自能完整如常，雨水不能及时下降，收气平定，风寒并起，草木虽繁荣美丽，但秀而不能成实，所成的只是空壳或不饱满的一类东西。其气散漫，其作用不足而过于静定，在人体的变动为病发疮疡，脓多、溃烂、痈肿，并发展为水气不行，其所应的内脏是脾，在果类是李和栗，所充实的是液汁和核，在谷类是豆和麻，在五味是酸、甘，在颜色是苍、黄，在畜类是牛和犬，在虫类是倮虫和毛虫，因木胜风动，有振动摧折之势，在声音为宫、角，在人体发病为胀满否塞不通，这是土运不及而从木化的关系。所以少宫和少角相同。若逢太阴湿土司天，虽土运不及，但得司天之助，也可成为平气，所以监逢上宫则和正宫相同。若逢厥阴风木司天，则土运更衰，顺从木气用事，而成为木之平气，所以逢上角则和正角相同。在发病来讲，消化不良的泄泻，是邪气伤脾的关系。土衰木胜，所以见风势振动，摧折飘扬的现象，随之而草木干枯凋落，其灾害应于中宫而通于四方。由于金气来复，所以又主败坏折伤，有如虎狼之势，清气发生作用，生气便被抑制而不能行使权力。

从革的年份，称为折收。收气不能及对，生气得以发扬，长气和化气合而相得，火于是得以施行其权力，万物繁盛。其气发扬，其作用急躁，在人体的变动发病为咳嗽失音、烦闷气逆，发展为咳嗽气喘，其所应的内脏是肺，在果类为李和杏，所充实的是壳和络，在谷类是麻和麦，在五味是苦与辛，在颜色为白和朱红，在畜类为鸡和羊，在虫类是介虫和羽虫。因为金虚火胜，主有发光灼热之势，在声音为商、徵，在人体的病变为喷嚏、咳嗽、鼻塞流滋、衄血，这是因金运不及而从火化的关系。所以少商和少徵相同。若逢阳明燥金司天，则金运虽不及，得司天之助，也能变为平气，所以从革逢上商就和正商相同。若逢厥阴风木司天，因金运不及，木不畏金，亦能形成木气用事而成为木之平气，所以送上角便和正角相同。其病变是由于邪气伤于肺脏。因金衰火旺，所以火势炎热，但随之见冰雪霜雹，其灾害应于七（西方）。这是水气来复，故主如鳞虫之伏藏，猪、鼠之阴沉，冬藏之气提早而至，于是发生大寒。

涸流的年份，称为反阳。藏气衰弱，不能行使其封藏的权力，化气因而昌盛，长气反见宣行而布达于四方，蛰虫应藏而不藏，土润泽而泉水减少，草木条达茂盛，万物繁荣秀丽而丰满。其气不得流畅，故其作用为暗中渗泄，其变动为症结不行，发病为干燥枯槁，其应内脏为肾，在果类为枣、杏，所充实的是汁液和肉，在谷类是黍和稷，在五味是甘、咸，在颜色是黄、黑，在畜类是猪、牛，在虫类是鳞虫倮虫，水运衰，土气用事，故主有尘土昏郁的现象，在声音为羽、宫，在人体的病变为痿厥和下部的症结，这是水运不及而从土化的关系。所以少羽和少宫相同。若逢土气司天，则水运更表，顺从土气用事，所以涸流逢上宫与正宫相同。其病见大小便不畅或闭塞不通，是邪气伤于肾脏。因水运不及，故尘埃昏蔽，或骤然下雨，但随之反见大风振动，摧折倒拔，其灾害应于一（北方），这是木气来复，所以又见毛虫狐狢，善于变动而不主闭藏。

所以当运气不及的年份，所胜与所不胜之气，就乘其衰弱而行令，好像不速之客，不招自来，暴虐而毫无道德，结果反而它自己受到损害，这是子来报复的关系。凡施行暴虐轻微的所受到的报复也轻，厉害的所受到的报复也厉害，这种有胜必有复的情况，是运气中的一种常规。

发生的年份，称为启陈。土气疏松虚薄，草木之青气发荣，阳气温和布化于四方，阴气随阳气而动，生气淳厚，化生万物，万物因之而欣欣向荣。其变化为生发，万物得其气则秀丽，其权力为散布，其权力的表现为舒展畅达，其在人体的变动是眩晕和巅顶部的疾病，其正常的性能是风和日暖，使万物奢靡华丽，推陈出新，若变动为狂风振怒，把树木摧折拔倒，其在谷类为麻、稻，在畜类是鸡、犬，在果实为李、桃，在颜色为青、黄、白三色杂见，在五味为酸、甘、辛，其象征为春天，其在人体的经络是足厥阴足少阳，在内脏为肝、脾，在虫类为毛虫介虫，在物体属内外坚硬的一类，若发病则为怒。这是木运太过，是为太角，木太过则相当于金气司天，故太角与上商同。若逢上徵，正当火气司天，木运太过亦能生火，火性上逆，木旺克土，故病发气逆、吐泻。木气太过失去了正常的性能，则金之收气来复，以致发生秋令劲切的景象，甚则有肃杀之气，气候清凉，草木凋零，若为人们的病变，则邪气伤在肝脏。

赫曦的年份，称为蕃茂。少阴之气从内而化，阳气发扬在外，炎暑的气候施行，万物得以昌盛。其生化之气为成长，火气的性质是上升的，其权力是闪烁活动，其权力的表现为显露声色，其变动能使烧灼发热，并且因为过热而撩乱烦扰，其正常的性能是暑热郁郁蒸，其变化则为热度高涨如烈火，其在谷类为麦、豆，在畜类为麦、猪，在果类为杏、栗，在颜色为赤、白、黑，在五味为苦、辛、咸，其象征为夏天，在人体的经脉是手少阴、手太阳和手厥阴、手少阳,在内脏为心、肺,在虫类为羽虫鳞虫,在人体属脉络和津液,在人体的病变是因为心气实则笑,伤于暑则疟疾、疮疡、失血、发狂、目赤。火运太过,若逢太阳寒水司天,水能胜火,适得其平,故赫曦逢上羽,则和正徵相同。水运既平,金不受克,所以收令得以正常,因水气司天,火受水制,所以在人发病为痓。若火运太过又逢火气司天,二火相合,则金气受伤,故逢上徵则收气不能及时行令。由于火运行令,过于暴烈,水之藏气来复,以致时见阴凝惨淡的景象,甚至雨水霜雹,转为寒冷,若见病变,多是邪气伤于心脏。

敦阜的年份,称为广化。其德性浑厚而清静,使万物顺时生长乃至充盈,土的至阴之气充实,则万物能生化而成形,土运太过,故见土气蒸腾如烟,笼罩于山丘之上,大雨常下,湿气用事,燥气退避。其化圆满,其气丰盛,其权力则为静,其权力的表现是周密而详备,其变动则湿气积聚,其性能柔润,使万物不断得到润泽,其变化则为暴雨骤至、雷霆震动、山崩堤溃,在谷类为稷、麻,在畜类为牛、犬,在果类为枣、李,在颜色为黄、黑、青,在五味是咸、酸,其象征为长夏,在人体的经脉是足太阴、足阳明,在内脏是脾、肾,在虫类是倮虫和毛虫,在物体属于人体肌肉和植物果核的一类,在病变为腹中胀满,四肢沉重,举动不便,由于土运太过,木气来复,所以大风迅速而来,其所见的疾病,多由邪气伤于脾脏。

坚成的年份,称为收引。天高气爽洁净,地气亦清静明朗,阳气跟随阴气的权力而生化,因为阳明燥金之气当权,于是万物都成熟,但金运太过,故秋收之气旺盛四布,以致长夏的化气未尽而顺从收气行令。其化是提早收成,其气是削伐,其权力过于严厉肃杀,它权力的表现是尖锐锋利而刚劲,其在人体之变动为强烈的折伤和疮疡、皮肤病,其正常的性能是散布雾露凉风,其变化则为肃杀凋零的景象,在谷类是稻、黍,在畜类是鸡、马,在果类是桃、杏,它的颜色是白、青、丹,它化生的五味是辛、酸、苦,其象征为秋天,在人体上相应的经脉是手太阴、手阳明,在内脏是肺与肝,化生的虫类是介虫和羽虫,生成物体是属于皮壳和筋络的一类,如果发生病变,大都为气喘有声而呼吸困难。若遇金运太过而逢火气司天的年份,因为火能克金适得其平,所以说上徵与正商相同。金气得到抑制,则木气不受克制,生气就能正常行令,发生的病变为咳嗽。金运太过的年份剧变暴虐,各种树木受到影响,不能发荣,使得草类柔软脆弱都会焦头,但继之火气来复,好像夏天的气候前来相救,故炎热的天气又流行,蔓草被烧灼而渐至枯槁,人们发生的病变,多由邪气伤于肺脏。

流衍的年份,称为封藏。寒气执掌万物的变化,天地间严寒阴凝,闭藏之气行使其权力,火的生长之气不得发扬。其化为漂冽,其气则坚凝,其权力为安静,它权力的表现是流动灌注,其活动则或为漂浮,或为下泻,或为灌溉,或为外溢,其性能是阴凝惨淡、寒冷雾气,其气候的变化为冰雪霜雹,在谷类为豆、稷,在畜类是猪、牛,在果类为栗、枣,显露的颜色是黑、朱红与黄,化生的五味是咸、苦、甘,其象征为冬天,在人体相应的经脉是足少阴、足太阳,在内脏是肾和心,化生的虫类为鳞虫、倮虫,生成物体属充满液汁肌肉的一类,如果发生病变是胀。若逢水气司天,水运更太过,二水相合,火气更衰,故流衍逢上羽,火生长之气更不能发挥作用。如果水行太过,则土气来复,而化气发动,以致地气上升,大雨不时下降,人们发生的病变,由于邪气伤于肾脏。

以上论太过的年份,其所行使的权力,失去了正常的性能,横施暴虐,而欺侮被我所胜者,但结果必有胜我者前来报复,若行使政令平和,合乎正常的规律,即使所胜的也能同化。就是这个意思。

黄帝问:天气不足于西北,北方寒而西方凉;地气不满于东南,南方热而东方温。这是什么缘故? 岐伯道:天气有阴阳,地势有高低,其中都有太过与不及的差异。东南方属阳;阳气有余,阳精自上而下降,所以南方热而东方温。西北方属阴;阴气有余,阴精自下而上奉,所以北方寒而西方凉。因此,地势有高有低,气候有温有凉,地势高的气候寒凉,地势低下的气候温热。所以在西北寒凉的地方多胀病,在东南温热的地方多疮疡。胀病用下法则胀可消,疮疡用汗法则疮疡自愈这是气候和地理影响人体腠理开闭的一般情况,无非是太过和不及的区别罢了。

黄帝道:天气寒热与地势高下对于人的寿夭,有什么关系? 岐伯说:阴精上承的地方,阳气坚固,故其人长寿;阳精下降的地方,阳气常发泄而衰薄,故其人多夭。黄帝说:对。

黄帝问:若发生病变,应怎样处理? 岐伯道:西北方天气寒冷,其病多外寒而里热,应散其外寒,而凉其里热;东南方天气温热,因阳气外泄,故生内寒,所以应收敛其外泄的阳气,而温其内寒。这是所谓"同病异治",即同样发病而治法不同。所以说,气候寒凉的地方,多内热,可用寒凉药治之,并可以用汤液浸渍的方法;气候温热的地方,多内寒,可治以温热的方法,以加强内部阳气的固守。治法必须与该地的气候相同,才能使之平调,但必须辨别其相反的情况,如西北之人有假热之寒病,东南之人有假寒之热病,又当用相反的方法治疗。黄帝道:对。

但有地处一州,而生化寿夭各有不同,是什么缘故? 岐伯道:虽同在一州,而地势高下不同,故生化寿夭的不同,是地势的不同所造成的。因为地势高的地方,属于阴气所治,地势低的地方,属于阳气所治。阳气盛的地方气候温热,万物生化往往先四时而早成,阴气盛的地方气候寒冷,万物常后于四时而晚成,这是地理的常规,而影响着生化迟早的规律。黄帝道:有没有寿和夭的分别呢? 岐伯道:地势高的地方,阴气所治,故其人长寿;地势低下的地方,阳气多泄,其人多夭。而地势高下相差有程度上的不同,相差小的其寿夭差别也小,相差大的其寿夭差别也大。所以治病必须懂得天道和地理,阴阳的相胜,气候的先后,人的寿夭,生化的时间,然后可以知道人体内外形气的病变了。

一岁之中,有应当病而不病,脏气应当相应而不相应,应当发生作用而不发生作用,这是什么道理呢? 岐伯道:这是由于受着天气的制约,人身脏气顺从于天气的关系。

黄帝道:请你详细告诉我。岐伯说:少阳相火司天的年份,火气下临于地。人身肺脏之气上从天气,燥金之气起而用事,地上的草木受灾,火热如烧灼,金气为之变革,且被消耗,火气太过故暑热流行,人们发生的病变如咳嗽,喷嚏,鼻涕,衄血,鼻塞不利,口疮,寒热,浮肿;少阳司天则厥阴在泉,故风气流行于地,沙尘飞扬,发生的病变为心痛,胃脘痛,厥逆,胸鬲不通,其变化急暴快速。

阳明司天的年份,燥气下临于地,人身肝脏之气上从天气,风木之气起而用事,故脾土必受灾害,凄沧清冷之气常见,草木被克伐而枯萎,所以发病为胁痛,目赤,眩晕,动摇,战栗,筋萎不能久立;阳明司天则少阴君火在泉,故暴热至,地气变为暑热蒸腾,在人则阳气郁于内而发病,小便不正常,寒热往来如疟,甚至发生心痛。火气流行于冬令草木枯槁之时,气候不寒而流水不得结冰,蛰虫反外见而不藏。

太阳司天的年份,寒水之气一临于地,人身心脏之气上从天气,火气照耀显明,火热之气起而用事,则肺金必然受伤。寒冷之气非其时而出现,寒气太过则水结成冰,因火气被迫而应从天气,故发病为心热烦闷,咽喉干,常口渴,鼻涕,喷嚏,易于悲哀,时常呵欠,热气妄行于上,故寒气来报复于下,则寒霜不时下降,寒复则神气伤,发病为善忘,甚至心痛;太阳司天则太阴湿土在泉,土能制水,故土气滋润,水流丰盛,太阳司天则寒水之客气加临于三之气,太阴在泉则湿土之气下加于终之气,水湿相合而从阴化,万物因寒湿而发生变化,应在人身的病则为水饮内蓄,腹中胀满,不能饮食,皮肤麻痹,肌肉不仁,筋脉不利,甚至浮肿,背部生痈。

厥阴司天的年份,风木之气下临于地,人身脾脏之气上从天气。土气兴起而隆盛,湿土之气起而用事,于是水气必受损,土从木化而受其克制,其功用亦为之变易,人们发病的身体重,肌肉枯萎。饮食减少,口败无味,风气行于宇宙之间。云气与万物为之动摇,在人体之病变为目眩,耳鸣;厥阴司天则少阳相火在泉,风火相损,故火气横行,地气便为暑热,在人体则见大热而消烁津液,血水下流,因气候温热,故蛰虫不藏而常见,流水不能成冰,其所发的病机急速。

少阴君火司天的年份,火热之气下临于地,人身肺脏之气上从天气,燥金之气起而用事,则草木必然受损,人们发病为气喘,呕吐,寒热,喷嚏,鼻涕,衄血,鼻塞不通,暑热流行,甚至病发疮疡,高热,暑热如火焰,有熔化金石之状;少阴司天则阳明燥气在泉,故地气干燥而清净,寒凉之气常至,在病变为胁痛,好叹息,肃杀之气行令,草木发生变化。

太阴司天的年份,湿气下临于地。人身肾脏之气上从天气,寒水之气起而用事,火气必然受损,人体发病为胸中不爽,阴痿,阳气大衰,不能振奋而失去作用,当十旺之时则感腰臀部疼痛,转动不便,或厥逆;太阴司天则太阳寒水在泉,故地气阴凝闭藏,大寒便至,蛰虫很早就伏藏,人们发病则心下痞塞而痛,若寒气太过则土地冻裂,冰冻坚硬。病发为少腹痛,常常妨害饮食,水气上乘肺金,则寒水外化,故少腹痛止,若水气增多,则口味觉咸,必使水气通行外泄,方可减退。

黄帝说:在同一年中,有的动物能胎孕繁殖,有的却不能生育,这是什么气使它这样的? 岐伯说:六气和五类动物之间,有相胜而制约的关系。若六气与动物的五行属性相同,则生育力就强盛,如果不同,生育力就衰退。这是自然规律,万物生化的常规。所以逢厥阴风木司天，毛虫不生育，亦不耗损，友阴司天则少阳相火在泉，羽虫同地之气，故得以生育，火能克金，故介虫不能生成；若厥阴在泉，毛虫同其气，则多生育，困木克土，故倮虫遭受损耗，羽虫静而不育。

少阴君火司天，羽虫同其气，故羽虫不生育，亦不耗损，少阴司天则阳明燥金在泉，介虫同地之气，故得以生育，金克木，故毛虫不能生成；少阴在泉，羽虫同其气，则多生育，火克金，故介虫遭受损耗且不得生育。

太阴湿土司天，倮虫同其气，故倮虫不生育，亦不耗损，太阴司天则太阳寒水在泉，鳞虫同地之气，故鳞虫多生育，水克火，故羽虫不能生成；太阴在泉，倮虫同其气，则多生育，土克水，故鳞虫不能生成。

少阳相火司天，羽虫同其气，故羽虫不生育，亦不耗损，少阳司天则厥阴风木在泉，毛木同地之气，故多生育，木克土，故鳞虫不能生成；少阳在泉，羽虫同其气，则多生育，火克金，故介虫遭受损耗，而毛虫静而不育。

阳明燥金司天，介虫同天之气，故介虫静而不生育，阳明司天则少阴君火在泉，羽虫同地之气，故多生育，火克金，故介虫不得生成；阳明在泉，介虫同其气，则多生育，金克木，故毛虫耗损，而羽虫不能生成。

太阳寒水司天，鳞虫同天之化，故鳞虫静而不生育，太阳司天则太阴湿土在泉，倮虫同地之气，故多生育，太阳在泉；鳞虫同其气，故多生育，水克火，故羽虫损耗，倮虫静而不育。

凡五运被六气所乘的时候，被克之年所应的虫类，则更不能孕育。所以六气所主的司天在泉，各有制约的作用，子甲相合，而岁运在中，秉五行而立，万物都有所生化，在泉之气制约我所胜者，司天之气制约岁气之胜我者，司天之气制色，在泉之气制形，五类动物的繁盛和衰微，各自随着天地六气的不同而相应。因此有胎孕和不育的分别，生化的情况也不能完全一致，这是运气的一种常度，因此称之为中根。在中根之外的六气，同样根据五行而施化，所以万物的生化有五气、五味、五色、五类的分别，随五运六气而各得其宜。

黄帝说：这是什么道理？岐伯说：根于中的叫做神机，它是生化作用的主宰，所以神去则生化的功能也停止；根于外的叫做气立，假如没有六气在外，则生化也随之而断绝。故运各有制约，各有相胜，各有生，各有成。因此说，如果不知道当年的岁运和六气的加临，以及六气和岁运的异同，就不足以谈生化。就是这个意思。

黄帝说：万物开始受气而生化，气散而有形，气敷布而繁殖，气终的时候形象便发生变化，万物虽不同，但这种情况是一致的。然而如五谷的资生，生化有厚有薄，成熟有少有多，开始和结果也有不同，这是什么缘故呢？岐伯说：这是由于受在泉之气所控制，故其生化非天气则不生，非地气则不长。

黄帝又说：请告诉我其中的道理。岐伯说：寒、热、燥、湿等气，其气化作用各有不同。故少阳相火在泉，则寒毒之物不生，火能克金，味辛的东西被克而不生，其所主之味是苦和酸，在谷类是属青和火红色的一类。阳明燥金在泉，则湿毒之物不生，味酸及属湿的东西都不生，其所主之味是辛、苦、甘，在谷类是属于火红和素色的一类。太阳寒水在泉，则热毒之物不生，凡苦味的东西都不生，其所主之味是淡和咸，在谷类属土黄和黑色一类。厥阴风木在泉，则消毒之物不生，凡甘味的东西都不生，其所主之味是酸、苦，在谷类是属于青和红色之类；厥阴在泉，则少阳司天，上阳下阴，木火相合，故其气化专一，其味纯正。小阴君火在泉，则寒毒之物不生，凡辛味的东西都不生，其所主之味是辛、苦、甘，在谷类是白色和火红色之类。太阴湿土在泉，燥毒之物不生，凡咸味及气热的东西都不生，其所主之味是甘和咸，在谷类是土黄和黑色之类；太阴在泉，是土居地位，所以其气化淳厚，足以制水，故咸味得以内守，其气专精而能生金，故辛味也得以生化，而与湿土同治。

所以说：因司在天泉之气不及而病不足的，用补法当顺其气，因太过而病有余的，治疗时当逆其气，根据其寒热盛衰进行调治。所以说：从上、下、内、外取治，总要探求致病的原因。凡体强能耐受毒药的就给以性味厚的药物，体弱而不能胜任毒药的就给以性味薄而和缓的药物。就是这个道理。若病气有相反的，如病在上的，治其下；病在下的，治其上；病在中的，治其四旁。治热病用寒药，而用温服的方法；治寒病用热药，而用凉服的方法；治温病用凉药，而用冷服的方法；治清冷的病用温药，而用热服的方法。故用消法通积滞，用削法攻坚积，用吐法治上部之买，用下法通下部之实，补法治虚证，泻法治实症，凡久病新病，都可根据这些原则进行治疗。

黄帝说：若病在内，不实也不坚硬，有时聚而有形，有时散而无形，那怎样治疗呢？岐伯说：您问得真仔细！这种病如果没有积滞的，应当从内脏方面去探求，虚的用补法，有邪的可先用药驱其邪，然后以饮食调养之，或用水渍法调和其内外，便可使病痊愈。

黄帝说：有毒药和无毒药，服用时有一定的规则吗？岐伯说：病有新有久，处方有大有小，药物有毒无毒，服用时当然有一定的规则。凡用大毒之药，病去十分之六，不可再服；一般的毒药，病去十分之七，不可再服；小毒的药物，病去十分之八，不可再服；即使没有毒的药物，病去十分之九，也不必再服。以后就用谷类、肉类、果类、蔬菜等饮食调养，使邪去正复而病痊愈，不要用药过度，以免伤其正气。如果邪气未尽，再用药时仍如上法。必须首先知道该年的气候情况，不可违反天人相应的规律。不要实证用补使其重实，不要虚证误下使其重虚，而造成使人夭折生命的灾害。不要误补而使邪气更盛，不要误泻而损伤人体正气，断送了人的性命！

黄帝说：有久病的人，气机虽已调顺而身体不得康复，病虽去而形体依然瘦弱，应当怎样处理呢？岐伯说：您所问的真精细啊！要知道天地之气化，是不可用人力来代行的，四时运行的规律，是不可以违反的。若经络已经畅通，血气已经和顺，要恢复正气的不足，使与平常人一样，必须注意保养，协调阴阳，耐心等待天时，谨慎守护真气，不使有所消耗，它的形体就可以壮实，生气就可以长养，这就是圣王的法度。《大要》上说：不要以人力来代替天地的气化，不要违反四时的运行规律，必须静养，必须安和，等待真气的恢复，就是这个意思。黄帝说：讲得很好！

素问篇　卷二十一

第七十一篇　六元正纪大论

【原文】

黄帝问曰：六化六变，胜复淫治，甘苦辛咸酸淡先后，余知之矣。夫五运之化，或从天气，或逆天气，或从天气而逆地气，或从地气而逆天气，或相得，或不相得，余未能明其事。欲通天之纪，从地之理，和其运，调其化，使上下合德，无相夺伦，天地升降，不失其宜，五运宣行，勿乖其政，调之正味，从逆奈何？岐伯稽首再拜对曰：昭乎哉问也。此天地之纲纪，变化之渊源，非圣帝孰能穷其至理欤！臣虽不敏，请陈其道，令终不灭，久而不易。

帝曰：愿夫子推而次之，从其类序，分其部主，别其宗司，昭其气数，明其正化，可得闻乎？岐伯曰：先立其年以明其气，金木水火土运行之数，寒暑燥湿风火临御之化，则天道可见，民气可调，阴阳卷舒，近而无惑，数之可数者，请遂言之。

帝曰：太阳之政奈何？岐伯曰：辰戌之纪也。太阳太角太阴壬辰壬戌，其运风，其化鸣紊启拆，其变振拉摧拔，其病眩掉目瞑。

太角少徵太宫少商太羽太阳太徵太阴戊辰戊戌同正徵，其运热，其化暄暑郁燠，其变炎烈沸腾，其病热郁。

太徵少宫太商少羽少角太阳太宫太阴甲辰岁会甲戌岁会，其运阴埃，其化柔润重泽，其变震惊飘骤，其病湿下重。

太宫少商太羽太角少徵太阳太商太阴庚辰庚戌，其运凉，其化雾露萧，其变肃杀凋零，其病燥背瞀胸满。

太商少羽少角太徵少宫太阳太羽太阴丙辰天符丙戌天符，其运寒，其化凝惨凓冽，其变冰雪霜雹，其病大寒留于谿谷。

太羽太角少徵太宫少商

凡此太阳司天之政，气化运行先天，天气肃，地气静，寒凝太虚，阳气不令，水土合德，上应辰星镇星。其谷玄黅，其政肃，其令徐。寒政大举，泽无阳焰，则火发待时。少阳中治，时雨乃涯，止极雨散，还于太阴，云朝北极，湿化乃布，泽流万物，寒敷于上，雷动于下，寒湿之气，持于气交。民病寒湿，发肌肉萎，足痿不收，濡写血热。初之气，地气迁，气乃大温，草乃早荣，民乃厉，温病乃作，身热头痛呕吐，肌腠疮疡。二之气，大凉反至，民乃惨，草乃遇寒，火气遂抑，民病气郁中满，寒乃始。三之气，天政布，寒气行，雨乃降，民病寒，反热中，痈疽注下，心热瞀闷，不治者死。四之气，风湿交争，风化为雨，乃长乃化乃成，民病大热少气，肌肉萎，足痿，注下赤白。五之气，阳复化，草乃长，乃化乃成，民乃舒。终之气，地气正，湿令行，阴凝太虚，埃昏郊野，民乃惨凄，寒风以至，反者孕乃死。故岁宜苦以燥之温之，必折其郁气，先资其化源，抑其运气，扶其不胜，无使暴过而生其疾，食岁谷以全其真，避虚邪以安其正。适气同异，多少制之，同寒湿者燥热化，异寒湿者燥湿化，故同者多之，异者少之，用寒远寒，用凉远凉，用温远温，用热远热，食宜同法。有假者反常，反是者病，所谓时也。

帝曰:善。阳明之政奈何?岐伯曰:卯酉之纪也。阳明少角少阴,清热胜复同,同正商。丁卯岁会丁酉,其运风清热。少角太徵少宫太商少羽阳明少徵少阴,寒雨胜复同,同正商。癸卯癸酉,其运热寒雨。少徵太宫少商太羽太角阳明少宫少阴,风凉胜复同。己卯己酉,其运雨风凉。少宫太商少羽少角太徵阳明少商少阴,热寒胜复同,同正商。乙卯天符,乙酉岁会,太一天符,其运凉热寒。少商太羽太角少徵太宫阳明少羽少阴,雨风胜复同,辛卯少宫同。辛酉辛卯其运寒雨风。少羽少角太徵太宫太商。

凡此阳明司天之政,气化运行后天,天气急,地气明,阳专其令,炎暑大行,物燥以坚,淳风乃治,风燥横运,流于气交,多阳少阴,云趋雨府,湿化乃敷。燥极而泽,其谷白丹,间谷命太者,其耗白甲品羽,金火合德,上应太白荧惑。其政切,其令暴,蛰虫乃见,流水不冰,民病咳嗌塞,寒热发,暴振溧癃闭阔,清先而劲,毛虫乃死,热后而暴,介虫乃殃,其发躁,胜复之作,扰而大乱,清热之气,持于气交。初之气,地气迁,阴始凝,气始肃,水乃冰,寒雨化。其病中热胀面目浮肿,善眠,鼽衄,嚏欠,呕,小便黄赤,甚则淋。二之气,阳乃布,民乃舒,物乃生荣。厉大至,民善暴死。三之气,天政布,凉乃行,燥热交合,燥极而泽,民病寒热。四之气,寒雨降,病暴仆,振慄谵妄,少气,嗌干引饮,及为心痛痈肿疮疡疟寒之疾,骨痿血便。五之气,春令反行,草乃生荣,民气和。终之气,阳气布,候反温,蛰虫来见,流水不冰,民乃康平,其病温。故食岁谷以安其气,食间谷以去其邪,岁宜以咸以苦以

辛,汗之、清之、散之,安其运气,无使受邪,折其郁气,资其化源。以寒热轻重少多其制,同热者多天化,同清者多地化,用凉远凉,用热远热,用寒远寒,用温远温,食宜同法。有假者反之,此其道也。反是者,乱天地之经,扰阴阳之纪也。

帝曰:善。少阳之政奈何?岐伯曰:寅申之纪也。少阳太角厥阴壬寅壬申,其运风鼓,其化鸣紊启坼,其变振拉摧拔,其病掉眩,支胁,惊骇。太角少徵太宫少商太羽少阳太徵厥阴戊寅天符戊申天符,其运暑,其化暄嚣郁燠,其变炎烈沸腾,其病上热郁,血溢血泄心痛。太徵少宫太商少羽少角少阳太商厥阴甲寅甲申,其运阴雨,其化柔润重泽,其变震惊飘骤,其病体重,胕肿痞饮。太宫少商太羽太角少徵少阳太商厥阴庚寅庚申同正商,其运凉,其化雾露清切,其变肃杀凋零,其病肩背胸中。太商少羽少角太徵少宫少阳太羽厥阴丙寅丙申,其运寒肃,其化凝惨凓冽,其变冰雪霜雹,其病寒浮肿。太羽太角少徵太宫少商。

凡此少阳司天之政,气化运行先天,天气正,地气扰,风乃暴举,木偃沙飞,炎火乃流,阴行阳化,雨乃时应,火木同德,上应荧惑岁星。其谷丹苍,其政严,其令扰。故风热参布,云物沸腾,太阴横流,寒乃时至,凉雨并起。民病寒中,外发疮疡,内为泄满。故圣人遇之,和而不争。往复之作,民病寒热疟泄,聋瞑呕吐,上怫肿色变。初之气,地气迁,风胜乃摇,寒乃去,候乃大温,草木早荣。寒来不杀,温病乃起,其病气怫于上,血溢目赤,咳逆头痛,血崩胁满,肤腠中疮。二之气,火反郁,白埃四起,云趋雨府,风不胜湿,雨乃零,民乃康。其病热郁于

上,咳逆呕吐,疮发于中,胸嗌不利,头痛身热,(上民下日)愤脓疮。三之气,天政布,炎暑至,少阳临上,雨乃涯。民病热中,聋瞑血溢,脓疮咳呕,鼽衄渴嚏欠,喉痹目赤,善暴死。四之气,凉乃至,炎暑间化,白露降,民气和平,其病满身重。五之气,阳乃去,寒乃来,雨乃降,气门乃闭,刚木早凋,民避寒邪,君子周密。终之气,地气正,风乃至,万物反生,霜雾以行。其病关闭不禁,心痛,阳气不藏而咳。抑其运气,赞所不胜,必折其郁气,先取化源,暴过不生,苛疾不起。故岁宜咸辛宜酸,渗之泄之,渍之发之,观气寒温以调其过,同风热者多寒化,异风热者少寒化,用热远热,用温远温,用寒远寒,用凉远凉,食宜同法,此其道也。有假者反之,反是者,病之阶也。

帝曰:善。太阴之政奈何?岐伯曰:丑未之纪也。太阴少角太阳,清热胜复同,同正宫,丁丑丁未,其运风清热。少角太徵少宫太商少羽太阴少徵太阳,寒雨胜复同,癸丑癸未,其运热寒雨。少徵太宫少商太羽太角太阴少宫太阳,风清胜复同,同正宫,己丑太一天符,己未太一天符,其运雨风清。少宫太商少羽少角太徵太阴少商太阳,热寒胜复同,乙丑乙未,其运凉热寒。少商太羽太角少徵太宫太阴少羽太阳,雨风胜复同,同正宫。辛丑辛未,其运寒雨风。少羽少角太徵少宫太商。

凡此太阴司天之政,气化运行后天,阴专其政,阳气退辟,大风时起,天气下降,地气上腾,原野昏霧,白埃四起,云奔南极,寒雨数至,物成于差夏。民病寒湿,腹满,身膜愤,胕肿,痞逆寒厥拘急。湿寒合德,黄黑埃昏,流行气交,上应镇星辰星。其政

肃,其令寂,其谷黔玄。故阴凝于上,寒积于下,寒水胜火,则为冰雹,阳光不治,杀气乃行。故有余宜高,不及宜下,有余宜晚,不及宜早,土之利,气之化也,民气亦从之,间谷命其太也。初之气,地气迁,寒乃去,春气正,风乃来,生布万物以荣,民气条舒,风湿相薄,雨乃后。民病血溢,筋络拘强,关节不利,身重筋痿。二之气,大火正,物承化,民乃和,其病温厉大行,远近咸若,湿蒸相薄,雨乃时降。三之气,天政布,湿气降,地气腾,雨乃时降,寒乃随之。感于寒湿,则民病身重胕肿,胸腹满。四之气,畏火临,溽蒸化,地气腾,天气否隔,寒风晓暮,蒸热相薄,草木凝烟,湿化不流,则白露阴布,以成秋令。民病腠理热,血暴溢疟,心腹满热,胪胀,甚则胕肿。五之气,惨令已行,寒露下,霜乃早降,草木黄落,寒气及体,君子周密,民病皮腠。终之气,寒大举,湿大化,霜乃积,阴乃凝,水坚冰,阳光不治。感于寒则病人关节禁固,腰脽痛,寒湿推于气交而为疾也。必折其郁气,而取化源,益其岁气,无使邪胜,食岁谷以全其真,食间谷以保其精。故岁宜以苦燥之温之,甚者发之泄之。不发不泄,则湿气外溢,肉溃皮拆而水血交流。必赞其阳火,令御甚寒,从气异同,少多其判也,同寒者以热化,同湿者以燥化,异者少之,同者多之,用凉远凉,用寒远寒,用温远温,用热远热,食宜同法。假者反之,此其道也,反是者病也。

帝曰:善,少阴之政奈何?岐伯曰:子午之纪也。少阴太角阳明壬子壬午,其运风鼓,其化鸣紊启折,其变振拉摧拔,其病支满。太角少徵太宫少商太羽少阴太徵阳明戊子天符戊午太一天符,其运炎暑,其化

黄帝内经 白话精解

暄曜郁燠，其变炎烈沸腾，其病上热血溢。太徵少宫太商少羽少角少阴太宫阳明甲子甲午，其运阴雨，其化柔润时雨，其变震惊飘骤，其病中满身重。太宫少商太羽太角少徵少阴太商阳明庚子庚午同正商。其运凉劲，其化雾露萧飋，其变肃杀凋零，其病下清。太商少羽少角太徵少宫少阴太羽阳明丙子岁会丙午，其运寒，其化凝惨溧冽，其变冰雪霜雹，其病寒下。太羽太角少徵太宫少商。

凡此少阴司天之政，气化运行先天，地气肃，天气明，寒交暑，热加燥，云驰雨府，湿化乃行，时雨乃降，金火合德，上应荧惑太白。其政明，其令切，其谷丹白。水火寒热持于气交而为病始也。热病生于上，清病生于下，寒热凌犯而争于中，民病咳喘，血溢血泄，鼽嚏，目赤，眦疡，寒厥入胃，心痛，腰痛，腹大，嗌干肿上。初之气，地气迁，燥将去，寒乃始，蛰复藏，水乃冰，霜复降，风乃至，阳气郁，民反周密，关节禁固，腰脽痛，炎暑将起，中外疮疡。二之气，阳气布，风乃行，春气以正，万物应荣，寒气时至，民乃和，其病淋，目瞑目赤，气郁于上而热。三之气，天政布，大火行，庶类蕃鲜，寒气时至。民病气厥心痛，寒热更作，咳喘目赤。四之气，溽暑至，大雨时行，寒热互至。民病寒热，嗌干，黄瘅，鼽衄，饮发。五之气，畏火临，暑反至，阳乃化，万物乃生乃长荣，民乃康，其病温。终之气，燥令行，余火内格，肿于上，咳喘，甚则血溢。寒气数举，则霿雾翳，病生皮腠，内舍于胁，下连少腹而作寒中，地将易也。必抑其运气，资其岁胜，折其郁发，先取化源，无使暴过而生其病也。食岁谷以全真气，食间谷以辟虚邪。岁宜咸以之，而调其上，甚则以苦发之，以酸收之，而安其

下，甚则以苦泄之。适气同异而多少之，同天气者以寒清化，同地气者以温热化，用热远热，用凉远凉，用温远温，用寒远寒，食宜同法。有假则反，此其道也，反是者病作矣。

帝曰：善。厥阴之政奈何？岐伯曰：巳亥之纪也。厥阴少角少阳，清热胜复同，同正角。丁巳天符，丁亥天符，其运风清热。少角太徵少宫太商少羽厥阴少徵少阳，寒雨胜复同，癸巳癸亥，其运热寒雨。少徵太宫少商太羽太角厥阴少宫少阳，风清胜复同，同正角。己巳己亥，其运雨风清。少宫太商少羽少角太徵厥阴少商少阳，寒热胜复同，同正角。乙巳乙亥，其运凉热寒。少商太羽太角少徵太宫厥阴少羽少阳，雨风胜复同，辛巳辛亥，其运寒雨风。少羽少角太徵少宫太商。

凡此厥阴司天之政，气化运行后天，诸同正岁，气化运行同天，天气扰，地气正，风生高远，炎热从之，云趋雨府，湿化乃行，风火同德，上应岁星荧惑。其政挠，其令速，其谷苍丹，间谷言太者，其耗文角品羽。风燥火热，胜复更作，蛰虫来见，流水不冰，热病行于下，风病行于上，风燥胜复形于中。初之气，寒始肃，杀气方至，民病寒于右之下。二之气，寒不去，华雪水冰，杀气施化，霜乃降，名草上焦，寒雨数至，阳复化，民病热于中。三之气，天政布，风乃时举，民病泣出耳鸣掉眩。四之气，溽暑湿热相薄，争于左之上，民病黄疸而为胕肿。五之气，燥湿更胜，沉阴乃布，寒气及体，风雨乃行。终之气，畏火司令，阳乃大化，蛰虫出见，流水不冰，地气大发，草乃生，人乃舒，其病温厉，必折其郁气，资其化源，赞其运气，无使邪胜，岁宜以辛调上，以咸调下，畏火之气，

无妄犯之,用温远温,用热远热,用凉远凉,用寒远寒,食宜同法。有假反常,此之道也,反是者病。

帝曰:善。夫子言可谓悉矣,然何以明其应乎?岐伯曰:昭乎哉问也!夫六气者,行有次,止有位,故常以正月朔日平旦视之,睹其位而知其所在矣。运有余,其至先,运不及,其至后,此天之道,气之常也。运非有余非不足,是谓正岁,其至当其时也。帝曰:胜复之气,其常在也,灾眚时至,候也奈何?岐伯曰:非气化者,是谓灾也。

帝曰:天地之数,终始奈何?岐伯曰:悉乎哉问也!是明道也。数之始,起于上而终于下,岁半之前,天气主之,岁半之后,地气主之,上下交互,气交主之,岁纪毕矣。故曰位明,气月可知乎,所谓气也。帝曰:余司其事,则而行之,不合其数,何也?岐伯曰:气用有多少,化洽有盛衰,衰盛多少,同其化也。帝曰:愿闻同化何如?岐伯曰:风温春化同,热曛昏火夏化同,胜与复同,燥清烟露秋化同,云雨昏暝埃长夏化同,寒气霜雪冰冬化同,此天地五运六气之化,更用盛衰之常也。

帝曰:五运行同天化者,命曰天符,余知之矣。愿闻同地化者何谓也?岐伯曰:太过而同天化者三,不及而同天化者亦三,太过而同地化者三,不及而同地化者亦三,此凡二十四岁也。帝曰:愿闻其所谓也。岐伯曰:甲辰甲戌太宫下加太阴,壬寅壬申太角下加厥阴,庚子庚午太商下加阳明,如是者三。癸巳癸亥少徵下加少阳,辛丑辛未少羽下加太阳,癸卯癸酉少徵下加少阴,如是者三。戊子戊午太徵上临少阴,戊寅戊申太徵上临少阳,丙辰丙戌太羽上临太

阳,如是者三。丁巳丁亥少角上临厥阴,乙卯乙酉少商上临阳明,己丑己未少宫上临太阴,如是者三。除此二十四岁,则不加不临也。帝曰:加者何谓?岐伯曰:太过而加同天符,不及而加同岁会也。帝曰:临者何谓?岐伯曰:太过不及,皆曰天符,而变行有多少,病形有微甚,生死有早晏耳。

帝曰:夫子言用寒远寒,用热远热,余未知其然也,愿闻何谓远?岐伯曰:热无犯热,寒无犯寒,从者和,逆者病,不可不敬畏而远之,所谓时与六位也。帝曰:温凉何如?岐伯曰:司气以热,用热无犯,司气以寒,用寒无犯,司气以凉,用凉无犯,司气以温,用温无犯,间气同其主无犯,异其主则小犯之,是谓四畏,必谨察之。帝曰:善。其犯者何如?岐伯曰:天气反时,则可依时,及胜其主则可犯,以平为期,而不可过,是谓邪气反胜者。故曰:无失天信,无逆气宜,无翼其胜,无赞其复,是谓至治。

帝曰:善。五运气行主岁之纪,其有常数乎?岐伯曰:臣请次之。甲子甲午岁,上少阴火,中太宫土运,下阳明金,热化二,雨化五,燥化四,所谓正化日也。其化上咸寒,中苦热,下酸热,所谓药食宜也。

乙丑乙未岁,上太阴土,中少商金运,下太阳水,热化寒化胜复同,所谓邪气化日也。灾七宫。湿化五,清化四,寒化六,所谓正化日也。其化上苦热,中酸和,下甘热,所谓药食宜也。

丙寅丙申岁,上少阳相火,中太羽水运,下厥阴木。火化二,寒化六,风化三,所谓正化日也。其化上咸寒,中咸温下辛温,所谓药食宜也。

丁卯丁酉岁,上阳明金,中少角木运,

黄帝内经白话精解

下少阴火,清化热化胜复同,所谓邪气化日也。灾三宫。燥化九,风化三,热化七,所谓正化日也。其化上苦小温,中辛和,下咸寒,所谓药食宜也。

戊辰戊戌岁,上太阳水,中太徵火运,下太阴土。寒化六,热化七,湿化五,所谓正化日也。其化上苦温,中甘和,下甘温,所谓药食宜也。

己巳己亥岁,上厥阴木,中少宫土运,下少阳相火,风化清化胜复同,所谓邪气化日也。灾五宫。风化三,湿化五,火化七,所谓正化日也。其化上辛凉,中甘和,下咸寒,所谓药食宜也。

庚午庚子岁,上少阴火,中太商金运,下阳明金,热化七,清化九,燥化九,所谓正化日也。其化上咸寒,中辛温,下酸温,所谓药食宜也。

辛未辛丑岁,上太阴土,中少羽水运,下太阳水,雨化风化胜复同,所谓邪气化日也。灾一宫。雨化五,寒化一,所谓正化日也。其化上苦热,中苦和,下苦热,所谓药食宜也。

壬申壬寅岁,上少阳相火,中太角木运,下厥阴木,火化二,风化八,所谓正化日也。其化土咸寒,中酸和,下辛凉,所谓药食宜也。

癸酉癸卯岁,上阳明金,中少徵火运,下少阴火,寒化雨化胜复同,所谓邪气化日也。灾九宫。燥化九,热化二,所谓正化日也。其化上苦小温,中咸温,下咸寒,所谓药食宜也。

甲戌甲辰岁,上太阳水,中太宫土运,下太阴土,寒化六,湿化五,正化日也。其化上苦热,中苦温,下苦温,药食宜也。

乙亥乙巳岁,上厥阴木,中少商金运,下少阳相火,热化寒化胜复同,邪气化日也。灾七宫。风化八,清化四,火化二,正化度也。其化上辛凉,中酸和,下咸寒,药食宜也。

丙子丙午岁,上少阴火,中太羽水运,下阳明金,热化二,寒化六,清化四,正化度也。其化上咸寒,中咸热,下酸温,药食宜也。

丁丑丁未岁,上太阴土,中少角木运,下太阳水,清化热化胜复同,邪气化度也。灾三宫。雨化五,风化三,寒化一,正化度也。其化上苦温,中辛温,下甘热,药食宜也。

戊寅戊申岁,上少阳相火,中太徵火运,下厥阴木,火化七,风化三,正化度也。其化上咸寒,中甘和,下辛凉,药食宜也。

己卯己酉岁,上阳明金,中少宫土运,下少阴火,风化清化胜复同,邪气化度也。灾五宫。清化九,雨化五,热化七,正化度也,其化上苦小温,中甘和,下咸寒,药食宜也。

庚辰庚戌岁,上太阳水,中太商金运,下太阴土。寒化一,清化九,雨化五,正化度也。其化上苦热,中辛温,下甘热,药食宜也。

辛巳辛亥岁,上厥阴木,中少羽水运,下少阳相火,雨化风化胜复同,邪气化度也。灾一宫。风化三,寒化一,火化七,正化度也。其化上辛凉,中苦和,下咸寒,药食宜也。

壬午壬子岁,上少阴火,中太角木运,下阳明金。热化二,风化八,清化四,正化度也。其化上咸寒,中酸凉,下酸温,药食宜也。

癸未癸丑岁,上太阴土,中少徵火运,下太阳水,寒化雨化胜复同,邪气化度也。灾九宫。

雨化五,火化二,寒化一,正化度也。其化上苦温,中咸温,下甘热,药食宜也。

甲申甲寅岁,上少阳相火,中太宫土运,下厥阴木。火化二,雨化五,风化八,正化度也。其化上咸寒,中咸和,下辛凉,药食宜也。

乙酉乙卯岁,上阳明金,中少商金运,下少阴火,热化寒化胜复同,邪气化度也。灾七宫。燥化四,清化四,热化二,正化度也。其化上苦小温,中苦和,下咸寒,药食宜也。

丙戌丙辰岁,上太阳水,中太羽水运,下太阴土。寒化六,雨化五,正化度也。其化上苦热,中咸温,下甘热,药食宜也。

丁亥丁巳岁,上厥阴木,中少角木运,下少阳相火,清化热化胜复同,邪气化度也。灾三宫。风化三,火化七,正化度也。其化上辛凉,中辛和,下咸寒,药食宜也。

戊子戊午岁,上少阴火,中太徵火运,下阳明金。热化七,清化九,正化度也。其化上咸寒,中甘寒,下酸温,药食宜也。

己丑己未岁,上太阴土,中少宫土运,下太阳水,风化清化胜复同,邪气化度也。灾五宫。雨化五,寒化一,正化度也。其化上苦热,中甘和,下甘热,药食宜也。

庚寅庚申岁,上少阳相火,中太商金运,下厥阴木。火化七,清化九,风化三,正化度也。其化上咸寒,中辛温,下辛凉,药食宜也。

辛卯辛酉岁,上阳明金,中少羽水运,下少阴火,雨化风化胜复同,邪气化度也。灾一宫。清化九,寒化一,热化七,正化度也。其化上苦小温,中苦和,下咸寒,药食宜也。

壬辰壬戌岁,上太阳水,中太角木运,下太阴土。寒化六,风化八,雨化五,正化度也。其化上苦温,中酸和,下甘温,药食宜也。

癸巳癸亥岁,上厥阴木,中少徵火运,下少阳相火,寒化雨化胜复同,邪气化度也。灾九宫。风化八,火化二,正化度也。其化上辛凉,中咸和,下咸寒,药食宜也。

凡此定期之纪,胜复正化,皆有常数,不可不察。故知其要者一言而终,不知其要,流散无穷,此之谓也。

帝曰:善。五运之气,亦复岁乎?岐伯曰:郁极乃发,待时而作者也。帝曰:请问其所谓也?岐伯曰:五常之气,太过不及,其发异也。帝曰:愿卒闻之。岐伯曰:太过者暴,不及者徐,暴者为病甚,徐者为病持。帝曰:太过不及,其数何如?岐伯曰:太过者其数成,不及者其数生,土常以生也。

帝曰:其发也何如?岐伯曰:土郁之发,岩谷震惊,雷殷气交,埃昏黄黑,化为白气,飘骤高深,击石飞空,洪水乃从,川流漫衍,田牧土驹。化气乃敷,善为时雨,始生始长,始化始成。故民病心腹胀,肠鸣而为数后,甚则心痛胁䐜,呕吐霍乱,饮发注下,胕肿身重。云奔雨府,霞拥朝阳,山泽埃昏。其乃发也,以其四气。云横天山,浮游生灭,怫之先兆。

金郁之发,天洁地明,风清气切,大凉乃举,草树浮烟,燥气以行,霜雾数起,杀气来至,草木苍干,金乃有声。故民病咳逆,心胁满,引少腹善暴痛,不可反侧,嗌干面尘色恶。山泽焦枯,土凝霜卤,怫乃发也,其气五。夜零白露,林莽声凄,怫之兆也。

水郁之发,阳气乃辟,阴气暴举,大寒

乃至，川泽严凝，寒雾结为霜雪，甚则黄黑昏翳，流行气交，乃为霜杀，水乃见祥。故民病寒客心痛，腰脽痛，大关节不利，屈伸不便，善厥逆，痞坚腹满。阳光不治，空积沉阴，白埃昏暝，而乃发也，其气二火前后。太虚深玄，气犹麻散，微见而隐，色黑微黄，怫之先兆也。

木郁之发，太虚埃昏，云物以扰，大风乃至，屋发折木，木有变。故民病胃脘当心而痛，上支两胁，鬲咽不通，食饮不下，甚则耳鸣眩转，目不识人，善暴僵仆。太虚苍埃，天山一色，或气浊色，黄黑郁若，横云不起，雨而乃发也，其气无常。长川草偃，柔叶呈阴，松吟高山，虎啸岩岫，怫之先兆也。

火郁之发，太虚肿翳，大明不彰，炎火行，大暑至，山泽燔燎，材木流津，广厦腾烟，土浮霜卤，止水乃减，蔓草焦黄，风行惑言，湿化乃后。故民病少气，疮疡痈肿，胁腹胸背，面首四支䐜愤，胪胀，疡痱，呕逆，瘛瘲骨痛，节乃有动，注下温疟，腹中暴痛，血溢流注，精液乃少，目赤心热，甚则瞀闷懊侬，善暴死。刻终大温，汗濡玄府，其乃发也，其气四。动复则静，阳极反阴，湿令乃化乃成。华发水凝，山川冰雪，焰阳午泽，怫之先兆也。有怫之应而后报也，皆观其极而乃发也，木发无时，水随火也。谨候其时，病可与期，失时反岁，五气不行，生化收藏，政无恒也。

帝曰：水发而雹雪，土发而飘骤，木发而毁折，金发而清明，火发而曛昧，何气使然？岐伯曰：气有多少，发有微甚，微者当其气，甚者兼其下，微其下气而见可知也。

帝曰：善。五气之发，不当位者何也？岐伯曰：命其差。帝曰：差有数乎？岐伯

曰：后皆三十度而有奇也。

帝曰：气至而先后者何？岐伯曰：运太过则其至先。运不及则其至后，此候之常也。帝曰：当时而至者何也？岐伯曰：非太过，非不及，则至当时，非是者眚也。

帝曰：善。气有非时而化者何也？岐伯曰：太过者当其时，不及者归其己胜也。

帝曰：四时之气，至有早晏高下左右，其候何如？岐伯曰：行有逆顺，至有迟速，故太过者化先天，不及者化后天。

帝曰：愿闻其行何谓也？岐伯曰：春气西行，夏气北行，秋气东行，冬气南行。故春气始于下，秋气始于上，夏气始于中，冬气始于标，春气始于左，秋气始于右，冬气始于后，夏气始于前，此四时正化之常。故至高之地，冬气常在，至下之地，春气常在。必谨察之。帝曰：善。

黄帝问曰：五运六气之应见，六化之正，六变之纪，何如？岐伯对曰：夫六气正纪，有化有变，有胜有复，有用有病，不同其候，帝欲何乎？帝曰：愿尽闻之。岐伯曰：请遂言之。夫气之所至也，厥阴所至为和平，少阴所至为暄，太阴所至为埃溽，少阳所至为炎暑，阳明所至为清劲，太阳所至为寒雾，时化之常也。

厥阴所至为风府，为璺启；少阴所至为火府，为舒荣；太阴所至为雨府，为员盈；少阳所至为热府，为行出；阳明所至为司杀府，为庚苍；太阳所至为寒府，为归藏；司化之常也。

厥阴所至为生，为风摇；少阴所至为荣，为形见；太阴所至为化，为云雨；少阳所至为长，为蕃鲜；阳明所至为收，为雾露；太阳所至为藏，为周密；气化之常也。

厥阴所至为风生，终为肃；少阴所至为热生，中为寒；太阴所至为湿生，终为注雨；少阳所至为火生，终为蒸溽；阳明所至为燥生，终为凉；太阳所至为寒生，中为温；德化之常也。

厥阴所至为毛化，少阴所至为羽化，太阴所至为倮化，少阳所至羽化，阳明所至为介化，太阳所至为鳞化，德化之常也。

厥阴所至为生化，少阴所至为荣化，太阴所至为濡化，少阳所至为茂化，阳明所至为坚化，太阳所至为藏化，布政之常也。

厥阴所至为飘怒大凉，少阴所至为大暄寒，太阴所至为雷霆骤雨烈风，少阳所至为飘风燔燎霜凝，阳明所至为散落温，太阳所至为寒雪冰雹白埃，气变之常也。

厥阴所至为挠动，为迎随；少阴所至为高明，焰为曛；太阴所至为沉阴，为白埃，为晦暝；少阳所至为光显，为彤云，为曛；阳明所至为烟埃，为霜，为劲切，为凄鸣；太阳所至为刚固，为坚芒，为立；令行之常也。

厥阴所至为里急；少阴所至为疡胗身热；太阴所至为积饮否隔；少阳所至为嚏呕，为疮疡；阳明所至为浮虚；太阳所至为屈伸不利；病之常也。

厥阴所至为支痛；少阴所至为惊惑，恶寒，战栗，谵妄；太阴所至为稸满，少阳所至为惊躁，瞀昧，暴病；阳明所至为鼽，尻阴膝髀腨胻足病；太阳所至为腰痛；病之常也。

厥阴所至为緛戾；少阴所至为悲妄衄衊；太阴所至为中满霍乱吐下；少阳所至为喉痹，耳鸣呕涌；阳明所至皴揭；太阳所至为寝汗，痉；病之常也。

厥阴所至为胁痛呕泄，少阴所至为语笑，太阴所至为重胕肿，少阳所至为暴注、

瞤瘛、暴死，阳明所至为鼽嚏，太阳所至为流泄禁止，病之常也。

凡此十二变者，报德以德，报化以化，报政以政，报令以令，气高则高，气下则下，气后则后，气前则前，气中则中，气外则外，位之常也。故风胜则动，热胜则肿，燥胜则干，寒胜则浮，湿胜则濡泄，甚则水闭胕肿，随气所在，以言其变耳。

帝曰：愿闻其用也。岐伯曰：夫六气之用，各归不胜而为化。故太阴雨化，施于太阳；太阳寒化，施于少阴；少阴热化，施于阳明；阳明燥化，施于厥阴；厥阴风化，施于太阴。各命其所在以徵之也。帝曰：自得其位何如？岐伯曰：自得其位，常化也。帝曰：愿闻所在也。岐伯曰：命其位而方月可知也。

帝曰：六位之气盈虚何如？岐伯曰：太少异也，太者之至徐而常，少者暴而亡。帝曰：天地之气盈虚何如？岐伯曰：天气不足，地气随之，地气不足，天气从之，运居其中而常先也。恶所不胜，归所同和，随运归从而生其病也。故上胜则天气降而下，下胜则地气迁而上，多少而差其分，微者小差，甚者大差，甚则位易气交易，则大变生而病作矣。《大要》曰：甚纪五分，微纪七分，其差可见，此之谓也。

帝曰：善。论言热无犯热，寒无犯寒。余欲不远热，不远热奈何？岐伯曰：悉乎哉问也！发表不远热，攻里不远寒。帝曰：不发不攻而犯寒犯热，何如？岐伯曰：寒热内贼，其病益甚。帝曰：愿闻无病者何如？岐伯曰：无者生之，有者甚之。帝曰：生者何如？岐伯曰：不远热则热至，不远寒则寒至。寒至则坚否腹满，痛急下利之病生矣。

热至则身热,吐下霍乱,痈疽疮疡,瞀郁注下,䐜瘕肿胀,呕,鼽衄头痛,骨节变,肉痛,血溢血泄,淋閟之病生矣。帝曰:治之奈何?岐伯曰:时必顺之,犯者治以胜也。

黄帝问曰:妇人重身,毒之何如?岐伯曰:有故无殒,亦无殒也。帝曰:愿闻其故何谓也?岐伯曰:大积大聚,其可犯也,衰其大半而止,过者死。

帝曰:善。郁之甚者治之奈何?岐伯曰:木郁达之,火郁发之,土郁夺之,金郁泄之,水郁折之,然调其气,过者折之,以其畏也,所谓写也。帝曰:假者何如?岐伯曰:有假其气,则无禁也。所谓主气不足,客气胜也。帝曰:至哉圣人之道!天地大化运行之节,临御之纪,阴阳之政,寒暑之令,非夫子孰能通之!请藏之灵兰之室,署曰《六元正纪》,非斋戒不敢示,慎传也。

【译文】

黄帝问:六气的正常生化和异常变化,以及胜气、复气、邪气等相治关系,与甘苦辛咸酸淡诸气味先后生化的道理,我已经明白了。但是关于五运主岁的气化,或与司天之气相顺。或与司天之气相逆。或与司天之气相顺而与在泉之气相逆。或与在泉之气相顺而与司天之气相逆,或岁运与司天相生。或岁运与司天相制。我还未能完全明了其中的道理。我想通晓司天在泉的要领和道理,并据此以协调运气之所化,使上下之功德能相互应合。不致破坏正常的秩序。天地升降的正常规律,不失其宜。五运之气的布化运行,不致违背其应时的政令,根据运气的顺逆情况,调之以五味,应当怎样呢?岐伯再次跪拜回答说:你提

的问题很高明啊!这是有关天气和地气问题的一个总纲,是万物变化的本源,若非圣明之帝,谁能够穷尽这些至理要道呢!我对这个问题虽然领会不深,愿意讲述其中的道理,使它永远不至灭绝,能长期流传而不被更改。黄帝说:希望先生把这些道理进一步推演,使其更加条理,根据干支的类属和一般的顺序,分析司天在泉等所主的部位,分别每年主岁之气与各步之气,明了司天岁运所属之气与数,及正化邪化的变化情况等。可以听你进一步讲述吗?岐伯说:首先要确立纪年的干支,以明了主岁之气与金木水火土五运值年之数。及寒暑燥湿风火六气司天在泉的气化,则自然界的变化规律,就可以被发现,人们可以根据这种规律调养身体。阴阳之气屈伸的道理,也就浅近易知。不被迷惑。关于它的一般理数可以加以推数的,我尽量讲给你听。

黄帝说:太阳寒水值年的施政情况是怎样的呢?岐伯说:太阳寒水施政在辰年与戌年。

壬辰年、壬戌年。太阳寒水司天,太阴湿土在泉。丁壬为木运,壬为阳年,故运为太角。木运之气为风,其正常气化为风声萦乱,物体启开,其反常变化为大风振撼摧毁折拔,其致病为头目旋晕,视物不明。

客运五步:初之运太角(客运与主运之气相同,气得正化),二之运少徵,三之运太宫,四之运少商,终之运太羽。主运五步与客运相同,起于太角,终于太羽。

戊辰,戊戌年(运火虽太过,但为司天之寒水所克,则与火运干气相同)。太阳寒水司天,太阴湿土在泉。戊癸为火运,戊为阳年,故运为太徵,火运之气为热,其正常

气化为温暑郁热，其反常变化为火炎沸腾，其致病为热邪郁滞。

客运五步：初之运太徵，二之运少宫，三之运太商，四之运少角，终之运太角。主运五步：初之运少有，二之运太徵，三之运少宫，四之运太商，终之运少羽。

甲辰年、甲戌年（此二年既是岁会，又是同天符）。太阳寒水司天，太阴湿土在泉。甲己为土运，甲为阳年，故运为太宫。土运之气为阴雨，其正常气化为柔软厚重润泽，其反常变化为风飘雨骤震撼惊骇，其致病为湿邪下重。

客运五步：初之运太宫，二之运少商，三之运太羽，四之运少角，终之运太徵。主运五步：初之运太角，二之运少徵，三之运太宫，四之运少商，终之运太羽。

庚辰年、庚戌年。太阳寒水司天，太阴湿土在泉。乙庚为金运，庚为阳年，故运为太商。金运之气为凉，其正常气化为雾露萧瑟，其反常变化为肃杀凋零，其致病为津液干燥，胸背满闷。

客运五步：初之运太商，二之运少羽，三之运太角，四之运少徵，终之运太宫。主运五步：初之运少角，二之运太徵，三之运少宫，四之运太商，终之运少羽。

丙辰年，丙戌年（此二年均为天符）。太阳寒水司天，太阴湿土在泉。丙辛为水运，丙为阳年，故运为太羽。水运之气为寒冷肃杀，其正常气化为寒风凛冽，凝敛凄惨，其反常继冰雪霜雹，其致病为大寒留滞于筋肉关节空隙处。

客运五步：初之运太羽，二之运少角，三之运太徵，四之运少宫，终之运太商。主运五步：初之运太角，二之运少徵，三之运

太宫，四之运少商，终之运太羽。

凡此辰戌年太阳司天之政。其气太过，先天时而至，太阳寒水司天，其气肃厉，太阴湿土在泉，其气沉静。寒水之气临于太空，阳气不得施令，水土二气相合。以为功德，上应于辰星与镇星之光较强。其在谷类，应于黑色与黄色者，其司天之政严肃，其在泉之令徐缓。由于寒水之政大起，阳气不得伸张。胡湖泽中不见阳热的气焰升腾，火气则需等到其相应之时，方能舒发。土气少阳居中为三之气。因火气过胜，则应时之雨水穷尽不降，四之气，在泉用事，雨水止极而云散，气还于太阴主令之时，云会于北极雨腑之处，湿气乃得布化，万物乃之润泽，太阳寒气布于高空，少阴雷火动而在下，寒湿之气则持续于气交之中。人们易患寒湿病发作，肌肉痿弱，两足痿软不收，大便泄泻，血液外溢等症。初之气，主气为厥阴风木，客气为少阳相火，上年在泉之气迁移退位，温气大行，草木繁荣较早，人们易患疫疠病，温热病发作，身热，头痛，呕吐，肌肤疮疡等病。二之气，主气为少阴君火，客气为阳明燥金，故凉气反而大行，阳气不得舒发，人们感到凄惨，草木因遇到寒凉之气，也不易生长，火气受到抑制，人们易患气郁不舒，腹中胀满等病，寒气开始发生。三之气，主气为少阳相火，客气为太阳寒水，司天之气布其政令，寒气大行，雨乃降下。人们易患寒病于外，热反病于内，痈疽，下利如注，心热烦闷等病，热郁于内，易伤心神，若不急治，病多死亡，四之气，主气为太阴湿土，客气为厥阴风木，风湿二气，交争于气交，湿得风气乃化为雨，万物乃得盛长、化育、成熟，人们易患大热少气，肌肉萎弱，两足痿软，下利赤白等病。五之气，主气为阳明燥金，客气为少阴君火，阳气重新施化，草木之类又得

盛长、化育而成熟，人们感到舒畅无病。终之气，主气为太阳寒水，客气为太阴湿土，在泉之气，得其正令，湿气大行，阴寒之气凝集太空，尘埃昏暗，笼罩郊野，人们感到凄惨，若寒风骤至，则土气不胜，脾不得长养，虽有妊娠，亦多主死而不能生。凡此太阳寒水司天之年，则火气郁而不行，宜食苦味以泻火，以燥治湿，以温治寒，必须折减其政郁之胜气，资助不胜之气的生化之源抑制中运与天的太过之气，扶持被抑制的不胜之气，不要使运气猝暴太过而发生疾病，应当食用得岁气的谷类以保全真气，避免虚邪贼风以安定正气。根据中运与司天在泉阴阳五行之气的同异裁定药食性味的多少而制之，运与气寒湿相同者，用燥热之品以化之，运与气寒湿不同者，用燥湿之品以化之，所以运与气相同者，其气胜可多用制其气之品，运与气不同者，其气微，可少用制其气之品。凡用寒性药品时，应避开寒气主令之时，用热性药品时，应避开热气主令之时，用凉性药品时，应避开寒气主令之时，用温性药品时，应避开温气主令之时，用饮食调养时，也应遵照这个原则，这是就一般情况而言。若气候有反常变化时，就不必拘守这一原则，若不遵守这些规律，就会导致疾病的发生。就是说要根据四时气候变化的具体情况，决定治疗原则。

黄帝说：讲得好！阳明燥金值年的施政情况是怎样的呢？岐伯说：阳明燥金施政在卯年与酉年。

丁卯年（为岁会）、丁酉年。阳明燥金司天，少阴君火在泉。丁壬为木运，丁为阴年，故运为少角。木运不及，则克我之金的清气乃为胜气，胜气之后，则我生之火的热气来复，此二年胜复之气相同。由于木运不及，司天之燥金胜之，则金兼木化，反得

其政，故同金运平气。凡此二年，运气为风，胜气为清，复气为热。

客运五步：初之运少角（客运与主运之气相同，气得正化），二之运太微，三之运少宫，四之运太商，终之运少羽。主运五步与客运相同，起于少角，终于少羽。

癸卯年，癸酉年（此二年俱为同岁会）。阳明燥金司天，少阴君火在泉。戊癸为火运，癸为阴年，故运少徵。火运不及，则克我之水的寒气乃为胜气，胜气之后，则我生之土的雨气来复，此二年胜复之气相同。由于火运不及，无力克金，司天之金气得政，故同金运平气。凡此二年，运气为热，胜气为寒，复气为雨。

客运五步：初之运少徵，二之运太宫，三之运少商，四之运太羽，终之运少角。主运五步：初之运太角，二之运少徵，三之运太宫，四之运少商，终之运大羽。

已卯年、己酉年。阳明燥金司天，少阴君火在泉。甲己为土运，己为阴年，故运为少宫。土运不及，则克我之木的风气乃为胜气，胜气之后，则我生之金的凉气来复，此二年胜复之气相同。凡此二年，运气为雨，胜气为风，复气为凉。

客运五步：初之运少宫，二之运太商，三之运少羽，四之运太角，终之运少徵。主运五步：初之运少角，二之运太微，三之运少宫，四之运太商，终之运少羽。

已卯年（为天符）、己酉年（既是岁会，又是太一天符）。阳明燥金司天，少阴君火在泉。乙庚为金运，乙为阴年，故运为少商。金运不及则克我之火的热气乃为胜气，胜气之后则我生之水的寒气来复，此二年胜复之气相同。金运虽不及，但得司天

之金气相助,故同金运平气。凡此二年,运气为凉,胜气为热,复气为寒。

客运五步:初之运少商,二之运太羽,三之运少角,四之运太徵,终之运少宫。主运五步:初之运太角,二之运少徵,三之运太宫,四之运少商,终之运太羽。

辛卯年、辛酉年。阳明燥金司天,肖阴君火在泉。丙辛为水运,辛为阴年,故运为少羽。水运不及,则克我之土的雨气乃为胜气,胜气之后,则我生之木的风气来复,此二年胜复之气相同。凡此二年,运气为寒,胜气为雨,复气为风。

客运五步:初之运少羽,二之运太角,三之运少徵,四之运太宫,终之运少商。主运五步:初之运少角,二之运太徵,三之运少宫,四之运少商,终之运少羽。

凡此卯酉年阳明司天之政,其气不及,后天时而至,阳明燥金司天,其气急切,少阴君火在泉,其气盛明,金气不及,火气乘之。则阳气得专其令,炎暑之气大行,万物干燥而坚硬,金气不及则木无所畏,和风主治,风气与燥气相兼而流行于气交之内,使阳气多而阴气少,阳气盛极必衰,衰则阴气来复,当四之气主客二气,即太阴与太阳主令之时云归于雨腑,湿气敷布,干燥之气又变为润泽。其在谷类,应于白色与赤色者,间谷则为借间气太过而得成熟者,金气不及,火气乘之,损伤属金之白色甲虫类。待水气来复则损及属火之羽虫类,金气与火气相合,以为功德,上则应于太白星与荧惑星之光较强,其司天之政急切,其在泉之令猝暴,蛰虫不欲归藏,流水不得结冰。人们易患咳嗽,咽喉肿塞,寒热发作急暴,振动寒溧,大小便不通畅等病。如果燥金清凉

之气早至而急切。则属木的毛虫类乃死,如在泉之热气后至而急暴,则属金的介虫类乃受灾殃。胜气与复气发作急暴,正常的气候,被扰乱而不定。司天之清气与在泉之热气,持续于气交之内。初之气,主气为厥阴风木,客气为太阴湿土,上年在泉之气迁移退位,阳明司天燥金用事,阴气开始凝集,天气肃厉,水乃结成冰,寒雨之气化。其发病为内热胀满,满目浮肿,善眠,鼻塞衄血,喷嚏呵欠,呕吐,小便黄赤,甚则淋沥不通。二之气,主气为少阴君火,客气为少阳相火,二火用事,阳气乃布,人们感到舒适,万物开始生长繁荣。若疫疠大行时,人们容易猝暴死亡。三之气,主气为少阳相火,客气为阳明燥金,司天之政乃布,凉气乃行,客气之燥气与主气之热气相互交合,燥气极则湿气复而润泽,人们易患寒热之病。四之气,主气为太阴湿土,客气为太阳寒水,水土气化,寒雨降下。发病为猝然仆倒,振动战栗。谵言妄语,少气,咽喉干燥而引饮,以及心痛,痈肿疮疡,疟疾寒冷,骨痿软,便血等病。五之气,主气为阳明燥金,客气为厥阴风木,秋行春令,草木又得生长而繁荣,人们也平和无病。终之气,主气为太阳寒水,客气为少阴君火,在泉之气用事,阳气敷布,气反温暖,蛰虫现于外面,流水不得结冰,人们也健康平安,阳气盛则易发温病。因而在阳明司天之年,应当食用得岁气的谷类以安定正气,食用得间气的谷类,以去邪气,本年当用咸味、苦味、辛味的药物以汗之、清之、散之的方法进行治疗,安定其不及的运气,使其免受邪气的干犯,折减其致郁的胜气,资助其不胜之气的生化之源。根据寒热的轻重,决定方宜的

多少,若中运与在泉之热气相同时,应多用与司天凉气相同之品。若中运与司天之凉气相同时,应多用与在泉热气相同之品。用凉药时,应避开凉气主令之时,用热药时,应避开热气主令之时,用寒药时,应避开寒气主令之时,用温药时,应避开温气主令之时,用饮食调养时,也应遵照这个原则,这是就一般情况而言。若气候有反常变化时,就不必拘守这一原则,这是指的自然变化之道,若违背了它,就会扰乱天地阴阳的自然规律。

黄帝说:讲得好! 少阳相火值年的施政是怎样的呢? 岐伯说:少阳相火施政在寅年与申年。

壬寅年、壬申年(此二年俱为同天腑)。少阳相火司天,厥阴风木在泉。丁壬为木运,壬为阳年,故运为太角。木运之气为风气鼓动,其正常气化为风声紊乱,物体启开,其反常变化为大风振撼摧毁折拔,其致病为头目眩晕,两胁支撑,神魂惊骇。

客运五步:初之运太角(客运与主运之气相同,气得正化),二之运少徵,三之运太宫,四之运少商,终之运太羽。主运五步与客运相同,起于太角,终于太羽。

戊寅年、戊申年(此二年俱为天符)。少阳相火司天,厥阳风木在泉。戊癸为火运,戊为阳年,故运为大徵。火运之气为暑热,其正常气化为火盛热郁,其反常为火炎沸腾,其致病为热郁于上,热甚迫血妄行则血溢血泄,心痛。

客运五步:初之运太徵,二之运少宫,三之运太商,四之运少羽,终之运太角。主运五步:初之运少角,二之运太徵,三之运少宫,四之运太商,终之运少羽。

甲寅年、甲申年。少阳相火司天,厥阴风木在泉。甲已为土运,甲为阳年,故运为太宫。土运之气为阴雨,其正常气化为柔软厚重润泽,其反常变化为风飘雨骤震撼惊骇,其致病为身重浮肿,水饮痞满。

客运五步:初之运太宫,二之运少商,三之运大羽,四之运少角,终之运太徵。主运五步:初之运太角,二之运少微,三之运太官,四之运少商,终之运太羽。

庚寅年、庚申年。少阳相火司天,厥阴风木在泉。乙庚为金运,痎为阳年,故运为太商。金运虽太过,但被司天相火所克,故同金运平气。金运之气为凉,其正常气化为雾露清冷急切,其反常变化为肃杀凋零,其致病则发于肩背与胸中。

客运五步:初之运太商,二之运少羽,三之运太角,四之运少徵,终之运太宫。主运五步:初之运少角,二之运太徵,三之运少官,四之运太商,终之运少羽。

丙寅年、丙申年。少阳相火司天,厥阴风木在泉。丙辛为水运,丙为阳年,故运为太羽。水运之气为寒,其正常气化为凝敛凄惨,寒风凛冽,其反常变化为冰雪霜雹,其致病为寒气浮肿。

客运五步:初之运太羽,二之运少角,三之运太徵,四之运少官,终之运太商。主运五步:初之运太角,二之运少徵,三之运太宫,四之运少商,终之运太羽。

凡此寅申年少阳司天之政,其气太过,先天时而至,司天之气得其正化之位,厥阴风木在泉,其气扰动不宁,大风突然而起,草木卧倒,走石飞沙,少阳炎火之气为之流行,岁半之前,为君火相火与太阴湿土行令之时,阴气流行,阳气布化,雨乃应时而降,少阳司天为火，厥阴在泉为木，木火相生，故同为功德，上应于荧惑星与岁星之光较强。其在谷类应于赤色与青色者，其司天之政严厉，在泉之令扰动。所以司天之热与在泉之风相参而敷布，云物沸腾，流动不定，太阴湿土之气横行气交，寒气有时而至，则凉雨并起。人们易患寒病于内，外部发生疮疡，内为泄泻胀满等病。所以聪明圣智的人，遇到这种情况时，则调和而顺适之，不与之抗争。寒热之气，反复发作，人们易患疟疾，泄泻，耳聋，目瞑，呕吐，上部气郁肿胀而颜色改变等病。初之气，主气为厥阴风木，客气为少阴君火，上年在泉之气，迁移退位，风气胜时则摇动不宁，主客二气木火相生，寒气乃去，气候大温，草木早期繁荣。有时寒气虽来但不能行其杀伐之令，温热病发生，其发病为气郁于上，血液外溢，目赤，咳嗽气逆，头痛，血崩，胁部胀满，皮肤肌腠生疮等。二之气主气为少阴君火，客气为太阴湿土，火气反为湿土之气郁遏而不发，白色云埃四起，云气归于雨腑，风气若不胜湿土之气，则雨水降下，人们身体安康。其发病为热郁于上部，咳嗽气逆，呕吐，疮疡发生于内部，胸中与咽喉不利，头痛身热，神志昏愦不清，脓疮等。三之气，主气为少阳相火，客气亦为少阳相火，主客气同，司天之气施布政令，炎暑乃至，少阳相火上临，火气过甚，故雨水穷尽而不降。人们易患热病在内，耳聋目瞑，血外溢，脓疮，咳嗽，呕吐，鼻塞衄血，口渴，喷嚏呵欠，喉痹，目赤等病，往往突然死亡。四之气，主气为太阴湿土，客气为阳明燥金，阳明主令，凉气乃至，炎暑之气间时而化，白露降下，人们平和无疾，其发病为胀

满身重。五之气，主气为阳明燥金，客气为太阳寒水，阳气乃去，寒气乃至，雨水乃降，由于阳气敛藏，气门乃闭，刚硬的树木早为凋零，人们应避开寒邪，通晓养生之道者，居处周密，以避寒气。终之气，主气为太阳寒水，客气为厥阴风木，在泉之气得其正化之位，风气乃至，万物反而有生发之势，雾气流行。由于气机外泄，故其发病为应关闭者反而不能禁固，心痛，阳气不得敛藏，咳嗽等。凡此少阳司天之年，必须抑制中运与司天的太过之气，赞助所不胜之气，折减其致郁的胜气，资助不胜之气的生化之源，则猝暴太过之气不能发生，重病可以不生。所以本岁当用咸味辛味及酸味药物，用渗泄水渍发散等方法进行治疗，观察气候的寒热变化，以调治其大过之邪气，若中运遇太角、太徵与岁气风热相同之年，应多用寒化之品，若中运遇太宫、太商、太羽与岁气风热不同之年，应少用寒化之品，用热性药品时，应避开热气主令之时，用温性药品时，应避开温气主令时，用寒性药品时，应避开寒气主令之时，用凉性药品时，应避开凉气主令之时，用饮食调养时，也应遵照这个原则，这乃是一般的规律。若气候有反常变化时，就不必拘守这一原则，否则就会导致疾病的发生。

黄帝说：讲得好！太阴湿土值年的施政情况是怎样的呢？岐伯说：太阴湿土施政在丑年与未年。

丁丑年、丁未年。太阴湿土司天。太阳寒水在泉。丁壬为木运，丁为阴年。故运为少角。木运不及，则克我之金的清气乃为胜气，清气之后，则我生之火的热气来复，此二年胜复之气相同。木运不及，无力

克土,司天之土气得政,故同土运平气。凡此二年,运气为风,胜气为清,复气为热。

客运五步:初之运少角(客运与主运之气相同,气得正化),二之运太徵,三之运少宫,四之运太商,终之运少羽。主运五步与客运相同,起于少角,终于少羽。

癸丑年、癸未年。太阴湿土司天,太阳寒水在泉。戊癸为火运,癸为阴年,故运为少徵。火运不及,则胜我之水的寒气乃为胜气,胜气之后,则我生之土的雨气来复,此二年胜复之气相同。凡此二年,运气为热,胜气为寒,复气为雨。

客运五步:初之运少徵,二之运太宫,三之运少商,四之运大羽,终之运少角。主运五步:初之运太角,二之运少徵,三之运太宫,四之运少商,终之运太羽。

己丑年、己未年(此二年俱为太乙天符)。太阴湿土司天,太阳寒水在泉。甲己为土运,己为阴年,故运为少宫。土运不及,则克我之木的风气乃为胜气,胜气之后,则我生之金的清气来复,此二年胜复之气相同。土运虽不及,但得司天土气之助,故同土运平气。凡此二年,运气为雨,胜气为风,复气为清。

客运五步:初之运少宫,二之运太商,三之运少羽,四之运太角,终之运少徵。主运五步:初之运少角,二之运太徵,三之运少宫,四之运太商,终之运少羽。

乙丑年、乙未年。太阴湿土司天,太阳寒水在泉。乙庚为金运,乙为阴年,故运为少商。金运不及,则克我之火的热气乃为胜气,胜气之后,则我生之水的寒气来复,此二年胜复之气相同。凡此二年,运气为凉,胜气为热,复气为寒。

客运五步:初之运少商,二之运太羽,三之运少角,四之运太徵,终之运少宫。主运五步:初之运太角,二之运少徵,三之运太宫,四之运少商,终之运太羽。

辛丑年、辛未年(此二年俱为同岁会),太阴湿土司天,太阳寒水在泉。丙辛为水运,辛为阴年,故运为少羽。水运不及,则克我之土的雨气乃为胜气,胜气之后,则我生之木的风气来复,此二年胜复之气相同。由于水运不及,司天之土气胜之,则土兼水化,反得其政,故同上运平气。凡此二年,运气为寒,胜气为雨,复气为风。

客运五步:初之运少羽,二之运太角,三之运少徵,四之运太宫,终之运少商。主运五步:初之运少角,二之运太徵,三之运少宫,四之运太商,终之运少羽。

凡此丑未年太阴司天之政,其气不及,后天时而至。太阴司天,太阳在泉,其气皆阴,故阴专其令,阳气退避,时常有大风兴起,司天之气下降于地,在泉之气上腾于天,原野雾气昏暗,白色云埃四起,云奔于南极雨腑,由于太阴湿土与太阳寒水主令,故寒雨频频降下,万物成熟于夏末秋初。人们易患寒湿,腹部胀满,全身肿胀,浮肿,痞满气逆,寒气厥逆,筋脉拘急等病。湿气与寒气相合,以为功德,黄黑色尘埃昏暗,流行于气交之内,上则应于镇星与辰星之光较强。司天之政严肃,在泉之令寂静,其在谷类应于黄色与黑色者。由于司天之阴气凝集于上,在泉之寒气积聚于下,寒水之气胜于火气,则为冰雹,阳光不得施治,阴寒肃杀之气乃行。所以对于谷物的种,太过年应在高地,不及年应在低地,在过年应晚,不及年应早,这不仅要看土地条件是否有利,而且要根据气化的情况而定,人们对于养生之道,也必须适应这些情况,间谷则借间气之太过而得以成熟。初之气,主气为厥阴风木,客气亦为厥阴风木,上年在泉之气,迁移退位,由于主客二气相同,则春得气化之正,风气乃来,生发之气布化,万物因而繁荣,人们感到顺畅舒适,由于湿气为风气所迫,降雨较迟。人们易患血液外溢,筋络拘急强直,关节不利,身体沉重,筋脉痿软等病。二之气,主气为少阴君火,客气亦为少阴君火,主客二气相同,故火得气化之正,万物因而生化,人们也感到平和,其发病为温热与疫疠大行,远近的患者病皆相同。湿与热气相迫,雨水乃按时降下。三之气,主气为少阳相火,客气为太阴湿土,司天之气布化,湿气乃降,地气上升,雨水时常降下。寒气随之而来。如果感受寒湿之邪,则人们易患身体沉重浮肿,胸腹胀满等病。四之气,主气为太阴湿土,客气为少阳相火,相火加临于主气之上,湿热合化,地气上升,与天气否隔不通,早晚俱有寒风吹来,热气与寒气相迫,烟雾凝集于草木之上,湿化之气不得流动,则白露阴布,成为秋令。五之气,主气为阳明燥金,客气亦为阳明燥金,凄惨寒凉之气已行,寒露降下,霜乃早降,草木萎黄凋落,寒气侵及人体,善于养生的人们应居处周密,人们易患皮肤与腠理等部位的疾病。终之气,主气为太阳寒水,客气亦为太阳寒水,寒气大起,湿气大化,霜乃聚积,阴气凝结,水结成坚冰,阳光不得施治。感受寒邪,则人们易患关节强急,活动不灵,腰部与臀部疼痛等病,乃是由于寒湿之气相持于气交所致凡此太阴司天之年,必须折减其致郁的邪气,

而取其不胜之气的生化之源,补益不及的岁气,不使邪气过胜,食用得岁气的谷类以保全真气,食用得间气的谷类以保养精气。所以本年宜用苦味的药物,用燥性以去湿,用温性以去寒,甚则用发泄的方法以去湿邪。如果不发不泄,湿气向外溢出,肌肉溃烂,皮肤破裂,则水血交相外流。必须赞助阳火之气,使其能抵御严寒,应根据岁运与岁气之属性的异同,以制定药物性味的多少,岁运与岁气同为寒性的,用热性之品,岁运与岁气同为湿性的,用燥性之品,运与气不同者,少用调和之品,相同的,多用调和之品,用凉性药品时,应避开凉气主令之时,用寒性药品时,应避开寒气主令之时,用温性药品时,应避开温气主令之时,用热性药品时,应避开热气主令之时,用饮食调养时,也应遵照这个原则,这乃是就一般情况而言。若气候有反常变化时,就不必拘守这一原则,这是一般的规律,若不遵守这些规律,就会导致疾病的发生。

黄帝说:讲得好!少阴君火值年的施政情况是怎样的呢?岐伯说:少阴君火施政在子年与午年。

壬子年、壬午年。少阴君火司天,阳明燥金在泉;丁壬为木运,壬为阳年,故运为太角。木运之气为风气鼓动,其正常气化为风声紊乱,物体启开,其反常变化为大风振撼摧毁折拔,其致病为胁下支撑胀满。

客运五步:初之运太角(客运与主运之气相同,气得正化),二之运少徵,三之运太宫,四之运少商,终之运太羽。主运五步与客运相同,起于太角,终于太羽。

戊子年(天符年)、戊午年(太一天符年)。少阴君火司天,阳明燥金在泉。戊癸

为火运,戊为阳年,故运为太徵。火运之气为火炎暑热,其正常气化为温暖光曜郁热,其反常变化为火炎沸腾,其致病为热在上部,血液外溢。

客运五步:初之运太徵、二之运少宫,三之运太商,四之运少羽,终之运太角。主运五步:初之运少角,二之运太徵,三之运少宫,四之运太商,终于运少羽。

甲子年、甲午年。少阴君火司天,阳明燥金在泉。甲己为土运,甲为阳年,故运为太宫。土运之气为阴雨,其正常气化为柔软厚重润泽,其反常变化为风飘雨骤震撼惊骇,其致病为腹中胀满,肢体沉重。

客运五步:初之运太宫,二之运少商,三之运太羽,四之运少角,终之运太徵。主运五步:初之运太角,二之运少徵,三之运太宫,四之运少商,终之运太羽。

庚子年、庚午年(此二年俱为同天符)。少阴君火司天,阳明燥金在泉。乙庚为金运,庚为阳年,故运为太商。金运虽在过,但被司天之火克,故同金运平气。金运之气为清凉急切,其正常气化为雾露萧瑟,其反常变化为肃杀凋零,其致病为清气在下。

客运五步:初之运太商,二之运少羽,三之运太角,四之运少徵,终之运太宫。主运五步:初之运少角,二之运太徵,三之运少宫,四之运太商,终之运少羽。

丙子年(岁会年)、丙午年。少阴君火司天,阳明燥金在泉。丙辛为水运,丙为阳年,故运为太羽。水运之气为寒冷,其正常气化为凝敛凄惨,寒风凛冽,其反常变化为冰雪霜雹,其致病为寒气在下。

客运五步:初之运太羽,二之运少角,三之运太徵,四之运少宫,终之运太商。主运五步:初之运太角,二之运少徵,三之运太宫,四之运少商,终之运太羽。

凡此子午年少阴司天之政,其气太过,先天时而至,少阴司天,阳明在泉,在泉之气肃杀,司天之气光明,初之气,客气之寒,与上年终气少阳之暑相交,司天之热与在泉之燥气相加,云驰于雨腑,湿化之气乃得流行,雨乃应时而降,金之燥气与火之热气相合,以为功德,上则荧惑星与太白星之光较强。司天之政光明,在泉之气急切,其在谷类应于赤色与白色者。水之寒气与火之热气相持于气交,为疾病发生的起因,热性病变发生在上部,凉性病变发生在下部,寒气与热气相互侵犯而争扰于中部,人们易患咳嗽气喘,血液上溢或下泄,鼻塞喷嚏,目赤、眼角疮疡,寒气厥逆入于胃部,心痛腰痛,腹部胀大,咽喉干燥,上部肿胀等病。初之气,主气为厥阴风木,客气为太阳寒水,上年在泉之气迁移退位,少阳之暑气将要退去,寒冷之气始至,蛰虫重又归藏,水结为冰,霜又降下,主气之风受客气之影响而凛冽寒冷,阳气因而被郁,不得宣发,人们反而居处周密,以避寒气,易患关切强硬,活动不灵,腰部与臀部疼痛等病,初气之后,炎暑之气即将发生,可致内部与外部疮疡之病。二之气,主气为少阴君火,客气为厥阴风木,阳气乃得舒布,风气乃得流行,春气属于正化之令,万物亦当繁荣,寒气虽然有时而至,但因主客二气均属阳,所以人们仍然感到平和。其发病为小便淋沥,目视不清,两眼红赤,气郁于上部则可发生热病。三之气,主气为少阳相火,客气为少阴君火,司天之气布化,主客二气皆为火,所以大火流行,万物繁盛而鲜明,寒气有时而至。人们易患气厥逆而心痛,寒热交替发作,咳嗽气喘,目赤等病。四之气,主气为太阴湿土,客气亦为太阴湿土,暑湿俱至,大雨时常降下,寒热交互而至。人们易患寒热,咽喉干燥,黄疸,鼻塞,衄血,水饮发作等病。五之气,主气为阳明燥金,客气为少阳相火,少阳之烈火降临,暑气反而又至,阳热之气生化,万物又出现生长繁荣景象,人们感到安康,其发病为温病。终之气,主气为太阳寒水,客气为阳明燥金,燥气流行,由于燥金之收敛,使五之气的余火隔拒于内,不得外泄,则肿于上部,咳嗽气喘,甚则血液外溢。若寒气时常发起,则雾气弥漫,其为病多发生于皮肤,雅气居于胁部,向下连及少腹而发生内部寒冷的病,至终气之末,则在泉之气将要改变。凡此少阴司天之年,必须抑制其太过的运气,资助岁气所胜之气,折减其郁而将发之气,先取所不胜之气的化源,不要使运气猝暴大过而发生疾病。食用得岁气的谷类以保全真气,食用得间气的谷类以避虚邪。本年宜用咸味以耎之,以调其上部,甚则用苦味以发之,用酸味以收之,以安其下部,甚则用苦味以泄之。应根据中运与岁气的同异,而制定用多或用少,中运与司天之气同为热者,用寒凉之品以化之,中运与在泉之气同为凉者,用温热之品以化之,用热性药物时,应避开热气主令之时,用凉性药物时,应避开凉气主令之时,用温性药物时,应避开温气主令之时,用寒性药物时,应避开寒气主令之时,用饮食调养时,也应遵照这个原则,这仅是就一般的情况而言。若气候有反常变化时,就不必拘守这一原则,这就是一般的规律,若不遵守这些规律,就会导致疾病的发生。

黄帝说:讲得好!厥阴风木值年的施政情况是怎样的呢?岐伯说:厥阴风木值年在巳年与亥年。

丁巳年,丁亥年(此二年俱为天符年)。厥阴风木司天,少阳相火在泉。丁壬为木运,丁为阳年,故运为少角。木运不及,则克我之金的清气乃为胜气,胜气之后,则我生之火的热气来复,此二年胜复之气相同。凡此二年,运气为风,胜气为清,复气为热。

客运五步:初之运少角(客运与主运之气相同,气得正化),二之运太徵,三之运少宫,四之运太商,终之运少羽。主运五步与客运同,起于少角,终于少羽。

癸巳年、癸亥年(此二年俱为同岁会)。厥阴风木司天,少阳相火在泉。戊癸为火运,癸为阴年,故运为少徵。火运不及,则克我之水的寒气乃为胜气,胜气之后,则我生之土的雨气来复此二年胜复之气相同。凡此二年,运气为热,胜气为寒,复气为雨。

客运五步:初之运少徵,二之运太宫,三之运少商,四之运太羽,终之运少角。主运五步:初之运太角,二之运少徵,三之运太宫,四之运少商,终之运太羽。

已巳年、已亥年。厥阴风木司天,少阳相火在泉。甲己为土运,已为阴土,故运为少宫。土运不及,则克我之木的风气乃为胜气,胜气之后,则我生之金的清气来复,此二年胜复之气相同。由于土运不及,司天之木气胜之,则木兼土化,反得其政,故同木运平气。凡此二年,运气为雨,胜气为风,复气为清。

客运五步:初之运少宫,二之运太商,三之运少羽,四之运太角,终之运少徵。主运五步：初之运少角，二之运太徵，三之运少宫，四之运太商，终之运少羽。

乙巳年、乙亥年。厥阴风木司天，少阳相火在泉。乙庚为金运，乙为阴年，故运为少商。金运不及，则克我之火的热气乃为胜气，胜气之后，则我生之水的寒气来复，此二年胜复之气相同。金运不及，无力克木，司天之木气反而得政，故同木运平气。凡此二年，运气为凉，胜气为热，复气为寒。

客运五步：初之运少商，二之运太羽，三之运少角，四之运太徵，终之运少宫。主运五步：初之运太角，二之运少徵，三之运太宫，四之运少商，终之运太羽。

辛巳年、辛亥年。厥阴风木司天，少阳相火在泉。丙辛为运，辛为阴年，故运为少羽。水运不及，则克我之土的雨气乃为胜气，胜气之后，则我生之木的风气来复，此二年胜复之气相同。凡此二年，运气为寒，胜气为雨，复气为风。

客运五步：初之运少羽，二之运太角，三之运少徵，四之运太宫，终之运少商。主运五步：初之运少角，二之运太徵，三之运少宫，四之运太商，终之运少羽。

凡此巳亥年厥阴司天之政，其气不及，后天时而至。上述所谓同正角诸岁，其气化情况，中运与司天之气相同，均为木运平气。厥阴司天，少阳在泉，司天之气扰动，在泉之气正化，司天之风气，生于高远之处，在泉之炎热自下而从之，云归于雨腑，湿化之气流行，司于之风气与在泉之火气相合，以为功德，上则应于岁星与荧惑星之光较强。司天之政扰动，在泉之令迅速，其在谷类应于青色与赤色者，间谷则为借间气太过而得成熟者，易耗损具有纹角虫类

及羽虫类动物。风气燥气，火气热气，互为胜复，交替发作，蛰虫出现，流水不能结冰，热病生于人之下部，风病生于人之上部，风气与燥气则互为胜复，见于人体中部。初之气，主气为厥阴风木，客气为阴明燥金，寒气开始严厉，杀伐之气方来。人们易患寒病于右侧下方。二之气，主气为少阴君火，客气为太阳寒水，所以寒冷之气不去，雪花飘，水成冰，杀伐之气施化，霜乃降下，草类上部干焦，寒冷的雨水时常降下，若阳气来复则人们易患内部热症。三之气，主气为少阳相火，客气为厥阴风木，司天之政布化，大风时起，人们易患两目流泪，耳鸣，头目眩晕等病。四之气，主气为太阴湿土，客气为少阴君火，暑湿湿热之气交争于司天之左间，人们易患黄疸病，以至于浮肿。五之气，主气为阳明燥金，客气为太阴湿土，燥气与湿气互有胜负，阴寒沉降之气乃得布化，寒气侵及人体，风雨流行。终之气，主气为太阳寒水，客气为少阳相火，由于少阳之烈火主令，阳气大化，蛰虫出现，流水不得结冰，地中阳气发泄，草类生长，人们也感到舒适，其发病则为温热疫疠。凡此厥阴司天之年，必须折减其致郁之气，资助不胜之气的生化之源，赞助其不及的运气，不要使邪气太胜。本年宜用辛味以调治司天之风邪，用咸味以调治在泉之火邪，少阳相火，其性尤烈，不可轻易触犯，应当慎重调治。用温性药时，应避开温气主令之时，用热性药物时，应避开热气主令之时，用凉性药物时，应避开凉气主令之时，用寒性药物时，应避开寒气主令之时，用饮食调养时，也应遵照这个原则，这仅是就一般的情况而言。若气候有反常变化时，就

不必拘守这一原则，这就是一般的规律。若不遵守这些规律，就会导致疾病的发生。

黄帝说：讲得好。先生讲的，可以说是很详尽了，然而怎样才能知道它是应或不应的？岐伯说：你提的问题很高明啊！关于六气的问题，其运行有一定的次序，其终止有一定的方位，所以通常在正月初一日平旦时进行观察，根据六气主时所在的位置，就可以知道其气是应或不应。中运太过的，其气先时而至，中运不及的，其气后时而至，这是自然气象的一般规律和六气的正常情况。若中运既非太过亦非不及的平气，谓之"正岁"，其气正当其时而至。黄帝说：胜气和复气是经常存在的，灾害的发生，怎样能够测知呢？岐伯说：不属正常气化的，就属于灾害。

黄帝说：司天在泉之气数的开始和终止是怎样的呢？岐伯说：你问的很详细啊！这是属于阐明气象变化规律的问题。司天在泉之数，开始于司天，终止于在泉，岁半以前，司天主其气，岁半以后，在泉主其气，天气地气相交之处，气交主其气，作为一年气数的纲领，乃尽于此。所以说司天在泉所主之方位既然明白了，六气之应于十二月，可以知道吗？就是六气分主六步的气数。黄帝说：我负责这件事情，并按照这些原则去运用它，有时与实际的气数不完全符合，是什么原因呢？岐伯说：岁气有大过不及的差别，四时主治的气化也有盛衰的不同，盛衰的多少与春、夏、长夏、秋、冬之气化相同。黄帝说：同化是怎样的？岐伯说：风温与春季之气化同，热曛昏火与夏季之气化同，胜气与复气的同化也是一样的，燥清烟露与秋季之气化同，云雨昏暝埃与长夏之气化同，寒气霜雪冰与冬季之气化同，这就是天地间五运六气之所化及运气互有盛衰的一般情况。

黄帝说：五运值年与司天之气同化的，叫作"天符"，我已经知道了。我想听听五运与在泉之气同化是怎样的呢？岐伯说：岁运太过而与司天之气同化的有三，罗运不及而与司天之气同化的也有三，岁运太过而与在泉之气同化的有三，岁运不及而与在泉之气同化的也有三，属于这类情况的共有二十四年。黄帝说：请你把上述情况进一步加以说明。岐伯说：甲甲戌年中运太宫，为土运太过，下加太阴湿土在泉，壬寅壬申年中运太角，为木运太过，下加厥阴风木在泉，痪子庚午年中运太商，为金运太过，下加阳明燥金在泉，像这种情况的有三。癸巳癸亥年中运少徵，为火运不及，下加少阳相火在泉，辛丑辛未年中运少羽，为水运不及，下加太阳寒水在泉，癸卯癸酉年中运少徵，为火运不及，下加少阴君火在泉，像这种情况的也有三。戊子、戊午中运太徵，为火运太过，上临少阴君火司天，戊寅戊申年中运太徵，为火运太过，上临少阳相火司天，丙辰丙戌年中运太羽，为水运太过，上临太阳寒水司天，像这种情况的有三。丁巳丁亥年中运少角，为木运不及，上临厥阴风木司天，乙酉乙卯年中运少商，为金运不及，上临阳明燥金司天，己丑己未年中运少宫，为土运不及，上临太阴湿土司天，像这种情况的也有三。除此二十四年之外的，就是中运与司天在泉不加不临的年份。黄帝说：加是什么意思呢？岐伯说：岁运太过而与在泉相加的是"同天符"，岁运不及而与在泉相加的是"同岁会"。黄帝说：临是什么意思呢？岐伯说：凡是岁运太过或不及与司天相临的，都叫做"天符"，由于运气变化有太过不及的不同，病情变化则有轻微与严重的差异，生死转归也有早晚的区别。

黄帝说：先生说"用寒远寒，用热远热"，我不明白其所以然，还想听听怎样叫做"远"。岐伯说：用热性药品者不要触犯主时之热，用寒性药品者，不要触犯主时之寒，适从这一原则时，就可以平和，违背这一原则时，就能导致疾病，所以对主时之气不可不畏而忌之，这就是所说的应时而起的六步之气的方位。黄帝说：温凉之气，决于寒热，应当怎样呢？岐伯说：主时之气为热的，用热性药品时不可触犯，主时之气为寒的，用寒性药品时不可触犯，主时之气为凉的，用凉性药品时不可触犯，主时之气为温的，用温性药品时不可触犯。间气与主气相同的，不可触犯，间气与主气不同的，可以稍稍触犯之，由于寒热温凉四气，不可随意触犯，所以谓之"四畏"，必须谨慎地加以考察。黄帝说：好。在什么情况下则可以触犯呢？岐伯说：天气与主时之气相反的，可以主时之气为依据，客气胜过主气的，则可以触犯之。以达到平衡协调为目的，而不可使之太过，这是指邪气胜过主气者而言。所以说不要误了气候的常时，不要违背了六气之所宜，不可帮助胜气，不可赞助复气，这才是最好的治疗原则。

黄帝说：讲得好。五运之气的运行与主岁之年，有一定的规律吗？岐伯说：让我把它排列出来，讲给你听吧：

甲子年、甲午年：

上为少阴君火司天；中为太宫土运太过；下为阳明燥金在泉。司天之气数为热化二。中运之气数为雨化五，在泉之气数

为燥化四，凡不出现胜气的，就是所谓正化日。其气化致病时，司天热化所致宜用咸寒，中运雨化所致宜用苦热，在泉燥化所致宜用酸温，这就是所谓适宜的药食性味。

乙丑年、乙未年：

上为太阴浊土司天；中为少商金运不及；下为太阳寒水在泉。金运不及，则可出现热化的胜气与寒化的复气，丑年与未年相同，凡出现胜气复气的，就是所谓邪化日。灾变发生在西方七宫。司天之气数为湿化五，中运之气数为清化四，在泉之气数为寒化六，若不出现胜气复气的。就是所谓正化日。其气化致病时，司天湿化所致宜用苦热，中运清化所致宜用酸和，在泉寒化所致宜用甘热，这就是所谓适宜的药食性味。

丙寅年、丙申年：

上为少阳相火司天；中为太羽水运太过；下为厥阴风木在泉。司天之气数为火化二，中运之气数为寒化六，在泉之气数为风化三，凡不出现胜气复气的，就是所谓正化日。其气化致病时，司天热化所致宜用咸寒，中运寒化所致宜用咸温，在泉风化所致宜用辛凉，这就是所谓适宜的药食性味。

丁卯年(属于岁会年)、丁酉年：

上为阳明燥金司天；中为少角木运不及；下为少阴君火在泉。木运不及，则可出现清化的胜气与热化的复气，卯年与酉年相同，凡出现胜气复气的，就是所谓邪化日。灾变发生在东方三宫。司天之气数为燥化九，中运之气数为风化三，在泉之气数为热化七，若不出现胜气复气的，就是所谓正化日。其气化致病时，司天燥化所致宜用苦小温，中运风化所致宜用辛和，在泉热化所致宜用咸寒，这就是所谓适宜的药食性味。

戊辰年、戊戌年：

上为太阳寒水司天；中为太徵火运太过；下为太阴湿土在泉。司天之气数为寒化六，中运之气数为热化七，在泉之气数为湿化五，凡不出现胜气复气的，就是所谓正化日。其气化致病时，司天寒化所致宜用苦温，中运热化所致宜用甘和，在泉湿化所致宜用甘温，这就是所谓适宜的药食性味。

己巳年、己亥年：

上为厥阴风木司天；中为少宫土运不及；下为少阳相火在泉。土运不及，则可出现风化的胜气与清化的复气，巳年与亥年相同，凡出现胜气复气的，就是所谓邪化日。灾变发生在中央五宫。司天之气数为风化三，中运之气数为湿化五，在泉之气数为火化七，若不出现胜气复气的，就是所谓正化日。其气化致病时，司天风化所致宜用辛凉，中运湿化所致宜用甘和，在泉火化所致宜用咸寒，这就是所谓适宜的药食性味。

庚午年、庚子年（二年俱为同天符）：

上为少阴君火司天；中为太商金运太过；下为阳明燥金在泉。司天之气数为热化七，中运之气数为清化九，在泉之气数为燥化九，凡不出现胜气复气的，就是所谓正化日。其气化致病时，司天热化所致宜用咸寒，中运清化所致宜用辛温，在泉燥化所致宜用酸温，这就是所谓适宜的药食性味。

辛未年、辛丑年（二年俱为同岁会）：

上为太阴湿土司天；中为少羽水运不及；下为太阳寒水在泉。水运不及，则可出现雨化的胜气与风化的复气，未年与丑年相同，凡出现胜气复气的，就是所谓邪化日。灾变发生在北方一宫。司天之气数为雨化五，中运之气数为寒化一，在泉的气数为寒化一，若

不出现胜气复气的，就是所谓正化日。其气化致病时，司天热化所致宜用苦热，中运寒化所致宜用苦和，在泉寒化所致宜用甘热，这就是所谓适宜的药食性味。

壬申年、壬寅年（二年俱为同天符）：

上为少阳相火司天；中为太角木运太过；下为厥阴风木在泉。司天之气数为火化二，中运之气数为风化八，在泉之气数亦为风化八，凡不出现胜气复气的，就是所谓正化日。其气化致病时，司天火化所致宜用咸寒，中运风化所致宜用酸和，在泉风化所致宜用半凉，这就是所谓适宜的药食性味。

癸酉年、癸卯年（二年俱为同岁会）：

上为阳明燥金司天；中为少徵火运不及；下为少阴君火在泉，火运不及，则可出现寒化的胜气与雨化的复气，酉年与卯年相同，凡出现胜气复气的，就是所谓的邪化日。灾变发生在南方九宫。司天之气数燥化九，中运之气数为热化二，在泉之气数为热化二，凡不出现胜气复气的，就是所谓正化日。其气化致病时，司天燥化所致宜用苦小温，中运热化所致宜用咸温，在泉热化所致宜用咸寒，这就是所谓适宜的药食性味。

甲戌年、甲辰年（二年既是岁会，又是同天符）：

上为太阳寒水司天；中为太宫土运太过；下为太阴湿土在泉。司天之气数为寒化六，中运之气数为湿化五，在泉之气数亦为湿化五，凡不出现胜气复气的，就是所谓正化日。其气化致病时，司天寒化所致宜用苦热，中运湿化所致宜用苦温，在泉湿化所致宜用苦温，这就是所谓适宜的药食性味。

乙亥年、乙巳年：

上为厥阴风木司天；中为少商金运不

及；下为少阴相火在泉。金运不及，则可出现热化的胜气与寒化的复气，亥年与巳年相同，凡出现胜气复气的，就是所谓邪化日。灾变发生在西方七宫。司天之气数为风化八，中运之气数为清化四，在泉之气数为火化二，若不出现胜气复气的，就是所谓正化日。其气化致现时，司天热化所致宜用凉，中运清化所致宜用酸和，在泉火化所致宜用咸寒，这就是所谓适宜的药食性味。

丙子年(为岁会年)、丙午年：

上为少阴君火司天；中为太羽水运太过；下为阳明燥金在泉。司天之气数为热化二，中运之气数为寒化六，在泉之气数为清化四，凡不出现胜气复气的，就是所谓正化日。其气化致病时，司天热化所致宜用咸寒，中运寒化所致宜用咸温，在泉清化所致宜酸温，这就是所谓适宜的药食性味。

丁丑年、丁未年：

上为太阴湿土司天；中为少角木运不及；下为太阳寒水在泉。木运不及，则可出现清化的胜气和热化的夏气，丑年与未年相同，凡出现胜气复气的，就是所谓邪化日。灾变发生在东方三宫。司天之气数为雨化五，中运之气数为风化三，在泉之气数为寒化一，若不出现胜气复气的，就是所谓正化日。其气化致病时，司天雨化所致宜用苦温，中运风化所致宜用辛和，在泉寒化所致宜用甘热，这就是所谓适宜的药食性味。

戊寅年、戊申年(二年俱为天符年)：

上为少阳相火司天；中为太徵火运太过；下为厥阴风木在泉。司天之气数为火化七，中运之气数为火化七，在泉之气数为风化三，凡不出现胜气复气的，就是所谓正化日。其气化致病时，司天火化所致宜用

咸寒，中运火化所致宜用甘和，在泉风化所致宜用辛凉，这就是所谓适宜的药食性味。

己卯年、己酉牟：

上为阳明燥金司天；中为少宫土运不及；下为少阴君火在泉。土运不及，则可出现风化的胜气和清化的复气，卯年与酉年相同，凡出现胜气复气的，就是所谓邪化日。灾变发生在中央五宫。司天之气数为清化九，中运之气数为雨化五，在泉之气数为热化七，若不出现胜气复气的，就是所谓正化日。其气化致痛时，司天清化所致宜用苦小温，中运雨化所致宜用甘和，在泉热化所致宜用咸寒，这就是所谓适宜的药食性味。

庚辰年、庚戌年：

上为太阳寒水司天；中为太商金运太过；下为太阴湿土在泉。司天之气数为寒化一，中运之气数为清化九，在泉之气数为雨化五，凡不出现胜气复气的，就是所谓正化日。其气化致病时，司天寒化所致宜用苦热，中运清化所致宜用辛温，在泉雨化所致宜用甘热，这就是所谓适宜的药食性味。

辛巳年、辛亥年：

上为厥阴风木司天；中为少羽水运不及；下为少阳相火在泉。水边运不及，则可出现雨化的胜气与风化的复气，巳年与亥年相同，凡出现胜气复气的，就是所谓邪化日。灾变发牛在北方一宫。司天之气数为风化三，中运之气数为寒化一，在泉之气数为火化七，若不出现胜气复气的，就是所谓正化日。其气化致病时，司天风化所致宜用辛凉，中运寒化所致宜用苦和，在泉火化所致宜用咸寒，这就是所谓适宜的药食性味。

壬午年、壬予午：

上为少阴君火司天；中为太角木运太

过；下为阳明燥金在泉。司天之气数为热化，中运之气数为风化八，在泉之气数为清化四，凡不出现胜气复气的，就是所谓正化日。其气化致病时，司天热化所致宜用咸寒，中运风化所致宜用酸和，在泉清化所致宜用酸温，这就是所谓适宜的药食性味。

癸未年、癸丑年：

上为太阴湿土司天；中为少徵火运不及；下为太阳寒水在泉。火运不及，则可出现寒化的胜气与雨化的复气，未年与丑年相同，凡出现胜气复气的，就是所谓邪化日。灾变发生在北方九宫。司天之气数为雨化五，中运之气数为火化二，在泉之气数为寒化一，若不出现胜气复气的，就是所谓正化日，其气化致病时，司天雨化所致宜用苦温，中运火化所致宜用咸温，在泉寒化所致宜用甘热，这就是所谓适宜的药食性味。

甲申年、甲寅年：

上为少阳相火司天；中为太宫土运太过；下为厥阴风木在泉。司天之气数为火化二，中运之气数为雨化五，在泉之气数为风化八，凡不出现胜气复气的，就是所谓正化日。其气化致病时，司天火化所致宜用咸寒，中运雨化所致宜用咸和，在泉风化所致宜用辛凉，这就是所谓适宜的药食性味。

乙酉年（为太一天符年），乙卯年（为天符年）：

上为阳明燥金司天；中为少商金运不及；下为少阴君火在泉。金运不及，则可出现热化的胜气和寒化的复气，酉年与卯年相同，凡出现胜气复气的，就是所谓邪化日。灾变发生在西方七宫。司天之气数为燥化四，中运之气数为清化四，在泉之气数为热化二，若不出现胜气复气的，就是所谓正化日。其气

化致病时，司天燥化所致宜用苦小温，中运清化所致宜用酸和，在泉热化所致宜用咸寒。这就是所谓适宜的药食性味。

丙戌年、丙辰年（二年俱为天符年）：

上为太阳寒水司天；中为太羽水运太过；下为太阴湿土在泉。司天之气数为寒化六。中运之气数为寒化六，在泉之气数为雨化五，凡不出现胜气复气的，就是所谓正化日。其气化致病时，司天寒化所致宜用苦热，中运寒化所致宜用咸温，在泉雨化所致宜用甘热，这就是所谓适宜的药食性味。

丁亥年、丁巳年（二年俱为天符年）：

上为厥阴风木司天；中为少角木运不及；下为少阳相火在泉。木运不及，则可出现清化的胜气和热化的复气，亥年与巳年相同，凡出现胜气复气的，就是所谓邪化日。灾变发生在东方三宫。司天之气数为风化三，中运之气数为风化三，在泉之气数为火化七，若不出现胜气复气的，就是所谓正化日。其气化致病时，司天风化所致宜用辛凉，中运风化所致宜用辛和，在泉火化，所致宜用咸寒，这就是所谓适宜的药食性味。

戊子年（为天符年）、戊午年（为太一天符年）：

上为少阴君火司天；中为太徵火运太过；下为阳明燥金在泉。司天之气数为热化七，中运之气数为热化七，在泉之气数为清化九，凡不出现胜气复气的，就是所谓正化日。其气化致病时，司天热化所致宜用咸寒，中运热化所致宜用甘和，在泉清化所致宜用酸温，这就是所谓适宜的药食性味。

己丑年、己未年（二年俱为太一天符年）：

上为太阴湿土司天；中为少宫土运不

黄帝内经白话精解

及；下为太阳寒水在泉。土运不及，则可出现风化的胜气和清化的复气，丑年与未年相同，凡出现胜气复气的，就是所谓邪化日。灾变发生在中央五宫。司天之气数为雨化五，中运之气数为雨化五，在泉之气数为寒化一，若不出现胜气复气的，就是所谓正化日。其气化致病时，司天雨化所致宜用苦热，中运雨化所致宜用甘和，在泉寒化所致宜用甘热，这就是所谓适宜的药食性味。

上为少阳相火司天；中为太商金运太过；下为厥阴风木在泉。司天之气数为火化七，中运之气数为清化九，在泉之气数为风化三，凡不出现胜气复气的，就是所谓正化日。其气化致病时，司天火化所致宜用咸寒，中运清化所致宜用辛温，在泉风化所致宜用辛凉，这就是所谓适宜的药食性味。

辛卯年、辛酉年：

上为阳明燥金司天；中为少羽水运不及；下为少阴君火在泉。水运不及，则可出现雨化的胜气与风化的复气，卯年与酉年相同，凡出现胜气复气的，就是所谓邪化日。灾变发生在北方一宫。司天之气数为清化九，中运之气数为寒化一，在泉之气数为热化七，若不出现胜气复气的，就是所谓正化日。其气化致病时，司天清化所致宜用苦小温，中运寒化所致宜用苦和，在泉热化所致宜用咸寒，这就是所谓适宜的药食性味。

壬辰年、壬戌年：

上为太阳寒水司天；中为太角木运太过；下为太阴湿土在泉。司天之气数为寒化六，中运之气数为风化八，在泉之气数为雨化五，凡不出现胜气复气的，就是所谓正化日。其气化致病时，司天寒化所致宜用苦温，中运风化所致宜用酸和，在泉雨化所致宜用甘温，这就是所谓适宜的药食性味。

癸巳年、癸亥年(二年俱为同岁会年)：

上为厥阴风木司天；中为少徵火运不及；下为少阳相火在泉。火运不及，则可出现寒化的胜气与雨化的复气，巳年与亥年相同，凡出现胜气复气的，就是所谓邪化日。灾变发生在南方九宫。司天之气数为风化八，中运气数为火化二，在泉之气数为火化二，若不出现胜气复气的，就是所谓正化日。其气化致病时，司天风化所致宜用辛凉，中运火化所致宜用咸温，在泉火化所致宜用咸寒，这就是所谓适宜的药食性味。

凡此五运六气之定期值年，胜气复气及正化邪化的不同变化，都有一定的规律可循，不可不加以考察。所以说，有关五运六气的问题只要掌握了它的要领，一句话就可以结束，不能掌握它的要领，则漫无边际，就是这个意思。

黄帝说：讲得好！五运之气也会有复气之年吗？岐伯说：五运之气郁到极点，就要暴发，不过需要等待一定的时机才能发作。黄帝说：请问其中的道理是什么呢？岐伯说，五运之气的太过年和不及年，其复气的发作是不一样的。黄帝说：我想请你详尽地讲讲。岐伯说：太过者，发作急暴，不及者，发作徐缓，急暴者，致病严重，徐缓者，致病持续。黄帝说：太过与不及的气化之数是怎样的呢？岐伯说：气太过的，其气化之数为五行的成数，气不及的，其气化之数为五行的生数，唯有土运，不管太过不及，其气化之数，皆为生数。

黄帝说：五气郁而发作是怎样的呢？岐伯说：土气郁发而发作的情况是，山谷惊动，雷声震于气交，尘埃黄黑昏暗，湿气蒸发则化为白气，急风骤雨降于高山深谷，山崩石陷，撞击横飞，山洪暴发，大水随之而至，河流湖泊泛滥漫衍，土质破坏，水去之后，田土荒芜，只可牧畜而已。土郁发作，则土之化气得以敷布，喜降应时之雨，万物开始生长化成。湿气过胜则使人体水湿的运化受到影响，所以人们易患心腹部胀满，肠鸣，大便频数，甚则心痛，胁部胀满，呕吐霍乱，水饮发作，大便泄下如注，浮肿身重等病。云气奔向雨府，早霞映贯于朝阳之处，尘埃昏暗，山泽不清，这就是土郁开始发作的现象，发作时间多在四气之时。发现云雾横贯于天空与山谷，或聚或散，忽生忽灭，浮动不定，乃是土郁将发的先兆。

金气郁而发作的情况是：天气清爽，地气明净，风清凉，气急切，凉气大起，草木之上轻浮着云烟，燥所流行，时常有雾气弥漫，肃杀之气至，草木干枯凋落，发为秋声。燥气过胜则气化受到影响，所以人们易患咳嗽气逆，心与胁部胀满牵引少腹部，经常急剧疼痛，不能转动，咽喉干燥，面色如烟尘而难看等病。山泽干枯，地面凝聚着如霜一样的卤碱，这就是金郁开始发作的现象，发作时间多在五气之时。发现夜间降下白露，丛林深处风声凄凉，乃是金郁将发的先兆。

水气郁而发作的情况是，阳气退避，阴气骤起，大寒的气候乃至，川流湖泽，被严寒冻结，寒冷的雾气结为霜雪，甚则雾气黄黑昏暗遮蔽，流行于气交，而为霜雪肃杀之气，水乃预先发现某些征兆。所以人们易患寒气侵犯人体而心痛，腰部与臀部疼痛，大关节活动不灵，屈伸不便，多厥逆，腹部痞满坚硬等病。阳气不得主治，阴气聚积于空中，白埃昏暗，这就是水郁开始发作的现象，发作时间，多在君火与相火主时的前后。发现太空之气散乱如麻，深远昏暗，隐约可见，颜色黑而微黄，乃是水郁将发的先兆。

木气郁而发作的情况是，在空中尘埃昏暗，云物飘动，大风乃至，屋被刮坏，树木折断，草木之类发生变化。所以人们易患胃脘当心处疼痛，向上支撑两胁，咽喉鬲塞不通，食饮难以咽下，甚则耳鸣，头目眩晕旋转，两眼辨不清人物，多突然僵直仆倒等病。太空中尘埃苍茫，天空和山脉同样颜色，或呈现浊气，色黄黑郁滞不散，云虽横于空中，而雨水不降，这就是木郁开始发作的现象，发作的时间不固定。发现平野的草皆低垂不起，柔软的树叶子皆背面翻转向外，高山之松，被风吹作响，虎叫于山崖峰峦之上，乃是木郁将发的先兆。

火气郁而发作的情况是：太空中有黄赤之气遮蔽，太阳光不甚明亮，火炎流行，大暑乃至，高山湖泽似被大火烧燎一样，木材流出液汁，广大的厦屋烟气升腾，地面上浮现出霜卤样物质，不流动的水减少，蔓草类焦枯干黄，风热炽盛，人们言语惑乱，湿之化气，乃后期而至。所以人们易患少气，疮疡痈肿，胁腹胸背，头面四肢，胀满而不舒适，生疮疡与痱子，呕逆，筋脉抽搐，骨节疼痛而抽动，泄泻不止，温疟，腹中急剧疼痛，血外溢流注不止，精液乃少，目赤，心中烦热，甚则昏晕烦晕烦闷懊憹等病，容易突然死亡。每日在百刻终尽之后，阳气来复，气候大温，汗湿汗孔，这就是火郁开始发作的现象，发作的时间，多在四气之时。事物动极则静，阳极则阴，热极之后，湿气乃化乃成。花开之时又见水结成冰，山川出现冰雪，则火乃被郁，而于午时，见有阳热之气生于湖中，乃是火郁将发的先兆。

五气之郁，必有先兆，而后乃发生报复之气，都是在郁极的时候，开始发作，木郁的发作，没有固定的时间，水郁的发作，在君、相二火主时的前后。细心地观察时令，发病的情况是可以预测的，失于正常的时令及岁气运行的规律，则五行之气运行错乱，生长化收藏的政令，也就不正常了。

黄帝说：水郁而发为冰雪霜雹，土郁而发为飘雨，木郁而发为毁坏断折，金郁而发为清爽明净，火郁而发为热气黄赤昏暗，这是什么气造成的呢？岐伯说：六气有太过不及的不同，发作时有轻微和严重的差别，发作轻微的，只限于本气，发作严重的，则兼见于其下承之气，预见其下承之气的变化，则气发的情况就可以知道了。黄帝说：好。五郁之气的发作，不在其应发之时，是什么道理呢？岐伯说：这属于时间上的差异。黄帝说：这种差异，有日数吗？岐伯说：差异都在应发时之后三十日有余。黄帝说：主时之气，来时有先后的不同，是什么原因呢？岐伯说：岁运太过，气先时而至，岁运不及，气后时而至，这属于正常的气候。黄帝说：岁运之气，正当应至之时而来的，属于什么呢？岐伯说：没有太过和不及，则正当其时而至，不这样就要发生灾害。

黄帝说：好。气有非其时而有其化的，是什么道理呢？岐伯说：太过者，其气化则正当其时；气不及的，其气化则归之于胜己者之所化。黄帝说：四时之气，来时有早晚高下左右的不同，怎样测知呢？岐伯说：气的运行有逆有顺，气之来至有快有慢。所以气太过的，气化先于天时，气不及的，气化后于天时。黄帝说：我想听听关于气的

运行情况是怎样的呢？岐伯说：春气生于东而西行，夏气生于南而北行，秋气生于西而东行，冬气生于北而南行。所以春气自下而升于上，秋气自上而降于下，夏气万物生长，其气布化于中，冬气严于外表，而气始于标。春气在东，故始于左，秋气在西，故始于右，冬气在北，故始于后，夏气在南，故始于前。这就是四时正常气化的一般规律。所以高原地带，气候严寒，冬气常在，下洼地带，气候温和，春气常在，必须根据不同的时间地点，仔细地加以考察。黄帝说：好。

黄帝问道：五运六气变化应于所见的物象，其正常气化与反常的变化是怎样的呢？岐伯回答说：关于六气常与反常的变化，有气化，有变化，有胜气，有复气，有作用，有病气，各有不同的情况，你想了解哪一方面的呢？黄帝说：我想听你详尽地讲讲。岐伯说：我尽量地讲给你听吧。关于六气之所至，厥阴风木之气至时，则为平和；少阴君火之气至时，则为温暖；太阴湿土之气至时，则为尘埃湿润；少阳相火之气至时，则为火炎暑热；阳明燥金之气至时，则为清凉刚劲；太阳寒水之气至时，则为寒冷气氛。这是四时正常气化的一般情况。

厥阴之气至为风化之府，为物体破裂而开发；少阴之气至为火化之府，为万物舒发繁荣；太阴之气至为雨化之府，为物体充盈圆满；少阳之气至为热化之府，为气化尽现于外；阳明之气至为肃杀之府，为生发之气变更；太阳之气至为寒化之府，为阳气敛藏。这是六气司化的一般情况。

厥阴之气至，为万物发生，为和风飘荡；少阴之气至，为万物繁荣，为形象显现；

太阳之气至，为万物化育，为湿化云雨；少阳之气至，为万物盛长，为繁盛鲜明；阳明之气至为收敛，为雾露之气；太阳之气至为闭藏，为生机闭密。这是六气所化的一般情况。

厥阴之气至，为风气发生，厥阴之下，金气承之，故气终则肃杀；少阴之气至，为热气发生，少阴之中见为太阳，故其中为寒化；太阴之气至为湿气发生，太阴之下，风气承之，风来湿化，故气终则大雨如注；少阳之气至，为火气发生，相火之下，水气承之，故气终为湿热交蒸；阳明之气至为燥气发生，其气终则为凉；太阳之气至，为寒气发生，太阳之中见为少阴，故其中为温化。这是六气德化的一般情况。

厥阴之气至，为毛虫类化育；少阴之气至，为羽虫类化育；太阴之气至，为倮虫类化育；少阳之气至，为有羽民办昆虫类化育；阳明之气至，为介虫类化育；太阳之气至，为鳞虫类化育。这是气化功德的一般情况。

厥阴之气至则万物生发，故为生化；少阴之气至则万物繁荣，故为荣化；太阴之气至则万物湿润，故为濡化；少阳之气至则万物茂盛，故为茂化；阳明之气至则万物坚实，故为坚化；太阳之气至则万物闭藏，故为藏化。这是六气施政的一般情况。

厥阴风木之气至，为旋风怒狂，风木亢盛则金气承而制之，其气大凉；少阴君火之气至，为气甚温暖，火气亢盛则阴精承而制之，其气寒冷；太阴湿土之气至为雷雨剧烈，湿土亢盛则风气承而制之，其气为狂风；少阳相火之气至，为旋风及火热燔燎；火气亢盛刚水气承而制之，其气为霜凝；阳明燥金之气至，为

物体散落，金气亢盛则火气承而制之，其气温暖；大阳寒水之气至，为寒雪冰雹，寒水亢盛则土气承而制之，其气为白色尘埃。这是六气变常的一般情况。

厥阴风木之气至，为物体扰动，为随风往来；少阴君火之气至，为火焰高明，为空中有黄赤之气色；太阴湿土之气至，为阴气沉滞，为白色埃尘，为晦暗不明；少阳相火之气至，为虹电等光显，为赤色之云，为空中有黄赤之色；阳明燥金之气至，为烟尘，为霜冻，为刚劲急切，为凄惨之声；太阳寒水之气至，为坚硬，为锋利，为挺立。这是六气行令的一般情况。

厥阴风木之气至而致病，为腹中拘急；少阴君火之气至而致病，为疮疡皮疹身热；太阴湿土之气至而致病，为水饮积聚，阻塞不通；少阳相火之气至而致病，为喷嚏呕吐，为疮病；阳明燥金之气至而致病，为皮肤气肿；太阳寒水之气至而致病，为关节屈伸不利。这是六气致病的一般情况。

厥阴之气至而致病，为肝气不舒，胁部支撑疼痛；少阴之气至而致病，为心神不宁，易惊而惑乱，恶寒战慄，谵言妄语；太阴之气至而致病，为脾气不运，蓄积胀满；少阳之气至而致病，为胆气被伤，易惊，躁动不安，昏晕闷昧，常突然发病；阳明之气至而致病，为胃足阳明之经脉不适，鼻塞，尻阴股膝髀腨胫足等处发病；太阳之气至而致病，为膀胱足太阳之经脉不适，发为腰痛。这是六气致病的一般情况。

厥阴之气至而致病，为胁痛，呕吐泻利；少阴之气至而致病，为多言善笑；太阴之气至而致病，为身重浮肿；少阳之气至而致病；为急剧泻利不止，肌肉胭筋脉抽搐，常突然死

黄帝内经白话精解

亡；阳明之气至而致病，为鼻塞喷嚏；太阳之气至而致病，为大便泻利，津液之窍道闭止不通。这是六气致病的一般情况。

凡此十二变者，六气作用为德者，那么万物以德回应它；六气作用为化者，那么万物以化回应它；六气作用为政者，那么万物以政回应它；六气作用为令者，那么万物以令回应它；气在上的则病位高；气在下的则病位低；气在后的则病位在后；气在前的则病位在前，气在中的则病位在中；气在外的则病位在外；这是六气致病之病位的一般情况。所以风气胜者则动而不宁，热气胜者则肿，燥气胜者则干，寒气胜者则虚浮，湿气胜者则湿泻，甚则水气闭滞而为浮肿。随着六气所在之处，以知其病变的情况。

黄帝说：我想听听六气的作用是怎样的。岐伯说：关于六气的作用，各自归之于被我克之气而以为气化。所以太阴的雨化，作用于太阳；太阳的寒化，作用于少阴；少阴的热化；作用于阳明；阳明的燥化，作用于厥阴；厥阴的风化，作用于太阴。各随其所在的方位以显示其作用。黄帝说：六气自得其本位的，是怎样的呢？岐伯说：六气自得其本位的，是正常的气化。黄帝说：我想听听六气本位的所在。岐伯说：确立了六气所居的位置，就可以知道它所主的方隅和时间了。

黄帝说：岁气六步之位的太过不及是怎样的呢？岐伯说：太过和不及之气是不相同的，太过之气，来时缓慢而时间持续较长，不及之气，来时急骤而容易消失。黄帝说：司天与在泉之气的太过不及是怎样的呢？岐伯说：司天之气不足时，在泉之气随之上迁，在泉之气不足时，司天之气从之下降，岁运之气居于中

间，若在泉之气上迁则运气先上迁，司天之气下降则运气先下降，所以岁运之气的迁降，常在司天在泉之先。岁运不胜司天在泉之气时则相恶，岁运与司天在泉之气相和时，则同归其化，随着岁运与司天在泉之气所归从，而发生各种不同的病变。所以司天之气太过时，则天气下降，在泉之气太过时，则地气上迁，上迁下降的多少，随着天地之气胜之多少，存在着一定的差异，气微则差异小，气甚则差异大，甚则可以改变气交的时位，气交时位改变时则有大的变化，疾病就要发作。《大要》上说：差异大的有五分，差异小的有七分，这种差异就表现出来了。就是这个意思。

黄帝说：好。前面论述过用热品时，不要触犯主时之热；用寒品时，不要触犯主时之寒。我想不避热不避寒，应当怎样呢？岐伯说：你问的很全面啊！发表时可以不避热，攻里时可以不避寒。黄帝说：不发表不攻里而触犯了主时之寒热会怎样呢？岐伯说：若寒热之气伤害于内，他的病就更加严重了。黄帝说：我想听听无病的人会怎样呢？岐伯说：无病的人，能够生病，有病的人会更加严重。黄帝说：生病的情况是怎样的呢？岐伯说：不避热时则热至，不避寒时则寒至。寒至则发生腹部坚硬痞闷胀满，疼痛急剧，下利等病；热至则发生身热，呕吐下利，霍乱，痈疽疮疡。昏冒郁闷泄下，肌肉膶动，筋脉抽搐，肿胀，呕吐，鼻塞衄血，头痛，骨节改变，肌肉疼痛，血外溢或下泄，小便淋沥，癃闭不通等病。黄帝说：应当怎样治疗呢？岐伯说：主时之气，必须顺从之，触犯了主时之气时，可用相胜之气的药品加以治疗。

黄帝问道：妇女怀孕，若用毒药攻伐

时,会怎样呢？岐伯回答说:只要有应攻伐的疾病存在,则母体不会受伤害,胎儿也不会受伤害。黄帝说:我想听听这是什么道理呢？岐伯说:身虽有妊,而有大积大聚这种病,是可以攻伐的,但是在积聚衰减一大半时,就要停止攻伐,攻伐太过了就要引起死亡。

黄帝说:好。郁病之严重者,应当怎样治疗呢？岐伯说:肝木郁的,应当舒畅条达之;心火郁的,应当发散之;脾土郁的,应当劫夺之;肺金郁的,应当渗泄之;肾水郁的,应当折抑之。这样去调整五脏的气机,凡气太过的,就要折服其气,因为太过则畏折,就是所谓泻法。黄帝说:假借之气致病,应当怎样治疗呢？岐伯说:如果主气不足而有假借之气时,就不必要遵守"用寒远寒,用热远热"等禁忌法则了。这就是所谓主气不足,客气胜之而有非时之气的意思。

黄帝说:圣人的要道真伟大呀！关于天地的变化,运行的节律,运用的纲领,阴阳的治化,寒暑的号令,不是先生谁能通晓它！我想把它藏在灵兰室中,署名叫《六元正纪》,不经过洗心自戒,不敢随意将其展示,不是诚心实意的人,不可轻意传授给他。

第七十二篇　刺法论

【原文】

黄帝问曰:升降不前,气交有变,即成暴郁,余已知之。如何预救生灵,可得却乎？岐伯稽首再拜对曰:昭乎哉问！臣闻夫子言,既明天元,须穷刺法,可以折郁扶运,补弱全真,泻盛蠲余,令除斯苦。帝曰:愿卒闻之。岐伯曰:升之不前,即有甚凶也。木欲升而天柱窒抑之,木欲发郁亦须待时,当刺足厥阴之井。火欲升面天蓬窒抑之,火欲发郁亦须待时,君火相火同刺包络之荥。土欲升而天冲窒抑之,土欲发郁亦须待时,当刺足太阴之腧。金欲升而天英窒抑之,金欲发郁亦须待时,当刺手太阴之经。水欲升而天芮窒抑之,水欲发郁亦须待时,当刺足少阴之合。

帝曰:升之不前,可以预备,愿闻其降,可以先防。岐伯曰:既明其升,必达其降也。升降之道,皆可先治也。木欲降而地晶窒抑之,降而不入,抑之郁发,散而可得位,降而郁发,暴如天间之待时也,降而不下,郁可速矣,降可折其所胜也,当刺手太阴之所出,刺手阳明之所入。火欲降而地玄窒抑之,降而不人,抑之郁发,散而可人,当折其所胜,可散其郁,当刺足少阴之所出,刺足太阳之所入。土欲降而地苍窒抑之,降而不下,抑之郁发,散而可人,当折其胜,可散其郁,当刺足厥阴之所出,刺足少阳之所人。金欲降而地彤窒抑之,降而不下,抑之郁发,散而可入,当折其胜,可散其郁,当刺心包络所出,刺手少阳所人也,水欲降而地阜窒抑之,降而不下,抑之郁发,散而可人,当折其胜,可散其郁,当刺足太阴之所出,刺足阳明之所人。

帝曰:五运之至有前后,与升降往来,有所承抑之,可得闻乎刺法？岐伯曰:当取其化源也。是故太过取之,不及资之。太过取之,次抑其郁,取其运之化源,令折郁气。不及资之，以扶运气，以避虚邪也。

黄帝问曰：升降之刺，以知其要，愿闻司天未得迁正，使司化之失其常政，即万化之或其皆妄。然与民为病，可得先除，欲济群生，愿闻其说。岐伯稽首再拜曰：悉乎哉问！言其至理，圣念慈悯，欲济群生，臣乃尽陈斯遭，可申洞微。太阳复布，即厥阴不迁正，不迁正气塞于上，当泻足厥阴之所流。厥阴复布，少阴不迁正，不迁正即气塞于上，当刺心包络脉之所流。少阴复布，太阴不迁正，不迁正即气留于上，当刺足太阴之所流。太阴复布，少阳不迁正，不迁正则气塞未通，当刺手少阳之所流。少阳复布，则阳明不迁正，不迁正则气未通上，当刺手太阴之所流。阳明复布，太阳不迁正，不迁正则复塞其气，当刺足少阴之所流。

帝曰：迁正不前，以通其要，愿闻不退，欲折其余，无令过失，可得明乎？岐伯曰：气过有余，复作布政，是名不退位也。使地气不得后化，新司天未可迁正，故复布化令如故也。巳亥之岁，天数有余，故厥阴不退位也，风行于上，木化布天，当刺足厥阴之所人。子午之岁，天数有余，故少阴不退位也，热行于上，火余化布天，当刺手厥阴之所人。丑未之岁，天数有余，故太阴不退位也，湿行于上，雨化布天，当刺足太阴之所人。寅申之岁，天数有余，故少阳不退位也，热行于上。火化布天，当刺手少阳之所人。卯酉之岁，天数有余，故阳明不退位也，金行于上，燥化布天，当刺手太阴之所人。辰戌之岁，天数有余，故太阳不退位也，寒行于上，凛水化布天，当刺足少阴之所人。故天地气逆，化成民病，以法刺之，预可平病。

黄帝问曰：刚柔二干，失守其位，使天运之气皆虚乎？与民为病，可得平乎？岐伯曰：深乎哉问！明其奥旨，天地迭移，三年化疫，是谓根之可见，必有逃门。

假令甲子，刚柔失守，刚未正，柔孤而有亏，时序不令，即音律非从，如此三年，变大疫也。详其微甚，察其浅深，欲至而可刺，刺之，当先补肾俞，次三日，可刺足太阴之所注。又有下位已卯不至，而甲子孤立者，次三年作土疠，其法补泻，一如甲子同法也。其刺以毕，又不须夜行及远行，令七日洁，清净斋戒。所有自来肾有久病者，可以寅时面向南，净神不乱思，闭气不息七遍，以引颈咽气顺之，如咽甚硬物，如此七遍后，饵舌下津令无数。

假令丙寅，刚柔失守，上刚干失守，下柔不可独主之，中水运非太过，不可执法而定之。布天有余，而失守上正，天地不合，即律吕音异，如此即天运失序，后三年变疫。详其微甚，差有大小，徐至即后三年，至甚即首三年，当先补心俞，次五日，可刺肾之所入。又有下位地甲子辛巳柔不附刚，亦名失守，即地运皆虚，后三年变水疠，即刺法皆如此矣。其刺如毕，慎其大喜欲情于中，如不忌，即其气复散也。令静七日，心欲实，令少思。

假令庚辰，刚柔失守，上位失守，下位无合，乙庚金运，故非相招，布天来退，中运胜来，上下相错，谓之失守，姑洗林钟，商音不应也，如此则天运化易，三年变大疫，详其天数，差有微甚，微即微，三年至，甚即甚。三年至，当先补肝俞，次三日，可刺肺之所行。刺毕，可静神七日，慎勿大怒，怒必真气却散之。又或在下地甲子乙未失守者。即乙柔干，即上庚独治之。亦名失守者，即天运孤主之，三年变疠，名曰金疠，其至待时也，详其地数之等差，亦推其微甚，可知迟速耳。诸位乙庚失守，刺法同，肝欲平，即勿怒。

假令壬午，刚柔失守，上壬未迁正。下丁独然，即虽阳年，亏及不同，上下失守，相招其有期，差之微甚，各有其数也，律吕二角，失而不和，同音有日，微甚如见，三年大疫，当刺脾之俞，次三日，可刺肝之所出也。刺毕，静神七日，勿大醉歌乐，其气复散，又勿饱食，勿食生物，欲令脾实，气无滞饱，无久坐，食无太酸。无食一切生物，宜甘宜淡。又或地下甲子丁酉，失守其位，未得中司，即气不当位，下不与壬奉合者，亦名失守，非名合德，故柔不附刚，即地运不合，三年变疠，其刺法，一如木疫之法。

假令戊申，刚柔失守，戊癸虽火运，阳年不太过也，上失其刚，柔地独主，其气不正，故有邪干。迭移其位，差有浅深，欲至将合，音律先同，如此天运失时，三年之中，火疫至矣，当刺肺之俞。刺毕，静神七日。勿大悲伤也，悲伤即肺动，而真气复散也，人欲实肺者，要在息气也。又或地下甲子，癸亥失守者，即柔失守位也，即上失其刚也，即亦名戊癸不相合德者也，即运与地虚，后三年变疠，即名火疠。

是故立地五年，以明失守，以穷刺法，于是疫之与疠，即是上下刚柔之名也，穷归一体也，即刺疫法，只有五法，即总其诸位失守，故只归五行而统之也。

黄帝曰：余闻五疫之至，皆相染易，无问大小，病状相似，不施救疗，如何可得不相移易者？岐伯曰：不相染者，正气存内，邪不可干，避其毒气，天牝从来，复得其往，气出于脑，即不邪干。气出于脑，即室先想心如日。欲将入于疫室，先想青气自肝而出，左行于东，化作林木。次想白气自肺而出，右行于西，化作戈甲。次想赤气自心而出，南行于上，化作焰明。次想黑气自肾而出，北行于下，化作水。次想黄气自脾而出，存于中央，化作土。五气护身之毕，以想头上如北斗之煌煌，然后可入于疫室。

又一法，于春分之日，日未出而吐之。又一法，于雨水日后，三浴以药泄汗。又一法，小金丹方：辰砂二两，水磨雄黄一两，叶子雌黄一两，紫金半两，同入合中，外固了地一尺筑地实，不用炉，不须药制，用火二十斤煅之也，七日终，候冷七日取，次日出合子，埋药地中七日，取出顺日研之三日，炼白沙蜜为丸，如梧桐子大，每日望东吸日华气一口，冰水下一丸，和气咽之。服十粒，无疫干也。

黄帝问曰：人虚即神游失守位，使鬼神外干，是致夭亡，何以全真？愿闻刺法，岐伯稽首再拜对曰：昭乎哉问！谓神移失守，虽在其体，然不致死，或有邪干，故令夭寿。只如厥阴失守，天以虚，人气肝虚，感天重虚，即魂游于上，邪干厥大气，身温犹可刺之，刺其足少阳之所过，次刺肝之俞。人病心虚，又遇君相二火司天失守，感而三虚，遇火不及，黑尸鬼犯之，令人暴亡，可刺手少阳之所过，复刺心俞。人脾病，又遇太阴司天失守，感而三虚，又遇土不及，青尸鬼邪犯之于人，令人暴亡，可刺足阳明之所过，复刺脾之俞。人肺病，遇阳明司天失守，感而三虚，又遇金不及，有赤尸鬼干人，令人暴亡，可刺手阳明之所过，复刺肺腧。人肾病，又遇太阳司天失守，感而三虚，又遇水运不及之年，有黄尸鬼干犯人正气,吸人神魂,致暴亡,可刺足太阳之所过,复刺肾俞。

黄帝问曰:十二脏之相使,神失位,使神彩之不圆,恐邪干犯,治之可刺,愿闻其要。岐伯稽首再拜曰:悉乎哉,问至理,道真宗,此非圣帝,焉究斯源。是渭气神合道,契符上天。心者,君主之官,神明出焉,可刺手少阴之源。肺者,相传之官,治节出焉,可刺手太阴之源:肝者,将军之官,谋虑出焉,可刺足厥阴之源。胆者,中正之官,决断出焉,可刺足少阳之源。膻中者,臣使之官,喜乐出焉,可刺心包络所流。脾为谏议之官,知周出焉,可刺脾之源。胃为仓廪之官,五味出焉,可刺胃之源。大肠者,传道之官,变比出焉,可刺大肠之源。小肠者,受盛之官,化物出焉,可刺小肠之源。肾者,作强之官,伎巧出焉,刺其肾之源。三焦者,决渎之官,水道出焉,刺三焦之源。膀胱者,州都之官,精液藏焉,气化则能出矣,刺膀胱之源。凡此十二官者,不得相失也。是故刺法有全神养真之旨,亦法有修真之道,非治疾也,故要修养和神也。道贵常存,补神固根,精气不散,神守不分,然即神守面虽不去,亦能全真,人神不守,非达至真,至真之要,在乎天玄,神守天息,复入本元,命曰归宗。

【译文】

黄帝问道:岁气的左右间气,不得升降,气交发生反常的变化,即可成为暴烈的邪气,我已经知道了。怎样进行预防,挽救人类的疾患,可以得到一种却退郁气的办法吗?岐伯再次跪拜回答说:你提这个问题很高明啊!我听老师说,既明白了天地六元之气的变化,还必须深知刺法,它可以折减郁气,扶助运气,补助虚弱,保全真气,泻其盛气,除去余邪,使其消除此种疾苦。黄帝说:我想听你详尽地讲讲。岐伯说:气应升而不得升时,便有严重的凶灾。厥阴风木欲升为司天之左间,遇金气过胜,而天柱阻抑之,用木气郁,木之郁气欲发,必须等到木气当位之时,在人体则应当刺足厥阴之井穴大敦,以泻木郁。火欲升为司天之左间,遇水气过胜,而天蓬阻抑之,则火气郁,火之郁气欲发,必须等到火气当位之时,在人体则不管君火还是相火,同样应当刺心包络手厥阴之荥穴劳宫,以泻火郁。太阴湿土欲升为司天之左间,遇水气过胜,而天冲阻抑之,则土气郁,土气欲发,必须等到土气当位之时,在人体则应当刺足太阴之输太白穴,以泻土郁。阳明燥金欲升为司天之左间,遇火气过胜,而天英阻抑之,则金气郁,金之郁气欲发,必须等到金气当位之时,在人体则应当刺手太阴之经经渠穴,以泻金郁。太阳寒水欲升为司天之左间,遇土气过胜,而天芮阻抑之,则水气郁,水之郁气欲发,必须等到土气当位之时,在人体则应当刺足少阴之合阴谷穴,以泻水郁。

黄帝说:岁气之间气应升而不能升的,可以预防,我想听听岁气之间气应降而不降的,是不是也可以事先防备?岐伯说:既然明白气升的道理,也必然能通达气降的道理。间气升降不前所致的疾患,都可以预先调治。厥阴风木欲降为在泉之左间,遇金气过胜,而地晶阻抑之,则木欲降而不得入,木被抑则发为郁气,待郁气散则木可降而得位,气应降而不得降之郁气发作,其晓烈程度和司天间气应升不升之郁气待时发作相同,应降不得降,能够很快地形成郁气,降则可以折减其胜气,在人体则应当针刺手太阴之井穴少商与手阳明之合穴曲池。火欲降为在泉之左间,遇水气过胜,而地玄阻抑之,则火欲降而不得入,火被抑则发为郁气,待郁气散则火气可入,应当折减其胜气,可以散其郁气,在人体则应当针刺足少阴之井穴涌泉与足太阳之合穴委中。太阴湿土欲降为在泉之左间,遇木气过胜而地苍阻抑之,则土欲降而不能下,土被抑则发为郁气,待郁气散则土气可入,应当折减其胜气,可以散其郁气,在人体则应当针刺足厥阴之井穴大敦与足少阳之合穴阳陵泉。阳明燥金欲降为在泉之左间,遇火气过胜而地彤阻抑之,则金欲降而不能下,金被抑则发为郁气,待郁气散金气可入,应当折减其胜气,可以散其郁气,在人体则应当针刺手厥阴心包络之井穴中冲与手少阳之合穴天井。太阳寒水欲降为在泉之左间,遇土气过胜而地阜阻抑之,则土欲降而不能下,水被抑则发为郁气,待郁气散则水气可入,应当折减其胜气,可以散其郁气,在人体则应当针刺足太阴之井穴隐白与足阳明之合穴足三里。

黄帝说:关于五运之太过不及,气至有先后,与天气升降往来,互有相承相抑的问题,我可以听听其致病时所运用的针刺法则吗? 岐伯说:应当取六气生化之源。所以气太过者取治之,气不及者资助之。太过取之,应据其致郁之次第以抑其郁气,取治于运气生化之源,以折减其郁气。不及资之,是用以助运气之不足,避免虚邪之气。

黄帝问道:关于六气升降不前致病的刺法,已知其大要,我想再听听司天之气未能迁于正位,使司天之气化政令失常,也就是一切生化或都失于正常。这样则使百姓患病,可否使其预先解除,以救济人类,请你讲讲这个问题。岐伯再次跪拜回答说:你问得很全面啊! 谈到这些至理要言,体现了圣王仁慈怜悯之心,要拯救人类的疾苦,我一定详尽地来陈述这些道理,申明其深奥微妙的意义。若上年司天的太阳寒水,继续施布其政令,则厥阴风木,不能迁居于司天之正位,厥阴不迁正则气郁塞于上,应当泻足厥阴脉气所流的荥穴行间。若上年司天的厥阴风木,继续施布其政令,则少阴君火不能迁居于司天之正位,少阴不迁正则气郁塞于上,应当针刺手厥阴心包络脉气所流的荥穴劳宫。若上年司天的少阴君火,继续施布其政令,则太阴湿土不能迁居于司天之正位,太阴不迁正,则气留居于上,应当针刺足太阴脉气所流的荥穴大都。若上年司天的太阴湿土,继续施布其政令,则少阳相火不能迁居于司天之正位,少阳不迁正,则气闭塞而不通,应当针刺手少阳脉气所流的荥穴液门。若上年司天的少阳相火继续施布其政令,则阳明燥金不能迁居于司天之正位,阳明不迁正,则气郁不能上通,应当针刺手太阴脉气所流的荥穴鱼际。若上年司天的阳明燥金继续施布其政令,则太阳寒水不能迁居于司天之正位,太阳不迁正,则气又闭塞不通,应当针刺足少阴脉气所流的荥穴然谷。

黄帝说:关于岁气应迁正而不能迁正的,我已经通晓了它的要点,还想听听关于岁气不退位的问题,要想折减它的有余之气,不使其因太过而有失,你可以使我晓得吗? 岐伯说:若旧岁的岁气太过而有余,继续居于正位,施布其政令,名叫不退位。使在泉之气,也不能后退而行间气之化，新岁的司天之气不能迁居于正位，所以旧岁的岁气仍旧布化其本气的政令。如巳年与亥年，司天的气数有余，到了午年与子年，则厥阴风木之气，不得退位，风气运行于上，木气布化于天，应当针刺足厥阴的合穴曲泉。子年与午年，司天的气数有余，到了丑年与未年，则少阴君火之气，不得退位，热气运行于天，火的余气布化于天，应当针刺手厥阴的合穴曲泽。丑年与未年，司天的气数有余，到了寅年与申年，则太阴湿土之气，不得退位，湿气运行于上，雨气布化于天，应当针刺足太阴的合穴阴陵泉。寅年与申年，司天的气数有余，到了卯年与酉年，则少阳相火之气，不得退位，热气运行于上，火气布化于天，应当针刺手少阳的合穴天井。卯年与酉年，司天的气数有余，到了辰年与戌年，则阳明燥金之气，不得退位，金气运行于上，燥气布化于天，应当针刺手太阴的合穴尺泽。戌年与戌年，司天的气数有余，到了巳年与亥年，则太阳寒水之气，不得退位，寒气行于上，凛冽的水气布化于天，应当针刺足少阴的合穴阴谷。所以说司天在泉之气，出现异常变化，就要导致人们的疾病，按照前法进行针刺，可以预先平定将要发生的疾病。

第七十三篇　本病论

【原文】

黄帝问曰：天元九室，余已知之，愿闻气交，何名失守？岐伯曰：谓其上下升降，迁正退位，各有经论，上下各有不前，故名失守也。是故气交失具位，气交乃变，变易非常，即四时失序，万化不安，变民病也。

帝曰：升降不前，愿闻其故，气交有变，何以明知？岐伯曰：昭乎哉问，明乎道矣。气交有变，是为天地机，但欲降而不得降者，地室刑之。又有石运太过，而先天而至者，即交不前，但欲升而不得其升，中运抑之，但欲降而不得其降，中运抑之。于是有升之不前，降之不下者，有降之不下，升而车天者，有升降俱不前，作如此之分别，即气交之变，变之有异，常各各不同，灾有微甚者也。

帝曰：愿闻气交遇会胜抑之由，变成民病，轻重何如？岐伯曰：胜相会，抑伏使然。是故辰戌之岁，木气升之，主逢天柱，胜而

不前。又遇庚戌，金运先天，中运胜之，忽然不前。木欲升天，金乃抑之，升而不前，即清生风少，肃杀于春，露霜复降，草木乃萎。民病温疫早发，咽嗌乃干，两胁满，肢节皆痛。久而化郁，即大风摧拉，折陨鸣紊。民病卒中偏痹，手足不仁。

是故巳亥之岁，君火升天，主室天蓬，胜之不前。又厥阴未迁正，则少阴未得升天，水运以至其中者。君火欲升，而中水运抑之，升之不前，即清寒复作，冷生旦暮。民病伏阳，而内生烦热，心神惊悸，寒热间作。日久成郁，即暴热乃至，赤风肿翳，化疫，温疠暖作，赤气彰而化火疫，皆烦而躁渴，渴甚治之以泄之可止。

是故子午之岁，太阴升天，主室天冲，胜之不前。又或遇壬子，木运先天而至者，中木运抑之也。升天不前，即风埃四起，时举埃昏，雨湿不化。民病风厥涎潮，偏痹不随，胀满。久而伏郁，即黄埃化疫也，民病

夭亡,脸肢腑黄疸满闭,湿令弗布,雨化乃微。

是故丑未之年,少阳升天,主窒天蓬,胜之不前。又或遇太阴未迁正者,即少阳未升天也,水运以至者。升天不前,即寒雾反布,凛冽如冬,水复涸,冰再结,暄暖乍作,冷复布之,寒暄不时。民病伏阳在内,烦热生中,心神惊骇,寒热间争,以久成郁,即暴热乃生,赤风气肿翳,化成郁疠,乃化作伏热内烦,痹而生厥,甚则血溢。

是故寅申之年,阳明升天,主窒天英,胜之不前。又或遇戊申戊寅,火运先天而至。金欲升天,火运抑之,升之不前,即时雨不降,西风数举,咸卤燥生,民病上热,喘嗽血溢。久而化郁,即白埃翳雾,清生杀气,民病胁满悲伤。寒鼽嚏嗌干,手拆皮肤燥。

是故卯酉之年,太阳升天,主窒天芮,胜之不前。又遇阳明未迁正者,即太阳未升天也,土运以至。水欲升天,土运抑之,升之不前,即湿而热蒸,寒生两间。民病注下,食不及化。久而成郁,冷来客热,冰雹卒至。民病厥逆而哕,热生于内,气痹于外,足胫疫疼,反生心悸懊热,暴烦而复厥。

黄帝曰:升之不前,余已尽知其旨。愿闻降之不下,可得明乎?岐伯曰:悉乎哉问!是之谓天地微旨,可以尽陈斯道,所谓升已必降也。至天三年,次岁必降,降而入地,始为左间也。如此升降往来,命之六纪者矣。是故丑未之岁,厥阴降地,主窒地晶,胜而不前。又或遇少阴未退位,即厥阴未降下,金运以至中。金运承之,降之未下,抑之变郁,木欲降下,金承之,降而不下,苍埃远见,白气承之,风举埃昏,清燥行

杀,霜露复下,肃杀布令。久而不降,抑之化郁,即作风燥相伏,暄而反清,草木萌动,杀霜乃下,蛰虫未见,惧清伤脏。

是故寅申之岁,少阴降地,主窒地玄,胜之不入。又或遇丙申丙寅,水运太过,先天而至。君火欲降,水运承之,降而不下,即彤云才见,黑气反生,暄暖如舒,寒常布雪,凛冽复作,天云惨凄。久而不降,伏之化郁,寒胜复热,赤风化疫,民病面赤心烦,头痛目眩也,赤气彰而温病欲作也。

是故卯酉之岁,太阴降地,主窒地苍,胜之不入。又或少阳未退位者,即太阴未得降也,或木运以至。木运承之,降而不下,即黄云见而青霞彰,郁蒸作而大风,雾翳埃胜,折损乃作。久而不降也,伏之化郁,天埃黄气,地布湿蒸,民病四肢不举,昏眩肢节痛,腹满填臆。

是故辰戌之岁,少阳降地,主窒地玄,胜之不入。又或遇水运太过,先天而至也。水运承之,降而不下,即彤云才见,黑气反生,暄暖欲生,冷气卒至,甚即冰雹也。久而不降,伏之化郁,冷气复热,赤风化疫,民病面赤心烦,头痛目眩也,赤气彰而热病欲作也。

是故巳亥之岁,阳明降地,主窒地彤,胜而不入。又或遇太阳未退位,即阳明未得降,即火运以至之,火运承之,降而不下,即天清而肃,赤气乃彰,暄热反作。民皆昏倦,夜卧不安,咽干引饮,懊热内烦,大清朝暮,暄还复作。久而不降,伏之化郁,天清薄寒,远生白气。民病掉眩,手足直而不仁,两胁作痛,满目晄晄。

是故子午之年,太阳降地,主窒地阜胜之,降而不入。又或遇土运太过,先天而

至。土运承之，降而不下，即天彰黑气，暝暗凄惨，才施黄埃而布湿，寒化令气，蒸湿复令。久而不降，伏之化郁，民病大厥，四肢重怠，阴委少力，天布沉阴，蒸湿间作。

帝曰：升降不前，晰知其宗，愿闻迁正，可得明乎？岐伯曰：正司中位是谓迁正位。司天不得其迁正者，即前司天以过交司之日。即遇司天太过有余日也，即仍旧治天数，新司天未得迁正也。厥阴不迁正，即风暄不时，花卉萎瘁，民病淋溲，目系转，转筋喜怒，小便赤。风欲令而寒由不去，温暄不正，春正失时。少阴不迁正，即冷气不退，春冷后寒，暄暖不时。民病寒热，四肢烦痛，腰脊强直。木气虽有余，位不过于君火也。太阴不迁正，即云雨失令，万物枯焦，当生不发。民病手足肢节肿满，大腹水肿，填臆不食，飧泄胁满，四肢不举。雨化欲令，热犹治之，温煦于气，亢而不泽。少阳不迁正，即炎灼弗令，苗莠不荣。酷暑于秋，肃杀晚至，霜露不时。民病痎疟骨热，心悸惊骇，甚时血溢。阳明不迁正，则暑化于前，肃杀于后，草木反荣。民病寒热鼽嚏，皮毛折，抓甲枯焦，甚则喘嗽息高，悲伤不乐。热化乃布，燥化未令，即清劲未行，肺金复病。太阳不迁正，即冬清反寒，易令于春，杀霜在前，寒冰于后，阳光复治，溧冽不作，雾云待时。民病温疠至，喉闭嗌干，烦躁而渴，喘息而有音也。寒化待燥，犹治天气，过失序，与民作灾。

帝曰：迁正早晚，以命其旨，愿闻退位，可得明哉？岐伯曰：所谓不退者，即天数未终，即天数有余，名曰复布政，故名曰再治天也，即天令如故而不退位也。厥阴不退位，即大风早举，时雨不降，湿令不化，民病

温疫，疵废风生，皆肢节痛，头目痛，伏热内烦，咽喉干引饮。少阴不退位，即温生于春冬，蛰虫早至，草木发生，民病膈热咽干，血溢惊骇，小便赤涩，丹瘤疹疡留毒。太阴不退位，而取寒暑不时，埃昏布作，湿令不去，民病四肢少力，食饮不下，泄注淋满，足胫寒，阴萎闭塞，失溺小便数。少阳不退位，即热生于春，暑乃后化，冬温不冻，流水不冰，蛰虫出见，民病少气，寒热更作，便血上热，小腹坚满，小便赤沃，甚则血溢。阳明不退位，即春生清冷，草木晚荣，寒热间作。民病呕吐暴注，食饮不下，大便干燥，四肢不举，目瞑掉眩。太阳不退位，即春寒复作，冰雹乃降，沉阴昏翳，二之气寒犹不去，民病痹厥，阳痿失溺，腰膝皆痛，温疠晚发。

帝曰：天岁早晚，余以知之，愿闻地数，可得闻乎？岐伯曰：地下迁正升天及退位不前之法，即地土产化，万物失时之化也。

帝曰：余闻天地二甲子，十干十二支，上下经纬天地，数有迭移，失守其位，可得昭乎？岐伯曰：失之迭位者，谓虽得岁正，未得正位之司，即四时不节，即生大疫。

假令甲子阳年土运太窒，如癸亥天数有余者，年虽交得甲子，厥阴犹尚治天，地已迁正，阳明在泉，去岁少阳以作右间，即厥阴之地阳明，故不相和奉者也。癸巳相会，土运太过，虚反受木胜，故非太过也，何以言土运太过，况黄钟不应太窒，木既胜而金还复，金既复而少朋如至，即木胜如火而金复微，如此则甲已失守，后三年化成土疫，晚至丁卯，早至丙寅，土疫至也，大小善恶，推其天地，详乎太一。又只如甲子年，如甲至子而合，应交司而治天，即下己卯未迁正，而戊寅少阳未退位者，亦甲已未合德

也，即土运非太过，而木乃乘虚而胜土也，金次又行复胜之，即反邪化也。阴阳天地殊异尔，故其大小善恶，一如天地之法旨也。

假令丙寅阳年太过，如乙丑天数有余者，虽交得丙寅，太阴尚治天也，地已迁正，厥阴司地，去岁太阳以作右间，即天太阴而地厥阴，故地不奉天化也。乙辛相会，水运太虚，反受土胜，故非太过，即太簇之管，太羽不应。土胜而雨化，木复即风，此者丙辛失守其会，后三年化成水疫，晚至己巳，早至戊辰，甚即速，微即徐，水疫至也，大小善恶，推其天地数及太乙游宫。又只如丙寅年，丙至寅且合，应交司而治天，即辛巳未得迁正，而庚辰太阳未退位者，亦丙辛不合德也，即水运亦小虚而小胜，或有复，后三年化疠，名曰水疠，其状如水疫，治法如前。

假令庚辰阳年太过，如己卯天数有余者，虽交得庚辰年也，阳明犹尚治天，地已迁正，太阴司地，去岁少阴以作右间，即天阳明而地太阴也，故地不奉天地。乙己相会，金运太虚，反受火胜，故非太过也，即姑洗之管，太商不应。火胜热化，水复寒刑，此乙庚失守，其后三年化成金疫也，速至壬午，徐至癸未，金疫至也，大小善恶，推本年天数及太一也。又只如庚辰，如庚至辰，且应交司而治天，即下乙未未得迁正者，即地甲午少阴未退位者，且乙庚不合德也，即下乙未柔干失刚，亦金运小虚也，有小胜或无复，后三年化疠，名曰金疠，其状如金疫也，治法如前。

假令壬午阳年太过，如辛巳天数有余者，虽交得壬午年也，厥阴犹尚治天，地已迁正，阳明在泉，去岁丙申少阳以作右间，

即天厥阴而地阳明，故地不奉天者也。丁辛相合会，木运太虚，反受金胜，故非太过也，即蕤宾之管，太角不应。金行燥胜，火化热复，甚即速，微即徐，疫至大小善恶，推疫至之年天数及太一。又只加壬午，如戊申，如壬至午，且应交司而治天，即下丁酉未得迁正者，即地下丙申少阳未得退位者，见戊癸未合德也，即丁柔干失刚，亦木运小虚也，有小胜小复，后三年化疠，名曰本疠，其状如风疫，治法如前。

假令戊申阳年太过，如丁未天数太过者，虽交得戊申年也，太阴犹尚治天，地已迁正，厥阴在泉，去岁壬戌太阳以退位作右间，即天丁未，地癸亥故地不奉天化也。丁癸相会，火运太虚，反受水胜，故非太过也，即夷则之管，上太徵不应，比戊癸失守其会，后三年化疫也，速至庚戌，大小善恶，推疫至之年天数及太一。又只如戊申，如戊至申，且应交司而治天，即下癸亥未得迁正者，即地下壬戌太阳未退位者，见戊癸未合德也，即下癸柔干失刚，见火运小虚也，有小胜或无复也，后三年化疠，名曰火疠也，治法如前，治之法可寒之泄之。

黄帝曰：人气不足，天气如虚，人神失守，神光不聚，邪鬼干人，致有夭亡，可得闻乎？岐伯曰：人之五脏，一脏不足，又会天虚，感邪之至也。人忧愁思虑即伤心，又或遇少阴司天，天数不及，太阴作接间至，即谓天虚也，此即人气天气同虚也。又遇惊而夺精，汗出于心，因而三虚，神明失守。心为君主之官，神明出焉，神失守位，即神游上丹田，在帝太一帝君泥丸宫下，神既失守，神光不聚，却遇火不及之岁，有黑尸鬼见之，令人暴亡。人饮食劳倦即伤脾，又或

遇太阴司天,天数不及,即少阳作接间至,即谓天虚也,此即人气虚而天气虚也。又遇饮食饱甚,汗出于胃,醉饱行房,汗出于脾,因而三虚,脾神失守。脾为谏议之官,智周出焉,神既失守,神光失位而不聚也,却遇土不及之年,或己年或甲年失守,或太阴天虚,青尸鬼见之,于令人卒亡。人久坐湿地,强力入水即伤肾,肾为作强之官,伎巧出焉,因而三虚,肾神失守,神志失位,神光不聚,却遇水不及之年,或辛不会符,或丙年失守,或太阳司天虚,有黄尸鬼至,见之令人暴亡。人或恚怒,气逆上而不下,即伤肝也。又遇厥阴司天,天数不及,即少阴作接间至,是谓天虚也,此谓天虚人虚也。又遇疾走恐惧,汗出于肝,肝为将军之官,谋虑出焉,神位失守,神光不聚,又遇木不及五失守者,天虚而入虚也,神游失守其位,即有五尸鬼干人,令人暴亡也,谓之曰尸厥。人犯五神易位,即神光不圆也,非但尸鬼,即一切邪犯者,皆是神失守位故也。此谓得守者生,失守者死,得神者昌,失神者亡。

【译文】

黄帝说:关于天元之气窒抑的情况,我已经知道了,还想听听气交变化,怎样叫失守呢? 岐伯说:说的是司天在泉迁正退位与左右间气升降的问题,司天在泉的迁正与退位,各有经文论述之,左右间气各有升降不前的反常现象,所以叫作失守。由于气交失守,不能移易其时位,气交就要发生非常的变化,也就是四时节令失去正常的秩序,万物生化不得平安,人类就要发生疾病。

黄帝说:关于升降不前的问题,我想听听它的原因,气交发生变化,怎样才能晓得呢? 岐伯说:你提的问题很高明啊! 必须明白其中的道理。气交所以发生一定的变化,乃是天地运转固有的机制,气欲降而不得降的,是由于地之五气窒抑相胜所致。又有五运之气太过,先天时而至,使气交升降不前。岁气但欲升而不能升,是受中运的阻抑,但欲降而不得降,也是受中运的阻抑,于是有升之不前的,有降之不下的,有降之不下而升者至天的,有升降俱不得前进的,做出这样的分别,乃是由于在气交的各种变化中,异常的变化,各不相同,因此,发生的灾害也就有轻有重了。

黄帝说:我想听听关于气交相遇相会相胜相抑的原因,变而为疾,其病情轻重是怎样的呢? 岐伯说:气交有胜气相会时,就可以抑伏而使气交有变。因此在辰戌之年,厥阴风木应从上年在泉的右间,升为本年司天的左间,若遇到天柱金气过胜,是木气升之不前。又若遇到庚戌年,金运之气先天时而至,中运之胜气,乃使木气忽然升之不前。木气欲升天,金气抑制之,升而不前,则发生清凉之气,风气反而减少,肃杀之气行于春季,露霜再次降下,草木因而枯萎。人们易患温疫早发,咽喉干燥,两胁胀满,肢节皆痛等病。木气不升,久而化为郁气,郁极则发,就要出现大风摧拉折损,鸣声紊乱。人们易患卒中,半身麻痹,手足不仁等病。

因此在巳亥之年,少阴君火应从上年在泉的右间,升为本年司天的左间,若遇到天蓬水气过胜,则君火升之不前。又若遇到厥阴司天,未得迁居于正位,则少阴君火也就不能升于司天的左间，这是由于水运在中间阻抑所致。少阴君火欲升为司天的左间，受到水运的阻抑，而升之不前，则清凉寒冷的气候再度发作，早晚都有冷气发生。人们易患阳气伏郁于内，而生烦热，心神惊悸，寒热交作等病。君火不升，久而化为郁气，郁极则发，就要出现暴热发作，火热之风气聚积覆盖于上，化为疫气，温疠逢温暖之时乃作，由于火气暴露化为火疫，则可发生心烦而躁动口渴等症，渴甚的，可以泻其火热，则诸证可止。

因此在子午年，太阴湿土应从上年在泉的右间，升为本年司天的左间，若遇到天冲木气过胜，则上气升之不前。又若遇到壬子年，木运之气先天时而至，中运木气阻抑土气。土气升天不前，则风土埃尘四起，时常有埃尘昏暗，雨湿之气不得布化。人们易患风厥，涎液上涌，半身麻痹不遂，腹部胀满等病。土气不升，久而化为郁气，郁极则发，就要发生土气尘埃化为疫病，人们患病容易猝然死亡，易患面部四肢六腑胀满闭塞黄疸等病，湿气不能布化，雨水就要减少。

因此在丑未年，少阳相火应从上年在泉的右间，升为本年司天的左间，若遇到天蓬水气过胜，则少阳相火升之不前。又或遇到太阴司天，未得迁居于正位，则少阳相火也就不能升于司天的左间，这是由于水运已至而阻抑所致。少阳之气欲升为司天的左间，受到水运的阻抑升之不前，则寒冷的雾露反而布化，气候凛冽如似冬季，河水又干涸，冰冻再次凝结，突然出现温暖的气候，接着就有寒气的布化，忽冷忽热，发作不时。人们易患阳气伏郁在内，烦热生于心中，心神惊骇，寒热交作等病。相火不繁荣昌盛，久而化为郁气，郁极则发，就要出现暴热之气，风火之气聚积覆盖于上，化为疫疠，变为伏热内烦，肢体麻痹而厥逆，甚则发生血液外溢的病变。

因此在寅申年，阳明燥金应从上年在泉的右间，升为本年司天的左间，若遇到天英火气过胜，则金气升之不前。又或遇到戊申戊寅年，火运之气则先天时而至。金气欲升为司天之左间，中运之火阻抑之，金气升之不前，则应时之雨不得降下，西风频作，土地干燥，咸卤发生。人们易患上部热病，气喘咳嗽，血液外溢等病。燥气不升，久而化为郁气，郁极则发，就要发生白色埃雾，笼罩天空，清冷而生肃杀之气，人们易患胁下胀满，喜悲伤，伤寒鼻塞喷嚏，咽喉干燥，手部皲裂，皮肤干燥等病。

因此在卯酉年，太阳寒水应从上年在泉的右间，升为本年司天的左间，若遇到天芮土气过胜，则太阳寒水升之不前。又或遇到阳明司天，未得迁居于正位，则太阳寒水也就不能升于司天的左间，土运应时而至。寒水之气欲升于司天的左间，受到土运的阻抑，升之不前，则湿热相蒸，寒气发生于天地之间。人们易患泄泻如注，食谷不化等病。寒水不升，久而化为郁气，郁极则发，冷气又胜过客热之气，冰雹突然降下。人们易患厥逆呃逆，热病生于内，阳气痹于外，足胫酸疼，反而发生心悸懊憹烦热，暴烦而又厥逆等病。

黄帝说：六气升之不前的问题，我已经完全明白了它的意义。还想听听关于六气降之不下的问题，可以让我明白吗？岐伯说：你问的很全面啊！这其中讲的是天气与地气变化的精妙意义，我可以全面来讲述其道理。简言之，就是说六气上升之后，必然还要下降。六气中的每一气，上升至天，居时三年，至次年即第四年，必然下降入地，成为地之左间，又在地居时三年。这样一升一降，一往一来，共为六年，叫作六纪。因此，丑未之年，厥阴风木应从上年司天的右间，降为本年在泉的左间，若遇到地晶金气过胜，则厥阴风木降之不前。又或遇到少阴司天，不得退位，则厥阴风木也就不能降于在泉的左间，居中的金运则应时而至。金运居于司天之下而承其气，则厥阴风木，降之不下，其气被抑而变为郁气，木被金承，降之不下，则青色的尘埃远见于上，白气承之于下，大风时起，尘埃昏暗，清燥之气行杀令，霜露再次降下，肃杀之气施布其令。若木气日久不降，其气被抑则化为郁气，就会发生风气与燥气伏郁，气才温暖而反见清冷，草木虽已萌芽生长，严寒霜冻又至，蛰虫不能出现，人们也惧怕这种清凉之气要伤害脏气。

因此寅申之年，少阴君火应从上年司天的右间，降为本年在泉的左间，若遇到地玄水气过胜，则少阴君火不得降入地下。又或遇到丙申丙寅年，则水运太过，先天时而至。少阴君火欲降，水运居中承之，使君火不得降下，则赤色之云气始现，黑色云气反生，温暖的气候使万物舒适，又有寒雪降下，严寒发作，天云凄凉。少阴君火久伏而不降，则化为郁气，郁久必发，所以寒气过胜之后，又有热气发生，火风化为疫气，则人们易患面赤心烦，头痛目眩等病，火气暴露之后，温病就要发作。

因此卯酉之年，太阴湿土应从上年司天

的右间，降为本年在泉的左间，若遇到地苍木气过胜，则太阴湿土不得降入地下。又或遇到少阳司天不得退位，则太阴湿土也就不能降入在泉的左间，或木运应时已至。木运居于司天之下而承其气，太阴湿土降之不下，则出现黄云而又有青色云霞显露，云气郁蒸而大风发作，雾气遮蔽，尘埃过胜，草木为之折损。若太阴湿土日久不降，伏而不布则化为郁气，天空出现尘埃黄气，地上湿气郁蒸，人们易患四肢不能举动，头晕眩，肢节疼痛，腹胀胸满等病。

因此在辰戌年，少阳相火应从上年司天的右间，降为本年在泉的左间，若遇到地玄水气过胜，则少阳相火不得降入地下。又或遇到水运太过，则先天时而至。水运居中承之，相火欲降而不得降下，则赤云始见，黑气反而发生，温暖之气才欲发生，冷气又突然而至，甚则降下冰雹。若少阳相火日久不得降下，伏而不布则化为郁气，冷气之后随又生热，火风之气化为疫气，人们易患面赤心烦，头痛目眩等病，火气显露则热病即将发作。

因此在巳亥年，阳明燥金应从上年司天的右间，降为本年在泉的左间，若遇到地彤火气过胜，则阳明燥金不得降入地下。又或遇到太阳司天不得退位，则阳明燥金也就不能降入在泉的左间，或火运应时而至。火运居于司天之下而承其气，阳明燥金降之不下，则天气清冷而肃降，火气显露则温热反作。人们感到昏沉困倦，夜卧不安，易患咽喉干燥，口渴引饮，懊恼烦热等病，早晚有大凉之气，而湿热之气却又发作。若阳明燥金日久不降，伏而不布则化为郁气，天气清凉而寒冷，远处有白气发生。人们易患眩晕，手足强直，麻木不仁，两胁作痛，双目视物不清等病。

因此在子午年，太阳寒水应从上年司天的右间，降为本年在泉的左间，若遇到地阜土气过则太阳寒水不得降入地下。又或遇到土运太过，则先天时而至。土运居中承之，太阳寒水欲降而不得降下，则天空暴露黑气，昏暗凄惨，才出现黄色尘埃，而又湿气弥漫，寒气布化之后，又出现热化与温化之令。若太阳寒水日久不得降下，伏而不布则化为郁气，人们易患大厥，四肢沉重倦怠，阴痿少力等病，天气阴沉，热气与湿气交替发作。

黄帝说：关于间气升降不前的问题，我已经明白了它的意义，还想听听有关六气迁正的问题，可以使我明白吗？岐伯说：值年的岁气，迁居于一年的中位，叫作迁正位。司天之气不得迁居于正位，就是上年司天之气超过了交司之日。也就是上年司天之气太过，其值时有余日，仍旧治理着本年的司天之数，所以使新司天不得迁正。已亥年，若上年太阳不退位，则本年厥阴不得迁正，风木温暖之气不能应时施化，则花卉枯萎，人们易患淋病，目系转，转筋，善怒，小便赤等病。风气欲施其令而寒气不退，温暖的气候不得正时，则失去正常的春令。子午年，若上年厥阴不退位，则本年少阴不得迁正，冷气不退，春天先冷而后又寒，温暖之气不能应时施化。人们易患寒热，四肢烦痛，腰脊强直等病。上年厥阴木之气虽有余，但其不退位的情况，不能超过主气二之气君火当令之时。丑未年，若上年少阴不退位，则本年太阴不得迁正，雨水不能及时，万物枯焦，应当生长发育的不能

生发。人们易患手足肢节肿满，大腹水肿，胸满不食，飧泄胁满，四肢不能举动等病。雨气欲布其令，但由于少阴君火仍居天位而治之，所以温暖之气化亢盛而缺少雨泽。寅申年，若上年太阴不退位，则本年少阳不得迁正，炎热的气候不得施布其令，植物的苗莠不能繁荣，少阳之气晚治，则酷暑见于秋季，肃杀之气亦必晚至，霜露不得应时而降。人们易患疚疟，骨蒸，心悸惊骇，甚则血液外溢等病。卯酉年，若上年少阳不退位，则本年阳明不得迁正。因而阳暑热之气施化于前，阳明燥金肃杀之气则见于后，草木反而繁荣，人们易患寒热，鼻塞喷嚏，皮毛脆折，爪甲枯焦，甚则喘嗽上气，悲伤不乐等病。由于热化之令继续施布，燥令不行，也就是清冷急切之气不行，肺金又要患病。辰戌年，若上年阳明不退位，则本年太阳不得迁正，致使冬季寒冷之令，反而改行于春季，肃杀霜冻之气在前，严寒冰雪之气在后，若阳光之气复得而治，则溧冽之气不得发作，雾云待时而现。人们易患温疠病发作，喉闭咽干，烦躁口渴，喘息有音等病。太阳寒化之令，须待燥气过后，才能司天主治，若燥气过期不退，时令失去正常规律，对人们就会发生灾害。

黄帝说：对于迁正早晚的问题，你已将它的意义告知了我，还想听听有关退位的情况，可以使我明白吗？岐伯说：所谓不退位，就是指司天之数不尽，也就是司天之数有余，名叫复布政，所以也叫再治天，是由于司天之气有余，依然如故而不得退位的缘故。厥阴风木不退位时，则大风早起，时雨不得降下，湿令不能施化，人们易患温疫，斑疹偏废，风病发生，普遍出现肢节痛，

头目痛,伏热在内而心烦,咽喉干燥,口渴引饮等病。少阴君火不退位时,则温暖之气发生于春冬季节,蛰虫早期出现,草木提前发芽生长,人们易患隔热咽干,血液外溢,惊骇,小便赤涩,丹瘤疹疮疡瘤毒等病。太阴湿土不退位时,则寒冷与暑热不时发生,尘埃昏暗弥布天空,湿令不去,人们易患四肢少力,饮食不下,泄泻如注,小便淋沥,腹满,足胫寒冷,阴痿,大便闭塞,小便失禁或小便频数等病。少阳相火不退位时,则炎热的气候发生于春季,由于暑热在后期布化。故冬季温暖而不冻,流水不冰,蛰虫出现,人们易患少气,寒热交替发作,便血,上部发热,小腹坚硬而胀满,小便赤,甚则血液外溢等病。阳明燥金不退位时,则春天发生清冷之气,草木繁荣推迟,寒气与热气相间发作。人们易患呕吐,暴发泄泻,饮食不下,大便干燥,四肢不能举动,头目眩晕等病。太阳寒水不退位时,则春季又发生寒冷的气候,冰雹降下,阴沉之气昏暗覆盖,至二之气时,寒气尚未退去,人们易患寒痹厥逆,阴痿不用,小便失禁,腰膝皆痛等病,温疠发作较晚。

黄帝说:岁气司天的早晚,我已经知道了。还想听听在泉之数,你可以告知我吗?岐伯说:地之三气,每年有一气迁正,一气升天,一气退位,其不得前进,便应于土地的生化,使万物的生化失于正常的时令。

黄帝说:我听说天地二甲子,十干与十二支配合。司天在泉,上下相合而主治天地之气,其数能互相更移,有时失守其位,你可以使我明白吗?岐伯说:失其更移之正位的,就是说虽然已得岁时之正位,但是未得司正位之气,就会四时不节,发生大疫。

假如甲子年,本为阳年,而土运受到抑塞,如果上年癸亥年,司天的气数太过而有余,在时间上虽已交得甲子年,但厥阴风木仍居于司天之位,本年地气已经迁正,阳明在泉,去年在泉之少阳,已退为本年在泉的右间,这样,去年司天之厥阴不退位在上,本年在泉之阳明已迁正在下,因此两者不相奉和。由于在上之癸与在下之已反而相会,则本应太过的土运,却变虚而为木气所胜,所以就不是太过了,况且应于土运之黄钟阳年不应受到抑塞,今木气既胜,则土之子金气来复,金气来复,若少阴君火随之而至,则木之胜气随从君火之气,故金之复气乃微,这样,上甲与下己失守其位,其后三年则化成土疫,晚至丁卯年,早在丙寅年,土疫就要发作,发作的大小和善恶,可以根据当年司天在泉之气的盛衰及太乙游宫的情况去推断。又如甲子年,在上的甲与子相结合,交于司天以治天之位,崤在下的己卯未得迁正,上年戊寅在泉之少阳不得退位,也属于上甲与下己未能合德,也就是土运不算太过,而木气也要乘虚克土,土之子金气又有复气,以反其邪气之化。司天在泉,阴阳属性不同,其变为疫疠之气的大小善恶,和司天在泉失守其位的变化规律是一致的。

假如丙寅年,本为阳年太过,如果上午乙丑年司天的气数太过而有余,在时间上虽已交得丙寅年,但太阴湿土仍居于司天之位,本年地气已经迁正,厥阴在泉,去年在泉之太阳,已退为本年在泉的右间,这样,去年司天之太阴不退位在上,本年在泉之厥阴已迁正在下,因此,在泉的厥阴不能奉和于司天的气化。由于在上的乙与在下的辛相合，则本应太过的水运，却变虚而为土气所胜，所以就不是太过了，也就是太簇之律管，不应太羽之音。土胜而雨气施化，水之子木气来复为风化，这样，上丙与下辛失守其位而不得相会，其后三年则化成水疫，晚至已巳年，早在戊辰年，水疫甚者发作迅速，水疫微者发作徐缓，水疫发作的大小善恶，可以根据当年司天在泉之气的盛衰及太乙游宫的情况去推断。又如丙寅年，在上的丙与寅相合，交于司天以治天之位，而在下的辛巳未得迁正，上午庚辰在泉的太阳不得退位，也属于上丙与下辛未能合德，便使水运小虚而有小的胜气，或有小的复气，其后三年化而为疠，名叫水疠，其症状如水疫，治法同前。

假如庚辰年，本为阳年太过，如果上年已卯年司天的气数太过而有余，在时间上虽已交得庚辰年，但阳明燥金仍居于司天之位，本年地气已经迁正，太阴在泉，去年在泉的少阴已退为本年在泉的右间，这样，去年司天之阳明不退位在上，本年在泉之太阴已迁正在下，因此，在泉的太阴不能奉和于司天的气化。由于在上的己与在下的乙相会，则本应太过的金运，却变虚而为火气所胜，所以就不是太过了，也就是姑洗之律管，不应太商之音。火之胜气热化，则金之子水气来复，寒而制热，这样上庚与下乙失守其位而不得相会，其后三年化成金疫，迅速的至壬午年，徐缓的至癸未年，金疫就要发作，发作的大小善恶，可以根据当年司天之气的盛衰及太一游宫的情况去推断。又如庚辰年，在上的庚与辰相合，交于司天以治天之位，而在下的乙未未得迁正，也就是上年甲午在泉的少阴未得退位，也属于

上庚与下乙未能合德，也就是下乙的柔干失于与上庚刚干的配合，使金运小虚而小有胜气，或虽有胜气而无复气，其后三年化为疫疠，名叫金疠，治法同前。

假使壬午年，本为阳年太过，如果上年辛巳年司天的气数太过而有余，在时间上虽已交得壬午年，但厥阴风木仍居于司天之位，本年地气已经迁正，阳明在泉，去年丙申在泉的少阳已退为本年在泉的右间，这样，去年司天之厥阴不退位在上，本年在泉之阳明已迁正在下，因此，在泉的阳明不能奉和于司天的气化。由于在上的辛与在下的丁相会，则本应太过的木运，却变虚而为金气所胜，所以就不是太过了，也就是蕤宾之律管，不应太角之音。金气行而燥气胜，木之子火气来复则热化，其后化成木疫，疫甚的发作迅速，疫微的发作徐缓，木疫发作的大小善恶，可以根据当年司天之数的盛衰和太一游宫的情况去推断。又如壬午年，在上的壬与午相会，交于司天以治天之位，而在下的丁酉未得迁正，上年丙申在泉的少阳未得退位，也属于上壬与下丁未能合德，也就是下丁的干失于与上壬刚干的配合，也可以使木运小虚，并有小胜气与小复气，其后三年化而为疠，名叫木疠，其症状与风疫相似，治法同前。

假使戊申年，本为阳年太过，如果上年丁未年司天的气数太过而有余，在时间上虽已变得戊申年，但太阴湿土仍居于司天之位，本年地气已经迁正，厥阴在泉，去年壬戌在泉的太阳已经退为本年在泉的右间，这样，去年丁未司天之太阴不退位而仍在上，本年癸亥在泉之厥阴已迁正而在下，因此在泉的厥阴不能奉和于司天的气化。由于在上的丁与在下的癸相会，则本应太

过的火运，却变虚而为水气所胜，所以就不是太过了，也就是夷则之律管，不应太徵之音。这样上戊与下癸失守其位而不得相会，其后三年则化为疫，迅速的至庚戌年便要发作，发作的大小善恶，可以根据当年司天之气的盛衰及太一游宫的情况而推断。又如戊申年，在上的戊与申相会，且应交于司天以治天之位，而在下的癸亥未得迁正，也就是上年壬戌在泉的太阳未得退位，属于上戊与下癸未能合德，即下癸的柔干失于与戊刚干的配合，使火运小虚，有小胜气，或虽有胜气而无复气，其后三年化而为疬，名叫火疬，治法同前，其治法可以用寒法与泄法。

黄帝说：人的正气不足，天气如不正常，则神志失守，神光不得聚敛，邪气伤人，导致暴亡，我可以听听这是什么道理吗？岐伯说：人的五脏，只要有一脏不足，又遇上岁气不及，就要感受邪气。人若过度忧愁思虑就要伤心，又或遇少阴司天之年，天气不及，则间气太阴接之而至，这就是所谓天虚，也就是人气与天气同虚。又遇因惊而劫夺精气，汗出而伤心之液，因而形成三虚，则神明失守。心为一身之君主，神明由此而出，神明失守其位，则游离于上丹田，也就是泥丸宫下，神既失守而不得聚敛，却又遇到火运不及之年，必有水疫之邪气发病，使人突然死亡。人若饮食不节，劳倦过度就要伤脾，又或遇太阴司天之年，天气不及，则间气少阳接之而至，这就是所谓天虚，也就是人气虚与天气虚。又遇饮食过

饱，汗出伤胃之液，或醉饱行房，汗出伤脾之液，因而形成三虚，则脾之神志失守。脾的职能比之于议，智谋周密自此而出，神既失守其位而不得聚敛，却又遇土运不及之年，或巳年或甲年失守其位而天地不能合德，或太阴司天不及之年，必有土疫之邪气发病，使人突然死亡。人若久坐湿地，或强力劳动而又入水则必伤肾脏。肾的职能是作强，一切技巧都由此而出，由于人虚加以天气虚，因而形成三虚，使肾的神志失守，神志失守其位而不得聚敛，却又遇水运不及之年，或上辛与下丙不相符合，或上丙与下辛失守其位，或太阳司天不及之年，必有土疫稚气发病，使人突然死亡。人或忿怒，气上逆而不下，就要伤肝。又或遇厥阴司天，天气不及，则间气少阴接之而至，这不是所谓天虚，也就是天虚与人虚。又或遇急走恐惧，则汗出而伤肝之液。肝的职能，比之于将军，人的谋虑自此而出，神志失守其位而不聚敛，又遇木运不及之年，或丁年上丁与下壬不相符合，或上壬与下丁失守其位，或厥阴司天天气不及，必有金疫邪气发病，使人突然死亡。上迷五种失守其位，乃是由于天气虚与人气虚，致使神志游离失守其位，便会有五疫之邪伤人，使人突然死亡，名叫尸厥。人犯了五脏神志易位，就会使神光不圆，不但是疫邪，一切邪气伤人，都是由于神志失守其位的缘故。所以说，神志内守的就可以生，神志失守的就要死亡，得神者就会安康，失神者就要死亡。

素问篇 卷二十二

第七十四篇 至真要大论

【原文】

黄帝问曰:五气交合,盈虚更作,余知之矣。六气分治,司天地者,其至何如?岐伯再拜对曰:明乎哉问也!天地之大纪,人神之通应也。帝曰:愿闻上合昭昭,下合冥冥奈何?岐伯曰:此道之所主,工之所疑也。

帝曰:愿闻其道也。岐伯曰:厥阴司天,其化以风;少阴司天,其化以热;太阴司天,其化以湿;少阳司天,其化以火;阳明司天,其化以燥;阳司天,其化以寒。以所临藏位,命其病者也。

帝曰:地化奈何?岐伯曰:司天同候,间气皆然。帝曰:间气何谓?岐伯曰:司左右者,是谓间气也。帝曰:何以异之?岐伯曰:主岁者纪岁,间气者纪步也。帝曰:善。岁主奈何?岐伯曰:厥阴司天为风化,在泉为酸化,司气为苍化,间气为动化。少阴司天为热化,在泉为苦化,不司气化,居气为灼化。太阴司天为湿化,在泉为甘化,司气为黅化,间气为柔化。少阳司天为火化,在泉为苦化,司气为丹化,间气为明化。阳明司天为燥化,在泉为辛化,司气为素化,间气为清化。太阳司天为寒化,在泉为咸化,司气为玄化,间气为藏化。故治病者,必明六化分治,五味五色所生,五藏所宜,乃可以言盈虚病生之绪也。

帝曰:厥阴在泉而酸化先,余知之矣。风化之行也,何如?岐伯曰:风行于地,所谓本也,余气同法。本乎天者,天之气也,本乎地者,地之气也,天地合气,六节分而万物化生矣。故曰:谨候气宜,无失病机,此之谓也。

帝曰:其主病何如?岐伯曰:司岁备物,则无遗主矣。帝曰:先岁物何也?岐伯曰:天地之专精也。帝曰:司气者何如?岐伯曰:司气者主岁同,然有余不足也。帝曰:非司岁物何谓也?岐伯曰:散也,故质同而异等也,气味有薄厚,性用有躁静,治保有多少,力化有浅深,此之谓也。

帝曰:岁主藏害何谓?岐伯曰:以所不胜命之,则其要也。帝曰:治之奈何?岐伯曰:上淫于下,所胜平之,外淫于内,所胜治之。帝曰:善。平气何如?岐伯曰:谨察阴阳所在而调之,以平为期,正者正治,反者反治。

帝曰:夫子言察阴阳所在而调之,论言人迎与寸口相应,若引绳小大齐等,命曰平,阴之所在寸口何如?岐伯曰:视岁南北,可知之矣。帝曰:愿卒闻之。岐伯曰:北政之岁,少阴在泉,则寸口不应;厥阴在泉,则右不应;太阴在泉,则左不应。南政之岁,少阴司天,则寸口不应;厥阴司天,则右不应;太阴司天,则左不应。诸不应者,反其诊则见矣。帝曰:尺候何如?岐伯曰:北政之岁,三阴在下,则寸不应;三阴在上,则尺不应。南政之岁,三阴在天,则寸不应;三阴在泉,则尺不应,左右同。故曰:知其要者,一言而终,不知其要,流散无穷,此之谓也。

帝曰:善。天地之气,内淫而病何如?岐伯曰:岁厥阴在泉,风淫所胜则地气不明,平野昧,草乃早秀。民病洒洒振寒,善伸数欠,心痛支满,两胁里急,饮食不下,鬲咽不通,食则呕,腹胀善噫,得后与气,则快然如衰,身体皆重。

岁少阴在泉,热淫所胜,则焰浮川泽,阴处反明。民病腹中常鸣,气上冲胸,喘不能久立,寒热皮肤痛,目瞑齿痛颐肿,恶寒发热如疟,少腹中痛,腹大,蛰虫不藏。

岁太阴在泉,草乃草荣,湿淫所胜,则埃昏岩谷,黄反见黑,至阴之交。民病饮积,心痛,耳聋,浑浑焞焞,嗌肿喉痹,阴病血见,少腹痛肿,不得小便,病冲头痛,目似脱,项似拔,腰似折,髀不可以回,腘如结,腨如别。

岁少阳在泉,火淫所胜,则焰明郊野,寒热更至。民病注泄赤白,少腹痛溺赤,甚则血便,少阴同候。

岁阳明在泉,燥淫所胜,则霜雾清暝。民病喜呕,呕有苦,善太息,心胁痛不能反侧,甚则嗌干面尘,身无膏泽,足外反热。

岁太阳在泉,寒淫所胜,则凝肃惨慄。民病少腹控睾,引腰脊,上冲心痛,血见,嗌痛颔肿。

帝曰:善。治之奈何?岐伯曰:诸气在泉,风淫于内,治以辛凉,佐以苦,以甘缓之,以辛散之。热淫于内,治以咸寒,佐以甘苦,以酸收之,以苦发之。湿淫于内,治以苦热,佐以酸淡,以苦燥之,以淡泄之。火淫于内,治以咸冷,佐以甘辛,以酸收之,以苦发之。燥淫于内,治以苦温,佐以甘辛,以苦下之。寒淫于内,治以甘热,佐以苦辛,以咸写之,以辛润之,以苦坚之。

帝曰:善。天气之变何如?岐伯曰:厥阴司天,风淫所胜,则太虚埃昏,云物以扰,寒生春气,流水不冰。民病胃脘当心而痛,上支两胁,鬲咽不通,饮食不下,舌本强,食则呕,冷泄腹胀,溏泄,瘕水闭,蛰虫不去,病本于脾。冲阳绝,死不治。

少阴司天,热淫所胜,怫热至,火行其政。民病胸中烦热,嗌干,左胠满,皮肤痛,寒热咳喘,大雨且至,唾血血泄,鼽衄嚏呕,溺色变,甚则疮疡胕肿,肩背臂臑及缺盆中痛,心痛肺䐜,腹大满,膨膨而喘咳,病本于肺。尺泽绝,死不治。

太阴司天,湿淫所胜,则沉阴且布,雨变枯槁,胕肿骨痛,阴痹,阴痹者按之不得,腰脊头项痛,时眩,大便难,阴气不用,饥不欲食,咳唾则有血,心如悬,病本于肾。太谿绝,死不治。

少阳司天,火淫所胜,则温气流行,金政不平,民病头痛,发热恶寒而疟,热上皮肤痛,色变黄赤,传而为水,身面胕肿,腹满仰息,泄注赤白,疮疡咳唾血,烦心胸中热,甚则鼽衄,病本于肺。天府绝,死不治。

阳明司天,燥淫所胜,则木乃晚荣,草乃晚生,筋骨内变,民病左胠胁痛,寒清于中,感而疟,大凉革候,咳,腹中鸣,注泄鹜溏,名木敛,生菀于下,草焦上首,心胁暴痛,不可反

228

侧,嗌干面尘,腰痛,丈夫㿉疝,妇人少腹痛,目昧眦,疡疮痤痈,蛰虫来见,病本于肝。太冲绝,死不治。

太阳司天,寒淫所胜,则寒气反至,水且冰,血变于中,发为痈疡,民病厥心痛,呕血血泄鼽衄,善悲,时眩仆,运火炎烈,雨暴乃雹,胸腹满,手热肘挛,掖肿,心澹澹大动,胸胁胃脘不安,面赤目黄,善噫嗌干,甚则色炲,渴而欲饮,病本于心。神门绝,死不治。所谓动气知其藏也。

帝曰:善。治之奈何?岐伯曰:司天之气,风淫所胜,平以辛凉,佐以苦甘,以甘缓之,以酸写之。热淫所胜,平以咸寒,佐以苦甘,以酸收之。湿淫所胜,平以苦热,佐以酸辛,以苦燥之,以淡泄之。湿上甚而热,治以苦温,佐以甘辛,以汗为故而止。火淫所胜,平以酸冷,佐以苦甘,以酸收之,以苦发之,以酸复之,热淫同。燥淫所胜,平以苦湿,佐以酸辛,以苦下之。寒淫所胜,平以辛热,佐以甘苦,以咸写之。

帝曰:善。邪气反胜,治之奈何?岐伯曰:风司于地,清反胜之,治以酸温,佐以苦甘,以辛平之。热司于地,寒反胜之,治以甘热,佐以苦辛,以咸平之。湿司于地,热反胜之,治以苦冷,佐以咸甘,以苦平之。火司于地,寒反胜之,治以甘热,佐以苦辛,以咸平之。燥司于地,热反胜之,治以平寒,佐以苦甘,以酸平之,以和为利。寒司于地,热反胜之,治以咸冷,佐以甘辛,以苦平之。

帝曰:其司天邪胜何如?岐伯曰:风化于天,清反胜之,治以酸温,佐以甘苦。热化于天,寒反胜之,治以甘温,佐以苦酸辛。湿化于天,热反胜之,治以苦寒,佐以苦酸。火化于天,寒反胜之,治以甘热,佐以苦辛。燥火于天,热反胜之,治以辛寒,佐以苦甘。寒化于天,热反胜之,治以咸冷,佐以苦辛。

帝曰:六气相胜奈何?岐伯曰:厥阴之胜,耳鸣头眩,愦愦欲吐,胃鬲如寒,大风数举,倮虫不滋,胠胁气并,化而为热,小便黄赤,胃脘当心而痛,上支两胁,肠鸣飧泄,少腹痛,注下赤白,甚则呕吐,鬲咽不通。

少阴之胜,心下热,善饥,齐下反动,气游三焦,炎暑至,木乃津,草乃萎,呕逆躁烦,腹满痛,溏泄,传为赤沃。

太阴之胜,火气内郁,疮疡于中,流散于外,病在胠胁,甚则心痛,热格,头痛喉痹项强,独胜则湿气内郁,寒迫下焦,痛留顶,互引眉间,胃满,雨数至,燥化乃见,少腹满,腰脽重强,内不便,善注泄,足下温,头重,足胫跗肿,饮发于中,跗肿于上。

少阳之胜,热客于胃,烦心心痛,目赤欲呕,呕酸善饥,耳痛溺赤,善惊谵妄,暴热消烁,草萎水涸,介虫乃屈,少腹痛,下沃赤白。

阳明之胜,清发于中,左胠胁痛,溏泄,内为嗌塞,外发㿉疝,大凉肃杀,华英改容,毛虫乃殃,胸中不便,嗌塞而咳。

太阳之胜,凝溧且至,非时水冰,羽乃后化,痔疟发,寒厥入胃,则内生心痛,阴中乃疡,隐曲不利,互引阴股,筋肉拘苛,血脉凝泣,络满色变,或为血泄,皮肤否肿,腹满食减,热反上行,头项囟顶脑户中痛,目如脱,寒入下焦,传为濡写。

帝曰:治之奈何?岐伯曰:厥阴之胜,治以甘清,佐以苦辛,以酸写之。少阴之胜,治以辛寒,佐以苦咸,以甘写之。太阴之胜,治以咸热,佐以辛甘,以苦写之。少阳之胜,治以辛寒,佐以甘咸,以甘写之。阳明之胜,治以酸温,佐以辛甘,以苦写之。太阳之胜,治以甘热,佐以辛酸,以咸写之。

帝曰:六气之复何如?岐伯曰:悉乎哉问也!厥阴之复,少腹坚满,里急暴痛,偃木飞沙,倮虫不荣,厥心痛,汗发呕吐,饮食不入,入而复出,筋骨掉眩,清厥,甚则入脾,食痹而吐。冲阳绝,死不治。

少阴之复,燠热内作,烦躁鼽嚏,少腹绞痛,火见燔炳,嗌燥,分注时止,气动于左,上行于右,咳,皮肤痛,暴瘖心痛,郁冒不知人,乃洒淅恶寒,振慄谵妄,寒已而热,渴而欲饮,少气骨痿,隔肠不便,外为浮肿,哕噫,赤气后化,流水不冰,热气大行,介虫不复,病痱胗疮疡,痈疽痤痔,甚则入肺,咳而鼻渊。天府绝,死不治。

太阴之复,湿变乃举,体重中满,食饮不化,阴气上厥,胸中不便,饮发于中,咳喘有声,大雨时行,鳞见于陆,头顶痛重,而掉瘛尤甚,呕而密默,唾吐清液,甚则入肾窍,写无度。太谿绝,死不治。

少阳之复,大热将至,枯燥燔爇,介虫乃耗,惊瘛咳衄,心热烦躁,便数憎风,厥气上行,面如浮埃,目乃瞤瘛,火气内发,上为口糜呕逆,血溢血泄,发而为疟,恶寒鼓慄,寒极反热,嗌络焦槁,渴引水浆,色变黄赤,少气脉萎,化而为水,传为胕肿,甚则入肺,咳而血泄。尺泽绝,死不治。

阳明之复,清气大举,森木苍干,毛虫乃厉,病生胠胁,气归于左,善太息,甚则心痛否满,腹胀而泄,呕苦咳哕,烦心,病在鬲中,头痛,甚则入肝,惊骇筋挛。太冲绝,死不治。

太阳之复,厥气上行,水凝雨冰,羽虫乃死。心胃生寒,胸膈不利,心痛否满,头痛善悲,时眩仆,食减,腰脽反痛,屈伸不便,地裂冰坚,阳光不治,少腹控睾,引腰脊,上冲心,唾出清水,及为哕噫,甚则入心,善忘善悲。神门绝,死不治。

帝曰:善,治之奈何?岐伯曰:厥阴之复,治以酸寒,佐以甘辛,以酸写之,以甘缓之。少阴之复,治以咸寒,佐以苦辛,以甘写之,以酸收之,辛苦发之,以咸软之。太阴之复,治以苦热,佐以酸辛,以苦写之,燥之,泄之。少阳之复,治以咸冷,佐以苦辛,以咸软之,以酸收之,辛苦发之,发不远热,无犯温凉,少阴同法。阳明之复,治以辛温,佐以苦甘,以苦泄之,以苦下之,以酸补之。太阳之复,治以咸热,佐以甘辛,以苦坚之。治诸胜复,寒者热之,热者寒之,湿者清之,清者温之,散者收之,抑者散之,燥者润之,急者缓之,坚者耎之,脆者坚之,衰者补之,强者写之,各安其气,必清必静,则病气衰去,归其所宗,此治之大体也。

帝曰:善。气之上下,何谓也?岐伯曰:身半以上,其气三矣,天之分也,天气主之。身半以下,其气三矣,地之分也,地气主之。以名命气,以气命处,而言其病。半,所谓天枢也。故上胜而下俱病者，以地名之，下胜而上俱病者，以天名之。所谓胜至，报气屈伏而未发也，复至则不以天地异名，皆如复气为法也。

帝曰：胜复之动，时有常乎？气有必乎？岐伯曰：时有常位，而气无必也。帝曰：愿闻其道也。岐伯曰：初气终三气，天气主之，胜之常也。四气尽终气，地气主之，复之常也。有胜则复，无胜则否。帝曰：善。复已而胜何如？岐伯曰：胜至则复，无常数也，衰乃止耳。复已而胜，不复则害，此伤生也。帝曰：复而反病何也？岐伯曰：居非其位，不相得也，大复其胜则主胜之，故反病也，所谓火燥热也。帝曰：治之何如？岐伯曰：夫气之胜也，微者随之，甚者制之。气之复也，和者平之，暴者夺之，皆随胜气，安其屈伏，无问其数，以平为期，此其道也。

帝曰：善。客主之胜复奈何？岐伯曰：客主之气，胜而无复也。帝曰：其逆从何如？岐伯曰：主胜逆，客胜从，天之道也。

帝曰：其生病何如？岐伯曰：厥阴司天，客胜则耳鸣掉眩，甚则咳；主胜则胸胁痛，舌难以言。少阴司天，客胜则鼽嚏颈项强，肩背瞀热，头痛少气，发热耳聋目瞑，甚则胕肿血溢，疮疡咳喘；主胜则心热烦躁，甚则胁痛支满。太阴司天，客胜则首面胕肿，呼吸气喘；主胜则胸腹满，食已而瞀。少阳司天，客胜则丹胗外发，及为丹熛疮疡，呕逆喉痹，头痛嗌肿，耳聋血溢，内为瘛瘲；主胜则胸满咳仰息，甚而有血，手热。阳明司天，清复内余，则咳衄嗌塞，心鬲中热，咳不止而白，血出者死。太阳司天，客胜则胸中不利，出清涕，感寒则咳；主胜则喉嗌中鸣。

厥阴在泉，客胜则大关节不利，内为痉强拘瘛，外为不便；主胜则筋骨繇并，腰腹时痛。少阴在泉，客胜则腰痛，尻股膝髀腨胻足病，瞀热以酸，胕肿不能久立，溲便变；主胜则厥气上行，心痛发热，鬲中，众痹皆作，发于胠胁，魄汗不藏，四逆而起。太阴在泉，客胜则足痿下重，便溲不时，湿客下焦，发而濡写，及为肿，隐曲之疾；主胜则寒气逆满，食饮不下，甚则为疝。少阳在泉，客胜则腰腹痛而反恶寒，甚则下白溺白；主胜则热反上行而客于心，心痛发热，格中而呕。少阴同候。阳明在泉，客胜则清气动下，少腹坚满而数便写；主胜则腰重腹痛，少腹生寒，下为鹜溏，则寒厥于肠，上冲胸中，甚则喘，不能久立。太阳在泉，寒复内余，则腰尻痛，屈伸不利，股胫足膝中痛。

帝曰：善，治之奈何？岐伯曰：高者抑之，下者举之，有余折之，不足补之，佐以所利，和以所宜，必安其主客，适其寒温，同者逆之，异者从之。

帝曰：治寒以热，治热以寒，气相得者逆之，不相得者从之，余己知之矣。其于正味何如？岐伯曰：木位之主，其写以酸，其补以辛。火位之主，其写以甘，其补以咸。土位之主，其写以苦，其补以甘。金位之主，其写以辛，其补以酸。水位之主，其写以咸，其补以苦。厥阴之客，以辛补之，以酸写之，以甘缓之。少阴之客，以咸补之，以甘写之，以咸收之。太阴之客，以甘补之，以苦写之，以甘缓之。少阳之客，以咸补之，以甘写之，以咸软之。阳明之客，以酸补之。以辛写之，以苦写之。太阳之客，以苦补之，以咸写之，以苦坚之，以辛润之。开发腠理，致津液通气也。

帝曰：善。愿闻阴阳之三也何谓？岐伯曰：气有多少，异用也。帝曰：阳明何谓也？岐伯曰：两阳合明也。帝曰：厥阴何也？岐伯曰：两阴交尽也。

帝曰：气有多少，病有盛衰，治有缓急，方有大小，愿闻其约奈何？岐伯曰：气有高下，病有远近，证有中外，治有轻重，适其至所为故也。《大要》曰：君一臣二，奇之制也；君二臣四，偶之制也；君二臣三，奇之制也；君三臣六，偶之制也。故曰：近者奇之，远者偶之，汗者不以奇，下者不以偶，补上治上制以缓，补下治下制以急，急则气味厚，缓则气味薄，适其至所，此之谓也。病所远而中道气味之者，食而过之，无越其制度也。是故平气之道，近而奇偶，制小其服也。远而奇偶，制大其服也。大则数少，小则数多。多则九之，少则二之。奇之不去则偶之，是谓重方。偶之不去，则反佐以取之，所谓寒热温凉，反从其病也。

帝曰：善。病生于本，余知之矣。生于标者，治之奈何？岐伯曰：病反其本，得标之病，治反其本，得标之方。

帝曰：善。六气之胜，何以候之？岐伯曰：乘其至也。清气大来，燥之胜也，风木受邪，肝病生焉。热气大来，火之胜也，金燥受邪，肺病生焉。寒气大来，水之胜也，火热受邪，心病生焉。湿气大来，土之胜也，寒水受邪，肾病生焉。风气大来，木之胜也，土湿受邪，脾病生焉。所谓感邪而生病也。乘年之虚，则邪甚也。失时之和，亦邪甚也。遇月之空，亦邪甚也。重感于邪，则病危矣。有胜之气，其必来复也。

帝曰：其脉至何如？岐伯曰：厥阴之至，其脉弦，少阴之至，其脉钩，太阴之至，其脉沉，少阳之至，大而浮，阳明之至，短而濇，太阳之至，大而长。至而和则平，至而甚则病，至而反者病，至而不至者病，未至而至者病，阴阳易者危。

帝曰：六气标本，所从不同，奈何？岐伯曰：气有从本者，有从标本者，有不从标本者也。帝曰：愿卒闻之。岐伯曰：少阳太阴从本，少阴太阳从本从标，阳明厥阴，不从标本，从乎中也。故从本者，化生于本，从标本者，有标本之化，从中者，以中气为化也。帝曰：脉从而病反者，其诊何如？岐伯曰：脉至而从，按之不鼓，诸阳皆然。帝曰：诸阴之反，其脉何如？岐伯曰：脉至而从，按之鼓甚而盛也。

是故百病之起，有生于本者，有生于标者，有生于中气者，有取本而得者，有取标而得者，有取中气而得者，有取标本而得者，有逆取而得者，有从取而得者。逆，正顺也。若顺，逆也。故曰：知标与本，用之不殆，明知逆顺，正行无问。此之谓也。不知是者，不足以言诊，足以乱经。故《大要》曰：粗工嘻嘻，以为可知，言热未已，寒病复始，同气异形，迷诊乱经，此之谓也，夫标本之道，要而博，小而大，可以言一而知百病之害，言标与本，易而勿损，察本与标，气可令调，明知胜复，为万民式，天之道毕矣。

帝曰：胜复之变，早晏何如？岐伯曰：夫所胜者，胜至已病，病已愠愠，而复已萌也。夫所复者，胜尽而起，得位而甚，胜有微甚，复有少多，胜和而和，胜虚而虚，天之常也。帝曰：胜复之作，动不当位，或后时而至，其故何也？岐伯曰：夫气之生，与其化衰盛异也。寒暑温凉盛衰之用，其在四维。故阳之动，始于温，盛于暑。阴之动，始于清，盛于寒。春夏秋冬，各差其分。故《大要》曰：彼春之暖，为夏之暑，彼秋之忿，为冬之怒，谨按四维，斥候皆归，其终可见，其始可知。此之谓也。帝曰：差有数乎？岐伯曰：又凡三十度也。帝曰：其脉应皆何如？岐伯曰：差同正法，待时而去也。《脉要》曰：春不沉，夏不弦，冬不濇，秋不数，是谓四塞。沉甚曰病，弦甚曰病，涩甚曰病，数其曰病，参见曰病，复见曰病，未去而去曰病，去而不去曰病，反者死。故曰：气之相守司也，如权衡之不得相失也。夫阴阳之气，清静则生化治，动则苛疾起，此之谓也。

帝曰：幽明何如？岐伯曰：两阴交尽故曰幽，两阳合明故曰明，幽明之配，寒暑之异也。帝曰：分至何如？岐伯曰：气至之谓至，气分之谓分，至则气同，分则气异，所谓天地之正纪也。

帝曰：夫子言春秋气始于前，冬夏气始于后，余已知之矣。然六气往复，主岁不常也，其补写奈何？岐伯曰：上下所主，随其攸利，正其味，则其要也，左右同法。《大要》曰：少阳之主，先甘后咸；阳明之主，先辛后酸；太阳之主，先咸后苦；厥阴之主，先酸后辛；少阴之主，先甘后咸；太阴之主，先苦后甘。佐以所利，资以所生，是谓得气。

帝曰：善。夫百病之生也，皆生于风寒暑湿燥火，以之化之变也。经言盛者写之，虚者补之，余锡以方士，而方士用之，尚未能十全，余欲令要道必行，桴鼓相应，犹拔刺雪汙，工巧神圣，可得闻乎？岐伯曰：审察病机，无失气宜，此之谓也。帝曰：愿闻病机何如？岐伯曰：诸风掉眩，皆属于肝。诸寒收引，皆属于肾。诸气膹郁，皆属于肺。诸湿肿满，皆属于脾。诸热瞀瘛，皆属于火。诸痛痒疮，皆属于心。诸厥固泄，皆属于下。诸痿喘呕，皆属于上。诸禁鼓慄，如丧神守，皆属于火。诸痉项强，皆属于湿。诸逆冲上，皆属于火。诸胀腹大，皆属于热。诸躁狂越，皆属于火。诸暴强直，皆属于风。诸病有声，鼓之如鼓，皆属于热。诸病胕肿，痛酸惊骇，皆属于火。诸转反戾，水液浑浊，皆属于热。诸病水液，澄澈清冷，皆属于寒。诸呕吐酸，暴注下迫，皆属于热。故《大要》曰：谨守病机，各司其属，有者求之，无者求之，盛者责之，虚者责之，必先五胜，疏其血气，令其调达，而致和平，此之谓也。

帝曰：善，五味阴阳之用何如？岐伯曰：辛甘发散为阳，酸苦涌泄为阴，咸味涌泄为阴，淡味渗泄为阳。六者或收或散，或缓或急，或燥或润，或软或坚，以所利而行之，调其气，使其平也。帝曰：非调气而得者，治之奈何？有毒无毒，何先何后？愿闻其道。岐伯曰：有毒无毒，所治为主，适大小为制也。帝曰：请言其制。岐伯曰：君一臣二，制之小也；君一臣三佐五，制之中也；君一臣三佐九，制之大也。寒者热之，热者寒之，微者逆之，甚者从之，坚者削之，客者除之，劳者温之，结者散之，留者攻之，燥者濡之，急者缓之，散者收之，损者温之，逸者行之，惊者平之，上之下之，摩之浴之，薄之劫之，开之发之，适事为故。

帝曰:何谓逆从? 岐伯曰:逆者正治,从者反治,从少从多,观其事也。帝曰:反治何谓? 岐伯曰:热因寒用,寒因热用,塞因塞用,通因通用,必伏其所主,而先其所因,其始则同,其终则异,可使破积,可使溃坚,可使气和,可使必已。帝曰:善。气调而得者何如? 岐伯曰:逆之从之,逆而从之,从而逆之,疏气令调,则其道也。

帝曰:善。病之中外何如? 岐伯曰:从内之外者调其内;从外之内者治其外;从内之外而盛于外者,先调其内而后治其外;从外之内而盛于内者,先治其外,而后调其内;中外不相及,则治主病。

帝曰:善。火热复,恶寒发热,有如疟状,或一日发,或间数日发,其故何也? 岐伯曰:胜复之气,会遇之时,有多少也。阴气多而阳气少,则其发日远;阳气多而阴气少,则其发日近。此胜复相薄,盛衰之节,疟亦同法。

帝曰:论言治寒以热,治热以寒,而方士不能废绳墨而更其道也。有病热者,寒之而热,有病寒者,热之而寒,二者皆在,新病复起,奈何治? 岐伯曰:诸寒之而热者取之阴,热之而寒者取之阳,所谓求其属也。帝曰:善。服寒而反热,服热而反寒,其故何也? 岐伯曰:治其王气,是以反也。帝曰:不治王而然者何也? 岐伯曰:悉乎哉问也! 不治五味属也。夫五味入胃,各归所喜,攻酸先入肝,苦先入心,甘先入脾,辛先入肺,咸先入肾,久而增气,物化之常也。气增而久,夭之由也。

帝曰:善。方制君臣何谓也? 岐伯曰:主病之谓君,佐君之谓臣,应臣之谓使,非上下三品之谓也。帝曰:三品何谓? 岐伯曰:所以明善恶之殊贯也。

帝曰:善。病之中外何如? 岐伯曰:调气之方,必别阴阳,定其中外,各守其乡。内者内治,外者外治,微者调之,其次平之,盛者夺之,汗之下之,寒热温凉,衰之以属,随其攸利,谨道如法,万举万全,气血正平,长有天命。帝曰:善。

【译文】

黄帝问道:五运相互交合主岁,太过不及交替为用,我已经知道了。六气分治在一年中,主管司天在泉,其气来时是怎样的? 岐伯再拜而回答说:问得多么英明啊! 这是自然变化的基本规律,人体的机能活动是与天地变化相适应的。

黄帝道:人体与司天在泉之气相适应的情况是怎样的? 岐伯说:这是受自然规律所主宰的,是一般医生容易疑惑和难以明白的。

黄帝道:我要知道它的道理。岐伯说:厥阴司天,气从风化;少阴司天,气从热化;太阴司天,气从湿化;少阳司天,气从火化;阳明司天,气从燥化;太阳司天,气从寒化。根据客气所临的脏位,来确定其疾病。

黄帝道:在泉之气的气化是怎样的? 岐伯说:与司天同一规律,间气也是如此。

黄帝道:间气是怎样的呢? 岐伯说:分司在司天和在泉之左右的,就叫做间气。

黄帝道:与司天在泉有何分别? 岐伯说:司天在泉主岁之气,主管一年的气化,间气之气,主一步(六十日多)的气化。黄帝道:很对!

一岁之中气化的情况是怎样的呢? 岐伯说:厥阴司天为风化,在泉为酸化,岁运为苍化,间气为动化;少阴司天为热化,在泉为苦化,岁运不司气化,间气为灼化;太阴司天为湿化,在泉为甘化,岁运为黅化,间气为柔化;少阳司天为火化,在泉为苦化,岁运为丹化,间气为明化;阳明司天为燥化,在泉为辛化,岁运为素化,间气为清化;太阳司天为寒化,在泉为咸化,岁运为玄化,间气为藏化。所以作为一个治病的医生,必须明了六气所司的气化,以及五味、五色的产生与五脏之所宜,然后才可以对气化的太过、不及和疾病发生的关系有头绪。

黄帝道:厥阴在泉而从酸化,我早就知道了。风的气化运行又怎样呢? 岐伯说:风气行于地,这是本于地之气而为风化,其他火湿燥寒诸气也是这样。因为本属于天的,是天之气,本属于地的,是地之气,天地之气相互交通化合,六节之气分而后万物才能化生。所以说:要谨慎地察候气宜,不可贻误病机。就是这个意思。

黄帝道:主治疾病的药物怎样? 岐伯说:根据岁气来采备其所生化的药物,则药物就不会有所遗略了。

黄帝道:为什么要采备岁气所生化的药物? 岐伯说:因其能得天地精专之气,故气全而力厚。

黄帝道:司岁运的药物怎样? 岐伯说:司岁运的药物与主岁的药物相同,然而有太过不及的区别。

黄帝道:不属司岁之气生化的药物,又怎样呢? 岐伯说:其气散而不专。所以非司岁和司岁的药物相较,形质虽同,却有等级上的差别,气味有厚薄之分,性能有躁静之别,疗效有多少的不同,药力所及也有浅深之异。就是这个道理。

黄帝道:主岁之气伤害五脏,应当怎样来说明? 岐伯说:以脏气所不胜之气来说明,就是这个问题的要领。

黄帝道:治疗的方法怎样? 岐伯说:司天之气淫胜于下的,以其所胜之气来平调之;在泉之气淫胜于内的,以其所胜之气来治疗之。黄帝道:对。

负气平和之年怎样呢? 岐伯说:仔细观察阴阳病变之所在,来加以调整,达到平衡为目的;正病用正治法,反病用反治法。

黄帝道:先生说观察阴阳之所在来调治,医论中说人迎和寸口脉相应,像牵引绳索一样大小相等的,称为平脉。那么阴脉所在寸口应该怎样? 岐伯说:看主岁是南政还是北政,就可以知道了。

黄帝道:请你详尽地讲给我听。岐伯说:北政的年份,少阴在泉,则寸口不应;厥阴在泉,则右脉不应;太阴在泉,则左脉不应。南政的年份,少阴司天,则寸口不应;厥阴司天,则右脉不应;太阴司天,则左脉不应。凡是寸口脉不应的,尺寸倒候或复其手就可以见了。

黄帝道：尺部之候怎样？岐伯说：北政的年份，三阴在泉，则寸部不应；三阴司天，则尺部不应。南政的年份，三阴司天，则寸部不应；三阴在泉，则尺部不应。左右脉是相同的。所以说：能掌握其要领的，用很少的语言就可以介绍完了，如果不知其要领，就会茫无头绪。就是这个道理。黄帝道：很对。

司天在泉之气，淫胜于内而发病的情况是怎样的？岐伯说：厥阴在泉之年，风气淫盛，则地气不明，原野昏暗不清，草类提早结实。人们多病洒洒然振栗恶寒，时喜伸腰呵欠，心痛而有撑满感，两侧胁里拘急不舒，饮食不下，胸膈咽部不利，食入则呕吐，腹胀，多暖气，得大便或转矢气，后觉得轻快好像病情衰减，全身沉重。少阴在泉之年，热气淫盛，川泽中阳气蒸腾，阴处反觉清明。人们多病腹中时常鸣响，逆气上冲胸脘，气喘不能久立，寒热，皮肤痛，眼模糊，齿痛，目下肿，恶寒发热如疟状，少腹疼痛，腹部胀大。气候温热，虫类迟不伏藏。

太阴在泉之年，草类提早开花，湿气淫盛，则峰谷之间昏暗浑浊，黄色见于水位，与至阴之气色相交合。人们多病饮邪积聚，心痛，耳聋，头目不清，咽喉肿胀，喉痹，阴病而有出血症状，少腹肿痛，小便不通，气上冲头痛，眼如脱出，项部似拔，腰像折断，大腿不能转动，膝弯结滞不灵，小腿肚好像裂开一样。

少阳在泉之年，火气淫盛，则郊野烟明，时寒时热。人们多病泄泻如注，下痢赤白，少腹痛，小便赤色，甚则血便。其余症候与少阴在泉之年相同。

阳明在泉之年，燥气淫盛，则雾气清冷昏暗。人们多病喜呕，呕吐苦水，常叹息，心胁部疼痛不能转侧，甚至咽喉干，面暗如蒙尘，身体干枯而不润泽，足外侧反热。

太阳在泉之年，寒气淫盛，则天地间凝肃惨栗。人们多病少腹疼痛牵引睾丸、腰脊，向上冲心而痛，出血，咽喉痛，颔部肿。黄帝道：对。怎样治疗呢？岐伯说：凡是在泉之气，风气太过而侵入体内的，主治用辛凉，辅佐用苦味，用甘味来缓和肝木，用辛味来散其风邪；热气太过而侵淫体内的，主治用咸寒，辅佐用甘苦，以酸味收敛阴气，用苦药来发泄热邪；湿气太过而侵入体内的，主治用苦热，辅佐用酸淡，用苦味药以燥湿，用淡味药以渗泄湿邪；火气太过而侵入体内的，主治用咸冷，辅佐用苦辛，以酸味药收敛阴气，以苦味药发泄火邪；燥气太过而侵入体内的，主治用苦温，辅助用甘辛，以苦味泄下；寒气太过而侵入体内的，主治用甘热，辅助用苦辛，用咸以泻水，用辛味以温润，以苦味来巩固阳气。黄帝道：对。

司天之气的变化又怎样呢？岐伯说：厥阴司天，风气淫胜，则天空尘埃昏暗，云物扰动不宁，寒季行春令，流水不能结冰，蛰虫不去潜伏。人们多病胃脘，心部疼痛，上撑两胁，咽膈不通利，饮食不下，舌本强硬，食则呕吐，冷泻，腹胀，便溏泄，瘕，小便不通，病的根本在脾脏。如冲阳脉绝，多属不治的死证。

少阴司天，热气淫胜，则天气郁热，君火行其政令，热极则大雨将至。人们多病胸中烦热，咽喉干燥，右胁上胀满，皮肤疼痛，寒热，咳喘，唾血，便血，衄血，鼻塞流涕，喷嚏，呕吐，小便变色，甚则疮疡，浮肿，肩、背、臂、臑以及缺盆等处疼痛，心痛，肺胀，腹胀满，胸部胀满，气喘咳嗽，病的根本在肺脏。如尺泽脉绝，多属不治的死证。

太阳司天，湿气淫胜，则天气阴沉，乌云满布，雨多反使草木枯槁。人们多病浮肿，骨痛阴痹，阴痹之病按之不知痛处，腰脊头项疼痛，时时眩晕，大便困难，阳痿，饥饿而不欲进食，咳唾则有血，心悸如悬，病的根本在肾脏。如太溪脉绝，多属不治的死证。

少阳司天，火气淫胜，则温热之气流行，秋金之令不平。人们多病头痛，发热恶寒而发疟疾，热气在上，皮肤疼痛，色变黄赤，传于里则变为水病，身面浮肿，腹胀满，仰面喘息，泄泻暴注，赤白下痢，疮疡，咳嗽吐血，心烦，胸中热，甚至鼻流涕出血，病的根本在肺脏。如天府脉绝，多属不治的死证。

阳明司天，燥气淫胜，则树木繁荣推迟，草类生长较晚。筋骨发生变化，大凉之气使天气反常，树木生发之气被抑制而郁伏于下，草类的花叶均现焦枯，应该蛰伏的虫类反而出动。人们多病在肤胁疼痛，寒凉清肃之气感受之后则为疟疾，咳嗽，腹中鸣响，暴注泄泻，大便稀溏，心胁突然剧痛，不能转侧，咽喉干燥，面色如蒙尘，腰痛，男子癀疝，妇女少腹疼痛，眼目昏昧不明，眼角疼痛，疮疡痈痤，病的根本在肝脏。如太冲脉绝，多属不治的死证。

太阳司天，寒气淫胜，则寒气非时而至，水多结冰，如遇戊癸火运炎烈，则有暴雨冰雹。人们多病血脉变化于内，发生痈疡，厥逆心痛，呕血，便血，衄血，鼻塞流涕，善悲，时常眩晕仆倒，胸腹满，手热，肘臂挛急，腋部肿，心悸甚，胸胁胃脘不舒，面赤目黄，善噫气，咽喉干燥，甚至面黑如炲，口渴欲饮，病的根本在心脏。如神门脉绝，多属不治的死证。所以说，由脉气的搏动，可以测知其脏气的存亡。黄帝道：对。

怎样治疗呢？岐伯说：司天之气，风气淫胜，治以辛凉，佐以苦甘，以甘味缓其急，以酸味泻其邪；热气淫胜，治以咸寒，佐以苦甘，以酸味药收敛阴气；湿气淫胜，治以苦热，佐以酸辛，以苦味药燥湿，以淡味药泄湿邪，如湿邪甚于上部而有热，治以苦味温性之药，佐以甘辛，以汗解法恢复其常态而止；火气淫胜，治以咸冷，佐以苦甘，以酸味药收敛阴气，以苦味药发泄火邪，以酸味药复其真气，热淫与火淫所胜相同；燥气淫胜，治以苦温，佐以酸辛，以苦味下其燥结；寒气淫胜，治以辛热，佐以甘苦，以咸味药泻其寒邪。黄帝：对！

本气不足而邪气反胜所致之病，应当怎样治疗？岐伯说：风气在泉，而反被清气胜的，治以酸温，佐以苦甘，以辛味药平之；热气在泉，而寒气反胜的，治以甘热，佐以苦辛，以咸味药平之；湿气在泉，而热气反胜的，治以苦冷，佐以咸甘，以苦味药平之；火握在泉，而寒气反胜的，治以甘热，佐以苦辛，以咸味之药平之；燥气在泉，而热气反胜的，治以平寒，佐以苦甘，以酸味之药平之，以冷热平和为方制所宜；寒气在泉，而热气反胜的，治以咸冷，佐以甘辛，以苦味药平之。

黄帝问道：司天之气被邪气反胜所致之病，应当怎样治疗？岐伯说：风气司天而清凉之气反胜的，治用酸温，佐以甘苦；热气司天而寒水之气反胜的，治用甘温，佐以苦酸辛；

湿气司天而热气反胜的,治用苦寒,佐以苦酸;火气司天而寒气反胜的,治用甘热,佐以苦辛;燥气司天而热气反胜的,治用辛寒,佐以苦甘;寒气司天而热气反胜的,治用咸冷,佐以苦辛。

黄帝道:六气偏胜引起人体发病等情况是怎样的?岐伯说:厥阴风气偏胜,发为耳鸣头眩,胃中翻腾混乱而欲吐,胃脘横膈处寒冷;大风屡起,倮虫不通滋生,人们多病胠胁气滞,化而成热,则小便黄赤,胃脘当心疼痛,上肢两胁,肠鸣飧泄,少腹疼痛,利下赤白,病甚则呕吐,咽膈之间隔塞不通。

少阴热气偏胜,则病心下热,常觉饥饿,脐下有动气上逆,热气游走三焦;炎暑到来,树木因之流津,草类因之枯萎,人们病呕逆,烦躁,腹胀满而痛,大便溏泄,传变成为血痢。

太阴湿气偏胜,火气郁于内则蕴藏酿成为疮疡,流散在外则病生于胠胁,甚则心痛,热气阻隔在上部,所以发生头痛,喉痹,项强;单纯由于湿气偏胜而内郁,寒迫下焦,痛于头顶,牵引至眉间,胃中满闷;多雨之后,湿化之象方始出现,少腹满胀,腰臀部重而强直,妨碍入房,时时泄泻如注,足下温暖,头部沉重,足胫浮肿,水饮发于内而浮肿见于上部。

少阳火气偏胜,热气客于胃,烦心,心痛,目赤,欲呕,呕酸,易饥饿,耳痛,小便赤色,易惊,谵妄;暴热之气消烁津液,草萎枯,水干涸,介虫屈伏,人们病少腹疼痛,下痢赤白。

阳明燥气偏胜,则清凉之气发于内,左胠胁疼痛,大便溏泄,内则咽喉窒塞,外为癞疝;大凉肃杀之气施布,草木之花叶改色,有毛的虫类死亡,人们病胸中不舒,咽喉窒塞而咳嗽。

太阳寒气偏胜,凝溧粟之气时至,有非时之冰冻,羽类之虫延迟生化。发病为痔疮,疟疾,寒气入胃则生心痛,阴部生疮疡,房事不利,连及两股内侧,筋肉拘急麻木,血脉凝滞,络脉郁滞充盈而色变,或为便血,皮肤因气血堵塞而肿,腹中痞满,饮食减少,热气上逆,而头项巅顶脑部等处疼痛,眼球疼如脱出,寒气入于下焦,传变成为水而泻。

黄帝道:怎样治疗?岐伯说:厥阴风气偏胜致病,治用甘清,佐以苦辛,用酸味泻其胜气;少阴热气偏胜致病,治用辛寒,佐以苦咸,用甘味泻其胜气;太阴湿气偏胜致病,治用咸热,佐以辛甘,用苦味泻其胜气;少阳火气偏胜致病,治用辛寒,佐以甘咸,用甘味泻其胜气;阳明燥气偏胜致病,治用酸温,佐以辛甘,用苦味泻其胜气;太阳寒气偏胜致病,治用苦热,佐以辛酸,用咸味泻其胜气。

黄帝道:六气报复引起人体发病等情况是怎样的?岐伯说:问得真详细啊!厥阴风气之复,则发为少腹部时满,腹胁之内拘急暴痛,树木倒卧,尘沙飞扬,倮虫不得繁荣;发生厥心痛,多汗,呕吐,饮食不下,或食入后又吐出,筋骨抽痛,眩晕,手足逆冷,甚至风邪入脾,食入痹阻不能消化,必吐出而后已。如果冲阳脉绝,多属不治的死证。

少阴火气之复,则懊憹烦热从内部发生,烦躁,鼻塞流涕,喷嚏,少腹绞痛,火势盛而燔的,咽喉干燥,大便时泄时止,动气生于左腹部而向上逆行于右侧,咳嗽,皮肤痛,突然失音,心痛,昏迷不省人事,继则洒淅恶寒,振栗寒战,谵语妄动,寒罢而发热,口渴欲饮水,少气,骨软萎弱,肠道梗塞而大便不通,肌肤浮肿,呃逆,嗳气;少阴火热之气后化,因此流水不会结冰,热气流行过甚,介虫不蛰伏,病多痹疹,疮疡,痈疽,痤,痔等外症,甚至热邪入肺,咳嗽,鼻渊。如果天府脉绝,多属不治的死证。

太阴湿气之复,则湿气变化而大行,于是发生身体沉重,胸腹满闷,饮食不消化,阴气上逆,胸中不爽,水饮生于内,咳喘有声;大雨时常下降,洪水淹没了田地,豆类游行于陆地,人们病发头顶痛而重,抽痛瘛疭更加厉害,呕吐,神情默默,口吐清水,甚则湿邪入肾,泄泻频甚而不止。如果太溪脉绝,多属不治的死证。

少阳热气之复,则大热将至,干燥灼热,介虫亦死亡。病多惊恐瘛疭,咳嗽,衄血,心热烦躁,小便频数,怕风,厥产逆之气上行,面色如蒙浮尘,眼睛因而眴动不宁,火气内生则上为口糜,呕逆,吐血,便血,发为疟疾,则恶寒鼓栗,寒极转热,咽喉部干槁,渴而善饮,小便变为黄赤,少气,脉萎弱,气蒸热化则为水病,传变成为浮肿,甚则邪气入肺,咳嗽,便血。如果尺泽脉绝,多属不治的死证。

阳明燥气之复,则清肃之气大行,树木苍老干枯,兽类因之多发生疫病。人们的疾病生于胠胁,燥气偏于左侧,善于叹息,甚则心痛痞满,腹胀而泄泻,呕吐苦水,咳嗽,呃逆,烦心,病在膈中,头痛,甚则邪气入肝,惊骇,筋挛。如果太冲脉绝,多属不治的死证。

太阳寒气之复,则寒气上行,水结成雨与冰雹,禽类因此死亡。人们的病是心胃生寒气,胸膈不宽,心痛痞满,头痛,容易伤悲,时常眩仆,进食减少,腰臀部疼痛,伸屈不便,地裂,冰厚而坚,阳光不温暖,少腹痛牵引睾丸并连腰脊,逆气上冲于心。以致唾出清水或呃逆嗳气,甚则邪气入心,善忘善悲。如果神门脉绝,多属不治的死证。黄帝道:对。

怎样治疗呢? 岐伯说:厥阴复气所致的病,治用酸寒,佐以甘辛,以酸泻其邪,以甘缓其急;少阴复气所致的病,治用咸寒,佐以苦辛,以甘泻其邪,以酸味收敛,辛苦发散,以咸软坚;太阴复气所致的病,治用苦热,佐以酸辛,以苦泻其邪、燥其湿、渗其湿;少阳复气所致的病,治用咸冷,佐以苦辛,以咸味软坚,以酸味收敛,以辛苦发汗,发汗之药不必避忌热天,但不要触犯温凉的药物,少阴复气所致的病,用发汗药物时与此法相同;阳明复气所致的病,治用辛温,佐以苦甘,以苦味渗泄,以苦味通下,以酸味补虚;太阳复气所致的病,治用咸热,佐以甘辛,以苦味坚其脆弱。

凡治各种胜气复气所致之病,寒的用热,热的用寒,温的用清,清的用温,气散的用收敛,气抑的用发散,燥的使用润泽,急的使用缓和,坚硬的使用柔软,脆弱的使用坚固,衰弱的补,亢盛的泻。用各种方法安定正气,使其清静安宁,于是病气衰退,各归其类属,自然无偏胜之害。这是治疗上的基本方法。黄帝道:对。

气有上下之分,是什么意思? 岐伯说:腰部以上,其气有三,是人身应天的部分,所以是司天之气所主持的,腰部以下,其气也有三,是人身应地的部分,所以是在泉之气所主持的。用上下来指明它的胜气和复气,用气来指明人身部位而说明疾病。"腰"就是指天枢。所以上部的三气胜而下部的三气都病的,以地气之名来命名人身受病的脏气;下部的三气胜而上部的三气都病的,以天气之名来命名人身受病的脏气。以上所说,是指胜气已经到来,而复气尚屈伏未发者而言;若复气已经到来,则不能以司天在泉之名以区别之,当以复气的情况为准则。

黄帝说:胜复之气的运动,有一定的时候吗?到时候是否一定有胜复之气呢?岐伯说:四时有一定的常位,而胜复之气的有无,却不是必然的。

黄帝说:请问是何道理?岐伯说:初之气至三之气,司天之气所主,是胜气常见的时位;四之气到终之气,是在泉气之所主,是复气常见的时位。有胜气才有复气,没有胜气就没有复气。

黄帝道:对。复气已退而又有胜气发生,是怎样的?岐伯说:有胜气就会有复气,没有一定的次数限制,气衰减才会停止。因之复气之后又有胜气发生,而胜气之后没有相应的复气发生,就会有灾害,这是由于生机被伤的缘故。

黄帝说:复气反而致病,又是什么道理呢?岐伯说:复气所至之时,不是它时令的正位,与主时之气不相融洽。所以大复其胜,而反被主时之气所胜,因此反而致病。这是指火、燥、热三气来说的。

黄帝说:治疗之法怎样?岐伯说:六气之胜所致的,轻微的随顺它,严重的制止它;复气所致的,和缓的平调它,暴烈的削弱它。都宜随着胜气来治疗其被抑伏之气,不论其次数多少,总以达到和平为目的。这是治疗的一般规律。

黄帝道:对。客气与主气的胜复是怎样的?岐伯说:客气与主气二者之间,只有胜没有复。黄帝道:它逆与顺怎样区别?岐伯说:主气胜是逆,客气胜是顺,这是自然规律。

黄帝说:客气与主气相胜所致之病是怎样的?岐伯说:厥阴司天,客气胜则病耳鸣,眩晕,甚至咳嗽;主气胜则病胸胁疼痛,舌强难以说话。

少阴司天,客气胜则病鼻塞流涕,喷嚏,颈项强硬,肩背部闷热,头痛,神疲无力,发热,耳聋,视物不清,甚至浮肿,出血,疮疡,咳嗽气喘;主气胜则心热烦躁,甚则胁痛,腹部胀满。

太阴司天,客气胜则病头面浮肿,呼吸气喘;主气胜则病胸腹满,食后胸腹闷乱。

少阳司天,客气胜则病赤疹发于皮肤,以及赤游丹毒,疮疡,呕吐气逆,喉痹,头痛,咽喉肿,耳聋,血溢,内症为瘀疾;主气胜则病胸满,咳嗽仰息,甚至咳嗽咳痰有血丝,两手心发热。

阳明司天,清气复胜而有余于内,则病咳嗽,衄血,咽喉窒塞,心鬲中热,咳嗽不止,出现吐白血就会死亡。

太阳司天,客气胜则病胸闷不畅,流清涕,感寒就咳嗽;主气胜则病咽喉中鸣响。

厥阴在泉,客气胜则病大关节不利,内为痉强拘事瘀疾,外边运动不便,主气胜则病筋骨振摇强直,腰腹时时疼痛。

少阴在泉,客气胜则病腰痛,尻、股、膝、髀、腨、胻、足等部位病瞀热而酸,浮肿不能久立,二便失常,主气胜则病逆气上冲,心痛发热,膈内及诸痹都发作,病发于胠胁,汗溢不收,四肢厥冷因之而起。

太阴在泉,客气胜则病足痿,下肢沉重,大小便不时而下,湿客下焦,则发为濡泻以及浮肿、前阴病变;主气胜则寒气上逆而痞满,饮食不下,甚至发为疝痛。

少阳在泉,客气胜则病腰腹痛而反恶寒,甚至下痢白沫、小便清白,主气胜则热反上行而侵犯到心胸,心痛,发热,中焦格拒而呕吐。其他各种症候与少阴在泉所致相同。

阳明在泉,客气胜则清凉之气动于下部,少腹坚满而频频腹泻;主气胜则病腰重,腹痛,少腹生寒,大便溏泄,寒气逆于肠,上冲胸中,甚则气喘不能久立。

太阳在泉,寒气复胜而有余于内,则腰、尻疼痛,屈伸不利,股、胫、足、膝中疼痛。

黄帝道:对。治法应该怎样?岐伯说:上冲的抑之使下降,陷下的举之使上升,有余的折其势,不足的补其虚,以有利于正气的辅助,以适宜的药食来调和,必须使主客之气安泰,根据其寒温,客主之气相同的用逆治法,相反的用从治法。

黄帝说:治寒用热,治热用寒,主客之气相同的用逆治,相反的用从治,我已经知道了。应该用哪些适宜的味呢?岐伯说:厥阴风木主气之时,其泻用酸,其补用辛;少阴君火与少阳相火王气之时,其泻用甘,其补用咸;太阴湿土主气之时,其泻用苦,其补用甘,阳明燥金主气之时,其泻用辛,其补用酸;太阳寒水主气之时,其泻用咸,其补用苦。厥阴客气为病,补用辛,泻用酸,缓用甘;少阴客气为病,补用咸,泻用甘,收用酸;太阴客气为病,补用甘,泻用苦,缓用甘;少阳客气为病,补用咸,泻用甘,软坚用咸;阳明客气为病,补用酸,泻用辛,泄用苦;太阳客气为病,补用苦,泻用咸,坚用苦,润用辛。开发腠理,使津液和利阳气通畅。

黄帝道:讲得好!请问阴阳各分之为三,是什么意思?岐伯说:因为阴阳之气各有多少,作用各有不同的缘故。

黄帝说:何以称为阳明?岐伯说:两阳相合而明,故称阳明。黄帝道:何以称为厥阴?岐伯说:两阴交尽,故称厥阴。

黄帝说:气有多少,病有盛衰,因之治疗有缓急,方剂有大小,请问其中的一般规律怎样?岐伯说:病气有高下之别,病位有远近之分,症状有内外之异,治法有轻重的不同,总之以药气适达病所为准则。

《大要》说,君药一,臣药二,是奇方的制度;君药二,臣药四,是偶方的制度;君药二,臣药三,是奇方的制度;君药二,臣药六,是偶方的制度。所以说:病近的用奇方,病远的用偶方;发汗不用奇方,攻下不用偶方;补益与治疗上部的方制宜缓,补益与治疗下部病的方制宜急。急的气味浓厚,缓的气味淡薄。方制用药要恰到病处,就是指此而言。如果病所远,药之气味经中道者,当调剂药食的时间,病在上可先食而后药,病在下可先药而后食,不要违反这个制度。所以适当的治疗方法,病位近用奇方或偶方,宜制小其方药之量;病位远而用奇偶之方,宜制大其方药之量。方制大的是药味数少而量重,方制小的是药味数多而量轻。味数多的可至九味,味数少的可用两味。用奇方而病不去,则用偶方,叫做重方;用偶方而病不去,则用相反的药味来反佐,以达治疗之目的。所谓反佐,就是佐药的性味,反而与病情的寒热温凉相同。

黄帝道:讲得好。病生于风热湿火燥寒的,我已经知道了。生于三阴三阳之标的怎样治疗? 岐伯说:懂得病生于本,反过来就坐明白病生于标,治疗病生于本的方法,反过来就是治疗生于标的方法。

黄帝道:对。六气的胜气,怎样观察呢? 岐伯说:当胜气到来的时候进行观察。清气大多来是燥气之胜,风木受邪,肝病就发了;热气大来,是火气之胜,燥金受邪,肺病就发生了;寒气大来,是水气之胜,火热受邪,心痛就发生了;湿气大来,是土气之胜,寒水受邪,肾病就发生了;风气大来,是木气之胜,土湿受邪,脾病就发生了。这些都是感受胜气之邪而生病的。如果遇到运气不足之年,则邪气更甚;如主时之气不和,也会使邪气更甚;遇月明朗空的时候,其邪亦甚。重复感受邪气,其病就危重了。有了胜气,其后必然会有复气。

黄帝说:六气到来时的脉象是怎样的? 岐伯说:厥阴之气到来,其脉为弦;少阴之气到来,其脉为钩,太阴之气到来,其脉为沉;少阳之气到来,其脉为大而浮;阳明之气到来,其脉为短而涩;太阳之气到来,其脉为大而长。气至而脉和缓的是平人,气至而脉应过甚的是病态,气至而脉相反的是病态,气至而脉不至的是病态,气未至而脉已至的是病态,阴阳交错更易的其病危重。

黄帝说:六气各有标本,变化所从不同,是怎样的? 岐伯说:六气有从本化的,有从标本的,有不从标本的。

黄帝说:希望听你详细地讲讲。岐伯说:少阳、太阴从本化,少阴太阳既从本又从标,阴明、厥阴不从标本而从其中气。所以从本的化生于本;从标本的或化生于本,或化生于标;从中气的化生于中气。

黄帝说:脉与病似相同而实相反的,怎样诊察呢? 岐伯说:脉至与症相从,但按之不鼓击于指下,诸似阳证的,都是这样。黄帝道:凡是阴证而相反的,其脉象怎样? 岐伯说:脉至与证相从,但按之却鼓指而强盛有力。

所以各种疾病开始发生,有生于本的,有生于标的,有生于中气的;治疗时有治其本而得愈的,有治其标而得愈的,有治其中气而得愈的,有治其标本而得愈的,有逆治而得愈的,有从治而得愈的。所谓逆其病气而治,其实是顺治;所谓顺其病气而治,其实是逆治。

所以说:知道了标与本的理论,用之于临床就不会有困难;明白了逆与顺的治法,就可正确的进行处理而不至产生疑问。就是这个意思。不知道这些理论,就不足以谈论诊断,却足以扰乱经旨。故《大要》说:技术粗浅的医生,沾沾自喜,以为什么病都能知道了,结果他认为是热证的,言语未了,而寒病又开始显露出来了。他不了解同是一气所生的病变而有不同的形证,诊断迷惑,经旨错乱。就是这个道理。

标本的理论，扼要而广博，从小可及大，举一个例子可以了解许多病的变化。所以懂得了标与本，就易于掌握而不致有所损害，察知属本与属标，就可以使病气调和，明确胜复之气，就可以为群众的榜样。天道的学问，就算得彻底了。

黄帝说：胜气复气的变化，时间的早晚怎样？岐伯说：大凡所胜之气，胜气到来就发病，待病气积聚之时，而复气就开始萌动了。复气，是胜气终了的时候开始的，得其气之时位则加剧。胜气有轻重，复气也有多少，胜气和缓，复气也和缓，胜气虚，复气也虚，这是自然变化的常规。

黄帝说：胜复之气的发作，萌动之时不当其时位，或后于时位而出现，是什么缘故？岐伯说：因为气的发生和变化，盛和衰有所不同。寒暑温凉盛衰的作用，表现在辰戌丑未四季月之时。故阳气的发动，始于温而盛于暑；阴气的发动，始于凉而盛于寒。春夏秋冬四季之间，有一定的时差。故《大要》说：因春天的温暖，成为夏天的暑热，因秋天的肃杀，成为冬天的凛冽。谨慎体察四季的变化，伺望气候的回归，如此可以见到气的结束，也可以知道气的开始。就是这个意思。

黄帝说：四时之气的差分有常数否？岐伯说：大多是三十天。黄帝道：其在脉象上的反应是怎样的？岐伯说：时差与正常时相同，待其时过而脉亦去。《脉要》说：春脉无沉象，夏脉无弦象，冬脉无涩象，秋脉无数象，是四时生气闭塞。沉而太过的暑病脉，弦而太过的是病脉，涩而太过的是病脉，数而太过的是痛脉，参差而见的是病脉，去而复见的是病脉，气未去而脉先去的是病脉。气去而脉不去的是病脉，脉与气相反的是死脉。所以说：气与脉之相守，像权衡之器一样不可有所差失。大凡阴阳之气，清静则生化就正常，扰动则导致疾病发生。就是这个道理。

黄帝说：幽和明是什么意思？岐伯说：太阴、少阴两阴交尽，叫做幽；太阳、少阳两阳合明，叫做明。幽和明配合阴阳，就有寒暑的不同。

黄帝说：分和至是什么意思？岐伯说：气来叫做至，气分叫做分；气至之时其气同，气分之时其气就异。所以春分秋分的二分和夏至冬至的二至，是天地正常气化纪时的纲领。

黄帝说：先生所说的春秋之气开始在前，冬夏之气开始于后，我已知道了。然而六气往复运动，主岁之时又非固定不变，其补泻方法是怎样的？岐伯说：根据司天、在泉之气所主之时，随其所宜，正确选用药味，是治疗上的主要关键。左右间气的治法与此相同。《大要》说：少阳主岁，先甘后咸；阳明主岁，先辛后酸，太阳主岁，先咸后苦；厥阴主岁，先酸后辛；少阴主岁，先甘后咸；太阴主岁，先苦后甘。佐以所宜的药物，助其生化之源泉，就掌握了治疗六气致病的规律。黄帝道：讲得对！

许多疾病的发生，都由于风寒暑湿燥火六气的变化。医经上说：实证用泻法治疗，虚证用补法治疗，我把它告诉了医工，但是医工们运用了它，还不能收到十全的效果。我要这些重要的理论得到普通运用，并且能够收到桴鼓相应的效果，如拔刺、雪污一样，对于望闻问切的诊察方法和技术，可以告诉我吗？岐伯说：审察疾病发生和发展变化的机制，切勿失却气宜。就是这个意思。

黄帝说:请问疾病发生和发展变化的机制是怎样的? 岐伯说:凡是风病,振摇眩晕,都属于肝。凡是寒病,收引拘急,都属于肾。凡是气病,喘急胸闷,都属于肺。凡是湿病,浮肿胀满,都属于脾。凡是热病,神志昏乱,肢体抽搐,都属于火。凡是疼痛瘙痒的疮疡,都属于心。凡是厥逆,二便不通或失禁,都属于下焦。凡是痿症,喘逆呕吐,都属于上焦。凡是口噤不开,鼓颔战抖,神志不安,都属于火。凡是痉病,颈项强急,都属于湿。凡是气逆上冲,都属于火。凡是胀满腹大,都属于热。凡是躁动不安,发狂越常,都属于火。凡是突然发生的强直,都属于风。凡是因病有声,叩之如鼓,都属于热。凡是浮肿,疼痛酸楚,惊骇不宁,都属于火。凡是转筋反折,排出的水液,都属于热。凡是排泄的水液澄明清冷,都属于寒。凡是呕吐酸水,急剧的下利,都属于热。所以《大要》说:谨慎地掌握病机,分别观察其所属关系,有邪、无邪均必须加以推求,实证、虚证都要详细研究,首先分析五气中何气所胜,然后疏通其血气,使之调达舒畅,而归于和平。就是这个意思。

黄帝道:讲得对。药物五味有阴阳之分,它们的作用怎样? 岐伯说:辛甘发散的属阳,酸苦涌泄的属阴,咸味涌泄的属阴,淡味渗泄的属阳。辛甘酸苦咸淡六者,或收敛,或发散,或缓和,或急暴,或燥湿,或润泽,或柔软,或坚实,根据病情之所宜运用,以调理气机,使阴阳归于平衡。

黄帝说:有的病不是用调气之法所能治愈的,应该怎样治疗? 有毒无毒之药,哪种先用,哪种后用? 我想知道它的方法。岐伯说:有毒无毒药物的使用,以适应所治病证的需要为原则,根据病情的轻重制定方剂的大小。

黄帝说:请你讲讲方剂的制度。岐伯说:君药一,臣药二,是小方的组成法;君药一,臣药三,佐药五,是中等方的组成法:君药一,臣药三,佐药九,是大方的组成法。寒病用热药治疗,热病用寒药治疗,病轻的逆其病气而治,病重的从其病气而治,坚实的削弱它,有客邪的驱除它,因劳所致的温养它,郁结的疏散它,滞留的攻逐它,干燥的滋润它,拘急的缓和它,耗散的收敛它,虚损的温补它,安逸的通行它,惊悸的平静它,在上者使之上越,在下场得使之下夺,或用按摩,或用汤浴,或迫使其外出,或劫截其发作,或用开导,或用发泄,以适合病情为度。

黄帝说:什么叫逆从? 岐伯说:逆就是正治法,从就是反治法。反治药的多少,要根据病情而定。

黄帝说:反治是怎样的? 岐伯说:就是热因寒用,寒因热用,塞因塞用,通因通用。要制伏疾病的本质,必先探求发病的原因。反治法开始时药性与病性似乎相同,但最终其药性与病性是相反的。可以用来破除积滞,消散坚块,调畅气机,使疾病痊愈。黄帝道:对。

调畅气机而病得痊愈的是怎样的呢? 岐伯说:或用逆治,或用从治,或先逆后从,或先从后逆,疏通气机,使其调达,这就是调气的治法。黄帝道:对。

病有内脏与体表相互影响的,如何治疗? 岐伯说:从内脏影响到体表的,先治其内脏病;从体表影响到内脏的,先治其体表病;从内脏影响到体表而偏重于体表的,先治其内脏病,后治其体表病;从体表影响到内脏而偏重于内脏的,先治其体表病,后治其内脏病;内脏与体表没有相互影响的,就治其发病部位所主之病。

黄帝道:对。火热之病,反复恶寒发热,有如疟疾之状,或一天一发,或间隔数天一发,这是什么缘故?岐伯说:因为胜复之气相遇的时候,阴阳之气有多少的关系。阴气多而阳气少,则发作的间隔时日就长;阳气多而阴气少,则发作的间隔时日就短。这是胜气匀复气的相互搏斗,也是寒热盛衰的关键。疟疾的原理也是这样。

黄帝说:医论上说,治寒证当用热药,治热证当用寒药,医生是不能违背这些准则而改变其规律的。但是有些热病,服寒药后而更热;有些寒病,服热药后而更寒。不但原有的寒与热证仍旧存在,而且更有新病增加,这应该怎样治疗呢?岐伯说:凡是用寒药而热的,应该滋其阴,用热药而反寒的,应该补其阳,这就是探求其根本而治的方法。

黄帝说:对。服寒药而反热,服热药而反寒,是什么原因呢?岐伯说:仅注意治疗其亢盛之气,而忽略了虚弱之根本,所以有相反的结果。

黄帝说:有的并非由于治疗亢盛之气所造成的,是什么道理?岐伯说:问得真详尽啊!没有治疗亢盛之气,那就是由于不知道五味所属的关系。大凡五味入胃之后,各归入所喜的脏。所以酸味先入肝,苦味先入心,甘味先入脾,辛味先入肺,咸味先入肾。服用日久便能增强各脏之气,这是药物在人体气化的一般规律;若使脏气增强过久,又是导致死亡的原因。

黄帝道:对。方剂的制度分君臣,是什么意思?岐伯说:主治疾病的药叫做君,辅助君药的叫做臣,应顺臣药的叫做使,并不是指上、中、下三品的意思。

黄帝说:什么叫三品?岐伯说:三品是用来说明药性有毒无毒的分类法。

黄帝道:讲得好!疾病的在内在外怎样分别治疗?岐伯说:调治病气的方法,必须辨别阴阳,确定它在内还是在外,根据病之所在,在内的治内,在外的治外。轻微的调养它,较盛的平静它,亢盛的劫夺它,在表的汗之,在里的下之,根据寒热温凉的不同属性,而衰减其所属的病证,随其所宜为准。谨慎地遵守如上的法则,可以万治万全,使气血和平,确保他的天年。黄帝说:讲得好!

素问篇 卷二十三

第七十五篇 著至教论

【原文】

黄帝坐明堂,召雷公而问之曰:子知医之道乎?雷公对曰:诵而颇能解,解而未能别,别而未能明,明而未能彰,足以治群僚,不足至侯王,愿得受树天之度,四时阴阳合之,别星辰与日月光,以彰经术,后世益明,上通神农，著至教，疑于二皇。帝曰：善！无失之，此皆阴阳表里上下雌雄相输应也，而道上知天文，下知地理，中知人事，可以长久，以教众庶，亦不疑殆，医道论篇，可传后世，可以为宝。

雷公曰：请受道，讽诵用解。帝曰：子不闻《阴阳传》乎！曰：不知。曰：夫三阳天为业，上下无常，合而病至，偏害阴阳。雷公曰：三阳莫当，请闻其解。帝曰：三阳独至者，是三阳并至，并至如风雨，上为巅疾，下为漏病，外无期，内无正，不中经纪，诊无上下，以书别。雷公曰：臣治疏愈，说意而已。帝曰：三阳者，至阳也，积并则为惊，病起疾风，至如礔砺，九窍皆塞，阳气滂溢，干嗌喉塞，并于阴，则上下无常，薄为肠澼，此谓三阳直心，坐不得起，卧者便身全。三阳之病，且以知天下，何以别阴阳，应四时，合之五行。

雷公曰：阳言不别，阴言不理，请起受解，以为至道。帝曰：子若受传，不知合至道以惑师教，语子至道之要。病伤五藏，筋骨以消，子言不明不别，是世主学尽矣。肾且绝，惋惋日暮，从容不出，人事不殷。

【译文】

黄帝坐于明堂，召见雷公问道：你懂得医学的道理吗？雷公回答说：我诵读医书不能完全理解，有的虽能粗浅地理解，但不能分析辨别，有的虽能分析辨别，但不能深入了解其精奥，有的虽了解其精奥，但不能加以阐发和应用，所以我的医术，只足以治疗一般官吏的病，不足以治疗侯王之疾。我很希望你能给我关于树立天之度数，如何合之四时阴阳，测日月星辰之光等方面

的知识，以进一步阐发其道理，使后世更加明了，可以上通于神农，并让这些精确的道理得到发扬，其功可比拟于二皇。黄帝说：好。不要忘掉，这些都是阴阳表里上下雌雄相互联系相互应的道理，就医学而言，必须上通天文，下通地理，中知人事，才能长久流传下去，用以教导群众，也不致发生疑惑，只有这样的医学论篇，才能传于后世，而作为宝贵的遗产。

雷公说：请把这些道理传授给我，以便背诵和理解。黄帝说：你没听说过有《阴阳传》这部书吗？雷公说：不知道。黄帝说：三阳之气，主护卫人一身之表，以适应天气的变化，若人之上下经脉的循行失其常度，则内外之邪相合而病至，必使阴阳有所偏盛而为害。雷公说："三阳莫当"这句话，应当怎样理解？黄帝说：所谓三阳独至，实为三阳之气合并而至，并至则阳气过盛，其病来疾如风雨，犯于上则发为头巅部疾病，犯于下则发为大小便失禁的漏病。由于这种病变化无常，外无明显的气色变化等症状可察，内无一定的征象可以预期，其病又不符合一般的发病规律，所以在诊断时，也就无法记录分辨其病变的属上属下。雷公说：我治疗这类病，很少治愈，请你详细解释一下，以解除我的疑惑。黄帝说：三阳是极盛之阳，若三阳之气积并而至，则发而为惊，病起迅如疾风，病至猛如霹雳，九窍皆因之闭塞，因阳气滂渍盈溢，而咽干喉塞。若并于阴，则为盛阳之气内薄于脏，病亦上下无常，如果迫于下，则发为肠澼。若三阳之气直冲心膈，使人坐而不得起，卧下觉得舒适，这是三阳积并而至之病。由此而知，欲通晓人与天地相应的关系，必须知道如

何辨别阴阳，及其上应天之四时，下合地之五行等道理。

雷公说：对这些道理，明显地讲，我不能辨别，讲隐晦的，我更不能理解，请你再解释一下其中的精微，使我能更好地领会这一深奥的道理。黄帝说：你受老师的传授，若不知与至道相合，反而会对老师的传授产生疑惑，我现在告诉你至道的要点。若人患病伤及了五脏，筋骨日渐瘦削，如果像你所说的那样不能辨别，世上的医学岂不失传了吗。例如肾气将绝，则终日心中惋惋不安，欲静处不欲外出，更不欲频繁的人事往来。

第七十六篇　示从容论

【原文】

黄帝燕坐，召雷公而问之曰：汝受术诵书者，若能览观杂学，及于比类，通合道理，为余言子所长，五藏六府，胆胃大小肠，脾胞膀胱，脑髓涕唾，哭泣悲哀，水所从行，此皆人之所生，治之过失，子务明之，可以十全，即不能知，为世所怨。雷公曰：臣请诵《脉经》上下篇，甚众多矣，别异比类，犹未能以十全，又安足以明之。

帝曰：子别试通五藏之过，六府之所不和，针石所败，毒药所宜，汤液滋味，具言其状，悉言以对，请问不知。雷公曰：肝虚肾虚脾虚，皆令人体重烦冤，当投毒药刺灸砭石汤液，或已，或不已，愿闻其解。帝曰：公何年之长而问之少，余真问以自谬也。吾问子窈冥，子言《上下篇》以对，何也？夫脾虚浮似肺，肾小浮似脾，肝急沉散似肾，此皆工之所时乱也，然从容得之。若夫三藏土木水参居，此童子之所知，问之何也？

雷公曰：于此有人，头痛，筋挛骨重，怯然少气，哕噫腹满，时惊，不嗜卧，此何藏之发也？脉浮而弦，切之石坚，不知其解，复问所以三藏者，以知其比类也。帝曰：夫从容之谓也。夫年长则求之于府，年少则求之于经，年壮则求之于藏。今子所言皆失，八风菀熟，五藏消烁，传邪相受。夫浮而弦者，是肾不足也。沉而石者，是肾气内着也。怯然少气者，是水道不行，形气消索也。咳嗽烦冤者，是肾气之逆也。一人之气，病在一藏也。若言三藏俱行，不在法也。

雷公曰：于此有人，四支解墯，咳喘血泄，而愚诊之，以为伤肺，切脉浮大而紧，愚不敢治，粗工下砭石，病愈多出血，血止身轻，此何物也？帝曰：子所能治，知亦众多，与此病失矣。譬以鸿飞，亦冲于天。夫圣人之治病，循法守度，援物比类，化之冥冥，循上及下，何必守经。今夫脉浮大虚者，是脾气之外绝，去胃外归阳明也。夫二火不胜三水，是以脉乱而无常也。四支解墯，此脾精之不行也。咳喘者，是水气并阳明也。血泄者，脉急血无所行也。若夫以为伤肺者，由失以狂也。不引比类，是知不明也。夫伤肺者，脾气不守，胃气不清，经气不为使，真藏坏决，经脉傍绝，五藏漏泄，不衄则呕，此二者不相类也。譬如天之无形，地之无理，白与黑相去远矣。是失，吾过矣。以子知之，故不告子，明引比类从容,是以名曰诊轻,是谓至道也。

【译文】

黄帝安坐,召唤雷公问道:你是学习医术,诵读医书的,或能广泛阅览群书,并能取象比类,贯通融会医学的道理。对我谈谈你的专长吧。雷公回答说:我诵读过《脉经》上、下篇的很多内容,但对辨别异同,取象比类,还不能十全,又怎能说完全明白呢。

黄帝说:你试用《脉经》上、下篇以外,以素所通晓的理论,来解释五脏之所病,六腑之所不和,针石治疗之所败,毒药治疗之所宜,以及汤液滋味等方面的内容,并具体说明其症状,详细地作出回答,如果有不知道的地方,请提出来问我。雷公说:肝虚、肾虚、脾虚都能使人身体沉重和烦闷,当施以毒药、刺灸、砭石、汤液等方法治疗后,有的治愈,有的不愈,想知道这应如何解释。

黄帝说:你已经年长了,为什么提的问题这么幼稚呢? 这是由于我的发问而招来的错误回答。我本来想问你比较深奥的道理,而你却以《脉经》上、下篇的内容来回答我,是什么缘故呢? 脾脉本宜微软,今病而现虚浮,与肺脉相似,肾脉本应微沉,今病而现小浮,与脾脉相似,肝脉本应微弦,今病而现急沉散,与肾脉相似,这些都是医生时常易于混淆的,然而如能从容不迫地去诊视,还是可以分辨清楚的。至于脾、肝、肾三脏,分属于土、木、水,三者均居膈下,部位相近,这是小孩子都知道的,你问它有什么意义呢?

雷公说:在此有这样的病人,头痛,筋脉拘挛,骨节沉重,畏怯少气,哕噫腹满,时常惊骇,不欲卧,这是那一脏所发的病呢? 其脉象浮而弦,重按则坚硬如石,我不知应如何解释,故再问三脏,以求能知如何比类辨析。黄帝说:这应从容进行分析。一般来说,老年人的病,应从六腑来探求;少年人的病,应从经络来探求;壮年人的病,应从五脏来探求。现在你只讲脉征,不谈致病的根由,如外而八风之郁热,内而五脏的消烁,以及邪传相受的次第等,这样就失去了对疾病全面的理解。脉浮而弦的,是肾气不足;脉沉而坚硬如石的,是肾气内着而不行;畏怯少气的,是因为水道不行,而形气消散;咳嗽烦闷的,是肾气上逆所致。这是一人之气,其病在肾脏,如果说是三脏俱病,是不符合诊病法则的。

雷公问:在此有这样的病人,四肢懈怠无力,气喘咳嗽而有血丝,我诊断了一下,以为是伤肺,诊其脉浮大而紧,我未敢治疗,一个粗率的医生治之以砭石,病愈,但出血多,血止以后,身体觉得轻快,这是什么病呢? 黄帝说:你所能治的和能知道的病,已是很多的了,但对这个病的诊断却错了。医学的道理是非常深奥的,好比鸿雁的飞翔,虽亦能上冲于天,却得不到浩渺长空的边际。所以圣人治病,遵循法度,引物比类,掌握变化于冥冥莫测之中,观上可以及下,不一定拘泥于常法。今见脉浮大而虚,这是脾气外绝,去胃而外归于阳明经。由于二火不能胜三水,所以脉乱而无常。四肢懈怠无力,是脾精不能输布的缘故。气喘咳嗽,是水气泛滥于胃所致。血泄,是由于脉急而血行失其常度。假如把本病诊断为伤肺,是错误的狂言。诊病不能引物比类,是知之不明。如果肺气受伤,则脾气不能内守,致胃气不清,经气也不为其所使,肺脏损坏,则治节不通,致经脉有所偏绝,五脏之气俱漏泄,不衄血则呕血,病在肺在脾,二者是不相类同的。如果不能辨别,就如天之无形可求,地之无位可理,黑白不分,未免相距太远了。这个失误是我的过错,以为你已经知道了,所以没有告诉你,由于诊病必须明晓引物比类,以求符合从容篇的说法,所以叫做真经,这是至真至确的道理所在。

第七十七篇 疏五过论

【原文】

黄帝曰:呜呼远哉!闵闵乎若视深渊,若迎浮云,视深渊尚可测,迎浮云莫知其际。圣人之术,为万民式,论裁志意,必有法则,循经守数,按循医事,为万民副,故事有五过四德,汝知之乎?雷公避席再拜曰:臣年幼小,蒙愚以惑,不闻五过与四德,比类形名,虚引其经,心无所对。

帝曰:凡未诊病者,必问尝贵后贱,虽不中邪,病从内生,生曰脱营。尝富后贫,名曰失精,五气留连,病有所并。医工诊之,不在藏府,不变躯形,诊之而疑,不知病名。身体日减,气虚无精,病深无气,洒洒然时惊,病深者,以其外耗于卫,内夺于荣。良工所失,不知病情,此亦治之一过也。

凡欲诊病者,必问饮食居处,暴乐暴苦,始乐后苦,皆伤精气,精气竭绝,形体毁沮。暴怒伤阴,暴喜伤阳,厥气上行,满脉去形。愚医治之,不知补写,不知病情,精华日脱,邪气乃并,此治之二过也。

善为脉者,必以比类奇恒,从容知之,为工而不知道,此诊之不足贵,此治之三过也。

诊有三常,必问贵贱,封君败伤,及欲侯王。故贵脱势,虽不中邪,精神内伤,身必败亡。始富后贫,虽不伤邪,皮焦筋屈,痿躄为挛。医不能严,不能动神,外为柔弱,乱至失常,病不能移,则医事不行,此治之四过也。

凡诊者必知终始,有知余绪,切脉问名,当合男女。离绝菀结,忧恐喜怒,五藏空虚,血气离守,工不能知,何术之语。尝富大伤,斩筋绝脉,身体复行,令泽不息。故伤败结积,留薄归阳,脓积寒炅。粗工治之,亟刺阴阳,身体解散,四支转筋,死日有期,医不能明,不问所发,唯言死日,亦为粗工,此治之五过也。

凡此五者,皆受术不通,人事不明也。故曰:圣人之治病也,必知天地阴阳,四时经纪,五藏六府,雌雄表里,刺灸砭石,毒药所主,从容人事,以明经道,贵贱贫富,各异品理,问年少长,勇怯之理,审于分部,知病本始,八正九候,诊必副矣。

治病之道,气内为宝,循求其理,求之不得,过在表里。守数据治,无失俞理,能行此术,终身不殆。不知俞理,五藏菀熟,痈发六府,诊病不审,是谓失常。谨守此治,与经相明,《上经》、《下经》,揆度阴阳,奇恒五中,决以明堂,审于终始,可以横行。

【译文】

黄帝说:深远啊!道之远大幽深,好像

黄帝内经白话精解

视探深渊，又好像迎看浮云，但渊虽深，尚可以测量，迎看浮云，却不到其边际。圣人的医术，是万民学习的榜样，论裁人的志意，必有法则，因循遵守医学的常规和法则，审查医事，为万民的辅助，所以医事有五过和四德，你知道吗？雷公离开席位再拜回答说：我年纪幼小，蒙昧无知，不曾听说过五过和四德，虽然也能从病的症状和名目上来比类，但只是虚引经义而已，心里还不明白，不能回答。

黄帝说：在未诊病前，应问病人的生活改变情况，如果是先贵后贱，虽然没有感受外邪，也会病从内生，这种病叫"脱营"。如果是先富后贫，发病叫做"失精"，由于五脏之气留连不运行，积病面为病。医生诊察这种病，病的初期，由于病不在脏腑，形体也无改变，医生常诊而疑之，不知是什么病。日久则身体逐渐消瘦，气虚而精无以生，病势深重则真气被耗，阳气日虚；因洒洒恶寒而心怵时惊，其所以病势日益深重，是因为在外耗损了卫气，在内劫夺了营血。这种病即便是技术高明的医生，若不问明病人的情况，不知其致病原因，更不能治愈，这是诊治上的第一个过失。

凡欲诊疾病时，一定要问病人的饮食和居住环境，以及是否有精神上的突然欢乐、突然忧郁，或先乐后郁等情况，因为突然忧郁和欢乐都能损伤精气，使精气竭绝，形体败坏。暴怒则伤阴，暴喜则伤阳，阴阳俱伤，则使人气厥逆而上行，充满于经脉，而神亦浮越，去离于形体。技术低劣的医生，在诊治这种疾病时，既不能恰当地运用泻治法，又不了解病情，致使精气日渐耗散，邪气得以积病，这是诊治上的第二个

过失。

善于诊脉的医生，必将病之奇恒，比类辨别，从容分析，了解其病情，如果医生不懂得这个道理，他的诊治技术就没有什么可贵之处，这是诊治上的第三个过失。

诊病时须注意三种情况，即必须问其社会地位的贵贱、是否曾有被削爵失势之事，以及是否有欲做侯王的妄想。因为原来地位高贵，失势以后，其情志必抑郁不振，这种人，虽然未中外邪，但由于精神已经内伤，身体必然败亡。先富后贫的人，虽未伤于邪气，也会发生皮毛憔枯，筋脉絮乱，足痿弱拘挛不能行走。对这类病人，医生如果不能严肃地对其进行开导，不能动其思想，改变其精神面貌，而一味地对其柔弱顺从，任其发展下去，则必然乱之而失常，使病不能变动，医治也不发生效果，这是诊治上的第四个过失。

凡诊治疾病，必须了解其发病初期和现在的病情，又要知其病之本来，在诊脉问证时，应结合男女在生理及脉证上的特点。如因亲爱之人分离而怀念不绝，致情志郁结难解及忧恐喜怒等，都可使五脏空虚，血气离守，医生如不知道这些道理，还有什么诊治技术可言。当富之人，一旦失去财势，必大伤其心神，致筋脉严重损伤，形体虽然仍能够行动，但津液已不再滋生了。若旧伤败结，致血气留聚不散，郁而化热，归于阳分，久则成脓，脓血蓄积，使人寒热交作。粗率的医生治疗这种病，由于他不了解病系劳伤脓积，而多次刺其阴阳经脉，使其气血更虚，致身体懈散，四肢转筋，死期已不远了，医生对此既不能明辨，又不问其发病原因，只是说病已危重，这是粗率的医生，

此为诊治上的第五个过失。

上述的五种过失，都是由于医生的学术不精，人情事理不明所造成的。所以说：圣人的治病，必知自然界阴阳的变化，四时寒暑的规律，五脏六腑之间的关系，经脉之阴阳表里，针灸、砭石、毒药治病之所宜，能周密详审人情事理，明确诊治之常道，从病人的贵贱贫富，区分其体制，裁及发病的各自特点，问其年龄之长幼，知其性情勇怯之理，审察病色出现的部位，以知其病之本始，并结合四时八风正气及三部九候脉象进行分析，所以他的诊疗技术是全备的。治病的道理，应重视病人元气的强弱，从其元气的强弱变化中，探求其病，如果求之不得，其病便是在阴阳表里之间。治病时应遵守气血多少及针刺深浅等常规，不要失去取穴的理法，能这样来进行医疗，则终生可不发生差错。如果不知取穴的理法，而妄施针石，可使五脏积热，痛发于六府。若诊病不能详审周密，便是失常，若能谨守这些诊治法则，自会与经旨相明，能通晓《上经》《下经》之义及如何揆测度量阴阳的变化，诊察奇恒之疾和五脏之病，而取决于明堂之色，审知疾病的始终等道理，便可随心所欲而遍行于天下。

第七十八篇　徵四失论

【原文】

黄帝在明堂，雷公侍坐。黄帝曰：夫子所通书受事众多矣，试言得失之意，所以得之，所以失之。雷公对曰：循经受业，皆言十全，其时有过失者，请闻其事解也。

帝曰：子年少，智未及邪，将言以杂合耶？夫经脉十二，络脉三百六十五，此皆人之所明知，工之所循用也。所以不十全者，精神不专，志意不理，外内相失，故时疑殆。诊不知阴阳逆从之理，此治之一失矣。

受师不卒，妄作杂术，谬言为道，更名自功，妄用砭石，后遗身咎，此治之二失也。

不适贫富贵贱之居，坐之薄厚，形之寒温，不适饮食之宜，不别人之勇怯，不知比类，足以自乱，不足以自明，此治之三失也。

诊病不问其始，忧患饮食之失节，起居之过度，或伤于毒，不先言此，卒持寸口，何病能中，妄言作名，为粗所穷，此治之四失也。

是以世人之语者，驰千里之外，不明尺寸之论，诊无人事。治数之道，从容之葆，坐持寸口，诊不中五脉，百病所起，始以自怨，遗师其咎。是故治不能循理，弃术于市，妄治时愈，愚心自得。呜呼！窈窈冥冥，熟知其道？道之大者，拟于天地，配于四海，汝不知道之谕，受以明为晦。

【译文】

黄帝坐在明堂，雷公侍坐于旁，黄帝说：先生所通晓的医书和所从事的医疗工作，已经是很多的了,你试着谈谈对医疗上的成功与失败的看法,为什么能成功,为什么会失败。雷公说:我遵循医经学习医术,书上都说可以得到十全的效果,但在医疗中有时还是有过失,请问这应怎样解释呢?

黄帝说:你是由于年岁轻,智慧不足,考虑不及呢? 还是对众人的学说缺乏分析呢? 经脉有十二,络脉有三百六十五,这是人们所明白知道的,也是医生所遵循应用的。治病所以不能收到十全的疗效,是由于精神不能专一,志意不够条理,不能将外在的脉证与内在病情综合一起分析,所以时常发生疑惑和危殆。

诊病不知阴阳逆从的道理,这是治病失败的第一个原因。随师学习没有卒业,学术未精,乱用杂术,以错误为真理,变易其说,而自以为功,乱施砭石,给自己遗留下过错,这是治病失败的第二个原因。治病不能适宜于病人的贫富贵贱生活特点、居处环境的好坏,形体的寒温,不能适合饮食之所宜,不区别个性的勇怯,不知道用比类异同的方法进行分析,这种做法,只能扰乱自己的思想,不足以自明,这是治病失败的第三个原因。诊病时不问病人开始发病情况及是否曾有过忧患等精神上刺激,饮食是否失于节制,生活起居是否超越正常规律,或者是否曾伤于毒,如果诊病时不首先问清楚这些情况,便仓促去诊视寸口。怎能诊中病情,只能是乱言病名,便病为这种粗率医疗作风所困,这是治病失败的第四个原因。

所以社会上的一些医生,虽学道于千里之外,但却不明白尺寸的道理,诊治疾病,不知参考人事。更不知诊病之道应以能做到比类从容为最宝贵的道理,只知诊察寸口。这种做法,即诊不中五脏之脉,更不知疾病的起因。于是开始埋怨自己的学术不精,继而归罪于老师传授不明。所以治病如果不能遵循医理,必为群众所不信任,乱治中偶然治愈疾病,不知是侥幸,反自鸣得意。啊! 医道之精微深奥,有谁能彻底了解其中的道理?!医道之大,可比拟于天地,配于四海你若不能通晓道之教谕,则所接受之道理,虽很明白,必反成晦暗不明。

素问篇　卷二十四

第七十九篇　阴阳类论

【原文】

孟春始至,黄帝燕坐,临观八极,正八风之气,而问雷公曰:阴阳之类,经脉之道,五中所主,何藏最贵? 雷公对曰:春甲乙青,中主肝,治七十二日,是脉之主时,臣以其藏最贵。帝曰:却念《上下经》,阴阳从容,子所言最贵,其下也。

雷公致斋七日,旦复侍坐。帝曰:三阳为经,二阳为维,一阳为游部,此知五藏终始。三阳为表,二阴为里,一阴至绝,作朔晦,却具合以正其理。雷公曰:受业未能明。

帝曰：所谓三阳者，太阳为经，三阳脉，至手太阴，弦浮而不沉，决以度，察以心，合之阴阳之论。所谓二阳者，阳明也，至手太阴，弦而沉急不鼓，炅至以病皆死。一阳者，少阳也，至手太阴，上连人迎，弦急悬不绝，此少阳之病也，专阴则死。

三阴者，六经之所主也，交于太阴，伏鼓不浮，上空志心。二阴至肺，其气归膀胱，外连脾胃。一阴独至，经绝，气浮不鼓，钩而滑。此六脉者，乍阴乍阳，交属相并，缪通五藏，合于阴阳，先至为主，后至为客。

雷公曰：臣悉尽意，受传经脉，颂得从容之道，以合《从容》，不知阴阳，不知雌雄。帝曰：三阳为父，二阳为卫，一阳为纪。三阴为母，二阴为雌，一阴为独使。

二阳一阴，阳明主病，不胜一阴，软而动，九窍皆沉。三阳一阴，太阳脉胜，一阴不能止，内乱五藏，外为惊骇。二阴二阳，病在肺，少阴脉沉，胜肺伤脾，外伤四支。二阴二阳皆交至，病在肾，骂詈妄行，巅疾为狂。二阴一阳，病出于肾，阴气客游于心脘，下空窍堤，闭塞不通，四支别离。一阴一阳代绝，此阴气至心，上下无常，出入不知，喉咽干燥，病在土脾。二阳三阴，至阴皆在，阴不过阳，阳气不能止阴，阴阳并绝，浮为血瘕，沉为脓胕。阴阳皆壮，下至阴阳。上合昭昭，下合冥冥，诊决生死之期，遂合岁首。

雷公曰：请问短期。黄帝不应。雷公复问。黄帝曰：在经论中。雷公曰：请闻短期。黄帝曰：冬三月之病，病合于阳者，至春正月脉有死徵，皆归出春。冬三月之病，在理已尽，草与柳叶皆杀，春阴阳皆绝，期在孟春。春三月之病，曰阳杀，阴阳皆绝，期在草干。夏三月之病，至阴不过十日，阴阳交，期在溓水。秋三月之病，三阳俱起，不治自已。阴阳交合者，立不能坐，坐不能起。三阳独至，期在石水。二阴独至，期在盛水。

【译文】

在立春的这一天，黄帝很安闲地坐着，观看八方的远景，观察八风的方向，向雷公问道：按照阴阳的分析方法和经脉理论，配合五脏主时，你认为哪一脏最贵？雷公回答说：春季为一年之首，属甲乙木，其色青，五脏中主肝，肝旺于春季七十二日，此时也是肝脉当令的时候，所以我认为肝脏为最贵。黄帝道：我依据《上、下经》阴阳比类分析的理论来体会，你认为最贵的，实际上却是其中最贱下的。

雷公斋戒了七天，早晨又侍坐于黄帝的一旁。黄帝道：三阳为经，二阳为维，一阳为游部，懂得这些，可以知道五脏之气运行的终始了。三阴为表，二阴为里，一阴为阴气之最终，是阳气的开始，有如朔晦的交界，都符合于天地阴阳终始的道理。雷公说：我还没有明白其中的意义。黄帝道：所谓"三阳"，是指太阳，其脉至于手太阴寸口，见弦浮不沉之象，应当根据常度来判断，用心体察，并参合阴阳之论，以明好坏。所谓"二阳"，就是阳明，其脉至于手太阴寸口，见弦而沉急，不鼓击于指，火热大至之时而有此病脉，大都有死亡的危险。"一阳"就是少阳，其脉至于手太阴寸口，上连人迎，见弦急悬而不绝，这是少阳经的病脉，如见有阴而无阳的真脏脉象，就要死亡。"三阴"为手太阴肺经，肺朝百脉，所以为六经之主,其气交于太阴寸口,脉象沉伏鼓动而不浮,是太阴之气陷下而不能上升,以致心志空虚。"二阴"是少阴,其脉至于肺,其气归于膀胱外与脾胃相连。"一阴"是厥阴,其脉独至于太阴寸口,经气已绝,故脉气浮而不鼓,脉象如钩而滑。以上六种脉象,或阳脏见阴脉,或阴脏见阳脉,相互交错,会聚于寸口,都和五脏相通,与阴阳之道相合。如出现此种脉象,凡先见于寸口的为主,后见于寸口的为客。

雷公说:我已经完全懂得您的意思了,把您以前传授给我的经脉道理,以及我自己从书本上读到的从容之道和今天您所讲的从容之法相结合的话,我还不明白其中阴阳雌雄的意义。黄帝道:三阳如父亲那样高尊,二阳如外卫,一阳如枢纽;三阴如母亲那样善于养育,二阴如雌性那样内守,一阴如使者一般能交通阴阳。

二阳一阴是阳明主病,二阳不胜一阴,则阳明脉软而动,九窍之气沉滞不利。三阳一阴为病,则太阳脉胜,寒水之气大盛,一阴肝气不能制止寒水,故内乱五脏,外现惊骇。二阴二阳则病在肺,少阴脉沉,少阴之气胜肺伤脾,在外伤及四肢。二阴与二阳交互为患,则土邪侮水,其病在肾,骂詈妄行,癫疾狂乱。二阴一阳,其病出于肾,阴气上逆于心,并使脘下空窍如被堤坝阻隔一样闭塞不通,四肢好像离开身体一样不能为用。一阴一阳为病,其脉代绝,这是

厥阴之气上至于心发生的病变,或在上部,或在下部,而无定处,饮食无味,大便泄泻无度,咽喉干燥,病在脾土,二阳三阴为病,包括至阴脾土在内,阴气不能至于阳,阳气不能达于阴,阴阳相互隔绝,阳浮于外则内成血瘕,阴沉于里则外成脓肿;若阴阳之气都盛壮,而病变趋向于下,在男子则阳道生病,女子则阴器生病。上观天道,下察地理,必以阴阳之理来决断病者死生之期,同时还要参合一岁之中何气为首。

雷公说:请问疾病的死亡日期。黄帝没有回答。雷公又问。黄帝说:在医书上有说明。雷公又说:请问疾病的死亡日期。黄帝说:冬季三月的病,如病症脉象都属阳盛,则春季正月见脉有死征,那么到出春交夏,阳盛阴衰之时,便会有死亡的危险。冬季三月的病,根据天理,势必将尽,草和柳叶都枯死了,如果到春天阴阳之气都绝,那么其死期就在正月。春季三月的病,名为"阳杀"。阴阳之气都绝,死期在冬天草木枯干之时。夏季三月的病,若不愈,到了至阴之时,那么其死期在至阴后不超过十日;若脉见阴阳交错,则死期在初冬结薄冰之时。冬季三月的病,表现了手足三阳的脉证,不给治疗也会自愈。若是阴阳交错合而为病,则立而不能坐,坐而不能起。若三阳脉并至,则独阳无阴,死期在冰结如石之时。二阴脉并至,则独阴无阳,死期在夏天雨季。

第八十篇　方盛衰论

【原文】

雷公请问气之多少,何者为逆,何者为从。黄帝答曰:阳从左,阴从右,老从上,少从下。

是以春夏归阳为生,归秋冬为死,反之则归秋冬为生,是以气多少,逆皆为厥。

问曰:有余者厥耶? 答曰:一上不下,寒厥到膝,少者秋冬死,老者秋冬生。气上不下,头痛巅疾,求阳不得,求阴不审,五部隔无徵,若居旷野,若伏空室,绵绵乎属不满日。

是以少气之厥,令人妄梦,其极至迷。三阳绝,三阴微,是为少气。

是以肺气虚,则使人梦见白物,见人斩血藉藉,得其时,则梦见兵战。肾气虚,则使人梦见舟舩溺人,得其时,则梦伏水中,若有畏恐。肝气虚,则梦见菌香生草,得其时,则梦伏树下不敢起。心气虚,则梦救火阳物,得其时,则梦燔灼。脾气虚,则梦饮食不足,得其时,则梦筑垣盖屋。此皆五藏气虚,阳气有余,阴气不足。合之五诊,调之阴阳,以在经脉。

诊有十度,度人,脉度,藏度,肉度,筋度,俞度。阴阳气尽,人病自具。脉动无常,散阴颇阳,脉脱不具,诊无常行,诊必上下,度民君卿。受师不卒,使术不明,不察逆从,是为妄行,持雌失雄,弃阴附阳,不知并合,诊故不明,传之后世,反论自章。

至阴虚,天气绝;至阳盛,地气不足。阴阳并交,至人之所行。阴阳交并者,阳气先至,阴气后至。是以圣人持诊之道,先后阴阳而持之,《奇恒之势》乃六十首,诊合微之事,追阴阳之变,章五中之情,其中之论,取虚实之要,定五度之事,知此乃足以诊。是以切阴不得阳,诊消亡,得阳不得阴,守学不湛,知左不知右,知右不知左,知上不知下,知先不知后,故治不久。知丑知善,知病知不病,知高知下,知坐知起,知行知止,用之有纪,诊道乃具,万世不殆。起所有余,知所不足。度事上下,脉事因格。是以形弱气虚,死;形气有余,脉气不足,死。脉气有余,形气不足,生。

是以诊有大方,坐起有常,出入有行,以转神明,必清必净,上观下观,司八正邪,别五中部,按脉动静,循尺滑濇,寒温之意,视其大小,合之病能,逆从以得,复知病名,诊可十全,不失人情。故诊之,或视息视意,故不失条理,道甚明察,故能长久。不知此道,失经绝理,亡言妄期,此谓失道。

【译文】

雷公问道:气的盛衰,哪一种是逆? 哪一种是顺? 黄帝回答道:阳气主升,其气从左而右;阴气主降,其气从右而左。老年之气先衰于下,其气从上而下;少年之气先盛于下,其气从下而上。因此春夏之病见阳证阳脉,以阳归阳,则为顺为生,若见阴证阴脉,如秋冬之令,则为逆为死。反过来说,秋冬之病见阴证阴脉,以阴归阴,则为顺为生。所以不论气盛或气衰,逆则都成为厥。雷公又问:气有余也能成厥吗? 黄帝答道:阳气一上而不下,阴阳两气不相顺接,则足部厥冷至膝,少年在秋冬见此病则死,而老年在秋冬见此证却可生。阳气上而不下,则上实下虚,为头痛巅顶疾患,这种厥病,谓其属阳,本非阳盛,谓其属阴,则又非阴盛,五脏之气隔绝,没有显著征象可察,好像置身于旷野,伏居于空室,无所见闻,而病势绵绵一息,视其生命,已不满一天了。

所以,气虚的厥,使人梦乡荒诞;厥逆盛极,则梦多离奇迷乱。三阳之脉悬绝,三明阴脉细微,就是所谓少气之候。肺气虚则梦见白色悲惨的事物,或梦见人被杀流血,尸体狼藉,当金旺之时,则梦见战争。肾气虚则梦见舟船翻覆而淹死人,当水旺之时,则梦见自己伏于水中,好像逢到很恐惧害怕的事。肝气虚则梦见菌香草木,当木旺之时,则梦见自己伏于树下不敢起来。心气虚则梦救火和雷电,当火旺之时,则梦大火燔灼。脾气虚则梦饮食不足,得其土旺之时,则梦作垣盖屋。这些都是五脏气虚,阳气有余,阴气不足所致。当参合五脏见证,调其阴阳,其内容已在《经脉》篇中论述过了。

诊法有十度,就是衡量人的脉度、脏度、肉度、筋度、俞度,揆度它的阴阳虚实,这样,对病情就可以得到全面了解。脉息之动本无常体,或则出现阴阳散乱而有偏颇,或则脉象搏动不明显,所以诊察时也就没有固定的常规。诊病时必须知道病人身份的上下,是平民还是君卿。如果对老师的传授不能全部接受,医术不高明,不仅不能辨别逆从,而且会使诊治带有盲目性和片面性,看到了一面,看不到另一面,抓住了一点,放弃了另一点,不知道结合全面情况,加以综合分析,所以诊断就不能明确,如以这种诊断方法传授给后人的话,在实际工作中自会明显地暴露出它的错误。

至阴虚,则天之阳气离绝;至阳盛,则地之阴气不足。能使阴阳互济交通,这是有修养的医生的能事。阴阳之气互济交通,是阳气先至,阴气后至。所以,高明的医生诊病,是掌握阴阳先后的规律,根据奇恒之势六十首辨明正常和异常,把各种诊察所得的点滴细微的临床资料综合起来,追寻阴阳的变化,了解五脏的病情,作出中肯的结论,并根据虚实纲要及十度来加以判断,知道了这些,方可以诊病。所以如果切其阴而不能了解其阳,这种诊法是不能行于世的;切其阳而不能了解其阴,其所学的技术也是不高明的。知左而不知其右,知右而不知其左,知上而不知其下,知先而不知其后,他的医道就不会长久。要知道不好的,也要知道好的;要知道有病的,也要知道无病的;既知道高,亦知道下;既知道坐,也要知道起;即知道行,也要知道止。能做到这样有条不紊,反复推求,诊断的步骤才算全备,才能永远不出差错。

疾病的初期,见到邪气有余,就应考虑其正气不足,因虚而受邪;检查病者的上下各部,脉征参合,以穷究其病理。例如形弱气虚的,主死;形气有余,脉气不足的,亦死;脉气有余,形气不足的,主生。所以,诊病有一定的大法,医生应该注意起坐有常,一举一动,保持很好的品德;思维敏捷,头脑清静,上下观察,分别四时八节之邪,辨别邪气中于五脏的何部;触按其脉息的动静,探切尺部皮肤滑涩寒温的概况;视其大小便的变化,与病状相参合,从而知道是逆是顺,同时也知道了病名,这样诊察疾病,可以十不失一,也不会违背人情。所以诊病之时,或视其呼吸,或看其神情,都能不失于条理,技术高明,能保持永久不出差错;假如不知道这些,违反了原则和原理,乱谈病情,妄下结论,这叫做违反规律。

第八十一篇　解精微论

【原文】

黄帝在明堂，雷公请曰：臣授业，传之行教以经论，从容形法，阴阳刺灸，汤药所滋，行治有贤不肖，未必能十全。若先言悲哀喜怒，燥湿寒暑，阴阳妇女，请问其所以然者，卑贱富贵，人之形体，所从群下，通使临事以适道术，谨闻命矣。请问有毚愚仆漏之问，不在经者，欲闻其状。帝曰：大矣。

公请问：哭泣而泪不出者，若出而少涕，其故何也？帝曰：在经有也。复问：不知水所从生，涕所出也。帝曰：若问此者，无益于治也，工之所知，道之所生也。

夫心者，五藏之专精也，目者，其窍也，华色者，其荣也，是以人有德也，则气和于目，有亡，忧知于色。是以悲哀则泣下，泣下水所由生。水宗者，积水也，积水者，至阴也，至阴者，肾之精也。宗精之水所以不出者，是精持之也。辅者裹之，故水不行也。夫水之精为志，火之精为神，水火相感，神志俱悲，是以目之水生也。故谚言曰：心悲名曰志悲，志与心精共凑于目也。是以俱悲则神气传于心，精上不传于志，而志独悲，故泣出也。泣涕者，脑也，脑者，阴也，髓者，骨之充也，故脑渗为涕。志者骨之主也，是以水流而涕从之者，其行类也。夫涕之与泣者，譬如人之兄弟，急则俱死，生则俱生，其志以神悲，是以涕泣俱出而横行也。夫人涕泣俱出而相从者，所属之类也。

雷公曰：大矣。请问人哭泣而泪不出者，若出而少，涕不从之何也？帝曰：夫泣不出者，哭不悲也。不泣者，神不慈也。神不慈则志不悲，阴阳相持，泣安能独来。夫志悲者惋，惋则冲阴，冲阴则志去目，志去则神不守精，精神去目，涕泣出也。

且子独不诵不念夫经言乎，厥则目无所见。夫人厥则阳气并于上，阴气并于下。阳并于上，则火独光也；阴并于下则足寒，足寒则胀也。夫一水不胜五火，故目盲。是以冲风，泣下而不止。夫风之中目也，阳气内守于精，是火气燔目，故见风则泣下也。有以比之，夫火疾风生乃能雨，此之类也。

【译文】

黄帝在明堂里，雷公请问说：我接受了您传给我的医道，再教给我的学生，教的内容是经典所论，从容形法，阴阳刺灸，汤药所滋。然而他们在临症上，因有贤愚之别，所以未必能十全。至于教的方法，是先告诉给他们悲哀喜怒，燥湿寒暑，阴阳妇女等方面的问题，再叫他们回答所以然的道理，并向他们讲述卑贱富贵及人之形体的适从等，使他们通晓这些理论，再通过临证适当地运用，这些在过去我已经听您讲过了。现在我还有一些很愚陋的问题，在经典中找不到，要请您解释。黄帝道：你钻研的问题真是深远而博大啊！

雷公问：有哭泣而泪涕皆出，或泪出而很少有鼻涕的，这是什么道理？黄帝道：在医经中有记载。雷公又问：眼泪是怎样产生的？鼻涕是从哪里来的？黄帝道：你问这些问题，对治疗上没有多大帮助，但也是医生应该知道的，因为它也是医学中的基本知识。心为五脏之专精，两目是它的外窍，光华色泽是它的外荣。所以一个人在心里有得意的事，则神气和悦于两目；假如心有所失意，则表现忧愁之色。因此悲哀就会哭泣，泣下的泪是水所产生的。水的来源，是体内积聚的水液；积聚的水液，是至阴；所谓至阴，就是肾藏之精。来源于肾精的水液，平时所以不出，是受着精的约制。水之精为志，火之精为神，水火相互交感，神志俱悲，因而泪水就出来了。所以俗语说：心悲叫做志悲，因为肾志与心精，同时上凑于目，所以心肾俱悲，则神气传于心精，而不传于肾志，肾志独悲，水失去了精的约制，故而泪水就出来了。哭泣而涕出的，其故在脑，脑属阴，髓充于骨并且藏于脑，而鼻窍通于脑，所以脑髓渗漏而成涕。肾志是骨之主，所以泪水出而鼻涕也随之而出，是因为涕泪是同类的关系。涕之与泪，譬如兄弟，危急则同死，安乐则共存，肾志先悲而脑髓随之，所以涕随泣出而涕泪横流。涕泪所以俱出而相随，是由于涕泪同属水类的缘故。雷公说：你讲的道理真博大！

请问有人哭泣而眼泪不出的，或虽出而量少，且涕不随出的，这是什么道理？黄帝道：哭而没有眼泪，是内心上并不悲伤。不出眼泪，是心神没有被感动；神不感动，则志亦不悲，心神与肾志相持而不能相互交感，眼泪怎么能出来呢？大凡志悲就会有凄惨之意。凄惨之意冲动于脑，则肾志去目凄；肾志去目，则神不守精；精和神都离开了眼睛，眼泪和鼻涕才能出来。你难道没有读过或没有想到医经上所说的话吗？厥则眼睛一无所见。当一个人在厥的时候，阳气并走于上部，阴气并走于下部，阳并于上，则上部亢热，阴并于下则足冷，足冷则发胀。因为一水不胜五火，所以眼目就看不见了。所以迎风就会流泪不止，因风邪中于目而流泪，是由于阳气内守于精，也就是火气燔目的关系，所以遇到风吹就会流泪了。举一个比喻来说：火热之气炽甚而风生，风生而有雨，与这个情况是相类同的。

灵 枢 篇

灵枢篇 卷一

第一篇　九针十二原

【原文】

　　黄帝问于岐伯曰：余子万民，养百姓，而收其租税。余哀其不给，而属有疾病。余歌勿使被毒药，无用砭石，欲以微针通其经脉，调其血气，营其逆顺出入之会。令可传于后世，必明为之法，令终而不灭，久而不绝，易用难忘，为之经纪。异其章，别其表里，为之终始，令各有形，先立针经，愿闻其情。岐伯答曰：臣请推而次之，令有纲纪，始于一，终于九焉，请言其道。小针之要，易陈而难入，粗守形，上守神，神乎神，客在门，未睹其疾，恶知其原？刺之微，在速迟，粗守关，上守机，机之动，不离其空，空中之机，清静而微，其来不可送，其往不可追。知机之道者，不可挂以发，不知机道，叩之不发，知其往来，要与之期，粗之暗乎，妙哉工独有之。往者为逆，来者为顺，明知逆顺，正行无间。逆而夺之，恶得无虚，退而济之，恶得无实，迎之随之，以意和之，针道毕矣。凡用针者，虚则实之，满则泄之，宛陈则除之，邪胜则虚之。《大要》曰：徐而疾则实，疾而徐则虚。言实与虚，若有若无，察后与先，若存若亡，为虚与实，若得若失。虚实之要，九外最妙，补泻之时，以针为之。泻曰：必持内之，放而出之，排阳得针，邪气得泄。按而引针，是谓内温，血不得散，气不得出也。补曰随之，随之意若妄之，若行若按，如蚊虻止，如留如还，去如弦绝，令左属右，其气故止，外门已闭，中气乃实，必无留血，急取诛之。持针之道，坚者为宝，正指直刺，无针左右，神在秋毫，属意病者，审视血脉者，刺之无殆。方刺之时，必在悬阳，及与两卫，神属勿去，知病存亡。血脉者，在脑横居，现之独澄，切之独坚。九针之名，各不同形。一曰镵针，长一寸六分；二曰员针，长一寸六分；三曰锓针，长三寸半；四曰锋针，长一寸六分；五曰铍针，长四寸，广二分半；六曰员利针，长一寸六分；七曰毫针，长三寸六分；八曰长针，长七寸；九曰大针，长四寸。镵针者，头大末锐，去泻阳气。员针者，针如卵形，揩摩分间，不得伤肌肉，以泻分气。锋针者，刃三隅，以发痼疾。铍针者，末如剑锋，以取大脓；员利针者，大如氂，且员且锐，中身微大，以取暴气。毫针者，尖如蚊虻喙，静以徐往，微以久留之而养，以取痛痹。长针者，锋利身薄，可以取远痹。大针者，尖如检，其锋微员，以泻机关之水也。九针毕矣。夫气之在脉也，邪气在上，浊气在中，清气在下。故针陷脉则邪气出，针中脉则浊气出，针太深则邪气反沉，病益。故曰：皮肉筋脉各有所处，病各有所宜，各不同形，各以任其所宜。无实无虚，损不足而益有余，是谓重病，病益甚。取五脉者死，取三脉者恒；夺阴者死，夺阳者狂，针害毕矣。刺之而气不至，无问其数；刺之而气至，乃去之，勿复针。针各有所宜，各不同形，各任其所为。刺之要，气至而有效，效之信，若风之吹云，明乎若见苍天，刺之道毕矣。黄帝曰：愿闻五藏六府所出之处。岐伯曰：五藏五腧，五五二十五腧；六府六腧，六六三十六腧。经脉十二，络脉十五，凡二十七气以上下,所出为井,所溜为荣,所注为腧,所行为经,所人为合,二十七气所行,皆在五腧也。节之交,三百六十五会,知其要者,一言而终,不知其要,流散无穷,所言节者,神气之所游行出入也,非皮肉筋骨也。观其色,察其目,知其散复;一其形,听其动静,知其邪正。右主推之,左持而御之,气至而去之。凡将用针,必先诊脉,视气之剧易,乃可以治也。五藏之气已绝于内,而用针者,反实其外,是谓重竭,重竭必死,其死也静,治之者,辄反其气,取腋与膺;五藏之气已绝于外,而用针者反实其内,是谓逆厥,逆厥则必死,其死也躁,治之者,反取四末。刺之害,中而不去,则精泄;害中而去,则致气。精泄则病益甚而恇,致气则生为痈疡。五藏有六府,六府有十二原,十二原出于四关,四关主治五藏。五藏有疾,当取之十二原,十二原者,五藏之所以禀三百六十五节气味也。五藏有疾也,应出十二原,而原各有所出,明知其原,睹其应,而知五藏之害矣。阳中之少阳,肺也,其原出于太渊,太渊二。阳中之太阳,心也,其原出于大陵,大陵二。阴中之少阳,肝也,其原出于太冲,太冲二。阴中之至阴,脾也,其原出于太白,太白二。阴中之太阴,肾也,其原出于太溪,太溪二。膏之原,出于鸠尾,鸠尾一。盲之原,出于脖胦,脖胦一。凡此十二原者,主治五藏六府之有疾者也。胀取三阳,飨泄取三阴。今夫五藏之有疾也,譬犹刺也,犹污也,犹结也,犹团也。刺虽久,犹可拔也;污虽久,犹可雪也;结虽久,犹可解也;闭虽久,犹可决也。或言久疾之不可取者,非其说也。夫善用针者,取其疾也,犹拔刺也,犹雪行也,犹解结也,犹决闭也。疾虽久,犹可毕也。言不可治者,未得其术也。刺诸热者,如以手探汤;刺寒清者,如人不欲行。阴有阳疾者;取之下陵三里,正往无殆,气下乃止,不下复始也。疾高而内者,取之阴之陵泉;疾高而外者,取之阳之陵泉也。

【译文】

黄帝问岐伯说:我怜爱万民,亲养百姓,并向他们征收租税。我哀怜他们生活尚难自给,还不时为疾病所苦。我想不采用服药物和砭石的治法,而是用微针,以疏通经脉,调理气血,增强经脉气血的逆顺出入来治疗疾病。要想使这种疗法在后世能代代相传,必须明确提出针刺大法,要想它永不失传,便于运用而又不会被忘掉,就必须建立条理清晰的体系,分出不同的篇章,区别表里,以明确气血终而复始地循环于人身的规律。要把各种针具的形状及相应的用途加以说明,我认为应首先制定针经。我想听您说说这方面的情况。

岐伯答道:让我按次序,从小针开始,直到九针,说说其中的道理。小针治病,容易掌握,但要达到精妙的地步却很困难。低劣的医生死守形迹,高明的医生则能根据病情的变化来加以针治。神奇啊! 气血循行于经脉,出入有一定的门户,病邪也可从这些门户侵入体内。没有认清疾病,怎么能了解产生疾病的原因呢? 针刺的奥妙,在于针刺的快慢。医生仅仅死守四肢关节附近的固定穴位,而针治高手却能观察经气的动静和气机变化,经气的循行,不离孔空,孔空里蕴含的玄机,是极微妙的。当邪气充盛时,不可迎而补之，当邪气衰减时，不可追而泻之。懂得气机变化的机要而施治的，不会有毫发的差失，不懂得气机变化道理的，就如扣弦上的箭，不能及时准确地射出一样。所以必须掌握经气的往来顺逆之机，才能把握住针刺的正确时间。劣医昏昧无知，只有大医才能体察它的奥妙。正气去者叫做逆，正气来复叫做顺，明白逆顺之理，就可以大胆直刺而不必犹豫不决了。正气已虚，反用泻法，怎么会不更虚呢？邪气正盛，反用补法，怎么会不更实呢？迎其邪而泻，随其去而补，用心体察其中的奥妙，针刺之道也就到此而止了。

凡在针刺时，正气虚弱则应用补法，邪气盛实则用泻法，气血瘀结的给予破除，邪气胜的则用攻下法。《大要》说：进针慢而出针快并急按针孔的为补法，进针快而出针慢不按针孔的为泻法。这里所说的补和泻，应为似有感觉又好像没有感觉；考察气的先至与后至，以决定留针或去针。无论是用补法还是用泻法，都要使患者感到补之若有所得，泻之若有所失。

虚实补泻的要点，以九针最为奇妙。补或泻都可用针刺实现。所谓泻法，指的是要很快持针刺入，得气后，摇大针孔，转而出针，排出表阳，以泄去邪气。如果出针时按闭针孔，就会使邪气闭于内，血气不得疏散，邪气也出不来！所谓补法，即是指顺着经脉循行的方向施针，仿佛若无其事，行针导气，按穴下针时的感觉，就像蚊虫叮在皮肤上。针入皮肤，候气之时，仿佛停留徘徊；得气之后，急速出针，如箭离弦，右手出针，左手急按针孔，经气会因此而留止，针孔已闭，中气仍然会充实，也不会有瘀血停留，若有瘀血，应及时除去。

持针的方法，紧握而有力最为贵。对准腧穴，端正直刺，针体不可偏左偏右。持针者精神要集中到针端，并留意观察病人。同时仔细观察血脉的走向，并且进针时避开它，就不会发生危险了。将要针刺的时候，要注意病人的双目和面部神色的变化，以体察其神气的盛衰，不可稍有疏忽。如血脉横布在腧穴周围。看起来很清楚，用手法按切也感到坚实，刺时就应该避开它。

九针的形状依据名称的不同而各有不同：第一种叫做镵针，长一寸六分；第二种叫圆针，长一寸六分；第三种叫鍉针，长三寸半；第四种叫锋针，长一寸六分；第五种叫铍针，长四寸，宽二分半；第六种叫圆利针，长一寸六分；第七种叫毫针，长三寸六分；第八种叫长针，长七寸；第九种叫大针，长四寸。镵针，头大而针尖锐利，浅刺可以泻肌表阳热；圆针，针形如卵，用以在肌肉之间按摩，不会损伤肌肉，却能疏泄肌肉之间的邪气；鍉针，其锋如黍粟粒一样微圆，用于按压经脉，不会陷入皮肤内，所以可以引正气祛邪气；锋针，三面有刃，可以用来治疗顽固的旧疾；铍针，针尖像剑锋一样锐利，可以用来刺痛排脓；圆利针，针尖像长毛，圆而锐利，针的中部稍粗，可以用来治疗急性病；毫针，针形像蚊虻的嘴，可以轻缓地刺入皮肉，轻微提插而留针，正气可以得到充养，邪气尽散，出针养神，可以治疗痛痹；长针，针尖锐利，针身细长，可以用来治疗日月已久的痹证；大针，针尖像折断后的竹茬，其锋稍圆，可以用来泻去关节积水。关于九针的情况大致就是如此了。

大凡邪气侵入了人体的经脉，阳邪的气常停留在上部，浊恶的气常停留在中部，清朗的气常停留在下部。所以针刺筋骨陷中的孔穴，阳邪就能得以外出，针刺阳明经合穴，就会使浊气得以外出。但如果病在表浅而针刺太深，反而会引邪进入内里，这样病情就会加重。所以说：皮肉筋脉，各有其所在的部位，病症也各有其适宜的孔穴。九针的形状不同，各有其施治相适的孔穴，应根据病情的不同而适当选用。不要实证用补法，也不要虚证用泻法，那样会导致损不足而益有余，反而会加重病情。精气虚弱的病人，误泻五脏腧穴，可致阴虚而死；阳气不足的病人，误泻三阳经腧穴，可致正气衰弱而精神错乱。误泻了阴经，耗尽了脏气的会死亡；损伤了阳经，则会使人发狂，这就是用针不当的害处。

如果刺后未能得其气，不问息数多少，都必须等待经气到来；如已得气就可去针，不必再刺。九针各有不同的功用，针形也不一样，必须根据病情的不同加以选用，这是针刺的要点。总之，是针下得气，即为有效，疗效显著的，就如风吹云散，明朗如见到青天那样，针刺的道理就是这样了。

黄帝说：我想听你谈谈五脏六腑的经气所出的情况。

岐伯回答说：五脏经脉，各有井、荥、输、经、合五个腧穴，五五则有二十五个腧穴。六腑经脉，各有井、荥、输、原、经、合六个腧穴，六六共三十六个腧穴。脏腑有十二条经脉，每经又各有一络，加上任、督脉二络和脾之大络，便有十五络了。十二经加十五络，这二十七脉之气在全身循环周转，经气所出的孔穴，叫做"井"，如同初出的山间泉水；经气所流过的孔穴，叫做"荥"，即像刚出泉源的微小水流，说明经气尚很微弱；经气所灌注的孔穴，叫做"输"，即像水流会聚，而能转输运行，其气也在逐渐盛大了；经气所行走的孔穴，叫做"经"，像水流已经成渠，脉气正当旺盛；经气所进入的地方，叫做"合"，像百川汇流入海，经气已就入合于内了。这二十七条经脉，都出入流注运行于井、荥、输、经、合五腧。

人体关节的相交，共有三百六十五处，知道了这些要妙，就可以一言以蔽之了，否则就不能把握住头绪。所谓人体关节部位，是指神气游行出入的地方，不是指皮肉筋骨的局部形态。

观察病人的面部气色和眼神，可以了解正气的消散和复还的情况。辨别病人形体的强弱，听他的声音，可以了解邪正虚实的情况，然后就可以右手进针，左手扶针，刺入后，待针下得气即应出针。

凡是在用针之前，必先诊察脉象，知道了脏气的虚实，才可以进行治疗。如果五脏之气在里面已经竭绝了，反用针补在外的阳经，阳愈盛阴愈虚了，这就叫重竭。重竭必定致人死亡，但临死时病者的表现是安静的，这是因为医者违反了经气，误取腋部和胸部的腧穴，使脏气尽汇于外面造成的。如果五脏之气在外面已经虚绝，却反而用针补在内的阴，阴愈盛阳愈虚，这叫逆厥。逆厥也必然致人死亡，但在临死时病者会表现得很烦躁，这是误取四肢末端的穴位，促使阳气衰竭而造成的。针刺已刺中病邪要害而不出针，反而会使精气耗损；没有刺中要害，即行出针就会使邪气留滞不散。精气外泄，病情就会加重而使人虚弱,邪气留滞则会发痈疡。

五脏有六腑,六腑有十二原穴,十二原穴出于肘膝四关,四关原穴可以主治五脏的疾病。所以五脏有病,应取十二原穴。十二原穴,是五脏禀受全身三百六十五节气的部位,所以五脏有病,就会反应到十二原穴,而十二原穴也各有所属的内脏,明白了原穴的性质,观察它们的反应,就可以知道五脏的病变情况。心肺居于膈上,属阳位,但肺是阳部的阴脏,故为阳中之少阴。其原穴出于太渊,左右共二穴。心为阳部的阳脏,所以是阳中之太阳,其原穴出于大陵,左右共二穴。肝、脾、肾居于膈下,属于阴位。肝是阴部的阳脏,为阴中少阳,其原穴出于太冲,左右共二穴。脾是阴部的阴脏,为阴中之至阴,其原穴出于大白,左右共两穴。肾是阴部的阴脏,为阴中之太阴,其原穴出于太溪,左右共二穴。膏的原穴为鸠尾,只有一穴。肓的原穴是气海,也只有一穴。以上十二原穴,是脏腑之气输注的地方,所以能治五脏六腑的病。凡是腹胀的病都应当取足三阳经,飧泄的病应当取足三阴经。

五脏有病,就像身上扎了刺、物体被污染、绳索打了结、江河发生了淤塞现象。扎刺的时日虽久但还是可以拔除的;污染的时间虽久,却仍是可以涤尽的;绳子打结虽然很久,但仍可以解开;江河淤塞得很久了,却仍是可以疏通的。有人认为病久了就不能治愈,这种说法是不正确的,善于用针的人治疗疾病,就像拔刺、涤洗污点、解开绳结、疏通淤塞一样。病的日子虽久,仍然可以治愈,说久病不可治,是因为没有掌握针刺的技术。

针刺治疗热病,就如同用手试探沸汤。针刺治疗阴塞之病,应像行人在路上逗留,不愿走开的样子。阴分出现阳邪热象,应取足三里穴,准确刺入而不能懈怠,气至邪退了便应出针,如果邪气不退,便应当再刺。疾病位于上部而属于内脏的,当取阳陵泉,疾病位于上部而属于外腑的,则应当取阴陵泉。

第二篇　本输

【原文】

黄帝问于岐伯曰:凡刺之道,必通十二经络之所终始,络脉之所别处,五腧之所留,六府之所与合,四时之所出入,五藏之所溜处,阔数之度,浅深之状,高下所至。愿闻其解。岐伯曰:请言其次也。肺出于少商,少商者,手大指端内侧也,为井(木);溜于鱼际,鱼际者,手鱼也,为荥;注于太渊,太渊,鱼后一寸陷者中也,为腧;行于经渠,经渠,寸口中也,动而不居为经;入于尺泽,尺泽,肘中之动脉也,为合,手太阴经也。心出于中冲,中冲,手中指之端也,为井(木);溜于劳宫,劳营,掌中中指本节之内间也;为荥;注于大陵,大陵,掌后两骨之间方下者也,为腧;行手间使,间使之道,两筋之间,三寸之中也,有过则至,无过则止,为经;入于曲泽,曲泽,肘内廉下陷者之中也,屈而得之,为合,手少阴也。肝出于大敦,大敦者,足大指之端及三毛之中也,为井(木);溜于行间,行间,足大指间也,为荣;注于太冲,太冲,行间上二寸陷者之中也,为腧;行于中封,中封,内踝之前一寸半,陷者之中,使逆则宛,使和则通,摇足而得之,为经;入于曲泉,曲泉,辅骨之下,大筋之上也,屈膝而得之;为合,足厥阴也。脾出于隐白,隐白者,足大指之端内侧也,为井(木);溜于大都,大都,本书之后,下陷者之中也,为荣;注于太白,太白,腕骨之下也,为腧;行于商丘,商丘,内踝之下,陷者之中也,为经;入于阴之陵泉,阴之陵泉,辅骨之下,陷者之中也,伸而得之,为合,足太明也。肾出于涌泉,涌泉者,足心也,为井(木);溜于然谷,然谷,然骨之下者也,为荣;注于大溪,大溪,内踝之后,跟骨之上,陷中者也,为腧;行于复留,复留,上内踝二寸,动而不休,为经;入于阴谷,阴谷,辅骨之后,大筋之下,小筋之上也,按之应手,屈膝而得之,为合,足少阴经也。膀胱出于至阴,至阴者,足小指之端也,为井(金);溜于通谷,通谷,本节之前外侧也,为荣;注于束骨,束骨,本节之后,陷中者也;为腧;过于京骨,京骨,足外侧大骨之下,为原;行于昆仑,昆仑,在外踝之后,跟骨之上也,为经;入于委中,委中,腘中央,为合,委而取之,足太阳也。胆出于窍阴,窍阴者,足小指次指之端也,为井(金);溜于侠溪,侠溪,足小指次指之间也,为荣;注于临泣,临泣,上行一寸半陷者中也,为腧;过于丘墟,丘墟,外踝之前,下陷者中也,为原;行于阳辅,阳辅,外踝之上,辅骨之前,及绝骨之端也,为经;入于阳之陵泉,阳之陵泉,在膝外陷者中也,为合,伸而得之,足少阳也。胃出于厉兑,厉兑者,足大指内次指之端也,为井(金);溜于内庭,内庭,次指外间也,为荣;

注于陷谷,陷谷者,上中指内间上行二寸陷者中也,为腧;过于冲阳,冲阳,足科上五寸陷者中也,为原,摇足而得之;行于解溪,解溪,上冲阳一寸半陷者中也,为经;入于下陵,下陵,膝下三寸,胻骨外三里也,为合;复下三里三寸为巨虚上廉,复下上廉三寸为巨虚下廉也,大肠属上,小肠属下,足阳明胃脉也,大肠小肠,皆属于胃,是足阳明也。三焦者,上合手少阳,出于关冲,关冲者,手小指次指之端也,为井(金);溜于液门,液门,小指次指之间也,为荣;注于中渚,中渚,本节之后陷者中也,为腧;过于阳池,阳池,在腕上陷者之中也,为原;行于支沟,支沟,上腕三寸,两骨之间陷者中也,为经;入于天井,天井,在肘外大骨之上陷者中也,为合,屈肘乃得之;三焦下腧,在于足大指之前,少阳之后,出于腘中外廉,名曰委阳,是太阳络也。手少阳经也。三焦者,足少阳太阴之所将,太阳之别也,上踝五寸,别入贯腨肠,出于委阳,并太阳之正,入络膀胱,约下焦,实则闭癃,虚则遗溺,遗溺则补之,闭癃则泻之。手太阳小肠者,上合手太阳,出于少泽,少泽,小指之端也,为井(金);溜于前谷,前谷,在手外廉本节前陷者中也,为荣;注于后溪,后溪者,在手外侧本节之后也,为腧;过于腕骨,腕骨,在手外侧腕骨之前,为原;行于阳谷,阳谷,在锐骨之下陷者中也,为经;入于小海,小海,在肘内大骨之外,去瑞半寸陷者中也,伸臂而得之,为合,手太阳经也。大肠上合手阳明,出于商阳,商阳,大指次指之端也,为井(金);溜于本节之前二间,为荣;注于本节之后三间,为腧;过于合谷,合谷,在大指岐骨之间,为原;行于阳溪,阳溪,在两筋间陷

黄帝内经 白话精解

者中也,为经;入于曲他,在肘外辅骨陷者中,屈臂而得之,为合,手阳明也。是谓五藏六府之腧,五五二十五腧,六六三十六腧也。六府皆出足之三阳,上合于手者也。缺盆之中,任脉也,名曰天突。一次任脉侧之动脉,足阳明也,名曰人迎。二次脉手阳明也,名曰扶突。三次脉手太阳也,名曰天窗。四次脉足少阳也,名曰天容。五次脉手少阳也,名曰天牖。六次脉足太阳也,名曰天柱。七次脉颈中央之脉,督脉也,名曰风府。腋内动脉,手太阴也,名曰天府。腋下三寸,手心主也,名曰天池。刺上关者,呿不能欠;刺下关者,欠不能呿;刺犊鼻者,屈不能伸;刺两关者,神不能屈。足阳明,挟喉之动脉也,其腧在膺中。手阳明次在其腧外,不至曲颊一寸。手太阳当曲颊。足少阳在耳下曲颊之后。手少阳出耳后,上加完骨之上。足太阳挟项大筋之中发际。阴尺动脉在五里,五腧之禁也。肺合大肠,大肠者,传道之府。心合小肠,小肠者,受盛之府。肝合胆,明者,中精之府。脾合胃,胃者,五谷之府。肾合膀胱,膀胱者,津液之府也。少阳属肾,肾上连肺,故将两藏。三焦者,中渎之府也,水道出焉,属膀胱是孤之府也。是六府之所与合者。春取络脉诸荣大经分肉之间,甚者探取之,间者浅取之。夏取诸腧孙络肌肉皮肤之上。秋取诸合,余如春法。各取诸井诸腧之分,欲深而留之。此四时之序,气之所处,病之所舍,藏之所宜。转筋者,立而取之,可令遂已。痿厥者,张而刺之,可令立决也。

【译文】

黄帝问岐伯说:凡是运用针刺,都必须精通十二经络的循行起点和终点。络脉别出的地方,井、荥、输、经、合五输穴留止的部位,六腑与五脏的表里关系,四时对经气出入的影响,五脏之气的流行灌注,经脉、络脉、孙脉的宽窄程度、浅深情况,上至头面、下至足胫的联系。对于这些问题,我希望听你讲解。

岐伯说:请让我按次序来说明。肺所属经脉的血气,出于少商穴,少商在手大指端外侧,为井穴,属木;流行于鱼际穴,鱼际在手鱼的边缘,为荥穴;灌注于太渊穴,太渊在手鱼后一寸的凹陷中,为输穴;经行于经渠穴,经渠在腕后寸口中有脉动而不停之处,为经穴;汇入于尺泽穴,尺泽在肘中有动脉处,为合穴。这是手太阴经的五输穴。

心脏所属经脉的血气,出于中冲穴,中冲在中指之端,为井穴,属木;流行于劳宫穴,劳宫在中指本节后手掌中间,为荥穴;灌注于大陵穴,大陵在掌后腕与臂两骨之间的凹陷中,为输穴;经行于间使穴,间使在掌后三寸两筋之间。当本经有病时,在这一部位上会出现反应,无病时就无反应,为经穴;汇入于曲泽穴,曲泽在肘内侧,屈肘时才能取得,为合穴。这是手少阴经的五输穴。

肝脏所属经脉的血气,出于大敦穴,大敦在足大趾尖端及三毛之中,为井穴,属木;流行于行间穴,行间在足大趾次趾之间,为荥穴;灌注于太冲穴,太冲在行间穴上二寸凹陷之中,为输穴;经行于中封穴,中封在内踝前一寸半凹陷之中,令患者足尖逆而上举,可见有宛宛陷窝,再令患者将足恢复自如,则进针可通,或令患者将足微摇而取得，为经穴；汇入于曲泉穴，曲泉在膝内辅骨之下，大筋之上，屈膝取之即得，为合穴。这是足厥阴经的五输穴。

脾脏所属经脉的血气，出于隐白穴，隐白在足大趾端内侧，为井穴，属木；流行于大都穴，大都在本节之后的凹陷中，为荥穴；灌注于太白穴，太白在本节后核骨之下，为输穴；经行于商丘穴，商丘在内踝之下凹陷中，为经穴；汇入于阴陵泉穴，阴陵泉在膝内侧辅骨之下的凹陷中，伸足取之即得，为合穴。这是足太阴经的五输穴。

肾脏所属经脉的血气，出于涌泉穴，涌泉在足底心，为井穴，属木；流行于然谷穴，然谷在足内踝前大骨下陷中，为荥穴；灌注于太溪穴，太溪在内踝骨后，跟骨之上凹陷中，跳动不止，为输穴；经行于复溜穴，复溜在内踝上二寸，为经穴；汇入于阴谷穴，阴谷在内辅骨之后，大筋之下，小筋之上，按之应手，屈膝取之即得，为合穴。这是足少阴经的五输穴。

膀胱所属经脉的血气，出于至阴穴，至阴在足小趾端外侧，为井穴，属金；流行于通谷穴，通谷在小趾本节之前外侧，为荥穴；灌注于束骨穴，束骨在本节之后的凹陷中，为输穴；过于京骨穴，京骨在足外侧大骨之下，为原穴；经行于昆仑穴，昆仑在足外踝之后，跟骨之上，为经穴；汇入于委中穴，委中在膝弯中央，为合穴，可以屈而取之。这是足太阳经脉的六输穴。

胆所属经脉的血气，出于窍阴穴，窍阴在足小趾侧的次趾尖端，为井穴，属金；流行于侠溪穴，侠溪在足小趾与四趾之间，为荥穴；流注于临泣穴，临泣由侠溪再向上行一寸半处凹陷中，为输穴；过于丘墟穴，丘墟在外踝骨前之下凹陷中，为原穴；经行于阳辅穴，阳辅在外踝之上四寸余，辅骨的前方，绝骨的上端，为经穴；汇入于阳陵泉穴，阳陵泉在膝外侧凹陷中，为合穴，伸足取之而得。这是足少阳经的六输穴。

胃所属的经脉血气，出于厉兑穴，厉兑在足大趾侧的次趾之端，为井穴，属金；流行于内庭穴，内庭在次趾外侧与中趾之间，为荥穴；灌注于陷谷穴，陷谷在中趾的内侧上行二寸的凹陷中，为输穴；过于冲阳穴，冲阳在足背上自趾缝向上约五寸的凹陷中，为原穴，摇足而取得之；经行于解溪穴，解溪在冲阳之上一寸半凹陷中，为经穴；汇入于下陵穴，下陵就是在膝下三寸，胻骨外缘的三里穴，为合穴；再从三里下三寸，是上巨虚穴，大肠属之，自上巨虚再下三寸，为下巨虚穴，小肠属之。由于大肠小肠，在体内连属于胃腑之下，因而在经脉上也有连属足阳明胃脉之处。这是足阳明经的六输穴。

三焦，上合手少阳经脉，其血气出于关冲穴，关冲在无名指之端，为井穴，属金；流行于液门穴，液门在小指与次指之间，为荥穴；灌注于中渚穴，中渚在无名指本节后之凹陷中，为输穴；过于阳池穴，阳池在腕上凹陷中，为原穴；经行于支沟穴，支沟在腕后三寸的两骨间凹陷中，为经穴；汇入于天井穴，天井在肘外大骨上的凹陷中，为合穴，屈肘取之即得；三焦之气输于下部者，在足太阳经之前，足少阳经之后，出于膝腘窝外缘，名叫委阳，是足太阳经的大络，又是手少阳的经脉。三焦虽属手少阳经，在下则有足少阳、太阳二经为之输给。所以又自足太阳经别出在外踝上五寸处，别入通过腿肚，出于委阳，与足太阳经的正脉相并，入腹内联络膀胱，约束着下焦。其气实则为小便不通，气虚则为遗尿；遗尿当用补法，小便不通当用泻法。

小肠，上合手太阳经脉，其血气出于少泽穴，少泽在手小指外侧端，为井穴，属金；流行于前谷穴，前各在手外侧本节前的凹陷中，为荥穴；灌注于后溪穴，后溪在手上外侧小指本节的后方，为输穴；过于腕骨穴，腕骨在手外侧腕骨之前，为原穴；经行于阳谷穴，阳谷在腕后锐骨前下方的凹陷中，为经穴；江入于小海穴，小海在肘内侧大骨之外，距离骨尖半寸处的凹陷中，伸臂取之即得，为合穴。这是手太阳经的六输穴。

大肠，上合手阳明经脉，其血气出于商阳穴，商阳在食指内侧端，为井穴，属金；流行于二间穴，二间在示指本节之前，陷中，称为荥穴；灌注于三间穴，三间在本节之后，为输穴；过于合谷穴，合谷在大指次指岐骨之间，为原穴；经行于阳溪穴，阳溪在大指本节后，腕上两筋之间的凹陷中，为经穴；汇入于曲池穴，曲池在肘外侧辅骨的凹陷处，屈臂取之即得，为合穴。这是手阳明经的六输穴。

以上所述，就是五脏六腑的输穴，五脏阴经五五二十五个腧穴，六腑阳经六六三十六个要穴。而六腑的血气，都出行于足三阳经脉，又上合于手。

左右两缺盆的中央，是任脉所行之处，有穴名天突；次于任脉后第一行的动脉，是足阳明经脉所行之处，有穴名人迎；第二行是手阳明经脉所行之处，有穴名扶突；第三行是手太阳经脉所行之处，有穴名天窗；第四行是足少阳经脉所行之处，有穴名天冲；

第五行是乎少阳经脉所行之处，有穴名天牖；第六行是足太阳经脉所行之处，有穴名天柱；第七行在颈(项)中央，是督脉所行之处，有穴名风腑。在腋下上臂内侧的动脉，是手太阴经脉所行之处，有穴名天腑；在侧胸部当腋下三寸，是手厥阴心包经脉所行之处，有穴名天池。

刺上关穴，要张口而不能闭口；刺下关穴，要闭口而不能张口。刺犊鼻穴，要屈膝而不能伸足；刺内关与外关穴，要伸手而不能弯曲。

足阳明胃经的动脉，挟喉而行，有腧穴分布在胸之两旁膺部。手阳明经的腧穴，在它的外侧，距离曲颊一寸。手太阳经的腧穴，在曲颊处。足少阳经的腧穴，在耳下曲颊之后。手少阳经的腧穴，在耳后完骨之上，足太阳经的腧穴，在项后，挟大筋两旁发际下的凹陷中。

五里穴，在尺泽穴上三寸有动脉处，不当屡刺，以防五腧之血气尺泄。

肺合大肠，大肠是输送小肠已化之物的器官。心合小肠，小肠是受盛由胃而来之物的器官。肝合胆，胆是居中受精汁的器官。脾合胃，胃是消化五谷的器官。肾合膀胱，膀胱是贮存小便的器官。手少阳也属肾，肾又上连于肺，所以能统率三焦和膀胱两脏器。三焦，是象沟渎一样行水的器官，水道由此而出，属于膀胱，没有脏来配合，是一个孤独的器官。这就是六腑与五脏相配合的情况。

春天有病，应取络穴，荥穴与经脉分肉之间，病重的取深些，病轻的取浅些；夏天有病，应取输穴、孙络，孙络在肌肉皮肤之上；秋天有病，除取各穴之外，其余参照春季的刺法;冬天有病,应取井穴或输穴,要深刺和留针。这是根据四时气候的顺序,血气运行的深浅,病邪逗留的部位以及时令、经络皮肉等与五脏相应的关系,从而决定的四时刺法。治转筋病,让他站立来取穴针刺,可迅即消除痉挛现象。治痿厥病,让他舒展四肢来取穴刺,可立刻感到轻快。

灵枢篇　卷二

第三篇　小针解

【原文】

　　所谓易陈者,易言也。难入者,难著于人也。粗守形者,守刺法也。上守神者,守人之血气有余不足,可补泻也。神客者,正邪共会也。神者,正气也。客者,邪气也。在门者,邪循正气之所出入也。未睹其疾者,先知邪正何经之疾也。恶知其原者,先知何经之病,所取之处也。刺之微在数迟者,徐疾之意也。粗守关者,守四肢而不知血气正邪之往来也。上守机者,知守气也。机之动不离其空中者,知气之虚实,用外之徐疾也。空中之机,清净以微者,针以得气,密意守气勿失也。其来不可逢者,气盛不可补也。其往不可追者,气虚不可泻也。不可控以发者,言气易失也。扣之不发者,言不知补泻之意也,血气已尽而气不下也。知其往来者,知气之逆顺盛虚也。要与之期者,知气之可取之时也。粗之暗者,冥冥不知气之微密也。妙哉!工独有之者,尽知针意也。往者为逆者,言气之虚而小,小者逆也。来者为顺者,言形气之平,平者顺也。明知逆顺,正行无问者,言知所取之处也。迎而夺之者,泻也。追而济之者,补也。所谓虚则实之者,气口虚而当补之也。满则泄之者,气口盛而当写之也。宛陈则除之者,去血脉也。邪胜则虚之者,言诸经有盛者,皆泻其邪也。徐而疾则实者,言徐内而疾出也。疾而徐则虚者,言疾内而徐出也。言实与虚,若有若无者,言实者有气,虚者无气也。察后与先,若亡若存者,言气之虚实,补泻之先后也,察其气之已下与常存也。为虚与实,若得若失者,言补者必然若有得也,泻则恍然若有失也。夫气之在脉也;邪气在上者,言邪气之中人也高,故邪气在上也。浊气在中者,言水谷皆入于胃,其精气上注于肺,浊溜于肠胃,言寒温不适,饮食不节,而病生于肠胃,故命曰浊气在中也。清气在下者,言清湿地气之中人也,必从足始,故曰清气在下也。针陷脉则邪气出者,取之上。针中脉则浊气出者,取之阳明会也。针太深则邪气反沉者,言浅浮之病,不欲深刺也,深则邪气从之入,故曰反沉也。皮肉筋脉各有所处者,言经络各有所主也。取五脉者死,言病在中,气不足,但用针尽大泻其诸阴之脉也。取三阳之脉者,唯言尽泻三阳之气,令病人惬然不复也。夺阴者死,言取尺之五里五往者也。夺阳者狂,正言也。睹其色,察其目,知其散复,一其形,听其动静者,言上工知根五色于目,有知调尺寸大小缓急滑涩,以言所病也。知其邪正者,知论虚邪与正邪之风也。

黄帝内经白话精解

右主推之,左持而御之者,言持外而出入也。气至而去之者,言补泻气调而去之也。调气在于终始一者,持心也。节之交三百六十五会者,络脉之渗灌诸节者也。所谓五藏之气已绝于内者,脉口气内绝不至,反取其外之病处与阳经之合,有留针以致阳气,阳气至则内重竭,重竭则死矣,其死也无气以动,故静。所谓五藏之气,已绝于外者,脉口气外绝不至,反取其四末之输,有留针以致其阴气,阴气至则阳气反入,入则逆,逆则死矣,其死也,阴气有余,故躁。所以察其目者,五藏使五色循明,循明则声章,声章者,则言声与平生异也。

【译文】

所谓"易陈",是指针刺的道理说起来容易。"难入",是说针刺的精微却难以使人十分明了。"粗守形",是说粗医只知道拘守刺法。"上守神",是说高医能根据病人的血气虚实情况来考虑可补或可泻。"神客",是指正邪交争。"神",是指正气,"客",是指邪气。"在门",是指邪气的入侵是循着正气的门户出入的。"未睹其疾",是说预先没弄清病在何经。"恶知其原",是说哪能轻易知道何经有病和应取何穴位。

"刺之微在数迟",是说针刺的微妙在于掌握进针手法的快慢。"粗守关",是指粗医在针治时仅仅拘守四肢关节部的穴位,而不知道血气盛衰和正邪往来胜负的情况。"上守机",是说高医针治时能掌握气机的变化规律。"机之动不离其空中",是说气机的变化都反应在腧穴之中,了解气机的虚实变化,就可运用徐疾补泻的手法。"空中之机,清净以微",是说针下已经得气,还必须仔细体察气之往来,而不能失掉补泻的时机。"其来不可逢",是说邪气正盛时,不能运用补法。"其往不可追",是说正气已虚时,不可妄用泻法。"不可挂以发",是说针下得气的感应,是很容易消失的。"扣之不发",是说不知道补泻的意义,而误用补泻手法,则会使血气耗损而邪气不能被祛除。"知其往来",是说应了解气机变化的时机以便及时用针。

"粗之暗",是说粗医昏昧无知,不能体察气机的变化。"妙哉工独有之",是说高明的医生,能完全体察气机的变化和运用针刺加以补泻的意义。"往者为逆",是说邪去正衰,脉象虚小,属逆证,"来者为顺",是说正气尚足,形气也阴阳平衡,属顺证。"明知逆顺,正行无问",是说知道疾病的顺逆,就可以毫无疑问地选穴针刺了。"迎而夺之",是说迎着经气循行的方向下针,是泻法。"追而济之",是说随着经气循行的方向下针,属补法。

所谓"虚则实之",是说气口脉气虚的应当用补法。"满则泄之",是说气口脉气盛的应当用泄法。"宛陈则除之",是说应排除络脉中的久积的瘀血。"邪胜则虚之",是说经脉中邪气盛时,应当用泻法,使邪气随针外泄。"徐而疾则实",是说慢进针而快出针的补法。"疾而徐则虚",是说快进针而慢出针的泻法。"言实与虚,若有若无",是说用补法可以使正气恢复,用泻法可以使邪气消失。"察后与先,若亡若存",是说根据气的虚实,来决定补泻手法的先后,再观察邪气是否已退,或是邪气仍滞留。"为虚为实,若得若实",

是说用补法要使患者感觉充实而似有所得,用泻法则要使患者感到轻松而若有所失。

"气之在脉,邪气在上",是说邪气侵入经脉后,风热之邪多伤在人的头部,所以说"邪气在上"。"浊气在中",是说水谷入胃后,它的精微之气上注于肺,浊气滞留于肠胃,如果寒温不适,饮食不节,肠胃就会发生疾病,浊气也就不能下行了,所以说"浊气在中"。"清气在下"。是说清冷潮湿之气伤人,多从足部开始,所以说"清气在下"。"针陷脉则邪气出",是指风热等邪气伤了人的上部,应取头部的腧穴治疗。"针中脉则浊气出",是指肠胃的浊气引发的疾病,应取足阳明胃经的合穴足三里治疗。"针大深则邪气反沉",是说邪气轻浅的病,不宜深刺,如果刺得太深了,反而会使邪气随针深入,所以说为"反沉"。"皮肉筋脉,各有所处",是说皮肉筋脉各有一定的部位,经络也因而各有主治。

"取五脉者死",是说病在内脏而元气不足的,反而用针尽力大泻五脏的腧穴,是会致人死亡的。"取三脉者恇",是说尽泻手足三阳六腑的腧穴,会使病人精神怯弱,而且不易复元。"夺阴者死",是说针刺尺部的五里穴,泻到五次,则脏阴之气必泻尽而死。"夺阳者狂",是说大泻三阳之气,会至狂证。"睹其色,察其目,知其散复,一其形,听其动静",是说医生中的高手,懂得从眼睛观察五色变化,并能细察脉象的大小、缓急、滑涩,从而了解到发病的原因。"知其邪正",是说知道病人所感受的是虚邪之风还是正邪之风。

"右主推之,左持而御之",是说针刺时用右手推以进针,左手护持针身出针的运用手法。"气至而去之者",是说运用补泻手法,等气机调和时,就应该去针。"调气在于终始一者",是说在运针调气的时候,要始终专心一意,使心神不外驰。"节之交三百六十五会",是说周身三百六十五穴,都是络脉气血渗灌各部的通会之处。

所谓"五脏之气,已绝于内",是说五脏的精气内虚了,气口脉便虚浮无根,按切也感觉不到。对这种阴虚证,治疗时,反取患者体表的病外和阳经的合穴,又留针以补充阳气,阳气得到了补充,则阴气就会更加内竭,五脏精气竭而再竭,那么人将必死无疑。由于阴不生阳,无气以动,所以死时又表现得十分安静。

所谓"五脏之气,已绝于外",是说气口脉象沉微,轻取的感觉好像没有了,这就是五脏阳气衰竭的现象。对这种病,在针治时,反而取用四肢末梢的腧穴,并留针以补阴气,使阴气盛而阳气内陷,阳气内陷就会发生厥逆的病,厥逆则会导致死亡。死亡时,由于阴气有余,所以有烦躁现象。察目是因为五脏的精气能使眼睛和面部五色洁明,精气内盛,所以发出的声音就会高而清晰。声音高而清晰,是与正常人有所不同了。

第四篇 邪气藏府病形

【原文】

黄帝问于岐伯曰:邪气之中人也奈何?岐伯答曰:邪气之中人高也。黄帝曰:高下有度乎?岐伯曰:身半已上者,邪中之也;身半已下者,湿中之也。故曰:邪之中人也,无有常,中于阴则溜于府,中于阳则溜于经。黄帝曰:阴之与阳也,异名同类,上下相会,经络之相贯,如环无端。邪之中人,或中于阴,或中于阳,上下左右,无有恒常,其故何也? 岐伯曰:诸阳之会,皆在于面。中人也,方乘虚时及新用力,若饮食汗出,腠理开而中于耶。中于面则下阳明,中于项则下太阳,中于颊则下少阳,其中于膺背两胁亦中其经。黄帝曰:其中于阴奈何? 岐伯答曰:中于阴者,常从臂俯始。夫臂与胻,其阴皮薄,其肉淖泽,故俱受于风,独伤其阴。黄帝曰:此故伤其藏乎? 岐伯答曰:身之中于风也,不必动藏。故邪入于阴经,则其藏气实,邪气入而不能客,故还之于府。故中阳则溜于经,中阴则溜于府。黄帝曰:邪之中人藏奈何? 岐伯曰:愁忧恐惧则伤心。形寒寒饮则伤肺,以其两宰相感,中外皆伤,故气逆而上行。有所堕坠,恶血留内,若有所大怒,气上而不下,积于胁下,则伤肝。有所击仆,若醉入房,汗出当风,则伤脾。有所用力举重,若入房过度,汗出浴水,则伤肾。黄帝曰:五藏之中风奈何? 岐伯曰:阴阳俱感,邪乃得往。黄帝曰:善哉。黄帝问于岐伯曰:首面与身形也,属骨连筋,同血合于气耳。天寒则裂地凌冰,其卒寒或手足懈惰,然而其面不衣何也? 岐伯答曰:十二经脉,三百六十五络,其血气皆上干面而走空窍,其精阳气上走于目而为睛,其别气走于耳而为听,其宗气上出于鼻而为臭,其浊气出于胃,走唇舌而为味。其气之津液皆上熏于面,而皮又厚,其肉坚,故天热甚寒,不能胜之也。黄帝曰:邪之中人,其病形何如? 岐伯曰:虚邪之中身也,洒渐动形。正邪之中人也做,先见于色,不知于身,若有若无,若亡若存,有形无

形,莫知其情。黄帝曰:善哉。黄帝问于岐伯曰:余闻之,见其色,知其病,命曰明;按其脉,知其病,命回神;问其病,知其处,命曰工。余愿闻见而知之,按而得之,问而极之,为之奈何? 岐伯答曰:夫色脉与尺之相应也,如桴鼓影响之相应也,不得相失也,此亦本末根叶之出候也,故根死则叶枯矣。包脉形肉不得相失也,故知一则为工,知二则为神,知三则神且明矣。黄帝曰:愿卒闻之。岐伯答曰:色青者,其脉弦也;赤者,其脉钩也;黄者,其脉代也;白者,其脉毛;黑者,其脉石。见其色而不得其脉,反得其相胜之脉,则死矣;得其相生之脉,则病已矣。黄帝问于岐伯曰:五藏之所生,变化之病形何如? 岐伯答曰:先定其五色五脉之应,其病乃可别也。黄帝曰:色脉已定,别之奈何? 岐伯曰:调其脉之缓、急、小、大、滑、涩,而病变定矣。黄帝曰:调之奈何? 岐伯答曰:脉急者,尺之皮肤亦急;脉缓者,尺之皮肤亦级;脉小者,尺之皮肤亦减而少气;脉大者,尺之皮肤亦贲而起;脉滑者,尺之皮肤亦滑;脉涩者,尺之皮肤亦涩。凡此变者,有微有甚。故善调尺者,不待于寸,善调脉者,不待于色。能参合而行之者,可以为上工,上工十全九;行二者,为中工,中工十全七;行一者,为下工,下工十全六。黄帝曰:请问脉之缓、急、小、大、滑、涩之病形何如? 岐伯曰:臣请言五藏之病变也。心脉急甚者为瘛疭;微急为心痛引背,食不下。缓甚为狂笑;微缓为伏涩,在心下,上下行,时唾血。大甚为喉吤;微大为心痹引背,善泪出。小甚为善哕;微小为消津。滑甚为善渴;微滑为心疝引脐,小腹鸣。涩甚为暗;微涩为血溢,维厥,耳鸣,颠疾。肺脉

急甚为癫疾;微急为肺寒热,怠惰,咳唾血,引腰背胸,若鼻息肉不通。缓甚为多汗;微缓为痿瘘偏风,头以下汗出不可止。大甚为胫肿;微大为肺痹,引胸背,起恶见日光。小甚为泄;微小为消瘅。滑甚为息贲上气;微滑为上下出血。涩甚为呕血;微涩为鼠瘘,在颈支腋之间,下不胜其上,其应善疭矣。肝脉急甚者为恶言;微急为肥气,在胁下若覆杯。缓甚为善呕;微缓为水瘕痹也。大甚为内痈,善呕衄;微大为肝痹,阴缩,咳引小腹。小甚为多饮;微小为消瘅。滑甚为溃疝;微滑为遗溺。涩甚为溢饮;微涩为疭挛筋痹。脾脉急甚为疭疭,微急为膈中,食饮入而还出,后沃沫。缓甚为痿厥;微缓为风痿,四肢不用,心慧然若无病。大甚为击仆;微大为疝气,腹里大脓血,在肠胃之外。小甚为寒热;微小为消瘅。滑甚为溃癃;微滑为蛊毒蛇蚰蝎腹热。涩甚为肠溃;微涩为内溃,多下脓血。肾脉急甚者为骨癫疾;微急为沉厥奔豚,足不收,不得前后。缓甚为折脊;微缓为洞,洞者,食不化,下嗌还出。大甚为阴痿;微大为石水,起脐已下至小腹腄腄然,上至胃脘,死不治。小甚为洞泄;微小为消瘅。滑甚为癃溃;微滑为骨痿,坐不能起,起则目无所见。涩甚为大痈;微涩为不月沉痔。黄帝曰:病之六变者,刺之奈何? 岐伯答曰:诸急者多寒;缓者多热;大者多气少血;小者血气皆少;滑者阳气盛,微有热;涩者多血少气,微有寒。是故刺急者,深内而久留之。刺缓者,浅内而疾发针,以去其热。刺大者,微泻其气无出其血。刺滑者,疾发针而浅内之,以泻其阳气而去其热。刺涩者,必中其脉,随其逆顺而久留之,必先按而循之,已发针,疾按

其痏,无令其血出,以和其脉。诸小者,阴阳形气俱不足,勿取以针,而调以甘药也。黄帝曰:余闻五藏六府之气,荥输所入为合,令何道从入,入安连过,愿闻其故。岐伯答曰:此阳脉之别入于内,属于府者也。黄帝曰:荥输与合,各有名乎? 岐伯答曰:荥输治外经,合治内府。黄帝曰:治内府奈何? 岐伯曰:取之于合。黄帝曰:合各有名乎? 岐伯答曰:胃合入于三里,大肠合入于巨虚上廉,小肠合入于巨虚下廉,三焦会入于委阳,膀胱合入于委中央,胆合入于阳陵泉。黄帝曰:取之奈何? 岐伯答曰:取之三里者,低跗取之巨虚者,举足;取之委阳音,屈伸而索之;委中者,屈而取之;阳陵泉者,正竖膝予之齐,下至委阳之阳取之;取诸外经者,腧申而从之。黄帝曰:愿闻六府之病。岐伯答曰:面热者足阳明病,鱼络血者手阳明病,两跗之上脉竖陷者足阳明病,此胃脉也。大肠病者,肠中切痛而鸣濯濯,冬日重感于寒即泄,当脐而痛,不能久立,与胃同候,取巨虚上廉。胃病者,腹䐜胀,胃脘当心而痛,上肢两胁,膈咽不通,食饮不下,取之三里也。小肠病者,小腹痛,腰脊控睾而痛,时窘之后,当耳前热,若寒甚,若独肩上热甚,及手小指次指之间热,若脉随者,此其候也,手太阳病也,取之巨虚下廉。三焦病者,腹气满,小腹尤坚,不得小便,窘急,溢则水,留即为胀,候在足太阳之外大络,大络在太阳少阳之间,亦见于脉,取委阳。膀胱病者,小腹偏肿而痛,以手按之,即欲小便而不得,肩上热,若脉陷,及足小指外廉及胫踝后皆热,若脉陷,取委中央。胆病者,善太息,口苦,呕宿汁,心下澹澹,恐人将捕之,嗌中吤吤然数唾,在足少阳之

本末，亦视其脉之陷下者灸之，其寒热者，取阳陵泉。黄帝曰：刺之有道乎？岐伯答曰：刺此者，必中气穴，无中肉节，中气穴则针染于巷，中肉节即皮肤痛。补泻反则病益笃。中筋则筋缓，邪气不出，与其真相搏，乱而不去，反还内著，用针不审，以顺为逆也。

【译文】

黄帝问岐伯说：邪气侵犯人体的情况是怎样的？岐伯说：邪气侵犯人体的部位有上有下。

黄帝又问：部位的上下有一定的常规吗？岐伯说：上半身发病，是受了风寒等外邪所致；下半身发病，是受了湿邪所致。这是一般情况。所以说，邪气侵犯人体，发病没有固定的部位。例如邪气伤了阴经，也会流传到属阳的六腑；邪气侵犯了阳经，也可能就在本经的通路上发病。

黄帝说：经络虽有阴阳之分，但都属于整体的经络系统，内连脏腑，外络肢节，上下会通，经脉与络脉相互贯通，如环无端。外邪伤人，有的侵袭阴经，有的侵袭阳经，部位或上下，或左右，没有固定的地方，这是什么道理呢？

岐伯说：手足三阳经，都会聚于头面。邪气中伤于人，一般都是乘正气虚弱之时，以及在劳累之后，或者饮食汗出，腠理开泄的时候，都容易被邪气侵袭。邪气侵袭了面部，会沿着阳明经脉下传；邪气侵袭项部，则沿太阳经脉下传；邪气侵袭颊部，则沿少阳经脉下传，邪气侵犯了胸膺、脊背和两胁，也都分别在阳明经、太阳经、少阳经所过之处发病。黄帝问：邪气侵入阴经的

情况是怎么样的？岐伯说：邪气侵入阴经，通常是从手臂和足胫部开始。臂与足胫部内侧的皮肤较薄，肌肉比较柔软，所以身体各部虽然同样受风，而仅仅损害这些部位的内侧。

黄帝又问：这种邪气久留能伤及五脏吗？岐伯说：身体感受了风邪，不一定会伤及五脏。因为邪气侵入阴经时，若五脏之气充实，邪气就不能入里停留，而还归于六腑。所以外邪侵袭于阳经，能在本经上发病；外邪侵袭于阴经，能流注到六府而发病。

黄帝说：邪气侵犯人体而伤及五脏是怎样的？岐伯说：愁忧恐惧等精神因素能伤心。形体受寒与吃寒冷的饮食能伤肺，因为两种寒邪同时感受，皮毛与肺都受损，所以发生咳喘等肺气上逆的病变。如跌仆堕坠，瘀血留于内，又因大怒，肝气上逆，瘀血阻滞于胁下，就会伤肝。如因击仆损伤，或醉后入房，汗出当风，就会伤脾。如用力举重，再加疲劳过度，或出汗后浴于水中，就会伤肾。

黄帝说：五脏为风邪所伤是怎样的？岐伯说：一定要脏气先伤于内，再感外邪，在内外俱伤的情况下，风邪才能内侵入脏。黄帝说：你说得很好！

黄帝问岐伯说：头面和全身各部，都是由筋骨支撑和联系的，同样是由于气血的循行以供给营养的。但当天寒地冻，滴水成冰的时候，突然受到寒冷，可以手足麻木而不灵活，可是面部却不怕冷，不用衣物覆盖，这是什么缘故？岐伯回答说：人体十二经脉，三百六十五络脉的血气，都上注于面而走七窍。它的精阳之气，上注于目而能

视物；它的旁行之气从两侧上行于耳而能听；它的宗气上通于鼻而能嗅；它的谷气从胃上通唇舌而能辨别五味。而各种气所化的津液都上行熏蒸于面部，而面部皮肤较厚，肌肉也坚实，所以虽在极寒冷的气候中，也能够适应。

黄帝说：病邪侵犯人体，发生的病态是怎样的？岐伯说：虚邪伤人，病人恶寒战栗；正邪伤人，发病较轻微，开始只在面色上有点变异，身上没有什么感觉，像有病又像无病，像邪已去又像留在体内，或在表面有些轻微表现，可又不明显，所以不容易知道它的病情。黄帝说：很好！

黄帝问岐伯说：我听说观察病人气色的变化而知道病情的，叫做明；切按脉象而知道病情的，叫做神；询问病人而知道病的部位的，叫做工。我希望了解为什么望色能知道疾病，切脉能知道病情的变化，问诊了解疾病的所在，其道理究竟何在？

岐伯说：病人的气色、脉象、尺肤都与疾病有一定的相应关系，犹如桴鼓相应一样，是不会不一致的。这也和树木的根本与枝叶一样，所以根本衰败，枝叶就枯槁。诊病时要从色、脉、形肉全面观察，不能有所偏废，所以知其一仅仅是一般医生，称为工；知其二是比较高明的医生，称为神；知其三才是最高明的医生，称为神明。

黄帝说：我希望全面地听你讲讲这个道理。岐伯回答说：一般疾病，色脉是相应的，出现青色，是弦脉；红色，是钩脉；黄色，是代脉；白色，是毛脉；黑色，是石脉。若见其色而不见其脉，或反见相克之脉，主预后不良；若见到相生之脉，虽然有病，也会痊愈的。

黄帝问岐伯道：五脏发生疾病，它的内在变化和所表现的症状，是怎样的？

岐伯回答说：要首先确定五色，五脉与疾病相应的情况，则五脏所生的疾病就可以辨别了。

黄帝说：气色和脉象已经确定了，怎样来辨别五脏疾病呢？

岐伯说：只要诊查出脉象的缓、急、大、小、滑、涩，则病变就可确定了。

黄帝说：诊查的方法怎样？岐伯说：脉象急的，尺部的皮肤也紧急；脉象缓的，尺肤也弛缓；脉象小的，尺肤也瘦小；脉象大的，尺肤也大而隆起；脉象滑的，尺肤也滑润；脉象涩的，尺肤也枯涩。以上脉象与尺肤的变化，是有轻重不同的。所以善于诊察尺肤的，不必等待诊察寸口的脉象；善于诊察脉象的，不必等待观五色，就可知道病情。假如能将色、脉、尺肤综合运用，就可使诊断更正确，称为上工，上工可治愈十分之九；如能运用两种诊察方法，称为中工，中工可治愈十分之七；若只能用一种诊察方法的，称为下工，下工仅能治愈十分之六。

黄帝说：请问缓、急、小、大、滑、涩的脉象，所主的病状是怎样的呢？

岐伯说：让我谈五脏的具体病变。心脉急甚是手足抽搐；微急是心痛牵引到脊背，饮食不下。心脉缓甚为心神失常的狂笑；微缓为久积之伏梁，在心下，上下走动，常有唾血。心脉大甚为喉中如有物梗阻；微大为心痹作痛引背，时时泪出。心脉小甚为呃逆；微小为消谷善饥的消瘅病。心脉滑甚为消渴；微滑为心疝痛引脐部，小腹鸣响。心脉涩甚为瘖不能言；微涩为出血，

黄帝内经 白话精解

四肢厥逆,耳鸣,头顶疾病。

肺脉急甚为癫疾;微急为肺有寒热,倦怠乏力,咳嗽咳血,牵引胸部和腰背部作痛,或鼻中息肉阻塞。肺脉缓甚为多汗;微缓为痿瘘,半身不遂,头部以下汗出不止。肺脉大甚为足胫肿;微大为肺痹,牵引胸背胀痛,怕见日光。肺脉小甚为泄泻;微小为消瘅。肺脉滑甚为咳喘气逆;微滑在上为衄血,在下为泄血。肺脉涩甚为呕血;微涩为鼠瘘,发于颈项与腋下,下肢软弱难以支撑躯体,四肢酸甚。

肝脉急甚为口出愤怒的语言;微急为肥气病,位于胁下,形状好像覆着的杯子一样。肝脉缓甚为呕吐;微缓为水积胸胁而小便不通。肝脉大甚为内有痈肿,经常呕吐和衄血;微大为肝痹病,阴器收缩,咳嗽牵引小腹作痛。肝脉小甚为多饮,微小为消谷善饥的消瘅病。肝脉滑甚为阴囊肿大的㿉疝病;微滑为遗尿病。肝脉涩甚为水肿;微涩为筋脉痿挛不舒的筋痹病。

脾脉急甚为四肢抽搐;微急为食入而吐的膈中病,大便多泡沫。脾脉缓甚为四肢痿软无力,四肢厥冷;微缓为风痿病,四肢痿废不用,但神志清楚,和无病的人一样。脾脉大甚为猝然仆倒的病;微大为痞气病,腹中多脓血而在肠胃之外。脾脉小甚为寒热病;微小为内热消瘅。脾脉滑甚为阴囊肿大的㿉疝和小便不通的癃闭病;微滑为肠中有蛔虫等寄生虫病,腹中发热。脾脉涩甚为广肠脱出的肠颓病;微涩是肠内溃脓,故大便下脓血。

肾脉急甚为邪深至骨的骨癫疾;微急为下肢沉重逆冷,发为奔豚,两足伸而不能屈,大小便不通。肾脉缓甚为腰脊痛如折;

微缓为洞泄病,洞泄的症状是饮食不化,食入之后即从大便排出。肾脉大甚为阴痿不起;微大为石水病,从脐以下至小腹部胀满下坠,上至胃脘不适,预后不良。肾脉小甚为洞泄病;微小为消瘅病。肾脉滑甚为小便不通,或为㿉疝;微滑为骨痿病,可坐而不能起立,起立则目眩视物不清。肾脉涩甚为大的痈肿;微涩为月经不行,或痔疾日久不愈。

黄帝说:五脏病变出现的六种脉象,针刺的方法怎样呢?岐伯说:凡是脉象紧急的多是有寒邪;脉象缓的多属热;脉象大的多属气有余而血不足;脉小的多属气血两不足;脉滑的是阳盛微有热;脉涩的是血瘀气虚,微有寒象。因此,在针刺时,对出现急脉的病变应深刺,留针的时间要长;对出现缓脉的病变要浅刺,出针要快,以散其热;对出现大脉的病变,要用轻泻的刺法,微泻其气,不要出血;对出现滑脉的病变,要用浅刺而快出针的方法,以泻亢盛的阳气,而泄其热;对出现涩脉的病变,针刺时必须刺中其脉,根据经气的逆顺方向行针,留针时间要长,并按摩以导引脉气,出针后要很快按住针孔,不要出血,使经脉中气血调和;凡出现小脉的,是阴阳气血俱虚,不宜用针刺治疗,可用甘味药来调治。

黄帝说:我听说五脏六腑之气,都出于井穴,经过荥穴、输穴而入归于合穴。其气血是从何道注入的,进入后又和哪些脏腑经脉有连属的关系?希望听你讲讲其中的道理。岐伯说:这是手足阳经从别络进入内部而连属于六腑的。

黄帝说:荥穴、输穴与合穴,在治疗上各有一定的作用吗?

岐伯说：荥穴、输穴的脉气浮浅，可以治外经的病，合穴的脉气深入，可以治疗内腑的病。

黄帝说：人体内部的腑病，怎样治疗呢？岐伯说：要取阳经的合穴。

黄帝说：合穴各有名称吗？岐伯说：足阳明胃经的合穴在三里；手阳明大肠经的脉气，循足阳明胃脉合于巨虚上廉；手太阳小肠经的脉气，循足阳明胃脉合于巨虚下廉；手少阳三焦经合于足太阳经之委阳穴；足太阳膀胱经合于委中；足少阳胆经合于阳陵泉。

黄帝说：合穴怎样取法呢？岐伯说：三里穴要使足背低平而取；巨虚穴要举足而取；委阳穴要先屈后伸下肢而取；委于穴要屈膝而取；阳陵泉穴要正身蹲坐使两膝齐平，向下在委阳的外侧取之。凡取治外在经脉的病，要牵引伸展四肢，来寻找穴位。

黄帝说：希望听你讲讲六腑的病变。岐伯说：足阳明经脉行于面，面部发热就是足阳明经的病变；手阳明经脉行于鱼际之后，故手鱼血脉郁滞或有瘀斑是手阳明经的病；两足背的冲阳脉，出现坚实挺竖或虚软下陷现象的，是足阳明经的病，这是胃的经脉。

大肠病的症状，肠中如刀割样疼痛，水气在肠中通过发出濯濯之声，冬天再受了寒邪，就会引起泄泻，当脐部疼痛，不能久立。大肠与胃密切相关，故可以取胃经的上巨虚穴治疗。

胃病的症状，腹部胀满，胃脘当中疼痛，向上至两胁支撑作胀，胸膈和咽部阻塞不通，饮食不下。治疗当取足三里穴。

小肠病的症状，小腹作痛，腰脊牵引至睾丸疼痛，大小便窘急，耳前发热，或寒甚，或肩上热甚，手小指与无名指间热甚，或络脉虚陷不起，这都属于小肠病的证候。手太阳小肠经的病，可以取胃经的下巨虚穴治疗。

三焦病的症状，腹中胀满，小腹部胀得更甚，小便不通而有窘迫感，水溢于皮下为水肿，或停留在腹部为水胀病。三焦病也可以观察足太阳经外侧大络的变化，大络在太阳经与少阳经之间，为三焦的下腧委阳穴，三焦有病，亦可见到脉的异常，治疗时取委阳穴。

膀胱病的症状，小腹部肿胀疼痛，用手按小腹，即有尿意，但又解不出，肩上发热，或络脉虚陷不起，以及足小趾外侧和踝部、小腿上发热。若络脉虚陷不起，治疗时可以取膀胱经的合穴委中。

胆病的症状，常常叹长气，口苦，呕吐苦水，心跳不安，恐惧，如有人将捕捉他一样，咽中如物梗阻，常想吐出来。在足少阳经起点至终点的循行通路上，也可以出现络脉陷下的情况，可以用灸的方法治疗；如胆病而有寒热现象的，可取足少阳经的合穴阳陵泉刺治。

黄帝说：针刺以上各穴，有规定的方法吗？岐伯说：针刺这些穴位，一定要刺中气穴，而不能只刺中肉节。因为刺中穴位，就能够针着脉道而经络疏通，若误刺在肉节上，只能损伤皮肉而使皮肤疼痛。还有补泻的手法如果用反了，疾病会因此而加重。如果误刺在筋上，就会使筋受伤而弛缓，邪气不能驱除，反与真气纠缠而疾病不去，以至入里内陷而使疾病加重。这都是用针不审慎，刺法错乱所造成的严重后果。

黄帝内经白话精解

灵枢篇 卷三

第五篇 根 结

【原文】

　　岐伯曰:天地相感,寒暖相移,阴阳之道,孰少孰多?阴道偶,阳道奇,发于春夏,阴气少,阳气多,阴阳不调,何补何泻?发于秋冬,阳气少,阴气多,阴气盛而阳气衰,故茎叶枯槁,湿雨下归,阴阳相移,何泻何补?奇邪离经,不可胜数,不知根结,五藏六府,折关败枢,开阖而走,阴阳大失,不可复取。九针之玄,要在终始,故能知终始,一言而毕,不知终始,针道咸绝。太阳根于至阴,结于命门,命门者目也。阳明根于历兑,结于颡大,颡大者钳耳也。少阳根于窍阴,结于窗笼,窗笼者耳中也。太阳为开,阳明为阖,少阳为枢。故开折则内节渎而暴病起矣,故暴病者取之太阳,视有余不足,渎者皮肉宛膲而弱也。阖折则气无所止息而痿疾起矣,故痿疾者,取之阳明,现有余不足,无所止息者,真气稽留,邪气居之也。枢折即骨繇而不安于地,故骨繇者取之少阳,视有余不足,骨繇者,节缓而不收,所谓骨繇者摇故也,当穷其本也。太阳根于隐白,结于太仓。少阴根于涌泉,结于廉泉。厥阴根于大敦,结于玉英,络于膻中。太阴为开,厥明为阖,少阴为枢。故开折则仓廪无所输膈洞,膈洞者取之太阴,视有余不足,故开折者气不足而生病也。阖折即气绝而喜悲,悲者取之厥阴,视有余不足。枢折则脉有所结而不通,不通者取之少阴,视有余不足,有结者皆取之不足。足太阳根于至阴,溜于京骨,注于昆仑,入于天柱、飞扬也。足少阳根于窍阴,溜于丘墟,注于阳辅,入于天容、光明也。足阳明根于历兑,溜于冲阳,注于下陵,入于人迎、丰隆也。手太阳根于少泽,溜于阳谷,注于少海,入于天窗、支正也。手少阳根于关冲,溜于阳地,注于支沟,入于天牖、外关也。手阳明根于商阳,溜于合谷,注于阳嵠,入于扶突、编历也。此所谓十二经者,盛络皆当取之。一日一夜五十营,以营五藏之精,不应数者,名曰狂生。所谓五十营者,五藏皆受气。持其脉口,数其至也,五十动而不一代者,五藏皆受气;四十动一代者,一藏无气;三十动一代者,二藏无气;二十动一代者,三藏无气;十动一代者,四藏无气;不满十动一代者,五藏无气。予之短期,要在终始。所谓五十动而不一代者,以为常也,以知五藏之期。予之短期者,乍数乍疏也。黄帝曰:逆顺五体者,言人骨节之小大,肉之坚脆,皮之厚薄,血之清浊,气之滑涩,脉之长短,血之多少,经络之数,余已知之矣,此皆布衣匹夫之士也。夫王公大人,血食之君,身体柔脆,肌肉软弱,血气慓悍滑利,其刺之徐疾浅深多少,可得同之乎?岐伯答曰:膏粱菽藿之味,何可同也?气滑即出疾,其气涩则出迟,气悍则针小而入浅,气涩则针大而入深,深则欲留,浅则欲疾。以此观之,刺布衣者深以留之,利大人者微以徐之,此皆因气慓悍得利也。黄帝曰:形气之逆顺奈何?岐伯曰:形气不足,病气有余,是邪胜也,急泻之。形气有余,病气不足,急补之。形气不足,清气不足,此阴阳气俱不足也,不可刺之,刺之则重不足,重不足则阴

阳惧竭,血气皆尽,五藏空虚,筋骨髓枯,老者绝灭,壮者不复矣。形气有余,病气有余,此谓阴阳俱有余也,急泻其邪,调其虚实。故曰:有余者写之,不足者补之,此之谓也。故曰:刺不知逆顺,真邪相搏。满而补之,则阴阳四溢,肠胃充郭,肝肺内䐜,阴阳相错。虚而泻之,则经脉空虚,血气竭枯,肠胃�辟,皮肤薄著,毛腠夭𤣥,予之死期。故曰:用针之要,在于知调阴与阳,调阴与阳,精气乃光,合形与气,使神内藏。故曰:上工平气,中工乱脉,下工绝气危生。故曰:下工不可不慎也。必审五藏变化之病,五脉之应,经络之实虚,皮之柔粗,而后取之也。

【译文】

岐伯说:天地之气相感应,寒暖气候也交相推移,阴阳的消长、寒热的盛衰、谁多谁少,都是有一定的规律的。阴道为偶数,阳道为奇数。病发在春夏之季的,阴气少而阳气多,对阴阳不能调和所致的病,应该怎样用补法和泻法? 病发在秋冬季的,阳气少而阴气多,此时由于阳气衰少阴气充盛,因此草木的茎叶枯萎凋落,水湿会下渗到根部,对于阴阳相移的病变,又应该怎样用补法和泻法呢? 不正的邪气侵入经络,所发生的病变是难以胜数的,如果不知根结的意义,奇邪侵扰脏腑致使功能失常,枢机败坏,气走泻而阴阳大伤,这样病也就难治了。九针的妙用,主要在于经脉根结。所以知道了经脉根结,针刺的道理一说就清楚了。如果不知道经脉根结,针刺的道理就闭绝难通。

足太阳膀胱经起于足小拇趾外侧的至阴穴,结于面部的命门。所谓"命门",就是内眼角的睛明穴。足阳明胃经起于足大拇趾和食趾端的厉兑穴,归结于额角的颡大。所谓"颡大",就是钳束于耳的上方、额角部位的头维穴。足少阳胆经起于足小趾端的窍阴穴,结于耳部的窗笼。所谓"窗笼",就是听会穴。太阳为开,阳明为合,少阳介于表里之间,可转输内外,如门户的枢纽,故称为枢。所以太阳之关失掉了机能,则肉节渎而发生暴疾。因此针治暴疾,可取用足太阳膀胱经,根据病的情况,判断应该泻有余,还是应该补不足(渎,是皮肉瘦小憔悴的意思——译注)。阴之合失掉了功能,气就会无所止息,痿疾也就发生了(无所止息,就是说如果正气运行不畅,邪气就会留在里面了)。因此,针治痿疾,可取用足阳明胃痉,根据病的情况,判断应该泻其有余,还是应该补其不足。阳之枢失掉了功能,就会发生骨�病而站立不稳。因此,诊治骨�病,可取用足少阳胆经,根据病的情况,判断应该泻其有余,还是应该补其不足。"骨�",是指骨节弛缓不收的意思。以上所说的病应该探明它的根源。

足太阴脾经起于足大趾内侧的隐白穴,归结于上腹部的太仓穴。足太阴肾经起于足心的涌泉穴,归结于喉部的廉泉穴。足厥阴肝经起于足大趾外侧的大敦穴,归结于胸部的玉英穴而络于膻中穴。太阴为开;厥阴为阖;少阳为枢。所以太阴之关失掉了功能,就会使脾运化功能降低而不能转输谷气,表现为上则膈气痞塞,下则洞泄不止。治膈塞洞泄的病,可取用足太阴脾经穴,根据病的情况而泻其有余,补其不足。太阴之开失掉了功能,主要是因为脾气不足而引起的,厥阴之阖失掉了功能,肝气就会弛缓,表现为时常悲衰。治疗悲的病，可取用足厥阴肝经穴，根据病的情况而泻其有余，补其不足。少阴之枢失掉了功能，肾经脉气就会结滞不通。治疗结滞不通的病，可取用足少阴肾经穴，根据病的情况而泻其有余，补其不足。凡是经脉结滞不通的，都应该用上面的方法刺治。

足太阳膀胱经起于本经井穴至阴，流注于原穴京骨，又注于经穴昆仑，上入于颈部的天柱穴，下入于足部的络穴飞扬。足少阳胆经起于本经井穴窍阴，流经原穴丘墟，然后注于经穴阳辅，在上入于颈部的天容穴，在下入于络穴光明。足阳明胃经起于本经井穴厉兑，流经原穴冲阳，然后注入经穴足三里，在上进入颈部的人迎，在下进入足部的络穴丰隆。手太阳小肠经起于本经井穴少泽，流经经穴阳谷，然后注入合穴小海，在上进入头部的天窗穴，在下进入臂部的络穴支正。手少阳三焦经脉起于本经井穴关冲，流经原穴阳池，注入经穴支沟，在上进入头部的天牖穴，在下进入络穴外关。手阳明大肠经起于本经井穴商阳，然后流经原穴合谷，注入经穴阳溪，在上进入颈部的扶突穴，在下进入络穴偏历。这就是手三阳、足三阳左右共十二条经脉的根源流向与注入的部位，有络脉盛满现象的，都应当用泻法刺这些穴位。

经脉的气在人体内运行，一昼夜为五十周，以营运五脏的精气。如果太过或不及，而不能与周行五十次的次数相应。人就会生病，这种情况又叫"狂生"。所谓"五十营"，是说使五脏都能得到精气的营养，并可从诊切寸口脉象、计算脉搏跳动的次数，以测脏气的盛衰。如果脉跳动五十次而无歇止，说明五脏都能接受精气的营养而健全，若脉跳四十次而有一次歇止的，便说明其中一脏衰败了；脉跳三十次而有一次歇止的，是二脏衰败了；脉跳二十次而有一次歇止的，是三脏衰败了；脉跳十次而有一次歇止的，是四脏衰败了；脉跳动不满十次就歇止的，是因为五脏精气俱衰，说明病者死期将近。脉跳动五十次而不歇止的，是五脏正常的脉象，可以借以测知五脏的精气情况。至于预料一个人短期内是否死亡，则是从他脉象的忽快忽慢来断定的。

黄帝说：人形体的差异有五种情况，即是指其骨节大小的不同，肌肉坚脆的差别。皮肤厚薄、清浊的差异，气的运行也有滑有涩，经脉也有长有短，津血也有多有少，以及经络的数目等，这些我已经知道了，但这指的都是布衣之士，对于那些王公大人和终日食肉的人，他们往往身体脆弱，肌肉软弱，血气运行急速而滑利，在治疗时，手法的快慢，进针的深浅，取穴的多少，也可相同对待吗？岐伯回答说：吃肥甘美味的人气吃糠菜粗食的人，在针治时怎么会一样呢？对于他们，气滑的应出针快，气涩的应出针慢；气滑的应当用小针浅刺，气涩的应当用大针深刺，深刺的还应留针，浅刺的则出针要快。由此看来，针刺布衣之士应深刺并且要留针，针刺王公大人应浅刺并且要慢进针，因为他们的气行有慓悍与急滑的不同。

黄帝说：形气出现了有余或不足的差别，又该怎样治疗呢？岐伯说：形气不足，病气有余的，是邪气满实了，应当急用泻法以祛其邪；若形气有余，病气不足的，阴阳之气都已经不足了，不能用针刺这种病人，否则会更加不足，更加不足就会导致阴阳俱竭，气血耗尽,五脏空虚,筋骨枯槁,其结果是,老年人将要死亡,壮年人也难复原。假若形气有余,病气也有余,这就是阴阳都有余了,应该急用泻法祛其实邪,以调其虚实。所以说,凡是有余的应该用泻法,不足的应该用补法,就是这个道理。

所以说,凡是针刺,如果不懂得补泻逆顺的道理,就会导致正气与邪气的相互搏结。若邪气实却用了补法,就会导致阴阳气血满溢,邪气也会充塞大肠和胃,肝肺会发生胀满,阴阳之气也就错乱了。若正气虚却用了泻法,就会使经脉空虚,气血耗损枯竭,肠胃松弛无力,人也就会瘦得皮包骨,毫毛脱折枯焦,凭此便可以预见离死期不远了。

所以说,运用针法的要领,在于懂得调和阴阳。调和好了阴阳,精气就可以充足,形体与神气也可能相合,神气便能内藏而不会泄漏了,所以说,高明的医生能够调理阴阳之气,使阴阳之气平衡。一般的医生常常扰乱经脉,低劣的医生则有可能耗绝精气而危害生命。所以说,针刺时,运用补泻手法要审慎,一定要审察五脏的病情变化,以及五脏的脉象与病的感应情况,经络的虚实情况,皮肤的柔粗情况,才能够选取适当的经穴进行治疗。

第六篇　寿夭刚柔

【原文】

黄帝问于少师曰:余闻人之生也,有刚有柔,有弱有强,有短有长,有明有阳,愿闻其方。少师答曰:阴中有阴,阳中有阳,审知阴阳,刺之有方,得病所始,刺之有理,谨度病端,与时相应,内合于五藏六府,外合于筋骨皮肤。是故内有阴阳,外亦有阴阳。在内者,五藏为阴,六府为阳;在外者,筋骨为阴,皮肤为阳。故曰病在阴之阴者,刺明之荥腧;病在阳之阳者,刺阳之合;病在阳之阴者,刺阴之经;病在阴之阳者,刺络脉。故曰病在阳者命曰风,病在阴者名曰痹,阴阳俱病名曰风痹。病有形而不痛者,阳之类也;无形而痛者,阴之类也。无形而痛者,其阳完而阴伤之也,急治其阴,无攻其阳;有形而不痛者,其阴完而阳伤之也,急治其阳,无攻其阴。阴阳俱动,乍有形,乍无形,加以烦心,命曰阴胜其阳,此谓不表不里,其形不久。黄帝问于伯高曰:余

闻形气病之先后,外内之应奈何? 伯高答曰:风寒伤形,忧恐忿怒伤气。气伤藏,乃病藏;寒伤形,乃应形;风伤筋脉,筋脉乃应。此形气外内之相应也。黄帝曰:刺之奈何? 伯高答曰:病九日者,三刺而已。病一月者,十刺而已。多少远近,以此衰之。久痹不去身者,视其血络,尽出其血。黄帝曰:外内之病,难易之治奈何? 伯高答曰:形先病而未入藏者,刺之半其日;藏先病而形乃应者,刺之倍其日。此外内难易之应也。黄帝问于伯高曰:余闻形有缓急,气有盛衰,骨有大小,肉有坚脆,皮有厚薄,其以立寿夭奈何? 伯高答曰:形与气相任则寿,不相任则夭。皮与肉相果则寿,不相果则夭。血气经络胜形则寿,不胜形则夭。黄帝曰:何谓形之缓急? 伯高答曰:形充而皮肤缓者则寿,形充而皮肤急者则夭。形充而脉坚大者顺也,形充而脉小以弱者气衰,衰则危矣。若形充而颧不起者骨小,骨小

则夭矣。形充而大肉䐃坚而有分者肉坚，肉坚则寿矣；形充而大肉无分理不坚者肉脆，肉脆则夭矣。此天之生命，所以立形定气而视寿夭者。必明乎此立形定气，而后以临病人，决死生。黄帝曰：余闻寿夭，无以度之。伯高答曰：墙基卑，高不及其地者，不满三十而死。其有因加疾者，不及二十而死也。黄帝曰：形气之相胜，以立寿夭奈何？伯高答曰：平人而气胜形者寿；病而形肉脱，气胜形者死，形胜气者危矣。黄帝曰：余闻刺有三变，何谓三变？伯高答曰：有刺营者，有刺卫者，有刺寒痹之留经者。黄帝曰：刺三变者奈何？伯高答曰：刺营者出血，刺卫者出气，刺寒痹者内热。黄帝曰：营卫寒痹之为病奈何？伯高答曰：营之生病也，寒热少气，血上下行。卫之生病也，气痛时来时去，怫忾贲响，风寒客于肠胃之中。寒痹之为病也，留而不去，时痛而皮不仁。黄帝曰：刺寒痹内热奈何？伯高答曰：利布衣者，以火焠之。刺大人者，以药熨之。黄帝曰：药熨奈何？伯高答曰：用淳酒二十斤，蜀椒一升，干姜一斤。挂心一斤，凡四种，皆㕮咀，渍酒中。用绵絮一斤，细白布四丈，并内酒中。置酒马矢煴中，盖封涂，勿使泄。五日五夜，出布锦絮，曝干之，干复渍，以尽其汁，每渍必晬其日，乃出干。干，并用滓与绵絮复布为复巾，长六七尺，为六七巾。则用之生桑炭炙巾，以熨寒痹所刺之处，令热入至于病所，寒复炙巾以熨之，三十遍而止。汗出以巾试身，亦三十遍而止。起步内中，无见风。每刺必熨，如此病已矣，此所谓内热也。

【译文】

黄帝问少师说：我听说人体的先天素质，有刚柔、强弱、长短、阴阳等不同，想听你谈谈其中有关针刺的方法。

少师答道：就人体的阴阳而论，阴中还有阴，阳中还有阳。首先要掌握阴阳的规律，才能很好运用针刺方法。同时还要了解发病的经过情况，用针才能合理。必须细心推测开始发病的因素，以及人体与四时气候的相应关系，在内与五脏六腑相合，在外与筋骨皮肤相合。所以体内有阴阳，体表亦有阴阳。在体内五脏为阴，六腑为阳；在体表筋骨为阴，皮肤为阳。因而临床治疗上，病在阴中之阴的五脏，可刺阴经的荥穴和输穴；病在阳中之阳的皮肤，可刺阳经的合穴；病在阳中之阴的筋骨，可刺阴经的经穴；病在阴中之阳的六腑，可刺络穴。因此，疾病的性质由于发病部位不同而异，病在体表，由于外感邪气引起的属阳，称为"风"；病在体内，由于病邪在内，使气血阻滞不畅的属阴，称为"痹"；如果表里阴阳俱病的，称为"风痹"。再从疾病的症状来分析，如果有外在形体的症状而没有内脏疼痛症状的，多属于阳证；没有外在形体的症状而见有内脏疼痛症状的，多属于阴证。由于体表无病而内脏受伤，当速治其里，不要误治其表；由于内脏无病而体表受伤的，当速治其表，不要误治其里。如果表里同时发病，症状忽见于体表，忽见于内脏，再加上病者心情烦躁不安，是内脏病甚于体表病，这就是病邪不单纯在表，也不单纯在里，属于表里同病，故预后不良。

黄帝问伯南说：我听说人的形体与脏气发病有先后，其内外相应情况如何？伯高回答说：风寒之邪，多伤于人的外在形体；忧恐忿怒等情志变化，多伤及内在脏气。凡七情之气伤脏，则病变部位应在内脏;外感寒邪伤形,则发生疾病应在形体;风邪直接伤及筋脉,则筋脉也就相应地发生病变。由此可见,病邪与所伤部位的形气,是内外相应的。

黄帝说:如何进行针刺治疗呢? 伯高回答说:大抵病为九天,针治三次就会好;病已一月,针治十次可以好。病程的远近或时间的多少,都可根据这三天针一次的方法来计算之。至于邪气内阻,久而不愈之病,可仔细观察病人的血络,针刺血络出尽其恶血。

黄帝说:内外之病治疗上难易的情况是怎样的? 伯高回答说:外形先受病而尚未伤及内脏的,针治次数可以根据已病的日数减半计算。如果内脏先受病而后相应及于外形的,针刺次数则应当加倍计算。这是说疾病部位有内外之分,而治疗上也有难易的区别。

黄帝问伯高说:我听说人的外形有缓急,正气有盛衰,骨骼有大小,肌肉有坚脆,皮肤有厚薄,从这些方面怎样来确定人的寿夭呢? 伯高回答说:外形与正气相称的多长寿;不相称的多夭折。皮肤与肌肉相称的多长寿;不相称的多夭折。内在血气经络的强盛超过外形的多长寿;不能超过外形的多夭折。

黄帝说:什么叫做形体的缓急? 伯高回答说:外形壮实而皮肤舒缓的多长寿;外形虽盛而皮肤急的多夭折。外形壮实而脉象坚大有力的为顺;外形虽盛而脉象弱小无力的为气衰,气衰是危险的。假使外形虽盛而颧骨不突起者骨骼小,骨骼小的多夭折。如外形壮实,而大肉突起有分理者是肉坚实,肉坚实的人多长寿;外形虽盛而

大肉无分理不坚实者是肉脆,肉脆的人多夭折。以上所说,虽是人的先天禀赋,但是可以根据这些形气的不同情况来衡量体质之强弱,从而推断斯长寿或夭折。医工必须明白这些道理,而后临床时根据形气的情况,以决定预后的良与不良。

黄帝说:我已听过关于寿夭的区别,但究竟怎样来衡量呢? 伯高回答说:凡是面部肌肉陷下,而四周骨骼显露的,不满三十岁就会死亡。如果再加上疾病的影响,不到二十岁就会有死亡的可能。

黄帝说:从形与气的相胜情况,如何来决定寿夭呢? 伯高回答说:健康人正气胜过外形的就会长寿;病人肌肉已经极度消瘦,虽然正气胜过外形,也终将不免要死亡;如果外形胜过正气,则是很危险的。

黄帝说:我听说刺法有三变,什么叫三变呢? 伯高回答说:有刺营分,刺卫分,刺寒痹稽留于经络三种。

黄帝说:这三种刺法是怎样的? 伯高回答说:刺营分时要疏通其血,刺卫分时要调和其气,刺寒痹时要使热气纳于内。

黄帝说:营分、卫分、寒痹的病状如何? 伯高回答说:营分病多出现寒热往来,呼吸少气,血上下妄行。卫有病则痛无定处,也不定时,胸腹会感到满闷或者窜动作响,这是风寒侵袭于肠胃所致。寒痹的病状,多由病邪久留而不解,因此时常感到筋骨作痛,甚或皮肤麻木不仁。

黄帝说:刺寒痹怎样才能使躯体内部产生热感? 伯高回答说:对一般体质比较好的劳动者病人,可用烧红的火针刺治,而对养尊处优体质较差的病人,则多用药熨。

黄帝说:药熨的方法怎样? 伯高回答

黄帝内经白话精解

说:用醇酒二十升,蜀椒一升,干姜、桂心各一斤。共四种药,都嚼碎,浸在酒中。再用丝绵一斤,细白布四丈,一齐纳入酒中。把酒器加上盖,并用泥封固,不使泄气,放在燃着的干马粪内煨,经过五天五夜,将细布与丝绵取出晒干,干后再浸入酒内,如此反复地将药酒浸干为度。每次浸的时间要一整天,然后拿出来再晒干。等酒浸干后,将布做成夹袋,每个长六到七尺,共做成六七

个,将药渣与丝绵装入袋内。用时取生桑炭火,将夹袋放在上面烘热,熨敷于寒痹所刺的地方,使得热气能深透于病处。夹袋冷了再将其烘热。如此熨敷三十次,每次都使患者出汗。出汗后用手巾揩身,也需要三十遍。并令患者在室内行走,但不能见风。按照这样的方法,每次针治时,再加用熨法,病就会好了。这就是"内热"的方法。

第七篇 官 针

【原文】

凡刺之要,官针最妙。九针之宜,各有所为,长短大小,各有所施也,不得其用,病弗能移。疾浅针深,内伤良肉,皮肤为痈;病深针浅,病气不泻,支为大脓。病小针大,气泻太甚,疾必为害;病大针小,气不泄泻,亦复为败。失针之直,大者泻,小者不移,已言其讨,请言其所施。病在皮肤无常处者,取以镵针于病所,肤白勿取;病在分肉间,取以员针于病所;病在经络痼痹者,取以锋针;病在脉,气少当补之者,取以鍉针于井荣分腧;病为大脓者,取以铍针;病痹气暴发者,取以员利针;病痹气痛而不去者,取以毫针;病在中者,取以长针;病水肿不能通关节者,取以大针;病在五藏固居者,取以锋针,泻于井荣分腧,取以四时。凡刺有九,以应九变。一曰输刺,输刺者,刺诸经荥腧藏腧也。二曰远道刺,远道刺者,病在上,取之下,刺府腧也。三曰经刺,经刺者,刺大经之结络经分也。四曰络刺,络刺者,刺小络之血脉也。五曰分刺,分刺者,刺分肉之间也。六曰大泻刺,大泻刺者,刺大脓以铍针也。七曰毛刺,毛刺者,刺浮痹皮肤也。八曰巨刺,巨刺者,左取右,右取左。九曰焠刺,焠刺者,刺燔针则取痹也。凡刺有十二节,以应十二经。一曰偶刺,偶刺者,以手直心若背,直痛所,一刺前,一刺后,以治心痹,刺此者傍针之也。二曰报刺,报刺者,刺痛无常处也,上下行者,直内无拔针,以左手随病所按之,乃出针复刺之也。三曰恢刺,恢刺者,直刺傍之,举之前后,恢筋急,以治筋痹也。四曰齐刺,齐刺者,直入一,傍入二,以治寒气小深者。或曰三刺,三刺者,治痹气小深者也。五曰扬刺,扬刺者,正内一,傍内四,而浮之,以治寒气之博大者也。六曰直针刺,直针刺者,引皮乃刺之,以治寒气之浅者也。七曰输刺,输刺者,直入直出,稀发针而深之,以治气盛而热者也。八曰短刺,短刺者,刺骨痹,稍摇而深之,致针骨所,以上下摩骨也。九曰浮刺,浮刺者,傍入而浮之,以治肌急而寒者也。十曰阴刺,阴刺者,左右率刺之,以治寒厥,中寒厥,足踝后少明也。十一曰傍针刺,傍针刺者,直刺傍刺各一,以治留痹久居者也。十二曰赞刺,赞刺者,

直入直出,数发针而浅之出血,是调治痈肿也。脉之所居深不见者,刺之微内针而久留之;以致其空脉气也。脉浅者勿刺,按绝其脉乃刺之,无令精出,独出其邪气耳。所谓三刺则谷气出者,先浅刺绝皮,以出阳邪;再刺则阴邪出者,少益深,绝皮致肌肉,未入分肉间也;已入分肉之间,则谷气出。故《刺法》曰:始刺浅之,以逐邪气而来血气;后刺深之,以致阴气之邪;最后刺极深之,以下谷气。此之谓也。敢用针者,不知年之所加,气之盛衰,虚实之所起,不可以为工也。凡刺有五,以应五藏。一曰半刺,半刺者,浅内而疾发针,无针伤肉,如拔毛状,以取皮气,此肺之应也。二曰豹文刺,豹文刺者,左右前后,针之中脉为故,以取经络之血者,此心之应也。三曰关刺,关刺者,直刺左右,尽筋上,以取筋痹,慎无出血,此肝之应也,或曰渊刺,一曰岂刺;四曰合谷刺,合谷刺者,左右鸡足,针于分肉之间,以取肌痹,此脾之应也。五曰输刺,输刺者,直入直出,深内之至骨,以取骨痹,此肾之应也。

【译文】

针刺的要点,在于正确选用符合规格的针具。九针各有其不同的功用,它各自的长、短、大、小也决定了各有不同的用法。

如果不能适当选用,病就不能去除。病在浅表的却针刺过深,就会损伤里面的好肉,发生痈肿。病在深部的却针刺过浅,病邪又不能排除,反而会形成大的脓疡。病轻浅却用大针,会使元气外泻而加重病情;疾病深重却用小针,邪气得不到排泄,治疗也就得不到效果了。不正确的用针往往是宜用小针却因误用了大针而泄去了正气,应用大针却误用了小针而使病邪得不到排除。这里已经说了错用针具的害处,那就让我再谈九针的正确用法。

病在皮肤而无固定的地方,可以用镵针针刺病变部位,但皮肤苍白的就不能针刺了。病在肌肉间的,可以用圆针揩病变部位。病在经络,日久成痹的,应用锋针治疗。病在经脉,而气又不足的,当用补法,以鍉针按压井、荥、输等穴位。对患严重脓疡的,应当用铍针排脓治疗。痹证急性发作的,应当用圆利针治疗。患痹证而疼痛又日久不止的,可以用毫针治疗。病已入里的,应当用长针刺治。患水肿并且关节不通利的,应当用大针刺治。病在五脏而固留不去的,可用锋针,在井荥输等穴用泻法刺治,并依据四时与腧穴的关系进行选穴。

针刺有九种方法:第一种叫做输刺,是针刺十二经四肢的井、荥、输、经、合等各穴,以及背部两侧的脏腑俞穴。第二种叫做远道刺,是说病在上部的,从下部取穴,针刺足三阳经的腑俞穴。第三种叫做经刺,就是针刺在深部经脉触到的硬结或压痛。第四种叫络刺,就是刺皮下浅部的小络脉。第五种叫分刺,就是针刺肌肉的间隙。第六种叫做大泻刺,就是用铍针刺肠疡。第七种叫毛刺,就是针刺皮肤浅表的痹证。第八种叫做巨刺,就是左侧的病刺右侧的穴,右侧的病刺左侧的穴。第九种叫做焠刺,就是用火针治痹证。

针刺有十二种方法,以适应十二经的病变。第一种叫偶刺,偶刺是用手对着胸部或背部,当痛处,一针刺前胸,一针刺后背,以治疗心痹的病。但刺时,针尖要向两旁倾斜。第二种叫报刺,报刺就是用针刺治痛无定处的病。方法是垂直行针,用左手按其痛处然后将针拔出,再进针。第三种叫恢刺,恢刺就是直刺筋脉的旁边,提插运捻向前向后,以治筋痹。第四种叫做齐刺,齐刺就是在病点正中直刺一针,左右两旁再各刺一针,以治寒邪小而深者。此法又叫三刺,三刺可以治疗痹气小而深的病。第五种叫扬刺,扬刺就是在病点正中刺一针,在病变周围刺四针,用浅刺法,以治寒气广泛的病。第六种叫做直针刺,直针刺就是用手捏起皮肤,将针沿皮直刺而入,以治寒气较浅的病。第七种叫做输刺,输刺就是将针直入直出,取穴少却又刺得深,以治气盛而有热的病。第八种叫做短刺,短刺可以治疗骨痹病,方法是慢慢进针,同时稍稍摇动针体,使针渐渐深入骨部,然后再上下提插摩擦骨部。第九种叫浮刺,浮刺是在病点旁浮浅的斜刺,以治疗肌肉挛急而寒的病。第十种叫阴刺,阴刺为左右都刺,以治寒厥病,凡中寒厥的,应刺足内踝后面的太溪穴。第十一种叫傍针刺,傍针刺就是在病点直刺一针,旁边也刺一针,以治久而不愈的痹证,第十二种叫赞刺,赞刺就是直入直出,快速进出针并浅刺出血,以治疗痈肿。

经脉所在的部位,深而难见的,针刺时要轻轻地进入而长时间留针,以疏导孔中的脉气。脉浅的不要刺,要先按绝经脉气,才可以进针,不使精气外泄,只使其邪气排出。

所谓经过三刺就使谷气流通的针法,是先浅刺皮肤,以宣泄阳邪;如果再刺就会使阴邪排出,稍微深刺,透过皮肤而接近肌肉,但没有刺到肌肉之间;当刺达肌肉之间时,谷气就会流通,针感也就出现了。所以刺法讲:开始应当浅刺,以驱逐浅表的邪气,而让血气流通;然后再深刺,以使阴邪外泄,最后深刺到深处,以疏导谷气。这就叫三刺。所以用针的人,如果不知道每年运气的变化、气的盛衰所引起的疾病的虚实状况,就不能成其为医者。

还有五种刺法,可以与五脏有关的病变相应。第一叫半刺,半刺就是下针浅而很快出针,不刺伤肌肉;第二叫豹文刺,豹文刺就是在病变部位的左右前后下针,以刺中络脉使其出血为度,以消散经络间的瘀血;第三叫关刺,关刺就是直刺四肢关节的附近,以治疗筋痹,但应当注意刺时不能出血;第四叫合谷刺,合谷刺就是将针深刺到分肉之间,左右各斜刺一针;第五叫输刺,输刺就是直接进针又直接出针,将针深刺到骨部。

灵枢篇　卷四

第八篇　本　神

【原文】

黄帝问于岐伯曰:凡刺之法,先必本于　神。血、脉、营、气、精神,此五藏之所藏也,至其淫泆离藏则精失、魂魄飞扬、志意恍乱、智虑去身者,何因而然乎?天之罪与?人之过乎?何谓德、气、生、精、神、魂、魄、心、意、志、思、智、虑?请问其故。岐伯答曰:天之在我者德也,地之在我者气也,德流气薄而生者也。故生之来谓之精,两精相搏谓之神,随神往米者谓之魂,并精而出入者谓之魄,所以任物者谓之心,心有所忆谓之意,意之所存谓之志,因志而存变谓之思,因思而远慕谓之虑,因虑而处物谓之智。故智者之养生也,必顺四时而适寒暑,和喜怒而安居处,节阴阳而调刚柔,如是则僻邪不至,长生久视。是故怵惕思虑者则伤神,神伤则恐惧流淫而不止。因悲哀动中者,竭绝而失生。喜乐者,神惮散而不藏。愁忧者,气闭塞而不行。盛怒者,迷惑而不治。恐惧者,神荡惮而不收。心怵惕思虑则伤神,神伤则恐惧自失,破䐃脱肉,毛悴色夭,死于冬。脾愁忧而不解则伤意,意伤则悗乱,四肢不举,毛悴色夭,死于春。肝悲哀动中则伤魂,魂伤则狂忘不精,不精则不正当人,阴缩而挛筋,两胁骨不举,毛悴色夭,死于秋。肺喜乐无极则伤魄,魄伤则狂,狂者意不存人,皮革焦,毛悴色夭,死于夏。肾盛怒而不止则伤志,志伤则喜忘其前言,腰脊不可以俛俯仰屈伸,毛悴色夭,死于季夏。恐惧而不解则伤精,精伤则骨痠痿厥,精时自下。是故五藏主藏精者也,不可伤,伤则失守而阴虚,阴虚则无气,无气则死矣。是故用针者,察观病人之态,以知精神魂魄之存亡得失之意,五者已伤,针不可以治之也。肝藏血,血舍魂,肝气虚则恐,实则怒。脾藏营,营舍意,脾气虚则四肢不用,五藏不安;实则腹胀,经溲不利。心藏脉,脉舍神,心气虚则悲;实则笑不休。

肺藏气,气舍魄,肺气虚则鼻塞不利少气;实则喘喝,胸盈仰息。肾藏精,精舍志,肾气虚则厥;实则胀,五藏不安。必审五藏之病形,以知其气之虚实,谨而调之也。

【译文】

黄帝问岐伯道:运用针刺的一般法则,必须以人的生命活动为根本。因为血、脉、营、气、精、神,这些都属五脏所藏的维持生命活动的物质和动力。如果七情过度,使其与内脏分离,那么精气就随之而散失,魂魄不定而飞扬,志意无主而恍乱,思考决断能力丧失,这是什么原因造成的呢?究竟是天生的灾难,还是人为的过失呢?什么叫德、气、生、精、神、魂、魄、心、意、志、思、智、虑?请教其中的道理。岐伯回答说:天所赋予人的是"德"(如自然界的气候、日光雨露等),地所赋予人的是"气"(如地面上的物产)。因此,由于天之德下流与地之气上交,阴阳相结合,使万物化生,人才能生存。人之生命的原始物质,叫做精;男女交媾,两精结合而成的生机,叫做神;随从神气往来的精神活动,叫做魂;从乎精的先天本能,叫做魄;脱离母体之后,主宰生命活动的,叫做心;心里忆念而未定的,叫做意;主意已考虑决定,叫做志;根据志而反复思考,叫做思;思考范围由近及远,叫做虑;通过考虑而后毅然处理,叫做智。所以聪明的人保养身体,必定是顺从四时节令变化,来适应气候的寒暑,不让喜怒过度,注意正常的饮食起居,节制阴阳的偏颇,调剂刚柔的活动。这样,四时不正的邪气也难以侵袭,从而能够获致长寿而不易衰老。

恐惧和思虑太过能损伤心神,神伤而

恐惧的情绪时时流露于外。因悲哀太甚，内伤肝脏，能使正气耗竭以至绝灭而死亡。喜乐过度，使神气涣散而不守。忧愁太甚，使气机闭塞不通。大怒以后，能使神识昏迷。恐惧太甚，也使神气散失而不收。

心因恐惧和思虑太过而伤及所藏之神，神伤便会时时恐惧，不能自主，久而大肉瘦削，皮毛憔悴，气色枯夭，死亡在冬季。脾因忧愁不解而伤及所藏之意，意伤便会胸膈烦闷，手足无力举动，皮毛憔悴，气色枯夭，死亡在春季。肝因悲哀太过而伤及所藏的魂，魂伤便会狂妄而不能精明，举动失常，同时使人前阴萎缩，筋脉拘挛，两胁不能舒张。皮毛憔悴，气色枯夭，死亡在秋季。肺因喜乐太过而伤及所藏的魄。魄伤便会形成癫狂，语无伦次，皮毛肌肤憔悴，气色枯夭，死亡在夏季，肾因大怒不止而伤及所藏的志，志伤便会记忆力衰退，腰脊不能俯仰转动，皮毛憔悴，气色枯夭，死亡在夏季。又因恐惧不解而伤精，精伤则骨节酸软痿弱，四肢发冷，精液时时外流。所以说，五脏都主藏精，不能损伤，伤则所藏之精失守而为阴不足，阴不足则正气的化源断绝，人无正气则死。因此，用针治病，应当仔细察看病人的神情与病态，从而了解其精、神、魂、魄、意、志有无得失的情况，如果五脏之精已经耗伤，就不可以妄用针刺治疗。

肝脏主藏血，血中舍魂，肝气虚则易产生恐惧，肝气实则容易发怒。脾脏主藏营，营中舍意，脾气虚则四肢不能运动，五脏缺乏营气而不能发挥正常的功能，脾气实则发生腹中胀满，大小便不利。心脏主藏脉，脉中舍神，心气虚易产生悲感，心气实则喜笑不止。肺脏主藏气，气中舍魄，肺气虚则发生鼻塞呼吸不利，短气，肺气实则喘促胸满，仰面呼吸。肾脏主藏精，精中舍志，肾气虚则四肢厥冷，肾气实则少腹作胀。所以治病必须审察五脏的病状，进一步分析脏气的虚实，然后再谨慎地加以调治。

第九篇 终 始

【原文】

凡刺之道，毕于终始，明知终始，五藏为纪，阴阳定矣。阴者主藏，阳者主府，阳受气于四末，阴受气于五藏。故泻者迎之，补者随之，知迎知随，气可令和。和气之方，必通阴阳，五藏为阴，六府为阳，传之后世，以血为盟，敬之者昌，慢之者亡，无道行私，必得天殃。谨奉天道，请言终始，终始者，经脉为纪，持其脉口人迎，以知阴阳有余不足，平与不平，天道毕矣。所谓平人者不病，不病者，脉口人迎应四时也，上下相应而俱往来也，六经之脉不结动也，本末之寒温之相守司也，形肉血气必相称也，是谓平人。少气者，脉口人迎俱少而不称尺寸也。如是者，则阴阳俱不足，补阳则阴竭，泻阴则阳脱。如是者，可将以甘药，可饮以至剂。如此者弗灸，不已者因而泻之，则五藏气坏矣。人迎一盛，病在足少阳，一盛而躁，病在手少阳。人迎二盛，病在足太阳，二盛而躁，病在手太阳。人迎三盛，病在足阳明，三盛而躁，病在手阳明。人迎四盛，且大且数，名曰溢阳，溢阳为外相。脉口一盛,病在足厥阴,厥阴一盛而躁,在手心主。脉口二盛,病在足少明,二盛而躁,在手少阴。脉口三盛,病在足太阴,三盛而躁,在手太阳。脉口四盛,且大且数者,名曰溢阴,溢明为内关,内关不通死不治。人迎与太阴脉口俱盛四倍以上,命名关格,关格者,与之短期。人迎一盛,泻足少阳而补足厥阳,二泻一补,日一取之,必切而验之,疏取之上,气和乃止。人迎二盛,泻足太阳,补足少阴,二泻一补,二日一取之,必切而验之,疏取之上,气和乃止。人迎三盛,泻足阳明而补足太阴,二泻一补,日二取之,必切而验之,疏取之上,气和乃止。脉口一盛,泻足厥阻而补足少阳,二补一泻,日一取之,必切而验之,疏而取上,气和乃止。脉口二盛,泻足少阴而补足太阳,二补一泻,二日一取之,必切而验之,疏取之上,气和乃止。脉口三盛,泻足太阴而补足阳明,二补一泻,日二取之,必切而验之,疏而取之上,气和乃止。所以日二取之者,太阴主胃,大富于谷气,故可日二取之也。人迎与脉口俱盛三倍以上,命曰阴阳俱溢,如是者不开,则血脉闭塞,气无所行,流淫于中,五藏内伤。如此者,因而灸之,则变易而为他病矣。凡刺之道,气调而止,补阴泻阳,音气益彰,耳目聪明,反此者血气不行。所谓气至而有效者,泻则益虚,虚者脉大如其故而不坚也,坚如其故者,适虽言故,病未去也。补则益实,实者脉大如其故而益坚也,夫如其故而不坚者,适虽言快,病未去也。故补则实,泻则虚,痛虽不随针,病必衰去,必先通十二经脉之所生病,而后可得传于终始矣。故阴阳不相移,虚实不相倾,取之其经。凡刺之属,三刺至谷气,邪僻妄合,阴阳易居,逆顺相反,沉浮异处,四时不得,稽留淫泆,须针而去。故一刺则阳邪出,再刺则阴邪出,三刺则谷气至,谷气至而止。所谓谷气至者,已补而实,已泻而虚,故以知谷气至也。邪气独去者,阴与阳未能调,而病知愈也。故曰:补则实,泻则虚,痛虽不随针,病必衰去矣。阴盛而阳虚,先补其阳,后泻其阴而和之。阴虚而阳盛,先补其阴,后泻其阳而和之。三脉动于足大指之间,必审其实虚。虚而泻之,是谓重虚,重虚病益甚。凡刺此者,以指按之,脉动而实且疾者疾泻之,虚而徐者则补之,反此者病益甚。其动也,阳明在上,厥阴在中,少阴在下。膺腧中膺,背腧中背。肩膊虚者,取之上。重舌,刺舌柱以铍针也。手屈而不伸者,其病在筋,伸而不屈者,其病在骨,在骨守骨,在筋守筋。补须一方实,探取之,稀按其痏,以极出其邪气;一方虚,浅刺之,以养其脉,疾按其痏,无使邪气得入。邪气来也紧而疾,谷气来也徐而和。脉实者,深刺之,以泄其气;脉虚者,浅刺之,使精气无得出,以养其脉,独出其邪气。刺诸痛者,其脉皆实。故曰:从腰以上者,手太阴阳明皆主之;从腰以下者,足太阴阳明皆主之。病在上者下取之,病在下者高取之,病在头者取之足,病在腰者取之腘。病生于头者头重,生于手者臂重,生于足者足重,治病者光刺其病所从生者也。春气在毛,夏气在皮肤,秋气在分肉,冬气在筋骨,刺此病者各以其时为齐。故刺肥人者,以秋冬之齐,刺瘦人者,以春夏之齐。病痛者阴也,痛而以手按之不得者阴也,深刺之。病在上者阳也,病在下者阴也。痒者阳也,浅刺之。病先起明者,先治其阴而后治其阳;病先起阳者,先治其阳而后治其阴。刺热厥者,留针反为寒;刺寒厥者,留针反为热。刺热厥者,二阴一阳;刺寒厥者,二阳一阴。

黄帝内经白话精解

所谓二阴者,二刺明也;一阳者,一刺阳也。久病者邪气入深,刺此病者,深内而久留之,间日而复刺之,必先调其左右,去其血脉,刺道毕矣。凡刺之法,必察其形气,形肉未脱,少气而脉又躁,躁厥者,必为缪刺之,散气可收,聚气可布。深居静处,占神往来,闭户塞牖,魂魄不散,专意一神;精气之分,毋闻人声,以收其精,必一其神,令志在针,浅而留之,微而浮之,以移其神,气至乃休。男内女外,坚拒匆出,谨守勿内,是谓得气。凡刺之禁:新内勿刺,新刺勿内。已醉勿刺,已刺勿醉。新怒勿刺,已刺勿怒。新劳勿利,已刺勿劳。已饱勿刺,已刺勿饱。已饥勿刺,已刺勿饥。已渴勿刺,已刺勿渴。大惊大怒,必定其气,乃刺之。乘车来者,卧而休之,如食顷乃刺之。出行来者,坐而休之,如行十里顷乃刺之。凡此十二禁者,其脉乱气散,逆其营卫,经气不次,因而刺之,则阳病入于阴,阴病出为阳,则邪气复生,粗工勿察,是谓代身;形体淫泆,乃消脑髓,津液不化,脱其五味,是谓失气也。太阳之脉,其终也,戴眼,反折,瘛疭,其色白,绝皮乃绝汗,绝汗则终矣。少阳终者,耳聋,百节尽纵,目系绝,目系绝一日半则死矣,其死也,色青白乃死。阳明终者,口目动作,喜惊妄言,色黄,其上下之经盛而不行则终矣。少阴终者,面黑,齿长而垢,腹胀闭塞,上下不通而终矣。厥阴终者,中热嗌干,喜溺心烦,甚则舌卷,卵上缩而终矣。太阴终者,腹胀闭不得息,气噫,善呕,呕则逆,逆则面赤,小逆则上下不通,上下不通则面黑皮毛焦而终矣。

【译文】

针刺的原理,全都在"终始"之中,如果要准确了解终始的含义,就必须以五脏为纲纪,以确定阴经阳经的关系。阴经主五脏,阳经主六腑。阳经承接四肢中运行的脉气,阴经承接五脏中运行的脉气。所以,在采用泻法刺治时要迎而守之,采用补法刺治时要随而济之。掌握了迎随补泻的要领,就可以使脉气调和。而调和脉气的要点,在于了解阴阳规律,五脏为阴,六腑为阳。如果要将这些道理传授给后世,传授时应歃血明誓,也只有如此,才能发扬光大。如果不加重视,这些道理就会逐渐消亡,如果不按这些方法去做,就会造成天祸。

谨慎地顺应天地间阴阳盛衰的道理,以掌握针刺终始的含义。所谓终始,就是以十二经脉为纲纪,诊察寸口和人迎两处,以了解人体阴阳的虚实盛衰,以及阴阳的平衡情况。这样也就大致掌握了阴阳盛衰的规律。所谓平人,就是平常无病的人。平人的脉口和人迎两处的脉象是和四时的阴阳变化相和的,脉气也上下相应,往来不息,六经的脉搏既无结涩和不足,也没有动疾有余的现象产生,内脏之本和肢体之末,在四时寒温变化时,就能相互协调,形肉和血气也能互为协调。这就是平常无病的人。

气短的人,脉口和人迎都会表现出虚弱无力的脉象,与两手的寸、尺两脉也不相称。这种情况,属于阴阳都不足的征象。治疗时,如果补阳,就会导致阴气衰竭,泻阴又会导致阳气脱泄。因此,只能用甘缓的药剂加以调补,如果还不能痊愈则可服用能快速起效的药物。像这样的病,切勿用艾灸治疗,如果因不能快速产生疗效,而用泻法,那么五脏的精气就会受到损害。

人迎脉比寸口大一倍的,病在足少阳胆经,大一倍而又同时出现躁动症状的,病在少阳三焦经。人迎脉比寸口大两倍的,病在足太阳膀胱经,大两倍而又同时有躁动症状的,病在手太阳小肠经。人迎脉比寸口脉大三倍的,病在足阳明胃经,大三倍而又同时有躁动症状的,病在手阳明大肠经。人迎脉比寸口大四倍的,并且脉象又大又快的,叫溢阳,溢阳是因为六阳盛极,而不能与阴气相交,所以称为外格。

寸口脉比人迎大一倍的,病在足厥阴肝经,大一倍而又同时有躁动症状的,病在手厥阴心包络经,寸口脉比人迎大两倍,病在足少阴肾经,大两倍而又同时有躁动症状的,病在手少阴心经,寸口脉比人迎大三倍,病在足太阴脾经,大三倍而又同时有躁动症状的,病在手太阴肺经。寸中脉比人迎大四倍,并且脉象又大又快的,叫做溢阴。溢阴是因为六阴盛极,而不能与阳气相交,所以称为内关。内关是阴阳隔绝的死证。人迎与寸口脉都比平常的大四倍以上的,叫做关格。出现了关格脉象,人也就接近死期了。

人迎脉比寸口脉大一倍的,就应泻足少阳胆经,而补足厥阴肝经。用二泻一补法,每日针刺一次,施针时,还必须切人迎与寸口脉,以测病热的进退,如果表现为躁动不安的,应取上部的穴位,直到脉气调和了才能停止针刺。人迎脉比寸口脉大两倍,就应该泻足太阴膀胱经,补足少阳肾经。用二泻一补法,每两日针刺一次,施针时,还应切人迎与寸口脉,以测病势的进退,如果同时有躁动不安的情况,应取用上部的穴位,直到脉气调和了才能停止针刺。人迎脉比寸口脉大三倍的,就应该泻足阳明胃经,补足太阴脾经,用二泻一补法,每日针刺二次,施针时,还应切人迎与寸口脉,以测病势的进退,如果表现为躁动不安的,就取上部的穴位,直到脉气调和了,才能停止针刺。

寸口脉比人迎脉大一倍的,应该泻足厥阴肝经,以补足少阳胆经,用二泻一补法,每日针刺一次,施针时,还应切寸口与人迎脉,以测病势的进退,如果有躁动不安的情况,就应取上部的穴位,直到脉气调和了,才能停止针刺。寸口脉比人迎脉大两倍的,应该泻足少阴肾经,以补足太阳膀胱经。用二泻一补法,每两日针刺一次,施针时,还应切寸口与人迎脉,以测病势的进退,如果有躁动不安的情况的,应取上部的穴位,直到脉气调和了,才能停止针刺。寸口脉比人迎脉大三倍的,应该泻足太阴脾经,以补足阳明胃经,用二泻一补法,每日针刺两次,施针时,还应切寸口与人迎脉,以测病势的进退,如果有躁动不安的情况的,应取上部的穴位,直到脉气调和了,才能停止针刺。每日针刺两次的原因是什么呢?因为太阴主胃,当谷气充盛时,人就气多血多,所以可以每日刺两次。人迎和寸口脉的脉象都比平常大三倍以上的,叫做阴阳俱溢。这样的病,如果不加以疏理,血脉就会闭塞,气血也不能流通,流溢于肉里,就会损伤五脏。在这种情况下,如果妄用了灸法,就会导致变易,而引发其他的疾病。

大凡针刺,都以达到阴阳调和为目的。补阴泻阳,就是补五脏不足的正气,泻六淫邪

黄帝内经白话精解

气,这样人才能音声清朗,元气充盛,耳聪目明。如果泻阴补阳,就会导致气血不畅。所谓针下得气而有了疗效,是说实证因为用了泻法,证候便由实转虚,这种虚证的脉象虽然与原来的大小相同,但已变得虚软不坚了;如果脉象仍然坚实,病人虽已感到轻快,但疾病也并未去除。如果虚证用了补法,证候就会由虚转实,这种实证的脉象虽然与原来同样大小,却比先前坚实有力,如果经过针刺,脉象还像以前那样大,却虚软而不坚实,患者虽然觉得舒服,但疾病也未除去。所以应正确运用补泻的手法,以使补能充实正气,泻能祛除邪气,病痛虽不能随着出针而立即除去,但病势却必然会减轻。必须先了解十二经脉的机理,才能领悟终始篇的深刻涵义。阴经阳经各有固定的循行部位,与脏腑也有确定的配属关系,补虚泻实的原则也不能互为颠倒。针治也应按经取穴。

凡适于用针治的病,都应当用三刺法,使针下获得谷气流通的感觉。由于邪气侵入经脉后会与血气相温和,会扰乱阴阳之气原有的位置,使气血运行的逆顺方向倒置,脉象的沉浮异常,与四时不相应,邪气就会滞留体内而淫溢流散。这些病变,都可用针刺治疗。初刺是刺皮肤,以使浅表的阳邪排出;二刺是刺肌肉,以使阴分的邪气排出;三刺是刺分肉,以使谷气流通而能得气,但得气后就可以出针了。所谓谷气至,是说在用了补法之后,会感觉到正气充实了,在用了泻法之后,会感觉到病邪被排出了。也因此知道谷气已到了。经过针刺,邪气被排出后,虽然阴阳血气还没有得以完全调和,但已察觉病痊愈。所以准确地使用补法,正气就可得到充实;准确使用泻法,邪气就会衰退,病痛虽然不会随着出针而立即痊愈,但病势必定会减轻的。

阴经的邪气旺盛,阳经的正气虚弱,就应该先补充阳经的正气,再泻去阴的邪气,以调和其有余和不足。阴经的正气虚弱了;阳经的邪气盛了,应该先补阴经的正气,再泻去阳经的邪气,从而调和它的有余和不足。

足阳明经、足厥阴经、足少阴经三脉,都搏动于足大拇趾与食指之间,针刺时应当察视三经的实虚。如果虚证误用了泻法,叫重虚,虚而更虚,病情就免不了会加重。凡是刺治这类病证,可以先切其脉搏,脉的搏动坚实而急速的,就立即用泻法;脉的搏动虚弱而缓慢的,就用补法,如果用了相反的针法,那么病情就会加重。至于三经动脉,足阳明经在足跗之上,足厥阴经在足跗之内,足少阴经在足跗之下。

阴经有病的,应刺胸部的腧穴;阳经有病的,应刺背部的腧穴;肩膊部出现虚证的,应当取上肢经脉的腧穴。对于重舌(舌下所生的一种物,形状像小舌——译注)的患者,应当用铍针,刺舌下根柱部,以排出恶血。手指弯曲而不能伸直的,即筋病;手伸直而不能弯曲的,属骨病。而病在骨的就应当治骨,病在筋的就应当治筋。

用针刺的方法补泻时,必须注意:脉象坚实有力的,就用深刺的方法,出针后也不要很快按住针孔,以利其尽量泄去邪气;脉象虚弱乏力的,就用浅刺的方法,以养护所取的经脉,出针时,则应迅速按住针孔,以防止邪气的侵入。邪气来时,针下会感觉到坚紧而疾速。谷气来时,针下会感觉徐缓而柔和。脉气盛实的,应当用深刺的方法,向外泻去邪气;脉气虚弱的,就应当用浅刺的方法,使精气不至于外泄,而养其经脉,仅将邪气泄出。针刺各种疼痛的病证,大多用深刺的方法,因为痛证的脉象都坚实有力。

腰以上的病,可取手太阴、手阳明二经的穴位针治;腰以下的病,可取足太阴、足阳明二经的穴位刺治;病在上部的,可以取下部的穴;病在下部的,可以取上部的穴位;病在头部的,可以取足部的穴位;病在足部的,可以取腘窝部的穴位;病在头部的,会觉得足很沉重。取穴刺治时,应先找出最先发病的部位,然后再行针刺。

春天的邪气伤人的毫毛,夏天的邪气伤人的皮肤,秋天的邪气伤人的肌肉,冬天的邪气伤人的筋骨。治疗与时令相关的病,针刺的深浅,应该因季节的变化而有所不同。针刺肥胖的人,应采取秋冬所用的深刺法,针刺瘦弱的人,应采取春夏所用的浅刺法。有疼痛症状的病人,多属阴证,疼痛而用按压的方法却不确定痛处的,也属于阴证,都应当用深刺的方法。病在上部的属阳证,病在下部的属阴证。身体发痒的人,说明病邪在皮肤,属阳证,应采用浅刺的方法。

病起于阴经的,应当先治疗阴经,然后再治阳经;病起于阳经的,应当先治疗阳经,然后再治疗阴经。刺治热厥的病,进针后应当留针,以使热象转寒;刺治寒厥的病,进针后应当留针,以使寒象转热。刺治热厥的病,应当刺阴经二次,刺阳经一次;刺治寒厥的病,应当刺阳经二次,刺阴经一次。二阴的意思,是指在阴经针刺二次;一阳的意思,是指在阳经针刺一次。久病的人,病邪的侵入必定已经很深,针刺这类疾病必须深刺而且留针时间要长,每隔一日应当再针刺一次。还必须先确定邪气在左右的偏盛情况,刺之以使其调和,并去掉血络中的瘀血。针刺的道理大体就如此了。

针刺前,必须诊察病人形体的强弱和元气盛衰的情况。如果形体肌肉并不显得消瘦,只是元气衰少而脉象躁动的,这种脉象躁动而厥的病,必须用缪刺法,使耗散的真气可以收敛,积聚的邪气可以散去。针刺时,刺者应如深居幽静一样,观察病人的精神活动,又如同紧闭的门窗一样,心神贯注,听不到外界的声响,以使精神内守,专一地进行针刺。或用浅刺而留针的方法,或用轻微浮刺的方法,以转移病人的注意力,直到针下得气为止。针刺之后,应使阳气内敛,阴气外散,持守正气而不让其泄出,谨守邪气而不让其侵入,这就是得气的含义。

针刺的禁忌:行房事不久的不可针刺,针刺后不久的不可行房事;正当醉酒的人不可针刺,已经针刺的不能紧接着就醉酒;正发怒的人不可以针刺,针刺后的人不能发怒;刚刚劳累的人不能针刺,已经针刺的人不要过度劳累;饱食之后不可以针刺,已经针刺的人不能食得过饱;饥饿的人不可以针刺,已经针刺的人不要受饥饿;正渴的时候不可以针刺,已经针刺的人不要受渴。异常惊恐的人,应待其情绪安定之后,才可以针刺。乘车前来的人应该让他躺在床上休息大约一顿饭的时间再给他针刺。步行前来的病人,应叫他坐下休息大约走十里路所需的时间,才可以针刺。以上这十二种情况,大多会脉象紊乱,正气耗散,营卫失调,经脉之气不能依次运行,如果此时草率地针刺,就会使阳经的病侵入内脏，阴经的病传致阳经，使邪气重新得以滋生。粗医不体察这些禁忌而用针刺，可以说是在摧残病人的身体，使其全身酸痛无力，脑髓消耗，津液不能输布，丧失了化生五味的精微，而造成真气消亡，这就是所说的失气。

手足太阳二经脉气将绝时，病人的眼睛上视而不能转动；角弓反张，手足抽搐，面色苍白，皮色败绝，汗水暴下，绝汗一出，人也就快死亡了。手足少阳二经脉气将绝时，病人会出现耳聋，周身关节松驰无力，目系脉气竭绝而眼珠不能转动，目系已经蝎绝，过一日半的时间就会死亡了，临死时会面色青白。手足阳明二经脉气将绝时，病人会出现口眼抽动、歪斜，易惊恐，胡言乱语，面色黄，三脉躁动，脉气不行，这时人也就要死亡了。手足少阴二经脉气将绝时，病人会出现面色发黑，牙齿变长且多污垢，腹部胀满，气机阻塞，上下不通等证，这时就接近死亡了。手足厥阴二经脉气将绝之时，病人会出现胸中发热，咽喉干燥，小便频数，心烦，甚至舌卷，阴囊上缩等症，并很快会死亡。手足太阴二经脉气将绝时，病人会出现腹部胀闷，呼吸不利，嗳气，喜呕吐，呕吐时气机上逆，气机上逆面色就会发赤，如果气不上逆就会上下不通，上下不能就会面色发黑，皮手焦枯等病状，人也因此而致死。

灵枢篇　卷五

第十篇　经　脉

【原文】

雷公问于黄帝曰：禁脉之言，凡刺之理，经脉为始，营其所行，制其度量，内次五藏，外别六府，愿尽闻其道。黄帝曰：人始生，先成精，精成而脑髓生，骨为干，脉为营，筋为纲，肉为墙，皮肤坚而毛发长，谷人于胃，脉道以通，血气乃行。雷公曰：愿卒闻经脉之始生。黄帝曰：经脉者，所以能决死生，处百病，调虚实，不可不通。肺手太阳之脉，起于中焦，下络大肠，还循胃口，上隔属肺，从肺系横出腋下，下循臑内，行少阴心主之前，下肘中，循臂内上骨下廉，入寸口，上鱼，循鱼际，出大措之端；其支者，从腕后直出次指内廉，出其端。是动则病肺胀满，膨膨而喘咳，缺盆中痛，甚则交两

手而瞀，此为臂厥。是主肺所生病者，咳，上气喘渴，烦心胸满，臑臂内前廉痛厥，掌中热。气盛有余，则肩背痛，风寒，汗出中风，小便数而欠。气虚则肩背痛寒，少气不足以息，溺色变。为此诸病，盛则泻之，虚则补之，热则疾之，寒则留之，陷下则灸之，不盛不虚，以经取之。盛者寸口大三倍于人迎，虚者则寸口反小于人迎也。大肠手阳明之脉，起于大指次指之端，循指上廉，出台谷两骨之间，上入两筋之中，循臂上廉，入肘外廉，上臑外前廉，上肩，出髃骨之前廉，上出于柱骨之会上，下入缺盆，络肺，下隔，属大肠；其支者，从缺盆上颈，贯颊，入下齿中，还出挟口，交人中，左之右，右之左，上挟鼻孔。是动则病齿痛颈肿。是主

津液所生病者,目黄口干,骱衄喉痹,肩前臑痛,大指次指痛不用。气有余则当脉所过者热肿,虚则寒慄不复。为此诸病,盛则泻之,虚则补之,热则疾之,寒则留之,陷下则灸之,不盛不虚,以经取之。盛者人迎大三倍于寸口,虚者人迎反小于寸口也。胃足阳明之脉,起于鼻之交颌中,旁纳太阳之脉,下循鼻外,入上齿中,还出狭口,环唇,下交承浆,却循颐后下廉,出大迎,循颊车,上耳前,过客主人,循发际,至额颅;其支者,从大迎前下人迎,循喉咙,入缺盆,下隔,属胃,络脾;其直者,从缺盆下乳内廉,下挟脐,入气街中;其支者,起于胃口,下循腹里,下至气街中而合,以下髀关,抵伏兔,下膝膑中,下循胫外廉,下足附,入中指内间;其支者,下廉三寸而别,下入中指外间;其支者,别跗上,入大指间,出其端。是动则病洒洒振寒,善呻数欠,颜黑,病至则恶人与火,闻木声则惕然而惊,心欲动,独闭户塞牖而处,甚则欲上高而歌,弃衣而走,贲响腹胀,是为骭厥。是主血所生病者,狂疟温淫汗出,骱衄口㖞唇胗,颈肿喉痹,大腹水肿,膝膑肿痛,循膺、乳、气街、股、伏兔、骭外廉、足附上皆痛,中指不用。气盛则身以前皆热,其有余于胃,则消谷善饥,溺色黄。气不足则身以前皆寒慄,胃中寒则胀满。为此诸病,盛则泻之,虚则补之,热则疾之,寒则留之,陷下则灸之,不盛不虚,以经取之。盛者人迎大三倍于寸口,虚者人迎反小于寸口也。脾足太阴之脉,起于大指之端,循指内侧白肉际,过核骨后,上内踝前廉,上踹内,循胫骨后,交出厥阴之前,上膝股内前廉,入腹属脾络胃,上膈,挟咽,连舌本,散舌下;其支者,复从胃,别

上膈,注心中。是动则病舌本强,食则呕,胃脘痛,腹胀善噫,得后与气,则快然如衰,身体皆重。是主脾所生病者,舌本痛,体不能动摇,食不下,烦心,心下急痛,溏、瘕、泄、水闭、黄疸,不能卧,强立之股膝内肿厥,足大指不用。为此诸病,盛则泻之,虚则补之,热则疾之,寒则留之,陷下则灸之,不盛不虚之,以经取之。盛者寸口大三倍于人迎,虚者寸口反小于人迎也。心手少阴之脉,起于心中,出属心系,下膈络小肠;其支者,从心系上挟咽,系目系;其直者,复从心系却上肺,下出腋下,循臑内后廉,行太阴心主之后,下肘内,循臂内后廉,抵掌后锐骨之端,入掌内后廉;循小指之内,出其端。是动则病嗌干心痛,渴而欲饮,是为臂厥。是主心所生病者,目黄胁痛,臑臂内后廉痛厥,掌中热痛。为此诸病,盛则泻之,虚则补之,热则疾之,寒则留之,陷下则灸之,不盛不虚,以经取之。盛者寸口大再倍于人迎,虚者寸口反小于人迎也。小肠手太阳之脉,起于小指之端,循手外侧上腕,出踝中,直上循臂骨下廉,出肘内侧两筋之间,上循臑外后廉,出肩解,绕肩胛,交肩上,入缺盆,络心,循咽下膈,抵胃属小肠;其支者,从缺盆循颈上颊,至目锐眦,却入耳中;其支者,别颊上顺抵鼻,至目内眦,斜络于颧。是动则病嗌痛颔肿,不可以顾,肩似拔,臑似折。是主液所生病者,耳聋目黄颊肿,颈颔肩臑肘臂外后廉痛。为此诸病,盛则泻之,虚则补之,热则疾之,寒则留之,陷于则灸之,不盛不虚,以经取之。盛者人迎大再倍于寸口,虚者人迎反小于寸口也。膀胱足太阳之脉,起于目内眦,上额交巅;其支者,从巅至耳上角;其直者,从巅入络

黄帝内经 白话精解

脑，还出别下项，循肩髆，内挟脊抵腰中，入循膂，络肾属膀胱；其支者，从腰中下挟脊，贯臀；入腘中；其支者，从髆内左右，别下贯胛，挟脊内，过髀枢，循髀外从后廉下合腘中，以下贯踹内，出外踝之后，循京骨，至小指外侧。是动则病冲头痛，目似脱，项如拔，脊痛，腰似折，髀不可以曲，腘如结，踹如裂，是为踝厥。是主筋所生病者，痔疟，狂癫疾，头囟项痛，目黄泪出，鼽衄项背腰尻腘踹脚皆痛，小指不用。为此诸病，盛则泻之，虚则补之，热则疾之，寒则留之，陷下则灸之，不盛不虚，以经取之。盛者人迎大再倍于寸口，虚者人迎反小于寸口也。肾足少阴之脉，起于小指之下，邪走足心，出于然谷之下，循内踝之后，别入跟中，以上踹内，出腘内廉，上股内后廉，贯脊，属肾，络膀胱；其直者，从肾上贯肝膈，入肺中，循喉咙，挟舌本；其支者，从肺出络心，注胸中。是动则病饥不欲食，面如漆柴，咳唾则有血，喝喝而喘，坐而欲起，目䀮䀮如无所见，心如悬若饥状，气不足则善恐，心惕惕如人将捕之，是为骨厥。是主肾所生病者，口热舌干，咽肿上气，嗌干及痛，烦心痛，黄疸，肠澼脊股内后廉痛，痿厥嗜卧，足下热而痛。为此诸病，盛则泻之，虚则补之，热则疾之，寒则留之，陷下则灸之，不盛不虚，以经取之。灸则强食生肉，缓带披发，大杖重履而步。盛者寸口大再倍于人迎，虚者寸口反小于人迎也。心主手厥阴心包络之脉，起于胸中，出属心包络，下膈，历络三焦；其支者，循胸出胁，下腋三寸，上抵腋，下循臑内，行太阴、少阴之间，入肘中，下臂，行两筋之间，入掌中，循中指出其端；其支者，别掌中，循小指次指出其端。是动则

病手心热，臂肘挛急，腋肿，甚则胸胁支满，心中憺憺大动，面赤目黄，喜笑不休。是主脉所生病者，烦心心痛，掌中热。为此诸病，盛则泻之，虚则补之，热则疾之，寒则留之，陷下则灸之，不盛不虚，以经取之。盛者寸口大一倍于人迎，虚者寸口反小于人迎也。三焦手少阳之脉，起于小指次指之端，上出两指之间，循手表腕，出臂外两骨之间，上贯肘，循臑外上肩，而交出足少阳之后，入缺盆，布膻中，散落心包，下膈，循属三焦其支者，从膻中上出缺盆，上项，系耳后直上，出耳上角，以屈下颊至𬴂；其支者，从耳后入耳中，出走耳前，过客主人前，交颊，至目锐眦。是动则病耳聋浑浑焞焞，嗌肿喉痹。是主气所生病者，汗出，目锐眦痛，颊痛，耳后肩臑肘臂外皆痛，小指次指不用。为此诸病，盛则泻之，虚则补之，热则疾之，寒则留之，陷下则灸之，不盛不虚，以经取之。盛者人迎大一倍于寸口，虚者人迎反小于寸口也。胆足少阳之脉，起于目锐眦，上抵头角，下耳后循颈行手少阳之前，至肩上，却交出手少阳之后，入缺盆；其支者，从耳后入耳中，出走耳前，至目锐眦后；其支者，别锐眦，下大迎，合于手少阳，抵于𬴂，下加颊车，下颈合缺盆以下胸中，贯膈络肝属胆，循胁里，出气街，绕毛际，横入髀厌中；其直者，从缺盆下腋，循胸过季胁，下合髀厌中，以下循髀阳，出膝外廉，下外辅骨之前，直下抵绝骨之端，下出外踝之前，循足跗上，入小指次指之间；其支者，别跗上，入大指之间，循大指岐骨内出其端，还贯爪甲，出三毛。是动则病口苦，善太息，心胁痛不能转侧，甚则面微有尘，体无膏泽，足外反热，是为阳厥。是主骨所生病

者,头痛,颔痛,目锐眦痛,缺盆中肿痛,腋下肿,马刀侠瘿汗出振寒,疟,胸胁肋髀膝外至胫绝骨外踝前及诸节皆痛,小指次指不用。为此诸病,盛则泻之,虚则补之,热则疾之,寒则留之,陷下则灸之,不盛不虚,以经取之。盛者人迎大一倍于寸口,虚者人迎反小于寸口也。肝足厥阴之脉,起于大指丛毛之际,上循足跗上廉;去内踝一寸,上踝八寸,交出太阴之后,上腘内廉,循股阴,入毛中,过阴器,抵小腹,挟胃属肝络胆,上贯膈,布胁助,循喉咙之后,上入颃颡,连目系,上出额,与督脉会于巅;其支者,从目系下颊里,环唇内;其支者,复从肝别贯膈,上注肺。是动则病腰痛不可以俛仰,丈夫㿉疝,妇人少腹肿,甚则嗌干,面尘脱色。是主肝生病者,胸满呕逆飧泄,狐疝遗溺闭癃。为此诸病,盛则泻之,虚则补之,热则疾之,寒则留之,陷于则灸之,不盛不虚,以经取之。盛者寸口大一倍于人迎,虚者寸日反小于人迎也。手太阴气绝则皮毛焦,太阴者行气温于皮毛者也,故气不荣则皮毛焦,皮毛焦则津液去皮节;津液去皮节者,则爪枯毛折,毛折者则毛先死,丙笃丁死,火胜金也。手少阴气绝则脉不通,脉不通则血不流;血不流则髦色不泽,故其面黑如漆柴者,血先死,壬笃癸死,水胜火也。足太阴气绝者,则脉不荣肌肉,唇舌者肌肉之本也,脉不荣则肌肉软;肌肉软则舌萎人中满;人中满则唇反,唇反者肉先死,甲笃已死,木胜土也。足少阴气绝则骨枯,少阴者冬脉也,伏行而濡骨髓者也,故骨不濡则肉不能著也,骨肉不相亲则肉软却;肉软却,故齿长而垢,发无泽;发无泽者骨先死,戊笃已死,土胜水也。足厥阴气绝则筋绝,

厥明者肝脉也,肝者筋之合也,筋者聚于阴气,而脉络于舌本也,故脉弗荣则筋急;筋急则引舌与卵,故唇青舌卷卵缩则筋先死,庚笃辛死,金胜木也。五阴气俱绝,则目系转,转则目运,目运者为志先死,志先死则远一日半死矣。六阳气绝,则阴与阳相离,离则腠理发泄,绝汗乃出,故旦占夕死,夕占旦死。经脉十二者,伏行分肉之间,深而不见;其常见者,足太阴过于外踝之上,无所隐故也。诸脉之浮而常见者,皆络脉也。六经络手阳明少阳之大络,起于五指间,上合肘中。饮酒者,卫气先行皮肤,先充络脉,络脉先盛,故卫气已平,营气乃满,而经脉大盛。脉之卒然动者,皆邪气居之,留于本末;不动则热,不坚则陷且空,不与众同,是以知其何脉之动也。雷公曰:何以知经脉之与络脉异也? 黄帝曰:经脉者常不可见也,其虚实也以气口知之,脉之见者皆络脉也。雷公曰:细子无以明其然也。黄帝曰:诸络脉皆不能经大节之间,必行绝道而出,入复合于皮中,其会皆见于外。故诸刺络脉者,必刺其结上,甚血者虽无结,急取之,以泻其邪而出其血,留之发为痹也。凡诊络脉,脉色青则寒且痛,赤则有热。胃中寒,手鱼之络多青矣;胃中有热,鱼际络赤;其暴黑老,留久痹也;其有赤有黑有青者,寒热气也;其青短者,少气也。凡刺寒热者皆多血络,必间日而一取之,血尽而止,及调其虚实,其小而短者少气,甚者泻之则闷,闷甚则仆,不得言,闷则急坐之也。手太阴之别,名曰列缺,起于腕上分间,并太阴之经,直入掌中,散入于鱼际。其病实则手锐掌热,虚则欠㰦,小便遗数,取之去腕半寸,别走阳明也。手少阴之别,名曰通

黄帝内经白话精解

里，去腕一寸半，别而上行，循经入于心中，系舌本，属目系。其实则支隔，虚则不能言，取之掌后一寸，别走太阳也。手心主之别，名曰内关，去腕二寸，出于两筋之间，循经以上系于心，包络心系。实则心痛，虚则为头强，取之两筋间也。手太阳之别，名曰支正，上腕五寸，内注少阴；其别者，上走肘，络肩髃。实则节弛肘废；虚则生疣，小者如指痂疥，取之所别也。手阳明之别，名曰偏历，去腕三寸，别入太阴；其别者，上循臂，乘肩髃，上曲颊偏齿；其别者，入耳，合于宗脉。实则龋聋，虚则齿寒痹隔，取之所别也。手少阳之别，名曰外关，去腕二寸，外绕臂，注胸中，合心主。病实则肘挛，虚则不收，取之所别也。足太阳之别，名曰飞阳，去踝七寸，别走少阴。实则鼽窒，头背痛；虚则鼽衄。取之所别也。足少阳之别，名曰光明，去踝五寸，别走厥阴，下络足跗。实则厥，虚则痿躄，坐不能起，取之所别也。足阳明之别，名曰丰隆，去踝八寸，别走太阴；其别着，循胫骨外廉，上络头项，合诸经之气，下络喉嗌。其病气逆则喉痹瘁瘖，实则狂巅，虚则足不收，胫枯，取之所别也。足太阴之别，名曰公孙，去本节之后一寸，别走阳明；其别者，入络肠胃。厥气上逆则霍乱，实则肠中切痛，虚则鼓胀，取之所别也。足少阴之别，名曰大钟，当踝后绕跟，别走太阳；其别者，并经上走于心包，下外贯腰脊。其病气逆则烦闷，实则闭癃，虚则腰痛，取之所别者也。足厥阴之别，名曰蠡沟，去内踝五寸，别走少阳；其别者，经胫上睾，结于茎。其病气逆则睾肿卒疝，实则挺长，虚则暴痒，取之所别也。任脉之别，名曰尾翳，下鸠尾，散于腹。实则腹皮痛，虚

则痒搔，取之所别也。督脉之别，名曰长强，挟膂上项，散头上，下当肩胛左右，别走太阳，入贯膂。实则脊强，虚则头重，高摇之，挟脊之有过者，取之所别也。脾之大络，名曰大包，出渊腋下三寸，布胸胁，实则身尽痛，虚则百节尽皆纵，紫脉若罗络之血者，皆取之脾之大络脉也。凡此十五络者，实则必见，虚则必下，视之不见，求之上下，人经不同，络脉异所别也。

【译文】

雷公向黄帝发问说：《禁服》篇上说，要掌握针刺治病的方法，首先应当了解经脉，因为它是全身气血运行的通道，它循行的路线和长短都有一定的标准，在内依次与五脏相联，在外分别与六腑相通。我想请你详尽地讲解一下这其中的道理。

黄帝说：人初孕育之时，是先由男女之精会合而成，然后精再发育而生脑髓，此后才逐渐形成人体。期间以骨骼为支柱，以经脉营养全身，坚劲的筋如绳索一样约束着骨骼，肌肉像墙一样卫护着机体，到皮肤变得坚韧，毛发生长后，人体就形成了。出生以后，水谷入胃，化生精微，脉道内外贯通，血气也就在脉中运行不息了。

雷公说：我希望能够全部了解经脉的起始循行情况。黄帝说：经脉用来决断疾病的预后，处置许多疾病，调节虚实，医者必须通晓。

手太阴肺经，起始于中脘部，向下联络大肠，回绕沿着胃下口到胃上口，上贯膈膜，连属肺脏，再从气管、喉咙横走腋下，沿上臂内侧下行，走在手少阴经和手厥阴经的前面，直下至肘内，然后顺着前臂内侧，

经掌后高骨下缘，入寸口动脉处，行至鱼，沿手鱼边缘，出拇指尖端；它的支脉，从手腕后直走食指内侧尖端，与手阳明大肠经相接。

由于外邪侵犯本经而发生的病证，为肺部膨膨胀满，咳嗽气喘，缺盆部疼痛，严重的可见两手交叉按于胸部，视物模糊不清。这是臂厥病。本经所主的肺脏发生病变，可见咳嗽，呼吸迫促，喘声粗急，心中烦乱，胸部满闷，臑臂部内侧前缘疼痛厥冷，或掌心发热。本经气盛有余，可发生肩背疼痛，畏风寒。汗出等中风症，小便次数多而量少。本经气虚，可发生肩背疼痛，气短，小便颜色变得不正常。以上这些病证，属实的就用泻法，属虚的就用补法，属热的就用速刺法，属寒的就用留针法，脉虚陷的就用灸法，不实不虚的从本经取治；本经气盛，寸口脉比人迎脉大三倍；气虚，寸口脉反小于人迎脉。

手阳明大肠经，起始于食指尖端，沿食指的上缘，通过拇指、食指岐骨间的合谷穴，上入腕上两筋凹陷处，沿前臂上方至肘外侧，再沿上臂外侧前缘，上肩，出肩峰前缘，上出于大椎穴上，再向前入缺盆，联络肺，下膈，连属大肠；它的支脉，从缺盆上走颈部，通过颊部，入下齿龈，回转绕至上唇，左右两脉交会于人中，左脉向右，右脉向左，上行夹于鼻孔两侧，与足阳明胃经相接。

由于外邪侵犯本经而发生的病证，为牙齿疼痛，颈部肿大。本腑所主的津液发生病变，可出现眼睛发黄，口中发干，鼻流清涕或出血，喉中肿痛，肩前及上臂作痛，食指疼痛不能运动。气有余的实证，为在

本经脉循行所过的部位上发热而肿；气不足的虚证，为恶寒战栗，且难以回复温暖。这些病证，属实的就用泻法，属虚的就用补法，属热的就用速刺法，属寒的就用留针法，脉虚陷的就用灸法，不实不虚的从本经取治。本经气盛，人迎脉比寸口脉大三倍；气虚，人迎脉反小于寸口脉。

足阳明胃经，起于鼻旁，由此上行，左右相交于鼻梁凹陷处，缠束旁侧的足太阳经脉，至目下睛明穴，由此下行，沿鼻外侧，入上齿龈，复出环绕口唇，相交于任脉的承浆穴，退转沿腮下后方出大迎穴，沿耳下颊车上行至耳前，过足少阳经的客主人穴，沿发际至额颅部；它的支脉，从大迎前下走人迎穴，沿喉咙入缺盆，下膈膜，连属胃腑，联络与本经相表里的脾脏；其直行的经脉，从缺盆下走乳内侧，再向下夹脐，入毛际两旁的气冲部；另一支脉，从胃下口走腹内，下至气冲部与前直行的经脉会合，再由此下行，经大腿前方至髀关，直抵伏兔穴，下入膝盖中，沿胫骨前外侧至足背，入中趾内侧；又一支脉，从膝下三寸处分出，下行到足中趾的外侧；又一支脉，从足背斜出足厥阴的外侧，走入足大趾，直出大趾尖端，与足太阴脾经相接。

由于外邪侵犯本经而发生的病证，有发寒颤抖，好呻吟，频频打呵欠，额部暗黑。病发时厌恶见人和火光，听到木的声响就会惊怕，心跳不安，喜欢关闭门窗独居室内等症状，甚至会登高唱歌，脱掉衣服乱跑，且有肠鸣腹胀，这叫"骭厥"。由本腑所主的血发生病变，会出现因高热以致发狂抽搐，温病，汗自出，鼻流清涕或衄血，口唇生疮疹，颈肿，喉肿闭塞，因水停而腹肿大，膝

盖部肿痛，沿胸侧、乳部、伏兔、足胫外缘、足背上均痛，足中趾不能屈伸。本经气盛，胸腹部都发热，胃热盛则消谷而易于饥饿，小便色黄；本经气不足则胸腹部感觉发冷，如胃中有寒，可发生胀满。这些病证，属实的就用泻法，属虚的就用补法，属热的就用速刺法，属寒的就用留针法，脉虚陷的就用灸法，不实不虚的从本经取治。本经气盛，人迎脉比寸口脉大三倍；气虚，人迎脉反小于寸口脉。

足太阴脾经，起于足大趾尖端，沿大趾内侧赤白肉分界处，经过大趾本节后的圆骨。上行至足内踝的前方，再上行入小腿肚内，沿胫骨后方，交出足厥阴之前，再向上行，经过膝、大腿内侧的前缘，入腹内，属脾络胃，再上穿过横膈膜，夹行咽喉，连舌根，散于舌下；它的支脉，从胃腑分出，上膈膜，注于心中，与手少阴经相接。

由于外邪侵犯本经而发生的病证，为舌根运动不柔和，食后就呕吐。胃脘部疼痛，腹胀，多嗳气，如果了解大便或转矢气后，就觉得轻松如病减去一样，全身感觉沉重。本经所主的脾脏发生病变，会出现舌根疼痛，身体不能动摇，饮食不下，心烦，心下掣引作痛，大便稀薄或下痢，或小便不通，黄疸，不能安卧，勉强站立时，则大腿、膝内侧肿痛厥冷，足大趾不能活动。这些病证，属实的就用泻法，属虚的就用补法，属热的就用速刺法，属寒的就用留针法，脉虚陷的就用灸法，不实不虚的从本经取治。本经气盛，寸口脉比人迎脉大三倍；气虚，寸口脉反小于人迎脉。

手少阴心经，起于心中，再从心中出而联属于心系，下过膈膜，联络小肠；它的支脉，从心与他脏相联系的脉络上挟咽喉，而与眼球内连于脑的脉络相联系；直行的脉，又从心与他脏相联系的脉络上行至肺向下，横出腋下，沿上臂内侧的后缘，行手太阴经和手厥阴经的后面，下行肘内，沿臂内侧后缘达掌后小指侧高骨端，入手掌内后缘，沿小指内侧至尖端，与手太阳经相接。

由于外邪侵犯本经所发生的病证，为咽喉干燥，心痛，渴欲饮水，这是臂间经气厥逆的现象。本经所主的心脏发生病变，会出现眼睛发黄，胁肋胀满疼痛，上臂膊和小臂内侧后缘疼痛、厥冷，或掌心热痛。这些病证，属实的就用泻法，属虚的就用补法，属热的就用速刺法，属寒的就用留针法，脉虚陷的就用灸法，不实不虚的从本经取治。本经气盛，寸口脉比人迎脉大两倍；气虚，寸口脉反小于人迎脉。

手太阳小肠经，起于小指外侧的尖端，沿手外侧上至腕，过腕后小指侧高骨，直向上沿前臂骨的下缘，出肘后内侧两筋中间，再向上沿上臂外侧后缘，出肩后骨缝，绕行肩胛，相交于两肩之上，入缺盆，联络心，沿咽、食道下穿膈膜至胃，再向下连属于小肠；它的支脉，从缺盆沿颈上颊，至眼外角，转入耳内；又一支脉，从颊部别出走入眼眶下而达鼻部，再至眼内角，斜行络于颧骨部，与足太阳经相接。

由于外邪侵犯本经而发生的病证，为咽喉疼痛，颔部肿，头项难以转侧回顾，肩痛如拔，臂痛如折。本经所主的液发生的病变，会出现耳聋，眼睛发黄，颊肿，颈、颔、肩、臑、肘、臂后缘疼痛。这些病证，属实的就用泻法，属虚的就用补法，属热的就用速刺法，属寒的就用留针法，脉虚陷的就用灸法,不实不虚的从本经取治。本经气盛,人迎脉比寸口脉大两倍;气虚,人迎脉反小于寸口脉。

足太阳膀胱经,起于眼内角,上行额部,交会于头顶;它的支脉,从头顶到耳上角;直行的脉则从头顶入内络脑,复出下行项部,沿着肩胛骨内侧夹行于脊柱两旁,到达腰部,沿着脊旁肌肉深层行走,联络与本经相表里的肾脏,连属膀胱;又一支脉,从腰部夹脊下行,通过臀部,直入腘窝中;还有一支脉,从左右肩胛骨内分而下行,贯穿肩胛,夹行于脊内,过髀枢,沿着大腿外后侧向下行,与前一支脉会合于腘窝中,由此再向下,经过小腿肚,外出踝骨的后方,沿小趾本节后的圆骨至小趾外侧尖端,与足少阴经相接。

由于外邪侵犯本经发生的病证,为气上冲而头痛,眼球疼痛像脱出似的,项部疼痛似拔,脊背疼痛,腰痛似折,大腿不能屈伸,腘窝部似扎缚,小腿肚疼痛如裂,这叫做踝厥病。本经所主的筋发生病变,会出现痔疮、疟疾,狂病、癫病,囟门部及项部疼痛,眼睛发黄,流泪,鼻流清涕或出血,项、背、腰、尻、腘、腨及脚部都疼痛,足小趾不能活动。这些病证,属实的就用泻法,属虚的就用补法,属热的就用速刺法,属寒的就用留针法,脉虚陷的就用灸法,不实不虚的从本经取治。本经气盛,人迎脉比寸口脉大两倍;气虚,人迎反小于寸口脉。

足少阴肾经,起于足小趾下,斜走足心,出内踝前大骨的然谷穴下,沿内踝骨的后面转入足跟,由此上行经小腿肚内侧,出腘窝内侧,再沿大腿内侧后缘,贯穿脊柱,联属肾脏,联络与本脏相表里的膀胱;直行

的经脉,从肾上行至肝,通过膈膜入肺,沿着喉咙而挟于舌根;它的支脉,从肺出联络心,注于胸中,与手厥阴经相接。

由于外邪侵犯本经而发生的病证,是虽觉饥饿而不想进食,面色黑而无华,咳吐带血,喘息有声,刚坐下就想起来,两目视物模糊不清,心慌如悬像饥饿的样子;气虚就容易发生恐惧,心中惊悸好像有人捕捉他一样,这叫做骨厥。本经脉所主的肾脏发生病变,会出现口热,舌干,咽部肿,气上逆,喉咙发干而痛,心内烦扰且痛,黄疸,痢疾,脊背、大腿内侧后缘疼痛,足部痿软而厥冷,好睡,或足心发热而痛。这些病证,属实的就用泻法,属虚的就用补法,属热的就用速刺法,属寒的就用留针法,脉虚陷的就用灸法,不实不虚的从本经取治。使用灸法以后,应加强饮食营养,促使身体恢复,还要宽松腰带,散披头发,手拄结实的拐杖,足穿重履散步,使气血通畅。本经气盛,寸口脉比人迎脉大两倍;气虚,寸口脉反小于人迎脉。

手厥阴心包经,起于胸中,出属心包络,下膈膜,依次联络胸腹的上中下三部;它的支脉,从胸出胁,当腋缝下三寸处上行至腋窝,向下再循上臂内侧手太阴经和手少阴经中间入肘中,向下沿着前臂两筋之间入掌中,经中指直达尖端;又一支脉,从掌内沿无名指直达尖端,与手少阳经相接。

由于外邪侵犯本经而发生的病证,为手心发热,臂肘部拘挛,腋部肿,甚至胸胁胀满,心动过速,面赤,眼黄,喜笑不止。本经所主的脉发生病变,会出现心烦,心痛,掌心发热。这些病证,属实的就用泻法,属虚的就用补法,属热的就用速刺法,属寒的

就用留针法,脉虚陷的就用灸法,不实不虚的从本经取治。本经气盛,寸口脉比人迎咏大一倍;气虚,寸口脉反小于人迎脉。

手少阳三焦经,起于无名指尖端,上行出小指与无名指中间,沿手与腕的背面,出前臂外侧两骨中间,向上穿过肘,沿上臂外侧上肩,交出足少阳经的后面,入缺盆,布于两乳之间的膻中,与心包联络,下膈膜,依次联属于上、中、下三焦;它的支脉,从胸部的膻中上行,出缺盆,上走项,夹耳后,直上出耳上角,由此环曲下行,绕颊部至眼眶下;又一支脉,从耳后进入耳中,复出耳前,过足少阳经客主人穴的前方,与前一条支脉交会于颊部,向上行至眼外角,与足少阳经相接。

由于外邪侵犯本经而发生的病证,为耳聋轰轰作响,喉咙肿,喉痹。本经所主的气发生病变,出现自汗出,外眼角痛,颊痛,耳后、肩、臑、肘、臂外侧都疼痛,无名指不能运动。这些病证属实的就用泻法,属虚的就用补法,属热的就用速刺法,属寒的就用留针法,脉虚陷的就用灸法,不实不虚的从本经取治。本经气盛,人迎脉比寸口脉大一倍;气虚,人迎脉反小于寸口脉。

足少阳胆经,起于眼外角,上行至额角,折向下转至耳后,沿颈走乎少阳经前面至肩上,又交叉到手少阳经的后面,入于缺盆;它的支脉,从耳后入耳内,复出走耳前至眼外角后方;又一支脉,从眼外角,下走大迎,会合手少阳经,达眼眶下方,再下走颊车至颈,与本经前入缺盆之脉相合,然后下行至胸中,通过膈膜,与本经互为表里的肝脏相联络,连属于胆腑,再沿胁内下行,经气街,绕阴毛处,横入环跳部;直行的脉,从缺盆下腋,沿胸部过季胁,与前一支脉会合于环跳部,由此沿着大腿的外侧下行出膝外缘,向下入外辅骨之前,再直下至外踝上方三寸处的骨凹陷处,出外踝前,沿足背出足小趾与第四趾尖端;又一支脉,由足背走向足大趾,沿足大趾与次趾的骨缝,至大趾尖端,又返回穿入爪甲后的毫毛处,与足厥阴经相接。

由于外邪侵犯本经所发生的病证,为口苦,时常叹气,胸胁部作痛,不能转动翻身,病重的面色灰暗无光泽,全身皮肤枯槁,足外侧发热,这叫做阳厥。本经所主的骨发生病变,会出现头痛,下颌及外眼角痛,缺盆部肿痛,腋下肿,腋下或颈旁生瘰疬,自汗出而发冷,疟疾,胸、胁、肋、大腿、膝外侧直至胫骨、绝骨、外踝前以及诸关节皆痛,足第四趾不能运动。这些病证,属实的就用泻法,属虚的就用补法,属热的就用速刺法,属寒的就用留针法,脉虚陷的就用灸法,不实不虚的从本经取治。本经气盛,人迎脉比寸口脉大一倍;气虚,人迎脉反小于寸口脉。

足厥阴肝经,起于足大趾爪甲后毫毛处的边缘,沿足背上行至内踝前一寸,至踝上八寸,交出于足太阴经的后面,上走腘内缘,沿大腿内侧入阴毛中,左右交叉,环绕生殖器,向上达少腹,夹行于胃的两旁,连属肝脏,络于与本经相表里的胆腑,向上穿过隔膜,散布胁肋,再沿喉咙后面,绕到面部至上颚骨的上窍,连目系,出额部,与督脉相会于巅顶的百会;它的支脉,从目系下走颊内,环绕唇内;又一支脉,从肝别出穿过隔膜,注于肺中,与手太阴经相接。

由于外邪侵犯本经而发生的病证,为

腰痛不能俯仰，男子患㿉疝，妇女患少腹部肿胀，病重的可见咽喉发干，面色灰暗无光泽。本经所主的肝脏发生病变，会出现胸中满闷，呕吐气逆，腹泻完谷不化，疝病，遗尿或小便不通。这些病证，属实的就用泻法，属虚的就用补法，属热的就用速刺法，属寒的就用留针法，脉虚陷的就用灸法，不实不虚的从本经取治。本经气盛，寸口脉比人迎脉大一倍；气虚，寸口脉反小于人迎脉。

手太阴肺经的脉气竭绝，皮毛就会憔悴枯槁。手太阴肺能运行精气以温润皮毛。所以肺虚而不能运行精气以发挥营养作用，皮毛就憔悴枯槁；皮毛憔悴枯槁，是由于皮肤关节失去了津液的滋润；皮肤关节失去了津液的滋润，于是爪甲枯槁，毫毛折断脱落；毫毛折断脱落，是肺的精气先衰竭的征象。此种征象，丙日危重，丁日死亡，这是由于火克金的缘故。

手少阴心经的脉气竭绝，则脉道不通。手少阴经是心脏的经脉；心与血脉相配合。若脉道不通，血流就不畅；血流不畅，面色就失去润泽。故面色暗黑无光泽，是血脉先枯竭的征象。此种征象，壬日危重，癸日死亡，这是由于水克火的缘故。

足太阴脾经的脉气竭绝，经脉就不能输布水谷精微以营养肌肉。唇舌，是肌肉之本。经脉不能输布营养，就会使肌肉松软；肌肉松软则舌体萎缩，人中部肿满，人中部肿满，口唇就外翻；口唇外翻，是肌肉先衰萎的征象。此种征象，甲日危重，乙日死亡，这是由于木克土的缘故。

足少阴肾经的脉气竭绝，就会使骨枯槁。肾应于冬其脉伏行在深部而濡养骨髓。若骨髓得不到肾气濡养，肌肉就不能附着于骨；骨肉不能亲合而分离，肌肉就软弱萎缩；肌肉软缩，就显得齿长而多垢，头发也失去光泽；头发不光泽，是骨气先衰败的征象。此种征象，戊日危重，乙日死亡，这是由于土克水的缘故。

足厥阴肝经脉气竭绝，筋的功能就衰竭。足厥阴属肝脏的经脉；肝脉外合于筋；经筋会聚在阴器，而脉联络于舌根。如果肝脉不能营运精微以养筋，则筋就拘急；筋急牵引阴囊和舌根。所以出现口唇发青、舌体卷屈、阴囊上缩，是筋先败绝的征象。此种征象，庚日危重，辛日死亡，这是由于金克木的缘故。

五脏阴经的精气都竭绝，就会出现目系转动；目系转动则目眩，视物不清；目眩为神志先丧失；神志既丧，最远不超过一天半就要死亡。六腑阳经的精气败绝，阴气与阳气就两相分离；阴阳分离则腠理开发，精气外泄，可见汗出不止。所以早晨出现危象，预计晚上可能死亡。夜间出现危象，预计明晨可能死亡。

十二经脉均隐伏行于分肉之间，位置较深，从体表不易观察见；通常能看到的，只有手太阴经过手外踝之上气口部分，这是由于该处骨露皮薄无所隐蔽的缘故，其他各脉浮于表浅而能见到的，都是络脉。手六经的络脉以阳明、少阳二经为最大。此络分别起于五指间，向上汇合于肘关节之中。饮酒后，酒随卫气外达皮肤，先充于络脉，使络脉先盛满。所以卫气已经满盛，营气才能满盛以致经脉大盛。任何经脉突然发生异常搏动，都由于邪气留在脏腑（本）经脉（末）所致；如果邪气在经脉聚而不动,就可郁而化热,脉形坚硬,若脉不坚硬,是由邪气深使经气空虚,与一般人的脉象不同,这样就可以知道那一经脉有了变动的病态。

雷公说:怎么知道经脉与络脉不同的呢?黄帝说:经脉一般是不易看到的,它有了虚实的变化,可从寸口部位诊察得知。脉之显露可见到的,都是络脉。

雷公说:我不明了为什么会有这种区别。黄帝说:所有络脉都不能经过大的骨节之间,只在经脉所不到的间道出入联络,再结合到皮肤的浮络,会合后都显现在外面。因此,凡针刺各络脉时,必须刺在络脉有血液淤结之处;若血聚甚多,虽无淤结之络,也应急刺络脉,放出恶血,以泻其邪,否则留结体内,会发为痹痛之证。

一般诊察络脉颜色采判断疾病:络脉色青的,是寒邪凝滞而产生疼痛;络脉色红的,有热象。胃中有寒,手鱼部的络脉多见青色;胃中有热,手鱼部边缘的络脉多呈赤色。络脉显露黑色,是邪留日久的痹证;络脉颜色兼有赤、黑、青的,是寒热错杂的病证;络脉青色而部位短小的,是气虚证。针刺治疗时,对于寒热病,宜多刺浅表的血络,必须隔日一刺,把恶血泻尽为止,然后根据病情虚实进行调治;若络脉小而短的,是气虚的表现,对这种病人如用泻法,会引起昏闷烦乱,甚至突然跌倒,不能言语,在昏闷烦乱发生时,应立即扶病人坐起,施行急救。

手太阴经的别络,起点处的腧穴名叫列缺。它起于手腕上的分肉之间,与本经经脉并行,直入手掌中,散于鱼际处。本络脉发病,邪实的见腕后高骨及手掌发热;正

虚的见张口呵欠,小便不禁或频数。治疗时,取腕后一寸半的列缺穴。本络由此别出,联络手阳明经脉。

手少阴经的别络,起点处的腧穴名叫通里。它起于腕上一寸处,别出上行,循本经入于心中,再上行联系舌根,联属目系。本络脉发病,邪实的见胸膈间有支撑不舒之感;正虚的见不能言语。治疗时,取掌后一寸处的通里穴。本络由此别出,联络手太阳经脉。

手厥阴心包经的别络,起点处的腧穴名叫内关。它起于腕上二寸处的两筋之间,本络由此别走于手少阳经。并循本经上行,系于心包,联络心系。本络脉发病,邪气实的见心痛;正气虚的见心中烦乱。治疗时,取腕上二寸处两筋间的内关穴。

手太阳经的别络,起点处的腧穴名叫支正。它起于腕上五寸,向内注于手少阴心经;其别出的向上过肘,络于肩髃穴处。本经脉发病,邪实的见骨节弛缓,肘关节萎废不能运动,正虚的就会发生赘肉,小的赘肉数多如指间痂疥一样。治疗时,取本经别出的络穴支正。

手阳明经的别络,起点处的腧穴名叫偏历。它起于腕上三寸处,别行走入手太阴经;其别而上行的沿臂上肩髃,再上行地颈到曲颊,偏络于齿根;另一别出的络脉,上入耳中,合于该部的主脉。本络脉发病,邪实的见龋齿,耳聋;正虚的见齿冷,膈间闭塞不通。治疗时,取本经别出的络穴偏历。

手少阳经的别络,起点处的腧穴名叫外关。它起始于腕上二寸处,向外绕行于臂部,再上行注于胸中与手厥阴心包经相

会合。本络脉发病,邪实的见肘关节拘挛;正虚的见肘部弛缓不收。治疗时,取本经别出的络穴外关。

足太阳经的别络,起点处的腧穴名叫飞阳。它起于外踝上七寸处,别行走入足少阴经。本络脉发病,邪实的出现鼻塞不通,头与背部疼痛;正虚的出现鼻流清涕或出血。治疗时,取本经别出的络穴飞阳。

足少阳经的别络,起点处的腧穴名叫光明。它起于外踝上五寸处,别行走入足厥阴经,向下络于足背。本络脉发病,邪实的见肢冷;正虚的见下肢痿软无力不能行走,坐而不能起立。治疗时,取本经别出的络穴光明。

足阳明的经的别络,起点处的腧穴名叫丰隆。它起于外踝上八寸处,别行走入足太阴经;其别出而上行的,沿着胫骨的外缘,络于头项,与该处其他各经经气会合,向下绕络于喉咽。本络脉发病,其病气上逆,出现喉痹和突然失音;邪实则神志失常而发生癫狂;正虚则两足弛缓不收,小腿肌肉枯萎。治疗时,取本经别出的络穴丰隆。

足太阴经的别络,起点处的腧穴名叫公孙。它起于足大趾本节后一寸处,别行走入足阳明经;其别出而上行的入腹络于肠胃。本络脉发病,其厥气上逆则发为霍乱;邪气实则肠中疼痛如刀切;正气虚则腹胀如鼓。治疗时,取本经别出的络穴公孙。

足少阴经的别络,起点处的腧穴名叫大锺。它起于足内踝的后面,环绕足跟别行走入足太阳经;其别出而行的络脉与本经向上的经脉相并,走入心包络下,然后向外贯穿腰脊。本络脉发病,其病气上逆发生心烦闷乱;邪气实则二便不通;正气虚则腰痛。治疗时,取本经别出的络穴大锺。

足厥阴经的别络,起点处的腧穴名叫蠡沟。它起于内踝上五寸处,别行走入足少阳经;其别出而上行的络脉,沿小腿向上达于睾丸部,聚于阴茎。其病气上逆突然发为疝病睾丸肿大;邪气实则阴茎易于勃起;正气虚则阴部奇痒。治疗时,取本经别出的络穴蠡沟。

任经的别络,起点处的腧穴名叫尾翳。由此别出下行,散布于腹部。本络脉发病,邪气实则腹部皮肤痛;正气虚则腹部皮肤作痒。治疗时,取本经别出的络穴尾翳。

督脉经的别络,起点处的腧穴名叫长强。由此别出挟脊膂上行到项部,散布于头上,再向下行于肩胛两旁,别行走入足太阳膀胱经,深入贯穿脊膂内。本络脉发病,邪气实则脊柱强直;正气虚则头部沉重。检查时,摇动患者的头项部,可以发现挟脊之脉有病变。取本经别出的络穴长强治疗。

足太阴脾经别出的最大络脉,起点处的腧穴名叫大包。从渊腋下三寸处,散布于胸胁部。如本络脉发病,邪气实则全身疼痛;正气虚则周身骨节弛纵无力。因这一络脉包罗诸络之血,若有瘀血,治疗时取本络脉的大包穴。

以上十五络脉,邪气实则血满脉中而明显可见,正气虚则脉络陷下而藏伏。如果脉络看不见,就应在络脉的上下诸穴寻求。由于每个人的经脉不同,所以络脉也有一定差异。

黄帝内经白话精解

灵枢篇　卷六

第十一篇　经　别

【原文】

黄帝问于岐伯曰:余闻人之合于天道也。内有五藏,以应五音五色五时五味五位也;外有六府,以应六律,六律建阴阳诸经,而合之十二月、十二辰、十二节、十二经水、十二时、十二经脉者,此五藏六府之所以应天道。夫十二经脉者,人之所以生,病之所以成,人之所以治,病之所以起,学之所始,工之所止也,粗之所易,上之所难也。请问其离合出入奈何? 岐伯稽首再拜曰:明乎哉问也! 此粗之所过,上之所息也,请卒言之。足太阳之正,别人于腘中,其一道下尻五寸,别入于肛,属于膀胱,散之肾,循膂当心入散;直者,从膂上出于项,复属于太阳,此为一经也。足少阴之正,至腘中,别走太阳,而合上至肾,当十四椎,出属带脉;直者,系舌本,复出于项,合于太阳。此为一合。成以诸阴之别,皆为正也。足少阳之正,绕髀入毛际,合于厥阴;别者,入季胁之间,循胸里属胆,散之上肝贯心,以上挟咽,出颐颔中,散于面,系目系,合少阳于外眦也足厥阴之正,别跗上,上至毛际,合于少阳,与别俱行。此为二合也。足阳明之正,上至髀,入于腹里,属胃,散之脾,上通于心,上循咽出于口,上颌颅,还系目系,合于阳明也。足太阴之正,上至髀,合于阳明,与别俱行,上结于咽,贯舌中。此为三合也手太阳之正;指地,别于肩解,入腋走心,系小肠也。手少阴之正,别入于渊腋两筋之间,属于心,上走喉咙,出于面,合自内眦。此为四合也。手少阳之正,指天,别于巅,入缺盆,下走王焦,散于胸中也。手心主之正,别下渊腋三寸;入胸中,别属三焦,出循喉咙,出耳后,合少阳完骨之下。此为五合也。手阳明之正,从手循膺乳,别于肩髃,入柱骨下,走大肠,属于肺,上循喉咙,出缺盆,合于阳明也。手太阴之正,别入渊腋少阴之前,入走肺,散之太阳,上出缺盆,循喉咙,复合阳明。此六合也。

【译文】

黄帝问岐伯道:我听说人与自然界的现象是相应的,人体属阴的五脏,以应五音、五色、五时、五味、五方;属阳的六腑,以应六律,六律分六阴六阳,合于人体十二经,以应十二月、十二辰、十二节、十二经水、十二时和十二经脉,这就是五脏六腑与自然界现象相应的情况。十二经脉在人体内是气血运行的通路,与人的生存,疾病的形成,以及人的健康,疾病的痊愈,都有着密切的关系。所以初学医者必须从十二经脉学起,就是知识渊博的医生,也要进一步研究它。粗劣的医生觉得经脉容易掌握,而高明的医生却认为经脉难以精通。

黄帝问岐伯道:经脉在人体内的离合出入是怎样的呢? 岐伯恭敬地行礼后说:关于

经脉的学问,粗劣的医生容易忽略,而高明的医生却尽心研究,让我详尽地说一下吧。

足太阳膀胱经的正经,另出而行,并进入膝腘窝,其中一条至尻下五寸处后,另行入肛门,入属于膀胱本腑,再散行于肾脏,沿脊柱内侧上行,至心脏而分散;其本经之外别行的一条直行经,由脊上出于颈部,再入属于足太阳本经经脉。足少阴肾经的正经,由膝腘窝中,另出一脉,与足太阳之经相会合,又上行至肾脏,当十四椎处,再外出而联属于带脉;其直行的,系于舌根,又出于颈部与足太阳膀胱经相合,这就是阴阳表里相配的第一合。诸阳经的正经,均流入诸阴经的别出经,称为别出的正经。

足少阳胆经的正经,绕大腿后进入阴毛中,与足厥阴肝经相合,注入季肋之间,再沿着胸里,入属于胆腑,又散行上至肝脏,通过心部,夹于咽喉,出于腮部与颔中,散布在面部,系于目系,与足少阳本经会合于眼外角处。足厥阴肝经的正经,由足背另行,上至阴毛中,与足少阳胆经相合,与其另行的经脉并行,这就是阴阳表里相配的第二合。

足阳明胃经的正经,上行至髀部,进入腹里,入属于胃腑,散行至脾脏,通过心,沿咽喉而出于口部,再上行至鼻柱的上部和眼眶的下部,环绕目系,与足阳明本经相会合。足太阴脾经的正经,上行至髀部,与足阳明经另行的正经合并后上行,上至咽喉部,贯入舌中,这就是阴阳表里相配的第三合。

手太阳小肠经的正经,自下而上循行,并从肩后关节另行,进入腋下,经过心脏,下行入属小肠本腑。手少阴心经的正经,另行而入腋下渊腋穴的两筋之间,入属心脏,再上行于喉咙,出于面部,与手太阳经的一条支脉会合于眼内角,这就是阴阳表里相配的第四合。

手少阳三焦经的正经,自上而下循行,起于巅部别行进入缺盆,向下行入三焦本腑,再散行于胸中。手厥阴心包经的正经,另起子渊腋下三寸处,进入胸中,再行入属于三焦,上沿喉咙,出于耳后,与手少阳三焦经会合于完骨之下,这就是阴阳表里相配的第五合。

手阳明大肠经的正经,起于手并上行而沿侧胸部之间,另行出于肩髃穴处,进入大椎,再向下行至大肠本腑。上属于肺脏,然后向上沿喉咙,出于缺盆,与手阳明本经相会合。手太阴肺经的正经,另行而入渊腋穴,行于手少阴经的前方,进入肺脏,散行至大肠,再上行出于缺盆,沿喉咙,再与手阳明大肠经相合,这就是阴阳表里相配的第六合。

第十二篇　经　水

【原文】

黄帝问于岐伯曰:经脉十二者,外合于十二经水,而内属于五藏六府。夫十二经水者,其有大小、深浅、广狭、远近各不同,五藏六府之高下、大小、受谷之多少亦不等,相应奈何?夫经水者,受水而行之;五藏者,合神气魂魄而藏之;六府者,受谷而行之,受气而扬之;经脉者,受血而营之。

合而以治奈何？刺之深浅，灸之壮数，可得闻乎？岐伯答曰：善哉问也！天至高，不可度，地至广，不可量，此之谓也。且夫人生于天地之间，六合之内，此天之高、地之广也，非人力之所能度量而至也。若夫八尺之士，皮肉在此，外可度量切循而得之，其死可解剖而视之，其藏之坚脆，府之大小，谷之多少，脉之长短，血之清浊，气之多少，十二经之多血少气，与其少血多气，与其皆多血气，与其皆少血气，皆有大数。其治以针艾，各调其经气，固其常有合乎？黄帝曰：余闻之，快于耳，不解于心，愿卒闻之。岐伯答曰：此入之所以参天地而应阴阳也，不可不察。足太阳外合清水，内属膀胱，而通水道焉。足少阳外合于渭水，内属于胆。足阳明外合于海水，内属于胃。足太阴外合于湖水，内属于脾。足少阴外合于汝水，内属于肾。足厥阴外合于渑水，内属于肝。手太阳外合淮水，内属小肠，而水道出焉。手少阳外合于漯水，内属于三焦。手阳明外合于江水，内属于大肠。手太阴外合于河水，内属于肺。手少阴外合于济水，内属于心。手心主外合于漳水，内属于心包。凡此五藏六府十二经水者，外有源泉而内有所禀，此皆内外相贯，如环无端，人经亦然。故天为阳，地为阴，腰以上为天，腰以下为地。故海以北者为阴，湖以北者为阴中之阴，漳以南者为阳，河以北至漳者为阳中之阴，漯以南至江者，为阳中之太阳，此一隅之阴阳也，所以人与天地相参也。黄帝曰：夫经水之应经脉也，其远近浅深，水血之多少各不同，合而以刺之奈何？岐伯答曰：足阳明，五藏六府之海也，其脉大血多，气盛热壮，刺此者不深弗散，不留不泻

也。足阳明刺深六分，留十呼。足太阳深五分，留七呼。足少阳深四分，留五呼。足太阴深三分，留四呼。足少阴深二分，留三呼。足厥阴深一分，留二呼。手之阴阳，其受气之道近，其气之来疾，其刺深者，皆无过二分，其留皆无过一呼。其少长大小肥瘦，以心撩之，命曰法天之常。灸之亦然。灸而过此者得恶火，则骨枯脉涩；刺而过此者，则脱气。黄帝曰：夫经脉之小大，血之多少，肤之厚薄，肉之坚脆，及腘之大小，可为量度乎？岐伯答曰：其可为度量者，取其中度也，不甚脱肉而血气不衰也。若失度之人，消瘦而形肉脱者，恶可以度量刺乎？审切循们按，视其寒温盛衰而调之，是谓因适而为之真也。

【译文】

黄帝问岐伯道：人体的十二经脉，外合于地面上十二条河流，内则连属于五脏六腑。这十二条河流，每条的大小、深浅、广狭和远近各不相同；五脏六腑也有上下、大小和容纳饮食多少的不同，那么两者相应的关系是怎样的呢？五脏主管神、气、魂、魄等功能活动；六腑受纳水谷，经消化吸收水谷精气，输送布散于全身；经脉受纳血液，营运于周身。把以上这些内容运用在治疗上是怎样的呢？针刺的深浅，施灸壮数的多少，能说给我听吗？

岐伯回答说：你问得很好！天很高难以计算，地很广难以度量。人生活在天地之间，六合之内，这就说明天高地广，不是用人力所能计量准确的。但是人的身体，皮肉俱在，可从外部计算测量，用手指切按而获得各部的情况，死了以后可以通过解

剖来观察内在的情况。

人体五脏的坚脆,六腑的大小,纳谷的多少,脉道的长短,血液的清浊,气的多少,以及十二经是多血少气,少血多气,气血皆多,还是气血皆少等情况,都有一般的标准。运有针刺艾灸治病,调节各经的经气,也都有一定规律的。

黄帝说:希望你能详尽地讲给我听。

岐伯说:这是人与自然界相配合而与阴阳规律相适应的道理,不可不详细识别。足太阳经外合于清水,内联属于膀胱腑,主要功能是通利水道;足少阳经外合于渭,内联属于胆腑;足阳明经外合于海水,内联属于胃腑;足太阴经外合于湖水,内联属于脾脏;足少阴经外合于汝水,内联属于肾脏;足厥阴经外合于渑水,内联属于肝脏;手太阳经外合于淮水,内联属于小肠,水道由此而出;手少阳经外合于漯水,内联属三焦;手阳明经外合于江水,内联属于大肠;手太阴经外合于河水,内联属于肺脏;手少阴经外合于济水,内联属于心脏;手厥阴经外合于漳水,内联属于心包络。以上所说的五脏六腑和十二经水,显现于外各有源泉,在内各有禀承,这都是内外相互贯通、如圆环一样周而复始无有尽头,人的经脉循行也是如此。天气轻清属阳,地气重浊属阴;人体腰以上像天属阳,腰以下像地属阴。以十二经水分阴阳,海水以北属阴,湖水以北属阴中之阴;津水以南属阳,河水以北至漳水之间属阳中之阴;漯水以南至江水之间属阳中之太阳。这是举大地一部分区域河流的阴阳属性,用来说明人与自然界密切相关的情况。

黄帝说:十二经水应于十二经脉,它们各不相同,如果两者结合起来,用于针刺治疗是怎样的呢?岐伯回答说:足阳明胃,是五脏六腑气血来源的“海”,其经脉最大而多气多血,发病时热势必甚,所以不深刺则邪不能散,不留针则邪气不能泻。足阳明经,针刺六分深,留针呼吸十次的时间;足太阳经,针刺五分深,留针呼吸七次的时间;足少阳经,针刺四分深,留针呼吸五次的时间;足太阴经,针刺三分深,留针呼吸四次的时间;足少阴经,针刺二分深,留针呼吸三次的时间;足厥阴经,针刺一分深,留针呼吸二次的时间。手三阴三阳经脉,均循行于人体上半身,接受心肺气血的距离较近,针刺深度一般不超过二分,留针时间一般不超过一次呼吸。

但年岁有老少,身材有大小,体格有胖瘦的不同,医者必须心中有数,因人而施,这叫做顺从自然之理。灸法也是如此。如果施灸过度,变成“恶火”,就会骨髓枯抗,血脉凝涩;针刺过度,会发生正气虚脱的不良后果。

黄帝说:经脉的大小,血的多少,皮肤的厚薄,肌肉的坚脆,以及䐃肉的大小,都可以计量吗?岐伯回答说:可以进行计量的,要选择中等身材,以肌肉不甚消瘦,血气不甚衰弱的人为标准。如果被计量的人形体消瘦,以致肌肉脱削,怎么可以计量以作针刺的标准呢?所以必须通过切、循、扪、按等方法检查,根据证候的寒热虚实情况,给予适当调治,这才是各适其宜、对证施疗的真正法则。

第十三篇　经　筋

【原文】

　　足太阳之筋,起于足小指,上给于踝,邪上结于膝,其下循足外侧,结于踵,上循跟,结于腘;其别者,结于腨外,上腘中内廉,与腘中并上结于臀,上挟脊上项;其支者,别入结于舌本;其直者,结于枕骨,上头下颜,结于鼻;其支者,为目上网,下结于烦;其支者,从腋后外廉,结于肩髃;其支者,入腋下,上出缺盆,上结于完骨;其支者,出缺盆,邪上出于頄。其病小指支,跟肿痛,腘挛,脊反折,项筋急,肩不举,腋支,缺盆中纽痛,不可左右摇。治在燔针劫制,以知为数,以痛为腧,名曰仲春痹也。足少阳之筋,起于小指次指,上给外踝,上循胫外廉,结于膝外廉;其支者,别起外辅骨,上走髀,前者结于伏兔之上,后者结于尻;其直者,上乘䏚季胁,上走腋前廉,系于膺乳,结于缺盆;直者,上出腋,贯缺盆,出太阳之前,循耳后,上额角,交巅上,下走颔,上结于烦;支者,结于目眦为外维。其病小指次指支转筋,引膝外转筋,膝不可屈伸,腘筋急,前引髀,后引尻,即上乘烦季胁痛,上引缺盆膺乳颈,维筋急,从左之右,右目不开,上过右角,并跷脉而行,左络于右,故伤左角,右足不用,命曰维筋相交。治在燔针劫刺,以知为数,以痛为腧,名曰孟春痹也。足阳明之筋,起于中三指,结于跗上,邪外上加于辅骨,上结于膝外廉,在上结于髀枢,上循胁,属脊;其直者,上循肝,结于膝;其支者,结于外辅骨,合少阳;其直者,上循伏兔,上结于髀,聚于阴器,上腹而布,至缺盆而结,上颈,上挟口,合于烦,下结于鼻,上合于太阳,太阳为目上网,阳明为目下网;其支者,从颊结于耳前。其病足中指支,胫转筋,脚跳坚,伏兔转筋,髀前肿,㿉疝;腹筋急,引缺盆及颊,卒口僻,急者目不合,热则筋纵,目不开。颊筋有寒,则急引颊移口;有热则筋弛纵缓,不胜收故僻。治之以马膏,膏其急者,以白酒和桂,以涂其援者,以桑钩钩之,即以生桑灰置之坎中,高下以坐等,以膏熨急颊,且饮美酒,啖美炙肉,不饮酒者,自强也,为之三拊而已。治在燔针劫刺,以知为数,以痛为腧,名曰季春痹也。足太阴之筋,起于大指之端内侧,上结于内踝;其直者,络于膝内辅骨,上循阴股,结于髀,聚于阴器,上腹,结于脐,循腹里,结于肋,散于胸中;其内者,著于脊。其病足大趾支,内踝痛,转筋痛,膝内辅骨痛,阴股引髀而痛,阴器纽痛,下引脐两胁痛,引膺中脊内痛。治在燔针劫刺,以知为数,以痛为腧,命曰孟秋痹也。足少阴之筋,起于小指之下,并足太阴之筋,邪走内踝之下,结于踵,与太阳之筋合,而上结于内辅之下,并太阳之筋而上循阴股,结于阴器,循脊内挟膂,上至项,结于枕骨,与足太阳之筋合。其病足下转筋,及所过而结者,皆痛及转筋。病在此者,主痫瘛及痉,在外者不能俛,在内者不能仰。故阳病者腰反折不能俛,阴病者不能仰。治在燔针劫刺,以知为数,以痛为腧。在内者熨引饮药。此筋折纽,纽发数甚者,死不治,名曰仲秋痹也。足厥阴之筋,起于大指之上,上结于内踝之前,上循胫,上结内辅之下,上循阴股,结于阴器,络诸筋。其病足大指支,内踝之前痛,内

黄帝内经 白话精解

辅痛,阴股痛转筋,阴器不用,伤于内则不起,伤于寒则阴缩入,伤于热则纵挺不收。治在行水清阴气;其病转筋者,治在燔针劫刺,以知为数,以痛为腧,命曰季秋痹也。手太阳之筋,起于小指之上,结于腕,上循臂内廉,结于肘内锐骨之后,弹之应小指之上,入结于腋下;其支者,后走腋后廉,上绕肩胛,循颈出走太阳之前,结于耳后完骨;其支者,入耳中;直者,出耳上,下结于颔,上属目外眦。其病小指支,肘内锐骨后廉痛,循臂阴入腋下,腋下痛,腋后廉痛,绕肩胛引颈而痛,应耳中鸣痛,引颔目瞑,良久乃得视,颈筋急则为筋瘘颈肿。寒热在颈者,治在燔针劫刺之,以知为数,以痛为腧,其为肿者,复而锐之。本支者,上曲牙,循耳前,属目外眦,上颔,结于角。其痛当所过者支转筋。治在燔针劫刺,以知为数,以痛为腧,名曰仲夏痹也。手少阳之筋,起于小指次指之端,结于腕,上循臂,结于肘,上绕臑外廉,上肩走颈,合手太阳,其支者,当曲颊入系舌本;其支者,上曲牙,循耳前,属目外眦,上乘颔,结于角。其病当所过者即支转筋,舌卷。治在燔针劫刺,以知为数,以痛为腧,名曰季夏痹也。手阳明之筋,起于大指次指之端,结于腕,上循臂,上结于肘外,上臑,结于髃;其支者,绕肩胛,挟脊;直者,从肩髃上颈;其支者,上颊,结于頄;直者,上出手太阳之前,上左角,络头,下右颔。其病当所过者,支痛及转筋,肩不举,颈不可左右视。治在燔针劫刺,以知为数,以痛为腧,名曰孟夏痹也。手太阴之筋,起于大指之上,循指上行,结于鱼后,行寸口外侧,上循臂,结肘中,上臑内廉,入腋下,出缺盆,结肩前髃,上结缺盆,下结胸里,散贯贲,合贲下,抵季胁。其病当所过者支转筋痛,甚成息贲,胁急吐血。治在燔针劫刺,以知为数,以痛为腧,名曰仲冬痹也。手心主之筋,起于中指,与太阴之筋并行,结于肘内廉,上臂阴,结腋下,下散前后挟胁;其支者,入腋,散胸中,结于臂(贲)。其病当所过者支转筋,前及胸痛息贲。治在燔针劫刺,以知为数,以痛为腧,名曰孟冬痹也。手阳明之筋,起于小指之内侧,结于锐骨,上结肘内廉,上入腋,交太阴,挟乳里,结于胸中,循臂,下系于脐。其病内急,心承伏梁,下为肘网。其病当所过者支转筋,筋痛。治在燔针劫刺,以知为数,以痛为腧。其成伏梁唾血脓者,死不治。经筋之病,寒则反折筋急,热则筋弛纵不收,阴痿不用。阴急则反折,阴急则俛不伸。焠刺者,刺寒急也,热则筋纵不收,无用燔针。名曰季冬痹也。足之阳明,手之太阳,筋急则口目为僻,眦急不能卒视,治皆如右方也。

【译文】

足太阳经的筋,起于足的小拇趾,上行并结聚于足的外踝,再斜行向上结聚于膝部;循行于足跗下,沿足外踝的外侧,结聚于足跟,又沿足跟上行而结聚于膝腘内。它另行的一条支筋,结聚于腿肚的外侧,上行进入腘窝的内侧缘,与前一支筋并行,上结于臀部,再上行经过脊柱两旁,至头项;由此分出的支筋,另行入内并结聚于舌根。其直行的支筋,由项上行而结聚于枕骨,再至头顶,然后下至眉上,结聚于鼻的两旁。由鼻分出的支筋,像网络一样围绕而上至眼泡,然后向下结聚于颧骨处;又一支筋,由腋后外侧,上行而结聚于肩髃穴处;另一条支筋,由腋窝向上,出于缺盆处结聚于耳后完骨部;还有一条支筋,由缺盆部另出,斜行向上出于颧骨部。由本经筋所引起的病证表现为:足小拇趾及足跟疼痛,膝腘部挛急,脊背反张,项筋发紧,肩不能抬举,腋部牵扯缺盆部辗转疼痛,肩部不能左右摇动。治疗时应用火针速刺疾出的方法。针刺的次数以病情好转为度,以痛处作为针刺的穴位。这种病称为仲春痹。

　　足少阳胆经的筋,起于足的第四趾端,上行而结聚于外踝,并沿着胫骨外侧,向上结聚于膝部外缘;其支筋,另起于外辅骨,上行至髀部时,分为两支,其行在前面的,结聚于伏兔之上,行在后面的,结聚于尻部;它的直行筋,上行至肋下空软处,再至腋部的前缘,夹胸旁乳部而结聚于缺盆;又一直行筋,向上出于腋部,经过缺盆,行于足太阳经筋的前面,沿着耳后,上抵额面,在头顶上相交,再下行到颔部,然后又向上结聚于颧部;另有一条支筋,结于眼外角,为眼的外维。本经筋所发生的病症表现为:足的无名趾抽筋牵引至膝的外侧,膝关节僵直,膝窝里的筋拘紧,并牵引到前后的髀部和尻部,又向上牵及肋下空软处和软肋部疼痛,再向上牵引缺盆部、胸旁乳部、颈部等处,使所有连结的筋都感到拘急。如果从左侧向右侧维络的筋拘急时,右眼就无法睁开,这是因为本筋上行而过头的右面与跷脉并行的原因,另外左侧的筋与右侧的筋相连结,如左侧的筋受伤,右脚就不能活动。以上现象称为维筋相交。治疗时应采取火针速刺疾出的方法。针刺的次数以病情好转为度,以痛处作为针刺的穴位。这种病称为孟春痹。

　　足阳明胃经的筋,起于足的中趾,结聚于足背,沿足背的外侧斜行,上行至辅骨,结聚于膝的外侧,再直上而结聚于髀枢,然后沿胁部,联属于脊柱;其直行的一条支筋,向上沿胫骨而结聚于膝部;由此又分出的支筋,在外辅骨相结聚,并与足少阳经的筋相合;其直行的筋,上沿伏兔而结于髀,在阴器相会合,再向上散布于腹部,至缺盆部结聚,然后上沿颈部,夹口而行,至颧部会合后,又向下结聚于鼻部,上与足太阳经的筋相合,足太阳经的筋是上眼泡的纲维,足阳明经的筋是下眼泡的纲维;它的支筋由颊部结聚于耳前。本经筋所发生的病证表现在:足的中趾及胫部抽筋、足部颤动及强硬不适、伏兔部转筋、髀前部肿、阴囊肿大、腹筋拘急,并向上牵引缺盆及颊部,使口角突然歪斜。因受寒而引起筋拘急的,就会令眼闭合;因受热而导致筋弛缓的,就会使眼无法张开。颊筋受寒,就会牵引颊部,使口张开不能闭合;颊筋受热,就会使筋弛缓舒张、无力收缩,以致口角歪斜。治疗时可用马油膏涂擦拘急的面颊,用白酒调和桂末涂抹弛缓的面颊,用桑钩钩住角,再将桑木炭火,放在地坑中,地坑的深度要与病人坐位的高度相等。然后用马脂温熨拘急的面颊,同时饮点关酒,吃些熏肉之类的美味,就是不会喝酒的人,也要尽量喝一点,并在患处频频按摩。至于治疗患筋病的病人,就应采取火针速刺疾出的方法。针刺的次数,以见效为度,以痛处作为针刺的穴位。这种病称为季春痹。

　　足太阴脾经的筋,起于足的大拇趾内侧的尖端,上行而结聚于内踝;其直行的一条支筋,向上结聚于膝内辅骨,再沿大腿内缘,于髀部交结后聚会于阴器,又上行至腹部,在脐部相结聚,然后沿着腹里,结聚于胁肋,并散布于胸中;其内部的支筋,附着于脊柱。本经筋所发生的病证表现为:足的大拇趾疼痛牵引至内踝痛,或抽筋痛、膝内辅骨痛、大腿内侧及脾部作痛,阴器有扭转痛感,并向上牵引脐部和两胁作痛,甚至引起胸的两旁和脊内痛。治疗本病时,应采取火针速刺疾出的方法。针刺的次数以见效为度,以痛处作为针刺的穴位。这种病为仲秋痹。

足少阴肾经的筋,起于足小拇趾的下方,与足太阴脾经的筋合并后,沿内踝骨的下方斜行,结聚于足跟,又与足太阳膀胱经的筋相合而上行,结聚于内辅骨下,并在此与足太阴经的筋合并,再沿着大腿的内侧上行,结聚于阴器,然后沿脊内,夹脊柱骨上行至项,结聚于枕骨,与足太阳膀胱经的筋相合。本经筋所发生的病证表现为:足下转筋,以致本经筋所到之处都疼痛、抽筋。病在足少阴经筋的,以痛证、拘挛、痉证为主要症状;病在背侧的不能前俯;病在胸腹侧的不能后仰。所以患阳病则项背拘急,腰向后反折而身体不能前俯;阴病则腹部拘急,身体就不能后仰。治疗本病时,应采取火针速刺疾出的方法。针刺的次数以病情好转为度,以痛处作为针刺的穴位;病在胸腹内的,可用熨法、导引、汤药来治疗。如转筋发作次数过多而病情危重的,就为不治之症。这种病称为孟秋痹。

足厥阴肝经的筋,起于足的大拇趾上,上行而结聚于内踝之前,再上行沿胫骨结于膝内辅骨的前方,然后沿大腿内侧,结聚于阴器,与其他经筋相联络。本经筋所发生的病证表现为:足的大拇趾疼痛牵引内踝前疼痛、内辅骨痛、大腿内侧痛并且抽筋、前阴功能障碍。如伤于房室,就会导致阳痿;伤于寒邪则阴器缩入;伤于热则阴器挺长不收。治疗本病时,应该行水以治厥阴之气,如属抽筋疼痛之类的病证,就应用火针速刺疾出的方法,针刺的次数以病情好转为度,以痛处作为针刺的穴位。这种病称为季秋痹。

手太阳小肠经的筋,起于手的小拇指的上端,结聚于手腕,再沿前臂内侧上行,结聚于肘内高骨的后方,如用手指弹拨此处的筋,小指就会有酸麻的感觉,再上行入内结聚于腋下;它的支筋,向后沿腋窝后缘,上行绕过肩胛,经过颈部,出于足太阳经筋之前,结聚于耳后完骨处;由此处分出的支筋,进入耳中;其直行的筋,于耳上出,下行结于颔部,又上行联属于眼外角。本经筋所发生的病证表现为:手的小拇指疼痛牵引肘内侧高骨后缘疼痛,沿臂的内侧至腋下及腋下后侧都疼痛,肩胛周围及颈部疼痛,并引起耳中鸣痛,牵引颔部使眼睛无法睁开,要过许久才能看东西;若颈筋拘急过甚,就导致筋痿、颈肿等症。颈部受寒热之气而发病的,应用火针速刺疾出的方法。针刺的次数以见效为度,以痛处作为针刺的穴位。如针刺后肿仍不消除,就再用锐利的针刺治,这种病称为仲夏痹。

手少阳三焦经的筋,起于手的无名指端,结聚于手腕,沿臂上行并结聚于肘部,再向上绕臑的外侧,行至肩部,然后至颈部与手太阳小肠经的筋相合。它的支筋,由曲颊部深入,系于舌根;另有一条支筋,上行于曲牙,沿耳前,联属于眼外角,再向上经过额部,结聚于额角。本经筋所发生的病证表现为:经筋所过之处,出现疼痛、抽筋、卷舌等证。治疗时应采取火针速刺疾出的方法。针刺的次数以见效为度,以痛处作为针刺的穴位。将这种病证称为季夏痹。

手阳明大肠经的筋，起于手的食指之端，结于腕部，沿臂上行并结于肘部的外侧，再经过臑部而结于肩髃；它的支筋，绕过肩胛，夹脊柱两侧而行；其直行的筋，由肩髃上至颈部；出于手太阳小肠经筋的前方，再至左额角，络于头部，然后下行到右额。另一条支筋，上行于颊部，结聚于颧骨部。本经筋所发生的病证表现为：本筋经所经过的部位，出现疼痛、抽筋、肩不能抬、脖颈不能左右转动。治疗时应采取火针速刺疾出的方法。针刺的次数以见效为度，以痛处作为针刺的穴位。这种病称为孟夏痹。

手太阴肺经的筋。起于手的大拇指之端，沿指上行，结聚于鱼际部之后，经过寸口的外侧，沿臂内结聚于肘中，再上行于臑部内侧，进入腋下，出于缺盆，又结聚于肩髃前方。然后上行结于缺盆，再下行结聚于胸里，分散而贯穿贲门下部，与手厥阴经的筋相合后，下行直抵季胁。本经筋所发生的病证表现为：循行经过的部位，出现抽筋、疼痛，严重的则发展为息贲之证(息贲：五脏积病之一，因肺气积于胁下，喘息上贲而得名。症状为：恶寒发热、右胁痛、背痛、呕逆等)、两胁拘急、吐血。治疗时应采取火针速刺疾出的方法。针刺的次数以见效为度，以痛处作为针刺的穴位。这种病称为仲冬痹。

手厥阴心包络经的筋，起于手的中指之端，与手太阴肺经的筋并行，结聚于肘的内侧，再上行沿臂的内侧结聚于腋下，然后下行分散，前后夹胁肋；它的支筋，进入腋下，散布于胸中，结聚于贲门。本经筋所发生的病证表现为：其循行经过的部位，出现抽筋和胸部疼痛，成为息贲证。治疗时应采取火针速刺疾出的方法。针刺的次数以见效为度，以痛处作为针刺的穴位。这种病称为孟冬痹。

手少阴心经的筋，起于手的小指之内侧，结聚于掌后高骨，再上行而结于肘部内侧，进入腋下。与手太阴肺经的筋相交叉，夹乳的内侧而结聚于胸中，然后沿着贲门向下与脐部相连。本经筋所发生的病证表现为：胸内拘急、心下有积块坚伏而成伏梁(伏梁：五脏积病之一，起于心经气血凝滞，久治不愈，以致脐旁或脐上突起如手臂之物，伏而不动，如屋梁)、肘部拘急、本经筋所循行经过的部位，都会抽筋、疼痛。治疗时，应采取火针速刺疾出的方法。针刺的次数，以见效为度，以痛处作为针刺的穴位。如果已成伏梁之证而吐脓血的，为不治之证，这种病称为季冬痹。

凡是经筋所发生的病证，遇寒则筋拘急；遇热就会使筋弛缓不收，阴痿不举。背部的筋拘急就会使身体向后反张，腹部的筋拘急就会使身体前俯而不能伸直。火针是用于刺治因寒而致筋急的，若因热而致筋弛缓，就不能再用火针了。而足阳明胃经和手太阳小肠经的筋拘急时，就会出现口眼歪斜、眼角拘急、视物模糊的症状，治疗时就可用上述治法。

第十四篇 骨 度

【原文】

黄帝问手伯高曰:脉度言经脉之长短,何以立之? 伯高曰:先度其骨节之大小广狭长短,而脉度定矣。黄帝曰:愿闻众人之度,人长七尺五寸者,其骨节之大小长短各几何? 伯高曰:头之大骨围二尺六寸,胸围四尺五寸,腰围四尺二寸。发所复者,颅至项尺二寸;发以下至颐长一尺,君子终折。结喉以下至缺盆中长四寸,缺盆以下至髑骬,长九寸,过则肺大,不满则肺小,髑骬以下至天枢,长八寸,过则胃大,不及则胃小。天枢以下至横骨长六寸半,过则肠广长,不满则狭短。横骨长六寸半,横骨上廉以下至车内辅之上廉长一尺八寸,内辅之上廉以下至下廉长三寸半,内辅下廉下至内踝长一尺三寸,内踝以下至地长三寸,膝腘以下至跗,属长一尺六寸,跗属以下至地长三寸,故骨围大则太过,小则不及。角以下至柱骨长一尺,行腋中不见者长四寸,腋以下至季胁长一尺二寸,季胁以下至髀枢长六寸,髀枢以下至膝中长一尺九寸,膝以下至外踝长一尺六寸,外踝以下至京骨长三寸,京骨以下至地长一寸。耳后当完骨者广九寸,耳前当耳门者广一尺三寸,两颧之间相去七寸,两乳之间广九寸半,两髀之间广六寸半。足长一尺二寸,广四寸半。肩至肘长一尺七寸,肘至腕长一尺二寸半,腕至中指本节长四寸,本节至其末,长四寸半。项发以下至背骨长二寸半,膂骨以下至尾骶,二十一节长三尺,上节长一寸四分之一,奇分在下,故上七节至于膂骨九寸八分之七,

此众人骨之度也,所以立经脉之长短也。是故视其经脉之在于身也,其见浮而坚,其见明而大者,多血;细而沉者,多气也。

【译文】

黄帝问伯高道:《脉度》篇所说经脉的长短,是如何确定的呢? 伯高说:应当先测量骨节的大小、宽窄、长短,从而就可以测定经脉的长度。

黄帝道:想听听关于一般人的骨度,成人以七尺五寸身高计算,其骨节的大小、长短各是多少? 伯高说:头颅大骨周围二尺六寸,胸围四尺五寸,腰围四尺二寸。头发所覆盖的部位,颅至项为一尺二寸,前发际以下至颐长一尺,后发际至颐共二尺二寸,君子则折中各一尺一寸。喉结以下至缺盆中央长四寸,缺盆以下至剑骨突长九寸,如果超过九寸的是肺大,不满九寸的是肺小。敛骨突以下至天枢长八寸,超过八寸的是胃大,不满八寸的是胃小。天枢向下至耻骨长六寸半,超过六寸半的是回肠宽而长,不满六寸半的是回肠狭而短。耻骨横长为六寸半,横骨的上缘向下至膝内辅骨的上缘长一尺八寸,内辅骨上缘向下至内辅骨下缘长三寸半,内辅骨下缘向下至内踝骨尖长一尺三寸,内踝骨尖至足底长三寸。膝腘窝向下至足跗两踝之周围所属长一尺六寸,跗骨向下至足底长三寸。以上这些骨的尺寸数字,粗大的会超过,细小的会不及。两侧头角向下至柱骨长一尺,肩骨行至腋中尽处长四寸,腋部向下至软胁长一

黄帝内经白话精解

尺二寸,软肋向下至髀枢长六寸,髀枢向下至膝盖中央长一尺九寸,膝向下至外踝骨尖长一尺六寸,外踝骨尖向下至小趾侧后的京骨长三寸,京骨向下至足底长一寸。耳后当完骨部之间宽九寸,耳前当两耳门之间宽一尺三寸,两颧骨之间宽七寸,两乳之间宽九寸半,两髀之间宽六寸半。足长一尺二寸,宽四寸半。肩峰至肘关节长一尺七寸,肘至腕关节长一尺二寸半,腕至中指本节长四寸,中指本节至中指端长四寸半。项后发际向下至背骨第一节的大椎处长二寸半,大椎骨向下至尾骶骨共二十一节长三尺,上面的七节每节长一寸四分一厘,零数在下,所以上七节共长九寸八分七厘。以上所述是一般人骨的长度,根据这个标准,然后来确定经脉的长短。所以说经脉在人体中,其浮于表面,坚实明显而粗大的多血,细小而隐于内的多气。

灵枢篇 卷七

第十五篇 五十营

【原文】

黄帝曰:余愿闻五十营奈何?岐伯答曰:天周二十八宿,宿三十六分,人气行一周,千八分。日行二十八宿,人经脉上下、左右、前后二十八脉,周身十六丈二尺,以应二十八宿。漏水下百刻,以分昼夜,故人一呼,脉再动,气行三寸,一吸,脉亦再动,气行三寸,呼吸定息,气行六寸。十息,气行六尺,日行二分。二百七十息,气行十六丈二尺,气行交通于中,一周于身,下水二刻,日行二十五分。五百四十息,气行再周于身,下水四刻,日行四十分。二千七百息,气行十周于身,下水二十刻,日行五宿二十分。一万三千五百息,气行五十营于身,水下百刻,日行二十八宿,漏水皆尽,脉终矣。所谓交通者,并行一数也,故五十营备,得尽天地之寿矣,凡行八百一十丈也。

【译文】

黄帝说:我想知道经脉之气在人体运行五十周的情况是怎样的?

岐伯回答说:周天有二十八宿,每宿的距离为三十六分;人体的经脉之气在一昼夜中运行五十周,合一千零八分。在一昼夜中太阳运行经历了二十八宿,而人体的经脉分布在上下、左右、前后,共二十八脉,脉气在全身运转一周共十六丈二尺,恰好与二十八宿相应。以铜壶漏水下注百刻为标准,来划分昼夜。人呼气一次,脉就跳动二次,气行三寸;吸气一次,脉也跳动二次,气也行三寸。一呼一吸为一息,脉气共行六寸。十息,脉气共行六尺。以二十七息,气行一丈二尺六寸计算,则太阳运行为二分。二百七十息,气行共十六丈二尺,气行交流贯通于经脉之中,在全身运转一周,此时漏水下注二刻,太阳运行二十分有零;五百四十息,脉气在全身运行两周,这时漏水下注四刻,太阳运行四十分有零;二千七百息,脉气在全身运行十周。此时漏水下注二十刻,太阳运行五宿二十分有零;一万三千五百息,脉气在全身运行五十周,漏水下注正好为一百刻,太阳运行二十八宿。漏水都滴尽时,经脉之气也正好走完五十周。所谓交流贯通,是指脉气在二十八脉通行一周的总数。人的脉气如果能经常日夜运行五十周,就可使人健康无病,寿尽而终。脉气在人体运行五十周的总长度是八百一十丈。

第十六篇　营　气

【原文】

黄帝曰:营气之道,内谷为宝,谷入于胃,乃传之肺,流溢于中,布散于外,精专者行于经隧,常营无已,终而复始,是谓天地之纪。故气从太阴出,注手阳明,上行注足阳明,下行至跗上,注大指间,与太阳合,上行抵髀,从脾注心中;循手少阴,出腋下臂,注小指,合手太阳,上行乘腋出颇内,注目内眦,上巅下项,合足太阳,循脊下尻,下行注小指之端,循足心注足少阴,上行注肾,从肾注心,外散于胸中;循心主脉出腋下臂,出两筋之间,入掌中,出中指之端,还注小指次指之端,合手少阳,上行注膻中,散于三焦,从三焦注胆,出胁注足少阳,下行至跗上,复从跗注大指间,合足厥阴,上行至肝,从肝上注肺,上循喉咙,入颃颡之窍,究于畜门;其支别者,上额循顶下项中,循脊入骶,是督脉也,络阴器,上过毛中,入脐中,上循腹里,入缺盆,下注肺中,复出太阴。此营气之所行也,逆顺之常也。

【译文】

黄帝说:营气能运行全身,以纳入饮食为最宝贵。饮食入胃后,传输到肺,流溢于内营养脏腑,布散于外滋养形体。其中最精纯的部分,则行于脉道之中,经常营运不息,终而复始,这是自然的规律。营气的运行是从手太阴经脉出,注于手阳明经脉,上行传注足阳明经脉,下行达足跗,传注足大趾间,与足太阴经脉会合。上行股内入腹,从脾上传注心中,沿手少阴经脉,出腋窝,下臂,至手小指,会合于手太阳经脉。上行经过腋部,出眼下眶内,注于眼内角,再上行头顶中央,下走项后,与足太阳经脉会合。沿脊柱下行于尾骶部,再下行注于足小趾尖,斜入足心,注于足少阴经脉。上行注入肾脏,由肾传注心脏,向外布散于胸中,沿手厥阴经脉,出腋窝,下臂,经腕后两筋之间,入掌中,出中指尖,回出注无名指尖,合手少阳经脉。上行于两乳之间,膈膜之上,散布于三焦,从三焦注胆,出胁肋,注足少阳经脉。下行至足背,复从足背注足大趾,合足厥阴经脉。上行至肝脏,从肝脏上注于肺脏,再上沿喉咙,入上颚之窍,深入于鼻内通脑之处。别行的分支,由额沿头顶,下项后中线,沿脊柱入骶内,这是督脉;再由此环绕阴器,从阴毛中部上行,过脐中,上沿腹内,入缺盆,下注肺脏,复出手太阴经脉。这就是营气运行的途径,无论上行下行,都循此常道而不变。

黄帝内经白话精解

第十七篇 脉 度

【原文】

黄帝曰:愿闻脉度。岐伯答曰:手之六阳,从手至头,长五尺,五六三丈。手之六阴,从手至胸中,三尺五寸,三六一丈八尺,五六三尺,合二丈一尺。足之六阳,从足上至头,八尺,六八四丈八尺。足之六阴,从足至胸中,六尺五寸,六六三丈六尺,五六三尺,合三丈九尺。跷脉从足至目,七尺五寸,二七一丈四尺,二五一尺,合一丈五尺。督脉任脉各四尺五寸,二四八尺,二五一尺,合九尺。凡都合一十六丈二尺,此气之大经隧也。经脉为里,支而横者为络,络之别者为孙,盛而血者疾诛之,盛者泻之,虚者饮药以补之。五藏常内阅于上七窍也,故肺气通于鼻,肺和则鼻能知臭香矣;心气通于舌,心和则舌能知五味矣;肝气通于目,肝和则目能辨五色矣;脾气通于口,脾和则口能知五谷矣;肾气通于耳,肾和则耳能闻五音矣。五藏不和则七窍不通,六府不和则留为痈。故邪在府则阳脉不和,阳脉不和则气留之,气留之则阳气盛矣。阳气太盛则阴不利,阴脉不利则血留之,血留之则阴气盛矣。阴气太盛,则阳气不能荣也,故曰关。阳气太盛,则阴气弗能荣也,故曰格。阴阳俱盛,不得相荣,故曰关格。关格者,不得尽期而死也。黄帝曰:跷脉安起安止?何气荣水?岐伯答曰:跷脉者,少阴之别,起于然骨之后,上内踝之上,直上循阴股,入阴,上循胸里入缺盆,上出入迎之前,入烦,属目内眦,合于太阳、阳跷而上行,气并相还则为濡目,气不荣则目不合。黄帝曰:气独行五藏,不荣六府,何也?岐伯答曰:气之不得无行也,如水之流,如日月之行不休,故阴脉荣其藏,阳脉荣其府,如环之无端,莫知其纪,终而复始。其流溢之气,内溉藏府,外濡腠理。黄帝曰:跷脉有阴阳,何脉当其数?岐伯答曰:男子数其阳,女子数其阴,当数者为经,其不当数者为络也。

【译文】

黄帝说:我还想知道经脉的长度。

岐伯回答说:手的左右六条阳经,由手到头,每条经脉长五尺,五六合三丈,手的左右六条阴经,由手到胸,每条经脉长三尺五寸,共合二丈一尺。足的左右六条阳经,由足到头,每条经脉长八尺,合四丈八尺。足的左右六条阴经,由足到胸,每条经脉长六尺五寸,合三丈九尺。左右跷脉,由足到目,每条长七尺五寸,共计一丈五尺。督脉、任脉各长四尺五寸,二条经脉共长九尺。以上各经总长共为一十六丈二尺,这就是脉气循行的大的经脉通道。经脉在体内,由经脉分出而横行的支脉为络脉,由络脉分出的分支为孙络。如孙络满盛而有瘀血,就应该立即除去瘀血。经络中邪气盛的,可以用泻下法,正气虚的就应服药进行补益。

五脏的精气,由体内显露于面部七窍。肺气与鼻相通,肺气调和,鼻就能辨别香臭;

心气与舌相通,心气调和,舌就能辨别五味;肝气与目相通,肝气调和,目就能辨五色;脾气与口相通,脾气调和,口就能辨别五谷的味道;肾气外通于耳,肾气调和,耳就能辨别五音。如果五脏失调,就会导致七窍滞涩,六腑不和,则会导致邪气留积,气血郁阻,发为痈疡。所以六腑受邪,属阳的经脉就会失调,以致气留滞,使阳气偏盛。而阳气偏盛,就会使属阴的经脉失调,引起血留滞,使阴气偏盛。如果阴气太盛,就会阻碍阳气运行,这叫做关;阳气太盛,就会阻止阴气的运行,这叫做格。如果阴阳之气都偏盛,使阴阳不能相互营运调和,就称为关格。出现关格后,人就会早亡。

黄帝说:跷脉的起止之处在哪里呢?又是哪一条经的经气使它像流水一样地营运呢?岐伯回答说:阴跷脉是足少阴肾经的支脉,起于然骨后的照海穴,上行至内踝上,再沿大腿内侧,进入阴器,并沿着腹部向上,经胸内,进入缺盆,然后向上出于人迎的前面,进入颧部,连于眼内角,与足太阳经、阳跷脉相合而上行,阴跷、阳跷的脉气并行而濡润眼目。如果脉气衰竭,那么眼睛就不能闭合。

黄帝说:阴脉之气,独行于五脏,而没有营运到六腑,这是为什么呢?岐伯回答说:脉气的营运不会停息,如流动的水,又如运行的日月,永无止时。所以阴脉营运五脏的精气,阳脉营运六腑的精气,就像圆环一样没有尾端,也无从知道它的起点,因其总是周而复始地循环着。流溢的脉气,在内灌溉五脏六腑,在外濡润肌表皮肤。

黄帝说:跷脉有阴阳之分,究竟依据哪一条脉来计算呢?岐伯说:男子以阳跷脉计算,女子以阴跷脉计算。要作为计数的为经脉,不作为计数的为络脉。

第十八篇 营卫生会

【原文】

黄帝问于岐伯曰:人焉受气?阴阳焉会?何气为营?何气为卫?营安从生?卫于焉会?老壮不同气,阴阳异位,愿闻其会。岐伯答曰:人受气于谷,谷入于胃,以传与肺,五藏六府,皆以受气,其清者为营,浊者为卫,营在脉中,卫在脉外,营周不休,五十而复大会,阴阳相贯,如环无端。卫气行于阴二十五度,行于阳二十五度,分为昼夜,故气至阳而起,至阴而止。故曰日中而阳陇为重阳,夜半而阴陇为重阴。故太阳主内,太阳主外,各行二十五度,分为昼夜。夜半为阴陇,夜半后而为阴衰,平旦阴尽而阳受气矣。日中而阳陇,日西而阳衰,日入阳尽而阴受气矣。夜半而大会,万民皆卧,命曰合阴,平旦阴尽而阳受气,如是无已,与天地同纪。黄帝曰:老人之不夜瞑者,何气使然?少壮之人不昼瞑者,何气使然?岐伯答曰:壮者之气血盛,其肌肉滑,气道通,营卫之行,不失其常,故昼精而夜瞑。老者之气血衰,其肌肉枯,气道涩,五藏之气相搏,其营气衰少而卫气内伐,故昼不精,夜不瞑。黄帝曰:愿闻营卫之所行,皆何道从来?岐伯答曰:营出于中焦,卫出于下焦。黄帝曰:愿闻三焦之所出。岐伯答曰:上焦出于胃上口,并咽以上贯膈而布胸中,走腋,循太阴之分而行,还至阳明,上至舌,下足

黄帝内经白话精解

阳明,常与营俱行于阳二十五度,行于阴亦二十五度一周也,故五十度而复大会于手太阴矣。黄帝曰:人有热,饮食下胃,其气未定,汗则出,或出于面,或出于背,或出于身半,其不循卫气之道而出何也?岐伯曰:此外伤于风,内开腠理,毛蒸理泄,卫气走之,因不得循其道,此气慓悍滑疾,见开而出,故不得从其道,故命曰漏泄。黄帝曰:愿闻中焦之所出。岐伯答曰:中焦亦并胃中,出上焦之后,此所受气者,泌糟粕,蒸津液,化其精微,上注于肺脉,乃化而为血,以奉生身,莫贵于此,故独得行于经隧,命曰营气。黄帝曰:夫血之与气,异名同类,何谓也?岐伯答曰:营卫者精气也,血者神气也,故血之与气,异名同类焉。故夺血者无汗,夺汗者无血,故人生有两死而无两生。黄帝曰:愿闻下焦之所出。岐伯答曰:下焦者,别回肠,注于膀胱而渗入焉。故水谷者,常并居于胃中,成糟粕,而俱下于大肠,而成下焦,渗而俱下,济泌别对,循下焦而渗入膀胱焉。黄帝曰:人饮酒,酒亦入胃,谷未熟而小便独先下何也?岐伯答曰:酒者熟谷之液也,其气悍以清,故后谷而入,先谷而液出焉。黄帝曰:善。余闻上焦如雾,中焦如沤,下焦如渎,此之谓也。

【译文】

黄帝问岐伯说:人体的精气受自何处?阴阳之气是怎样交会的?什么气叫"营"?什么气叫"卫"?营是怎样生成的?卫是怎样和营相会的?老年人与壮年人气的盛衰不同,日夜气行的位置各异,请你讲讲交会的情况。岐伯答道:人体精气来源于饮食,饮食入胃,经过消化,再经脾吸收其精微之气,然后向上传到肺,从而五脏六腑都能得到精微之气的供养。这些精气中,精粹的部分叫"营",慓悍的部分叫"卫",营气运行于经脉之内,卫气运行于经脉之外,周流不息,各行五十周次而后大会,阴分和阳分互相贯通,终而复始,如圆环之无端始。卫气运行于阴分二十五周次,运行于阳分二十五周次,这是以白天和黑夜来划分的,所以气行到阳分为起始,行到阴分为终止。因此,当中午阳气隆盛时叫做"重阳",到半夜阴气隆盛时叫做"重阴"。太阴主管人体内部,太阳主管人体外表,营卫在其中各运行二十五周次,都以昼夜来划分。半夜是阴分之气最隆盛的时候,自半夜以后,行于阴分之气就逐渐衰减,到早晨时,则行于阴分之气已尽,而阳分开始受气。中午是阳分之气最隆盛的时候,从日西斜,行于阳分之气就逐渐衰减,到日落时,则行于阳分之气已尽,而阴分开始受气。并且在半夜的时候,阴阳之气相会合,此时人们均已入睡,称为"合阴"。到早晨则行于阴分之气已尽,而阳分开始受气。如此循环不息,和自然界昼夜阴阳的变化规律相一致。

黄帝说:老年人往往夜间不易熟睡,是什么气使他们这样的?壮年人在白天往往不想睡,这又是什么气使他们这样的?岐伯答道:壮年人的气血旺盛,肌肉滑利,气道畅通,营卫的运行都很正常,所以白天的精神饱满,而晚上睡得很熟。老年人的气血衰少,肌肉枯瘦,气道滞涩,五脏之气耗损,营气衰少,卫气内伐于阴,所以白天精神不振,晚上也就不能熟睡了。

黄帝说:请教关于营气与卫气的运行,是从什么道路来的?岐伯答道:营气出于中焦,卫气出于下(上)焦。

黄帝说:请教三焦之气的出发处。岐伯说:上焦出自胃的上口贲门,与食道并行向上至咽喉,贯穿于膈膜而分布于胸中,再横走至腋下,沿着手太阴经的路线循行,回复至手阳明,向上到舌,下循足阳明胃经,卫气与营气同样运行于阳分二十五周次,运行于阴分二十五周次,这就是昼夜一周,所以卫气五十周次行遍全身,再与营气会于手太阴肺经。

黄帝说:人吃了热的饮食入胃,还没有化成精微的时候,就已出汗,有出于面部的,有出于背部的,有出于半身的,不循卫气通常的运行道路而出,这是什么缘故呢?岐伯说:这是由于外表受了风邪的侵袭,腠理开发,毛窍疏泄,卫气趋向体表。就不能循常道而行,这是因为卫气的本性是慓悍滑疾的,见到何处疏张开来,就由此道而出行,所以不一定循行于脉道,这种出汗过多的情况,名叫"漏泄"。

黄帝说:请你再谈谈中焦的出处。岐伯答道:中焦的部位与胃相并列,在上焦之后,它的功能是吸收精气,通过泌去糟粕、蒸腾津液,而化成精微,然后向上传注于肺脉,再化为血液,奉养周身,这是人体内最宝贵的物质,所以能够独行于经脉之内,称为"营气"。

黄帝说:血与气,名虽不同而实是同类的物质,如何来理解呢?岐伯答道:营和卫,都属于精气;而血是精气所化生的更高贵的物质,因此叫"神气"。所以说血与气名虽不同,而实质上是同类的物质。凡失血过多的人,其汗也少;出汗过多的人,其血亦少。所以说人体夺血或夺汗均可死亡,而血与汗缺一则不能生存。

黄帝说:请教关于下焦的出处。岐伯答道:下焦分别清浊,糟粕从回肠而下行,水液注于膀胱而渗入其中。所以说,水谷同在脾胃之中,经过消化吸收以后,糟粕传入大肠;水液渗入膀胱,这就是下焦的主要功能。总的来看,是经过分别清浊之后,循下焦而渗入于膀胱的。

黄帝说:人饮的酒也是入胃的,为什么五谷尚未消化,而小便独先下行呢?岐伯答道:由于酒是谷类已经蒸熟酿成的液体,其性慓悍而质清稀,因此,酒液虽在五谷之后入胃,但经过脾胃的迅速吸收,多余的水份反在五谷腐熟之前排出体外。

黄帝说:很对。我听说上焦的作用是输布精气,像雾露蒸腾一样;中焦的作用是腐熟水谷,像沤渍东西一样;下焦的作用是排泄糟粕,像沟渠排水一样。就是这个意思吧!

第十九篇　四时气

【原文】

黄帝问于岐伯曰:夫四时之气,各不同形,百病之起,皆有所生,灸刺之道,何者为定?岐伯答曰:四时之气,各有所在,灸刺之道,得气穴为定。故春取经血脉分肉之间,甚者深刺之,间者浅刺之;夏取盛经孙络,取分间绝皮肤;秋取经腧,邪在府,取之合;冬取并荥,必深以留之。温疟汗不出,为五十九痏。内闭肤胀,为五十七痏,取皮肤之血者,尽取之。

飧泄,补三阴之上,补阴陵泉,皆久留之,热行乃止。转筋于阳治其阳,转筋于阴治其阴,皆卒刺之。徒㽲,先取环谷下三寸,以铍针针之,已刺而筩之,而内之,入而复之,以尽其㽲,必坚束之,来缓则烦悗,来急则安静,间日一刺之,㽲尽乃止。饮闭药,方刺之时徒饮之,方饮无食,方食无饮,无食他食百三十五日。著痹不去,久寒不已,卒取其三里。骨为干。肠中不便,取三里,盛泻之,虚补之。疠风者,素刺其肿上,已刺,以锐针针其处,按出其恶气,肿尽乃止,常食方食。无食他食。腹中常鸣,气上冲胸,喘不能久立,邪在大肠,刺肓之原、巨虚上廉、三里。小腹控睾,引腰脊,上冲心,邪在小肠者,连睾系,属于脊,贯肝肺,络心系。气盛则厥逆,上冲肠胃,熏肝,散于肓,结于脐。故取之肓原以散之,刺太阴以予之,取厥阴以下之,取巨虚下廉以去之,按其所过之经以调之。善呕,呕有苦,长太息,心中谵谵,恐人将捕之;邪在胆,逆在胃,胆液泄则口苦,胃气逆则呕苦,故曰呕胆。取三里以下胃气逆,则刺少阳血络以闭胆逆,却调其虚实以去其邪。饮食不下,膈塞不通,邪在胃脘,在上脘则刺抑而下之,在下脘,则散而去之。小腹痛肿,不得小便,邪在三焦约,取之太阳大络,视其络脉与厥明小络结而血者,肿上及胃脘,取三里。睹其色,察其以,知其散复者,视其目色,以知病之存亡也。一其形,听其动静者,持气口人迎,以视其脉,坚且盛且清者病日进,脉软者病将下,诸经实者病三日已。气口候阴,人迎候阳也。

【译文】

　　黄帝问岐伯道:四时气候的变化,各有不同,而百病的产生,又与气候有一定的关系,怎样来决定针灸治疗的方法呢? 岐伯回答说:四时邪气,侵袭人体而使人发病,但各有一定的部位。灸刺的原则,也应当根据不同的发病季节来确定有关的穴位。所以在春天针刺,就取用络脉分肉的间隙,病重的深刺,病轻的浅刺;在夏天针刺,就取用阳经、孙络,或取分肉之间,以及透过皮肤浅刺;在秋天针刺,就取用各经的腧穴,如病邪在六腑的,可以取用合穴;在冬天针刺,就取用各经的井穴和荥穴,应深刺而且留针时间较长。

　　患温疟而不出汗的,可以取五十九个治疗热病的主要腧穴。患风水病,皮肤浮肿的,可以取五十七个治疗水病的主要腧穴。如果皮肤有血络,就应针刺放血。患飧泄证,应补三阴交穴,同时上刺阴陵泉,都应长时间留针,待针下有热感才可止针。患转筋在外侧部位的,取三阳经的腧穴;患转筋在内侧部位的,取三阴经的腧穴,都是用火针刺入。

　　患水肿而不兼风邪的,首先用铍针刺脐下三寸的部位,然后再用中空如筒的针刺入针处,以吸出腹中的水。反复这样做,把水放尽。水去之后。则肌肉坚实。若排水时排泄缓慢,就会使病人烦躁满闷;若排泄得较快,则病人觉得舒适安静。用此法可隔天刺一次,直至水尽为止,并兼服利水的药物。一般在刚进行针刺时服药。服药时不可吃东西,吃东西时不可服药,开始禁食伤脾助湿的食物一百三十五天。患各种痹证经久不愈的,是有寒湿久留在内,应用火针刺足三里;如腹中感觉不适,就取足三里穴针治。邪气盛的就用泻下法,正气虚的就用补益法。患麻风病的,应经常用针刺其肿胀部位,然后再用锐利的针刺患处,并用手按压出毒气恶血,直到肿消为止。患者宜经常吃些适宜的食物,忌吃任何不利于调理的食物。

腹中时常鸣响,气上逆而冲向胸部,喘促,身体不能久立,说明邪在大肠,应用针刺气海、巨虚、上廉、足三里。小腹部牵引睾丸作痛,连及腰脊上冲心而痛,表明邪在小肠而为小肠疝病,小肠下连睾系,向后附属于脊椎,与肝肺相通,联络心系。因此邪气盛时。就会使厥气上逆,冲犯肠胃,干扰肝脏,散布于肓膜,结聚于脐。所以治小肠病时应当取脐下的气海穴,以散邪气。针刺手太阴经以补肺经之虚;取足厥阴经,以泻肝经之实;取下巨虚穴以去小肠的病邪,并且按邪气所过的经脉取穴调治。

病人时常呕吐,且呕吐物有苦味,常叹息,心里恐惧不安,如人将捕捉他一般,这是邪气在胆,胃气上逆所致。胆汁外泄,就会口感苦味,胃气上逆,就会呕出苦水来,所以叫呕胆。治疗时应取足三里穴以降胃气之逆,刺足少阳经的血络,以抑制胆气之逆,然后根据病的虚实用补虚泻实的方法,调虚实去其邪。饮食入咽后,如停滞不下,就会感觉胸隔闭塞不通,这是邪气在胃脘所致。如邪气在上脘,就针刺上脘穴,使滞气下行;若邪气在下脘,就针刺下脘穴,用温而使其散行的方法,以散寒滞。小腹部肿痛,小便不通,这是邪在膀胱,下焦阻塞不通所致,应当取用足太阳经的大络委阳穴。如发现足太阳经的络脉与足厥阴经的孙络有瘀血结聚,且肿势又向上延及胃脘,就应该取足三里穴刺治。针刺时,应注意观察病人的气色和眼神,从而推知正气的散失或恢复。观察病人目色的变化,可推知病邪的存在或消失。诊病时,医生要形神专注,察看病人的神态举止,诊其气口脉和人迎脉。如果脉象坚硬并且洪大而滑,说明邪气正盛,是病证日渐加重的迹象;如果脉象软而和缓,表明正气正在恢复,是病势将退的征兆。如病在各经而且脉坚实有力,说明病再过三天左右就地痊愈,气口脉属手太阴肺脉,为五脏之主,故以候手足各脉之阴;人迎脉属阳明胃脉,胃为六腑之源,故以候手足各脉之阳。

灵枢篇 卷八

第二十篇 五 邪

【原文】

邪在肺,则病皮肤痛,寒热,上气喘,汗出,咳动肩背。取之膺中外腧,背三节五藏之傍,以手疾按之,快然,乃刺之,取之缺盆中以越之。邪在肝,则两胁中痛,寒中,恶血在内,行善掣,节时脚肿。取之行间以引胁下,补三里以温胃中,取血脉以散恶血,取耳间青脉,以去其掣。邪在脾胃,则病肌肉痛。阳气有余,阴气不足,则热中善饥;阳气不足,阴气有余,则寒中肠鸣腹痛;阴阳俱有余,若俱不足,则有寒有热。皆调于三里。邪在肾,则病骨痛阴痹。阴痹者,按之而不得,腹胀腰痛,大便难,肩背颈项痛,时眩。取之涌泉、昆仑,视有血者尽取之。

邪在心,则病心痛喜悲,时眩仆,视有余不足而调之其输也。

【译文】

病邪侵袭到肺脏,就会发生皮肤疼痛,恶寒发热,气上逆而喘,汗出,咳嗽牵引到肩背作痛。治疗可取侧胸上部的中府、云门穴,以及背部第三椎骨旁的肺俞穴。针刺时,先以手速按其处,病者觉得爽快一些,就在该处进针。同时可取缺盆穴,使肺中邪气向上越出。

病邪侵袭到肝脏,就会发生两胁中疼痛、寒气在中,恶血瘀留在内,走路时经常关节牵引作痛,并且时有脚肿的症状。治疗可取行间穴,以引胁肋间的郁结之气下行,并取足三里穴以温其胃中,同时对有瘀

血的络脉,可用刺法以散其恶血,再取耳轮后青络上的瘛脉穴,以减去牵引性的病痛。

病邪侵袭到脾胃,就会发生肌肉疼痛,如果阳气有余,阴气不足,则热在中而易饥;阳气不足,阴气有余,则寒在中而肠鸣、腹痛;若阴阳均有余或均不足,则有寒有热。这些病证,都可取三里穴来调治。

病邪侵袭到肾脏,就会发生骨痛、阴痹。所谓阴痹,是说在形体表面按摸不到,证见腹胀、腰痛,大便难,肩、背、颈、项等处疼痛,以及经常目眩诸症。治疗时可取涌泉、昆仑穴;凡有瘀血的,都刺出其血。

病邪侵袭到心脏,就会发生心痛,易于悲伤,时时目眩跌仆。诊疗时先要分析其偏虚还是偏实,而后取治于本经的腧穴。

第二十一篇 寒热病

【原文】

皮寒热者,不可附席,毛发焦,鼻槁腊,不得汗。取三阳之络,以补手太阴。肌寒热者,肌痛,毛发焦而唇槁腊,不得汗。取三阳于下以去其血者,补足太阴以出其汗。骨寒热者,病无所安,汗注不休,齿未槁,取其少阴于阴股之络;齿已槁,死不治。骨厥亦然。骨痹,举节不用而痛,汗注烦心。取三阴之经补之身有所伤血出多,及中风寒,若有所堕坠,四支懈惰不收,名曰体惰。取其小腹脐下三结交。三结交者,阳明、太阴也,脐下三寸关元也。厥痹者,厥气上及腹。取阴阳之络,视主病也,泻阳补阴经也。颈侧之动脉人迎。人迎,是阳明也,在婴筋之前。婴筋之后,手阳明也,名曰扶突。次脉,足少阳脉也,名曰天牖。次脉,足太阳也,名曰天柱。腋下动脉,臂太阴也,名曰天府。阳迎头痛,胸满不得息,取之人迎。暴瘖气鞭,取扶突与舌本出血。暴聋气蒙,耳目不明,取天牖。暴挛痫眩,足不任身,取天柱。暴阐内逆,肝肺相搏,血溢鼻口,取天府。此为天牖五部。臂阳明有入烦遍齿者,名曰大迎,下齿龋取之。臂恶寒补之,不恶寒泻之。足太阳有入烦遍齿者,名曰角孙,上齿龋取之,在鼻与痫前。方病之时其脉盛,盛则泻之,虚则补之。一曰取之出鼻外足阳明有挟鼻入于面者,名曰悬颅,属口,对入系目本,视有过着取之,损有余,益不足,反者益。其足太阳有通项入于脑者,正属目本,名曰眼系,头目苦痛取之,在

项中两筋间,入脑乃别。阴跷、阳跷,阴阳相交,阳入阴,阴出阳,交于目锐眦,阳气盛则瞋目,阴气盛则瞑目。热厥取足太阴、少阳,皆留之;寒厥取足阳明、少阳于足,皆留之。舌纵涎下,烦悗,取足少阴。振寒洒洒,鼓颔,不得汗出,腹胀烦悗,取手太阴。刺虚者,刺其去也;刺实者,刺其来也。春取络脉,夏取分腠,秋取气口,冬取经腧,凡此四时,各以时为齐。络脉治皮肤,分腠治肌肉,气口治筋脉,经腧治骨髓、五藏。身有五部:伏兔一;腓二,腓者,腨也;背三;五藏之腧四;项五。此五部有痈疽者死。病始手臂者,先取手阳明、太阴而汗出;病始头首者,先取项太阳而汗出;病始足胫者,先取足阳明而汗出。臂太阳可汗出,足阳明可汗出。故取阴而汗出甚者,止之于阳;取阳而汗出甚者,止之于阴。凡刺之害,中而不去则精泄,不中而去则致气;精泄则病甚而恇,致气则生为痈疽也。

【译文】

体表寒热,疼痛不能接触床席,毛发枯燥,鼻孔发干,汗液不得出,治疗时应取足太阳经的络穴,以补手太阴经诸穴的不足。

肌肉寒热,则难免肌腱疼痛,毛发焦枯,唇舌干燥,汗不得出。应取足太阳经在下肢的络穴,散放出瘀血,以补足太阴经,汗就得出了。

骨骼寒热,病人烦躁不安,大汗淋漓,若是牙齿还没出现枯槁的现象,当取足少阴大腿内侧的络穴大钟,如牙齿已现枯槁,便是不治的死症。至于骨厥病的诊治也是这样。

患骨痹的,全身骨节不能自由活动,疼痛异常,汗出如注,心中烦乱。治疗时可取三阴经的穴位,针刺用补法。

身体被金属利器所伤,血流甚多,且又受风寒的侵袭,或者从高处跌落,以致肢体懈怠无力,这叫做体惰,治疗时可取小腹脐下的三结交。

厥痹,是厥逆之气上及腹部,治疗时可取阴经或阳经的络穴,但必须察明主病的所在,在阳经用泻法,在阴经用补法。

颈侧的动脉是人迎穴,人迎属足阳明胃经,在颈筋的前面。颈筋后面是手阳明经的腧穴,名叫扶突。再向后是手少阳经的天牖穴。天牖后面是足太阳经的天柱穴。腋下三寸处的动脉,是手太阴经的腧穴,名叫天府。

阳邪上逆而头痛,胸中满闷,呼吸不利,当取人迎穴治之;突然失音,喉舌强硬的,当取扶突穴刺之,并针刺舌根出血;突然耳聋,经气蒙蔽,耳失聪,目不明的,治疗时取天牖穴。突然发生拘挛、癫痫、眩晕、足软支撑不住身体,治疗时取天柱穴。突然热渴,腹气上逆,肝肺二经内蕴的火邪相互搏击,以致血逆妄行,上溢鼻口,治疗时取天府穴。以上五穴,即所谓的五后扁五部。

手阳明大肠经入于颧部而遍及全齿的,叫做大迎,所以下齿龋痛应取大迎穴,其恶寒的,用补法,不恶寒的,用泻法。足太阳膀胱经入于颧部而遍及全齿的,名叫角孙,所以治疗上齿龋痛,应取角孙穴及鼻和颧骨前面的穴,在刚发病的时候,如果脉气充盛,就要用泻法,反之则用补法。另有一说,可在鼻外侧取穴施治。

足阳明胃经有夹着鼻子循行而入于面部的,名叫悬颅。其经脉下行属于口,上行的由口入系于目本。应根据发病的部位取穴,泻有余,补不足;若取之不当,则可能泻不足、补有余,而适得其反了!足太阳膀胱经过颈入于脑部,直接连属于目本的叫做眼系。若头目疼痛,可在头项中两筋间取穴。此脉入脑后,分别联属于阴阳二蹻脉,阴阳交会,阳入里,阴出外,交会于眼的内角。如果阳气偏盛,则两目张开,如果阴气偏盛,则两目闭合。

热厥证,取足太阴脾经、足少阳肝经进行治疗。寒厥证,取足阳明胃经、足少阴肾经进行治疗,都应该留针。舌纵缓不收,口角流涎,胸中烦闷的,当取手太阴肺经穴。针刺正气虚的病证,应顺着脉气的去向施以补法;针刺邪气实的病证,应迎着脉气的来向施以泻法。

春季用针取穴于络脉;夏季用针取穴于肌肉与皮肤间;秋季用针取穴于气口,冬季用针取穴于经脉。凡此四时行针,应与时令的特征相适应、相谐调。取络穴脉穴可治皮肤,取肌肤间穴可治肌肉,取气口穴可治筋脉,取各经脉之穴则可治骨髓和五脏诸病。

身体有五个重要部位:伏兔其一,小腿其二,背部(督脉及膀胱经所行处)其三,五脏腧穴其四,项部其五。此五部患痈疽者,为不治之症。

疾病始于手臂的,可先取手阳明大肠经、手太阴肺经的穴位,使其出汗;疾病始于头部的,可先取项部足太阳膀胱经的穴位,使其出汗;疾病开始发生在足部、胫部的,可先取足阳明胃经的穴位,使其出汗。针刺手太阴经的诸穴可令汗出,针刺足阳明经诸穴也可令汗出。针刺阴经而出汗过多的,可取阳经穴来止汗;针刺阳经而出汗过多的,可取阴经穴来止汗。

大凡错误用针造成的危害有:一是刺中病邪而留针不去,使病人精气外泄;二是尚未刺中病邪就立即出针,使邪气内流。如精气外泄则会使病情加重而身体更衰弱,如邪气内留则易发生痈疽外症。

第二十二篇 癫 狂

【原文】

目眦外决于面者,为锐眦;在内近鼻者为内眦;上为外眦,下为内眦也癫疾始生,先不乐,头重痛,观举目赤,甚作极已,而烦心,候之于颜,取手太阳。阳明,太阴,血变而止。癫疾始作而引口啼呼喘悸者,候之手阳明、太阳,左强者攻其右,右强者攻其左,血变而止。癫疾始作,先反僵,因而脊痛,候之足太阳、阳明、太阴、手太阳,血变而止。治癫疾者,常与之居,察其所当取之处。病至,视之有过者泻之,置其血于瓠壶之中,至其发时,血独动矣。不动,灸穷骨二十壮。穷骨者,骶骨也。骨癫疾者,颅齿诸腧、分肉皆满,而骨居,汗出烦悗。呕多沃沫，气下泄，不治。筋癫疾者，身倦挛急脉大，刺项大经之大杼脉，呕多沃沫，气下泄，不治。脉癫疾者，暴仆，四肢之脉皆胀而纵。脉满，尽刺之出血，不满，灸之挟项太阳，灸带脉于腰相去三寸，诸分肉本输。呕多沃沫，气下泄，不治。癫疾者，疾发如狂者，死不治。狂始生，先自悲也，喜忘、苦怒、善恐者，得之忧饥，治之取手太阴、阳明，血变而止，及取足太阳、阴明。狂始发，少卧不饥，自高贤也，自辩智也，自尊贵也，善骂詈，日夜不休，治之取手阳明、太阳、太阴、舌下少阴，视之盛者，皆取之，不盛，释之也。狂言、惊、善笑、好歌乐、妄行不休者，得之大恐，治之取手阳明、太阳、太阴。狂，目妄见、耳妄闻、善呼者，少气之所生也，治之取手太阳、太阴、阳明、足太阳、头、两颓。狂者多食，善见鬼神，善笑而不发于外者，得之有所大喜，清之取足太阴、太阳、阳明，后取手太阴、太阳、阳明。狂而新发，未应如此者，先取曲泉左右动脉，及盛者见血，有顷已，不已，以法取之，灸骨骶二十壮。风逆暴四肢肿，身漯漯，唏然时寒，饥则烦，饱则善变，取手太阴表里，足少阴、阳明之经，肉清取荥，骨清取并、经也。厥逆为病也，足暴清，胸若将裂，肠若将以刀切之，烦而不能食，脉大小皆涩，暖取足少阴，清取足阳明，清则补之，温则泻之。厥逆腹胀满，肠鸣，胸满不得息，取之下胸二胁，咳而动手者，与背腧，以手按之立快者是也。内闭不得溲，刺足少阴、太阳与骶上以长针，气逆则取其太阴、阳明、厥阴，甚取少阻、阳明动者之经也。少气，身漯漯也，言吸吸也，骨痠体重，懈惰不能动，补足少阴。短气，息短不属，动作气索，补足少阴，去血络也。

【译文】

眼角向外凹陷于面颊一侧的，叫做目锐眦；在眼的内侧靠近鼻梁的，叫做目内眦。上眼胞属目外眦；下眼胞属目内眦。

癫离开始发生的时候，病人先感到闷闷不乐，头部沉重疼痛，眼直视，两眼发红，进一步发作到严重时，就会出现心中烦乱不安。医者诊察时，可通过颜面部的色泽、表情，来推断其病将要发作。治疗可取手太阳、手阳明、手太阴三经的一些腧穴，等到患者面部的血色转为正常时停针。癫病开始发作的时候，有口角牵引而歪斜，发出啼叫的声音，喘促、心悸的症状，应当观察手阳明、手太阳两经，根据其病变所在而治疗，凡左侧正常的，应刺右侧，右侧正常的，应刺左侧，等到患者面部的血色转为正常时停针。癫病开始发作时，先见腰脊反张而僵硬，因此会觉得脊柱作痛，候察其所在，可取足太阳、足阳明、足太阴、手太阳经的一些腧穴，等到患者面部的血色转为正常时停针，治疗癫病时，医生应当常与病者住在一起，观察所应当取治的部位，当病发作时，根据其有病的经脉。使用泻法出血。将泻出的血放在葫芦内，等到再复发时，其血就会变动；如果有变动，可灸穷骨二十壮。所谓"穷骨"，就是骶骨。

病已深入到骨的骨癫疾，颔齿部的腧穴及分肉之间，都充满了邪气，形体瘦弱而骨独留，常出汗，胸中烦闷；倘呕吐出很多的白沫，而又气泄于下，就是不治的死证。病已深入于筋的筋癫疾，筋肉拘挛而身体蜷缩，筋脉拘急，脉大，治疗宜刺项后足太阳膀胱经的大杼穴；倘呕吐出很多的白沫，而又气泄于下的，就是不治的死证。病已

黄帝内经白话精解

深入于脉的脉癫疾,发病时突然跌倒,四肢的脉都胀满而弛纵不收。当脉满处,都可以针刺出血;如脉不满而陷下的,宜灸夹行于项后两侧足太阳经的腧穴。并可灸带脉穴,在与腰相距三寸许的地方,也可灸诸经的分肉之间与四肢的腧穴;倘呕吐出很多的白沫,而又气泄于下的,就是不治的死证。

上述各种癫疾,如发作时像狂证一样,就是不治的死证。

狂证开始发作的时候,不知饥饿,好骂人,日夜吵闹不休。治疗可取手阳明、手太阳、手太阴、手少阴经的一些腧穴及舌下的廉泉穴。但要注意血脉盛的才可以施针。

患者语言狂妄,易惊,好笑,喜欢歌唱,行动反常而不停止,这是由于大恐所致。治疗可取手阳明、手太阳、手太阴经的一些腧穴。

狂证发作时,有幻视幻听,好喊叫的症状,这是由于神气衰少所致。治疗可取手太阳、手太阴、手阳明、足太阴经的一些腧穴以及头部和两颔部的腧穴。

发狂的人,多食而不知饱,疑神疑鬼,内心喜笑而不显露于外,这是由于喜乐过度所致。治疗可先取足太阴、足太阳、足阳明的一些腧穴,后再取手太阴、手太阳、手阳明的一些腧穴。

如狂证是新起的,还没有见到上述严重症状时,应先取左右曲泉,以及血脉盛的用针泻血,不久就可痊愈了;如果还没有治愈,再用上述的治法治疗,并灸骶骨二十壮。

外受风邪而厥气内逆的病,症状见四肢突然肿胀,身体像被水淋一样寒栗颤抖,时常因寒栗而发生唏嘘声,饥饿时心中就烦乱,吃饱后又多变而不安,治疗可取手太阴与手阳明表里两经,以及足少阴、足阳明经的一些腧穴,如果肌肉清冷的,可取荥穴,骨骼清冷的,应取井穴与经穴。

厥逆病的症状,是两足突然清冷,胸中痛得像要裂开一样,肠中痛得如刀切一样,心中烦乱而不能进食,脉搏无论大小都兼涩象,如身体温暖的,可取足少阴经的腧穴,如身体清冷的,可取足阳明经的腧穴,身体清冷的当用补法,身体温暖的当用泻法。

厥逆病的腹胀,肠鸣,胸中闷而呼吸不利,治疗可取胸下两胁肋间,咳嗽则脉动应手的腧穴,再取背腧穴,用手按压就觉得轻快的,就是应刺的穴位。

下焦肾与膀胱气化不利而小便不通,治疗可取足少阴与足太阳两经及骶上的一些腧穴,用长针刺之。

气机上逆,就取足太阴、足阳明、足厥阴经的一些腧穴,病热重的,可取足少阴与足阳明经发生变动的腧穴。

如气衰而身体颤抖,言语不相连续、骨节发疫而身体沉重,身体懒惰无力而不能动作,治疗可取足少阴经的腧穴用补法。

如果气息短促,呼吸不能连续,稍为活动就感到气虚而疲乏,治疗时可在足少阴肾上经施行补法,其脉有瘀血时,应针刺其血络,使之出血。

第二十三篇　热　病

【原文】

偏枯，身偏不用而痛，言不变，志不乱，病在分腠之间，巨针取之，益其不足，损其有余，乃可复也。痱之为病也，身无痛者，四肢不收，智乱不甚，其言微知，可治；甚则不能言，不可治也。病先起于阳，后入于阴者，先取其阳，后取其阴，浮而取之。一热病三日，而气口静、人迎躁者，取之诸阳，五十九刺，以泻其热而出其汗，实其阴以补其不足者。身热甚，阴阳皆静者，勿刺也；其可刺者，急取之，不汗出则泄。所谓勿刺者，有死征也。热病七日八日，脉口动喘而短者，急刺之，汗且自出，浅刺手大指间。热病七日八日，脉微小，病者溲血，口中干，一日半而死，脉代者，一日死。热病已得汗出，而脉尚躁，喘且复热，勿刺肤，喘甚者死。热病七日八日，脉不躁，躁不散数，后三日中有汗；三日不汗，四日死。未曾汗者，勿腠刺之。热病先肤痛，窒鼻充面，取之皮，以第一针，五十九，苛轸鼻，索皮于肺，不得索之火，火者心也。热病先身涩，倚而热，烦悗，干唇口嗌，取之皮，以第一针，五十九，肤胀口干，寒汗出，索脉于心，不得索之水，水者肾也。热病嗌干多饮，善惊，卧不能起，取之肤肉，以第六针，五十九，目眦青，索肉于脾，不得索之木，木者肝也。热病面青脑痛，手足躁，取之筋间，以第四针，于四逆，筋躄目浸，索筋于肝，不得索之金，金者肺也。热病数惊，瘛疭而狂，取之脉，以第四针，急泻有余者，癫疾毛发去，索血于心，不得索之水，水者肾也。热病身重骨痛，耳聋而好瞑，取之骨，以第四针，五十九刺，骨病不食，啮齿耳青，索骨于肾，不得索之土，土者脾也。热病不知所痛，耳聋不能自收，口干，阳热甚，阴颇有寒者，热在髓，死不可治。热病头痛颞颥，目瘛脉痛，善衄，厥热病也，取之以第三针，视有余不足，寒热痔。热病体重，肠中热，取之以第四针，于其腧及下诸指间，索气于胃胳，得气也。热病挟脐急痛，胸胁满，取之涌泉与阴陵泉，取以第四针，针嗌里。热病而汗且出，及脉顺可汗者，取之鱼际、太渊、大都、太白，泻之则热去，补之则汗出，汗出太甚，取内踝上横脉以止之。热病已得汗而脉尚躁盛，此阴脉之极也，死；其得汗而脉静者，生。热病者脉尚盛躁而不得汗者，此阳脉之极也，死；脉盛躁得汗静者，生。热病不可刺者有九：一曰，汗不出，大颧发赤哕者死；二曰，泄而腹满甚者死；三曰，目不明，热不已者死；四曰，老人婴儿，热而腹满者死；五曰，汗不出，呕下血者死；六曰，舌本烂，热不已者死；七曰，咳而衄，汗不出，出不至足者死；八曰，髓热者死；九曰，热而痉者死。腰折，瘛疭，齿噤齘也。凡此九者，不可刺也。所谓五十九刺者，两手外内侧各三，凡十二痏；五指间各一，凡八痏，足亦如是。头入发一寸傍三分各三，凡六痏；更入发三寸边五，凡十痏；耳前后口下者各一，项中一，凡六痏；巅上一，囟会一，发际一，廉泉一，风池二，天柱二。气满胸中喘息，取足太阴大指之端，去爪甲如薤叶，寒则留之，热则疾之，气下乃止。心疝暴痛，取足太阴、厥阴，尽刺去其血络。喉痹舌卷，口中干，烦心，心痛，臂内廉痛，不可及

黄帝内经白话精解

头，取手小指次指爪甲下，去端如韭叶。目中赤痛，从内眦始，取之阴跷。风痉身反折，先取足太阳及腘中及血络出血；中有寒，取三里。癫，取之阴跷及三毛上及血络出血。男子如蛊，女子如怚，身体腰脊如解，不欲饮食，先取涌泉见血，视跗上盛者，尽见血也。

【译文】

偏枯表现为半身不遂并且疼痛，言语没有改变，神志没有错乱，这是病邪在分肉腠理之间所致，治疗时宜温卧取汗，用大针刺，虚则补，实则泻，即可恢复正常。风痱表现为身体不觉疼痛，四肢弛缓不收，意识错乱但尚属轻微，说起话来，声音虽小，但还可以听明白。如此则可治疗，病情严重不能说话的。就不可治疗了。风痱病先起于阳分，而后入于阴分，治疗时应当先刺其阳经，再刺其阴经，并用浅刺的方法。

热病已经三日，如寸口部脉象平静而人迎部脉象躁动的。可随证选取各阳经治疗热病的五十九穴，以泻其表热，使邪气随汗而出，充实其阴而补不足。病人身体发热本很厉害，而寸口、人迎的脉象反现沉静的，就不可以针刺了。但凡还有针刺的可能，就当立即针刺，虽不能出汗，犹可泄其病邪。所谓不可以针刺者，是指有死亡征象的人。

患热病已七八天，寸口脉象躁动，并有气喘、头眩症状的，应尽快施治，汗将自出，浅刺手大拇指之间的穴位即可。

同样已经七八日，而脉象微小，尿血，口干的，过一日半就会死亡。若出现代脉的，一天内就死。热病已经出汗，而脉象仍呈现躁动，且呼吸喘促，身复发热时，就不要再刺其肌表，否则易导致气喘加重而死亡。

热病已经七八日，脉没有躁象，或虽有躁象，但力不大，也不数疾的，若三日中能有汗出，可望痊愈；若三日后仍不能出汗，第四天就会死亡。未尝出汗的，就不能通过肌腠进行针刺治疗。

热病，发展到皮肤疼痛，鼻塞不通，面部浮肿的，应该用浅刺皮肤的针法，以九针中的镵针，在治热病的五十九个穴位里选穴针刺。如果鼻部生有小疹子，就同样用浅刺针法刺肺经穴位，但不能针刺属火的心经穴位，因为心火能克制肺金。

热病开始就出现皮肤粗涩，烦躁不安而发热，咽干唇燥等症，当治血脉，用九针中的镵针，在五十九穴里，选取与脉有关的穴位进行针刺。如果出现皮肤肿胀、口干、出冷汗等现象，也是邪在心脉，当刺其血脉。但不能刺肾经穴位，因肾水能克心火。

热病，有咽干、饮水多，时常惊悸不宁、不能安卧等症状的，当以针刺肌肉为主，用九针中的圆利针，刺五十九穴中与肌肉有关的穴位。其间若有眼角发青的，同样以刺肌肉取脾经穴，但不能取肝经穴位，因肝木能克脾土。

热病，有面色发青，头脑作痛，手足躁动等症状的，应当刺其筋结之间，用九针中的锋针，刺其四肢末端的腧穴。如有抽筋拘挛，目生白翳的症状，同样治筋病取肝经穴位，但不能取肺经腧穴，因肺金能克肝木。

热病，有屡发惊悸、手足抽搐、精神狂乱等症状的，应当刺血络，用九针中的锋针，立泻热邪，如因癫狂而使毛发脱落的，同样针刺血脉，取心经腧穴，但不能取肾经穴位，因为肾水能克制心火。

热病，有身体沉重，骨节疼痛，耳聋而欲闭目的症状的，应刺于骨，可用九针中的锋针在五十九个有关的穴位上进行针刺。如果患骨病不愿吃东西、咬牙、耳呈青色，同样应取肾经穴位，但不能刺脾经穴位，因脾土能克肾水。

热病，有痛而不知其处，耳聋、四肢弛缓不收，口发干，对有阳气偏盛而热烦，时有阴气偏盛而畏冷的，此乃热邪已深入骨髓，为不治之死证。

热病，有头痛，颞骨部位及眼区筋脉抽掣作痛，时常鼻出血的，此乃是热邪厥逆于上，应用九针中的锃针，根据病情虚实，泻实邪之有余，补正气之不足。

热病，有身体沉重，胃肠中热的，应用九针中的锋针，取脾胃二经的腧穴以及在下部的各足趾间的穴位，同时还可以针刺胃经的络穴，以调治脾胃之气。

热病，有脐周拘急疼痛，胸胁胀满的，可取涌泉穴与阴陵泉穴，并用九针中的锋针，刺廉泉穴。

热病而汗将出以及脉证相合而认为可用汗法去热的，当取手太阴经穴鱼际、太渊，足太阴经穴大都、太白刺之。针刺时用泻法就可以退热，用补法可使汗出。如出汗过多，可针刺内踝上横纹三阴交穴，以止汗。

热病，汗已出，而脉象仍呈躁盛实乃阴脉虚弱至极的，为死证；若出汗之后，脉象转为平静的，愈后良好。若脉现躁象而不能出汗的，阴脉亢盛至极。亦是死证；若脉虽躁盛。而在汗出以后脉象转为平静的，是顺证，愈后必良。

热病，不可以针刺治疗的死证有九种：一是汗不得出，两颧发赤，呃逆呕吐的；二是泄泻而腹部胀满极严重的；三是两眼视物不清、发热不退的；四是老年人和婴儿发热而腹部胀满的；五是汗不得出，呕吐而兼有下血的；六是舌根溃烂，发热不退的；七是咳嗽，鼻孔出血，汗不得出，或虽汗出而达不到足部的；八是热邪已深入骨髓的；九是发热而出现痉病情况的（痉病，就是脊背反张，手足抽搐，牙关紧闭以及牙齿相切等症状——译注）。凡上述九种证候，均不可以针刺。

治疗热病有五十九穴：两手外侧各三穴，两手内侧各有三穴，左右共十二个穴。五指之间，各有一穴，左右共八穴。足小拇趾间也各有一穴。头部入发际一寸，向两侧旁开分为三处，每侧各有三穴，左右共六穴。再向上入发际三寸，两边各有五穴，左右共十穴。耳前耳后各有一穴，口下一穴，项中一穴，合起来共六穴。巅顶一穴，前发际一穴，后发际一穴，廉泉一穴，风池二穴，天柱二穴，共九穴。总计为五十九穴。

胸中气满而呼吸喘促的，可针刺足太阴脾经在足大拇趾之端的穴位，距趾甲像薤叶那样宽。证属寒的，留针宜久；证属热的，去针宜疾。一旦逆气下降，喘安气间，即可止针。

心疝病突发疼痛,可取足太阴经与足厥阴经,在这两经的血络上,针刺放血。咽喉肿痛,吞咽困难,舌体卷缩,口干,心烦,胸痛,手臂内侧作痛,不能上举,应刺无名指端的关冲穴,其穴距指甲角像韭叶那样宽。

眼球发红疼痛,病从眼内角开始的,取阴跷脉的照海穴刺之。

风痉出现颈项强直、角弓反张症状,当先取足太阳经在腘窝中央的委中穴,并在表浅的血络上针刺出血。如腹中有寒,就兼取足阳明经的足三里穴。

小便不通,治疗时可取用阴跷以及足大拇趾外侧三毛上的大敦穴,并在肝肾二经的血络上针刺出血。

男子腹胀满犹如蛊病,女子腹阻塞犹如妊娠,通身无力,食欲不振,当先取涌泉穴针刺出血,再刺脚面上有充血现象的血络,针刺出血。

灵枢篇 卷九

第二十四篇 厥 病

【原文】

厥头痛,面若肿起而烦心,取之足阳明、太阴。厥头痛,头脉痛,心悲善泣,视头动脉反盛者,刺尽去血,后调足厥阴。厥头痛,贞贞头重而痛,泻头上五行,行五,先取手少阴,后取足少阴。厥头痛,意善忘,按之不得,取头面左右动脉,后取足太阴。厥头痛,项先痛,腰脊为应,先取天柱,后取足太阳。厥头痛,头痛甚,耳前后脉涌有热,泻出其血,后取足少阳。真头痛,头痛甚,脑尽痛,手足寒至节,死不治。头痛不可取于腧者,有所击堕,恶血在于内,若肉伤,痛未已,可则刺,不可远取也。头痛不可刺者,大痹为恶,日作者,可令少愈,不可已。头半寒痛,先取手少阳、阳明,后取足少阳、阳明。厥心痛,与背相控,善瘈,如从后触其心,伛偻者,肾心痛也,先取京骨、昆仑,发针不已,取然谷;厥心痛,腹胀胸满,心尤痛甚,胃心痛也,取之大都、太白;厥心痛痛

如以锥针刺其心,心痛甚者,脾心痛也,取之然谷、太溪;厥心痛,色苍苍如死状,终日不得太息,肝心痛也,取之行间、太冲;厥心痛,卧若徒居,心痛间,动作痛益甚,色不变,肺心痛也,取之鱼际、太渊。真心痛,手足清至节,心痛甚,旦发夕死,夕发旦死。心痛不可刺者,中有盛聚,不可取于腧。肠中有虫瘕及蛟蛕,皆不可取以小针。心肠痛,恢作痛,肿聚,往来上下行,痛有休止,腹热,喜渴涎出者,是蛟蛕也,以手聚按而坚持之,无令得移,以大针刺之,久持之,虫不动,乃出针也。惹腹恢痛,形中上者。耳聋无闻,取耳中;耳鸣,取耳前动脉;耳痛不可刺者,耳中有脓,若有干耵聍,耳无闻也。耳聋,取手足小指次指爪甲上与肉交者,先取手,后取足;耳鸣,取手足中指爪甲上,左取右,右取左,先取手,后取足。足髀不可举,侧而取之,在枢合中,以员利针,大针不可刺。病注下血,取曲泉。风痹淫泺,病不

可已者,足如腹冰,时如入汤中,股胫淫泺,烦心头痛,时呕时悗,眩已汗出,久则目眩,悲以喜恐,短气不乐,不出三年死也。

【译文】

厥气上逆的头痛,如见面部浮肿和心中烦躁的,可取足阳明与足太阴经的腧穴。

厥气上逆的头痛,如见头部一定的经脉处疼痛,心中悲观,好哭泣,可以诊察其头部动脉,在跳动过盛处刺出血,然后取足厥阴经的腧穴。

厥气上逆的头痛,痛处固定不移,并有沉重感,应用泻法,取头部中行督脉与两旁的足太阳、足少阳经,共计五行,每行五穴,合计二十五穴;先取手少阴经,后取足少阴经的腧穴。

厥气上逆的头痛,健忘,按摸不到痛点所在,可先取在头面部左右的动脉,然后再取足太阴经的腧穴。

厥气上逆的头痛,如从项部先痛,而后腰脊部也相应疼痛的,可先取天柱穴,后取足太阳经的腧穴。

厥气上逆的头痛,痛得很剧烈,耳前耳后的脉络都怒张而有热,应先取局部泻出其血,后取足少阳经的腧穴。

邪气在脑的真头痛,痛得很剧烈,如果满脑都疼痛,手足发冷至关节的,这是不治的死证。

有一种不可取固定腧穴施治的头痛,是因为被击伤或从高处跌落后,有瘀血留阻于内或肌肉受伤而痛势不止,可在受伤的局部针刺,不可取用远距离的腧穴。

又有一种头痛不可用针刺,是由严重的痹证为患,假使每天发作的,用针刺治疗

可使痛势减轻一些,但无法根治。

头一侧发冷而痛的偏头痛,应先取手少阳、手阳明经的腧穴,后取足少阳、足阳明经的腧穴。

厥气上逆的心痛,牵引至背部,并有拘急感,似从背后触动心脏一样,以致背屈腰弯,这是肾邪厥逆的心痛,应当先取京骨、昆仑穴,针后可以立即止痛,如痛不止,可再取然谷穴。

厥气上逆的心痛,胸腹胀满,心口疼痛剧烈,这是胃邪厥逆的心痛,可取大都、太白穴。

厥气上逆的心痛,痛如银针刺其心一样,心口疼痛剧烈,这是脾气厥逆的心痛,可取然谷、太溪穴。

厥气上逆的心痛,面色苍白如死人,整天不能深呼吸,这是肝气厥逆的痛,可取行间、太冲穴。

厥气上逆的心痛,当安卧和休息时,疼痛比较轻,而活动时疼痛就加重,但面色不变,这是肺气厥逆的心痛,可取鱼际、太渊穴。

邪气在心的真心痛,手足冷至肘膝关节,心部痛势剧烈,早上发作的到晚上就会死亡,晚上发作的到次日早上就会死亡。

凡心痛不可用刺法治疗的,是因为内有积聚或瘀血停聚,所以这种病不可以取穴治疗。

肠内有虫积或蛔虫一类的病,都不适宜用小针治疗。脘腹疼痛,发作时痛苦难忍,内有肿块,上下游走不定,时痛时止,腹部热,经常口渴流涎,这是有蛔虫的征象。针刺时用手按紧结块,不让它移动,然后用大针刺之,手仍捏住,等虫不动才可以出

针。一般来说，脘腹懊恼作痛，并有结块在中而上冲的，就是有虫的征象。

耳聋不能闻声，可取耳中的听宫穴。耳内鸣响，可取耳前动脉处的耳门穴。耳内疼痛，不适宜针刺治疗的是指耳中有脓，或有干耳垢，以致听觉失聪的疾患。治疗耳聋，可先取无名指爪甲上的关冲穴，后取足第四趾的窍阴穴。治疗耳鸣，可取手中指爪甲上端的中冲穴，左侧耳鸣取右侧穴，右侧耳鸣取左侧穴，先取手上的腧穴，以后

再取足部的大敦穴。

足部腿股部不能抬起的，可以侧卧取髀枢中的环跳穴，用圆利针，不可用大针。下血如注的病，可取曲泉穴。

风痹证邪气浸淫，身体日渐消瘦，病重不愈，两足忽冷忽热，大小腿部因邪气浸淫而肌肉瘦削，并见心烦不安，头痛，时作呕吐或饱闷，目眩才定就出虚汗，停一会又发生目眩，心情悲伤，容易恐惧，呼吸短促，闷闷不乐，出现这些症状三年内可能死亡。

第二十五篇　病　本

【原文】

先病而后逆者，治其本；先逆而后病者，治其本。先寒而后生病者，治其本；先病而后生寒者，治其本。先热而后生病者，治其本；先清而后生热者，治其本。先泄而后生他病者，治其本。必且调之，乃治其他病。先病而后中满者，治其标；先病后泄者，治其本；先中满而后烦心者，治其本。有客气，有同气。大小便不利，治其标；大小便利，治其本。病发而有余，本而标之，先治其本，后治其标；病发而不足，标而本之，先治其标，后治其本。谨详察间甚，以意调之，间者并行，甚者独行。先小大便不利而后生他病者，治其本也。

【译文】

病在先而后出现厥逆的，应先治其本病；厥逆在先而后生产变的，应先治其厥逆。先患寒性病，而后发生其他病变的，当治疗其先寒。先有某病，而后出现寒证的，当治疗其先病；先患热证，而后发生其他病变的，当治疗其先热。先有某病而后发生泄泻的，当以治其原病为本；先有泄泻而后发生其他疾病的，应以先治泄泻为本，必须先治好泄泻，然后才可治其他病。先有了某种病后发生腹中满闷的，则应先治中满之标；先有中满，而后导致心烦不舒畅的，则应治中满之本。

病有忌外邪(客气)者，有忌内邪(人体内固有之邪气)者，凡出现大小便不通利的症状时，先治大小便不利之标；大小便通利的，则以治其先病为本。

疾病发作而实证有余，说明邪气变本为标，当先治邪气有余的，后治其他的证候。疾病发作而出现正气不足的虚证现象，则说明正气不足变标为本，应当先扶人体的正气，再祛除病邪。总之，必须谨慎地详察病情，根据病证的轻重缓急而精心调治。病情轻缓的可以标本兼治，病情急重的，则分步治疗，或先治标，或先治本。就

像对先有大小便不通利而后发生其他疾病的,应分步先治大小便不利的本病那样。

第二十六篇 杂 病

【原文】

厥,挟脊而痛者,至顶,头沉沉然,目䀮䀮然,腰脊强,取足太阳腘中血络;厥,胸满面肿,唇漯漯然,暴言难,甚则不能言,取足阳明;厥气走喉而不能言,手足清,大便不利,取足少阴;厥而腹向向然,多寒气,腹中毂毂。便溲难,取足太阴。嗌干,口中热如胶,取足少阴。膝中痛,取犊鼻,以员利针,发而间之。针大如氂,刺膝无疑。喉痹不能言,取足阳明;能言,取手阳明。疟不渴,间日而作,取足阳明;渴而日作,取手阳明。齿痛,不恶清饮,取足阳明;恶清饮,取手阳明。聋而不痛者,取足少阳;聋而痛者,取手阳明。衄而不止,衃血流,取足太阳;衃血,取手太阳。不已,刺宛骨下,不已,刺腘中出血。腰痛,痛上寒,取足太阳、阳明;痛上热,取足厥阴;不可以俛仰,取足少阳;中热而喘,取足少阴、腘中血络。喜怒而不欲食,言益小,刺足太阴;怒而多言,刺足少阳。颔痛,刺手阳明与颔之盛脉出血。项痛不可俛仰,刺足太阳;不可以顾,刺手太阳也。小腹满大,上走胃,至心,淅淅身时寒热,小便不利,取足厥阴。腹满,大便不利,腹大,亦上走胸嗌,喘息喝喝然,取足少阴。腹满,食不化,腹向向然,不能大便,取足太阴。心痛引腰脊,欲呕,取足少阴;心痛,腹胀,啬啬然,大便不利,取足太阴;心痛引背,不得息,刺足少阴;不已,取手少阳;心痛引小腹满,上下无常处,便溲难,刺足厥阴;心痛,但短气不足以息,刺手太阴;

心痛,当九节刺之,按,已刺按之,立已;不已,上下求之,得之立已。颔痛,刺足阳明曲周动脉见血,立已;不已,按人迎于经,立已。气逆上,刺膺中陷者与下胸动脉。腹痛,刺脐左右动脉,已刺按之,立已;不已,刺气街,已刺按之,立已。痿厥为四末束悗,乃疾解之,日二,不仁者十日而知,无休,病已止。哕,以草刺鼻,嚏,嚏而已;无息而疾迎引之,立已;大惊之,亦可已。

【译文】

经气厥逆,在夹脊两旁作痛,上至头顶,头昏沉重,目视物不清,腰脊部强直,可取足太阳经在腘中的委中穴处的络脉刺血。

经气厥逆,胸中满闷,面部浮肿,口唇肿起而流涎,突然讲话困难,甚至不能言语,应取足阳明经的腧穴治疗。

经气厥逆,行及喉部以致不能言语,手足发冷,大便不利,应取足少阴经的腧穴治疗。

经气厥逆,腹部膨胀弹之有声,寒气滞留,腹中有水声,大小便不利,应取足太阴经的腧穴治疗。

咽喉干燥,口中热而唾液胶黏,可取足少阴经的腧穴治疗。

膝关节疼痛,可取犊鼻穴,用圆利针刺之,出针后隔些时候还可再刺。这种针身大如牛尾的长毛,用刺膝部无疑是最为适宜的。

喉痹肿痛，不能说话的，取足阳明经的腧穴治疗；能够讲话的，可取手阳明经的腧穴治疗。

疟疾口不渴，隔日发作一次的，可取足阳明经的腧穴治疗；如口渴，每日发作的，可取手阳明经的腧穴治疗。

牙齿疼痛，不怕冷饮的，可取足阳明经的腧穴治疗；如怕冷饮的可取手阳明经的腧穴治疗。

耳聋并不疼痛的，取足少阳经的腧穴治疗；耳聋兼有疼痛的，取手阳明经的腧穴治疗。

鼻出血不止，如有黑色衄血流出的，可取足太阳经的腧穴治疗；如衄血结滞，可取手太阳经的腧穴治疗。如果没有治愈，可刺腕骨下的腕骨穴治疗；再不愈，可刺腘中出血。

腰痛，痛处发寒的，可取足太阳、足阳明两经的腧穴治疗；如痛处发热的，可取足厥阴经的腧穴治疗；如腰痛不能俯仰的，可取足少阳经的腧穴治疗；如果内有热而气喘的，可取足少阴经的腧穴与委中处络脉刺血。

容易发怒而不思饮食，少讲话的，可刺足太阴经的腧穴；如果易怒而讲话特别多的，可刺足少阳经的腧穴。

下巴部疼痛，可取手阳明经的腧穴与足阳明经的颊车穴泻血。

项部疼痛，不能俯仰的，可刺足太阳经的腧穴；如果不能左右盼顾的，可刺手太阳经的腧穴。

小腹部胀满膨大，向上波及胃脘以至心胸部，恶寒战栗时常有寒热，小便不利，可取足厥阴经的腧穴治疗。

腹部胀满，大便不利，腹膨大向上影响到胸部与喉咙，气喘有声，可取足少阴经的腧穴治疗。

腹中胀满，食物积滞不化，腹中鸣响，大便不通，可取足太阴经的腧穴治疗。

心痛牵引到腰脊作痛，恶心欲吐，可取足少阴经的腧穴治疗。

心痛，腹中作胀，肠中涩滞不通，大便不利，可取足太阴经的腧穴治疗。

心痛牵引到背部作痛，呼吸不利。应刺足少阴经的腧穴；如没有治愈，应取手少阴经的腧穴治疗。

心痛牵引到小腹胀满，上下窜痛无定处，大小便不利，应刺足厥阴经的腧穴。

心痛，但见气短，呼吸困难，应刺手太阴经的腧穴。心痛，可在第九胸椎棘突下的筋缩穴刺之，先在穴位上按揉，刺后再继续按揉，可以立即止痛；如痛仍不止，再在该处上下寻求痛点刺治，就可立即止痛。

下巴痛，可刺足阳明经在曲周部的颊车穴处出血，可以立即止痛；如果痛仍不止，再按摩人迎部，就可立即止痛。

气逆上冲，可刺胸膺中凹陷处的膺窗穴，以及胸前下方的动脉处。

腹中疼痛，可刺脐左右动脉处的天枢穴，刺后再按摩该处，可以立即止痛；如痛仍未止，可刺气冲穴，刺后再按摩，就可立即止痛。

痿与厥病，可将四肢束缚起来，待病者感觉气闷，就立即解开，每天两次，不知痛痒的，治疗十天就可恢复感觉，但不可中止，需继续至病愈为止。

呃逆证，可用草刺入鼻孔，使喷嚏，打了喷嚏后呃逆即止；又可以闭口停住呼吸，很快的迎其上逆之气引而下行,呃逆即止;或者使 呃逆者突然受惊,也可以立愈。

第二十七篇 周 痹

【原文】

黄帝问于岐伯曰:周痹之在身也,上下移徙随脉,其上下左右相应,间不容空,愿闻此痛,在血脉之中邪?将在分肉之间乎?何以致是?其痛之移也,间不及下针,其憺痛之时,不及定治,而痛已止矣,何道使然?愿闻其故。岐伯答曰:此众痹也,非周痹也。黄帝曰:愿闻众痹。岐伯对曰:此各在其处,更发更止,更居更起,以右应左,以左应右,非能周也,更发更休也。黄帝曰:善。刺之奈何?岐伯对曰:刺此者,痛虽已止,必刺其处,勿令复起。帝曰:善。愿闻周痹何如?岐伯对曰:周痹者,在于血脉之中,随脉以上,随脉以下,不能左右,各当其所。黄帝曰:刺之奈何?岐伯对曰:痛从上下者,先刺其下以过之,后刺其上以脱之;痛从下上者,先刺其上以过之,后刺其下以脱之。黄帝曰:善。此痛安生?何因而有名?岐伯对曰:风寒湿气,客于外分肉之间,迫切而为沫,沫得寒则聚,聚则排分肉而分裂也,分裂则痛,痛则神归之,神归之则热,热则痛解,痛解则厥,厥则他痹发,发则如是。帝曰:善。余已得其意矣。此内不在藏,而外未发于皮,独居分肉之间,真气不能周,故命曰周痹。故刺痹者,必先切循其下之六经,视其虚实,及大络之血结而不通,及虚而脉陷空着而调之,熨而通之,其糖坚,转目而行之。黄帝曰:善。余已得其意矣,亦得其事也。九者,经失之理,十二经脉阴阳之病也。

【译文】

黄帝问岐伯说:人得了周痹,病邪随血脉上下移动,疼痛上下左右相应发作,浑身无处不痛。请说一下像这种情形,是邪在血脉之中呢?还是在分肉之间?其病又从何而来?疼痛部位移动得这样快,以致来不及在痛处下针,当某处疼痛比较集中的时候,还没有决定如何去治,而疼痛已经游走,这是什么道理?我很想知道其中的缘由。岐伯回答说:这是众痹,而不是周痹。

黄帝说:就说众痹吧。岐伯回答说:众痹,病邪分布在人体的各处,时发时止,此伏彼起,左侧会影响到右侧,右侧也会影响到左侧,但不能遍及全身,其疼痛容易发作,也容易停止。

黄帝说:怎样针刺治疗呢?岐伯回答说:这种病,当疼痛已停止时,仍应针刺原处。

黄帝说:讲得好。我希望再听你说说周痹是怎么回事?岐伯回答说:周痹,就是邪气在血脉之中,随着血脉或上或下,不能左右流动,邪气流窜到哪里,哪里就发生疼痛的病症。

黄帝说:用什么方法来针治呢?岐伯回答说:疼痛从上部发展到下部的,先刺其下部,以阻遏病邪的进一步发展,后刺其上部以解除痛源;疼痛从下部发展到上部的,先刺其上部,以阻遏病邪的进展,后刺其下部以解除痛源。

黄帝说:对。那么这种疼痛是怎样产生的呢?为什么称做周痹?岐伯回答道:风、寒、湿三气侵入肌肉皮肤之间,将分肉间的津液压近为涎沫,受寒后凝聚不散,进一步就会排挤分肉使它分裂。肉裂就会发生疼痛,则使精神集中在痛的部位,精神集中的地方就会发热,发热则寒散而疼痛缓解,疼痛缓解后,就会引起厥气上逆,厥逆就容易导致其闭阻之处发生疼痛,周痹就是这样上下移行,反复发作的。

黄帝说:我知道这个道理了。此病在内未深入脏腑,在外没有散发到皮肤,而留滞在分肉之间,致使真气不能周流全身,所以叫做周痹。因此,针刺痹证,必须首先按压并沿着足六经的分布部位,观察它的虚实,以及大络的血行有无郁结不通,以及因虚而脉络下陷于内的情况,然后加以调治,并可用熨法温通经络,如有筋脉拘急坚劲的现象,可用按摩导引之法,以行其气血。

黄帝接着说:是啊,明白了这种病的机理,也就懂得了治疗的方法。九针可使经气顺达,从而治疗十二经脉虚实阴阳的各种病证。

第二十八篇　口　问

【原文】

黄帝闲居,辟左右而问于岐伯曰:余已闻九针之经,论阴阳逆顺,六经已毕,愿得口问。岐伯避席再拜曰:善乎哉问也,此先师之所口传也。黄帝曰:愿闻口传。岐伯答曰:夫百病之始生也,皆生于风雨寒暑,阴阳喜怒,饮食居处,大惊卒恐。则血气分离,阴阳破散,经络厥绝,脉道不通,阴阳相逆,卫气稽留,经脉虚空,血气不次,乃失其常。论不在经者,请道其方。黄帝曰:人之欠者,何气使然?岐伯答曰:卫气昼日行于阳,夜半则行于阴。阴者主夜,夜者卧;阳者主上,阴者主下。故阴气积于下,阳气未尽,阳引而上,阴引而下,阴阳相引,故数欠。阳尽,阴气盛,则目瞑;阴气尽而阳气盛,则寤矣。泻足少阴,补足太阳。黄帝曰:人之哕者,何气使然?岐伯曰:谷入于胃,胃气上注于肺。今有故寒气与新谷气,惧还入于胃,新故相乱,真邪相攻,气并相逆,复出于胃,故为哕。补手太阴,泻足少阴。黄帝曰:人之唏者,何气使然?岐伯曰:此明气盛而阳气虚,阴气疾而阳气徐,阴气盛而阳气绝,故为唏。补足太阳,泻足少阴。黄帝曰:人之振寒者,何气使然?岐伯曰:寒气客于皮肤,阴气盛,阳气虚,故为振寒寒慄,补诸阳。黄帝曰:人之噫者,何气使然?岐伯曰:寒气客于胃。厥逆从下上散,复出于胃,故为噫。补足太阳、阳明。一曰补眉本也。黄帝曰:人之嚏者,何气使然?岐伯曰:阳气和利,满于心,出于鼻,故为嚏。补足太阳荣、眉本(一曰眉上也)。黄帝曰:人之亸者,何气使然?岐伯曰:胃不实则诸脉虚,诸脉虚则筋脉懈惰,筋脉懈惰则行阴用力,气不能复,故为亸。因其所在,补分肉间。黄帝曰:人之哀而泣涕出者,何气使然?岐伯曰:心者,五藏六府之主也;目者,宗脉之所聚也,上液之道也;口鼻者,气之门户也。故悲哀愁忧则心动,心动则五藏六府皆摇,摇则宗脉感,宗脉感则液道开,液道开故泣涕出焉。液者,所以灌精濡空窍者也,故上液之道开则泣,泣不止则液竭,液竭则精不灌,精不灌则目无所见矣,故命曰夺精。补天柱经侠颈。黄帝曰:人之太息者,何气使然?岐伯曰:忧思则心系急,心系急则气道约,约则不利,故太息以伸出之。补手少阴、心主、足少阳留之也。黄帝曰:人之涎下者,何气使然?岐伯曰:饮食者皆入于胃,胃中有热则虫动,虫动则胃缓,胃缓则廉泉开,故涎下。补足少阴。黄帝曰:人之耳中鸣者,何气使然?岐伯曰:耳者,宗脉之所聚也,故胃中空则宗脉虚,虚则下,溜脉有所竭者,故耳鸣。补客主人,手大指爪甲上与肉交者也。黄帝曰:人之自啮舌者,何气使然?岐伯曰:此厥逆走上,脉气辈至也。少阴气至则啮舌,少阳气至则啮颊,阳明气至则啮唇矣。视主病者则补之。凡此十二邪者,皆奇邪之走空窍者也。故邪之所在,皆为不足,故上气不足,脑为之不满,耳为之苦鸣,头为之苦倾,目为之眩;中气不足,溲便为之变,肠为之苦鸣;下气不足,则乃为痿厥心悗。补足外踝下留之。黄帝曰:治之奈何?岐伯曰:肾主为欠,取足少阴;肺主为哕,取手太阴、足少阴;唏者,阴与阳绝,故补足太阳,泻足少阴;振寒者,补诸阳;噫者,补足太阴、阳明;嚏者,补足太阳、眉本;颜,因其所在,补分肉间;泣出,补天柱经侠颈,侠颈者,头中分也;太息,补手少阴、心主、足少

阳留之;涎下,补足少阴;耳鸣,补客主人、手大指爪甲上与肉交者;自啮舌,视主病者则补之;目眩头倾,补足外躁下留之;痿厥心悗,刺足大指间上二寸留之,一曰足外踝下留之。

【译文】

黄帝闲居,屏除左右的人,对岐伯说:我已经知道关于九针在医经上的记载,对论述阴阳经的逆顺走向,手足六经都已经讲完了,我还希望从您的问答中得到医学知识。岐伯离开座位,再行礼以后说:您问得好啊!这些知识都是先师口传给我的。黄帝说:我希望听听这些口传的医学知识。岐伯答道:大凡疾病的发生,都由于风雨寒暑,房劳过度,喜怒不节,饮食不调,居处不适,大惊猝恐等原因。从而导致了血气分离,阴阳衰竭,经络闭塞,脉道不通,阴阳逆乱,卫气滞留,经脉空虚,气血循行紊乱,于是人体就失去正常状态。古代医经上没有记载的,我来说明这些方术。

黄帝说:人打呵欠,是什么原因所致?岐伯答道:卫气白天行于阳分,夜间行于阴分。阴气主夜主静,入夜则多睡眠;阳气主升发而向上,阴气主沉降而向下。故阴气聚集于下,阳气开始入于阴分,阳引阴气向上,阴引阳气向下,阴阳上下相引,于是连连呵欠。等到阳气都入于阴分,阴气盛时,就能闭目安眠;若阴气尽而阳气盛,人就醒了。对于这样的病,应该泻足少阴肾经,补足太阳膀胱经。

黄帝问道:人患呃逆证,是什么原因所致?岐伯说:正常情况下,饮食物入胃,经过胃的腐熟、脾的运化,将精微上注到肺。

现在患者原已感受寒邪，又新进饮食，寒邪与食滞都留于胃中，新进的饮食与原有的寒邪两相扰乱，邪正相争，邪气与胃气搏结而同时上逆，再从胃中出，所以发生呃逆。治疗时，应补手太阴肺经，泻足少阴肾经。

黄帝问：人有哀叹，这是什么原因所致？岐伯说：人是由于阴气盛而阳气虚，阴气运行快速，阳气运行缓慢，甚至阴气过盛，阳气衰微，所以造成哀叹。治疗时，应补足太阳经，泻足少阴经。

黄帝问：人发冷颤抖，是什么原因所致？岐伯说：由于寒邪侵入皮肤，阴寒之邪偏盛，体表阳气偏虚，所以出现发冷、颤抖的症状。治疗时，当采用温补各阳经的方法。

黄帝问：人发生嗳气，是什么原因所致？岐伯回答说：寒邪侵入胃中，厥逆之气从下向上扩散，再从胃中出，所以出现嗳气。治疗时，应该补足太阴脾经和足阳明胃经。

黄帝说：人有喷嚏，是什么原因所致？岐伯说：阳气和利，布满于心胸而上出于鼻，成为喷嚏。治疗时，应补足太阳荥穴通谷，以及眉根部的攒竹穴。

黄帝问，人发生全身无力、疲困懒惰，是什么原因所致？岐伯说：胃气虚，以致各经脉皆虚；各经脉的虚衰就导致筋脉懒惰无力；筋脉懒惰，若再强力入房，则元气不能恢复，于是出现懒惰无力的弹证。治疗时，应根据病变发生的重点部位，在分肉间施以补法。

黄帝问：人因哀伤而涕泪俱出，这是什么原因？岐伯答道：心是五脏六腑的主宰；眼睛是许多经脉聚会的地方，也是津液由上而外泄的道路；口鼻是气出入的门户。

大凡悲哀忧愁等情志变化，首先激动了心神，心神不安则影响到其他脏腑和波及各经脉，从而使眼及口鼻的液道开经，涕泪就由此而出。人体的液，有渗灌精微物质濡养孔窍的作用，所以上液之道开张就流泪，而哭泣不止则可耗竭精液，不能渗灌精微以濡养空窍，所以目无所见，这叫作"夺精"。治疗时应补足太阳经在项部的天柱穴。

黄帝说：人有叹气，是什么原因所致？岐伯说：忧愁思虑则心系急迫，心系急迫就约束气道，气道约束就呼吸不利，所以不时作深呼吸以伸展其气。治疗时，应补手少阴经、手厥阴经、足少阳经，采用留针的方法。

黄帝问：人流涎，是什么原因所致？岐伯说：饮食入胃，若胃中有热，寄生虫因热而蠕动，会使胃气弛缓，胃缓则舌下廉泉开张而流涎。治疗时，应补足少阴肾经。

黄帝问：人发生耳鸣，是什么原因所致？岐伯答道：耳部是宗脉聚集的地方，若胃中空虚，水谷精气供给不足，则宗脉必虚，宗脉虚则阳气不升，精微不得上奉，上入耳部的经脉气，血不充而有耗竭的趋势，所以耳中鸣响。治疗时，应在足少阳胆经的客主人穴及位于手大指爪甲角的手太阴肺经少商穴施以补法。

黄帝说：人有时自咬其舌，是什么原因所致？岐伯说：这是由于厥气上逆，影响到各经脉之气分别上逆而致。如少阴脉气上逆，就会咬舌；少阳脉气上逆，就会咬颊部；阳明脉气上逆，就会咬唇。治疗时，应诊视发病部位，确定属于何经，而施以补法。

上述十二种病邪，都是奇邪侵入孔窍

造成的。故邪气侵害的部位,都由于正气的不足。凡上气不足,则脑髓不充,症见耳鸣、头倾、目眩;中气不足,症见二便失常、肠中鸣响;下气不足,两足痿弱无力、厥冷、心胸窒闷。治疗时,补足太阳经位于足外踝后部的昆仑穴,并用留针法。

黄帝说:上述各病,怎样治疗?岐伯说:肾主呵欠,故呵欠应取足少阴肾经。肺主呃逆,故呃逆应取手太阴肺经以及足少阴肾经。哀叹是由于阴盛阳衰,所以要补足太阳膀胱经、泻足少阴肾经。发冷颤抖,要补各阳经。嗳气,应补足太阴脾经和足阳明胃经。喷嚏,当补足太阳膀胱经的攒竹穴。肢体懈惰无力,根据发病部位,补分肉间。哭泣涕泪俱出,当补位于项后中行两旁的足太阳经天柱穴。叹气,当补手少阴心经、手厥阴心包经和足少阳胆经,用留针法。流涎,补足少阴肾经。耳鸣,补足少阳胆经的客主人穴,以及位于手大指爪甲角部的手太阴肺经的少商穴。自咬舌颊等部位,应据发病部位的所属经脉分别施用补法。目眩、头倾,补足外踝后的昆仑穴,用留针法。肢痿无力而厥冷、心胸窒闷的,刺足大趾本节后二寸处,用留针法,另可针刺足外踝后的昆仑穴,也用留针法。

灵枢篇 卷十

第二十九篇 师 传

【原文】

黄帝曰:余闻先师,有所心藏,弗著于方。余愿闻而藏之,则而行之,上以治民,下以治身,使百姓无病,上下和亲,德泽下流,子孙无忧,传于后世,无有终时,可得闻乎?岐伯曰:远乎哉问也。夫治民与自治,治彼与治此,治小与治大,治国与治家,未有逆而能治之也,夫惟顺而已矣。顺者,并独阴阳脉论气之逆顺也,百姓人民皆欲顺其志也。黄帝曰:顺之奈何?岐伯曰:入国问俗,入家问讳,上堂问礼,临病人问所便。黄帝曰:便病人奈何?岐伯曰:夫中热消瘅则便寒,寒中之属则便热。胃中热则消谷,令人悬心善饥,脐以上皮热;肠中热则出黄知糜,脐以下皮寒。胃中寒,则腹胀;肠中寒,则肠鸣飧泄。胃中寒、肠中热则胀而且泄;胃中热、肠中寒则疾饥,小腹痛胀。黄帝曰:胃欲寒饮,肠欲热饮,两者相逆,便之奈何?且夫王公大人、血食之君,骄恣从欲,轻人,而无能禁之,禁之则逆其志,顺之则加其病,便之奈何?治之何先?岐伯曰:人之情,莫不恶死而乐生,告之以其败,语之以其善,导之以其所便,开之以其所苦,虽有无道之人,恶有不听者乎?黄帝曰:治之奈何?岐伯曰:春夏先治其标,后治其本;秋冬先治其本,后治其标。黄帝曰:便其相逆者奈何?岐伯曰:便此者,食饮衣服,亦欲适寒温,寒无凄怆,暑无出汗。食饮者,热无灼灼,寒无沧沧,寒温中适,故气将持。乃不致邪僻也。黄帝曰:《本藏》以身形支节䐃肉,候五藏六府之小大焉。今夫王公大人、临朝即位之君而问焉,谁可扪循之而后答乎?岐伯曰：身形支节者，藏府之盖也，非面部之阅也。黄帝曰：五藏之气，阅于面者，余已知之矣，以肢节知而阅之奈何？岐伯曰：五藏六府者，肺为之盖，巨肩陷咽，候见其外。黄帝曰：善。岐伯曰：五藏六府，心为之主，缺盆为之道，骷骸骨有余，以候髑骺。黄帝曰：善。岐伯曰：肝者主为将，使之候外，欲知坚固，视目小大。黄帝曰：善。岐伯曰：脾者主为卫，使之迎粮，视唇舌好恶，以知吉凶。黄帝曰：善。岐伯曰：肾者主为外，使之远听，视耳好恶，以知其性。黄帝曰：善。愿闻六府之候。岐伯曰：六府者，胃为之海，广骸、大颈、张胸，五谷乃容；鼻隧以长，以候大肠；唇厚、人中长，以候小肠；目下果大，其胆乃横；鼻孔在外，膀胱漏泄；鼻柱中央起，三焦乃约。此所以候六府者也。上下三等，藏安且良矣。

【译文】

黄帝说：听说先师有许多心得体会，但没有记载于版简上。我希望听听并牢牢记住，以作为准则加以推广应用，上可以治疗民众的疾病，下可以保养自己的身体，使百姓不为疾病所困，上下亲善，造福后人，让子子孙孙不为疾病所忧虑，并让这些经验世代流传，朝夕常鉴。你可以告诉我吗？岐伯说：你的思想真深邃啊！不论治民、治身、治彼、治此、治小还是治大，治国还是理家，从来没有用逆行倒施的方法能治理好的，只有顺应客观规律，才行得通。所谓顺，不仅仅是指医学上阴阳、经脉、气血的逆顺，就是对待人民都要顺应民心。

黄帝说：怎样才能做到顺呢？岐伯说：到达一个国家后，要先弄清楚当地的风俗习惯；进入人家时，要先问清楚他家的忌讳；登堂时更要先问清楚人家的礼节；医生临证时也要先询问病人怎样才觉得适宜。

黄帝问：使病人觉得适宜该怎样做呢？岐伯说：由热而致多食易饥的消渴病人，适宜于寒的治法；属于寒邪内侵一类的病证，就适宜于热的治法。胃里有热，就会很快地消化谷物，叫人心似悬挂，总有饥饿感。脐以上的皮肤有热感，说明肠中有热，就会排出像糜粥一样的粪便，觉得脐以下的皮肤寒冷，就表明肠中有寒，会产生肠鸣飧泄的症状。如胃中有寒，肠中有热，就会导致胀满泄泻；胃中有热，肠中有寒，就会易于饥饿、而小腹胀痛。

黄帝说：胃热宜食寒物，肠寒宜食热物，寒热两者性质相反，应该怎样治疗呢？尤其那些王公大人，肉食之君。都是性情骄傲恣意妄行轻视别人的，无法劝阻他们，且劝阻就算违背他们的意志，但如顺着他们的意志。就会加重病情。在这种情况下，如何顺适其宜？治疗时又应先从哪里着手呢？岐伯说：人没有不怕死的，谁不喜欢活着？如果医生告诉他哪些对身体有害，哪些对人身体有益，并指导他怎样做，那么虽有不太懂情理的人，哪里还有不听劝告的呢？

黄帝问：怎样治疗呢？岐伯说：春夏时节，应先治在外的标病，后治在内的本病；秋冬之季，应先治在内的本病，后治在外的标病。

黄帝问：对那种习惯与病情相矛盾的又如何使其适宜呢？岐伯说：顺应这样的病人，

在日常生活中,应注意使他寒温适中。天冷时,要加厚衣服,不要使他冻得发抖;天热时,要减少衣服,不要使他热得出汗。在饮食方面,也不要吃过热过凉的食物。这样寒温适中,真气就能内守,邪气也就无法侵入人体而致病了。

黄帝说:《本脏》篇认为,根据人的形体、四肢、关节、肌肉等情况,可以测知五脏六腑的形态大小。但对于王公大人,他们想知道自己的身体状况,而医生又不能随便检查,该怎么回答呢? 岐伯说:人的身形肢节,覆盖在五脏六腑的外部,观察它们也能了解内脏情况,但它不像望面色那样简单。

黄帝说:五脏精气的情况,可以由人的面部观察得知,我已经懂得了这些道理。但从肢节而察知内脏的情况,该怎样观察呢? 岐伯说:五脏六腑中,肺所处的部位最高,如伞盖一样。根据肩的上下动态和咽喉的高突或凹陷情况,就能测知肺脏是怎样的。五脏六腑,心是主宰。以缺盆作为血脉的通道,观察两肩端骨距离的远近,再结合胸骨剑突的长短等,就可测知缺盆骨的部位,从而了解心脏的大小脆坚。肝在五脏中,像位将军,开窍于目,要从外面测知肝是否坚固,就应观察眼睛的大小。脾脏捍卫全身,接受水谷的精微,并输送到身体各部。所以了解唇舌的好坏,就可知道脾病的吉凶。肾脏主水液,观察耳的听力的强弱,可以测知肾脏的虚实。

黄帝说:讲得好,请再讲讲测候六腑的方法。岐伯说:六腑之中,胃为水谷之海,凡颊部肌肉在满,颈部粗壮,胸部开阔的,说明胃容纳水谷的量很大。如鼻道深长,就可测知大肠的状况;如口唇厚而人中沟长,就可观测小肠的情况。下眼皮宽大的可知其胆气刚强;鼻孔掀露于外的,可知其膀胱易于漏泄。鼻柱中央高起的,可知其三焦固密。这就是用来观测六腑的一般方法。总之,人体和面部外形的上中下三部相称,其内脏腑一定是安定健康的。

第三十篇 决 气

【原文】

黄帝曰:余闻人有精、气、津、液、血、脉,余意以为一气耳,今乃辨为六名,余不知其所以然。岐伯曰:两神相搏,合而成形,常先身生,是谓精。何谓气? 岐伯曰:上焦开发,宣五谷味,熏肤充身泽毛,若雾露之溉,是谓气。何谓津? 岐伯曰:腠理发泄,汗出溱溱,是调津。何谓液? 岐伯曰:谷入气满,淖泽注于骨,骨属屈伸,泄泽,补益脑髓,皮肤润泽,是谓液。何谓血? 岐伯曰:中焦受气取汁,变化而赤,是谓血。何谓脉? 岐伯曰:壅遏营气,令无所避,是谓脉。黄帝曰:六气者,有余不足,气之多少,脑髓之虚实,血脉之清浊,何以知之? 岐伯曰:精脱者,耳聋;气脱者,目不明;津脱者,腠理开,汗大泄;液脱者,骨属屈伸不利,色夭,脑髓消,胫酸,耳数鸣;血脱者,色白,夭然不泽,其脉空虚,此其候也。黄帝曰:六气者,贵贱何如? 岐伯曰:六气者,各有部主也,其贵贱善恶,可为常主,然五谷与胃为大海也。

【译文】

黄帝说:听说人身有精、气、津、液、血、脉,而我本来认为这是"一气",现在分为六种不同的名称,我不知道是什么道理? 岐伯说:男女交媾,和合而成新的形体,在新的形体产生之前的物质叫做"精"。什么叫"气"? 岐伯说:五谷所化生的精微物质,从上焦散布,熏蒸于皮肤,充养周身,滋润毛发,好像雾露一样溉养万物,这就叫做"气"。什么叫"津"? 岐伯说:肌腠疏泄,像汗液一样流出来的,叫做"津"。什么叫"液"? 岐伯说:水谷精气充满到周身,外溢部分注于骨,使关节的屈伸滑利,渗出的部分,能补益脑髓;散布到皮肤,使皮肤润泽,这叫做"液"。什么叫"血"? 岐伯说:食物经中焦所吸收的精气,取其精微部分再经

气化而变化成的液体,这叫做"血"。什么叫"脉"? 岐伯说:像隧道一样约束着营气的运行,不使它泛滥,这叫做"脉"。

黄帝说:六气在人体的有余不足,如气的多少,脑髓的虚实,血脉的清浊,怎样才能知道呢? 岐伯说:精的大量耗损,则使人耳聋。气的大量耗损,则使人视觉不明。液的大量耗损,使人关节屈伸不利,面色憔悴,脑髓消减,小腿酸软,常常耳鸣。血的大量耗损,可见面色㿠白,枯槁无华,最后脉象也空虚无神。这就是六气不足的主要征候。

黄帝说:上述六气,在人体有没有主要与次要的区分呢? 岐伯说:六气在人体各有其分布部位,并且由各脏器所主。其在人体的主要次要区别,只是从它们经常发挥的专门作用而分,但其来源,都依赖于脾胃的功能和食物的不断供给。

第三十一篇 肠 胃

【原文】

黄帝问于伯高曰:余愿闻六府传谷者,肠胃之小大长短,受谷之多少奈何? 伯高曰:请尽言之,谷所从出入浅深远近长短之度:唇至齿长九分,口广二寸半,齿以后至会厌,深三寸半,大容五合。舌重十两,长七寸,广二寸半。咽门重十两,广一寸半,至胃长一尺六寸。胃纡曲屈,伸之,长二尺六寸,大一尺五寸,径五寸,大容二斗五升。小肠后附脊,左环回周迭积,其注于回肠者,外附于脐上,回运环反十六曲,大二寸半,径八分分之少半,长三丈三尺。回肠当脐,左环回周叶积而下,回运环反十六曲,大四寸,径一寸寸之少半,长二丈一尺。广肠傅脊,以受回肠,左环叶脊上下辟,大八寸,径二寸寸之大半,长二尺八寸。肠胃所入至所出,长六丈四寸四分,回曲环反,三十二曲也。

【译文】

黄帝问伯高道:我想知道六腑转化水谷的情况,以及肠胃的大小、长短和受纳水谷的容量。

伯高说,请允许我详细地说明饮食从其入口到变成废物而排出所经过的有关的消化器官的深浅、远近、长短情况。唇与牙齿间长九分,口的宽度为二寸半,从牙齿后到会厌,深三寸半,能容纳食物;舌的重量为十两,长七寸,宽二寸半;咽门重十两,宽一寸半;自咽门到胃长一尺六寸;胃呈弯曲状,伸直了长二尺六寸,周长一尺五寸,直径五寸,能容食物二斗五升;小肠的后部附于脊部,从左向右环绕,层层折叠接回肠,与回肠相接部分的外侧附着于脐的上方,再回运环绕十六曲、周长二寸半,直径不到八分半,长三丈二尺;回肠在脐部向左回屈环绕,像树叶一样重叠而下。回行环绕,也有十六个弯曲,周长四寸,直径接近一寸半,长二丈一尺;广肠附着于脊部,接受来自回肠的内容物,并向左环绕盘叠脊部上下,周长八寸,直径二寸半有余,长二尺八寸。胃肠共长六丈零四寸四分,有三十二个弯曲。

第三十二篇　平人绝谷

【原文】

黄帝曰:愿闻人之不食,七日而死何也?伯高曰:臣请言其故。胃大一尺五寸,径五寸,长二尺六寸,横屈受水谷三斗五升。其中之谷常留二斗,水一斗五升而满,上焦泄气,出其精微,慓悍滑疾,下焦下溉诸肠。小肠大二寸半,径八分分之少半,长三丈二尺,受谷二斗四升,水六升三合合之大半。回肠大四寸,径一寸寸之少半,长二丈一尺,受谷一斗,水七升半。广肠大八寸,径二寸寸之大半,长二尺八寸,受谷九升三合八分合之一。肠胃之长,凡五丈八尺四寸,受水谷九斗二升一合合之大半,此肠胃所受水谷之数也。平人则不然,胃满则肠虚,肠满则胃虚,更虚更满,故气得上下,五藏安定,血脉和利,精神乃居,故神者,水谷之精气也。故肠胃之中,当留谷二斗,水一斗五升。故平人日再后,后二升半,一日中五升,七日五七三斗五升,而留水谷尽矣。故平人不食饮七日而死者,水谷精气津液皆尽故也。

【译文】

黄帝说:请问一般人不进饮食,七天就会死亡,这是什么道理呢?伯高说:让我讲讲其中的道理吧。胃周长一尺五寸,直径五寸,长二尺六寸,其形弯曲,横于上腹,能受纳水谷三斗五升,其中经常容纳二斗谷物和一斗五升水液就满了。上焦主布散精气,将中焦化生的精微布散出去,其运行快速滑利;其余的向下焦传入大肠。小肠周长二寸半,直径八分又三分之一分,长三丈二尺,能容纳谷物二斗四升,水六升三合又三分之二合。回肠圆周长四寸,直径一寸又三分之一寸,长二丈一尺,能容纳谷物一斗,水七升半。直肠圆周长八寸,直径二寸又三分之二寸,长二尺八寸,能容纳谷物九升三合又八分之一合。肠胃的总长度,共计五丈八尺四寸,能容纳水谷九斗二升一合丈三分之二合,这就是肠胃能够受纳水与谷物的总数。可是人在日常的生活中并不如此,因为当胃中纳满水谷时,肠内是空虚的,等到水谷注满肠中,则胃内又空虚了。肠胃交替地虚和满,所以气机才能上下畅行,五脏功能正常,血脉通利,精神内守。因此,神就是水谷精微之气所化。由于肠胃之内,经常容留谷物二斗,水一斗五升,所以一般健康人,每天都要解大便两次,每次排出二升半,一天共排出五升,七天内总计为三斗五升,将肠胃所留的水谷完全排尽。因此说健康人如果七天不饮不食,就会死亡,这是由于水谷精气津液都已竭尽的缘故。

第三十三篇 海 论

【原文】

黄帝问于岐伯曰:余闻刺法于夫子,夫子之所言,不离于营卫血气。夫十二经脉者,内属于藏府,外络于肢节,夫子乃合之于四海乎? 岐伯答曰:人亦有四海、十二经水。经水者,皆注于海,海有东西南北,命曰四海。黄帝曰:以人应之奈何? 岐伯曰:人有髓海,有血海,有气海,有水谷之海,凡此四者,以应四海也。黄帝曰:远乎哉,夫子之合人天地四海也,愿闻应之奈何? 岐伯答曰:必先明知阴阳表里荥输所在,四海定矣。黄帝曰:定之奈何? 岐伯曰:胃者水谷之海,其输上在气街,下至三里。冲脉者,为十二经之海,其输上在于大杼,不出于巨虚之上下廉;膻中者,为气之海,其输上在于柱骨之上下,前在于人迎;脑为髓之海,其输上在于其盖,下在风府。黄帝曰:凡此四海者,何利何害? 何生何败? 岐伯曰:得顺者生,得逆者败;知调者利,不知调者害。黄帝曰:四海之逆顺奈何? 岐伯曰:气海有余者,气满胸中,悗息面赤;气海不足,则气少不足以言。血海有余,则常想其身大,怫然不知其所病;血海不足,亦常想其身小,狭然不知其所病。水谷之海有余,则腹满;水谷之海不足,则饥不受谷食。髓海有余,则轻劲多力,自过其度;髓海不足,则脑转耳鸣,胫痠眩冒,目无所见,懈怠安卧。黄帝曰:余已闻逆顺,调之奈何? 岐伯曰:审守其输而调其虚实,无犯其害,顺者得复,逆者必败。黄帝曰:善。

【译文】

黄帝问岐伯道:你讲刺法时,总是离不开营卫气血。人体中运行营卫气血的十二经脉,在内联属于五脏六腑,在外联络于肢体关节,你能把它们与四海联系起来吗? 岐伯回答说:人体也有四海和与十二经脉相应的十二经水,经水都留注于海中,自然界有东、南、西、北四个海,因此将此称为四海。

黄帝说:人体是怎样与四海相应的呢? 岐伯说:人体有髓海、血海、气海、水谷之海,这四海与自然界的四海相应。

黄帝说:这实在是一个很精深的问题,你把人身的四海与自然界的四海联系在一起,它们是怎样相应的呢? 岐伯回答说:必须先明确人身的阴阳、表里及经脉荥、输穴等的分布情况,才可以确定人身的四海。

黄帝说:怎样确定四海及经脉重要穴位的位置呢? 岐伯说:胃受纳水谷,故为水谷之海。胃的气血所输注的重要穴位。在上为气冲穴,在下为足三里穴;冲脉与十二经联系密切,故为十二经之海。冲脉的气血所输注的重要穴位,在上为大杼穴,在下为上巨虚和下巨虚;膻中是宗气汇聚的地方,所以称为气海,膻中的气血所输注的重要穴位,在上部为天柱骨上的哑门穴和天柱骨下的大椎穴,在前面的有人迎穴;脑中充满髓液,所以脑为髓海,脑的气血所输注的重要穴位,在上部脑盖中央的百会穴,在下为风府穴。

黄帝说:这四海,怎样滋助和损害人体呢? 又是怎样促进和耗败生命活动的呢? 岐伯说:如人身四海功能正常,生命力就旺盛;若四海功能失常,人的生命活动就会减弱。调养四海,就有利于身体健康,不善于调养四海,身体就会遭受损害。

黄帝说:四海的正常和反常情况是怎样的呢? 岐伯说:如人的气海邪气有余? 就会出现胸中满闷,呼吸急促,面色红赤的症状;如气海正气不足,就会出现气少而说话无力。如人的血海邪气有余? 就会常常感到自己身体庞大,郁闷不舒,但又不知道有什么病。若人的水谷之海邪气有余,就会得腹满的病;如水谷之海正气不足,就会出现饥饿但却不欲进食的症状;如髓海邪气有余,动作就会表现为过于轻快有力,行动无度;髓海正气不足,就会出现头眩晕、耳鸣、目眩、腿酸软无力、目盲,周身懈怠懒动,常欲安卧等症状。

黄帝说:又怎样治疗四海的疾病呢? 岐伯说:应诊察四海输注的各个要穴,并调节它们的虚实,但不要违反虚补、实泻的治疗原则,以免造成严重的后果,按照这条原则去治疗,就能使身体康复,否则,就会有死亡的危险。

黄帝说:讲得真好!

第三十四篇　五　乱

【原文】

黄帝曰:经脉十二者,别为五行,分为四时,何失而乱? 何得而治? 岐伯曰:五行有序,四时有分,相顺则治,相逆则乱。黄帝曰:何谓相顺? 岐伯曰:经脉十二者,以应十二月。十二月者,分为四时。四时者,春秋冬夏,其气各异,营卫相随,阴阳已和,清浊不相干,如是则顺之而治。黄帝曰:何谓逆而乱? 岐伯曰:清气在阴,浊气在阳,营气顺脉,卫气逆行,清浊相干,乱于胸中,是谓大悗。故气乱于心,则烦心密嘿,俯首静伏;乱于肺,则俯仰喘喝,接手以呼;乱于肠胃,则为霍乱;乱手臂胫,则为四厥;乱于头,则为厥逆,头重眩仆。黄帝曰:五乱者,刺之有道乎? 岐伯曰:有道以来,有道以去,审知其道,是调身宝。黄帝曰:善。愿闻其道。岐伯曰:气在于心者,取之手少阴、心主之腧。气在于肺者,取之手太阴荥、足少阴腧。气在于肠胃者,取之足太阴、阳明;不下者,取之三里。气在于头者,取之天柱、大杼;不知,取足太阳荥腧。气在于臂足,取之先去血脉,后取其阳明、少阳之荥腧。黄帝曰：补泻奈何？岐伯曰：徐入徐出，谓之导气，补泻无形，谓之同精，是非有余不足也，乱气之相逆也。黄帝曰：允乎哉道，明乎哉论，请著之玉版，命曰治乱也。

【译文】

黄帝说：人身的十二经脉，其属性分别与五行相合，又与四时相应，但不知因何失调而引起脉气运行的逆乱？又是什么缘故保证了它的正常运行？岐伯说：五行的内在联系是有一定顺序的，四时气候的变化是有季节之分别的，大凡经脉的运行，与四时五行的规律相适应，就可保持正常的活动，违反了这个规律，就会引起运行的逆乱。

黄帝说：什么才是相互顺应的呢？岐伯说：十二经脉，与十二个月相应。十二个月分为四时，四时就是春、夏、秋、冬，其气候各不相同。人体营气与卫气，是内外相随，阴阳互相协调的，清气与浊气不致互相干犯，这样就能顺应四时而保持健康。

黄帝说：什么是逆乱的反常情况呢？岐伯说：清之营气本在阴分，浊之卫气本在阳分，营气在脉内顺脉而行，卫气在脉外与脉逆行。如果清浊之气受邪干犯而乱于胸中，就叫做"大悗"。乱于心，可见心中烦扰，沉默不言，低头静伏而不欲动；乱于肺，可见俯仰不安，喘息喝喝有声，两手按于胸前而呼吸；乱于肠胃，则发为霍乱；乱于手臂与足胫，就会见四肢厥冷；乱于头，就会见厥气上逆，头重眩晕，甚至摔倒。

黄帝说：上述五种逆乱的病证，刺治时有一定的原则吗？岐伯说：营卫之气的往来运行，都有一定的规律，能掌握这种规律，实是养生的要点。

黄帝道：对。请你讲讲治疗的原则。

岐伯说：气乱于心，取治手少阴心经与手厥阴心包络经的"输"穴神门、大陵。气乱于肺，取手太阴经的"荥"穴鱼际和足少阴经的"输"穴太溪。气乱于肠胃，取足太阴、足阳明的经穴太白、陷谷；如果不能见效的，可以取用足三里穴。气乱于头，取天柱、大杼二穴；如果病仍不减，再取足太阳经的"荥"穴通谷与"输"穴束骨。气乱于手臂与足胫，应先刺瘀结不通的血脉，然后再取阳明、少阳两经的"荥"穴与"输"穴；凡是气乱在臂，取手少阳、阳明的液门、中渚、二间、三间；气乱在足，取足少阳、阳明的侠溪、临泣、内庭、陷谷。

黄帝说：补泻的手法怎样呢？岐伯说：慢进针，慢出针，以导引逆乱的经气，使其恢复正常，这叫做"导气"。这种补和泻，手法轻巧无形，其总的目的都在调和精气。因为这些病证，并不属于有余的实证和不足的虚证，而仅是气机一时的混乱而致违逆。黄帝说：这是很恰当的道理！论证也很明白！我把它著在珍贵的版上，命名为"治乱"。

第三十五篇 胀 论

【原文】

黄帝曰:脉之应于寸口,如何而胀? 岐伯曰:其脉大坚以涩者,胀也。黄帝曰:何以知藏府之胀也? 岐伯曰:阴为藏,阳为府。黄帝曰:夫气之令人胀也,在于血脉之中邪,藏府之内乎? 岐伯曰:三者皆存焉,然而胀之舍也。黄帝曰:愿闻胀之舍。岐伯曰:夫胀者,皆在于藏府之外,排藏府而郭胸胁,胀皮肤,故命曰胀。黄帝曰:藏府之在胸胁腹里之内也,若匣匮之藏禁器也,各有次舍,异名而同处,一域之中,其气各异,愿闻其故。黄帝曰:未解其意,再问入岐伯曰:夫胸腹,藏府之郭也。膻中者,心主之宫城也。胃者,太仓也。咽喉小肠者,传送也。胃之五窍者,闾里门户也。廉泉玉英者,津液之道也。故五藏六府者,各有畔界,其病各有形状。营气循脉,卫气逆为脉胀,卫气并脉,循分为肤胀。三里而泻,近者一下,远者三下,无问虚实,工在疾泻。黄帝曰:愿闻胀形。岐伯曰:夫心胀者,烦心短气,卧不安。肺胀者,虚满而喘咳。肝胀者,胁下满而痛引小腹。脾胀者,善哕,四肢烦悗,体重不能胜衣,卧不安。肾胀者,腹满引背央央然,腰髀痛。六府胀:胃胀者,腹满,胃脘痛,鼻闻焦臭,妨于食,大便难。大肠胀者,肠鸣而痛濯濯,冬日重感于寒,则飧泄不化。小肠胀者,少腹䐜胀,引腰而痛。膀胱胀者,少腹满而气癃。三焦胀者,气满于皮肤中,轻轻然而不坚;胆胀者,胁下痛胀,口中苦,善太息。凡此诸胀者,其道在一,明知逆顺,针数不失。泻虚补实,神去其室,致邪失正,真不可定,粗之所败,谓之天命。补虚泻实,神归其室,久塞其空,谓之良工。黄帝曰:胀者焉生? 何因而有? 岐伯曰:卫气之在身也,常然并脉,循分肉,行有逆顺,阴阳相随,乃得天和,五藏更始,四时循序,五谷乃化。然后厥气在下,营卫留止,寒气逆上,真邪相攻,两气相搏,乃合为胀。黄帝曰:善。何以解惑? 岐伯曰:合之于真,三合而得。帝曰:善。黄帝问于岐伯曰:胀论言无问虚实,工在疾泻,近者一下,远者三下。今有其三而不下者,其过焉在? 岐伯对曰:此言陷于肉肓,而中气穴者也。不中气穴则气内闭;针不陷肓,则气不行;上越中肉,则卫气相乱,阴阳相逐。其于胀也,当泻不泻,气故不下,三而不下,必更其道,气下乃止,不下复始,可以万全,乌有殆者乎? 其于胀也,必审其胗,当泻则泻,当补则补,如鼓应桴,恶有不下者乎?

【译文】

黄帝说:寸口脉出现什么样的脉象就表明为胀病呢? 岐伯说:脉洪盛坚实而滞涩的,就说明患有胀病。

黄帝说:五脏六腑胀病的区别在哪里? 岐伯说:阴脉胀在脏,阳脉胀在腑。

黄帝说:气机异常可使人患胀病,那么胀病是在血脉之中呢? 还是在脏腑之内呢? 岐伯说:血脉、脏、腑三者都有不正常的气,但并不是胀病产生的部位。

黄帝内经白话详解

黄帝说:我想了解胀病产生的部位。岐伯说:胀病都在脏腑的外面产生,向内压迫脏腑,向外扩张胸胁,使皮肤发胀,所以叫做胀病。

黄帝说:五脏六腑深居在胸腔、腹腔之内,并各自按照一定的次序居守。虽然名字不同,但共同居守于一定的领域。我想知道它们的功能不相同的地方。

岐伯说:胸廓、腹廓是脏腑的外卫;膻中是心脏的宫城;胃是容纳水谷的仓库;咽喉和小肠,是传送饮食的道路;消化道的咽门、贲门、幽门、阑门、魄门五个窍门,就像闾巷邻里的门户一样,廉泉、玉英,是津液运行的通路。所以说五脏六腑都有固定的位置界限,并且它们所表现出的症状也各不相同。如营气在脉中正常循行,而卫气运行紊乱,就会引起脉胀;如卫气并入脉中,循行于分肉之间,就会引起肤胀。用针刺治疗时就应取足阳明胃经的足三里穴,且用泻法。若胀的部位离足三里穴较近,针泻一次就可以了;若胀的部位离足三里穴较远,就应针泻三次。不论虚实,胀病初起时都应赶快施行泻法,以治其标。

黄帝说:我想听你讲一下胀病所表现的症状。

岐伯说:五脏中心患胀病的表现为心烦气短,睡卧不安;肺患胀病表现为胸中虚满,喘息咳嗽;肝患胀病表现为胁下胀满疼痛牵引小腹;脾患胀病表现为呃逆呕吐,四肢闷胀不舒,肢体沉重,不能胜衣,而且睡卧不安;肾患胀病表现为腹胀满,牵引背部闭闷不畅,腰髀部疼痛。六腑中胃患胀病表现为腹部胀满,胃脘疼痛,鼻中常常闻到焦臭的气味,不思饮食,大便困难;大肠患胀病表现为肠中濯濯鸣响而作痛,若冬季再受寒邪侵犯,就会导致完谷不化的飧泄;小肠患胀病表现为小腹胀满,牵引腰部疼痛;膀胱患胀病表现为小腹胀满,小便不通;三焦患胀病,表现为气充塞皮肤,轻浮空虚,松弛;胆患胀病,表现为胁下疼痛胀满,口中发苦,经常叹息。以上这些脏腑的胀病,在产生和治疗原则上都有相同的规律,只有明确营卫气血运行逆顺的情况,从而运用恰当的针刺方法,才能治愈疾病。如果患虚证用泻法,患实证用补法,就会使神气不能内守,正气不能安定,真气动摇?易至人夭折。如果患虚证用补法,患实证用泻法,就能使神气内守,经脉、肌腠充实,这样做的人才可以被称为高明的医生。

黄帝说:胀病的产生和根源是什么?岐伯说:人体内的卫气,在正常情况下,常常伴随着血脉循行于分肉之间,其循行有逆顺的不同,且昼行于阳,夜行于阴,与脉中的营气相随而行,与自然界的规律相适应。营气行于脏腑的经脉,周而复始,也顺应自然界四季的次第变化,使水谷得以正常地化生精微。如果阴阳不相随,气厥于下,使营卫不能正常循行而凝滞,寒气上逆,邪气与正气相搏结,就会形成胀病。

黄帝说:很好!如何才能将这个问题讲述得更清楚浅显呢?岐伯说:邪气趁营卫循行紊乱时侵入,与真气相合便互相搏结,以致有的存在于血脉,有的存在于五脏,有的存于六腑,从而形成胀病。

黄帝说:讲得真好!

黄帝问岐伯道：前面讲过，胀病初起之时，不论虚实，一律应用泻法针刺，离病位较近的针刺一次，离病位较远的针刺三次。而有的针刺三次后胀病仍不见减轻，是什么原因呢？

岐伯回答说：这是指针刺时深入到肌肉的空隙，刺中了气血输注的穴位，故针刺一次或三次胀病即愈。如果针刺时没有深入到肌肉的空隙并刺中穴位，就会使经脉之气不能畅行，邪气闭留在内。如果妄中皮肉，则使卫气更加逆乱，阴阳营卫之气相互排斥。对于胀病而言，当用针刺泻法而不用，所以上逆之气不能下行。针刺三次后气仍不下行的，就必须调换其他的穴位，使上逆之气得以下行，这样胀病就可消除。如果胀病还没有消除，可再换穴位针刺，直至治愈疾病，不再有什么危险。对那些慢性胀病，一定要认真审察症状，当泻则泻，当补则补，就像以槌击鼓必有响声，胀病哪还有不消退的道理？

第三十六篇　五癃津液别

【原文】

黄帝问于岐伯曰：水谷入于口，输于肠胃，其液别为五。天寒衣薄则为溺与气，天热衣厚则为汗，悲哀气并则为泣，中热胃缓则为唾。邪气内逆，则气为之闭塞而不行，不行则为水胀，余知其然也，不知其何由生，愿闻其道。岐伯曰：水谷皆入于口，其味有五，各注其海，津液各走其道。故三焦出气，以温肌肉，充皮肤，为其律；其流而不行者为液。天暑衣厚则腠理开，故汗出；寒留于分肉之间，聚沫则为痛。天寒由腠理闭，气湿不行，水本留于膀胱，则为溺与气。五藏六府，心为之主，耳为之听，目为之候，肺为之相，肝为之将，脾为之卫，肾为之主外。故五藏六府之津液，尽上渗于目，心悲气并则心系急，心系急则肺举，肺举则液上溢。夫心系与肺，不能常举，乍上乍下，故咳而泣出矣。中热则胃中消谷，消谷则虫上下作，肠胃充郭故胃缓，胃缓则气逆，故唾出。五谷之津液，和合而为膏者，内渗入于骨空，补益脑髓，而下流于阴股。阴阳不和，则使液溢而下流于阴，髓液皆减而

下，下过度则虚，虚故腰背痛而胫痠。以阴阳气道不通，四海闭塞，三焦不泻，津液不化，水谷并行肠胃之中，别于回肠，留于下焦，不得渗膀胱，则下焦胀，水溢则为水胀，此津液五别之逆顺也。

【译文】

黄帝问岐伯道：水谷自口纳入，输送到肠胃，它化生的津液分别为五：当天气寒冷时，或穿衣过薄时，就变为小便与气；当天气炎热时，或穿衣过厚时，就成为汗液；遇悲感哀痛时，气机并合，则为眼泪；当中焦有热，胃功能弛缓时，就上泛而为唾液；当邪气内犯，气机闭塞而不行，则水气滞留而为水胀。这许多现象，我虽已能了解，但还不知五液是怎样生成的，请教其中的道理。

岐伯说：水谷都从口入，它有五种味道，各归其所喜的五脏，津液亦随其所喜而各走其道，故由三焦输出其气，来温养肌肉，充实皮肤，这就叫做"津"；其留而不行的叫做"液"。

炎暑之时，穿的衣服过厚，则腠理开张，故而汗出，如果寒邪稽留于分肉之间，将津液凝聚为沫汁而发生疼痛；天寒时腠理密闭，气湿不能从汗窍排泄，向下流于膀胱，就为小便与气。

五脏六腑以心为主宰，耳主听觉，眼主视觉，肺像宰相，肝像将军，脾像护卫，肾脏主骨而成形体。所以五脏六腑的津液，向上渗灌于眼睛，当心有悲哀气并时，心系就会引急，心系引急则肺叶上举，肺叶上举使津液向上泛溢。但心系急，肺叶不能经常上举，而是忽上忽下，故发生咳嗽与泪出。

中焦有热，胃中消化谷物过快，肠中寄生虫上下蠕动。若水谷使肠胃充廓，则胃的活动弛缓，胃弛缓则气上逆，而为唾液出。

五谷的津液，和合而成为脂膏，向内渗灌于骨孔，上行补益脑髓，向下流于生殖器。

如果阴阳不能调和，则使液下溢于阴窍，髓液也同时减少，流泄过度使真阴虚，虚则发生腰背疼痛、小腿部酸软。

如果阴阳气道不通，则四海闭塞，三焦不能输泻，津液不能化生，所受的水谷并聚于肠胃之中，最后别出于大肠，停留在下焦，不能将水分渗入膀胱，则下焦胀满，水液泛溢于外则为水胀。以上所说就是津液分别为五而后运行的正常与反常情况。

第三十七篇　五阅五使

【原文】

黄帝问于岐伯曰：余闻刺有五官五阅，以观五气。五气者，五藏之使也，五时之副也。愿闻其五使当安出？岐伯曰：五官者，五藏之阅也。黄帝曰：愿闻其所出，令可为常。岐伯曰：脉出于气口，色见于明堂，五色更出，以应五时，各如其常，经气入藏，必当治里。帝曰：善。五色独决于明堂乎？岐伯曰：五官已辨，阙庭必张，乃立明堂。明堂广大，蕃蔽见外，方壁高基。引垂居外，五色乃治，平博广大，寿中百岁。见此者，刺之必已，如是之人者，血气有余，肌肉坚致，故可苦以针。黄帝曰：愿闻五官。岐伯曰：鼻者，肺之官也；目者，肝之官也；口唇者，脾之官也；舌者，心之官也；耳者，肾之官也。黄帝曰：以官何候？岐伯曰：以候五藏。故肺病者，喘息鼻张；肝病者，眦青；脾病者，唇黄；心病者，舌卷短，颧赤；肾病者，颧与颜黑。黄帝曰：五脉安出，五色安见，其常色殆者如何？岐伯曰：五官不辨，阙庭不张，小其明堂，蕃蔽不见，又埤其墙，墙下无基，垂角去外，如是者，虽平常殆，况加疾哉。黄帝曰：五色之见于明堂，以观五藏之气，左右高下，各有形乎？岐伯曰：府藏之在中也，各以次舍，左右上下，各如其度也。

【译文】

黄帝问岐伯说：我听说针刺法有五官五阅（五官，即眼、耳、鼻、舌、唇。阅：是显现于外面而可以看到的意思。）法，可用来发观五种气色。五种气色是五脏的外在表现，并与五时气候相配合。我想知道五脏是怎样表现在外的。岐伯回答说：五官是五脏的外部表现。

黄帝说:我想了解五脏所表现出的征象,并将它作为诊病的常理。岐伯回答说:脉象反应在气口,气色表现在鼻部,五色的交替显现,与五时相对应,且各有一定的规律。由经脉传入内脏的,必当调治于里。

黄帝说:好。那么五色的表现仅反映在鼻吗? 岐伯回答说:五官之色,已经分明,天庭部位必须开阔饱满,才可由鼻测五色。若宽阔,颊部和耳门部显露于外,肌肉高厚隆满,耳垂向下向外,明显开豁,五色正常,五官位置平阔,就可享得百年高寿。这样的人患有疾病时,使用针刺一定能治愈,因为其气血充足,肌肉坚实,腠理致密。

黄帝说:五官与五脏的关系怎样? 岐伯说:鼻是肺脏的官窍;眼睛是肝脏的官窍;口唇为脾脏的官窍;舌为心脏的官窍;耳为肾脏的官窍。

黄帝说:由五官可以测知什么征候呢? 岐伯回答说:可以测候五脏的病变。肺脏有病时喘息急促,鼻翼翕动,肝脏有病时,眼角发青;脾脏有病时,口唇发黄;心脏有病时,则舌卷而短缩,两颧红赤;肾脏有病时,两颧及额部发黑。

黄帝说:五脏的脉象正常时,五色的表现也就正常,有的人气色和正常人一样,但一旦有病则会较严重,这是为什么? 岐伯回答说:五官功能失常,天庭不开阔,鼻子狭小,颊部和耳门部狭窄不显,肌肉瘦削,耳垂和耳上角向外反出。即使平时色脉正常,也是很衰弱的,何况患有疾病呢!

黄帝说:五色显现于鼻子,通过观察可推知五脏之气的变化,那么在鼻子的上下左右各有一定的表现吗? 岐伯说:脏腑在胸腹的里面,且各有一定的位置,所以反映在鼻子的五色。

第三十八篇　逆顺肥瘦

【原文】

黄帝问于岐伯曰:余闻针道于夫子,众多毕悉矣,夫子之道,应若失而据,未有坚然者也。夫子之间学熟乎,将审察于物而心生之乎? 岐伯曰:圣人之为道者,上合于天,下合于地,中合于人事,必有明法,以起度数,法式检押,乃后可传焉。故匠人不能释尺寸而意短长,废绳墨而起平水也,工人不能置规而为圆,去矩而为方。知用此者,固自然之物,易用之教逆顺之常也。黄帝曰:愿闻自然奈何? 岐伯曰:临深决水,不用功力,而水可竭也,循掘决冲,而经可通也。

此言气之清涩,血之清浊,行之逆顺也。黄帝曰:愿闻人之白黑肥瘦小长,各有数乎? 岐伯曰:年质壮大,血气充盈,肤革坚固,因加以邪,刺此者,深而留之,此肥人也。广肩腋项,肉薄厚皮而黑色,唇临临然,其血黑以浊,其气涩以迟,其为人也,贪于取与,刺此者,深而留之,多益其数也。黄帝曰:刺瘦人奈何? 岐伯曰:瘦人者,皮薄色少,肉廉廉然,薄唇轻言,其血清气滑,易脱于气,易损于血,刺此看,浅而疾之。黄帝曰:刺常人奈何? 岐伯曰:视其白黑,各为调之,其端正敦厚者,其血气和调,刺此者,无失常数也。黄帝:刺壮士真骨者奈何?岐伯曰:刺壮士真骨,坚肉缓节监监然,此人重则气涩血浊,刺此者,深而留之,多益共数;劲则气滑血清,刺此者,浅而疾之。黄帝曰:刺婴儿奈何?岐伯曰:婴儿者,其肉脆,血少气弱,刺此者,以毫针,浅刺而疾发针,日再可也。黄帝曰:临深决水奈何?岐伯曰:血清气浊,疾泻之,则气竭焉。黄帝曰:循掘决冲奈何?岐伯曰:血浊气涩,疾泻之,则经可通也。黄帝曰:脉行之逆顺奈何?岐伯曰:手之三阴,从藏走手;手之三阳,从手走头。足之三阳,从头走足;足之三阴,从足走腹。黄帝曰:少阴之脉独下行何也?岐伯曰:不然。夫冲脉者,五藏六府之海也,五藏六府皆禀焉。其上者,出于颃颡,渗诸阳,灌诸精;其下者,注少阴之大络,出于气街,循阴股内廉,入腘中,伏行骭骨内,下至内踝之后属而别;其下者,并于少阴之经,渗三阴;其前者,伏行出跗属,下循跗,入大指间,渗诸络而温肌肉。故别络结则跗上不动,不动则厥,厥则寒矣。黄帝曰:何以明之?岐伯曰:以言导之,切而验之,其非必动,然后乃可明逆顺之行也。黄帝曰:窘乎哉!圣人之为道也。明于日月,微于毫厘,其非夫子,孰能道之也。

【译文】

黄帝问岐伯道:听先生讲解针道后,我理解了很多。据先生所讲的针刺理论去治病,全都手到病除,病邪从来没有顽固停留不去的。先生的学问究竟是由勤学好问而熟能生巧呢?还是由于缜密地观察而后思考得来的呢?岐伯说:圣人所行的针道,符合于天地自然与社会人事的变化规律,所

以必定有明确的法则,作为推理研究的标准,订立各种方式、方法与规则,然后才可流传于后世。犹如匠人不能离开尺寸而猜测长短,废除绳墨而求得平直;工人不能放弃圆规而划出圆形,丢开矩尺而划出方形。懂得了运用这些法则,便可根据客观事物,教导人们用简易的方法,来掌握经脉逆顺的常规。

黄帝道:希望听你讲讲怎样适应自然?岐伯说:譬如从深处决堤放水,不要用多大的工夫和劳力,就可以将水放尽;沿着窟洞来决开要塞,则直行的大道,就很容易通行了。用这些例子,就可以说明人体气机的滑涩,血液的清浊,经气运行的逆顺了。

黄帝道:希望听你讲讲人的皮肤黑白、形体肥瘦、年龄长幼,在针刺时的深浅和次数上有一定的标准吗?岐伯说:壮年而体格魁梧的人,气血充盛。皮肤坚固。因感受邪气而发病,可以深刺而留针,这是肥壮人的刺法。病者肩腋部宽阔,项部的肌肉瘦薄,皮肤粗厚而色黑,口唇厚下垂;他的血色深而浓厚,气行涩而迟滞,性格好胜而勇于进取,对这种患者可深刺留针。并且可以增加针刺的次数。

黄帝道:刺瘦人是怎样的?岐伯说:瘦人的皮肤薄,颜色淡,肌肉消瘦,口唇薄。言语声音轻,他的血清稀,气滑利,既容易脱气,也容易损血,对这种患者应该浅刺而出针要快。

黄帝道:刺一般的人是怎样的?岐伯说:这要辨别他肤色的黑白,用不同的方法调治。对于端正敦厚的人,他的血气也是调和的,对这种患者不要违反常规针法。

黄帝道:针刺壮年骨骼坚固的人是怎

样的？岐伯说：针刺壮年骨骼坚固的人，肌肉结实，关节舒缓，坚强有力。这种患者，如果是稳重不好动的人，多属气涩血浊，针刺时应当深刺而留针，并且要增加针刺的次数；如果是活泼好动的人，多属气滑血清，针刺时应当用浅刺法，出针要快。

黄帝道：针刺婴儿是怎样的？岐伯说：婴儿的肌肉柔脆。血少气弱，针刺时应当用毫针，浅刺而快出针，一天可以针刺两次。

黄帝道："临深决水"在针刺上是怎样的？岐伯说：血清而气浊的，应迅速用泻法，则邪气就可去尽了。黄帝道："循掘决冲"又是什么意思呢？岐伯说：血浊而气涩的，迅速用泻法，则经血就可畅通了。

黄帝道：经脉循行的逆顺情况怎样？岐伯说：手三阴经脉，足从内脏走向手部；手三阳经脉，是从手部走向头部；足三阴经脉，是从头部走向足部；足三明经脉，是从足部走向腹部。

黄帝道：唯独足少阴经脉下行，是什么缘故？岐伯说：不是这样的。大凡冲脉，是五脏六腑气血汇聚的地方，而五脏六腑都禀受它的气血的濡养，它上行的部分，出于咽后壁上的后鼻道，能渗入阳经，灌注精气；下行的部分，输注于足少阴经的大络，由气街部出行，沿大腿内侧。下入膝腘窝中。伏行于胫骨之内，再下至内踝后跟骨上缘而别行；下行的又一支。与足少阴经相并而行。渗入三阴经；行于前面的，从内踝后的深部出于跟骨结上缘，下沿足背走入足大趾内，渗入该部的诸络脉而温养肌肉。所以该脉的别络瘀结时，在足背上的脉就不跳动，以致经气厥逆而足胫寒冷。黄帝道：用什么方法查明经气的逆顺呢？岐伯说：开导病人问明症状，用手切足背动脉验其是否跳动，如果它不是厥逆，该处必定有脉跳动，然后就可辨明经脉循行的逆顺情况。

黄帝说：圣人论述的针道真深奥难懂啊！比日月还光明，比毫厘还细微，而能讲解这些道理，又非您莫属了！

第三十九篇　血络论

【原文】

黄帝曰：愿闻其奇邪而不在经者。岐伯曰：血络是也。黄帝曰：刺血络而仆者，何也？血出而射者，何也？血少黑而浊者，何也？血出清而半为汁者，何也？发针而肿者，何也？血出若多若少而面色苍苍者，何也？发针而面色不变而烦悗者，何也？多出血而不动摇者，何也？愿闻其故。岐伯曰：脉气盛而血虚者，刺之则脱气，脱气则仆。血气俱盛而阴气多者，其血滑，刺之则射；阳气畜积，久留而不泻者，其血黑以浊，故不能射。新饮而液渗于络；而未合和于血也，故血出而汁别焉；其不新饮者，身中有水，久则为肿。阴气积于阳，其气因于络，故刺之，血未出而气先行，故肿。阴阳之气，其新相得而未和合，因而泻之，由阴阳俱脱，表里相离，故脱色而苍苍然。刺之血出多，色不变而烦愧者，刺络而虚经，虚经之属于明者，阴脱，故烦愧。阴阳相得而合为痹者，此为内溢于经，外注于络，如是者,阴阳俱有余,虽多出血而弗能虚也。黄帝曰:相之奈何?岐伯曰:血脉者,盛坚横以赤,上下无常处,小者如针。大者如筋,则而泻之万全也,故无失数矣;失数而反,各如其度。黄帝曰:针入而肉著者,何也?岐伯曰:热气因于针则针热,热则肉著于针,故坚焉。

【译文】

黄帝说:请你讲解一下由奇邪所导致的,又不在经脉中的病变情况。岐伯回答说:这是病邪滞于络脉导致的病变。

黄帝说:刺血络放血时病人昏倒,是什么原因?针刺后血液喷射而出,是什么原因?放出的血色黑浓厚,又是什么原因?放出的血清稀,有一半像水汁,是什么原因?出针后局部皮肤肿起,是什么原因?放出的血或多或少,面色苍白,是什么原因?面色无变化,但心胸烦闷,是什么原因?出血虽多,但无痛苦,是什么原因?

岐伯回答说:脉气盛但血虚的人,针刺时就会脱气,气脱人就会昏倒;血气虽然俱盛但经脉中阴气较多,所以它的血行滑利,络脉放血时就会血出如喷;阳气蓄积于血络之中,长时间不能外泄,所以血色黑浓厚,不能喷射而出;刚刚喝过水,水液渗入络脉,尚未与血混合时,针刺出的血便清稀;如果不是刚饮过水,那就说明病人体内积有水气,日久便会形成水肿;阴气积蓄于阳分,困滞在络脉,故针刺时血未出而气先行,阴气闭于肉腠则使皮肤发肿;阴阳二气刚刚相合而尚未协调,此时用泻法针刺,就会使阴阳耗散,表里相离,出现面色苍白的现象;刺络时出血较多,但面色不变而心胸烦闷的,是由于刺络使经脉变虚,而虚的经脉连属于五脏之阴,脏虚则阴虚,所以心胸烦闷;阴邪阳邪相合而形成痹证,使邪气内溢于经,外注于络,这样阴分阳分的邪气都有余,所以针刺时虽出血较多,经脉也不会变虚。

黄帝说:怎样观察血络呢?岐伯回答说:血脉盛的,络脉坚硬胀满而发赤,或上或下,无固定的部位,小的像针,大的像筷子。在这种情况下,用刺络放血的方法会万无一失。但施治时,切不可违反针刺的原则,否则,就会导致上述不良后果。

黄帝说:针刺入肌体后,被肌肉裹住针身,是什么原因?岐伯回答说:这是因为机体的热气使针发热,针身发热,就会使肌肉和针裹在一起了,所以坚实不易转动。

第四十篇　阴阳清浊

【原文】

黄帝曰:余闻十二经脉,以应十二经水者,其五色各异,清浊不同,人之血气若一,应之奈何?岐伯曰:人之血气,苟能若一,则天下为一矣,恶有乱者乎?黄帝曰:余问一人,非问天下之众。岐伯曰:夫一人者,亦有乱气,天下之众,亦有乱人,其合为一耳。黄帝曰:愿闻人气之清浊。岐伯曰:受谷者浊,受气者清。清者注阴,浊者注阳。浊而清者,上出于咽;清而浊者,则下行。清浊相干,命曰乱气。黄帝曰:夫阴清而阳浊,浊者有清,清者有浊,清浊别之奈何?岐伯曰:气之大别,清者上注于肺,浊者下走于胃。胃之清气,上出于口;肺之浊气,下注于经,内积于海。黄帝曰:诸阳皆浊,何阳浊甚乎?岐伯曰:手太阳独受阳之浊,手太阴独受阴之清,其清者上走空窍,其浊者下行诸经。诸阴皆清,足太阳独受其浊。黄帝曰:治之奈何?岐伯曰:清者其气滑,浊者其气涩,此气之常也。故刺阴者,深而留之;刺阳者,浅而疾之;清浊相干者,以数调之也。

【译文】

黄帝道:我听说人体的十二经脉与自然界的十二经水相应,水色的青黄赤白黑不一样,清浊也各不相同,而人身的血气都是一样的,其相应的状况怎样?岐伯说:人体内的血气,假使能够一样的话,那么推及天下的人也就相合为一了,哪里还会有变乱的情况发生呢?

黄帝道:我所问的是一个人的情况,并不是问天下众多的人啊!岐伯说:一个人的体内也是有气乱情况的,而在天下众多人之内,也有变乱的人,总的看来其道理都是一样的。

黄帝道:请你讲一讲人身之气的清浊情况。岐伯说:人所受谷物化生之气是浊的,所受饮料与空气化生之气是清的。清气注入于阴分,浊气输布于阳分。但水谷浊气之中的清气可上升于咽喉,清气之中的浊气可以下行。如果清气与浊气互相混淆,不能分别而行。升降失却其常,这就叫做"乱气"。

黄帝道:所谓阴清而阳浊,浊气之中有清气,清气之中有浊气,究竟清气与浊气怎样来分别呢?岐伯说:气的大致区别:清气是先上注于肺脏的,浊气是先下行而走入于胃腑的。胃腑的浊气所化生的清气,又能上升于口。肺脏的清气所化生的浊气,又能下注于经脉,内积于气海。

黄帝道:所有阳经都是浊的,哪一经的浊气为最甚呢?岐伯说:所有阳经中以手太阳经的浊气为最甚,因其独受诸阳经的浊气;所有阴经中以手太阴经的清气为最甚,因其独受诸阴经的清气。大体上说:清气上走于空窍,浊气下行于诸经。而在诸阴经中都是清气,只有足太阴经独受阴经的浊气,是为清中之浊。

黄帝道:对清浊之气的刺法怎样呢?岐伯说:凡是受清气的都比较滑利,受浊气的都比较滞涩,这是一般情况。所以刺阴经时要深刺而留针;刺阳经时要浅刺而快出针;如果清浊互相干扰紊乱,就要根据具体情况,按常规分别调治。

灵枢篇 卷十一

第四十一篇 阴阳系日月

【原文】

黄帝曰:余闻天为阳,地为阴,日为阳,月为阴,其合之于人奈何?岐伯曰:腰以上为天,腰以下为地,故天为阳,地为阴。故足之十二经脉,以应十二月,月生于水,故在下者为阴;手之十指,以应十日,日主火,故在上者为阳。黄帝曰:合之于脉奈何? 岐伯曰:寅者,正月之生阳也,主左足之少阳;未者六月,主右足之少阳。卯者二月,主左足之太阳;午者五月,主右足之太阳。辰者三月,主左足之阳明;巳者四月,主右足之阳明,此两阳合于前,故曰阳明。申者七月之生阴也,主右足之少阴;丑者十二月,主左足之少阴。酉者八月,主右足之太阴;子者十一月,主左足之太阴。戌者九月,主右足之厥阴;亥者十月,主左足之厥阴,此两阴交尽,故曰厥阴。甲主左手之少阳,己主右手之少阳。乙主左手之太阳,戊主右手之太阳。丙主左手之阳明,丁主右手之阳明,此两火并合,故为阳明。庚主右手之少阴,癸主左手之少阴。辛主右手之太阴,壬主左手之太阴。故足之阳者,阴中之少阳也;足之阴者,阴中之太阴也。手之阳者,阳中之太阳也;手之阴者,阳中之少阴也。腰以上者为阳,腰以下者为阴。其于五藏也,心为阳中之太阳,肺为阴中之少阴,肝为阴中之少阳,脾为阴中之至阴,肾为阴中之太阴。黄帝曰:以治之奈何? 岐伯曰:正月、二月、三月,人气在左,无刺左足之阳;四月、五月、六月,人气在右,无刺右足之阳;七月、八月、九月,人气在右,无刺右足之阴;十月、十一月、十二月,人气在左,无刺左足之阴。黄帝曰:五行以东方为甲乙木王春,春者苍色,主肝。肝者,足厥阴也。今乃以甲为左手之少阳,不合于数何也? 岐伯曰:此天地之阴阳也,非四时五行之以次行也。且夫阴阳者,有名而无形,故数之可十,离之可百,散之可千,推之可万,此之谓也。

【译文】

黄帝说:听说天为阳,地为阴,日为阳,月为阴,它们与人是怎样相对应的呢? 岐伯说:将人体腰以上的部位,称为天;腰以下的部位,称为地。故天为阳,地为阴。足的十二经脉,分别与一年中的十二个月相应,月生于水,属阴,所以在下的属阴;手的十指,分别与十日相应,日生于火,属阳,所以在上的为阳。

黄帝说:十二月和十日,如何与经脉相应合?

岐伯回答说:正月建寅,是阳气生发的月份,应合于左足的少阳经;六月建未,应合于右足的少阳经;二月建卯,应合于左足的太阳经;五月建午,应合于右足的太阳经;三月建辰,应合于左足的阳明经;四月建巳,应合于右足的阳明经。因三、四月所应合的经脉夹在太阳、少阳经之间,而为两阳合明,所以叫阳明。七月建申,是阴气生发的月份,应合于右足的少阴经;十二月建丑,应合于左足的少阴经;八月建酉,应合于右足的太阴经;十一月建子,应合于左足的太阴经;九月建戌,应合于右足的厥阴经;十月建亥,应合于左足的厥阴经。因为九、十两月所应合的经脉夹在两阴的中间,两阴交会,所以称为厥阴。

甲日与左手的少阳经相应,己日与右手的少阳经相应,乙日与左手的太阳经相应,戊日与右手的太阳经相应,丙日与左手的阳明经相应,丁日与右手的阳明经相应。丙丁都属火,丙、丁日两火合并,所以称为阳明。庚日与右手的少阴经相应,癸日与左手的少阴经相应,辛日与右手的太阴经相应,壬日与左手的太阴经相应。

黄帝内经白话精解

　　足在下属阴,所以足的阳经,为阴中的少阳;足的阴经,为阴中的太阴。手在上属阳,手的阳经,为阳中的太阳;手的阴经,为阳中的少阴。腰部以上属阳位,腰部以下属阴位。

　　以五脏来说,心脏为阳中的太阳,肺脏为阳中的少阴,肝脏为阴中的少阳,脾为阴中的至阴,肾脏为阴中的太阴。

　　黄帝说:如何将这些应用在治疗上呢? 岐伯说:在正月、二月、三月,人的阳气偏重在左,不要针刺左足的三阳经;四月、五月、六月,人的阳气偏重在右,不要针刺右足的三阳经;七月、八月、九月,人的阴气偏重在右,不要针刺右足的三阴经;十月、十一月、十二月,人的阴气偏左,不要针刺左足的三阴经。

　　黄帝说:五行中东方甲乙木与春季相应,春季的颜色为青色,在内与肝脏相应,肝的经脉是足厥阴经,现在以甲日作为左手的少阳经,不就与五行配天干的规律不符了吗? 岐伯说:这是根据天地阴阳的变化规律来说明手足经脉的阴阳属性的,不是按照四时五行的次序来划分阴阳的。并且阴阳是抽象的概念,有名无形,所以用阴阳对立统一的观点来说明事物,可以举一反三了。

第四十二篇　病　传

【原文】

　　黄帝曰:余受九针于夫子,而私览于诸方,或有导引行气,乔摩、灸、熨、刺、炳。饮药之一者,可独守耶,将尽行之乎? 岐伯曰:诸方者,众人之方也,非一人之所尽行也。黄帝曰:此乃所谓守一勿失万物华者也。今余已闻阴阳之要,虚实之理,倾移之过,可治之属,愿闻病之变化,淫传绝败而不可治者,可得闻乎? 岐伯曰:要乎哉问!道,昭乎其如日醒,窘乎其如夜瞑,能被而服之,神与俱成,毕将服之,神自得之,生神之理,可著于竹帛,不可传于子孙。黄帝曰:何谓日醒? 岐伯曰:明于阴阳,如惑之解,如醉之醒。黄帝曰:何谓夜瞑? 岐伯曰:暗乎其无声,漠乎其无形,折毛发理,正气横倾,淫邪泮衍,血脉传溜,大气入藏,腹痛下淫,可以致死,不可以致生。黄帝曰:大气入藏奈何? 岐伯曰:病先发于心,一日而之肺,三日而之肝,五日而之脾,三日不已,死,冬夜半,夏日中。病先发于肺,三日而之肝,一日而之脾,五日而之胃,十日不已,死,冬日入,夏日出。病先发于肝,三日而之脾,五日而之胃,三日而之肾,三日不已,死,冬日入,夏蚤食。病先发于脾,一日而之胃,二日而之肾,三日而之膂膀胱,十日不已,死,冬入定,夏晏食。病先发于胃,五日而之肾,三日而之膂膀胱,五日而上之心,二日不已,死,冬夜半,夏日昳。病先发于肾,三日而之膂膀胱,三日而上之心,三日而之小肠,三日不已,死,冬大晨;夏早哺。病先发于膀胱,五日而之肾,一日而之小肠,一日而之心,二日不已,死,冬鸡鸣,夏下哺。诸病以次相传,如是者,皆有死期,不可刺也;间一藏及二三四藏者,乃可刺也。

黄帝内经白话精解

【译文】

黄帝说：我从先生这里学习了九针的知识，自己又阅读了一些方书，其中有导引行气、按摩、灸、熨、针刺、火针及服药等疗法，在应用时，是只采取其中的一种疗法呢？还是同时采用多种疗法呢？岐伯说：方书上所谈到的各种疗法，是为适应治疗许多人的不同疾病的。并不是对一个病人将多种疗法都使用上的。

黄帝说：这就是掌握了一个总的原则而不遗忘，就能解决各种事物复杂的问题。现在我已经懂得了阴阳的要点，虚实的理论，因失于调护而造成的疾病，以及治愈疾病的各种方法，我希望了解疾病变化的情况，以及病邪传变致使脏气败绝而不易救治的道理，你能告诉我吗？岐伯说：这个问题至关重要。这些医学道理，明白了它就像白天一样头脑清醒，如不明白就像在黑夜中闭上眼睛，什么都难以察觉，所以不但要接受和掌握这些道理，还要按照它去实际运用，聚精会神地体验和探索，就能达到全部理解的境地，而在实际应用的过程中，也就会抓住要领，出神入化，得心应手，对这些理论，应当写在竹帛上传于后世，不应据为私有而只传给自己的子孙。

黄帝说：什么是日醒？岐伯说：明白了阴阳的道理，就好像迷惑的难题得到明确的解答，又像在酒醉后清醒过来一样。黄帝说：什么是夜瞑？岐伯说：病邪侵入人体后所引起的内部变化，既没有声音，也没有形象，看不见、摸不着，就像在黑夜闭上眼睛一样，什么都看不见，常在不知不觉之中出现了毛发毁折、腠理开泄多汗，若正气大伤，而邪气弥漫，可经过血脉传到内脏，就

会引起腹痛，脏腑功能逆乱，到了邪盛正虚的严重阶段，就不易救治了。

黄帝说：大气侵入内脏后，会发生什么样的病变？岐伯说：邪气入脏，若疾病先发生在心，过一天就传到肺，三天就传到肝，五天就传到脾，如再过三天不愈，就会死亡，冬天死于半夜，夏天死于中午。

若疾病先发生在肺，过三天就传到肝，一天就传到脾，五天就传到胃，如再过十天不愈，就会死亡，冬天死在日落的时候，夏天死在日出的时候。

若疾病先发生在肝，过三天就传到脾，五天就传到胃，三天就传到肾，如再过三天不愈，就会死亡，冬天死在日落的时候，夏天死在吃早餐的时候。

若疾病先发生在脾，过一天就传到胃，两天就传到肾，三天就传到脊背和膀胱，如再过十天不愈，就会死亡，冬天死在夜晚，人们刚入睡的时候，夏天死在吃晚饭的时候。

若疾病首先发生在胃，过五天就传到肾，三天就传到脊背和膀胱，五天就上传到心，如再过两天不愈，就会死亡，冬天死在半夜，夏天死在午后。

若疾病首先发生在肾，过三天就传到脊背和膀胱，三天就上传到心，三天就传到小肠，如再三天不愈，就会死亡。冬天死在天亮的时候，夏天死在黄昏的时候。

若疾病首先发生在膀胱，过五天就传到肾，一天就传到小肠，一天就传到心，如再过两天不愈，就会死亡，冬天死在鸡鸣的时候，夏天死在午后。

上述各脏发生疾病，都依相克的次序相传，这样就都有一定的死亡时间，所以不可用针刺；如果疾病传变次序是间隔一脏

相传的。或传至第二、三、四脏的,就可以 用针刺治疗。

第四十三篇　淫邪发梦

【原文】

黄帝曰:愿闻淫邪泮衍奈何?岐伯曰:正邪从外袭内,而未有定舍,反淫于藏,不得定处,与营卫俱行,而与魂魄飞扬,使人卧不得安而喜梦。气淫于府,则有余于外,不足于内;气淫于藏,则有余于内,不足于外。黄帝曰:有余不足有形乎?岐伯曰:阴气盛则梦涉大水而恐惧,阳气盛则梦大火而燔焫,阴阳俱盛则梦相杀。上盛则梦飞,下盛则梦堕,甚饥则梦取,甚饱则梦予。肝气盛则梦怒,肺气盛则梦恐惧、哭泣、飞扬,心气盛则梦善笑恐畏,脾气盛则梦歌乐、身体重不举,肾气盛则梦腰脊两解不属。凡此十二盛者,至而泻之,立已。厥气客于心,则梦见丘山烟火。客于肺,则梦飞扬,见金铁之奇物。客于肝,则梦山林树木。客于脾,则梦见丘陵大泽,坏屋风雨。客于肾,则梦临渊,没居于水中。客于膀胱,则梦游行。客于胃,则梦饮食。客于大肠,则梦田野。客于小肠,则梦聚邑冲衢。客于明,则梦斗讼自刳。客于阴器,则梦接内。客于项,则梦斩首。客于胫,则梦行走而不能前,及居深地窌苑中。客于股肱,则梦礼节拜起。客于胞膻则梦溲便。凡此十五不足者,至而补之立已也。

【译文】

黄帝说:我想听听邪气弥漫体内的变化情况是怎样的?岐伯说:正邪(指能够刺激身心正常活动的各种因素)从外侵袭人体,并无固定的部位,流窜于内脏,也不固定处所,当它与营卫之气并行时,就会导致魂魄游荡,使人坐卧不安而多梦。如果它侵扰到腑,则使在外的阳气有余,在内的阴气不足;如果它侵淫到脏,则使在内的阴气有余,在外的阳气不足。

黄帝说:有余与力不足,其表现怎样?岐伯说:如阴气盛,就会梦见趟渡大水而害怕;如阳气盛,就会梦见大火而感到灼热;如阴阳二气俱盛,就会梦见相互格斗残杀。如上体的邪盛,就会梦见自己飞腾向上;如下体的邪盛,就会梦见自己向下坠堕。过度饥饿时,会梦见索取食物;过饱时,会梦见予他人食物。肝气盛的人,会梦见发怒;肺气盛的人,会梦见恐惧、哭泣;心气盛的人,会梦见喜笑或恐怖畏惧;脾气盛的人,会梦见歌唱、欢乐或身体沉重;肾气盛的人,会梦见腰和脊背分离不相连属。这十二种因气盛引起的病,治疗时可分别根据梦境察知邪的所在而用针刺泻之。

如邪气侵犯到心脏,就会梦见山丘烟火;如侵犯到肺脏,就会梦见飞扬腾越,或见到金铁制成的奇怪的东西;如邪气侵犯到肝脏,就会梦见山林树木;如邪气侵犯到脾脏,就会梦见丘陵大泽和被风雨损坏的房屋;如邪气侵犯到肾脏,就会梦见自己身临深渊,或浸没在水中;如邪气侵犯到膀胱,就会梦见自己到处游荡;如邪气侵犯到胃,就会梦见饮食;如邪气侵犯到大肠,就会梦见广阔的田野;如邪气侵犯到小肠,就会梦见拥挤的交通要道;如邪气侵犯到胆,就会梦见与人争斗诉讼,破腹自杀;如邪气侵犯到生殖器,就会梦中性交;如邪气侵犯到项部,就会梦见自己被斩首;如邪气侵犯到足胫,就会梦见自己行而不前,以及被困于窖苑之中;如邪气侵犯到大腿和手臂,就会梦见行跪拜的礼节;如邪气侵犯到膀胱和直肠,就会梦见自己小便和大便。根据上述十五种因气虚而导致的梦境,治疗时可分别察知气虚的所在而用针刺补之。

第四十四篇 顺气一日分为四时

【原文】

黄帝曰:夫百病之所始生者,必起于燥湿、寒暑、风雨、阴阳、喜怒、饮食、居处,气合而有形,得藏而有名,余知其然也。夫百病者,多以旦慧昼安,夕加夜甚,何也?岐伯曰:四时之气使然。黄帝曰:愿闻四时之气。岐伯曰:春生夏长,秋收冬藏,是气之常也,人亦应之,以一日分为四时,朝则为春,日中为夏,日入为秋,夜半为冬。朝则人气始生,病气衰,故旦慧;日中人气长,长则胜邪,故安;夕则人气始衰,邪气始生,故加;夜半人气入藏,邪气独居于身,故甚也。黄帝曰:其时有反者何也?岐伯曰:是不应四时之气,藏独主其病者,是必以藏气之所不胜时者甚,以其所胜时者起也。黄帝曰:治之奈何?岐伯曰:顺天之时,而病可与期。顺者为工,逆者为粗。黄帝曰:善。余闻刺有五变,以主五输,愿闻其数。岐伯曰:人有五藏,五藏有五变,五变有五输,故五五二十五输,以应五时。黄帝曰:愿闻五变。岐伯曰:肝为牝藏,其色青,其时春,其日甲乙,其音角,其味酸。一心为牝藏,其色赤,其时夏,其日丙丁,其音徵,其味苦。脾为牝藏,其色黄,其时长夏,其日戊己,其音宫,其味甘。肺为牝藏,其色白,其时秋,其日庚辛,其音商,其味辛。肾为牝藏,其色黑,其时冬,其日壬癸,其音羽,其味咸。是为五变。黄帝曰:以主五输奈何?岐伯曰:藏主冬,冬刺井;色主春,春刺荥;时主夏,夏刺输;音主长夏,长夏利经;味主秋,秋刺合。是谓五变,以主五输。黄帝曰:诸原安合,以致六输?岐伯曰:原独不应五时,以经合之,以应其数,故六六三十六输。黄帝曰:何谓藏主冬,时主夏,音主长夏,味主秋,色主春?愿闻其故。岐伯曰:病在藏者,取之井;病变于色者,取之荥;病时间时甚者,取之腧;病变于音者,取之经,经满而血者;病在胃,及以饮食不节得病者,取之于合,故命曰味主合。是谓五变也。

【译文】

黄帝说:各种疾病在发生时,都由于燥湿寒暑风雨等外邪侵犯,房劳过度、喜怒不节等情志刺激、以及饮食起居失常所致。邪气侵犯之后,与正气相搏就会出现各种病态,邪气入脏都有一定的病名,这些情况我已经知道了。许多病人多在早晨病情减轻而神志清爽,白昼较安静,傍晚病势渐渐增重,夜间病势最甚,这是什么道理呢? 岐伯说:这是由于四时气候的不同变化而造成的。

黄帝说:想听你讲讲关于四时之气的问题。岐伯说:春天阳气生发,夏天阳气隆盛,秋天阳气收敛,冬天阳气闭藏,这是一年中四时之气变化的一般规律,人体的阳气变化也与此相应。以一昼夜来分四时,早晨就像春天,中午就像夏天,傍晚就像秋天,半夜就像冬天。人体早晨阳气生发,邪气衰退,所以病人感到神志清爽;中午人的阳气逐渐隆盛,正气能胜邪气,所以病人较安静;傍晚人的阳气开始收敛,邪气就会逐渐嚣张,所以病情加重;半夜人的阳气闭藏于内,只有邪气处于身形,所以疾病就甚重。

黄帝说:疾病在一天中的轻重变化,有时没有旦慧、昼安、夕加、夜甚的情况,这是为什么呢? 岐伯说:这是疾病变化不和四时之气相应,而由内脏单独对疾病发生决定性的影响,这样的疾病,必定在受病内脏被时日所克的时候就加重,若受病内脏能克制时日的时候病就轻减。黄帝说:怎样进行治疗呢? 岐伯说:治疗时,根据时日与受病脏气的五行关系施以补泻,使病脏不被时日克伐太过,疾病就可以预期治愈。能这样做,就是高明的医生,相反,就是粗率的医生。

黄帝说:好。我听说刺法中有根据五变以决定井、荥、输、经、合五输穴的,请讲一讲其中的规律。岐伯说:人有五脏,五脏各有相应的色、时、日、音、味的五种变化,每种变化都有井、荥、输、经、合五种腧穴分别与之相应,五五相乘,所以就有二十五个输穴,又分别与五季相应。黄帝说:想听你讲讲什么叫五变? 岐伯说:肝属木,为阴中之少阳,所以称为牡脏,在色为青,在时为春,在日为甲乙,在音为角,在味为酸;心属火,为阳中之太阳,所以称为牡脏,在色为赤,在时为夏,在日为丙丁,在音为徵,在味为苦;脾属土,为阴中之至阴。所以称为牝脏,在色为黄,在时为长夏,在日为戊己,在音为宫,在味为甘;肺属金,为阳中之少阴,所以称为牝脏,在色为白,在时为秋,在日为庚辛,在音为商,在味为辛;肾属水,为阴中之太阴,所以称为牝脏,在色为黑,在时为冬,在日为壬癸,在音为羽,在味为咸。这就是五变。

以五变分主五输穴是什么情况? 岐伯说:五脏主冬,冬季刺井穴;五色主春,春刺荥穴;五时主夏,夏季刺输穴;五音主长夏,长夏刺经穴;五味主秋,秋季刺合穴。这是五变分主五输的情况。

黄帝说:六腑的原穴是怎样配合成六输的呢? 岐伯说:只有原穴不与五时相配合,而把它归在经穴之中,以应五时六输之数,所以六六三十六个输穴。

黄帝问:什么叫做脏主冬,时主夏,音主长夏,味主秋,色主春? 我想知道其中的道理。岐伯说:病在脏的邪气深,治疗时应刺井穴;疾病变化显现于面色,治疗时应刺荥穴;病情时轻时重的,治疗时应刺输穴;疾病影响到声音发生变化的,应刺经穴;经脉盛满而有淤血,病在阳明胃,以及因饮食不节引起的疾病,治疗时都应刺合穴,所以说味主合。这就是与五变相应的针治法则。

第四十五篇 外 揣

【原文】

黄帝曰:余闻九针九篇,余亲授其调,颇得其意。夫九针者,始于一而终于九,然未得其要道也。夫九针者,小之则无内,大之则无外,深不可为下,高不可为盖,恍惚无穷,流溢无极,余知其合于天道人事四时之变也,然余愿杂之毫毛,浑束为一,可乎? 岐伯曰:明乎哉问也,非独针道焉,夫治国亦然。黄帝曰:余愿闻针道,非国事也。岐伯曰:夫治国者,夫惟道焉,非道,何可小大深浅,杂合而为一乎? 黄帝曰:愿卒闻之。岐伯曰:日与月焉,水与镜焉,鼓与响焉。夫日月之明,不失其影,水镜之察,不失其形,鼓响之应,不后其声,动摇则应和,尽得其情。黄帝曰:窘乎哉! 昭昭之明不可蔽。其不可蔽,不失阴阳也。合而察之,切而验之,见而得之,若清水明镜之不失其形也。五音不彰,五色不明,五藏波荡,若是则内外相袭,若鼓之应桴,响之应声,影之似形。故远者司外揣内,近者司内揣外,是谓阴阳之极,天地之盖,请藏之灵兰之室,弗敢使泄也。

【译文】

黄帝说:我读过关于九针的九篇文章,并亲自验证了它的规律,也大致领会了其中的道理。九针从第一针开始,到第九针终止,都隐藏了许多深刻的道理,我还没能真正掌握它的要领。九针的道理,精微宏大,高深玄妙,应用无穷。我知道它符合天道、人事以及四时的变化,想把这复杂如牛毛的论述归纳成一个纲要,不知是否可以? 岐伯说:你问得真高明啊! 不但针刺的道理如此,就是治理国家,也应如此。

黄帝说:我想听的是针刺的道理,不是谈论国事。岐伯说:治理国家,应该有个总的纲领,如果没有总的纲领,怎么能将大、小、深、浅各种复杂的事物统一在一起呢?

黄帝说:希望您详尽地讲一下。岐伯说:这可用日和月、水和镜、鼓和响来作比喻。日月照耀物体,必定会有物体的影子出现;水和镜可以清楚地反映物体的形态;击鼓时会发出响声,声音和击鼓的动作几乎是同时发生的。凡形影、声响是相应和的,懂得了这些,也就能完全理解针刺的道理了。

黄帝说:这是个使我发窘的问题。日月的光明不可遮蔽,它之所以不可遮蔽,是因为不失阴阳的道理。临床上要把各种情况结合起来观察,并通过切脉来验证,以望诊来获知外部的病象,就像清水、明镜不失真一样。若人的五音不响亮? 五色不鲜明,就说明五脏的功能有了异常变动,这就是内外相互影响的道理,就如同以桴击鼓,响声随之而发生,也像影子跟随形体而又与形体相似一样。所以通过观察病人体表的变化,就可测知内脏的变化;检查出内脏的变化,也可以推测显现于外表的证候。这就是阴阳理论的重点。天地之大,无不包括在阴阳的范围之内。请让我把它珍藏在灵兰之室。不要让它流失。

灵枢篇　卷十二

第四十六篇　五　变

【原文】

黄帝问于少俞曰：余闻百疾之始期也，必生于风雨寒暑，循毫毛而入腠理，或复还，或留止，或为风肿汗出，或为消瘅，或为寒热，或为留痹，或为积聚，奇邪淫溢，不可胜数，愿闻其故。夫同时得病，或病此，或病彼，意者天之为人生风乎，何其异也？少俞曰：夫天之生风者，非以私百姓也，其行公平正直，犯者得之，避者得无殆，非求人而人自犯之。黄帝曰：一时遇风，同时得病，其病各异，愿闻其故。少俞曰：善乎能问！请论以比匠人。匠人磨斧斤砺顶刀，削斫材木。木之阴阳，尚有坚脆，坚者不入，脆者皮弛，至其交节，而缺斤斧焉。夫一木之中，坚脆不同，坚者则刚，脆者易伤，况其材木之不同，皮之厚薄，汁之多少，而各异耶。夫木之早花先生叶者，遇春霜烈风，则花落而叶萎；久曝大旱，则脆木薄皮者，枝条汁少而叶萎；久阴淫雨，则薄皮多汁者，皮溃而漉；卒风暴起，则刚脆之木，枝折杌伤；秋霜疾风，则刚脆之木，根摇而叶落。凡此五者，各有所伤，况于人乎。黄帝曰：以人应木奈何？少俞答曰：木之所伤也，皆伤其枝，枝之刚脆而坚，未成伤也。人之有常病也，亦因其骨节皮肤腠理之不坚固者，邪之所舍也，故常为病也。黄帝曰：人之善病风厥漉汗者，何以候之？少俞答曰：肉不坚，腠理流，则善病风。黄帝曰：何以候肉之不坚也？少俞答曰：腘肉不坚

而无分理，理者粗理，粗理而皮不致者，腠理疏。此言其浑然者。黄帝曰：人之善病消瘅者，何以候之？少俞答曰：五藏皆柔弱者，善病消津。黄帝曰：何以知五藏之柔弱也？少俞答曰：夫柔弱者，必有刚强，刚强多怒，柔者易伤也。黄帝曰：何以候柔弱之与刚强？少俞答曰：此人薄皮肤而目坚固以深者，长冲直扬，其心刚，刚则多怒，怒则气上逆，胸中蓄积，血气逆留，髋皮充肌，血脉不行，转而为热，热则消肌肤，故为消瘅，此言其人暴刚而肌肉弱者也。黄帝曰：人之善病寒热者，何以候之？少俞答曰：小骨弱肉者，善病寒热。黄帝曰：何以候骨之小大，肉之坚脆，色之不一也。少俞答曰：颧骨者，骨之本也。颧大则骨大，颧小则骨小。皮肤薄而其肉无䐃，其臂儒懦然，其地色殆然，不与其天同色，污然独异，此其候也。然后臂薄者，其髓不满，故善病寒热也。黄帝曰：何以候人之善病痹者？少俞答曰：粗理而肉不坚者，善病痹。黄帝曰：痹之高下有处乎？少俞答曰：欲知其高下者，各视其部。黄帝曰：人之善病肠中积聚者，何以候之？少俞答曰：皮肤薄而不泽，肉不坚而淖泽，如此则肠胃恶，恶则邪气留止，积聚乃伤。脾胃之间，寒温不次，邪气稍到；蓄积留止，大聚乃起。黄帝曰：余闻病形，已知之矣，愿闻其时。少俞答曰：先立其年，以知其时，时高则起，时下则殆，虽不陷下，当年有冲通，其病必起，是谓因形

而生病,五变之纪也。

【译文】

黄帝问少俞道:我听说许多疾病开始的时候,必定由于风、雨、寒、暑而引起,邪气沿着毫毛而侵入到腠理,有的能够由表复出,有的停留在体内,或发为风肿汗出,或发为消瘅,或发为寒热,或留而为痹,或成为积聚,因时令反常而浸淫泛溢于人体的病邪,其引起的病证甚至数不尽,希望听你讲讲其中的缘故。至于有些人同时得病,有的患这种病,有的患另一种病,我以为自然气候对人的影响是不同的,否则,何以病变有种种区别呢?少俞说:大凡自然界的邪气,并不偏私于哪一种人,凡是冒犯了它的就会得病,避开了它的就不会发生危险,这不是邪气来伤人,而是人们自己去触犯了邪气而发病的。

黄帝道:有些人在同一时候遭遇到邪气,又同样地患了病,可是他们的病证各不相同,希望听你讲讲其中的缘故。少俞说:这个问题提得很好! 请让我借匠人伐木作个比喻吧。匠人磨砺刀斧用来砍削木材,因为木的阴阳面有坚脆的不同,坚实处刀斧就不容易砍入,脆弱处因外皮松弛而容易砍入,遇到有节的地方,甚至会把刀斧都砍缺了锋口。在同一种木材中,有坚脆的不同,坚硬处就难砍,脆弱处就易砍,何况不同的木材,它们皮有厚薄,汁有多少,性质坚脆各异。大凡树木花开得早而先生叶子的,遇到春霜或大风,就会使花落而叶萎;假使长期的烈日干旱,就会使性脆皮薄的树木,枝条少汁而叶萎;假使长期的阴天下雨,就会使皮薄汁多的树木,外皮溃烂而

渗水;假使突然起了暴风,就会使性质刚脆的树木,干枝折伤;假使秋天下霜而又有剧烈的风,就会使性质刚脆的树木,根部摇动而叶子坠落。上述五种不同的情况,各有其损伤的原因及程度的不同,何况人呢?

黄帝说:以人与树木的变化相应来比喻,是怎样的呢? 少俞答道:树木受伤,都是伤其树枝,凡树枝刚脆而坚实的,就不会受伤了。人体容易患病,也是因为骨节、皮肤、腠理的不坚固,容易为邪气所侵犯而稽留,所以容易发病。

黄帝说:有些人容易患风气厥逆而漉漉汗出的疾病,病该怎样观察呢? 少俞答道:凡肌肉脆弱,腠理疏松,就容易为风邪侵袭而致病。黄帝说:怎样看出肌肉脆弱呢? 少俞答道:凡咽部的肌肉不坚实,并且没有分理;即使有分理也比较粗疏,分理粗疏皮肤不致密的,腠理疏松。

黄帝说:有些人容易患消瘅病,应该怎样观察呢? 少俞答道:五脏都很柔弱的人,就容易发生消瘅病。黄帝说:怎样知道五脏是柔弱的呢? 少俞答道:大凡五脏柔弱的人,必定心性刚强,心性刚强则多怒,故五脏柔弱的人就容易受到损伤。黄帝说:怎样观察五脏柔弱与心性刚强呢? 少俞答道:这种人皮肤脆薄,但是眼睛生得很坚固深入,眉毛竖起,心性刚暴,心性刚暴就容易发怒,怒则使气上逆,而积蓄在胸中,血与气交阻而停留,充扩于肌肉皮肤之间,使血脉不得畅流而生郁热,热则消烁肌肉皮肤,而成为消瘅。这就是指性情刚暴而肌肉脆弱的人而言。

黄帝说:有些人容易患寒热病,应该怎样观察呢? 少俞答道:凡是骨骼细小,肌肉

脆弱的人,就容易患寒热病。黄帝说:应该怎样观察骨骼的大小、肌肉的坚脆、气色的不同呢?少俞答道:面部颧骨是骨骼的基本标志。颧骨大则周身的骨骼也大,颧骨小则周身的骨骼也小。皮肤薄弱肌肉也不能隆起,薄弱而无力,面部下巴的气色晦浊无神,与天庭的气色不一致,像蒙有一层污垢为其特点。同时,臂部肌肉薄弱,其骨髓必不充实,所以容易患寒热病。

黄帝说:怎样观察容易患痹病的呢?少俞答道:腠理粗疏而肌肉不坚实,则容易患痹病。黄帝道:痹病的部位上下有一定的处所吗?少俞答道:要知道痹病部位的高下,必须观察各个部位的虚弱情况。

黄帝说:有些人容易患肠中积聚,应该怎样观察呢?少俞答道:皮肤薄弱缺乏润泽,肌肉不结实而缺乏滑泽,这样,就可知他的肠胃功能不健,故邪气容易停留而成积聚,致伤及脾胃的正常功能。如果在脾胃之间因寒温不调,即使邪气轻微,也会蕴蓄停留,而形成积聚病。

黄帝说:关于病形的情况,我已经知道了,再想听听产生疾病与时令的关系。少俞答道:首先要确定整个一年的气候概况,然后再掌握各个时令的气候。凡在气候对疾病有利之时,其病就会好转,气候对疾病不利之时,病就会恶化,有时虽然某一时令的气候变化并不剧烈,但因该年气候对其人体不适应,也可以引起发病。这就是由于形体素质不同而发生各种疾病的,以上都是五变的纲要。

第四十七篇 本 藏

【原文】

黄帝问于岐伯曰:人之血气精神者,所以奉生而周于性命者也。经脉者,所以行血气而营阴阳,儒筋骨,利关节者也。卫气者,所以温分肉,充皮肤,肥腠理,司关阖者也。志意者,所以御精神,收魂魄,适寒温,和喜怒者也。是故血和则经脉流行,营复阴阳,筋骨劲强,关节清利矣。卫气和则分肉解利,皮肤调柔,腠理致密矣。志意和则精神专直,魂魄不散,悔怒不起,五藏不受邪矣。寒温和则六府化谷,风痹不作,经脉通利,肢节得安矣。此人之常平也。五藏者,所以藏精神血气魂魄者也。六府者,所以化水谷而行津液者也。此人之所以具受于天也,无愚智贤不肖,无以相倚也。然有其独尽天寿,而无邪僻之病,百年不衰,虽犯风雨卒寒大暑,犹有弗能害也;有其不离屏蔽室内,无怵惕之恐,然犹不免于病,何也?愿闻其故。岐伯对曰:窘乎哉问也!五藏者,所以参天地,副阴阳,而连四时,化五节者也。五藏者,固有小大高下坚脆端正偏倾者;六府亦有小大长短厚薄结直缓急。凡此二十五者,各不同,或善或恶,或吉或凶,清责其方。心小则安,邪弗能伤,易伤以忧;心大则忧不能伤,易伤于邪。心高则满于肺中,悗而善忘,难开以言;心下则藏外,易伤于寒,易恐以言。心坚则藏安守固;心脆则善病消瘅热中。心端正则和利难伤;心偏倾则操持不一,无守司也。肺小则少饮,不病喘喝;肺大则多饮,善病胸痹喉痹逆气。

肺高则上气肩息咳;肺下则居贲迫肺,善胁下痛。肺坚则不病咳上气;肺脆则苦病消瘅易伤。肺端正则和利难伤;肺偏倾则胸偏痛也。肝小则藏室,无胁下之病;肝大则通胃迫咽,迫咽则苦膈中,且胁下痛。肝高则上支贲,切胁说,为息贲;肝下则通胃,胁下空,胁下空则易受邪。肝坚则藏安难伤;肝脆则善病消瘅易伤。肝端正则和利难伤;肝偏倾则胁下痛也。脾小则藏安,难伤于邪也;脾大则若凑肋而痛,不能疾行。脾高则做引季胁而痛;脾下则下加于大肠;下加于大肠则藏苦受邪。脾坚则藏安难伤;脾脆则善病消瘅易伤。脾端正则和利难伤;脾偏倾则善满善胀也。肾小则藏安难伤;肾大则善病腰痛,不可以俯仰,易伤以邪。肾高则苦背膂痛,不可以俯仰;肾下则腰沉痛,不可以俯仰,为孤疝。肾坚则不病腰背痛;肾脆则善病消瘅易伤。肾端正则和利难伤;肾偏倾则苦腰尻痛也。凡此二十五变者,人之所苦常病。黄帝曰:何以知其然也? 岐伯曰:赤色小理者心小,粗理者心大。无髑骬者心高,髑骬小短举者心下。髑骬长者心下坚,髑骬弱小以薄者心脆。髑骬直下不举者心端正,髑骬倚一方者心偏倾也。白色小理者肺小,粗理者肺大。巨肩反膺陷喉者肺病,合腋张胁者肺下。好肩背厚者肺坚,肩背薄者肺脆。背膺厚者肺端正,胁偏疏者肺偏倾也。青色小理者肝小,粗理者肝大。广胸反骹者肝高,合胁免骹者肝下。胸胁好者肝坚,肋骨弱者肝脆。膺腹好相得者肝端正,胁骨偏举者肝偏倾也。黄色小理者脾小,粗理者脾大。揭唇者脾高,唇下纵者脾下。唇坚者脾坚,唇大而不坚者脾脆。唇上下好者脾端正,唇偏举者脾偏倾也。黑色小理者肾小,粗理者肾大。高耳者肾高,耳后陷者肾下。耳坚者肾坚,耳薄不坚者肾脆。耳好前居牙车者肾端正,耳偏高者肾偏倾也。凡此诸变者,持则安,减则病也。帝曰:善。然非余之所问也。愿闻人之有不可病者,至尽天寿,虽有深忧大恐,怵惕之志,犹不能减也,甚寒大热,不能伤也;其有不离屏蔽室内,又无怵惕之恐,然不免于病者,何也? 愿闻其故。岐伯曰:五藏六府,邪之舍也,请言其故。五藏皆小者,少病,苦焦心大愁忧;五藏皆大者,缓于事,难使以忧。五藏皆高者,好高举措;五藏皆下者,好出人下。五藏皆坚者,无病;五藏皆脆者,不离于病。五藏皆端正者,和利得人心;五藏皆偏倾者,邪心而善盗,不可以为人平,反复言语也。黄帝曰:愿闻六府之应。岐伯答曰:肺合大肠,大肠者,皮其应。心合小肠,小肠者,脉其应。肝合胆,胆者,筋其应。脾合胃,胃者,肉其应。肾合三焦膀胱,三焦膀胱者,腠理毫毛其应。黄帝曰:应之奈何? 岐伯曰:肺应皮。皮厚者大肠厚,皮薄者大肠薄。皮缓腹里大者大肠大而长,皮急者大肠急而短。皮滑者大肠直,皮肉不相离者大肠结。心应脉。皮厚者脉厚,脉厚者小肠厚;皮薄者脉薄,脉薄者小肠薄。皮援者脉缓,脉缓者小肠大而长;皮薄而脉冲小者,小肠小而短。诸阳经脉皆多纡屈者,小肠结。脾应肉。肉䐃坚大者胃厚,肉䐃么者胃薄。肉䐃小而么者胃不坚;肉䐃不称身者胃下,胃下者下管约不利。肉䐃不坚者胃缓,肉䐃无小里累者胃急。肉䐃多少里累者胃结,胃结者上管约不利也肝应爪。爪厚色黄者胆厚,爪薄色红者胆薄。爪坚色青者胆急,爪儒色赤者胆缓。爪直色白无约者胆直,爪恶色黑多纹者胆结也。肾应骨。密理厚皮者三焦膀胱厚,粗理薄皮者三焦膀胱薄。疏腠理者三焦膀胱缓,皮急而无毫毛者三焦膀胱急。毫毛美而粗者三焦膀胱直,稀毫毛者三焦膀胱结也。黄帝曰:厚薄美恶皆有形,愿闻其所病。岐伯答曰:视其外应,以知其内藏,则知所病矣。

【译文】

　　黄帝问岐伯说:人的气血精神,是用来奉养生命以维持正常生理机能的物质,经脉是气血运行的通道,能使气血运行于机体内外,濡润筋骨,滑利关节;卫气能温煦肌肉,充养皮肤,滋润腠理,主导汗孔的开合;人的意志。能够统驭精神,牧摄魂魄,适应气候寒温的变化,调节情绪。血脉通调和顺,则气血畅行,流于周身。营养肌体从而强劲筋骨,滑利关节;卫气的功能正常,则使肌肉滑润,皮肤柔和润泽,腠理致密;志意专注、则精神集中,思维敏捷,魂魄安定,不产生懊悔愤怒的情绪变化。五脏就不会遭受邪气的侵扰。如寒热调和,六腑就能运化五谷。使风病、痹病等无从产生,经脉通利,肢体关节灵活。以上就是人体正常的生理状态。五脏贮藏精神气血魂魄,六腑传化水谷而输送津液。这些功能,都是先天所赋,与人的愚笨、聪明、贤能、浅薄无关。但有的人能享尽天年,不受邪气侵扰,老而不衰,即使是风雨、骤寒暴暑,也不能伤害他;有的人虽然足不出户,也没有受到忧伤、惊恐的刺激,但仍免不了生病,这是为什么? 请讲解一下好吗?

　　岐伯回答说:这个问题很难解答! 五脏的生理功能,是与自然界相适应的,符合阴阳变化的规律,并与四时的变化相联系,与五个季节的五行相适应,五脏本身就有大小、高低、坚脆、端正及偏斜的不同,六腑也有大小、长短、厚薄、曲直、缓急的差异。这二十五种情况各不相同,分别显示着善恶吉凶,请允许我详加说明。

　　心脏小,则神气敛藏安定,邪气不易侵害人,但人易伤于忧愁;心脏大,则人不易伤于忧愁,而易被邪气所伤。心位偏高,则向上压迫肺使肺气壅滞,令人烦闷不舒而健忘,固执己见;心位偏低,则心神之脏气外散,令人易受寒邪,易被言语恐吓。心脏坚实的,则脏气安定,守卫回密;心脏脆弱,则人容易患消瘅病及热中。心脏端正,则神气血脉和利,邪气难以侵害人;心脏偏斜不正,则操守不坚,使人无主见。

　　肺脏小,则饮邪很少停留。不会使人喘息;肺脏大,则多有饮邪停滞,易使人患胸痹、喉痹及气逆的病。肺位偏高,则气机上逆,使人抬肩喘咳;肺位偏低,则居处接近横膈,以致胃脘上迫于肺,使人易患胁下疼痛的病。肺脏坚实,则人不易患咳逆上气;肺脏脆弱的,则易患消瘅。肺脏端正的,则肺气调和宣通,使人不易被邪气所伤。肺脏偏斜的,则使人胸中偏痛。

　　肝脏小,则脏气安宁,令人不患胁下病;肝脏大,则压迫胃脘,上迫咽部而令人患膈中症,且胁下疼痛。肝位偏高,则向上支撑膈部。并紧贴着胁部使其满闷,成为息贲病;肝位偏低,则逼迫胃脘,令胁下空虚,使人易被邪气侵袭。肝脏坚实,则脏气安宁不易被邪气所伤;肝脏脆弱,则易患消瘅病。肝脏端正,则肝气条达,人不易受邪;肝脏偏斜,则人

黄帝内经白话精解

易患胁下疼痛。

脾脏小,则脏气安和,人很难被邪气伤害;脾脏大,则胁下空软处充聚而痛,使人不能快行。脾位偏高,则胁下空软处牵引季胁作痛;脾位偏低,则向下迫临大肠,人易被邪气所伤。脾脏坚实,则脏气安定,人不易被邪气所伤;脾脏脆弱,人则易患消瘅病。脾位端正。则脾气健旺,不易受邪;脾位偏斜,则人易生胀满。

肾脏小,则脏气安和,人很难被邪气伤害;肾脏大,则易患腰痛,不能前后俯仰,人易被邪气所伤。肾位高,则人常患背脊疼痛、不能前俯后仰的病;肾位低,则人会腰尻部疼痛,不能俯仰,甚至患狐疝病。肾脏坚实,则人不易腰背痛;肾脏脆弱,则易患消瘅病,易被外邪所伤。肾脏端正,则肾气充盛,人不易受邪;肾位偏斜,则易患腰尻部疼痛。以上是常见的二十五种病变。

黄帝说:怎样了解五脏大小、高下、坚脆、端正、偏斜的情况呢?

岐伯说:肤色红、纹理细密的人,心脏小;皮肤纹理粗疏的人,心脏大。胸骨剑突不明显的人,心脏位高;胸骨剑突短小,高突如鸡胸的人,心位偏低。胸骨剑突长的人,心脏坚实;胸骨剑突软小薄弱的人,心脏脆弱。胸骨剑突直向下而不突起的人,心脏端正;胸骨剑突偏向一边的人,心脏倾斜不端正。

肤色白、纹理细密的人,肺脏小:皮肤纹理粗疏的人,肺脏大:两肩高耸,胸膺突出而咽喉内陷的人,肺脏位高;两腋内敛,胁部外开的人,肺脏位低。肩背部肌肉厚实的人,肺脏坚实;肩背部肌肉薄弱的人,肺脏脆弱。胸背部肌肉均匀坚厚的人,肺脏端正;肋骨偏斜而稀疏的人,肺脏偏斜。

肤色青、纹理细密的人,肝脏小;皮肤纹理粗疏的人,肝脏大。胸部宽阔、肋骨高突外张的人,肝脏位高;肋骨低而内收的人,肝脏位低。胸胁发育匀称健壮的人,肝脏坚实;肋骨软弱的人,肝脏脆弱。胸腹部发育良好、比例匀称的人,肝脏端正;肋骨偏斜外突的人,肝脏偏斜不端正。

肤色黄、纹理细密的人,脾脏小;皮肤纹理粗疏的人,脾脏大:口唇上翘外翻的人,脾脏位高;口唇低垂弛缓的人,脾脏位低。口唇坚实的人,脾脏坚实;口唇大而不坚实的人,脾脏脆弱。口唇上下匀称端正的人,脾脏端正;口唇不匀,一侧偏高的人,脾脏偏斜不正。

肤色黑、纹理细密的人,肾脏小;皮肤纹理粗疏的人,肾脏大。双耳位置高的人,肾脏位高;耳向后陷下的人,肾脏位低。耳坚实的人,肾脏坚实;两耳瘦薄不坚实的人,肾脏脆弱。两耳完好端正,接近颊车的人,肾脏端正;两耳偏斜,高低不对称的人,肾脏偏斜不正。以上情况各不相同,只要掌握这些规律,注意调摄,就会安然无恙,若再受到损害,就会导致各种疾病产生。

黄帝说:讲得好。但不是我想要问的,我想知道的是:有的人很少患病,能享尽天年,即使受到忧恐、惊悸等巨大的精神刺激以及严寒酷热等外邪的侵袭,身体也不会有所伤害;有的人虽然足不出户,又没有受到惊悸等刺激,仍避免不了要生病,这是为什么? 我想听听其中的道理。

岐伯说:五脏六腑,是内外邪气避栖的地方,请让我说说其中的缘由。五脏都小的人,很少受外邪侵袭而发病,但却经常焦心思虑,多愁善忧;五脏都大的人,做事和缓,很难使他忧虑。五脏位置都偏高的人,处事多好高骛远;五脏位置都偏低的人,多甘居人下。五脏都坚实的人,不易生病;五脏都脆弱的人,经常病不离身。五脏都端正的人,性情和顺,为人正直,很得人心;五脏位置都偏斜不正的人,多有私心杂念,贪心好盗,不能与人和平相处,言语反复无常。

黄帝说:我想了解一下六腑与身体其他部位的相应关系。岐伯回答说:肺与大肠相合,大肠相应于皮;心与小肠相合,小肠相应于脉;肝与胆相合,胆相应于筋;脾与胃相合,胃相应于肉;肾与三焦、膀胱相合,三焦、膀胱相应于腠理毫毛。

黄帝说:六腑与身体其他部位是如何相应的呢? 岐伯说:肺与皮肤相应。皮肤厚的人,大肠就厚;皮肤薄的人,大肠就薄;皮肤松弛,肚腹大的人,大肠松弛而且长;皮肤紧绷的人,大肠紧而短,皮肤滑润的人,大肠通顺;皮肤与肌肉不相符的人,大肠多结涩不畅。

心与脉相应。皮肤厚的人,脉就厚,脉厚的人小肠就厚;皮肤薄的人,脉就薄,脉薄的人小肠就薄;皮肤松弛的人,脉就弛缓,脉弛缓的人小肠就大而长;皮肤薄而脉虚小的人,小肠就小而短;三阳经脉的部位多见弯弯曲曲的血脉的人,小肠就结涩不畅。

脾与肉相应,肉䐃坚实壮大的人,胃体就厚;肉䐃细薄的人,胃体就薄。肉䐃细小薄弱的人,胃体就不坚实;肉䐃瘦薄与身体不相称的人。胃就下垂,胃下垂,则胃下,约束不利。肉䐃不坚实的人则胃驰缓;肉䐃无小颗粒累累的人,胃体紧敛。肉䐃多有小颗粒累累的,胃气结涩,胃气郁结,则胃上,约束不利。

胆与爪相应。爪甲厚实色黄的人,胆厚;爪甲薄弱色红的人,胆薄。爪甲坚硬色青的人,胆紧敛;爪甲濡软而色赤的人,胆弛缓。爪甲正常色白无纹理的人,胆气舒畅;爪甲异常色黑多纹理的人,胆气郁结不畅。

肾与骨相应。皮肤纹理致密厚实的人,三焦与膀胱都厚实;皮肤纹理粗疏薄弱的人,三焦与膀胱都薄弱。皮肤纹理疏松的人,三焦与膀胱弛缓;皮肤紧张而无毫毛的人,三焦与膀胱都紧敛;毫毛美泽而粗的人,三焦与膀胱之气疏畅;毫毛稀疏的人,三焦与膀胱之气都郁结不畅。

黄帝说:脏腑的厚薄、好坏都有一定的形状,我想了解一下它们所发生的病变是怎样的。岐伯回答说:脏腑与体表组织是内外相应的,观察外在的体表组织,就可知道脏腑的情况,就可以知道到内在脏腑,并进而知道其所发生的病变了。

灵枢篇 卷十三

第四十八篇 禁 服

【原文】

雷公问于黄帝曰:细子得受业,通于九针六十篇,旦幕勤服之,近者编绝,久者简垢,然尚讽涌弗置,未尽解于意矣。《外揣》言浑束为一,未知所谓也。夫大则无外,小则无内,大小无极,高下无度,束之奈何?士之才力,或有厚薄,智虑褊浅,不能博大深奥,自强于学若细子,细子恐其散于后世,绝于子孙,敢问约之奈何? 黄帝曰:善乎哉问也! 此先师之所禁坐私传之也,割臂歃血之盟也,子若欲得之何不斋乎? 雷公再拜起曰:请闻命于是也。乃斋宿三日而请曰:敢问今日正阳,细子愿以受盟。黄帝乃与俱入斋室,割臂歃血。黄帝亲祝曰:今日正阳,歃血传方,有敢背此言者,反受其殃。雷公再拜曰:细子受之。黄帝乃左握其手,右授之书,曰:慎之慎之,吾为子言之。凡刺之理,经脉为始,营其所行,知其度量,内刺五藏,外刺六府,审察卫气,为百病母,调其虚实,虚实乃止,泻其血络,血尽不殆矣。雷公曰:此皆细子之所以通,未知其所约也。黄帝曰:夫约方者,犹约囊也,囊满而弗约,则输泄,方成弗约,则神与弗俱。雷公曰:愿为下材者,勿满而约之。黄帝曰:未满而知约之以为工,不可以为天下师。雷公曰:愿闻为工。黄帝曰:寸口主中,人迎主外,两者相应,俱往俱来,若引绳大小齐等。春夏人迎微大,秋冬寸口微大,如是者名曰平人。人迎大一倍于寸口,病在足少阳,一倍而躁,在手少阳。人迎二倍,病在足太阳,二倍而躁,病在手太阳。人迎三倍,病在足阳明,三倍而躁,病在手阳明。盛则为热,虚则为寒,紧则为痛痹,代则乍甚乍间。盛则泻之,虚则补之,紧痛则取之分肉,代则取血络且饮药,陷下则灸之,不盛不虚,以经取之,名曰经刺。人迎四倍者,且大且数,名曰溢阳,溢阳为外格,死不治。必审按其本末,察其寒热,以验其藏府之病。寸口大于人迎一倍,病在足厥阴,一倍而躁,在手心主。寸口二倍,病在足少阴,二倍而躁;在手少阴。寸口三倍,病在足太阴,三倍而躁,在手太阴。盛则胀满。寒中、食不化,虚则热中、出糜、少气、溺色变,紧则痛痹,代则乍痛乍止。盛则泻之,虚则补之,紧则先刺而后灸之,代则取血络而后调之,陷下则徒灸之,陷下者,脉血结于中,中有著血,血寒,故宜灸之,不盛不虚,以经取之。寸口四倍者,名曰内关,内关者,且大且数,死不治。必审察其本末之寒温,以验其藏府之病,通其营输,乃可传于大数。大数曰:盛则徒泻之,虚则徒补之,紧则灸刺且饮药,陷下则徒灸之,不盛不虚,以经取之。所谓经治者,饮药,亦曰灸刺。脉急则引,脉大以弱,则欲安静,用力无劳也。

【译文】

雷公问黄帝说:我接受你的传授,又通晓了《九针》六十篇文章的原理。于是从早到晚都在勤奋学习,尽管编绝简垢,仍不断地阅读，虽然如此，还不能了解其中的精义。如《外揣》篇里说的"浑束为一"不知是什么道理。既然说九针的道理，博大到不可再大，精微到不可再精，它的"大"与"小"已经到了极点，甚至至高无上、至深无下，那么怎样将其归纳总结呢？况且人们的聪明才智，有厚有薄，有的智慧过人，思虑周密，也有的浅见薄识，不能领会它的高深道理，又不能像我一样的刻苦努力学习，我恐怕这样长期下去，这一学术就会流散失传，子孙也就难于世代的继承下来，因此我想向你请教怎样由博返约呢？黄帝说：你问得很好！这正是先师再三告诫，不能传给那种不劳而获、专谋私利的人，所以要经过割臂歃血的盟誓才能秘密地传授。你要想得到它，为什么不至诚地斋戒呢？

雷公很有礼貌地说：我愿遵照你说的去做。于是雷公很诚恳地斋戒独宿三天，然后再来请求说：在今天正午的时候，我愿受盟传方。黄帝和他一同进入斋室，举行割臂歃血的宣誓仪式。黄帝亲自祝告说：今天在正午的时候，通过歃血的仪式传授医学要道，如果谁违背了今天的誓言，必定遭受灾殃。雷公再拜说：我愿接受盟戒。黄帝就用左手握住雷公的手，右手将书授给雷公，并且说：慎重，慎重！我现在给你讲解其中的道理。

黄帝说：凡要掌握针灸治病的道理，首先要熟悉经脉，要知道经脉运行的走向，并知道它的长、短和每经气血多少的差异；病在内的，则可以针刺五脏所属的经脉，病在外的，则可以针刺六腑所属的经脉，同时要审察卫气的变化，因为卫气在人体起着保卫作用，故卫气失常则邪从卫入，百病由此

而生；实则泻之，虚则补之，如能调治其虚实，补泻得宜，则由于虚实而出现的病变，都会停止发展，病在血络的，则用刺络法泻其血络，使邪血尽去，病情就会好转。

雷公说：这些道理我是知道的，但却不能归纳起来掌握其要领。黄帝说：约方，就象将一个袋口扎住一样，袋子满了，如果不扎袋口，则所装的东西就会倒出来；学到的许多诊断和治疗方法，如果不能提纲挈领加以总结归纳，则杂而不精，就不能出神入化，运用自如。雷公说：愿作下等人材的人，不求学识渊博，就想要归纳精简、提纲挈领。黄帝说：这样的人只能做个普通的医生，而不能作为天下人的导师。

雷公说：我想听听做一般医生所应该具备的医疗技能。黄帝说：寸口脉是候察在内的五脏病变，人迎脉是候察在外的六腑病变，这两个部位的脉搏往来运行，其搏动力量大小相等。春夏阳气盛，人迎脉略大一些，秋冬阴气盛，寸口脉略大一些，像这样就是正常人的表现。

人迎比寸口的脉象大一倍，是病在足少阳经，大一倍而躁疾的，病在手少阳经；人迎脉比寸口大两倍，病在足太阳经，大两倍而躁疾的，病在手太阳经；人迎脉比寸口大三倍，病在足阳明经，大三倍而躁疾的，病在手阳明经。人迎脉盛，是阳气内盛而为热；虚小是阳气内虚而为寒；脉紧的为痛痹；出现代脉，则有忽痛忽止、时轻时重的病证。治疗时凡脉盛的实证用泻法，脉虚的虚证用补法，脉紧而疼痛的，则针刺分肉之间的穴位，脉代的取血络放血，并配合服汤药，脉陷下不起的用灸法，不盛不虚是本经自病的，取治于有病脏器的本经，就叫做

黄帝内经 白话精解

"经刺"。人迎脉比寸口大四倍,大而且数,阳脉甚盛,名曰溢阳脉,溢阳是阴气格阳于外的现象,属不治的死证。必须详细研究其疾病的全过程,辨明属寒属热,以判断脏腑的病变。

寸口脉大于人迎一倍,病在足厥阴经,大一倍而躁疾的,病在手厥阴经;寸口脉大于人迎两倍,病在足少阴经,大两倍而躁疾的,病在手少阴经;寸口脉大于人迎三倍,病在足太阴经,大三倍而躁疾的,病在手太阴经;寸口盛大,可出现胀满、寒滞中焦、食不消化等证;寸口脉虚弱,则出现内热、大便中有糜烂未化食物、少气、小便色变;脉紧的属寒,出现痛痹;脉代的是血脉不调,时痛时止。治疗时脉盛的用泻法,脉虚的用补法,脉紧的先针刺而后用灸法,脉代的刺血络泄去邪血,而后用药物调治。脉虚陷不起的,用灸法治疗。脉虚陷不起,是因

脉中的血行凝结,并有瘀血附着在脉中,这是因为寒气深入于血,血因而滞,故宜用灸法以通阳散寒。不盛不虚的本经自病,可以取本经穴位治疗。寸口脉大于人迎四倍的,叫做内关,内关是阴气过盛,使阳气不能与阴气相交而外越,内关的脉象是大而且数,是不治的死证。总之,必须详细审察致病的本末及其寒热的不同,从而判明脏腑的病变,加以治疗。

必须通晓经脉的运行和输注的生理,才能进一步传授针灸治病的大法。《大数》上说:脉盛用泻法,脉虚用补法,脉紧可灸、刺、服药三者并用,脉虚陷不起的则用灸法,脉不盛不虚的本经自病,就取本经穴位治疗。所谓"经治",就是或服药,或灸刺,随其经脉所宜而选用施治方法。脉急的是邪盛,可兼用导引法以去病,脉大而弱的,宜安心静养,不要勉强用力或烦劳过度。

第四十九篇　五　色

【原文】

雷公问于黄帝曰:五色独决于明堂乎?小子未知其所谓也。黄帝曰:明堂者鼻也,阙者眉间也,庭者颜也,蕃者颊侧也,蔽者耳门也,其间欲方大,去之十步,皆见于外,如是者寿必中百岁。雷公曰:五官之辨奈何?黄帝曰:明堂骨高以起,平以直,五藏次于中央,六府挟其两侧,首面上于阙庭,王宫在于下极,五藏安于胸中,真色以致,病色不见,明堂润泽以清,五官恶得无辨乎?雷公曰:其不辨者,可得闻乎?黄帝曰:五色之见也,各出其色部。部骨陷者,必不免于病矣。其色部乘袭者,虽病甚,不死矣。雷公曰:官五色奈何?黄帝曰:青黑为痛,黄赤为热,白为寒,是谓五官。雷公曰:病之益甚,与其方衰如何?黄帝曰:外内皆在焉。切其脉口滑小紧以沉者,病益甚,在中;人迎气大紧以浮者,其病益甚,在外。其脉口浮滑者,病日进;人迎沉而滑者,病日损。其脉口滑以沉着,病日进,在内;其人迎脉滑盛以浮者,其病日进,在外。脉之浮沉及人迎与寸口气小大等者,病难已。病之在藏,沉而大者,易已,小为逆;病在府,浮而大者,其病易已。人迎盛坚者,伤于寒;气口盛坚者,伤于食。雷公曰:以色言病之间甚奈何?黄帝曰:其色粗以明,沉大者为甚,

其色上行者病益甚,其色下行如云彻散者病方已。五色各有藏部,有外部,有内部也。色从外部走内部考,其病从外走内;其色从内走外者,其病从内走外。病生于内者,先治其阴,后治其阳,反者益甚;其病生于阳者,先治其外,后治其内,反者益甚。其脉滑大以代而长者,病从外来,目有所见,志有所恶,此阳气之并也,可变而已。雷公曰:小子闻风者,百病之始也;厥逆者,寒湿之起也,别之奈何? 黄帝曰:常候阙中,薄泽为风,冲浊为痹,在地为厥,此其常也,各以其色言其病。雷公曰:人不病卒死,何以知之? 黄帝曰:大气入于藏府者,不病而卒死矣。雷公曰:病小愈而卒死者,何以知之? 黄帝曰:赤色出两颧,大如母指者,病虽小愈,必卒死。黑色出于庭,大如母指,必不病而卒死。雷公再拜曰:善哉! 其死有期乎? 黄帝曰:察色以言其时。雷公曰:善乎! 愿卒闻之。黄帝曰:庭者,首面也。阙上者,咽喉也。阙中者,肺也。下极者,心也。直下者,肝也。肝左者,胆也。下者,脾也。方上者,胃也。中央者,大肠也。挟大肠者,肾也。当肾者,脐也。面王以上者,小肠也。面王以下者,膀胱子处也。颧者,肩也。颧后者,臂也。臂下者,手也。目内眥上者,膺乳也。挟绳而上者,背也。循牙车以下者,股也。中央者,膝也。膝以下者,胫也。当胫以下者,足也。巨分者,股里也。巨屈者,膝膑也。此五藏六府肢节之部也,各有部分。有部分,用阴和阳,用阳和阴,当明部分,万举万当,能别左右,是谓大道,男女异位,故曰阴阳,审察泽夭,谓之良工。沉浊为内,浮泽为外,黄赤为风,青黑为痛,白为寒,黄而膏润为浓,赤甚者为血,痛甚为挛,寒甚为皮不仁。五色各见其部,察其浮沉,以知浅深,察其泽夭,以观成败,察其散搏,以知远近,视色上下,以知病处,积神于心,以知往今。故相气不微,不知是非,属意勿去,乃知新故。色明不粗,沉夭为甚;不明不泽,其病不甚。其色散,驹驹然,未有聚;其病散而气痛,聚未成也。肾乘心,心先病,肾为应,色皆如是。男子色在于面王,为小腹痛,下为卵痛,其圆直为茎痛,高为本,下为首,狐疝㿉阴之属也。女子在于面王,为膀胱子处之病,散为痛,传为聚,方员左右,各如其色形。其随而下至胝,为淫,有润如膏状,为暴食不洁。左为左,右为右,其色有邪,聚散而不端,面色所指者也。色者,青黑赤白黄,皆端满有别乡。别乡赤者,其色亦大如榆荚,在面王为不日。其色上锐,首空上向,下锐下向,在左右如法。以五色命藏,青为肝,赤为心,白为肺,黄为脾,黑为肾。肝合筋,心合脉,肺合皮,脾合肉,肾合骨也。

【译文】

雷公问黄帝说:面部五色的变化,仅仅以明堂为标准吗? 我不知道其意。黄帝说:明堂就是鼻,阙是指两眉中间,天庭就是额部,蕃是指两颊的外侧,蔽是指耳门前的部位。这些部位,宜端正丰隆宽大,十步以外一望而见,并清楚明朗,具有这种面相的人,一定会享得百岁高寿。

雷公说:怎样辨别五官的色气呢? 黄帝说:鼻骨高而隆起,端正而直,五脏依次分布在它的中央,六腑则附于它的两侧。头面在上部的阙部和天庭,心在两眉之间的下极。

若五脏安和,与其相应的部位就会色泽正常,而无病色,鼻部色泽清润。由此五官的病色,就不难辨别了。

雷公说:如何进一步辨别呢,可以讲给我听听吗? 黄帝说:五色所反映的部位各不相同,如有深陷入骨的现象,就是必然要发病的征兆。如其部位上有乘袭之色,那么即使病很严重,也不会致人死亡。

雷公说:五色各主什么呢? 黄帝说:青色和黑色主疼痛,黄色和赤色主热,白色主寒,这就是五色所主。

雷公说:怎样来判断病的加重与病邪的将衰呢? 黄帝说:病在内在外的区别为:病人的寸口脉呈现滑、小、紧而沉的脉象时,就说明病情已加重,且病在内;病人的人迎脉呈现大、紧而浮的脉象时,表明病情已加重,病在外;病人的寸口脉变得浮滑时,说明病在日渐减轻;病人的人迎脉沉而滑时,病也日渐减轻。病人寸口脉滑而沉时,说明病情日渐加重,且病在内脏;病人人迎脉滑盛而浮的,说明病在日渐加重,且病在外腑。若脉象或浮或沉及人迎和寸口部大小相等,就说明疾病难以治好;病在五脏而脉沉、大,疾病就容易治好;脉沉而小的,为逆象。病在六腑且脉浮而大的,其病就容易治好。人迎脉盛而坚的,由寒邪所致;寸口脉盛而坚的,伤于食所致。

雷公说:怎样根据色泽的变化来判断病情的轻重呢? 黄帝说:色泽明润的病轻,沉滞晦暗的病重;病色向上发展的,说明病情逐渐加重;病色向下行如云雾散去的,说明病情逐渐好转。五色在人的颜面,各现于脏腑所属的部位,有外部和内部的不同。病色从外部发展到内部的,说明病邪从外入内;病色从内部转入外部的,说明病邪从内出外。病从内而生的,当先治其内,后治其外,否则就会加重病情;病从外而生的,必当先治其外,后治其内,否则也会加重病情。如脉象呈现滑大或成长脉,就表明病邪由外而来,使眼睛有所妄见,神志反常,这是阳病。

雷公说:我听说风邪是百病的起因,而厥逆的病变,由寒湿引起,怎样根据面部的颜色来辨别? 黄帝说:通常是根据两眉间的气色来辨别。气色浮浅而有光泽的,就患有风病;气色深沉而混浊的,就患有痹病;病色出现在面的下部,说明患有因寒湿引起的厥逆证。这是一般情况,严格地说,要根据各部所呈现出的色泽来判断病变。

雷公说:假若人在没有病的征象下而突然死亡,又如何能预知呢? 黄帝说:大邪之气侵入脏腑后,即使没有病象显现,也可令人突然死亡。

雷公说:病情稍有好转而突然死亡,怎样才能预知呢? 黄帝说:如两颧部出现赤色,且面积大如拇指,那么病情即使稍有好转,也会突然致人死亡。

雷公再拜说:讲得好啊! 病人的死亡时间也可预知吗? 黄帝说:观察病人色泽的变化就可推知其死亡的大概时间。

黄帝说:好,我愿意听你全面讲讲。

雷公说:天庭反映头面部的病;眉心之上,反映咽喉的病;眉心反映肺脏的病;两目之间反映心脏的病;由两目之间直下鼻梁的部位,反映肝脏的病;此部位的左边,反映胆的病;鼻准反映脾的病;鼻准的两旁反映胃的病;面的中央,反映大肠的病;挟两颊部,反映肾脏的病;肾所属颊部的下方,反映脐部的病;鼻准止方的两侧,反映小肠的病;鼻准以下的人中穴,反映膀胱和子宫的病;颧骨处,反映肩病;颧骨的后方,反映臂病;臂下的部位反映手的病;内眼角以上的部位,反映胸乳的病;颊的外部以上,反映背的病;沿颊车以下,反映股的病;两牙床的中央,反映膝的病;膝以下的部位,反映胫的病;由胫以下的部位,反映足的病;口角两侧的大纹处,反映股内侧的病;颊下的曲骨部,反映膝盖的病。这是脏腑肢节的病变相应于面部的情况。治疗时,用阴调阳,用阳调阴,只要明确了各部所表现的色泽,就会运用自如。能够辨别左右,就了解了阴阳的基本道理。只有能根据面色的润泽和晦滞,诊断出疾病的善恶逆顺,才是高明的医生。

面色沉滞晦暗,说明内脏有病;面色浮露鲜明,说明外腑有病。面色黄赤说明患有风病;色见青黑为疼痛;白色为寒;色黄而如脂膏般润泽的说明脓已形成;面色过赤的患有血分痛。过痛可引起挛急,过寒则可导致肌肤麻痹。

五色各表现在一定的部位,观察它的沉浮,就可判断病邪的深浅;根据它的润泽与枯晦,就可推测病情的轻重;根据它消散或聚结的情况,就可确知病程的长短;观察病色的上下,就可知道病的部位。聚精会神地观察,就可知道疾病以往的情况和目前的状况。如观察不细心,就不能了解疾病的良恶。只有专心致志,才能知道疾病的产生和现在的情况。如面色明亮不显浮,沉滞枯晦,就说明病情严重;面色无光,也不润泽,如无枯晦之象,就说明病情不重;如色散而无固定部位,则病热也会消减,即使有痛症,也不会积聚不去。

肾邪侵犯心脏是因心脏先患有病,肾的黑色便相应地出现在心所属的部位。病色的出现,一般说来都是这样。

对男子来说,如病色表现在鼻头上,就说明小腹疼痛,开向下牵引睾丸;如病色表现在人中沟上,就说明阴茎作痛。病色显现在人中沟上半部,说明茎根痛;病色表现在人中沟的下半部,就说明茎头作痛。这些都是属于狐疝阴癲之类的病。

对女子来说:如病色表现在鼻头上,就说明膀胱子宫有病;病色散而不聚,主疼痛;病色积聚不散,主积聚病。积聚的或方或圆,或左或右,都和它病色的形态相似。如病色下行到唇,就为淫浊疾患;面色润如膏状,多为暴食或饮食不洁所致。

病色在左侧,则左侧有病;病色在右侧,则右侧有病。面部有病色,或聚或散而不端正的,只要根据病色所在的部位,就可知道病变所在。色有青黑赤白黄,应各自端正而盈满地显现在相应的部位上。如赤色不在心位,却出现在鼻头,而且面积大如榆荚,则为女子经闭。如病色尖端向上,就说明头部气虚,病邪有向上发展的趋势;如病色尖端向下,就说明病邪有向下发展的趋势。向左向右都和这个辨认法相同。五色与五脏相应关系来说,青色属肝、赤色属心、白色属肺、黄色属脾、黑色属肾。而肝合于筋,心合于脉,肺合于皮,脾合于肉,肾合于骨。如色青筋病的,是病邪在肝,余脏均可类推。

第五十篇 论 勇

【原文】

黄帝问于少俞曰:有人于此,并行并立,其年之长少等也,衣之厚薄均也,卒然遇烈风暴雨,或病或不病,或皆病,或皆不病,其故何也? 少俞曰:帝问何急? 黄帝曰:愿尽闻之。少俞曰:春青风,夏阳风,秋凉风,冬寒风。凡此四时之风者,其所病各不同形。黄帝曰:四时之风,病人如何? 少俞曰:黄色薄皮弱肉者,不胜春之虚风;白色薄皮弱肉者,不胜夏之虚风;青色薄皮弱肉,不胜秋之虚风;赤色薄皮弱肉,不胜冬之虚风也。黄帝曰:黑色不病乎? 少俞曰:黑色而皮厚肉坚,固不伤于四时之风,其皮薄而肉不坚,色不一者,长夏至而有虚风者,疾矣。其皮厚而肌肉坚者,长夏至而有虚风,不病矣。其皮厚而肌肉坚者,必重感于寒,外内皆然,乃病。黄帝曰:善。黄帝曰:夫人之忍痛与不忍痛者,非勇怯之分也。夫勇士之不忍痛者,见难则前,见病则止;夫怯士之忍痛者,闻难则恐,遇痛不动。夫勇士之忍痛者,见难不恐,遇痛不动。夫怯士之不忍痛者,见难与痛,目转面盼,恐不能言,失气惊,颜色变化,乍死乍生。余见其然也,不知其何由,愿闻其故。少俞曰:夫忍痛与不忍痛者,皮肤之薄厚,肌肉之坚脆缓急之分也,非勇怯之谓也。黄帝曰:愿闻勇怯之所由然。少俞曰:勇士者,目深以固,长衡直扬,三焦理横,其心端直,其肝大以坚,其胆满以傍,怒则气盛而胸张,肝举而胆横,眥裂而目扬,毛起而面苍,此勇士之由然者也。黄帝曰:愿闻怯士之所由然。少俞曰:怯士者,目大而不减,阴阳相失,其焦理纵,䯏骬短而小,肝系缓,其胆不满而纵,肠胃挺,胁下空,虽方大怒,气不能满其胸,肝肺虽举,气衰复下,故不能久怒,此怯士之所由然者也。黄帝曰:怯士之得酒,怒不避勇士者,何藏依然? 少俞曰:酒者,水谷之精,熟谷之液也,其气慓悍,其入于胃中,则胃胀,气上逆,满于胸中,肝浮胆横。当是之时,固比于勇士,气衰则悔。与勇士同类,不知避之,名曰酒悖也。

【译文】

黄帝问于少俞说:假使有几个人生活在同一环境中,他们的年龄大小一致,穿的衣服厚薄也相等,突然遭到狂风暴雨,有的生病,有的不生病,或者都生病,或者都不生病,这是什么缘故? 少俞说:你先问哪一个问题呢? 黄帝说:我都想听一听它的道理。少俞说:春季当今的是温风,夏季是热风,秋季是凉风,冬季是寒风。大凡这四季的风,性质不同,影响到人体发病的情况也不一致。

黄帝说:四季的风,怎样使人发病呢? 少俞说:色黄皮薄而肌肉柔弱的人,是脾气不足,不能抗拒春天的虚邪贼风;色白皮薄肌肉柔弱的人,是肺气不足,经不住夏季的虚邪贼风;色青皮薄肌肉柔弱的人,是肝气不足,不能抗拒秋天的虚邪贼风;色赤皮薄肌肉柔弱的人,是心气不足,不能抗拒冬天的虚邪贼风。黄帝说:色黑的人不受病吗?少俞说:色黑而皮肤宽厚,肌肉致密坚固,就不会被四季虚邪贼风所伤。如果其人皮肤薄弱,肉不坚实,又不是始终是黑色的人,到了长夏的季节,遭到了虚邪贼风就会生病的。如果其人色黑皮肤宽厚,肌肉坚实,虽遭到长夏季节的虚风,因抵抗力强,也不会发病。这样的人必须是外伤于虚风,内伤于饮食生冷,外内俱伤,就不免生病了。黄帝说:你讲得很好。

黄帝说:人能够忍受疼痛与否,不能以性格的勇敢和怯弱来区分。有些勇敢的人而不能耐受疼痛,见危难时则勇往直前,而当遭到疼痛时,则退缩不前;有些怯弱的人能耐受疼痛,但他听到有危难的事就恐慌不安,而遭到疼痛时,却能忍受而不动声色。有些勇敢而又能耐受疼痛的人,见到危难不恐惧,遭到疼痛能忍耐;有些怯弱而又不能耐受疼痛的人,见到危难与疼痛,吓得头晕眼花,面目变色,不敢正视,话也说不出,心惊气促,死去活来。我看到这样的人和这些情况,却不知是什么原因,想听听其中的道理。少俞说:忍痛与否,主要决定于皮肤的厚薄与肌肉的坚实、脆弱、松紧的不同,是不能用性格的勇敢、怯弱来说明的。

黄帝说:我想了解人们之所以会有勇敢和怯懦的不同性格。少俞说:勇敢的人,目光深邃而凝视不动,眉毛宽大长直,皮肤肌腠的纹理是横的,心脏端正,肝脏坚厚,胆汁盛满,在发怒时,气壮盛而胸廓张大,肝叶上举而胆横,眼睁得很大,目光逼射,毛发竖起,面色铁青,这些都是决定勇士性格的因素。

黄帝说:我还想了解怯懦人的性格是怎样产生的。少俞说:怯懦的人目虽大而不深固,阴阳不协调,皮肤肌腠的纹理纵而不横,胸骨剑突的形态短而小,肝脏薄而软,胆汁也不充满,胆囊松弛,肠胃不强健,弯曲少而直,胁下气机空虚而肝气不能充满,虽值大怒,怒气也不能充满胸中,肝肺之气虽因怒而上举,但不能持久,而怒气很快消失,这些都是决定怯士性格的因素。

黄帝说:怯懦的人喝了酒以后,当他发怒的时候,也和勇士差不多,这是哪一脏的功能使他这样的呢?少俞说:酒是水谷的精华,是谷类经发酵后酿造而成的液汁。其气迅利猛急,当酒液进入胃中以后,促使胃部胀满,气机上逆,而充满于胸中,使肝气冲动,胆气壮横。当酒醉的时候,他的言谈举止,虽然和勇士差不多,但是当酒气一过,则怯态如故,反而懊悔自己不该那样冲动。这种酒醉以后的言谈举止,看上去像勇士那样的不知避忌,所以称为酒悖。

第五十一篇　背　腧

【原文】

黄帝问于岐伯曰:愿闻五藏之腧,出于背者。岐伯曰:胸中大腧在杼骨之端,肺腧在三焦之间,心腧在五焦之间,膈腧在七焦之间,肝腧在九焦之间,脾腧在十一焦之间,肾腧在十四焦之间。皆挟脊相去三寸所,则欲得而验之,按其处,应在中而痛解,乃其腧也。

黄帝内经白话精解

灸之则可，刺之则不可。气盛则泻之，虚则补之。以火补者，毋吹其火，须自灭也；以火泻者，疾吹其火，传其艾。须具火灭也。

【译文】

黄帝问岐伯说：我想知道五脏俞穴在背部的部位。

岐伯说：胸中的大俞在项后第一椎棘突下的两旁，肺俞在第三椎下的两旁，心俞在第五椎下的两旁，膈俞在第七椎下的两旁，肝俞在第九椎下的两旁，脾俞在第十一椎的两旁，肾俞在第十四椎的两旁。五脏俞穴都在脊柱的两旁，左右相距为三寸。要确定、检验这些穴位时，可用手按压俞穴处，如病人有酸、麻、胀、痛的感觉，或病人原有疼痛得到缓解，就说明正是俞穴的所在部位。对这些俞穴，宜用灸法，不可妄用针刺。邪气盛的用泻法，正气虚的用补法。用艾火补的时候，不要吹艾火，要等它自己慢慢烧灭。用艾火泻的时候，应快速地吹旺火，再用手拍艾条，使之迅速熄灭。

灵枢篇　卷十四

第五十二篇　卫　气

【原文】

黄帝曰：五藏者，所以藏精神魂魄者也。六府者，所以受水谷而行化物者也。其气内于五藏，而外络肢节。其浮气之不循经者，为卫气；其精气之行于经者，为营气。阴阳相随，外内相贯，如环之无端，亭亭淳淳处，孰能穷之。然其分别阴阳，皆有标本应实所离之处。能别阴阳十二经者，知病之所生。候虚实之所在者，能得病之高下。知六府之气街者，能知解结契绍于门户。能知虚石之坚软者，知补泻之所在。能知六经之标本者，可以无惑于天下。岐伯曰：博哉！圣帝之论！臣请尽意悉言之。足太阳之本，在跟以上五寸中，标在两络命门。命门者，目也。足少阳之本，在窍阴之间，标在窗镜之前。窗笼者，耳也。足少阴之本，在内踝下上三寸中，标在背腧与舌下

两脉也。足厥阴之本，在行间上五寸所，标在背腧也。足阳明之本，在厉兑，标在人迎颊挟项颡也。足太阴之本，在中封前上四寸之中，标在背腧与舌本也。手太阳之本，在外踝之后，标在命门之上一寸也。手少阳之本，在小指次指之间上二寸，标在耳后上角下外眦也。手阳明之本，在肘骨中，上至别阳，标在颜下台钳上也。手太阴之本，在寸口之中，标在腋内动也。手少阴之本，在锐骨之端，标在背腧也。手心主之本，在掌后两筋之间二寸中，标在腋下下三寸也。凡候此者，下虚则厥，下盛则热；上虚则眩，上盛则热痛。故实者绝而止之，虚者而起之。请言气街：胸气有街，腹气有街，头气有街，胫气有街。故气在头者，止之于脑。气在胸者，止之膺与背腧。气在腹者，止之背腧与冲脉于脐左右之动脉者。气在胫

者,止之于气街与承山踝上以下。取此者用毫针,必先按而在久应于手,乃刺而予之。所治者,头痛眩仆,腹痛中满暴胀,及有新积。痛可移者,易已也;积不痛,难已也。

【译文】

黄帝说:五脏是贮藏精神魂魄的;六腑是受纳和传化水谷的。由饮食所化生的精微之气,在内则入于五脏,在外则行于分肉、经络、肢节。其浮而在外之气,不循行于经脉之中的,叫卫气;其精气之行于经脉之中的,叫营气。卫行脉外属阳,营行脉中属阴,阴阳相随而行,内外贯通,有如环之无端,如水之源远流长,无有穷尽。但在分别阴阳属性时,都有标本、虚实、所离之处。因此,能分别三阴三阳十二经的就可以知道病是怎样产生的;能判断出虚实所在,便能找出疾病的上下部位;能知道六腑六气往来的通道,在诊断和治疗上,就像会解开绳结,开达门户一样,方便自如;能知虚者软——经气空虚,实者硬——邪气结聚,就能知道补虚泻实的关键所在;能知手足六经的标部和本部,对复杂的疾病在治疗时就能应付自如而无所疑惑。

岐伯说:多么高深博大的理论啊!现就我知道的尽量地说出来。足太阳膀胱经的本部,在足跟以上五寸(由外踝下的地平面算起)中的附阳穴;标部,在两目的睛明穴。命门,是指眼睛。足少阳胆经的本部,在足第四趾外侧端的窍阴穴之间;标部,在窗笼之前,即在耳珠前陷中的听宫穴。足少阴肾经的本部(内踝之下一寸,再由此向上三寸),在内踝上下三、二寸的复溜、交信穴;标部,在背部的肾俞穴,与舌下两脉的

廉泉穴。足厥阴肝经的本部,在行间穴上五寸的中封穴;标部,在背部的肝俞穴。足阳明胃经的本部,在足次趾端的厉兑穴;标部,在颊下结喉两旁的人迎穴。足太阴脾经的本部,在中封穴前上四寸中的三阴交穴;标部,在背部的脾俞与舌根部。

手太阳小肠经的本部,在手外踝之后的养老穴;标部,在睛明穴上一寸处。手少阳三焦经的本部,在手无名指之间的液门穴;标部,在耳后上角的角孙穴与下外眦的丝竹空穴。手阳明大肠经的本部,在肘骨中的曲池穴,上至臂臑穴处;标部,在颊下一寸,人迎之后,扶突之上。手太阴肺经的本部,在寸口中的大渊穴;标部,在腋内动脉,就是腋下三寸的天府穴处。手少阴心经的本部,在掌后锐骨之端的神门穴;标部,在背部的心俞穴。手厥阴心包经的本部,在掌后两筋之间二寸内关穴;标部,在腋下三寸的天池穴处。

凡要测候十二经标本上下所主的疾病,一般在下的为本,下虚则元阳衰于下而为厥逆,下盛则阳气盛于下而为热;在上者为标,上虚则清阳不升而为眩晕,上盛则阳盛于上而为热痛。属实证的当泻,以绝其根而使疾病停止发作;属虚证的当补,助其气而振其不足。

让我再谈谈各部的气街:胸、腹、头、胫之气,各有所聚所行的道路。气在头部的,聚之于脑;气在胸之前部的,聚于胸之两旁的膺部,气在胸之后部的,聚于背俞,即自十一椎膈膜之上,足太阳经诸脏之俞;气在腹部的,聚于背俞,即自十一椎膈膜以下,足太阳经诸脏之俞穴,并聚于腹前冲脉及在脐左右经脉处的穴位(盲俞、天枢等穴);

气在胫部的,则于足阳明经的气街穴(又名气冲穴)及承山穴(足太阳经)和足踝部上下等处。凡刺这些穴位都要用毫针,操作时,必须用手先在穴位上作较长时间的按压,待其气至,然后斜刺与之补泻。刺各部气街的穴位能治疗头痛、眩晕、中风跌仆、腹痛、中满、腹部突然胀满及新得的积聚。疼痛按之移动的,治之易愈;积证不疼痛的,难愈。

第五十三篇　论　痛

【原文】

黄帝问于少俞曰:筋骨之强弱,肌肉之坚脆,皮肤之厚薄,腠理之疏密,各不同,其于针石火焫之痛何如?肠胃之厚薄坚脆亦不等,其于毒药何如?愿尽闻之。少俞曰:人之骨强、筋弱、肉缓、皮肤厚者耐痛,其于针石之痛、火焫亦然。黄帝曰:其耐火焫者,何以知之?少俞答曰:加以黑色而美骨者,耐火焫。黄帝曰:其不耐针石之痛者,何以知之?少俞曰:坚肉薄皮者,不耐针石之痛,于火焫亦然。黄帝曰:人之病,或同时而伤,或易已,或难已,其故何如?少俞曰:同时而伤,其身多热者易已,多寒者难已。黄帝曰:人之胜毒,何以知之?少俞曰:胃厚、色黑、大骨及肥者,皆胜毒;故其瘦而薄胃者,皆不胜毒也。

【译文】

黄帝问少俞说:筋骨的强与弱,肌肉的坚与脆,皮肤的厚与薄,腠理的疏与密都各不相同的人,他们对针刺和灸灼所致疼痛的耐受力如何?另外,肠胃的厚薄、坚脆也不一样的人,他们对药物的耐受力又是怎样的呢?请你详细地讲一讲。少俞说:骨骼强健、筋柔肉缓、皮肤厚实的人,对疼痛的耐受力强,所以对针刺和艾火灸灼所致的疼痛也一样能忍受。

黄帝说:哪些人能耐受火灼引起的疼痛呢?少俞回答说:除以上所说的人以外,还有肤色黑而且骨骼健美的人。

黄帝说:哪些人不能耐受针刺所致的疼痛呢?少俞说:肌肉坚实而皮肤薄脆的人,不能耐受针刺的疼痛,同样也不能耐受灸灼引起的疼痛。

黄帝说:同时同病的人,有的容易痊愈,有的则难以痊愈,这是什么原因呢?少俞说:身体多热、阳气素盛的人,容易痊愈;身体多寒、阳气素虚的人,难以痊愈。

黄帝说:怎样判断人对药物耐受力的强弱呢?

少俞说:胃功能强壮、皮肤色黑、骨骼粗壮、肌肉肥厚的人,对药物的耐受力强;形体消瘦而胃功能薄弱的人,对药物的耐受力就弱。

第五十四篇 天 年

【原文】

黄帝问于岐伯曰:愿闻人之始生,何气筑为基,何立而为楯,何失而死,何得而生?岐伯曰:以母为基,以父为楯,失神者死,得神者生也。黄帝曰:何者为神?岐伯曰:血气已和,荣卫已通,五藏已成,神气舍心,魂魄毕具,乃成为人。黄帝曰:人之寿夭各不同,或夭寿,或卒死,或病久,愿闻其道。岐伯曰:五藏坚固,血脉和调,肌肉解利,皮肤致密,营卫之行,不失其常,呼吸微徐,气以度行,六府化谷,津液布扬,各如其常,故能长久。黄帝曰:人之寿百岁而死,何以致之?岐伯曰:使道隧以长,基墙高以方,通调营卫,三部三里起,骨高肉满,百岁乃得终。黄帝曰:其气之盛衰,以至其死,可得闻乎?岐伯曰:人生十岁,五藏始定,血气已通,其气在下,故好走。二十岁,血气始盛,肌肉方长,故好趋。三十岁,五藏大定,肌肉坚固,血脉盛满,故好步。四十岁,五藏六府十二经脉,皆大盛以平定,腠理始流,荣华颓落,发颇斑白,平盛不摇,故好坐。五十岁,肝气始衰,肝叶始薄,胆汁始灭,目始不明。六十岁,心气始衰,苦忧悲,血气懈惰,故好卧。七十岁,脾气虚,皮肤枯。八十岁,肺气衰,魄离,故言善误。九十岁,肾气焦,四藏经脉空虚。百岁,五藏皆虚,神气皆去,形骸独居而终矣。黄帝曰:其不能终寿而死者,何如?岐伯曰:其五藏皆不坚,使道不长,空外以张,喘息暴疾,又卑基墙,薄脉少血,其肉不石,数中风寒,血气虚,脉不通,真邪相攻,乱而相引,故中寿而尽也。

【译文】

黄帝问于岐伯说:我想了解一下人在生命开始时,是以什么作为基础?以什么作为捍卫呢?损失了什么就要死亡?得到了什么才能生存?岐伯说:以母亲的血为基础,以父亲的精为卫外功能,由父精母血结合而产生神气,失神气的就会死亡,有了神气才能维持生命。黄帝问:什么是神呢?岐伯说:当人体的血气和调,营气卫气的运行通畅,五脏形成之后,神气藏之于心,魂魄也都具备了,才能成为一个健全的人体。

黄帝说:人的寿命长短各不相同,有中途夭亡的,有年老长寿的,有猝然死亡的,有的患病很久,希望听听它的道理。岐伯说:如果五脏强健,血脉调顺,肌肉之间通利无滞,皮肤固密,营卫的运行不失其常度,呼吸均匀徐缓,全身之气有规律的运行,六腑也能正常地消化饮食,使精微、津液能敷布周身,以营养人体,各脏腑功能正常,所以能够使生命维持长久而多寿。

黄帝说:有些人可活到百岁而死,怎么会达到这样长寿呢?岐伯说:长寿的人,他的鼻孔和人中深邃而长,面部的骨骼高厚而方正,营卫的循行通调无阻,面部的三停耸起而不平陷,肌肉丰满,骨骼高起,这种壮健的形体,是能活到百岁而终其天年的象征。

黄帝说:人的血气盛衰,以及从生到死这一过程的情况,可以讲给我听吗?岐伯说:人生长到十岁的时候,五脏始发育到一定的健全程度，血气的运行畅通，生气在下，所以喜动而好走。人到二十岁，血气开始壮盛，肌肉也正在发达，所以行动更为敏捷，走路也快。人到三十岁，五脏已经发育强健，全身的肌肉坚固，血气充盛，所以步履稳重，爱好从容不迫的行走。人到四十岁，五脏六腑十二经脉都很健全，已到了不能再继续盛长的程度，从此腠理开始疏松，颜面的荣华逐渐衰落，鬓发开始花白，经气由平定盛满已到了不能再向上发展的阶段，精力已不十分充沛，所以好坐。人到五十岁，肝气开始衰退，肝叶薄弱，胆汁也减少，所以两眼开始昏花。人到六十岁，心气开始衰弱，会经常忧愁悲伤，血气已衰，运行不利，形体惰懈，所以好卧。人到七十岁，脾气虚弱，皮肤干枯。人到八十岁时肺气衰弱，不能藏魄，言语也时常发生错误。人到九十岁，肾气也要枯竭了，其他四脏经脉的血气也都空虚了。到了百岁，五脏的经脉都已空虚，五脏所藏的神气都消失了，只有形骸存在而死亡。

黄帝说：有人不能活到应该活到的岁数而死亡的，这是为什么呢？岐伯说：不能长寿的人，是他的五脏不坚固，鼻孔和人中沟不深邃，鼻孔向外开张着，呼吸急促疾速，或者面部之骨骼卑小，脉管薄弱，脉中血少而不充盈，肌肉不坚实，肌腠松弛，再屡被风寒侵袭，血气更虚，血脉不通利，外邪就易于侵入，与真气相攻，真气败乱，促使他中年而死。

第五十五篇　逆　顺

【原文】

黄帝问于伯高曰：余闻气有逆顺，脉有盛衰，刺有大约，可得闻乎？伯高曰：气之逆顺者，所以应天地、阴阳、四时、五行也；脉之盛衰者，所以候血气之虚实有余不足。刺之大约者，必明知病之可刺，与其未可刺，与其已不可刺也。黄帝曰：候之奈何？伯高曰：《兵法》曰：无迎逢逢之气，无击堂堂之阵。《刺法》曰：无刺熇熇隐之热，无刺漉漉之汗，无刺浑浑之脉，无刺病与脉相逆者。黄帝曰：候其可刺奈何？伯高曰：上工，刺其未生者也，其次，刺其未盛者也，其次，刺其已衰者也；下工，刺其方袭者也，与其形之盛者也，与其病之与脉相逆者也。故曰：方其盛也，勿敢毁伤，刺其已衰，事必大昌。故曰：上工治未病，不治已病。此之谓也。

【译文】

黄帝问伯高说：我听说气的运行有逆有顺，血脉有盛有衰，针刺有大法，我可以听听其中的道理吗？伯高说：气的运行，是与天地、阴阳、四时、五行相适应的，当其时的为顺，非其时的为逆。血脉是与气血的虚实相关的，所以通过诊脉可以观察气血的虚实、盈亏。针刺的大法，就是必须明确知道病变是否可以行刺，或病变发展到了不可施行针刺的程度等情况。

黄帝说:怎样看出病变的可刺与不可刺呢?伯高说:《兵法》讲,作战时,要避开对方来势急疾、气焰嚣盛的锐气,不可贸然出击对方严整庞大的阵地。《刺法》讲,热势炽盛时不可刺,大汗淋漓时不可刺,脉象纷乱、模糊不清时不可刺,脉象与病情不相符合的不可刺。

黄帝说:怎样掌握可刺的时机呢?伯高说:高明的医生,在疾病尚未发生之前进行针刺;其次,在病邪轻浅、疾病尚未严重时进行针刺;再次,在邪气已衰、正气来复、疾病转愈时针刺。技术低劣的医生,在邪气正旺时,或在病热正盛时,或在病情与脉象不相符时进行针刺。所以说,在病势正盛时不能针刺,但在邪气已经开始衰退时进行针刺,必定会收到良好的效果。所以说,高明的医生,往往是防患于未然,而不是治疗于发病之后,说的就是这个道理。

第五十六篇　五　味

【原文】

黄帝曰:愿闻谷气有五味;其入五藏,分别奈何?伯高曰:胃者,五藏六府之海也,水谷皆入于胃,五藏六府皆禀气于胃。五味各走其所喜,谷味酸,先走肝,谷味苦,先走心,谷味甘,先走脾,谷味辛,先走肺,谷味咸,先走肾。谷气津液已行,营卫大通,乃化糟粕,以次传下。黄帝曰:营卫之行奈何?伯高曰:谷始人于胃,其精微者,先出于胃之两焦,以溉五藏,别出两行,营卫之道。其大气之抟而不行者,积于胸中,命曰气海,出于肺,循喉咽,故呼则出,吸则人。天地之精气,其大数常出三入一,故谷不久,半日则气衰,一日则气少矣。黄帝曰:谷之五味,可得闻乎?伯高曰:请尽言之。五谷:杭米甘,麻酸,大豆咸,麦苦,黄黍辛。五果:枣甘,李酸,栗咸,杏苦,桃辛。五畜:牛甘,犬酸,猪咸,羊苦,鸡辛。五菜:葵甘,韭酸,藿咸,薤苦,葱辛。五色:黄色宜甘,青色宜酸,黑色宜咸,赤色宜苦,白色宜辛。凡此五者,各有所直。五宜:所言五色者,脾病者,宜食杭米饭牛肉枣葵;心病者,宜食麦羊肉杏薤;肾病者,宜食大豆黄卷猪肉栗藿;肝病者,宜食麻犬肉李韭;肺病者,宜食黄黍鸡肉桃葱。五禁:肝病禁辛,心病禁咸,脾病禁酸,肾病禁甘,肺病禁苦。肝色青,宜食咸,杭米饭牛肉枣葵皆甘。心色赤,宜食酸,犬肉麻李韭皆酸。脾色黄,宜食咸,大豆豕肉栗藿皆咸。肺色白,宜食苦,麦羊肉杏薤皆苦。肾色黑,宜食辛,黄黍鸡肉桃葱皆辛。

【译文】

黄帝说:五谷有五种性味,当五味进入人体后,是怎样分别归于五脏的呢?伯高说:一切饮食物都要先进入胃中,五脏六腑都要接受胃所消化的精微,以维持其机能活动,所以五脏六腑都受气于胃,而胃就成为五脏六腑营养汇集的地方。饮食物的五味归属五脏,都因饮食物的性味特性相异而各有所喜归:味酸的入胃之后,先入肝;味苦的,先入心;味甜的,先入脾;味辛的,先入肺;味咸的,先入肾。水谷的精微,化为津液,与营卫之气,运行于全身,其糟粕部分,按次第下传于大肠、膀胱,成为便、溺,排出体外。

黄帝问道:营卫是怎样运行的呢? 伯高说:水谷入胃后,所化生的精微部分,从胃出后至中上二焦,经肺灌溉五脏。它在输布于全身时,分别为两条途径,其清纯部分化为营气,浊厚部分化为卫气,分别从脉内外的两条道路运行于周身。同时所产生的大气,则聚于胸中,称为气海。这种气自肺沿咽喉而出,呼则出,吸则入,保证人体正常呼吸运动。天地的精气,它在体内代谢的大概情况,是宗气、营卫和糟粕三方面输出,但另一方面又要从天地间吸入空气与食入饮食物,以补给全身营养的需要,所以半日不吃饭,就会感到气衰,一天不进饮食,就感到气少了。

黄帝说:五谷性味是怎样的,可以告诉我吗? 伯高说:让我详细地讲给你听。在五谷之中,粳米味甘,芝麻味酸,大豆味咸,麦味苦,黄米味辛。在五果之中,枣子味甘,李子味酸,栗子味咸,杏子味苦,桃子味辛。在五畜之中,牛肉味甘,狗肉味酸,猪肉味咸,羊肉味苦,鸡肉味辛。在五菜之中,葵菜味甘,韭菜味酸,豆叶味咸,薤味苦,葱味辛。五色与五味的关系:黄色属脾,宜食甘味;青色属肝,宜食酸味;黑色属肾,宜食咸味;赤色属心,宜食苦味;白色属肺,宜食辛味。这五种色味,在治疗和调补时,都可用其相宜的食品。所言五宜,就是在五脏患病时,选用相适宜的五味:脾病,宜食粳米饭、牛肉、枣子、葵菜;心病,宜食麦、羊肉、杏子、薤;肾病,宜食大豆芽、猪肉、栗子、藿;肝病,宜食芝麻、犬肉、李、韭;肺病,宜食黄米、鸡肉、桃、葱。

五脏之病对五味各有禁忌:肝病应禁忌辛味,心病应禁忌咸味,脾病应禁忌酸味,肾病应禁忌甘味,肺病应禁忌苦味。

肝主青色,宜食甘味,粳米饭、牛肉、枣、葵等都是甘味;心主赤色,宜食酸味,犬肉、芝麻、李、韭等都是酸味;脾主黄色,宜食咸味,大豆、猪肉、栗、藿等都是咸味;肺主白色,宜食苦味,麦、羊肉、杏、薤等都是苦味;肾主黑色,宜食辛味,黄黍、鸡肉、桃、葱等都是辛味。

灵枢篇　卷十五

第五十七篇　水　胀

【原文】

黄帝问于岐伯曰:水与肤胀、鼓胀。肠覃、石瘕、石水,何以别之? 岐伯答曰:水始起也,目窠上微肿,如新卧起之状,其颈脉动,时咳,阴股间寒,足胫肿,腹乃大,其水已成矣。以手按其腹,随手而起,如裹水之状,此其候也。黄帝曰:肤胀何以候之? 岐伯曰:肤胀者,寒气客于皮肤之间,㲍㲍然不坚,腹大,身尽肿,皮厚,按其腹,窅而不起,腹色不变,此其候也。鼓胀何如? 岐伯曰:腹胀身皆大,大与肤胀等也,色苍黄,腹筋起,此其候也。肠覃何如? 岐伯曰:寒气客于肠外,与卫气相搏,气不得营,因有所系,癖而内著,恶气乃起,息肉乃生。其始生也,大如鸡卵,稍以益大,至其成,如怀子之状,久者离岁,按之则坚,推之则移,月事以时下,此其候也。石瘕何如?岐伯曰:石瘤生于胞中,寒气客于子门,子门闭塞,气不得通,恶血当泻不泻,衃以留止,日以益大,状如怀子,月事不以时下,皆生于女子,可导而下。黄帝曰:肤胀鼓胀可刺邪?岐伯曰:先泻其胀之血络,后调其经,刺去其血络也。

【译文】

　　黄帝问岐伯道:对水胀与肤胀、鼓胀、肠覃、石瘕、石水,应当怎样进行区别呢?岐伯回答说:病人的下眼皮微肿,就像刚刚睡醒的样子,颈部动脉搏动明显,时时咳嗽,两大腿内侧感到寒冷,足胫部肿胀,腹部胀大,若出现上述症状,说明水肿病已经形成了。若以手按压病人的腹部,放手后即随手而起,不留凹陷,就像按压充水的皮袋子一样,就是水胀病的症状。

　　黄帝说:肤胀病应如何诊断呢?岐伯说:所谓肤胀病,是由寒邪侵入皮肤之间形成的。病人腹部胀大,叩击时发出鼓音,按压时感觉空而不坚硬,病人全身浮肿,皮肤较厚,按压病人腹部,放手后不能随手而起,留有凹陷,腹部的皮色无异常变化,这就是肤胀的症状。

　　黄帝问:鼓胀病的表现是怎样的呢?岐伯说:鼓胀病人的腹部与全身都肿胀,这与肤胀病一样,但患鼓胀病的人皮肤青黄,腹部青筋高起暴露,这就是鼓胀病的症状特点。

　　黄帝问:肠覃病的表现是怎样的呢?岐伯说:寒邪侵犯人体后,邪气滞留在肠外,与卫气相搏,卫气被阻而不能正常运行,因此邪气留滞,积久不去附着于肠外,并日渐滋长,使息肉得以形成,刚开始时,就像鸡蛋一样大小,此后逐渐长大,疾病一旦形成,病人就像怀孕一样,病程长的历经数年,用手按压则很坚硬,推动时可移动,但月经仍然按时到潮,这就是肠覃的症状。

　　黄帝说:石瘕病的表现是怎样的呢?岐伯说:石瘕病生在胞宫内,寒邪侵犯,留滞在子宫颈口,使宫颈闭塞,气血凝滞不通。经血不能正常排泄,便凝结成块而留滞于宫内,并日益增大,使腹部涨大,像怀孕一样,月经不能按时来潮。石瘕病都发生在妇女,治疗时应活血化瘀,通导攻下,引瘀血下行。

　　黄帝说:可用针刺治疗肤胀与鼓胀吗?岐伯说:治疗时先用针刺泻有瘀血的脉络,然后根据病情虚实的不同来调理经脉,刺去瘀滞的血络。

第五十八篇　贼　风

【原文】

黄帝曰:夫子言贼风邪气之伤人也,令　人病焉,今有其不离屏蔽,不出室穴之中,卒然病者,非不离贼风邪气,其故何也?岐伯曰：此皆尝有所伤于湿气，藏于血脉之中，分肉之间，久留而不去；若有所堕坠，恶血在内而不去。卒然喜怒不节，饮食不适，寒温不时，腠理闭而不通。其开而遇风寒，则血气凝结，与故邪相袭，则为寒痹。其有热则汗出，汗出则受风，虽不遇贼风邪气，必有因加而发焉。黄帝曰：今夫子之所言者，皆病人之所自知也。其毋所遇邪气，又毋怵惕之所志，卒然而病者，其故何也？唯有因鬼神之事乎？岐伯曰：此亦有故邪留而未发，因而志有所恶，及有所慕，血气内乱，两气相搏。其所从来者微，视之不见，听而不闻，故似鬼神。黄帝曰：其祝而已者，其故何也？岐伯曰：先巫者，因知百病之胜，先知其病之所从生者，可祝而已也。

【译文】

黄帝说：先生常说贼风邪气伤害了人体，才会生病，但有人并没有离开房屋并保护得很严密，却突然生病了，他并不是没有避免贼风邪气，但却发病了，这是什么缘故呢？岐伯说：这都是平素已受到邪气的伤害，如曾经为湿气而伤，潜伏在血脉之中和分肉之间，长久滞留在体内没有驱除出去；或者因为从高处跌下来，致瘀血留积在内

而发病；也有突然发生过度的喜怒，或饮食不当，或气候的冷热不注意调摄，使腠理闭塞，壅而不通；或适当腠理开泄时而感受风寒，这样使血气凝结，新风寒和宿邪湿气相互搏结，就发生寒痹；又有因热而出汗，因汗出肌腠疏松而受风邪，这些人虽然未受到贼风邪气的侵袭，但必然原有宿邪，并新加外感的因素，才能使人发病的。

黄帝说：你所讲的，都是病人自己所能知道的，但有的人既没有外来邪气的侵犯，也没有受惊恐等情志的刺激，却突然发病，这是什么缘故呢？是否因为鬼神作祟呢？岐伯说：这也是因为有宿邪潜伏在内而未发作，由于情感上有所变化，或有厌恶之事，或有所怀慕而不能遂心，引起体内血气的逆乱和潜伏在体内的病邪两相结合，因而发生病变。这种内在的变化极为细微，没有明显的迹象，是看不见、听不到的，所以好象鬼神作祟一样。

黄帝说：即然不是鬼神作祟，为什么用"祝由"的方法就能把病治好呢？岐伯说：古时的巫医，因为他知道治疗疾病，是可以用精神疗法控制的，又事先知道了疾病发生的原因，所以可用"祝由"的方法来治愈疾病。

第五十九篇　卫气失常

【原文】

黄帝曰：卫气之留于腹中，稽积不行，苑蕴不得常所，使人支胁胃中满，喘呼逆息者，何以去之？伯高曰：其气积于胸中者，上取之；积于腹中者，下取之；上下皆满者，傍取之。黄帝曰：取之奈何？伯高对曰：积于上，泻人迎、天突、喉中；积于下者，泻三里与气街；上下皆满者，上下取之，与季胁之下一寸；重者，鸡足取之。诊视其脉大而弦急，及绝不至者，及腹皮急甚者，不可刺也。黄帝曰：善。黄帝问于伯高曰：何以知皮肉、气血、筋骨之

病也？伯高曰：色起两眉薄泽者，病在皮。唇色青黄赤白黑者，病在肌肉。营气濡然者，病在血气。目色青黄赤白黑者，病在筋。耳焦枯受尘垢，病在骨。黄帝曰：病形何如，取之奈何？伯高曰：夫百病变化，不可胜数，然皮有部，肉有往，血气有输，骨有属。黄帝曰：愿闻其故。伯高曰：皮之部，输于四末。肉之柱，在臂胫诸阳分肉之间，与足少阴分间。血气之输，输于诸络，气血留居，则盛而起。筋部无阴无阳，无左无右，候病所在。骨之属者，骨空之所以受益而益脑髓者也。黄帝曰：取之奈何？伯高曰：夫病变化，浮沉深浅，不可胜穷，各在其处。病间者浅之，甚者深之，间者小之，甚者众之，随变而调节，故曰上工。

黄帝问于岐伯曰：人之肥瘦大小寒温，有老壮少小，别之奈何？伯高对曰：人年五十已上为老，三十已上为壮，十八已下为少，六岁已下为小。黄帝曰：何以度知其肥瘦？伯高曰：人有肥有膏有肉。黄帝曰：别此奈何？伯高曰：腘肉坚，皮满者，肥。腘肉不坚，皮缓者，膏。皮肉不相离者，肉。黄帝曰：身之寒温何如？伯高曰：膏者其肉淖，而粗理者身寒，细理者身热。脂者其肉坚，细理者热，粗理者寒。黄帝曰：其肥瘦大小奈何？伯高曰：膏者，多气而皮纵缓，故能纵腹垂腴。肉者，身体容大。脂者，其身收小。黄帝曰：三者之气血多少何如？伯高曰：膏者多气，多气者热，热者耐寒。肉者多血则充形，充形则平。脂者，其血清，气滑少，故不能大。此别于众人者也。黄帝曰：众人奈何？伯高曰：众人皮肉脂膏不能相加也，血与气不能相多，故其形不小不大，各自称其身，命曰众人。黄帝曰：善。治之奈何？伯高曰：必先别其三形，血之多少，气之清浊，而后调之，治无失常经。是故膏人，纵腹垂腴；肉人者，上下容大；脂人者，虽脂不能大者。

【译文】

黄帝说：卫气留滞于胸腹之中，运行受到阻碍，违背正常的循行规律，积聚不畅，郁结而不能运行到正确的部位，使人产生胸胁、胃脘胀满、喘息气逆等症状，用什么方法来治疗这些疾病呢？伯高说：气郁不行，积聚在胸中的，取上部的腧穴治疗；积聚在腹中的，取下部的腧穴治疗；积聚在胸腹部，使胸胁脘腹都胀满的，则取上下部及附近的穴位治疗。

黄帝说：取哪些穴经呢？伯高回答说：卫气郁积在胸中，当泻足阳明胃经的人迎穴，任脉的天突和廉泉穴；卫气郁积在腹中，当泻足阳明胃经的三里穴和气街穴；卫气积在胸胁脘腹，上下都觉胀满，当上取人迎、天突、廉泉等穴，下取三里、气街穴以及季肋下一寸的章门穴以泻；病情严重的，采取鸡足刺法。若病人的脉大而弦急，或脉绝不至以及腹皮绷急紧张，就不能用针刺。

黄帝问伯高说：应该如何诊察皮、肉、气、血、筋、骨的病变呢？伯高说：病色表现在两眉之间，缺少光泽的，则病变发生在皮；口唇呈青、黄、赤、白、黑颜色的，病变发生在肌肉；皮肤多汗而湿润，则病在血气；目色呈现青、黄、赤、白、黑色的，则病发生在筋；耳轮焦枯，阴暗不泽，如有尘垢的，则病变在骨。

黄帝说：病情的表现及变化是怎样的呢？应当如何治疗？伯高说：很多疾病的变化，

黄帝内经白话精解

是多种多样的。但皮有部,肉有柱,血气有输,骨有属。

黄帝说:我想知道其中的道理。伯高说:皮之部,在肢末端的浅表部位;肉之柱,在上肢的臂、下肢的胫,手足六阳经肌肉隆起之处,以及足少阴经循行路线上的肌肉丰厚之处;血气之输,在诸经的络穴,当血气留滞时,则络脉壅盛而高起;筋的病变无阴无阳,无左无右,治疗时应随病变的部位而取之;骨病的所属部位,在关节处,骨穴是输注精液的,且能补益脑髓。

黄帝说:应当如何进行治疗呢? 伯高说:由于疾病的千变万化,针刺治疗或深或浅,或浮或沉,不可胜数。其主要的原则应根据发病的部位和病情进行针刺,病轻的浅刺,病重的深刺,病轻的用针要少,病重的用针要多。能随着病情的变化而调治经气,才是高明的医生。

黄帝问伯高道:人体的肥瘦,身形的大小,体表的寒温,以及年龄的老、壮、少、小,是怎样区别的呢? 伯高回答说:年龄在五十岁以上的为老,三十岁以上的为壮,十八岁以下的为少,六岁以下的为小。

黄帝说:以什么标准来评定人体的肥与瘦呢? 伯高说:人体有脂、膏、肉三种不同的类型。

黄帝说:应当如何区别人的脂、膏、肉三种类型呢? 伯高说:肉(肥厚或成块突起的肌肉。)丰厚坚实皮肤丰满的为脂;肉不丰厚坚实、皮肤松驰的为膏;皮肉紧紧相连在一起的为肉。

黄帝说:人的身体有寒温的不同,如何加以区别呢? 伯高说:膏类型的人肌肉濡润,若皮肤腠理粗糙,卫气就易外泄,故身体多寒;若皮肤腠理细腻,卫气就易收藏,故身体多热。脂类型的人肌肉坚实,皮肤腠理致密的,身体多热;皮肤腠理粗疏的,身体多寒。

黄帝说:身体的肥瘦大小是如何区别的呢? 伯高说:膏类型的人,多阳气充盛,皮肤宽纵弛缓,腹部肌肉松软下垂;肉类型的人,身体则宽大;脂类型的人,肌肉则坚实而身形较小。

黄帝说:这三种类型的人的气血情况是怎样的呢? 伯高说:膏类型的人,阳气充盛,身体多热,就能耐寒;肉类型的人,阴血偏盛,能充养肌肉形体,气质平和;脂类型的人,其血清,气滑利而且少,所以身形不大。这就是脂、膏、肉三种人气血多少的大概情况,与一般的人有所区别。

黄帝说:一般人的情况是如何的呢? 伯高说:一般人的皮、肉、脂、膏都比较均匀,血与气也保持平衡,没有偏多的情况,所以他们的身形不大不小,身体各部位都非常匀称,这就是一般人的情况。

黄帝说:讲得好。应当怎样进行治疗呢? 伯高说:首先先必须分清三种不同类型的形体,掌握各型人血的多少,气的清浊,然后根据虚实进行调治,根据具体情况采用常法治疗就可以了。所以说,膏人的形体是宽肥腹肉下垂;肉人的体型是身体上下都很宽大;

脂型的人,虽然脂肪多,但体型却不大。

第六十篇 玉 版

【原文】

黄帝曰:余以小针为细物也,夫子乃言上合之于天,下合之于地,中合之于人,余以为过针之意矣,愿闻其故。岐伯曰:何物大于天乎?夫大于针者,惟五兵者焉。五兵者,死之备也,非生之具。且夫人者,天地之镇也,其不可不参乎?夫治民者,亦唯针焉。夫针之与五兵,其孰小乎?黄帝曰:病之生时,有喜怒不测,饮食不节,阴气不足,阳气有余,营气不行,乃发为痈疽。阴阳不通,两热相搏,乃化为脓,小针能取之乎?岐伯曰:圣人不能使化者,为之邪不可留也。故两军相当,旗帜相望,白刃陈于中野者,此非一日之谋也。能使其民,令行禁止,士卒无白刃之难者,非一日之教也,须臾之得也。夫至使身被痈疽之病,脓血之聚者,不亦离道远乎?夫痈疽之生,脓血之成也,不从天下,不从地出,积微之所生也。故圣人自治于未有形也,愚者遭其已成也。黄帝曰:其已形,不予遭,脓已成,不予见,为之奈何?岐伯曰:脓已成,十死一生,故圣人弗使已成,而明为良方,著之竹帛,使能者踵而传之后世,无有终时者,为其不予遭也。黄帝曰:其已有脓血而后遭乎,不导之以小针治乎?岐伯曰:以小治小者其功小,以大治大者多害,故其已成脓血者,其唯砭石铍锋之所取也。黄帝曰:多害者其不可全乎?岐伯曰:其在逆顺焉。黄帝曰:愿闻逆顺。岐伯曰:已为伤者,其白眼青黑,眼小,是一逆也;内药而呕者,是二逆也;腹痛渴甚,是三逆也;肩项中不便,是四逆也;音嘶色脱,是五逆也。除此五者为顺矣。黄帝曰:诸病皆有逆顺,可得闻乎?岐伯曰:腹胀,身热,脉大,是一逆也;腹鸣而满,四肢清,泄,其脉大,是二逆也;衄而不止,脉大,是三逆也;咳且溲血,肿形,其脉小劲,是四逆也;咳,脱形身热,脉小以疾,是谓五逆也。如是者,不过十五日而死矣。其腹大胀,四末清,脱形,泄甚,是一逆也;腹胀便血,其脉大,时绝,是二逆也;咳,溲血,形内脱,脉搏,是三逆也;呕血,胸满引背,脉小而疾,是四逆也;咳呕腹胀,且飧泄,其脉绝,是五逆也。如是者,不及一时而死矣。工不察此者而刺之,是谓逆治。黄帝曰:夫子之言针甚骏,以配天地,上数天文,下度地纪,内别五藏,外次六府,经脉二十八会,尽有周纪,能杀生人,不能起死者,子能反之乎?岐伯曰:能杀生人,不能起死者也。黄帝曰:余闻之则为不仁,然愿闻其道,弗行于人。岐伯曰:是明道也,其必然也,其如刀剑之可以杀人,如饮酒使人醉也,虽勿诊,犹可知矣。黄帝曰:愿卒闻之。岐伯曰:人之所受气者,谷世。谷之所注者,胃也。胃者,水谷气血之海也。海之所行云气者,天下也。胃之所出气血者,经隧也。经隧者,五藏六府之大络也,迎而夺之而已矣。黄帝曰:上下有数乎?岐伯曰:迎之五里,中道而止,五至而已,五往而藏之气尽矣,故五五二十五而竭其输矣,此所谓夺其天气者也,非能绝其命而倾其寿者

黄帝内经白话精解

也。黄帝曰:愿卒闻之。岐伯曰:窥门而刺之者,死于家中;入门而刺之者,死于堂上。黄帝曰:善乎方,明哉道,请著之玉版,以为重宝,传之后世,以为刺禁,令民勿敢犯也。

【译文】

黄帝说:我以为小针是一种细小的东西,先生却说它的作用上合于天,下合于地,中合于人,我认为这是把针的意义说得过分了,想听你讲讲其中的道理。岐伯说:还有什么东西能够比天更大呢? 能大于针的,惟有五种兵器。但五种兵器都是准备在战争中用以杀人的,不是用来治病活人的工具。而且天地之间最高贵的是人,怎么可以不参合自然界的现象呢? 治疗人民的疾病,只有用小针。这样对比针和五兵作用的大小,不是很清楚了吗!

黄帝说:有的病在发生的时候,因喜怒无度,或饮食无节,或阴气不足,或阳气有余,致使营气郁滞不行,而发生痈疽。进而营卫气血阻滞不通,体内的阳热之气与邪热互相搏结,而化为脓,这样的病,小针能治疗吗? 岐伯说:聪明的人发现了这种病,要早期治疗,等到病已形成,再想化除掉,就不是很简单的事了,所以说病邪不要久留在体内。譬如两军作战,旗帜相望,刀光剑影遍于旷野,这必是策划已久,决不是出于一天的计谋。能够使民众服从命令,有令必行,有禁必止,使兵士敢于冲锋陷阵,不怕牺牲,这也不是一天教育的结果,顷刻之间就能办得到的。等到身体已经患了痈疽之病,脓血已经形成,这时再想用微针治疗,那不是距离太远了吗? 要知道痈疽的产生,脓血的形成,既不是从天而降,也不

是从地而生,而是病邪侵犯机体后,未得及时去除,使之逐渐积累而成的。所以聪明的人能够防微杜渐,在痈疽没有迹象时,积极预防,不使其发生,愚拙的人,预先不知防治,就会遭受疾病形成后的痛苦。

黄帝说:如果痈疽已经形成,因生于内脏而无法接触,脓已形成,也不能看到,这又怎么办呢? 岐伯说:脓已成的,十死一生,所以聪明的医生能早期诊断,不等疾病形成,就消灭在萌芽阶段,并将一些好的治法,记载在竹帛上,制成专书,使有才能的人能够继承下来,并能一代一代的传下去,为的是使人们不再遭受痈疽的痛苦。黄帝说:其已经形成脓血的,而后一定要有死亡的危险吗? 难道不能用小针来治疗吗? 岐伯说:用小针治疗,其功效不大,用大针来治疗,又可能产生不良后果,所以对于已形成脓血的,只有采用砭石,或用铍针锋针及时排脓,最为适宜。

黄帝说:有些痈疽病多向恶化方面发展,这样还能够治好吗? 岐伯说:这主要根据病证的逆顺来决定。黄帝说:我希望听你谈谈病证的逆顺。岐伯说:白眼青,黑眼小,是逆证之一;服药而呕吐的,是逆证之二;腹痛而口渴甚的,是逆证之三;肩项转移不便,是逆证之四;声音嘶哑,面无血色,是逆证之五。除了这五种逆证之外,便是顺证了。

黄帝问:各种病在发展过程中,预后都有好与不好,你可以告诉我吗? 岐伯说:腹胀满,身发热,脉大,是为预后不良的表现之一;腹满而肠鸣,四肢逆冷,腹泻,脉大,是预后不良的表现之二;衄血不止,脉大,是预后不良的表现之三;咳嗽且兼小便溺

血,肌肉消瘦,脉小而劲疾,是预后不良的表现之四;咳嗽,形体羸弱异常,身发热,脉小而搏动疾速,是预后不良的表现之五。若出现以上五逆症状的,不过十五天就有死亡的危险。

还有腹大而胀,四末逆冷,形肉已脱,泄泻不止的,是为预后不良的表现之一;腹胀满,大便下血,脉大而有间歇的,是为预后不良的表现之二;咳而小便溺血,形肉已脱,脉来搏指无和缓之象,是为预后不良的表现之三;呕血,胸部胀满连及背部,脉小而劲,是为预后不良的表现之四;咳嗽呕吐,腹胀,泄泻完谷不化,而脉绝不至,是为预后不良的表现之五。若出现这些症状的,不过一天的时间就会死亡。医生对这些危象,如不细加审察而妄行针刺,就是治疗上的错误。

黄帝说:先生说针刺的作用很大,在自然界可以与天地相配,上合于天文,下合于地理,在人体内则与五脏相联,外则以次和六腑相通,因全身二十八脉的经气流注有一定的规律,所以针刺可以疏通经脉,宣导气血,但在针刺中有的把活生生的人治死,而要死的人却不能用针法治愈,你能够扭转这种情况吗?岐伯说:针治不当,确能致人于死,但针治得当,亦不能把死人救活。黄帝说:我听到针刺不当,能把活生生的人致死,感到太不仁道了,所以我想听你讲讲其中的道理,不要再用错误的针法为人治

病。岐伯说:这是很明显的道理,也是必然会出现的结果。比如刀剑可以杀人,饮酒可以醉人的道理一样,不用分析,也可以知道它的原因。

黄帝说:我想听你详细地讲给我听。岐伯说:人所禀受的精气,是来源于水谷。水谷所注入的器官,是胃。所以胃是纳水谷、化生气血的所在。海洋里的水,要化为云气才能行于天下。胃中的精微化生气血,运行于周身,则需有经隧的流动。所谓经隧,就是联络五脏六腑的大络,如果在这些地方用迎而夺之的刺法,就会误泻真气,而致人于死地。

黄帝说:在上下手足的经脉,有多少穴位不能用刺的呢?岐伯说:误用迎而夺之的泻法,针刺手阳明大肠经的五里穴,致使脏气运行到中途而止,一脏的真气大约是五至而已,所以若连续五次用迎而夺之的泻法,则一脏的真气泻尽,若连续泻二十五次,则五脏所输注的精气,就会竭绝,这就是劫夺了人的天真之气,并非由于他命之自绝而终其寿的。黄帝说:想听你详细的讲讲。岐伯说:在气血出入的要害处妄行针刺,若刺之浅则其害迟,病人回到家中就死亡;若刺之深则其害速,病者就会死在医者的堂上。黄帝说:你讲得很完善,道理也很清楚,请把它刻录在玉版上,作为珍宝收藏。以留传后世,作为针刺治疗的禁戒,使人们提高针刺水平,不再违反禁律。

第六十一篇　五　禁

【原文】

　　黄帝问于岐伯曰:余闻刺有五禁,何谓五禁?岐伯曰:禁其不可刺也。黄帝曰:余闻

刺有五夺。岐伯曰:无泻其不可夺者也。黄帝曰:余闻刺有五过。岐伯曰:补泻无过其度。黄帝曰:余闻刺有五逆。岐伯曰:病与脉相逆,命曰五逆。黄帝曰:余闻刺有九宜。岐伯曰:明知九针之论,是谓九宜。黄帝曰:何谓五禁?愿闻其不可刺之时。岐伯曰:甲乙日自乘,无刺头,无发蒙于耳内。丙丁日自乘,无振埃于肩喉廉泉。戊己日自乘四季,无利腹,去爪泻水。庚辛日自乘,无刺关节于股膝。壬癸日自乘,无刺足胫。是谓五禁。黄帝曰:何谓五夺?岐伯曰:形肉已夺,是一夺也;大夺血之后,是二夺也;大汗出之后,是三夺也;大泄之后,是四夺也;新产及大血之后,是五夺也。此皆不可泻。黄帝曰:何谓五逆?岐伯曰:热病脉静,汗已出,脉盛躁,是一逆也;病泄,脉洪大,是二逆也;著痹不移,䐃肉破,身热,脉偏绝,是三逆也;淫而夺形,身热,色夭然白,及后下血衃,血衃笃重,是谓四逆也;寒热夺形,脉坚博,是谓五逆也。

【译文】

　　黄帝问岐伯道:我听说针刺有五禁,什么叫做五禁?岐伯说:五禁就是不可进行针刺的时日。

　　黄帝说:我听说针刺有五夺。岐伯说:五夺就是在气血虚衰元气大虚时,不能施行泻法针刺。

　　黄帝说:我听说针刺有五过。岐伯说:五过是说在用针刺施行补泻时,不能超过常度。

　　黄帝说:我听说针刺有五逆。岐伯说:五逆是指疾病与脉相反的五种情况。

　　黄帝说:我听说针刺有九宜。岐伯说:明确了解了九针的理论,并能灵活恰当地应用,就叫做九宜。

　　黄帝说:什么叫五禁?我想知道不可施行针刺的时日。岐伯说:天干应于人身,甲乙日应头,所以遇到甲乙日时,不能刺头部的腧穴,也不用发蒙(是治疗头面耳目病的一种针刺方法——译注)的针法刺耳内;丙丁日应肩、喉,所以遇到丙丁日时,不能用振埃(是治疗阳气逆于胸中,咳嗽胸满、喘息上气的一种针刺方法,以天突、廉泉两穴为主——译注)的针法刺肩、喉及廉泉穴;戊己日应手足四肢,所以遇到戊己日时,不能深刺腹部和用去爪(是治疗关节、脉络四肢病及阴囊水肿的一种针法——译注)的针法泻水;庚辛日应股膝,所以遇到庚辛日时,不能针刺股膝部的穴位;壬癸日应足胫,所以遇到壬癸日时,不能针刺足胫部的穴位。这就是所谓的针刺五禁。

　　黄帝说:什么叫做五夺?岐伯说:形体消瘦、肌肉陷下,是一夺;大失血之后,是二夺;大汗出后,是三夺;大泄之后,是四夺;新生产后,或大出血后,是五夺。五夺都是元气大虚,不可再用泻法治疗。

　　黄帝说:什么叫做五逆?岐伯说:热性病反见脉象静,汗出后,脉反见躁动之象,此为脉征相反,是一逆;患泄泻的病人,脉象反见脉洪大,是二逆;身患痹病疼痛不移,肉消瘦,身热,一侧脉搏难以摸到,是三逆;淫欲过度,耗竭阴液,形体消瘦,身热,肤色苍白以及大便下血块,出血严重,是四逆;大患寒热,导致形体消瘦,脉坚搏,是五逆。

灵枢篇 卷十六

第六十二篇 动 输

【原文】

黄帝曰:经脉十二,而手太阴、足少阴、阳明独动不休,何也? 岐伯曰:是明胃脉也。胃为五藏六府之海,其清气上注于肺,肺气从太阴而行之,其行也,以息往来,故人一呼脉再动,一吸脉亦再动,呼吸不已,故动而不止。黄帝曰:气之过于寸口也,上十焉息? 下八焉伏? 何道从还? 不知其极。岐伯曰:气之离藏也,卒然如弓弩之发,如水之下岸,上于鱼以反衰,其余气衰散以逆上,故其行微。黄帝曰:足之阳明何因而动? 岐伯曰:胃气上注于肺,其悍气上冲头者,循咽,上走空窍,循眼系,入络脑,出颅,下客主人,循牙车,合阳明,并下人迎,此胃气别走于阳明者也。故阴阳上下,其动也若一。故阳病而阳脉小者为逆,阴病而阴脉大者为逆。故阴阳俱静俱动,若引绳相倾者病。黄帝曰:足少阴何因而动?岐伯曰:冲脉者,十二经之海也,与少阴之大络,起于肾下,出于气街,循阴股内廉,邪入腘中,循胫骨内廉,并少阴之经,下入内踝之后,入足下;其别者,邪入踝,出属跗上,入大指之间,注诸络,以温足胫,此脉之常动者也。黄帝曰:营卫之行也,上下相贯,如环之无端,今有其卒然遇邪气,及逢大寒,手足懈惰,其脉阴阳之道,相输之会,行相失也,气何由还? 岐伯曰:夫四末阴阳之会者,此气之大络也。四街者,气之径路也。故络绝则经通,四末解则气从合,相输如环。黄帝曰:善。此所谓如环无端,莫知其纪,终而复始,此之谓也。

【译文】

黄帝说:十二经脉之中,为什么手太阴肺经、足少阴肾经、足阳明胃经三经的经脉搏动不止呢? 岐伯说:这就是胃气与脉搏跳动的关系。因为胃是五脏六腑的营养来源,胃中水谷精微所化生的清气,上行注入于肺,肺气从手太阴肺经开始,而循行于十二经脉,肺气的运行,是随着人的呼吸而往来的,故人一呼脉跳动两次,一吸脉亦跳动两次,呼吸不停,所以脉搏的跳动也不停止。

黄帝说:脉气通过寸口,当脉来时其气较甚,脉去时,其气较衰,其盛衰的原理,不知道是怎样的? 岐伯说:脉气从内脏输注外至经脉时,象箭突然离弦一样的迅速,如水冲决堤岸一样的迅猛,所以,开始时脉气是强盛的,当脉气上达鱼际后,就呈现由盛而衰的现象,但其衰散之力犹逆而上行,这种运行的脉气就微弱了。

黄帝说:足阳明胃脉是什么原因促使它搏动的? 岐伯说:这是因为胃气上注于肺。其上冲于头的慓悍之气,则循咽喉而上走于孔窍,循眼系,入络脑,从脑出于颠部,向下会于足少阳胆经的客主人穴(上关穴),沿颊车,合于足阳明本经,并向下行于结喉两旁的人迎穴,这就是胃气别走而又合于阳明的过程。由于手太阴寸口脉和足阳明人迎脉的经气是互相贯通的,所以它的搏动是一致的。阳病时阳脉宜大,若阳病而阳脉反小者为逆;阴病时阴脉宜小,若阴病而阴脉大者为逆。所以在正常情况下,寸口和人迎脉应当协调,静则俱静,动则俱动,象牵引绳索一样的均匀,如果上下之脉若引绳不匀而一方偏盛,就是病态。

黄帝说:足少阴肾脉是什么原因促使它搏动的?岐伯说:冲脉,为十二经之海,它和足少阴之络,同起源于肾下,出于足阳明胃经的气街,沿大腿内侧,向下斜行入腘中,再沿胫骨内侧,与少阴经相合而下行入于足内踝的后面,入于足下;它分出一条支脉,斜入内踝,出而入于足背上,进入大趾(小趾)之间,再进入诸络脉之中,发挥温养胫部和足部的作用。这就是足少阴经脉常动不休的原理。

黄帝说:营气和卫气的运行,是上下互相贯通,如圆环一样没有终点,现在突然遇到邪气的侵袭,或遭到了严寒的刺激,外邪留居四肢,则手足懈惰无力,营卫在经脉内外运行,阴阳有度,若邪气居之,则其运行之道路及转输会合之处,都因外邪的影响而阻滞不通,运行失常,在这样的情况下,营卫之气是怎样往返循环的呢?岐伯说:四肢末梢是阴阳会合的地方,也是营卫之气通行的大道。四街是营卫之气运行的必经之路。故邪气阻塞了小的络脉后,则像四街这样的一些径路通畅,使之运行如常,当四末的邪气得以解除后,则络脉又复沟通,气又从这里输运会合,如环之无端,周而复始,运行不息。黄帝说:好!经气运行具有这种"络绝则径通"彼绝此通的代偿作用,才能如环无端莫知其纪,周而复始,就是这个道理。

第六十三篇　五味论

【原文】

黄帝问于少俞曰:五味入于口也,各有所走,各有所病。酸走筋,多食之,令人癃;咸走血,多食之,令人渴;辛走气,多食之,令人洞心;苦走骨,多食之,令人变呕;甘走肉,多食之,令人悗心。余知其然也,不知其何由,愿闻其故。少俞答曰:酸入于胃,其气涩以收,上之两焦,弗能出入也,不出即留于胃中,胃中和温,则下注膀胱,膀胱之胞薄以懦,则酸则缩绻,约而不通,水道不行,故癃。阴者,积筋之所终也,故酸入而走筋矣。黄帝曰:咸走血,多食之,令人渴,何也?少俞曰:咸入于胃,其气上走中焦,注于脉,则血气走之,血与咸相得则凝,凝则胃中汁注之,注之则胃中竭,竭则咽路焦,故舌本平而善渴。血脉中,中焦之道也,故咸入而走血矣。黄帝曰:辛走气,多食之,令人洞心,何也?少俞曰:辛入于胃,其气走于上焦,上焦者,受气而营诸阳者也,姜韭之气熏之,营卫之气不时受之,久留心下,故洞心。辛与气俱行,故辛入而与汗俱出。黄帝曰:苦走骨,多食之,令人变呕,何也? 少俞曰:苦入于胃,五谷之气,皆不能胜苦,苦入下脘,三焦之道皆闭而不通,故变呕。齿者,骨之所终也,故苦入而走骨,故入而复出,知其走骨也。黄帝曰:甘走肉,多食之,令人悗心,何也? 少俞曰:甘入于胃,其气弱小,不能上至于上焦,而与谷留于胃中者,令人柔润者也,胃柔则缓,缓则虫动,虫动则令人悗心。其气外通于肉,故甘走肉。

【译文】

黄帝问少俞道:饮食五味进入口中后,各有所喜欢归入的脏腑经络,也各有其病的发生。酸味走筋,过食酸味,就会导致小便不通;咸味走血,过食咸味,会使人口渴;辛味走气,过食辛味,会使人心中空虚;苦味走骨,过食苦味,会使人呕吐;甘味走肉,过食甘味,会使人心中烦闷。我只知道这些情况,但不知道其中的道理,请讲解一下。少俞回答说:味酸的食物进入胃后,酸性收涩,只能行于上、中二焦,而随气化的出入较困难,便留滞在胃中,胃中调和,功能正常,就使酸味下注于膀胱,膀胱的皮薄而且濡软,遇酸后则卷曲收缩,使膀胱口受阻不通,影响尿液的通行,所以小便不通。前阴是诸筋聚集的地方,所以说酸入于胃而走筋。

黄帝说:咸味走血,多食咸味的东西,会使人口渴,为什么? 少俞说:将咸味的东西摄入胃后,咸味之气上走中焦,输注到血脉,与血相合,随血行走,血与咸味相合,则使血液浓稠,血液浓稠则胃中的水液注入血脉之中。如胃中水液不足,则不能上滋咽部,而使咽部焦干,舌根也干燥,所以就口渴。血脉是中焦精微输送到周身的道路,血也出于中焦,所以说咸味入于胃后,出于中焦而走血。

黄帝说:辛味走气,过食辛味的东西,会使人心中空虚,为什么? 少俞说:辛味的东西摄入胃后,辛味之气走上焦,上焦禀受中焦的精微之气,营气散布于肌表腠理,如果姜、韭的辛味常于上焦,营卫之气时常受到它的影响,久留在胃中,就会使人感到心中空虚。辛味与卫气相伴而行,所以说辛味入胃后能走表、开发毛窍而与汗一同外出。

黄帝说:苦味走骨,过食苦味的东西,会使人作呕,这是为什么? 少俞说:将苦味的东西摄入胃,五谷的气味皆不能盛过苦味,苦味之气行入下脘,三焦的通道都受到影响闭而不通,以致水谷不得散布,胃的功能失常,所以令人作呕。齿为骨之余,苦味的东西从齿门进入,而又从齿门吐出,所以知道苦味走骨。

黄帝说:甘味走肌肉,过食甘味,会使人烦闷,为什么? 少俞说:甘味的东西摄入胃后,气味非常柔弱微小,不能上行到上焦,与水谷共同留积在胃中。甘味使胃柔润,胃柔润则气行缓慢,以致虫扰动不安,虫扰动不安就会使人烦闷。甘入脾,脾主肌肉,甘味之气外通于肌肉,所以说甘走肉。

第六十四篇　阴阳二十五人

【原文】

黄帝曰：余闻阴阳之人何如？伯高曰：天地之闻，六合之内，不离于五，人亦应之。故五五二十五人之政，而阴阳之人不与焉。其态又不合于众者五，余已知之矣。愿闻二十五人之形，血气之所生，别而以候，从外知内何如？岐伯曰：悉乎哉问也，此先师之秘也，虽伯高犹不能明之也。黄帝避席遵循而却曰：余闻之，得其人弗教，是谓重失，得而泄之，天将厌之。余愿得而明之，金柜藏之，不敢扬之。岐伯曰：先立五形金木水火土，别其五色，异其五形之人，而二十五人具矣。黄帝曰：愿卒闻之。岐伯曰：慎之慎之，臣请言之。木形之人，比于上角，似于苍帝。其为人苍色，小头，长面，大肩背，直身，小手足，好有才，劳心，少力，多忧劳于事，能春夏不能秋冬，感而病生，足厥阴佗佗然。大角之人，比于左足少阳，少阳之上遗遗然。左角之人，比于右足少阳，少阳之下随随然。钛角之人，比于右足少阳，少阳之上推推然。判角之人，比于左足少阳，少阳之下括括然。火形之人，比于上徵，似于赤帝。其为人赤色，广䏖，脱面小头，好肩背髀腹，小手足，行安地，疾心，行摇，肩背肉满，有气轻财，少信多虑，见事明，好颜，急心，不寿暴死。能春夏不能秋冬，秋冬感而病生，手少阴核核然。质徵之人，比于左手太阳，太阳之上肌肌然。少徵之人，比于右手太阳，太阳之下慆慆然。右徵之人，比于右手太阳，太阳之上，鲛鲛然。质判之人，比于左手太阳，太阳之下支支颐

颐然。土形之人，比于上官，似于上古黄帝。其为人黄色，圆面，大头，美肩背，大腹，美股胫，小手足，多肉，上下相称，行安地，举足浮，安心，好利人，不喜权势，善附人也。能秋冬不能春夏；春夏感而病生，足太阴敦敦然。大宫之人，比于左足阳明，阳明之上婉婉然。加宫之人，比于左足阳明，阳明之下坎坎然。少官之人，比于右足阳明，阳明之上枢枢然。左宫之人，比于右足阳明，阳明之下兀兀然。金形之人，比于上商，似于白帝。其为人方面，白色，小头，小肩背，小腹，小手足，如骨发踵外，骨轻，身清廉，急心，静悍，善为吏。能秋冬不能春夏，春夏感而病生，手太阴敦敦然。钛商之人，比于左手阳明，阳明之上廉廉然。右商之人，比于左手阳明，阳明之下脱脱然。右商之人，比于右手阳明，阳明之上监监然。少商之人，比于右手阳明，阳明之下严严然。水形之人，比于上羽，似于黑帝。其为人黑色，面不平，大头，廉颐，小肩，大腹，动手足，发行摇身，下尻长，背延延然，不敬畏，善欺给人，戮死。能秋冬不能春夏，春夏感而病生，足少阴汗汗然。大羽之人，比于右足太阳，太阳之上颊颊然。少羽之人，比于左足太阳，太阳之下纡纡然。众之为人，比于右足太阳，太阳之下洁洁然。桎之为人，比于左足太阳，太阳之上安安然。是故五形之人二十五变者，众之所以相欺者是也。黄帝曰：得其形，不得其色何如？岐伯曰：形胜色，色胜形者，至其胜时年加，感则病行，失则忧矣。形色相得者，富贵大

乐。黄帝曰：其形色相胜之时，年加可知乎？岐伯曰：凡年忌下上之人大忌，常加七岁，十六岁、二十五岁、三十四岁、四十三岁、五十二岁、六十一岁，皆人之大忌，不可不自安也，感则病行，失则忧矣。当此之时，无为奸事，是谓年忌。黄帝曰：夫子之言，脉之上下，血气之候，以知形气奈何？岐伯曰：足阳明之上，血气盛则髯美长；血少气多则髯短；故气少血多则髯少；血气皆少则无髯，再吻多画。足阳明之下，血气盛则下毛美长至胸；血多气少则下毛美短至脐，行则善高举足，足指少肉，足善寒；血少气多则肉而善瘃；血气皆少则无毛，有则稀枯悴，善痿厥足痹。足少阳之上，气血盛则通髯美长；血多气少则通髯美短；血少气多则少髯；血气皆少则无须，感于寒湿则善痹，骨痛爪枯也。足少阳之下，血气盛则胫毛美长，外踝肥；血多气少则胫毛美短，外踝皮坚而厚；血少气多则骺毛少，外踝皮薄而软；血气皆少则无毛，外踝瘦无肉。足太阳之上，血气盛则美眉，眉有毫毛；血多气少则恶眉，面多少理；血少气多则面多肉；血气和则美色。足太阳之下，血气盛则跟肉满，踵坚；气少血多则瘦，跟空；血气皆少则喜转筋，踵下痛。手阳明之上，血气盛则髭美；血少气多则髭恶；血气皆少则无髭。手阳明之下，血气盛则腋下毛美，手鱼肉以温；气血皆少则手瘦以寒。手少阳之上，血气盛则眉美以长，耳色美；血气皆少则耳焦恶色。手少阳之下，血气盛则手卷多肉以温；血气皆少则寒以瘦；气少血多则瘦以多脉。手太阳之上，血气盛则口多须，面多肉以平；血气皆少则面瘦恶色。手太阳之下，血气盛则掌肉充满；血气皆少则掌瘦以寒。

黄帝曰：二十五人者，刺之有约乎？岐伯曰：美眉者，足太阳之脉，气血多；恶眉者，血气少；其肥而泽者，血气有余；肥而不泽者，气有余，血不足；瘦而无泽者，气血俱不足。审察其形气有余不足而调之，可以知逆顺矣。黄帝曰：刺其诸阴阳奈何？岐伯曰：按其寸口人迎，以调阴阳，切循其经络之凝涩，结而不通者，此于身皆为痛痹，甚则不行，故凝涩。凝涩者，致气以温之，血和乃止。其结络者，脉结血不行，决之乃行。故曰：气有余于上者，导而下之；气不足于上者，推而休之；其稽留不至者，因而迎之；必明于经隧，乃能持之。寒与热争者，导而行之淇宛陈血不结者，则而予之。必先明知二十五人，则血气之所在，左右上下，刺约毕也。

【译文】

黄帝说：我听说人有阴、阳类型的不同，他们是怎样区别的呢？伯高说：天地之间，六合之内，一切事物之理，都离不开"五行"，人也是这样。所以二十五人之形，不包括阴阳之人在内，这二十五种类型的人与阴阳之人的五种形态是不同的。阴阳五态之人的情况，我已经知道了，我希望知道二十五人的形态及其血气的生成，分别进行候察，从外部表现就能测知内部的情况如何？岐伯说：你问得很详细啊！这是先师所秘而不传的，所以虽然有伯高这样高明的医生，也不能彻底明白其中的道理。黄帝离开座位后退了几步很恭敬地说：我听说，得到一个可以传授学术的人而不教给他，就是双重损失，得到了这种学术而随便泄漏，上天也要厌弃他的。我希望得到

黄帝内经白话精解

这种学术而给予阐明，把它保存在金匮里，不敢随便宣扬出去。

岐伯说：先要明确金、木、水、火、土五种类型的人，然后再根据五色的不同，区别五种形态之人，这样二十五种人的形态就清楚了。黄帝说：我希望详尽地听你讲解。岐伯说：慎重啊慎重！请让我给你说。

木形的人，属于木音中的上角，他好像东方地区的人。他们的皮肤苍色，头小，面长，肩背宽大，身直，手足小，有才智、好用心机、体力不强，多忧劳于事物，对时令的适应，可以耐受春夏，不能耐受秋冬，容易感受病邪而发生疾病，属于足厥阴肝经，其性格特征是柔美而安重。禀木气之偏的有左右上下四种类型，左之上方，在木音中属于大角一类的人。类属于左足少阳经之上，其性格特征是谦让而态度和蔼。右之下方，在木音中属于左角一类的人，类属于右足少阳经之下，其性格特征是随和而顺从。右之上方，在木音中属于钛角一类的人，类属于右足少阳经之上，其性格特征是勇于上进。左之下方，在木音中属于判角一类的人，类属于左足少阳经之下，其性格特征是正直而不阿。

火形的人，属于火音中的上徵，好像南方地区的人。他们的皮肤色赤，脊背宽广，面瘦，头小，肩背髀腹各部的发育很好，手足小，走路步履稳重，思维敏捷，走路时肩摇，背部的肌肉丰满，为人有气魄，轻财，缺少信心，多忧虑，对事物善于观察和分析，喜爱漂亮，性情躁急，不能享高寿而多暴死。这种人能耐受春夏的温暖，不能耐受秋冬的寒凉，秋冬时感受外邪，容易发生疾病，属于手少阴心经，性格特征是为人很真

诚。禀火气之偏的有上下左右四种类型：左之上方，在火音中属于质徵一类的人，类属于左手太阳之上，其性格特征是见识肤浅。右之下方，在火音中属于少徵一类的人，类属于右手太阳经之下。其性格特征是多疑。右之上方，在火音中属于右徵一类的人，类属于右手太阳之上，其性格的特征是勇于上进不甘落后。左之下方，在火音中属于质判一类的人，类属于左手太阳之下，其性格的特征是乐观愉快，怡然自得而无忧愁烦恼。

土形的人，属于土音中的上宫，好像中央地带的人。他们的皮肤呈黄色，面圆，头大，肩背丰满健美，腹大，下肢从大腿到足胫部都很健壮，手足小，肌肉丰满，全身上下各部都很匀称，步履稳重，人很安静，好帮助别人，不争逐权势，善于团结人。这种人对时令的适应，能耐受秋冬寒冷，不能耐受春夏温热，春夏感受了外邪就容易生病，属于足太阴脾经，性格特征是诚恳而忠厚。禀土气之偏的有左右上下四种类型：左之上方，在土音中属于大宫一类的人，类属于左足阳明经之上，其性格特征是和平而柔顺。左之下方，在土音中属于加宫一类的人。类属于左足阳明经之下，其性格特征是时常神情喜悦。右之上方，在土音中属于少宫一类的人，类属于右足阳明经之上，其性格特征是比较圆滑婉转。右之下方，在土音中属于左宫一类的人，类属于右足阳明之下，其性格特征是具有坚韧执着、不怕困难。

金形的人，属于金音中的上商，好像西方地区的人，他们的体型是面方，皮肤白色，小头，小肩背，小腹，小手足，足跟坚壮，

其骨如生在足踵的外面一样,行动轻快,禀性廉洁,性急,能动能静,动之则猛悍异常,明于吏治,有决断之才。对时令的适应,能耐受秋冬的寒冷,不能耐受春夏的温热,感受了春夏的邪气易于患病,属于手太阴肺经,性格特征是坚不可屈。禀金气之偏的有上下左右四种类型:左之上方,在金音中属于钛商一类的人,类属于左手阳明经之上,其性格特征是廉洁自守。左之下方,在金音中属于右商一类的人,类属于左手阳明经之下,其性格特征是潇洒而美好。右之上方,在金音中属于大商一类的人,类属于右手阳明经之上,其性格特征是善于明察是非,右之下方,在金音中属于少商一类的人,类属于右手阳明经之下,其性格特征是威严而庄重。

水形的人,属于水音中的上羽,好像北方地区的人。他们的皮肤黑色,面多皱纹、大头,广颐,两肩小,腹部大,手足喜动,行路时摇摆身体,尻骨较长,脊背亦长,对人的态度既不恭敬又无畏惧。善于欺诈,常有杀戮致死。对时令的适应,能耐受秋冬的寒冷,不能耐受春夏的温热,春夏感受外邪容易发生疾病,属于足少阴肾经,性格特征是做事不着边际。禀水气之偏的有左右上下四种类型。右之上方,在水音中属于大羽一类的人,类属于右足太阳经之上,其性格特征是神情洋洋自得。左之下方,在水音中属于少羽一类的人,类属于左足太阳经之下,其性格特征是性情不直爽。右之下方,在水音中属于众羽一类的人,类属于右足太阳经之下,其性格特征是很文静,如水之清澈。左之上方,在水音中属于桎羽一类的人,类属于左足太阳之上,其性格

特征是心境安定,有高尚的品德。

以上金、木、水、火、土五种形态的人,因各有其不同特征,故又分为二十五种类型。由于类型变化多,所以一般人易于混淆而辨别不清。

黄帝说:人体已经具备了五行的体形,但并不显现出每一类型应出现的肤色,又将怎样呢?岐伯曰:根据五行生克制化,体形的五行属性克制肤色的五行属性,或肤色的五行属性克制形体的五行属性,有这种形色相克的现象出现,再逢有年忌相加,若感受了病邪就要生病,若有失治、误治,或自己疏忽不重视,难免有性命之忧。如果形色相称,则气质调和,是康泰的表现。黄帝问:在他们形色相克制之时,年忌能够知道吗?岐伯说:年忌于以上二十五种之人,其年忌的计算方法是,七岁是大忌之年,在此基础上递加九年,则十六岁、二十五岁、三十四岁、四十三岁、五十二岁、六十一岁,这些年龄,都是大忌之年,必须注意精神和身体的调护,否则容易感受病邪而发生疾病,既病之后又加之有所疏失,就有性命之忧了。所以,在这些年龄时,要谨慎调护,预防疾病的发生,更不要做不正当的奸邪之事,以免损伤精神和身体。以上讲的就是年忌。

黄帝说:你曾说过,手足三阳经脉循行于人体的上部和下部,根据其气血的多少,来候知体表的情况,是怎样的呢?岐伯说:循行于上部的足阳明经脉,若血气充足,则两颊的胡须美而长;血少气多的,胡须就短;气少血多的,胡须稀少;血气皆少的,则两颊完全无胡须,而口角两旁的纹理很多。循行于下的足阳明经脉,若气血充足,阴毛

美而长,可上至胸部;血多气少,则阴毛虽美而短,可至脐部,走路时善高举足,足趾的肌肉少,足部常觉寒冷;血少气多的,则易生冻疮;血气皆不足,则无阴毛,即便有亦甚稀少,枯槁憔悴,并且易患痿、厥、痹等病。

循行于上部的足少阴经脉,若气血充盛,则生于两颊连鬓的胡须美而长;若血多气少,则连鬓的胡须虽美好而短;血少气多则胡须少;血气皆少则不生胡须,感受了寒湿之邪,则易患痹证、骨痛、爪甲干枯等证。循行于下部的足少阳经脉,若血气充盛,则

腿胫部的毛美而长,外踝附近的肌肉丰满;若血多气少则腿胫部的毛虽美而短,外踝处皮坚而厚;若血少气多,则腿胫部的毛少,外踝处皮薄而软;血气都少则不生毛,外踝处瘦而没有肌肉。

循行于上部的足太阳经脉,若血气充足,则眉毛既清秀而长,眉中并出现毫毛;血多气少,则眉毛枯悴,面部多细小皱纹;血少气多,则面部肌肉丰满;气血调和,则面色秀丽。循行于下部的足太阳经脉,若气肉;气血都少的,易发生转筋、足跟痛等症。

黄帝内经白话精解

灵枢篇 卷十七

第六十五篇 五音五味

【原文】

右徵与少徵,调右手太阳上。左商与左徵,调左手阳明上。少徵与大宫,调左手阳明上。右角与大角,调右手少阳下。大徵与少徵,调左手太阳上。众羽与少羽,调右足太阳下。少商与右商,调右手太阳下。桎羽与众羽,调右足太阳下。少宫与大宫,调右足阳明下。判角与少角,调右足少阳下。钛商与上商,调右足阳明下。钛商与上角,调左足太阳下。上徵与右徵同,谷麦,畜羊,果杏,手少阳,藏心,色赤,味苦,时夏。上羽与大羽同,谷大豆,畜彘,果栗,足少阴,藏肾,色黑,味咸,时冬。上宫与大宫同,谷稷,畜牛,果枣,足太阴,藏脾,色黄,味甘,时季夏。上商与右商同,谷黍,畜鸡,果桃,手太阴,藏肺,色白,味辛,时秋。上角与大角同,谷麻,畜犬,果李,足厥阴,藏肝,色青,味酸,时春。大宫与上角,同右足阳明上。左角与大角,同左足阳明上。少羽与大羽,同右足太阳下。左商与右商,同左手阳明上。加宫与大宫,同左足少阳上。质判与大宫,同左手太阳下。判角与大角,同左足少阳下。大羽与大角,同右足太阳上。大角与大宫,同右足少阳上。右徵、少徵、质徵、上徵、判徵;右角、钛角、上角、大角、判角;右商、少商、钛商、上商、左商;少宫、上宫、大宫、加宫、左角宫;众羽、桎羽、上羽、大羽、少羽。黄帝曰:妇人无须者,无血气乎?岐伯曰:冲脉、任脉,皆起于胞中,上循背里,为经络之海;其浮而外者,循腹右上行,会于咽喉,别而络唇口。血气盛则充肤热肉,血独盛则澹渗皮肤,生毫毛。今妇人之生,有余于气,不足于血,以其数脱血也,冲任之脉,不荣口唇,故须不生焉。黄帝曰:士人有伤于

阴,阴气绝而不起,阴不用,然其须不去,其故何也? 宦者独去何也? 愿闻其故。岐伯曰:宦者去其宗筋,伤其冲脉,血泻下复,皮肤内结,唇口不荣,故须不生。黄帝曰:其有天宦者,未尝被伤,不脱于血,然其须不生,其故何也? 岐伯曰:此天之所不足也,其任冲不盛,宗筋不成,有气无血,唇口不荣,故须不生。黄帝曰:善乎哉! 圣人之通万物也,若日月之光影,音声鼓响,闻其声而知其形,其非夫子,孰能明万物之精。是故圣人视其颜色,黄赤者多热气,青白者少热气,黑色者多血少气。美眉者太阳多血,通髯极须者,少阳多血,美须者阳明多血,此其时然也。夫人之常数,太阳常多血少气,少阳常多气少血,阳明常多血多气,厥阴常多气少血,少阴常多血少气,太阴常多血少气,此天之常数也。

【译文】

　　从音乐与人体对应的角度来看,凡右徵、少徵之属的人,应调治右侧手太阳经上部;属左商及左徵一类的人,应调治左侧手阳明经的上部;少徵与大宫一类的人,应调治左侧手阳明经上部;右角和大角之类的人,应调治右侧手少阳经下部;大徵和少徵之类的人,应调治左手太阳经上部;众羽、少羽之类的人,应调治右侧足太阳经下部;少商、右商之类的人,应调治右侧手太阳经下部。桎羽和众羽之类的人,应调治右侧足太阳经下部。少宫、大宫之类的人,调治右侧足阳明经下部;判角与少角之属,调治右侧足阳明经下部;钛商与上角之属,则应调治左侧足太阳经下部。

　　上徵、右徵之类的人,对应五谷中的麦、五畜中的羊、五果中的杏、经脉中的手少阴、五脏中的心,五色中的赤,五味中的苦、五时中的夏。上羽和大羽之类的人,相应于五谷中的大豆,五畜中的猪,五果中的栗、经脉中的足少阴、五脏中的肾,五色中的黑,五味中的咸,五时中的冬。上宫与大宫之类的人,相应于五谷中的稷、五畜中的牛、五果中的枣、经脉中的足太阴、五脏中的脾、五色中的黄,五味中的甘,五时中的长夏。上商与右商之类的人,相应于五谷中的黍,五畜中的鸡,五果中的桃,经脉中的手太阴,五脏中的肺、五色中的白,五味中的辛,五时中的秋。上角和大角之类的人,相应于五谷中的麻,五畜中的狗,五果中的李,经脉中的足厥阴,五脏中的肝,五色中的青,五味中的酸,五时中的春。

　　大宫与上角之类的人,求同而调治于右侧足阳明经上部。左角与大角之类的人,求同而调治于左侧足阳明经上部。少羽与大羽之类的人,求同而调治于右侧足太阳经的下部。左商与右商之类的人,求同而调治于左侧手阳明经的上部。加宫与大宫之类的人,求同而调治于左侧足少阳经上部。质判和大宫类型的人,求同而调治于左侧足少阳经下部。判角与大角之类的人,求同而调治于左侧足少阳经下部。大羽和大角之类的人,求同而调治于右侧足太阳经上部。大角和大宫之类的人,求同而调治于右侧足少阳经上部。(右徵、少徵、质徵、上徵、判徵;右角、钛角、上角、大角、判角;右商、少商、钛商、上商、左商;少宫、上宫、大宫、加宫、左宫;众羽、桎羽、上羽、大羽、少羽;徵、角、商、宫、羽五音,分别对应于五行中的火、木、金、土、水)

黄帝说:妇人无胡须,是没有血气的缘故吗? 岐伯说:冲、任二脉,皆发端于胞中,向上循行于脊背,形成经络之海。其中浮现在体表的,沿腹部右侧上行,交会于咽喉,别出一条分支,环络口唇周围。血气俱旺,则能充肤,温肉。血分特别旺盛丰澹,则将渗透皮肤,滋生毫毛。妇人存在着气有余而血不足的生理特征,是因其屡排经血的缘故! 使得冲、任脉之血,不足营养口唇,所以胡须不得生成。

黄帝说:男人中有损伤了生殖器,阴气竭尽而不能勃起、丧失性功能的,可他胡须并不曾失,这是什么缘故呢? 宦官又为什么就丧失掉了呢? 希望了解其原因。岐伯说:宦官阉割外生殖器,使得冲脉受伤,血既泻泄,不能恢复,皮肤便不得充盈,口唇也不得营卫,所以不生胡须。

黄帝说:有的人天生性器不全,并不曾受伤,也不曾失血,却也不生胡须,这又是什么原因呢? 岐伯说:这是天赋的不足,这种人冲、任二脉不充盛,外生殖器不健全,虽有气但无血,口唇不得营卫,所以胡须不生。

黄帝说:好得很啊! 圣人之能洞察万事万物,就像日月之有光彩,听到鼓响,就能想知其形状,除了先生你,谁能明了万事万物的博大精深! 所以圣人通过观察人的颜色,就能推知体内的情况,色黄赤的,体内金盛多气;色青白的,体内少热气;色黑的,多血少气;眉毛舒美的,太阳经脉多血;须髯与耳髯相连的,少阳经脉多血;胡须美好的,阳明经脉多血。这些与不同时气的物候特征同理相通。

一般人的常数,太阳经通常是多血少气;少阳经通常是多气少血;阳明经通常是多血多气;厥阴经通常是多气少血;少阴经通常是多血少气;太阴经通常是多血少气。这正是先天获得的生理上的正常规律。

第六十六篇　百病始生

【原文】

黄帝问于岐伯曰:夫百病之始生也,皆生于风雨寒暑,清湿喜怒。喜怒不节则伤藏,风雨则伤上,清湿则伤下。三部之气,所伤异类,愿闻其会。岐伯曰:三部之气各不同,或起于阴,或起于阳,请言其方。喜怒不节,则伤藏,藏伤则病起于阴也;清湿袭虚,则病起于下;风雨袭虚,则病起于上,是谓三部。至于其淫泆不可胜数。黄帝曰:余固不能数,故问先师,愿卒闻其道。岐伯曰:风雨寒热,不得虚,邪不能独伤人。

卒然逢疾风暴雨而不病者,盖无虚,故邪不能独伤人,此必因虚邪之风,与其身形,两虚相得,乃客其形,两实相逢,众人肉坚。其中于虚邪也,因于天时,与其身形,参以虚实,大病乃成,气有定舍,因处为名,上下中外,分为三员。是故虚邪之中人也,始于皮肤,皮肤缓则腠理开,开则邪从毛发入,入则抵深,深则毛发立,毛发立则淅然,故皮肤痛。留而不去,则传舍于络脉,在络之时,痛于肌肉,其痛之时息,大经乃代。留而不去,传舍于经,在经之时,洒淅喜惊。

留而不去，传舍于腧，在腧之时，六经不通四肢，则肢节痛，腰脊乃强。留而不去，传舍于伏冲之脉，在伏冲之时，体重身痛。留而不去，传舍于肠胃，在肠胃之时，贲响腹胀，多寒则肠鸣飧泄，食不化，多热则溏出麋。留而不去，传舍于肠胃之外，募原之间，留著于脉，稽留而不去，息而成积。或著孙脉，或著络脉，或著经脉，或著腧脉，或著于伏冲之脉，或著于膂筋，或著于肠胃之募原，上连于缓筋，邪气淫泆，不可胜论。黄帝曰：愿尽闻其所由然。岐伯曰：其著孙络之脉而成积者，其积往来上下，臂手孙络之居也，浮而缓，不能句积而止之，故往来移行肠胃之间，水凑渗注灌，濯濯有音，有寒则腹满雷引，故时切痛。其著于阳明之经，则挟脐而居，饱食则益大，饥则益小。其著于缓筋也，似阳明之积，饱食则痛，饥则安。其著于肠胃之募原也，痛而外连于缓筋，饱食则安，饥则痛。其著于伏冲之脉者，揣之应手而动，发手则热气下于两股，如汤沃之状。其著于膂筋在肠后者，饥则积见，饱则积不见，按之不得。其著于输之脉者，闭塞不通，津液不下，孔窍干壅。此邪气之从外入内，从上下也。黄帝曰：积之始生，至其已成奈何？岐伯曰：积之始生，得寒乃生，厥乃成积也。黄帝曰：其成积奈何？岐伯曰：厥气生足悗，悗生胫寒，胫寒则血脉凝涩，血脉凝涩则寒气上入于肠胃，入于肠胃则膜胀，膜胀则肠外之汁沫迫聚不得散，日以成积。卒然多食饮则肠满，起居不节，用力过度，则络脉伤，阳络伤则血外溢，血外溢则衄血；阴络伤则血内溢，血内溢则后血。肠胃之络伤，则血溢于肠外，肠外有寒汁沫与血相搏，则并合凝聚不得

散而积成矣。卒然外中于寒，若内伤于忧怒，则气上逆，气上逆则六腧不通，温气不行，凝血蕴里而不散，津液涩渗，著而不去，而积皆成矣。黄帝曰：其生于阴者，奈何？岐伯曰：忧思伤心；重寒伤肺；忿怒伤肝；醉以入房，汗出当风，伤脾；用力过度，若入房汗出浴，则伤肾。此内外三部之所生病者也。黄帝曰：善。治之奈何？岐伯答曰：察其所痛，以知其应，有余不足，当补则补，当泻则泻，毋逆天时，是谓至治。

【译文】

黄帝问岐伯道：关于许多疾病的发生，都与风、雨、寒、暑、凉、湿等外邪的侵袭，以及喜、怒等情志内伤有关。若喜、怒不加节制，则使内脏受伤；风雨之邪，则伤人体的上部；凉湿之邪，则伤人体的下部。上中下三部所伤之邪气不同，我想知道这些道理？岐伯说：喜怒、风雨、清湿三种邪气的性质不同，或病先生于阴分，或病先发生于阳分，请让我讲一讲它的大概情况。凡喜怒过度的，则内伤五脏，五脏为内阴，所以说脏病则病起于阴；清湿之邪善于侵袭人体下部虚弱之外，所以说病起于下；风雨之邪善于侵袭人体上部的虚弱之外，所以说病起于上。这就是所说的邪易犯的三部。至于邪气在人体浸淫后的发展变化，其复杂的情况是难以数计的。

黄帝说：我本来对千变万化的病变不能尽数了解，所以请教你，希望你把其中的道理全部告诉我。岐伯说：正常的风雨寒热，未形成致病邪气，一般是不会伤害人体而致病的。突然遭遇到疾风暴雨而不生病的，就是因为人的身体健壮，正气不虚，故

黄帝内经白话精解

单独邪气也不能致病的。凡疾病的发生，必然要身体虚弱，又受到了贼风邪气的侵袭，两虚相合，才能发生疾病；如果身体壮实，又遇到四时正常气候，大多数人肌肉坚实而不发生疾病。所以说凡是疾病的发生，决定于四时之气是否正常，以及身体是否虚弱，若正虚邪实，就会发生疾病。邪气一般都根据其性质不同而侵袭人体的一定部位，随期处所的不同，而命以不同的名称，总的不外从纵的分为上、中、下三部，从横的分为表、里、半表半里三部。

所以虚邪贼风侵害人体，首先侵犯皮肤，是由于皮肤的松驰而致腠理开泄，腠理开则邪从毛孔而入侵，侵入后则逐渐向深处侵犯，这时会出现寒凉，毛发竖起，皮肤疼痛；邪气滞留不散，则渐渐传入到络脉，邪在络脉的时候，肌肉可出现疼痛，若疼痛时作时止，是邪气由络脉传到经脉；邪气滞留在经脉之时，就会出现洒淅亚寒，并经常出现惊恐的现象；邪气滞留不散，可传入并伏藏在输脉，当邪气留滞在输脉的时候，因六经之腧穴均在足太阳经，故六经之气因被邪气阻滞而不能通达四肢，因而四肢关节疼痛，腰脊亦强硬不适；邪气滞留不能祛除，则传入脊里的冲脉，邪气侵犯到伏冲这脉时，则出现体重身体痛的症状；邪气滞留不能祛除，进一步传入并伏藏在肠胃，邪在肠胃的时候，则出现肠鸣腹胀，寒邪盛则肠鸣而泄下不消化食物，食不消化，热邪盛则可发生泄痢等病，邪气滞留而不能祛除，则传到肠胃外面的膜原之间，滞留于血脉之中，滞留不去，邪气就与气血相互凝结，日久生成积块。总之，邪气侵犯到人体后，或留着于孙脉，或留着于络脉，或留着于经脉，或留着于输脉，或留着于伏冲之脉，或留着于脊筋，或留着于肠胃的膜原，或留着于缓筋，邪气浸淫泛滥，是说不完的。

黄帝说：我希望你将其原由始末讲给我听听。岐伯说：邪气在孙络而成的积，能够上下往来活动，这是积聚著于孙络之处，因其孙络浮浅而松驰，不能使其固定不动，所以可在肠胃间往来活动，若有水出现，则发生濯濯的水声，有寒则出现腹部胀满、雷鸣、相互牵引，所以不时有刀割样的疼痛。邪气滞留在阳明经脉而成的积，则位于脐的两旁，饱食时则积块显大，饥时则显得小些。邪气滞留在缓筋而成的积，其形状表现与阳明经脉之积相似，饱食则疼痛，饥时则不疼。邪气滞留在肠胃之膜原而成的积，其疼痛时向外牵连到缓筋处，饱食时则不疼，饥饿时则疼痛。邪气滞留在伏冲之脉而成的积，以手按其积则手心中有跳动的感觉，举手时则觉有一股热气下行于两股之间，好似用热汤浇灌一样的难以忍受。邪气滞留在脊筋而成的积，有肠胃后方，饥饿时积形可以见到，饱食后就见不到，也摸不着。邪气滞留在输脉而成的积，就会在脉道闭塞不通，津液不能上下流行，致使毛窍干涩壅塞。这些都是邪气从外部侵犯到内部，从上部而传变到下部的临床表现。

黄帝说：从积病开始发生到形成，其原因是怎样的？岐伯说：积病的开始，是受到寒邪的侵犯而产生的，寒邪逆而上行，于是产生积病。黄帝说：寒邪造成积病的病理过程是怎样的呢？岐伯说：寒邪造成的厥逆之气，首先便是足部痛滞不利，继而由足部的痛滞而发展到胫部亦寒凉，足胫发生寒凉后，就使得其脉凝涩，血脉凝涩不通则寒气进而向上侵犯到肠胃，肠胃受寒则发生胀满,肠胃胀满就迫使肠胃之外的汁沫聚留不能消散,这样日复一日,就逐渐发展形成积病。又因突然的暴饮暴食,使肠胃过于充满,或因生活起居不能节慎,或因用力过度,均可使络脉损伤。如果上部的络脉受到损伤,则血随伤处外溢,而出现衄血;若下部的络脉受到损伤,则血随伤处内溢,而出现便血,若肠外之络脉受到损伤,则血流散到肠外,适逢肠外有寒邪,则肠外的汁沫与外溢之血相抟聚,则两者合在一起,凝聚不能消散而发展成积病。如果突然外感寒邪,内伤忧思、郁怒,则气机上逆,气机上逆致使六经的气血运行不畅,阳气温煦的作用受到影响,血液得不到阳气的温煦而形成凝血,凝血蕴里不得消散,津液亦干涩不能渗灌,滞留而不得消散,于是积病就形成了。

黄帝说:病发生在内脏,又是怎样形成的呢?岐伯说:忧愁思虑过度,则心脏受伤;外感寒邪再加饮食寒冷,会使肺脏受伤;忿恨恼怒过度,则肝脏受伤;酒醉后行房,汗出而受风,则脾脏受伤;用力过度,或行房后汗出浴于水中,则肾脏受伤。以上就是内外三部发生疾病的一般情况。

黄帝说:你讲得好。怎样治疗呢?岐伯回答说:审察疼痛的部位,就可以测知病变之所在,根据其有余和不足,当补则补;当泻则泻,也不要违背天时,这就是最好的治疗方法。

第六十七篇　行　针

【原文】

黄帝问于岐伯曰:余闻九针于夫子,而行之于百姓,百姓之血气各不同形,或神动而气先针行,或气与针相逢,或针已出气独行,或数刺乃知,或发针而气逆,或数刺病益剧,凡此六者,各不同形,愿闻其方。岐伯曰:重阳之人,其神易动,其气易往也。黄帝曰:何谓重阳之人?岐伯曰:重阳之人,熇熇高高,言语善疾,举足善高,心肺之藏气有余,阳气滑盛而扬,故神动而气先行。黄帝曰:重阳之人而神不先行者,何也?岐伯曰:此人颇有阴者也。黄帝曰:何以知其颇有阴也?岐伯曰:多阳者多喜,多阴者多怒,数怒者易解,故曰颇有阴,其阴阳之离合难,故其神不能先行也。黄帝曰:其气与针相逢奈何?岐伯曰:阴阳和调而血气淖泽滑利,故针入而气出,疾而相逢也。黄帝曰:针已出而气独行者,何气使然?岐伯曰:其阴气多而阳气少,阴气沉而阳气浮者内藏,故针已出,气乃随其后,故独行也。黄帝曰:数刺乃知,何气使然?岐伯曰:此人之多阴而少阳,其气沉而气往难,故数刺乃知也。黄帝曰:针入而气逆者,何气使然?岐伯曰:其气逆与其数刺病益甚者,非阴阳之气,浮沉之势也,此皆粗之所败,工之所失,其形气无过焉。

【译文】

黄帝向岐伯问道,我从你这里熟读了《九针》,而施行于百姓,百姓的气血,各各不同。

有的神气激昂,气行在针前;有的针和气同时相逢;有的在针拔出之后,气才独自行至;有的经过数次针刺后,才觉有气来;有的在针刺后,产生晕针等不良反应;有的针刺数次后,病情反而加重。以上这六种情况,在针刺时表现各不相同,我想听听其中的道理。岐伯说:阳气重的人,神易激动,气也就容易引发。

黄帝说:怎样才能判断人是否阳气重? 岐伯说:阳气重的人,火一样炽热,说话利索,心肺的脏气有余,阳气滑盛激扬,所以神骚动而气先行。

黄帝说:有的阳重的人,神气却并不见先行,这是为什么? 岐伯说:这人有些阴气罢了!

黄帝说;怎么知道这人有些阴气呢? 岐伯说:多阳的人多乐观,多阴的人多恼怒,常发怒而又消解得快,所以说他很有"阴"的色彩,要他阴阳离合难,所以神气不能先行。

黄帝说:那些气与针相逢的,又怎么样? 岐伯说:阴阳和调,则气血润泽滑利,所以针入而气出,迅速地相逢。

黄帝说:针拔出后气才独至的人,这是什么气的作用呢? 岐伯说:这类人阴气多而阳气少,阴气深沉而阳气肤浅的人内藏不露,所以在针拔出后,阳气才慢慢出来,独自成行。

黄帝说:针刺数次才有气感,这是什么气在作用呢? 岐伯说,这样的人多阴而少阳,神气沉潜很难被激动,所以数次针刺后才有所感觉。

黄帝说:针刺后出现晕针等现象,是什么气的作用呢? 岐伯说:针刺后出现晕针以及针刺数次后病情加重的,与人体阴阳二气及其或沉或浮之状无关,这都是由于疏忽造成的,是医生的失误,病人的形质神气并没有毛病。

第六十八篇　上　膈

【原文】

黄帝曰:气为上膈者;食饮入而还出,余已知之矣。虫为下膈,下膈者,食晬时乃出,余未得其意,愿卒闻之。岐伯曰:喜怒不适,食饮不节,寒温不时,则寒汁流于肠中,流于肠中则虫寒,虫寒则积聚,守于下管,则肠胃充郭,卫气不营,邪气居之。人食则虫上食,虫上食则下管虚,下管虚则邪气胜之,积聚以留,留则痈成,痈成则下管约。其痈在管内者,即而痛深;其痈在外者,则痈外而痛浮,痈上皮热。黄帝曰:刺之奈何? 岐伯曰:微按其痈,视气所行,先

浅刺其傍,稍内益深,还而刺之,无过三行,察其沉浮,以为深浅。已制必熨,令热入中,日使热内,邪气益衰,大痈乃溃。伍以参禁,以除其内,恬淡无为,乃能行气,后以咸苦,化谷乃下矣。

【译文】

黄帝问:因气机郁结在上,形成食入即吐的上膈证,我已知道了。至于因虫积在下所形成的下膈证,食入后一周时才会吐出,我还不解其意,希望详尽地告诉我。岐伯说:由于情志抑郁不畅,饮食不能节制,

对寒温的气候不能适应，以致脾胃运化功能失常，使寒湿流注于肠中，肠中寒湿流注，使肠寄生虫觉得寒冷，虫得寒湿便积聚不去，盘踞在下脘，因此肠胃形成壅塞，使阳气不得温通，邪气也就稽留在这里。当人在饮食的时候，虫闻到气味，便向上求食，虫上行求食时下脘便空虚，邪气就此乘虚侵入，积聚在内，稽留日久，就形成了内痈，既成内痈，就会使肠道狭窄，传化不利。至于痈在下脘之内的，痈的部位较深；痈在下脘外面的，痈的部位浮浅，在痈的部位上，皮肤发热。

黄帝说：怎样刺治这种病证呢？岐伯

说：刺治的方法，用手轻按患部，以观察病气发展的动向，先浅刺痈部的周围，入针后稍有感觉，再逐渐深刺，然后照样反复进行刺治，但不可超过三次。主要根据病位的深浅，来确定深刺或浅刺的标准。针刺之后，必须加用温熨法，使热气直达内部，只要使阳气日渐温通，邪气就日趋衰退，内痈自然溃散。再配合适当的调理，不要犯各种禁忌，以消除致病因素再伤内脏的可能性，清心寡欲，以调养元气，随后再给服咸苦的药物，以软坚化积使饮食得以传下，就不会再朝食暮吐了。

第六十九篇　忧恚无言

【原文】

黄帝问于少师曰：人之卒然忧恚，而言无音者，何道之塞，何气出行，使音不彰？愿闻其方。少师答曰：咽喉者，水谷之道也。喉咙者，气之所以上下者也。会厌者，音声之户也。口唇者，音声之扇也。舌者，音声之机也。悬雍垂者，音声之关也。颃颡者，分气之所泄也。横骨者，神气所使，主发舌者也。故人之鼻洞涕出不收者，颃颡不开，分气失也。是故厌小而疾薄，则发气疾，其开阖利，其出气易；其厌大而厚，则开阖难，其气出迟，故重言也。人卒然无音者，寒气客于厌，则厌不能发，发不能下至，其开阖不致，故无音。

黄帝曰：刺之奈何？岐伯曰：足之少阴，上系于舌，络于横骨，终于会厌。两泻其血脉，浊气乃辟。会厌之脉，上络任脉，取之天突，其厌乃发也。

【译文】

黄帝问少师道：有人突然忧愤而发不出声音，是哪条经络被阻塞了？是哪一种气运行占道，使声音发不出来呢？我想听你讲讲其中的道理。少师回答说：咽喉，是饮食水谷的经络；喉咙，是气上下往复的通道；会厌，是发声的门户；口唇，是声音的门扇；舌，是声音语言的机枢；悬雍垂，是发声的关键；颃颡，是气从此分出口鼻的地方；横骨，受神志支配，控制舌的运动。所以患鼻涕外流不止的人，是由于颃颡不开，分气功能失职的缘故。会厌小而薄的人，呼吸畅快，开闭利落，出气容易，言语流畅。会厌大而厚的人，开阖困难，出气迟缓，所以说话口气涩滞。突然失音的人，是由于寒邪之气侵犯会厌，会厌活动不自如，导致开阖困难，不能致用,所以发不出声音了。

黄帝说:怎样用针刺治疗呢? 岐伯说:足少阴经,上行系于舌根,联络于横骨,终止于会厌。针刺两次以泻足少阴经的血脉,浊气就会被排除,会厌的脉络,与任脉相联,可再取任脉的天突穴进行针刺,会厌就能开阖复常了。

灵枢篇 卷十八

第七十篇 寒 热

【原文】

黄帝问于岐伯曰:寒热瘰在于颈腋者,皆何气使生? 岐伯曰:此皆鼠瘰寒热之毒气也,留于脉而不去者也。黄帝曰:去之奈何? 岐伯曰:鼠瘰之本,皆在于藏,其末上出于颈腋之间,其浮于脉中,而来内著于肌肉,而外为脓血者,易去也。黄帝曰:去之奈何? 岐伯曰:请从其本引其末,可使衰去而绝其寒热。审按其道以予之,徐往徐来以去之,其小如麦者,一刺知,三刺而已。黄帝曰:决其生死奈例? 岐伯曰:反其目视之,其中有赤脉,上下贯瞳子,见一脉,一岁死;见一脉半,一岁半死;见二脉,二岁死;见二脉半,二岁半死;见三脉,三岁而死。见赤脉不下贯瞳子,可治也。

【译文】

黄帝问岐伯说:时发寒热的瘰疬病,多生在颈项和腋下,这是什么原因造成的? 岐伯说:这都是鼠瘰证,是寒热的毒气稽留在经脉中不能消除的结果。

黄帝说:怎样消除它呢? 岐伯说:鼠瘰的病根,都在内脏,它所标症的症状,却上出于颈腋之间,如果毒气仅是浅浮在脉中,还没有内伤肌肉腐化为脓血里,较容易治愈。

黄帝说:怎样治疗呢? 岐伯说:应从致病的根源着手来治疗瘰病,可以使毒气衰退,停止寒热的发作。要察明主病的脏腑经脉,以便循经取穴,经予刺治,用针缓入缓出,使补泻得当,以达到扶正祛邪的目的。若瘰病初起,形小如麦粒的,针一次就能见效,针三次就可以痊愈。

黄帝说:诊断这种病,怎么判断他的生死呢? 岐伯说:诊断的方法,可以翻开眼皮进行观察,如果眼中有赤脉,从上下惯瞳子的,是病情恶化的征兆。出现一条赤脉的,死期当在一年;出现一条半赤脉的,死期当在一年半;出现两条赤脉的,死期当在两年;出现两条半赤脉的,死期当在两年半。如果出现三条赤脉的,死期当在三年。如果出现赤脉并没有下惯瞳子,还可以医治。

第七十一篇 邪 客

【原文】

黄帝问于伯高曰:夫邪气之客人也,或令人目不瞑,不卧出者,何气使然? 伯高曰:五谷入于胃也,其糟粕、津液、宗气分为三隧。故宗气积于胸中,出于喉咙,以贯心脉,而行呼吸焉。营气者,泌其津液,注之于脉,化以为血,以荣四末,内注五藏六府,以应刻数焉。卫气者,出其悍气之慓疾,而先行于四末分肉皮肤之间而不休者也,昼日行于阳,夜行于阴,常从足少阴之分间,行于五藏六府。今厥气客于五藏六府,则卫气独卫其外,行于阳,不得入于阴。行于阳则阳气盛,阳气盛则阳跷陷;不得入于阴,阴虚,故目不瞑。黄帝曰:善。治之奈何? 伯高曰:补其不足,泻其有余,调其虚实,以通其道而去其邪,饮以半夏汤一剂,阴阳已通,其卧立至。黄帝曰:善。此所谓决渎壅塞,经络大通,阴阳和得者也。愿闻其方。伯高曰:其汤方以流水千里以外者八升,扬之万遍,取其清五升煮之,炊以苇薪火,沸置秫米一升,治半夏五合,徐炊,令竭为一升半,去其滓,饮汁一小杯,日三稍益,以知为度。故其病新发者,复杯则卧,汗出则已矣。久者,三饮而已也。黄帝问于伯高:愿闻人之肢节,以应天地奈何? 伯高答曰:天圆地方,人头圆足方以应之。天有日月,人有两目。地有九州,人有九窍。天有风雨,人有喜怒。天有雷电,人有音声。天有四时,人有四肢。天有五音,人有五藏。天有六律,人有六府。天有冬夏,人有寒热。天有十日,人有手十指。辰有十二,人有足十指、茎垂以应之;女子不足二节,以抱人形。天有阴阳,人有夫妻。岁有三百六十五日,人有三百六十节。地有高山,人有肩膝。地有深谷,人有腋腘。地有十二经水,人有十二经脉。地有泉脉,入有卫气。地有草萤,人有毫毛。天有昼夜,人有卧起。天有列星,人有牙齿。地有小山,人有小节。地有山石,人有高骨。地有林木,人有募筋。地有聚邑,人有䐃肉。岁有十二月,人有十二节。地有四时不生草,人有无子。此人与天地相应者也。黄帝问于岐伯曰:余愿闻持针之数,内针之理,纵舍之意,扦皮严腠理,奈何? 脉之屈折,出入之处,焉至而出,焉至而止,焉至而徐,焉至而疾,焉至而入? 六府之输于身者,余愿尽闻。少序别离之处,离而入阴,别而入阳,此何道而从行? 愿尽闻其方。岐伯曰:帝之所问,针道毕矣。黄帝曰:愿卒闻之。岐伯曰:手太阳之脉,出于大指之端,内屈,循白肉际,至本节之后太渊留以澹,外屈,上于本节下,内屈,与阴诸络会于鱼际,数脉并注,其气滑利,伏行雍骨之下,外屈,出于寸口而行,上至于肘内廉,入于大筋之下,内屈,上行臑阴,入腋下,内屈走肺,此顺行逆数之屈折也。心主之脉,出于中指之端,内屈,循中指内廉以上留于掌中,伏行两骨之间,外屈,出两筋之间,骨肉之际,其气滑利,上二寸,外屈,出行两筋之间,上至肘内廉,入于小筋之下,留两骨之会,上入于胸中,内络于心脉。黄帝曰:手少阴之脉独无腧,何也? 岐伯曰:少阴,心脉也。心者,五藏六府之大主也,精神之所舍也,其藏坚固,邪弗能容也。容之则心伤,心伤则神

黄帝内经 白话精解

去,神去则死矣。故诸邪之在于心者,皆在于心之包络,包络者,心主之脉也,故独无腧焉。黄帝曰:少阴独无腧者,不病乎? 岐伯曰;其外经病而藏不病,故独取其经于掌后锐骨之端。其余脉出入屈折,其行之徐疾,皆如手少阴心主之脉行也。故本腧者,皆因其气之虚实疾徐以取之,是谓因冲而泻,因衰而补,如是者,邪气得去,真气坚固,是谓因天之序。黄帝曰:持针纵舍奈何? 岐伯曰:必先明知十二经脉之本末,皮肤之寒热,脉之盛衰滑涩。其脉滑而盛者,病日进;虚而细者,久以持;大以涩者,为痛痹;阴阳如一者,病难治。其本末尚热者,病尚在;其热已衰者,其病亦去矣。持其尺,察其肉之坚脆、大小、滑涩、寒温、燥湿。因视目之五色,以知五藏而决死生。视其血脉,察其色,以知其寒热痛痹。黄帝曰:持针纵舍,余未得其意也。岐伯曰:持针之道,欲端以正,安以静,先知虚实,而行疾徐,左手执骨,右手循之,无异肉果,泻欲端以正,补必闭肤。辅针导气,邪得淫泆,真气得居。黄帝曰:扞皮开腠理奈何? 岐伯曰:因其分肉,左别其肤,微内而徐瑞之,适神不散,邪气得去。黄帝问于岐伯曰:人有八虚,各何以候? 岐伯答曰:以候五藏。黄帝曰:候之奈何? 岐伯曰:肺心有邪,其气留于两肘;肝有邪,其气流于两腋;脾有邪,其气留于两髀;肾有邪,其气留于两腘;凡此八虚者,皆机关之室,真气之所过,血络之所游,邪气恶血,固不得住留,住留则伤筋络,骨节机关不得屈伸,故病挛也。

【译文】

黄帝问伯高道:邪气侵犯人体,有时使人不能闭目入睡,这是什么气造成的呢? 伯高说:食物入胃消化后,其糟粕、津液、宗气分为三路。宗气积聚在胸中,出于喉咙,贯通心脉,推动肺的呼吸;它所化生的营气,分泌津液,灌注于脉中,变化为血,在外则营养四肢,在内而灌注脏腑,循脉流行,与昼夜刻数相应;卫气是一种比较滑利慓悍的水谷之气,首先运行在四肢的末端,分肉、皮肤之间,而没有休止。白天行于阳分之属,夜间行于阴分之属,常以足少阴肾经为起点,循行于五脏六腑。有厥逆之气留于五脏六腑时,则卫气仅能捍卫体表,行于阳分而不能入于阴分。仅止行于阳分,就造成阳气偏盛,阳气偏盛则阳跷脉气充塞,卫气不得通过而入于阴分,导致阴虚,所以人就不能闭目入睡了。

黄帝说:讲得好! 怎样治疗呢? 伯高说:补其不足,泻其有余,调和虚实,勾通阴阳,从而消除厥逆的邪气,再服半夏汤一剂,使内外阴阳之气通利无阻,这样便能够安然入睡了。

黄帝说:讲得对。用这种方法就像疏通管道一样,使经络大大相通,阴阳之气当然能够得到调和! 再讲讲那个方子。伯高说:那个方子的制作如下:用源于千里之外的长流水八升,置于器皿中,长时间搅动,然后澄清取上面的五升,用苇薪燃火煮,水沸后,放入秫米一升,炮制过的半夏五合,慢慢续煎,使之浓缩成一升半,去渣,每次服一小杯,每日三次或多次,以见效为度。如果病是初起的,服药后立刻静卧,汗一出就好了。如果病程较久,服三剂后也可痊愈。

　　黄帝问伯高说:人的四肢百节,怎样和天地相应呢?

　　伯高回答说:天圆地方,人则头圆足方;天有日月,人则有双眼;地有九州,人则有九窍;天有风雨,人则有喜怒;天有雷电,人则有声音;天有四季,人则有四肢;天有五音,人则有五脏;天有六律,人则有六腑;天有冬夏,人则有冷热;天有十日(指十天干——译注),人则有十指;天有十二时辰,人则有两足十趾,加上男子的双睾以对应,女子虽只有两节不足,但其须怀孕生子;天有阴阳,人则有夫妻;一年有三百六十五日,人则有三百六十五个主要穴位。地有高山,人则有两肩和双膝;地有深谷,人则有腋窝和腘窝;地有十二条大河,人则有十二条主要的经脉;地有泉水细流,人则有卫气;地有丛草,人则有毫毛。天有昼夜,人则有起卧;天有列星,人则有牙齿。地有小山,人则有小节;地有山石,人则有高骨;地有林木,人则有筋膜;地有都市,人则有隆起的肌肉。一年有十二月,人体四肢则有十二节;有些地方四季草木不生,人则有终身不育的。以上都是人体与天地相应的情况。

　　黄帝问岐伯说:我希望了解持针的法则,进针的原理,缓用针和舍针的意趣,以及扦皮肤、开腠理究竟怎么回事?再有对经脉的屈折和出入之处,经气流注到什么地方外出?什么地方停止?什么地方缓慢?什么地方迅速?什么地方进入?以及六腑输注于全身的情况,我希望听你说明一下。另外在经脉的离合之处,阳经怎样别出走入阴经,阴经又怎样别出走入阳经?它们是通过哪条道路而沟通的?希望你全面说说这些道理。岐伯说:针刺的道理已尽在你所提的问题中了。

　　黄帝说:请你全部讲给我听。

　　岐伯说:手太阴经脉,出于手大拇指的尖端,向内屈折,沿内侧赤白肉际,抵达大拇指根节之后部的太渊穴处,形成动脉搏动的现象,然后屈折向外,上行至根节之下,又屈向内行,和诸阴络会合在鱼际部,由于几条阴脉都输注于此,其脉气流动滑利,伏行于雍骨之下,由此再向外屈折,浮出于寸口部循经上行,到达肘内侧的大筋之下,又向内弯曲上行,通过肘部的内侧进入腋下,向内屈行走入肺中。这是手太阴肺经从胸至手的顺行径路。

　　心主手厥阴经,出于手的中指尖端,屈而向内,沿中指内侧上行,留结于掌中,伏行在两骨之间,然后外屈出于两筋的中间、腕关节骨肉交界处,它的脉气流动滑利,在腕部上行二寸后,又屈而向外行于两筋之间,上抵肘内侧,进入小筋之下,流注于两骨的会合处再向上行于胸中,向内归结于心脉。

　　黄帝说:为什么唯独手少阴经脉没有腧穴呢?岐伯说:手少阴,是内连心脏的经脉。心是五脏六腑的主宰,又是蕴藏精神的中枢,其器质坚固,外邪不能盘踞于内。若盘踞,则心脏受伤神气散失,神气散失,生命活动就会终止。因此,凡是各种病邪侵犯心脏的,其邪气均留滞在心脏的外围心包络上。包络,是心主之脉,能够代心受邪,取其腧穴,可以针刺治疗心病。所以唯独手少阴心经是没有腧穴的。

黄帝内经白话精解

黄帝说:手少阴心经没有腧穴,难道它不受病吗? 岐伯说:在外的经脉有病,而心脏是没有病的,所以当心经有病时,可单独取用心经在掌后锐骨之端的穴位。其余经脉的出入屈折,运行的缓急,都与手太阴心主之脉的循行情况相似。所以当手少阴心经有病时,可取本经的腧穴神门,根据经气的虚实缓急,分别进行调治。邪气盛的用泻法,正气虚的用补法,这样使邪气得以消除,真气得以坚固,这种治疗方法,是符合自然规律的。

黄帝说:持针纵舍是怎样的呢? 岐伯说:首先必须明确十二经的本末,皮肤的寒热,脉象的盛衰、滑涩。若脉象滑而盛,表明病情日趋严重。脉象虚而细,是长期勉强支撑的表现。脉大而涩的,患有痛痹证;表里俱伤,气血皆败,病难治,胸腹和四肢还在发热的,是病邪未除的缘故;热势已退,则为病邪已除。同时还要观察病人的皮肤,从而察知肌肉的坚实和脆薄,脉象的大小、滑涩,皮肤的寒温、燥湿。并观察显现于眼目的五色,以分辨五脏的病变,来判断其或生或死;再看他的血络,察其反映于外部的色泽,以诊知寒热痛痹等证。

黄帝说:对于持针纵舍,我还没弄懂它的意蕴呢。 岐伯说:操针的原则,必须要端正态度,安静心性,首先应当了解病情的虚实,然后再进行缓急补泻的手法,用左手把握骨骼的位置,右手循按经脉穴位,要防止肌肉过度紧张,以免突然收缩而裹针,用泻法时必须垂直下针,用补法出针时必须闭其针孔,同时又应当采用辅助行针的手法,以导引其气,使邪气不得浸淫,真气得以内守。

黄帝说:扦皮肤,开腠理的刺法,是怎样操作的呢? 岐伯说:根据分肉的部位,左手循其肌肤,右手轻微缓慢地进针,针尖要与皮肤垂直,这样做神气不致散乱,邪气得以去除。

黄帝问:人身有八虚,可分别诊察哪些疾病呢? 岐伯回答说:可诊察五脏病变。

黄帝说:怎样诊察呢? 岐伯说:如果肺与心有邪,则邪气居留在两肘;肝有邪,则邪气居留在两腋窝;脾有邪,则气居留在两髀(股部);肾有邪,则邪气居留在两腘。以上"八虚",都是关节屈伸的枢纽,真气和血络通行的要处。邪气和恶血,自不能令其盘踞或停留,如有停留,就会损伤筋脉骨节,使关节屈伸不利,以致发生拘挛的症状。

第七十二篇 通 天

【原文】

黄帝问于少师曰:余尝闻人有阴阳,何谓阴人,何谓阳人? 少师曰:天地之间,六合之内,不离于五,人亦应之,非徒一阴一阳而已也,而略言耳,口弗能遍明也。黄帝曰:愿略闻其意,有贤人圣人,心能备而行之乎? 少师曰:盖有太阴之人,少阴之人,太阳之人,少阳之人,阴阳和平之人。凡五人者,其态不同,其筋骨气血各不等。黄帝曰:其不等者,可得闻乎? 少师曰:太阴之人,贪而不仁,下齐湛湛,好内而恶出,心和而不发,不务于时,动而后之,此太阴之人也。少阴之人,小贪而贼心,见人有亡,常若有得,好伤好害,见人有荣,乃反愠怒,心疾而无思,此少阴之人也。太阳之人,居处于于,好言大事,无能而虚说,志发于四野,举措不顾是非,为事如常自用,事虽败而常无悔,此太阳之人也。少阳之人,谛谛好自贵,有小小官,则高自宜,好为外交而不内附,此少阳之人也。阴阳和平之人,居处安静,无为惧惧,无为欣欣,婉然从物,或与不争,与时变化,尊则谦谦,谭而不治,是谓至治。古之善用针艾者,视人五态乃治之,盛者泻之,虚者补之。黄帝曰:治人之五态奈何?少师曰:太阴之人,多阴而无阳,其阴血浊,其卫气涩,阴阳不和,缓筋而厚皮,不之疾泻,不能移之。少阴之人,多阴少阳,小胃而大肠,六府不调,其阳明脉小而太阳脉大,必审调之,其血易脱,其气易败也。太阳之人,多阳而少阴,必谨调之,无脱其阴,而泻其阳,了重脱者易狂,阴阳皆脱者,暴死不知人也。少阳之人,多阳少阴,经小而络大,血在中而气外,实阴而虚阳,独泻其络脉则强,气脱而疾,中气不足,病不起也。阴阳和平之人,其阴阳之气和,血脉调,谨诊其阴阳,视其邪正,安容仪,审有余不足,盛则泻之,虚则补之,不盛不虚,以经取之。此所以调阴阳,别五态之人者也。黄帝曰:夫五态之人者,相与无故,卒然新会,未知其行也,何以别之?少师答曰:众人之属,不知五态之人者,故五五二十五人,而五态之人不与焉。五态之人,尤不合于众者也。黄帝曰:别五态之人奈何?少师回:太阴之人,其状黮黮然黑色,念然下意,临临然长大,腘然未偻,此太阴之人也。少阴之人,其状清然窃然,固以阴贼,立而躁嶮,行而似伏,此少阴之人也。太阳之人,其状轩轩储储,反身折腘,此太阳之

人也。少阳之人,其状立则好仰,行则好摇,其两臂两藏,则常出于背,此少阳之人也。阴阳和平之人,其状委委然,随随然,颐颐然,愉愉然,暶暶然,豆豆然,众人皆曰君子,此阴阳和平之人也。

【译文】

黄帝问少师说:我听说有人有阴与阳的类别,什么叫做阴性的人?什么叫做阳性的人?少师答道:在自然界里,四方上下之内,一切事物都离不开"五"数,人也与它相应,而不仅仅局限于是一阴一阳。言阴性阳性人,祇是从其大概方面说的,对于生理禀赋的情况,是很难用语言把它完全说清楚的。

黄帝说:希望你把它的意义,扼要地讲给我听,比方说贤人和圣人,他们的禀赋是否阴阳兼备,而行无所偏呢?少师说:人大致可分为太阴、少阴、太阳、少阳、阴阳和平五种类型。这五种类型的人,他们的形态不同,筋骨的强弱、气血的盛衰,也各不一样。

黄帝说:五种类型人的不同点,可以告诉我吗?少师说:太阴型的人,性情是贪而不仁。表面谦虚,假装正经,内心却深藏阴险,好得恶失,喜怒不形于色,不识时务,只知利己,看风使舵,行动上惯用后发制人的手段。具有这些特性的,就是太阴之人。

少阴型的人,喜贪小利而暗藏贼心,见到别人有了损失,他就幸灾乐祸,自己很得意,好搞破坏来伤害人,见到别人有了荣誉,他反感到气愤,心怀嫉妒,对人毫无恩情。具有这些特性的,就是少阴之人。

太阳型的人,处处喜欢表现自己,而扬

扬自得，好说大话，但并没有能力，言过其实，好高骛远，作风草率，不顾是非，常常意气用事，过于自信，虽屡遭失败，也不知悔改。具有这些特性的，就是太阳之人。

少阳型的人，作事精细，很有自尊心，稍有小小地位，就高傲自得，喜欢出头露面，善于对外交际，不愿默默无闻地埋头工作。具有这些特性的，就是少阳之人。

阴阳和平的人，生活安静自处，不介意个人名利，心安而无所畏惧，寡欲而无过分之喜，顺从事物发展的自然规律，遇事不与人争，善于适应形势的变化，地位虽高却很谦虚，以理服人，而不是用压服的手段来治人，具有极好的治理才能。具有这些特性的，就是阴阳和平之人。

古代高明的针灸家，就是根据人的五种形态分别施治，邪气盛的就用泻法，正气虚的就用补法。

黄帝说：对待五种形态的人，怎样分别治疗呢？少师说：太阴型的人，体质多阴而无阳，他的阴血浓浊，而卫气滞涩，阴阳不能调和，所以形成筋缓而皮厚，刺治这种体质的病人，若不急泻其阴分，就不可能使病情好转。

少阴型的人，体质是多阴少阳，胃小而大小肠大而不调，所以足阳明胃经的脉气就微小，手太阴小肠经的脉气就偏大，因气少不能摄血，容易造成血脱、气败的局面，因此，必须详察阴阳盛衰的情况，进行调治。

太阳型的人，体质是多阳少阴，对这种病人必须，谨慎调治，不能泻其阴，以防阴气虚脱，只能泻其阳，但要避免泻之太过，如果阳气过度损伤，就容易导致阳气外脱

而发狂，若阴阳都脱，就会暴死或突然不知人事。

少阳型的人，体质是多阳少阴，经脉小而络脉大，血深在里，气浅在表，既是多阳少阴，所以在治疗时就当充实其阴经，而泻其阳络，如果单独泻其络脉太过，又会迫使阳气很快地耗散，而形成中气不足，病就难治了。

阴阳和平之人，其体质阴阳之气协调，血脉和顺，在治疗时，当谨慎地诊察其阴阳的盛衰，邪正的虚实，并端详其面容的表现，以推断脏腑、经脉、气血有余或不足，然后进行调治，邪气盛的，就用泻法；正气虚的，就用补法，一般虚实不明显的病证，就从其本经取治。

以上是说明调治阴阳时，要根据五种类型人的不同特性分别施治。

黄帝说：与五种形态的人，素不相识，乍一见面很难知道他们的作风和性格，属于那一类型的人，应怎样来辨别呢？少师回答说：一般人不具备这五种人的特性，所以"阴阳二十五人"，不包括在五态人之内。因为五态之人是具有代表性的五种类型，他们和一般人是不相同的。

黄帝说：怎样辨别五种形态的人呢？少师说：太阴型的人，面色阴沉黑暗，而假意廉虚，身体本来是长大，可是卑躬屈膝，故作姿态，而并非真有佝偻之病，这就是太阴之人的形态。

少阴型的人，外貌好像清高，但是行动鬼崇，偷偷摸摸，深怀阴险害人之贼心，站立时躁动不安，显示出邪恶之相，走路时状似伏身向前。这是少阴之人的形态。

太阳型的人，外貌表现出高傲自满，仰

腰挺胸,好像身躯向后反张和两胭曲折那样。这是太阳之人的形态。

少阳型的人,在站立时惯于把头仰得很高,行走时惯于摇摆身体,常常反挽其手于背后,这是少阳之人的形态。

阴阳和平的人,外貌从容稳重,举止大方,性格和顺,善于适应环境,态度严肃,品行端正,待人和颜悦色,目光慈祥和善,作风光明磊落,言谈举止条理分明而不紊乱,众人都称他们为君子。这是阴阳和平之人的形态。

灵枢篇 卷十九

第七十三篇 官 能

【原文】

黄帝问于岐伯曰:余闻九针于夫子,众多矣不可胜数,余推而论之,以为一纪。余司诵之,子听其理,非则语余,请其正道,令可久传,后世无患,得其人乃传,非其人勿言。岐伯稽首再拜曰:请听圣王之道。黄帝曰:用针之理,必知形气之所在,左右上下,阴阳表里,血气多少,行之逆顺,出入之合,谋伐有过。知解结,知补虚泻实,上下气门,明通于四海,审其所在,寒热淋露,以输异处,审于调气,明于经隧,左右肢络,尽知其会。寒与热争,能合而调之,虚与实邻,知决而通之,左右不调,把而行之,明于逆顺,乃知可治,阴阳不奇,故知起时,审于本末,察其寒热,得邪所在,万刺不殆,知官九针,刺道毕矣。明于五腧,徐疾所在,屈伸出入,皆有条理,言阴与阳,合于五行,五藏六府,亦有所藏,四时八风,尽有阴阳,各得其位,合于明堂;各处色部,五藏六府,察其所痛,左右上下,知其寒温,何经所在,审皮肤之寒温滑涩,知其所苦,膈有上下,知其气所在。先得其道,稀而疏之,稍深以留,故能徐入之。大热在上,推而下之,从下上者,引而去之,视前痛者,常先取之。大寒在外,留而补之,入于中者,从合泻之。针所不为,灸之所宜,上气不足,推而扬之,下气不足,积而从之,阴阳皆虚,火自当之,厥而寒甚,骨廉陷下,寒过于膝,下陵三里。阴络所过,得之留止,寒入于中,推而行之,经陷下者,火则当之,结络坚紧,火所治之。不知所苦,两跻之下,男阴女阳,良工所禁,针论毕矣。用针之服,必有法则,上视天光,下司八正,以辟奇邪,而现百姓,审于虚实,无犯其邪。是得天之露,遇岁之虚,救而不胜,反受其殃,故曰:必知天忌,乃言针意。法于往古,验于来今,观于窈冥,通于无穷,粗之所不见,良工之所贵,莫如其形,若神仿佛。邪气之中人也,洒淅动形。正邪之中人也微,先见于色,不知于其身,若有若无,若亡若存,有形无形,莫知其情。是故上工之取气;乃救其萌芽;下工守其已成,因败其形。是故工之用针也,知气之所在,而守其门户,明于调气,补泻所在,徐疾之意,所取之处。泻必用员,切而转之,其气乃行,疾而徐出,邪气乃出,伸而迎之,遥大其穴,气出乃疾。补必用方,外引其皮,令当其门,左引其枢,右推其肤,微旋而徐推之,必端以正,安以静,坚心无解,欲微以留,气下而疾出之,推其皮,盖其外门,真气乃存。用针之要,无忘其神。雷公问于黄帝曰:《针论》曰:得其人乃传,非其人勿言。何以知其可传? 黄帝曰:各得其人,任之其能,故能明其事。雷公曰:愿闻官能奈何? 黄帝曰:明目者,可使视色。聪耳者,可使听音。捷疾辞语者,可使传论语。徐而安静,手巧而心审谛者,可使行针艾,理血气而调诸逆顺,察阴阳而兼诸方。缓节柔筋而心和调者,可使导引行气。疾毒言语轻人者,可使唾痈咒病。爪苦手毒,为事善伤者,可使按积抑痹。各得其能,方乃可行,其名乃彰。不得其人,其功不成,其师无名。故曰:得其人乃言,非其人勿传,此之谓也。手毒者,可使试按龟,置龟于器下而按其上,五十日而死矣;手甘者,复生如故也。

【译文】

黄帝对岐伯道:我听你讲解九针的学问已经很多了,是难以计数的,这些内容经过我详细的推究和考证,已经把它概括为一个系统的纲要。我现在亲自读一下,你听了其中的理论后,有不对的就告诉我,并加以修正,使它得以流传后世而不被遗忘,如果遇到合适的人,就传授给他,不合适的人就不必和他说。岐伯恭敬地一拜后说:让我来恭听这些高深的道理吧。

黄帝说:针刺治病的原理在于必须知道病症邪气所在的部位,辨别清左右上下、阴阳表里、血气的多少、脉气在全身运行的逆顺情况,血气出入交会的腧穴,才能根据病情作出适当的治疗。应懂得如何排解结聚,了解补虚泻实的手法,以及各经经气上下交通的腧穴,更要明确气海、血海、髓海和水谷之海这四海的路线。观察寒热、羸弱疲困等症的虚实情况。治疗时要针对各经荥输的不同部位而选取相应的穴位,并要谨慎地怠耜气机,确知经脉循行的线路以及左右支络相交的地方。患有寒热交争的病,就要调和阴阳;患有虚实难辨的病,就要诊断明确使其通调平定;如患左右不协调的病,就要用缪刺的方法,左病刺右,右病刺左;要明确经脉循行的顺逆,一般来说,顺的易治,逆的难治;阴阳调和之时,也就是病愈之时。审察清楚了疾病的标本、寒热,确定了邪气所在的部位,每次针刺治疗时就不会发生错误。再掌握了九针的不同性能,那么针刺这门学问就掌握得较全面了。

明白了井、荥、输、经、合五输穴的主治功能,在这些穴位上施以除疾补泻的针法及行针时体位的屈伸出入和针的出入,都是有规律可循的。人体的阴阳两个方面,是与五行相合的。五脏六腑,配属于阴阳五行,也各有其所藏的功能。而四时八节的风,都有阴阳之分,各自侵犯人体的一定部位和脏腑,都会表现在面部的一定部位,显现出不同的色泽。五脏六腑的病变,可通过观察其疼痛的部位,再结合面部左右上下所显现的颜色,就可知道疾病的寒湿属性和病在何经。审察皮肤的寒温滑涩,就能了解被何邪所苦了。膈以上为心肺所居处,膈以下为肝脾肾所居处,所以审察膈的上下,就可知道病气的所在。首先要掌握经脉运行的道路,再选择针刺的几个穴位。用针宜少,进针要慢,刺入到一定深度后,应作长时间留针,使正气徐徐入内。如果高热在人体上部,就当推热下行,使下和于阴,热邪由下而上,就引导邪气排除体外,同时又要注意,先病者应当先治,寒邪在外的,应当留针而用补法;寒邪入于中的,应当取合穴以泻之;有的寒邪不适宜用针,应改用灸法加以治疗;上气不足的,应当用导引推补的方法,引举其气以补其上;下气不足的,应当用留针随气的方法,以充实其下;阴阳都虚的,当用灸法治疗;寒气厥而上逆,阳气大虚,或骨侧的肌肉陷下,或寒冷已过两膝,就应当灸足阳明胃经的三里穴;阴络所过之处,寒邪侵入而留滞在里面的,或寒邪由络脉深入到内脏,当用针推散其寒邪;如果经脉下陷,就应当用灸法治疗;若脉络坚实凝聚,也要用艾灸治疗;如果不知道病痛的确切部位,就灸阳跷脉的中脉穴和阴跷脉的照海穴,男子取阳跷,女子取阴跷;如果男子取阴跷,女子取阳跷,这就犯了治疗上的错误。知道了上述道理,针灸的理论就学完备了。

学习用针治病,必须掌握方法和准则。上要观察天气阴暗的变化,下要注意气候的变化,以避免四时不正的邪气侵入体内。要告诫广大民众:虚风实风都可伤人,平时应注意观察,加强预防,才不至被邪气所侵袭。遇到风雨灾害,或遭受不正常气候的伤害时,假如医生不懂得这些知识,救治又不得力,就会使病情加重。所以只有了解了天时的宜忌,才能谈论针治的意义,要继承古人的成就,并在现代的医疗实践中加以检验,只有仔细观察微妙难见的变化,才可以通达变化的无穷的疾病。平庸的医生是不会注意这些方面的,而精良的医生却很珍视它。如果诊察不到细微的形迹变化,那么疾病就显得神秘莫测,难以把握了。

邪气伤害了人体,便会出现恶寒战栗,形体振动的症状;正邪(人在劳动出汗后,腠理开泄,此时偶尔遭受的风邪,称为正邪——译注)使人体受伤害,先只是在气色上稍微有一些变化,身体上并没有什么特殊感觉,此时邪气似有似无,若存若亡,症状也不明显,病人的确切病情也不易知道。所以高明的医生能根据脉气的变化,在疾病的初期就进行治疗;医术低下的医生,则往往要等到疾病已经形成,才知道如何进行治疗,这样就容易造成病人的形体衰败。所以医生在用针时,必须要知道脉气运行的所在部位,再守候其出入的门户,并应知道怎样来怠糒气机,哪里该补,哪里该泻,手法上是应快还是应慢及应当取的穴位。如用泻法,则须采用圆活流利的手法,直刺病处而转针,使正气得以运行。操作时进针要快,出针要慢,以引邪气外出,进针时,针尖的方向要迎着经气的运行方向,出针时要摇大针孔,邪气才会很快地外泄。如用补法,则须采用端静从容的手法,首先在皮肤上导引揉按,令病人舒缓,看准穴位,然后用左手按引其穴位,使周围平展,右手推循着皮肤,轻轻地捻转,慢慢地将针刺入,刺入时针身必须端正,刺针的人要安心静神、坚持不懈地等候气至,气至后要稍微留针,待经气通畅后则应快速出针,随即在穴位的皮肤上揉按,使针孔迅速闭合,这样真气就能存于内而不外泄了。总之,用针的关键,在于不要忘记调养精气。

雷公问黄帝道:"针论"说如遇到合适的人就传授给他,不是合适的人就不必跟他说。那么,你怎样来判断谁是适当的人选呢?黄帝说:根据每一个人的特点,在实际工作中观察他的品德和能力,就可以知道他是不是合适的人选。

雷公说:我想知道怎样根据每个人的不同才能而分别使用呢? 黄帝说:眼睛明亮的人,可以让他分辨各种色泽;听觉敏锐的人,可以让他辨别声音;言语流利,善于讲话的人,可以让他传达言论;语言徐缓,行动安静,心细手巧的人,可以让他使用针灸,怠糊气血的顺逆,观察阴阳的盛衰以及兼理各种治疗工作;手势轻缓,举止柔和,性情平和的人,可以让他做按摩导引,用运行气血的方法来治病;生性嫉妒,口舌恶毒而且语言轻薄的人,可以让他唾痛肿,咒邪病。若是爪甲粗恶,手势狠毒,做事常常损坏器具的人,可以让他揉按积聚,抑制痹痛。这样依据每个人的才能,发挥他们的特长,各种治疗方法才能得以施行,他们才能声名远扬。否则,传人不当,就不会成功,老师的声名也会被埋没。所以说,遇到合适的人才能教他,不合适的人就不能教,也就是这个道理。试人的手是否狠毒,可叫他按乌龟,把乌龟放在器具下面,将他的手按在器具上面,手毒的人按五十天,乌龟就会死;而手柔顺的人,即使过了五十天乌龟也还是活着的。

第七十四篇　论疾诊尺

黄帝内经白话精解

【原文】

黄帝问于岐伯曰:余欲无视色持脉,独调其尺,以言其病,从外知内,为之奈何? 岐伯曰:审其尺之缓急、小大、滑涩,肉之坚脆,而病形定矣。视人之目窠上,微痈,如新卧起状,其颈脉动,时咳,按其手足上,窅而不起者,风水肤胀也。尺肤滑其淖泽者,风也。尺肉弱者,解㑊,安卧脱肉者,寒热不治。尺肤滑而泽脂者,风也。尺肤涩者,风痹也。尺肤粗如枯鱼之鳞者,水泆饮也。尺肤热甚,脉盛躁者,病温也,其脉盛而滑者,病且出也。尺肤寒,其脉小者,泄、少气。尺肤炬然,先热后寒者,寒热也。尺肤先寒,久大之而热者,亦寒热也。肘所独热者,腰以上热;手所独热者,腰以下热。肘前独热者,膺前热;肘后独热者,肩背热。臂中独热者,腰腹热;肘后粗以下三四寸热者,肠中有虫。掌中热者,腹中热;掌中寒者,腹中寒。鱼上白肉有青血脉者,胃中有寒。尺炬然热,人迎大者,当夺血。尺坚大,脉小甚,少气,悗有加,立死。目赤色者病在心,白在肺,青在肝,黄在脾,黑在肾。黄色不可名者,病在胸中。诊目痛,赤脉从上下者,太阳病;从下上者,阳明病;从外走内者,少阳病。诊寒热,赤脉上下至瞳子,见一脉一岁死,见一脉半一岁半死,见二脉二岁死,见二脉半二岁半死,见三脉三岁死。诊龋齿痛,按其阳之来,有过者独热,在左左热,在右右热,在上上热,在下下热。诊血脉者,多赤多热,多青多痛,多黑为久痹,多赤、多黑、多青皆见者,寒热。身痛而色微黄,齿垢黄,爪甲上黄,黄疸也。安卧,小便黄赤,脉小而涩者,不嗜食。人病,其寸口之脉,与人迎之脉小大等及其浮沉等者,病难已也。女子手少阴脉动甚者,妊子。婴儿病,其头毛皆逆上者,必死。耳间青脉起者,掣痛。大便赤瓣,飧泄,脉小者,手足寒,难已;飧泄,脉小,手足温,泄易已。

四时之变,寒暑之胜,重阴必阳,重阳必阴,故阴主寒,阳主热,故寒甚则热,热甚则寒,故曰:寒生热,热生寒,此阴阳之变也。故曰:冬伤于寒,春生瘅热;春伤于风,夏生飧泄肠澼;夏伤于暑,秋生阂疟;秋伤于湿,冬生咳嗽。是谓四时之序也。

【译文】

黄帝问岐伯说:我想不用望色、切脉的方法,而单独依靠诊查尺肤,就能说出所患之病,从外在的表现推测内在的变化,诊尺肤的方法怎样呢?岐伯说:诊察尺肤的紧急或弛缓、高起或瘦削、滑润或涩滞表现,以及肌肉的坚实或脆弱,即可确定属于那种疾病了。

看到病人眼眶下凹陷处,有轻微浮肿,好象刚刚睡醒起床的样子,颈部人迎脉搏动,时时作咳,若用手按压患者手足,被按之处深陷不起的,这是风水肤胀的证候。

尺之皮肤滑而不涩且光泽的,是风病;尺部肌肉松软柔弱的,是身体困倦、四肢懒怠的"解㑊"病,喜好睡眠,肌肉瘦削的,是寒热时发,不易合愈;尺之肌肤滑润如膏脂的,是风病;尺之肌肤涩滞不滑的,为血少营虚的风痹病;尺之肌肤粗糙不润像干枯鱼鳞的,是脾土虚衰,水饮不化的"泆饮"病;尺之肌肤灼热,脉盛大而躁动的,是温病,若脉显盛大但不躁动而现滑利的,是病邪将被驱出,正气渐复,为病将痊愈之象;尺之肌肤寒冷而脉小的,是泄泻与气虚的病;尺之肌肤高热灼手,先发热后发冷的,属寒热往来一类的疾病;尺之肌肤先觉寒冷,久按之后感觉发热的,也是寒热往来一类的疾病。

肘部皮肤单独发热的,候腰以上部位发热;手腕部皮肤单独发热的,候腰以下部位发热;肘前部单独发热的,候肩背部发热;肘后部单独发热的,候肩背发热;臂之中部单独发热的,候腰腹部发热;肘后缘以下三四寸的部位发热的,肠中有虫;手掌发热的,候腹中发热;手掌发凉的,候腹中发凉;手鱼际白肉有青色血脉的,是胃中有寒。尺之肌肤高热炙手,颈部人迎脉大的,属热盛,当主失血;尺肤坚大,而脉小甚的,则见于气虚,若加有烦闷现象,会立即死亡。

目见赤色的病在心,见白色的病在肺,见青色的病在肝,见黄色的病在脾,见黑色的病在肾,黄色而兼见其他色而不能辨明的,主病在胸中。

诊察目痛,有赤色的络咏从上向下的,属于太阳经的病;从下向上行的,属于阳明经的病;从目外眦向内行走的,属于少阳经的病。

诊察有寒热往来的病时,如果目中有赤脉从上向下贯瞳子,见一条赤脉的,一年死;见一条半赤脉的,一年半死;见两条赤脉的,两年死;见两条半赤脉的,两年半死;见三条赤脉的,三年死。

诊察龋齿痛时,按压阳明之脉,有病变的部位必单独发热,病在左侧的左侧热,在右侧的右侧热,在上的上热,在下的下热。

诊察络脉时,若皮肤多赤色络脉的多属热证,多青色的多属痛证,多黑色的是久痹,若赤、黑、青皆多而兼见的,为寒热病,身体疼痛。面色微黄,牙齿垢黄,指甲上也现黄色的,是黄疸病。若嗜卧,小便黄赤,脉小而有涩象的,不嗜饮食。

患病之人，在手桡骨部位的寸口脉和颈部的人迎脉小大以及浮沉相等的，为难治之病。女子手少阴心脉动甚的，为怀孕的征象。婴儿有病时，其头发都向上竖起的，必定死亡。若耳部络脉色青而隆起的，主抽搐腹痛。大便青绿色有乳瓣，泄下完谷不化，再加之脉小弱，手足寒冷的，其病难治；若泄泻脉大，手足温暖的，易治。

一年四季的气候变化，寒暑往复，其规律是阴盛至极则转变为阳。阳盛至极则转变为阴。阴性主寒，阳性主热。所以寒到一定程度就会变热，热到一定程度就会变寒。因此说寒能生热，到了春天就发生温热病；春天感受了风邪不即发病，到了秋天就容易发生疟疾；秋天感受了湿邪，到了冬天就发生咳嗽病。这就是由于四季气候的变化而导致发病的情况。

第七十五篇　刺节真邪

【原文】

黄帝问于岐伯曰：余闻刺有五节奈何？岐伯曰：固有五节：一曰振埃，二曰发矇，三曰去爪，四曰彻衣，五曰解惑。黄帝曰：夫子言五节，余未知其意。岐伯曰：振埃者，刺外经，去阳病也；发矇者，刺府腧，去府病也；去爪者，刺关节肢络也；彻衣者，尽刺诸阳之奇腧也；解惑者，尽知调阴阳，补泻有余不足，相倾移也。黄帝曰：刺节言振埃，夫子乃言刺外经，去阳病，余不知其所谓也。愿卒闻之。岐伯曰：振埃者，阳气大逆，上满于胸中，愤瞋肩息，大气逆上，喘喝坐伏，病恶埃烟，噎不得息，请言振埃，尚疾于振埃。黄帝曰：善。取之何如？岐伯曰：取之天容。黄帝曰：其咳上气，穷诎胸痛者，取之奈何？岐伯曰：取之廉泉。黄帝曰：取之有数乎？岐伯曰：取天容者，无过一里，取廉泉者，血变而止。帝曰：善哉。黄帝曰：刺节言发矇，余不得其意。夫发矇者，耳无所闻，目无所见。夫子乃言刺府腧，去府病，何输使然？愿闻其故。岐伯曰：妙乎哉问也。此刺之大约，针之极也，神明之类也，口说书卷，犹不能及也，请言发矇耳，尚疾于发矇也。黄帝曰：善。愿卒闻之。岐伯曰：刺此者，必于日中，刺其听宫，中其眸子，声闻于耳，此其输也。黄帝曰：善。何谓声闻于耳？岐伯曰：刺邪以手坚按其两鼻窍，而疾偃其声。必应于针也。黄帝曰：善。此所谓弗见为之，而五日视，见而取之，神明相得者也。黄帝曰：刺节言去爪，夫子乃言刺关节肢络，愿卒闻之。岐伯曰：腰脊者，身之大关节也。肢胫者，人之管以趋翔也。茎垂者，身中之机，阴精之候，津液之道也。故饮食不节，喜怒不时，津液内溢，乃下留于睾，血道不通，日大不休，俯仰不便，趋翔不能，此病荣然有水，不上不下，铍石所取，形不可匿，常不得蔽，故命曰去爪。帝曰：善。黄帝曰：刺节言彻衣，夫子乃言尽刺诸阳之奇腧，未有常处也，愿卒闻之。岐伯曰：是阳气有余而阴气不足，阴气不足则内热，阳气有余则外热，内热相搏，热于怀炭，外畏绵帛近，不可近身，又不可近席，腠理闭塞，则汗不出，舌焦唇槁，腊干嗌燥，饮食不让美恶。黄帝曰：善。取之奈何？岐伯曰：或之于其天府、大杼三痏，又刺中腎,以去其热,补足手太阳以去其汗,热去汗稀,疾于彻衣。黄帝曰:善。黄帝曰:刺节言解惑,夫子乃言尽知调阴阳,补泻有余不足,相倾移也,惑何以解之? 岐伯曰:大风在身,血脉偏虚,虚者不足,实者有余,轻重不得,倾侧宛伏,不知东西,不知南北,乍上乍下,乍反乍复,颠倒无常,甚于迷惑。黄帝曰:善。取之奈何? 岐伯曰:泻其有余,补其不足,阴阳平复,用针若此,疾于解惑。黄帝曰:善。请藏之灵兰之室,不敢妄出也。黄帝曰:余闻刺有五邪,何谓五邪? 岐伯曰:病有持痈者,有容大者,有狭小者,有热者,有寒者,是谓五邪。黄帝曰:刺五邪奈何? 岐伯曰:凡刺五邪之方,不过五章,瘅热消灭,肿聚散亡,寒痹益温,小者益阳,大者必去,请道其方。凡刺痈邪,无迎陇,易俗移性,不得脓,脆道更行,去其乡,不安处所,乃散亡。诸阴阳过痈者,取之其输泻之。凡刺大邪日以小,泄夺其有余,乃益虚。剽其通,针其邪,肌肉亲,视之毋有反其真,刺诸阳分肉间。凡刺小邪日以大,补其不足乃无害,视其所在迎之界,远近尽至,其不得外,侵而行之乃自费,刺分肉间。凡刺热邪,越而苍,出游不归乃无病,为开通辟门户,使邪得出,病乃已。凡刺寒邪,日以温,徐往徐来致其神,门户已闭气不分,虚实得调其气存也。黄帝曰:官针奈何? 岐伯曰:刺痈者用铍针,刺大者用锋针,刺小者用员利针,刺热者用镵针,刺寒者用毫针也。请言解论,与天地相应,与四时相副,人参天地,故可为解。下有渐洳,上生苇蒲,此所以知形气之多少也。阴阳者,寒暑也,热则滋雨而在上,根亥少汁。人气在外,皮肤缓,腠理开,血气减,汗大泄,皮淖泽。寒则地冻水冰,人气在中,皮肤致,腠理闭,汗不出,血气强,肉坚涩。当是之时,善行水者,不能往冰;善穿地者,不能凿冻;善用针者,亦不能取四厥;血脉凝结,坚搏不往来者,亦未可即柔。政行水者,必待天温冰释冻解,而水可行,地可穿也。人脉犹是也,治厥者,必先熨调和其经,掌与腋、肘与脚、项与脊以调之,火气已通,血脉乃行,然后视其病,脉淖泽者,刺而平之,坚紧者,破而散之,气下乃止,引所谓以解结者也。用针之类,在于调气,气积于胃,以通营卫,各行其道。宗气留于海,其下者注于气街,其上者走于息道。故厥在于足,宗气不下,脉中之血,凝而留之,弗之火调,弗能取之。用针者,必先察其经络之实虚,切而循之,按而弹之,视其应动者,乃后取之而下之。六经调者,谓之不病,虽病,谓之自己也。一经上实下虚而不通者,此必有横。络盛加于大经,令之不通,视而泻之,此所谓解结也。上寒下热,先刺其项太阳,久留之,已刺则熨项与肩胛,令热下合乃止,此所谓推而上之者也。上热下寒,视其虚脉而陷之于经络者取之,气下乃止,此所谓引而下之者也。大热遍身,狂而妄见、妄闻、妄言,视足阳明及大络取之,虚者补之,血而实者泻之,因其偃卧,居其头前,以两手四指挟按颈动脉,久持之,卷而切推,下至缺盆中,而复止如前,热去乃止,此所谓推而散之者也。黄帝曰:有一脉生数十病者,或痛、或痈、或热、或寒、或痒、或痹、或不仁,变化无穷,其故何也? 岐伯曰:此皆邪气之所生也。黄帝曰:余闻气者,有真气,有正气,有邪气。何谓真气? 岐伯曰:真气者,所受于天,与谷气并而充身也。正气者,正风也,从一方来,非实风也,又非虚风也。邪气者,虚风之贼伤人也,其中人也深,不能自去。正风者,其中人也浅,合而自去,其气来柔弱,

黄帝内经 白话精解

不能胜真气,故自去。虚邪之中人也,洒渐动形,起毫毛而发腠理。其入深,内抟于骨,则为骨痹;抟于筋,则为筋挛;抟于脉中,则为血闭不通,则为痈;抟于肉,与卫气相抟,阳胜者则为热,阴胜者则为寒,寒则真气去,去则虚,虚则寒;抟于皮肤之间,其气外发,腠理开,毫毛摇,气往来行,则为痒;留而不去,则为痹;卫气不行,则为不仁。虚邪遍客于身半,其入深,内居营卫,营卫稍衰,则真气去,邪气独留,发为偏枯。其邪气浅者,脉偏痛。虚邪之入于身也深,寒与热相抟,久留而内著,寒胜其势,则骨疼肉枯,热胜其寒,则烂肉腐肌为脓,内伤骨,内伤骨为骨蚀。有所疾前筋,筋屈不得伸,邪气居其间而不反,发于筋溜。有所结,气归之,卫气留之,不得反,津液久留,合而为肠溜,久者数岁乃成,以手按之柔。已有所结,气归之,津液留之,邪气中之,凝结日以易甚,连以聚居,为昔瘤,以手按之坚。有所结,深中骨,气因于骨,骨与气并,日以益大,则为骨疽。有所结,中于肉,宗气归之,邪留而不去,有热则化而为脓,无热则为肉疽。凡此数气者,其发无常处,而有常名也。

【译文】

　　黄帝问岐伯说:我听说刺法中有五节的名称,其具体内容是怎样的呢? 岐伯回答道:刺法中的五节是;一叫振埃,二叫发蒙,三叫去爪,四叫彻衣,五叫解惑(埃,是微尘;振,指振落。发蒙,就是开发启蒙的意思。爪,指甲;去爪就是脱去余爪。彻衣,就是脱去衣服。解惑,解除迷惑的意思)。

　　黄帝说:对于先生所说的五节刺法,我还不知道它的具体含义。岐伯说:所谓振埃的针法,就是用针刺行于四肢及浅表的经脉,来治疗阳病;发蒙的针法,就是用针刺六腑的腧穴,用来治疗六腑的疾病;去爪的针法,就是用针刺关节支络;彻衣的针法,就是普遍针刺在诸阳经的奇穴;解惑的针法,就是了解调和人体阴阳,补其不足,泻其有余,使其相互转变,以期相对平衡,达到治愈疾病的目的。

　　黄帝说:刺节针法中的振埃针法,就是用针刺四肢及浅表的经脉,为的是治疗阳病,我不大明白你所讲的这些话的道理,请你再详细地讲解一下。岐伯说:振埃的针法,就是治疗阳气上逆,阳邪在上面满积于胸中,使胸部胀满,呼吸抬肩,胸中之气上逆,人就气喘嘘嘘,只能坐而不能平卧,害怕尘埃和烟熏,咽喉部噎塞而致使呼吸不畅。讲到振埃的定名,是形容它的疗效显著,比起所说的振落尘埃还要快。

　　黄帝说:先生讲得好。那么治疗病人时取什么穴呢? 岐伯说:取天容穴(此处指任脉之天突)。

　　黄帝说:如果病人咳嗽上气,气机不得伸展,说话困难,而胸部疼痛,在这种情况下又取什么穴呢? 岐伯说:取廉泉穴。

　　黄帝说:针刺这两个穴位时,有规律可循吗? 岐伯说:针刺天容穴时,进针不要超过一寸,针刺廉泉穴时,血脉通了就停止针刺。

黄帝说:先生讲得真好。

黄帝说:刺节针法中所说的发蒙,我还没有明白它的含义。发蒙针法的作用是治疗耳朵听不到声音,眼睛看不见东西这类疾病的,先生说要刺六腑的腧穴,治疗腑病,哪个腧穴有这样的作用呢?我想听听这其中的道理。岐伯说:你问得妙极了。这是针刺中的大法,也是针法中最高的技术,必须心领神会,用语言和文字难以表达。讲到发蒙的定名,就是因为它的疗效比启发蒙聩还要快。

黄帝说:好!请先生详细地讲给我听。岐伯说:这种刺法,时间必须是在中午,针刺患者的听宫穴,使针感传到瞳子,并使其针气的声响传到耳,这就是腑腧的作用。

黄帝说:好!那么什么叫声闻于声呢?岐伯说:针刺听宫穴时,用手紧紧捏住两个鼻孔,口赶快闭上,同时怒腹鼓气,使气上行于耳目,耳内就会在针刺的同时出现声响。

黄帝说:好!这真是在无形之中,仍能控制针感的传布,不必用眼睛看,就能明显效果,实在是得心应手,出神入化了。

黄帝说:刺节针法中所说的去爪,先生说是要用针刺关节支络,我想听你讲讲。岐伯说:腰脊是人身较大的关节,下肢和足胫部,是人体行走和站立时的主要器官和支柱。阴茎、睾丸为身体中的枢机,精由此泄,也是津液输出的通路。如果饮食不节制,喜怒过度,引起津液内溢,流取在阴囊内,水道闭而不通,阴囊水肿就会日益增大,使人俯仰、行动均受到限制,甚至不能行走。这是因为有水蓄积在内,上使气机不能畅通,下又不能排出小便,这种病要用铍针放水,以治疗这种外形显露、不能藏匿、衣裳又不能遮蔽的阴囊水肿病,就仿佛是剪去多余的指甲一样,所以叫去爪。

黄帝说:好!

黄帝说:刺节针法中所说的彻衣,先生说一般都刺在诸阳经的奇穴上,没有固定的部位,希望你能详细地讲给我听。岐伯说:这是阳气有余而阴气不足的病。人体内阴气不足,就会引起内热,阳气有余就会产生外热,内热与外热相互搏结,病人就会感到比怀抱炭火还要热。在外怕靠近绵帛等衣物,不让人接近他的身体,甚至连坐席也不敢靠近,由于腠理闭塞,所以不能出汗,热邪也就无法外散,以致舌焦、唇槁、咽喉干燥,急欲饮水。

黄帝说:这种病应取什么穴治疗呢?岐伯说;取天府、大杼两穴,分别刺三次,再刺中膂俞,以排除其热邪,补足太阴脾和手太阴肺两经,使其出汗,等到热退汗液减少时,病就好了,其速度比脱掉衣服还要快。

黄帝说:讲得好!

黄帝说:刺节针法中说的解惑,先生说要全面了解调和阴阳的方法,补其不足,泻其有余,使虚实相互转变,阴阳平衡,那么怎样才能解除迷惑呢?岐伯说:人体得了中风偏枯一类的病,血脉就会出现偏虚,虚是指正气不足,实是指邪气有余,身体左右轻重不相对称,四肢屈伸不灵活,也不能倾斜反侧,辗转俯卧,甚至出现意识模糊,不辨东南西北的症状,且忽轻忽重,反复多变,颠倒无常,比一般神志迷惑的病还要严重。

黄帝说:对。应当怎样治疗呢? 岐伯说:泻去体内有余的邪气,补其不足的正气,使阴阳协调,这样用针,治病奏效就非常明显,就像恍然大悟一样的快捷。

黄帝说:非常好! 我要把这些宝贵的经验记录下来,藏在灵兰之室,很好地保留起来。

黄帝说:我听先生讲有刺五邪的方法,什么叫五邪呢? 岐伯说:将痈邪、实邪、虚邪、热邪、寒邪,合称为五邪。

黄帝说:如何针刺五邪呢?

岐伯说:一般刺五邪的方法,不过五条。痈热病应消祛其热;肿聚不散的,应使其消散;寒痹病应当促进体内的阳热温行血气;体虚邪微者,应当补益阳气;邪盛有余的必须祛除邪气。请让我讲讲具体的方法。

一般刺痈邪时,不要迎着痈邪的锐势妄行泻法,而应当像改变风俗、性情一样,耐心地进行调治,在未化脓时就已经治愈。若已化脓的,就需采用不同的方法去治疗,让邪气离开盘踞之处,不能让它安留,这样就会使邪毒消散。所以无论阳经还是阴经因经气雍滞而生痈的,都应取其本经之腧穴以泻之。

一般刺大邪,要采用泄法,逐渐泻夺人体内有余的邪气,使邪气日渐虚衰。用砭刺使正气运行的道路开通。刺中病邪,邪气被祛除后,肌肉自然亲附致密,邪气泄去后,真气就会恢复其功能。因为实邪多在三阳经,所以针刺治疗时,以刺三阳经分肉间的穴位为主。

一般刺小邪的原则,是使衰弱的正气日益壮大,补其不足的正气,邪气就不能在人体内为害了。补虚之后,还要观察邪气所在部位,迎着气行的界域,在邪气尚未深入时,泻其邪气。这样,远近各处的真气,就能恢复正常,邪气不得由外入侵,体内的邪气也就会自行耗散,采用刺小邪法治疗时,应针刺分肉间的穴位。

一般刺热邪的原则,是使邪气散于人体外,让身体转凉,热邪排出后,不再发热,也就将病治愈了。针刺时应当疏通经络,放开针孔,使热邪有外散的出路,病就可以痊愈。

一般刺寒邪,应当采取温补法,用缓进疾出的手法,使神气恢复。出针后,应当揉按针孔,使其闭合,这样正气才不致分散,虚实得以调和,真气也就内存而被固密了。

黄帝说:针刺五邪,用什么针具才恰当呢?

岐伯说:刺痈邪用铍针;刺大邪用锋针;刺小邪用圆利针;刺热邪用镵针;刺寒邪用毫针。

请让我再来谈一下解结的道理。人与天地相适应,与四季气候的变化相符合。由于人体能够与自然界的现象相互联系,所以可以用这些关系来解释什么叫"解结"。比如下面有水湿的地方,上面才会生长芦苇、菖蒲之类的东西。依据这个道理,从人体外形的强弱,就可以知道身体内气血的多少。至于阴阳的变化。可以用寒暑的变化来说明,酷暑季节,会使地面上的水蒸气很容易上升转化为云雨,使草木的根缺乏水分。人体受了热

黄帝内经白话精解

邪的熏蒸,同样也会使阳气浮现在外,使身体的皮肤弛缓,腠理开泄,血气衰减,汗液大量地排出,致使皮肤润滑。天气寒冷时,大地冻结,水结冰封,人体的阳气也就沉伏于体内,此时人体皮肤致密,腠理闭合,汗液不出,血气强盛,肌肉竖紧而涩。在这种情况下,即使是善于航行的人,也不能在冰封的江河上行舟;善于开垦土地的人,也不能凿开冻结的土地;善于用针的人,也不能治疗四肢厥逆的病症。如果血脉因寒气而凝结,坚聚如冰冻,循环不流畅,是不能立即使它柔软的,所以行舟的人,也要等到天气转温,冰消水流后,才能在水上行舟。同样开垦土地的人,也必须等到大地解冻,才能凿开土地。人体的血脉,也是这个道理。治疗厥逆的病症,必须先用温熨的办法调和其经脉,在两掌、两腋、两肘、两脚、项、脊等关节交会之处,实行熨灸,使血脉运行。然后再观察他的病情,如果脉气运行滑润流畅的,可用针刺的方法使它平复,如果脉象坚紧的,可用破坚散结的办法,使厥逆之气下行以后,才可停止针刺,这就是所说的“解结”。

用针治病,主要在于调气,饮食所化生的精气,首先积聚在胃中,它所化生的营气和卫气,各有自己的运行轨道,宗气留于胸中气海,其下行的部分流注于气街穴,其上行的部位走向呼吸道中,所以当足部发生厥逆时,宗气就不能从气街沿足阳明胃经下行,脉中的血液也就随之凝滞而停留。如果不先采用艾灸的办法来调和气血,就不能取穴进行针刺。所以用针的方法,必须先观察经络的虚实。用手循经切按弹动经脉,看到应指而动的部位,然后取穴针刺。六经经脉调和的人,身体健康,即使有病,也能自愈。如果某一经脉出现上实下虚,经气不通的现象,则必定有横络的雍盛之气加之于正经,才使得经气不通畅,治疗时应找出疾病所在而施行泻法,这就是所谓解结的方法。

身体上寒而下热的,用针先刺项部足太阳膀胱经的穴位,留针时间要长,针刺后还要在项部和肩胛部温熨,使热气上下相合后才能停止,这就是所说的推而上之的方法。上热下寒的,当观察其下部经脉上陷下去的虚脉,再取穴针刺,令阳气下行而后止针,这就是所说的引而下之的方法。

人体全身高热,热极发狂时就会出现妄见、妄闻、妄言等症状,应察看足阳明胃经及其大络,取穴针刺治疗。虚的用补法,有淤血而属实证的用泻法。同时让病人仰卧,医者位于病人头前,用两手的拇指和食指挟按病人颈部的动脉,挟持时间要长,并用推拿揉卷按切的手法,向下推至两锁骨上窝处,然后重复上述动作,直到热退才能停止,这就是所说的推而散之的方法。

黄帝说:有在一条经脉上产生过几十种病症的,或疼痛,或成痛;或发热,或恶寒,或发痒,或成痹痛,或麻木不仁,其症状变化无穷,这是为什么呢?岐伯说:这些都是病邪所导致的。

黄帝说:我听说气的类别当中,有真气,有正气,有邪气。那么,什么叫做真气呢?

岐伯说:所谓真气,就是所受纳的天空之气,与谷气合并而成,并充养全身。所谓正气(正常气候),又叫正风,它是从符合时令季节的一方而来,不是与时令季节相背离的虚风。

黄帝内经白话精解

所谓邪气(带有戕贼性质而能伤害人体的虚风。),它侵犯人体时,所伤的部位较深,而且不能自行消散。正风,侵犯人体的部位较浅,与人体的真气接触后,就能自行消散,因为正风来势较柔弱,不能战胜体内的真气,所以能够自动消散。

虚邪贼风侵犯了人体,就会出现寒慄,畏冷,毫毛竖起,腠理开泄等症状。如果邪气逐渐深入,搏结于骨,就会成为骨痹;搏结于筋,就会成为筋挛;搏结于脉中,就会导致血脉闭塞不通而成为痛;搏结于肌肉,与卫气相搏,阳盛时就会出现热象,阴盛时就会出现寒象。由于寒邪较盛,就会迫使真气离去,从而使身体变得虚弱,体虚则畏寒。邪气搏结于皮肤之间,并向外发泄,则腠理开疏,毫毛动摇、脱落;邪气在肌腠间往来流行,皮肤就会发痒;若邪气留而不去就会成为痹证;若卫气滞涩不畅通,就会造成麻木不仁。

若虚邪贼风侵犯身体一侧,且侵犯的部位较深,留居于营卫之中,使营卫稍衰,则真气就会离去,而邪气就独留于内,这时就会引起半身不遂。若邪气留在较表浅的部位,就会导致血脉不和而引起半身疼痛。

如虚邪侵犯人体部位较深,寒与热又相互搏结,并且久留不去停著于内,寒胜于热时,就会出现骨节疼痛,肌肉枯萎;热胜于寒时,就会出现肌肉腐烂,进而化脓,甚至向内发展伤及骨骼,骨骼被侵蚀后就成为"骨蚀";如果疾病发于筋,使筋屈曲不得伸展,邪气久留其间,就会导致筋瘤;如果邪气结聚并趋归于体内,局部的卫气也留积在里面,不能正常运行,致使津液久留于肠胃之间,与邪气相合就会形成肠瘤,发展较慢的,几年后才能形成,用手揉按觉得它是软的;如果已有邪气郁结的现象,日久邪气逐渐趋归于内,津液停留不行,这时再被邪气所伤,则气血凝结的程度,就会逐渐加重,接连积聚就会形成昔瘤,用手按压它会感到坚硬。如邪气结聚并停留在深层的骨部,骨被邪气侵袭而致病,骨与邪气相合,其结聚的部位,逐日增大,就会形成骨瘤;如果邪气结聚在肌肉,宗气内走于此,邪气滞溜不去,有内热时就转化为脓,无热时就成为肉瘤。上述这几种邪气致病,其发作常常没有固定的部位,但都有一定的名称。

灵枢篇 卷二十

第七十六篇 卫气行

【原文】

黄帝问于岐伯曰:愿闻卫气之行,出入之合,何如?岐伯曰:岁有十二月,日有十二辰,子午为经,卯酉为纬。天周二十八宿,而一面七星,四七二十八星,房昴为纬,虚张为经,是故房至毕为阳,昴至心为阴,阳主昼,阴主夜。故卫气之行,一日一夜五十周于身,昼日行于阳二十五周,夜行于阴二十五周,周于五藏。是故平旦阴尽,阳气出了目,目张则气上行于头,循项下足太阳,循背下至小趾之端;其散着,别于目锐眦,下手太阳,下至手小指之间外侧;其散者,别于目锐眦,下足少阳,注小指次指之间;以上循手少阳之分,侧下至小指之间;别者以上至耳前,合于颔脉,注足阳明,以下行至跗上,入五指之间;其散者,从耳下下手阳明,入大指之间,入掌中;其至于足也,入足心,出内踝下,行阴分,复合于目,故为一周。是故日行一舍,人气行一周与十分身之八;日行二舍,人气行三周于身与十分身之六;日行三舍,人气行于身五周与十分身之四;日行四舍,人气行于身七周与十分身之二;日行五舍,人气行于身九周;日行六舍,人气行于身十周与十分身之八;日行七舍,人气行于身十二周在身与十分身之六;日行十四舍,人气二十五周于身有奇分与十分身之二,阳尽于阴,阴受气矣。其始入于阴,当从足少阴注于肾,肾注于心,心注于肺,肺注于肝,肝注于脾,脾复注于肾为周。是故夜行一舍,人气行于阴藏一周与十分藏之八,亦如阳行之二十五周,而复合于目。阴阳一日一夜,合有奇分十分身之四,与十分藏之二,是故人之所以卧起之时有早晏者,奇分不尽故也。黄帝曰:卫气之在于身也,上下往来不以期,候气而制之,奈何?伯高曰:分有多少,日有长短,春秋冬夏,各有分理,然后常以平旦为纪,以夜尽为始。是故一日一夜,水下百刻,二十五刻者,半日之度也,常如是毋已,日入而止,随日之长短,各以为纪而刺之。谨候其时,病可与期,失时反候者,百病不治。故曰:刺实者,刺其来也;刺虚者,刺其去也。此言气存亡之时,以候虚实而刺之。是故谨候气之所在而刺之,是谓逢时。在于三阳,必候其气在于阳而刺之;病在于三阴,必候其气在阴分而刺之。水下一刻,人气在太阳;水下二刻,人气在少阳;水下三刻,人气在阳明;水下四刻,人气在阴分;水下五刻,人气在太阳;水下六刻,人气在少阳;水下七刻,人气在阳明;水下八刻,人气在阴分;水下九刻,人气在太阳;水下十刻,人气在少阳;水下十一刻,人气在阳明;水下十二刻,人气在阴分;水下十三刻,人气在太阳;水下十四刻,人气在少阳;水下十五刻,人气在阳明;水下十六刻,人气在阴分;水下十七刻,人气在太阳;水下十八刻,人气在少阳;水下十九刻,人气在阳明;水下二十刻,人气在阴分;水下二十一刻,人气在太阳;水下二十二刻,人气在少阳;水下二十三刻,人气在阳明;水下二十四刻,人气在阴分;水下二十五刻,人气在太阳,此半日之度也。从房至毕一十四舍,水下五十刻,日行半度,回行一舍,水下三刻与七分刻之四。大要曰:常以日之加于宿上也,人气在太阳。是故日行一舍,人气行三阳行与阴分,常如是无已,天与地同纪,纷纷盼盼,终而复始,一日一夜,水下百刻而尽矣。

【译文】

　　黄帝问岐伯说:我希望听你谈谈卫气的运行,是怎样出入于阴阳表里。怎样相会的?岐伯说:一年有十二个月,一天有十二个时辰,子午分别位居南北,成直线为经;卯酉分别位居东西,成横线为纬。天周有二十八个星宿,分布在东南西北四方,每一方各有七个星宿,四方共合二十八个星宿,房宿居东方,昴宿居西方,所以房昴为纬;虚宿居北方,张宿居南方,所以虚张为经。从东方的房宿,经过南方再向西方的

黄帝内经白话精解

毕宿,其位在十二地支中为卯、辰、巳、午、未、申六个时辰,这六个时辰是白昼,属阳,所以房至毕为阳;从西方的昴宿,经过北方再向东方的心宿,其位在十二地之中为酉、戌、亥、子、丑、寅六个时辰,这六个时辰是夜晚,尾阴,所以昴至心为阴。卫气的运行。在一日一夜之中,要循行于全身五十同次,白天行于阳分二十五周次,夜间行于阴分二十五周次,并周行于五脏之间。

卫气昼行于阳,夜行于阴,到黎明平旦之时,卫气在阴分已行尽二十五次,出于目,眼睛张开,卫气开始从目内眦(睛明穴)上行于头部,沿项后足太阳经的通路下行,再沿着背部向下,到足小趾外侧端(至阴穴)。其散行的,从目锐眦别出,向下沿手太阳经,下行至于小指外侧端(少泽穴)。另一条散行的,亦从目锐眦别出,沿着足少阳经,向下行至足小趾、第四趾之间(窍阴穴)。再向上循手少阳经之分,下行到小指、无名指之间(关冲穴)。从手少阳别行的行至耳前,合于额部经脉,注于足阳明经,向下行至足背,入五趾间(厉兑穴)。又一条散行的,从耳下向下,沿手阳明经,入手大指次指端(商阳穴),再络入掌中。至于卫气从足阳明经抵达足部的,进入足心,出内踝,入足少阴经,由足少阴经行于阴分,循少阴之别跷脉,上行复合于目,交会于足太阳经(睛明穴),这是卫气运行一周的顺序。

在白昼当日行一舍时,卫气行身一又十分之八周;运行二舍时,卫气行身三又十分之六周;运行三舍时,卫气行身五又十分之四周;运行四舍时,卫气行身七又十分之二周;运行五舍时,卫气行身九周;运行六舍时,卫气行身十又十分之八周;运行七舍时,卫气行身十二又十分之六周;运行十四舍时,卫气行身二十五又十分之二周,这时卫气行于阳的部分就结束,而进入阴的部分,阴的部分开始承受卫气。开始进入阴分时,通常是由足少阴肾经传注于肾脏,由肾脏注心脏,由心脏注入肺脏,由肺脏注入肝脏,由肝脏注入脾脏,由脾脏再传到肾脏,为一周。夜间运行一舍的时间,卫气行于阴分也是一又十分之八周,也和行于阳分的二十五周一样,在目部会合。阴分阳分一日一夜,本应运行五十周,可是按每宿卫气运行一又十分之八周来计算,行于阳分的多出十分之二周,行于阴分的也多出十分之二周,所以人睡和醒的时间,在或早或晚的不同,就是这些余数造成的。

黄帝说:卫气在人体内的循行,上下往来的时间不固定,怎样候气而针刺呢?伯高说:昼夜阴阳的多少不同,有时天长,有时天短,春夏秋冬四季,各有不同的节气,因而昼夜长短都有一定的规律,可根据太阳初出的时候为准,此时标志着夜尽昼出,为卫气行于阳分的开始。一昼夜之中,计时的水漏下百刻,所以二十五刻恰是半天的度数,卫气就是依着时间的推移而环周不止,到了日入,白昼结束,根据日出日入来确定昼与夜的分野,再根据昼夜长短来判断卫气的出入情况,以作为针刺候气的标准。针刺时,要候其气至再下针,才可如期而愈,若失去时机,违反了候气的原则,则任何疾病都不能治愈。所以,候气而刺的方法,对于实证,是迎其气之来而刺,属于泻法;对于虚证,是随其气之去而刺,属于补法。这是针对邪气的盛衰留去,诊候疾病的虚实而进行针刺的。所以,谨慎地候察气的所在而进行针刺,就叫做逢时。病在在阳经,必候气在阳分时针刺;病在三阴经,必候气在阴分时针刺。

从平旦开始,水下一刻的时间,卫气行于手足太阳经;水下二刻,卫气行于手足少阳水;水下三刻,卫气行于手足阳明经;水下四刻,卫气行于足少阴肾经;水下五刻,卫气行于手足太阳经;水下六刻,卫气行于手足少阳经,水下七刻,卫气行于手足阳明经;水下八刻,卫气行于足少阴肾经;水下九刻,卫气行于手足太阳经;水下十刻,卫气行于手足少阳经;水下十一刻,卫气行十手足阳明经;水下十二刻,卫气行于足少阴肾经;水下十三刻,卫气行于手足太阳经;水下十四刻,卫气行于手足少阳经;水下十五刻,卫气行于手足阳明经;水下十六刻,卫气行于足少阴肾经;水下十七刻,卫气行于手足太阳经;水下十八刻,卫气行于手足

少阳经;水下十九刻,卫气行于足阳明经;水下二十刻,卫气行于足少阴肾经;水下二十一刻,卫气行于手足太阳经;水下二十二刻,卫气行于手足少阳经;水下二十三刻,卫气行于手足阳明经;水下二十四刻,卫气行于足少阴肾经;水下二十五刻,卫气行于手足太阳经,这是半日中卫气运行的度数。从房宿到毕宿运转一十四舍,经过整个白昼,水下五十刻。日行半个周天,每当日行周列一宿,需时水下三刻又七分之四刻。《大要》上说:通常是以日行环周二十八宿的每一宿之时,卫气也恰恰运行在于足太阳经。所以日行一宿的时间,卫气也恰恰运行过三阳分与三阴分,经常这样周行不已,它同自然界的变化是同一规律,卫气在人体内的运行,虽然纷繁,但却是有条不紊的,终而复始,一日一夜水下百刻的时间,卫气在体内完成了五十周的运行。

第七十七篇　九宫八风

【原文】

太一常以冬至之日,居叶蛰之宫四十六日,明日居天留四十六日,明日居仓门四十六日,明日居阴洛四十五日,明日居天宫四十六日,明目居玄委四十六日,明日居仓果四十六日,明日居新洛四十五日,明日复居叶蛰之宫,日冬至矣。太一日游,以冬至之日,居叶蛰之宫,数所在,日从一处,至九日,复反于一,常如是无已,终而复始。太一移日,天必应之以风雨,以其日风雨则吉,岁美民安少病矣,先之则多雨,后之则多汗。太一在冬至之日有变,占在君;太一在春分之日有变,占在相;太一在中宫之日有变,占在吏;太一在秋分之日有变,占在将;太一在夏至之日有变,占在百姓。所谓有变者,太一居五宫之日,病风折树木,扬沙石。各以其所生,占贵贱,因视风所来而占之。风从其所居之乡来为实风,主生,长养万物。从其冲后来为虚风,伤人者也,主杀主害者。谨候虚风而避之,故圣人日避虚邪之道,如避矢石然,邪弗能害,此之谓也。是故太一入徙立于中宫,乃朝八风,以占吉凶也。风从南方来,名曰大弱风,其伤人也,内舍于心,外在于脉,气主热。风从西

黄帝内经 白话精解

南方来,名曰谋风,其伤人也,内舍于脾,外在于肌,其气主为弱。风从西方来,名曰刚风,其伤人也,内舍于肺。外在于皮肤,其气主为燥。风从西北方来,名曰折风,其伤人也,内舍于小肠,外在于手太阳脉,脉绝则溢,脉团则结不通,善暴死。风从北方来,名曰大刚风,其伤人也,内舍于紧,外在于骨与肩背之膂筋,其气生为寒也。风从东北方来,名曰凶风,其伤人也,内舍于大肠,外在于两胁腋骨下及肢节。风从东方来,名曰婴儿风,其伤人也,内舍于肝,外在于筋纽,其气主为身湿。风从东南方来,名曰弱风,其伤人也,内舍于胃,外在肌肉,其气主体重。此八风皆从其虚之乡来,乃能病人。三虚相搏,则为暴病卒死。两湿一虚,病则为淋露寒热。犯其两实之地,则为痿。故圣人避风,如避矢石焉。其有三虚而偏中于邪风,则为击仆偏枯矣。

【译文】

太一日复一日游历九宫的规律,从节气来说,是开始于冬至日,从方位来讲,是开始居于正北的叶蛰宫(坎宫),即以属于一数的坎位为起点,来推算其逐日所居留的日数,并在各方位依次游行,到了第九天(离宫),仍回复到属于一数的坎位,经常像这样循环不休,周而复始地运行着。

太一在交换节气过宫的那一天,如果当天风调雨顺,就为吉利的征象,则谷物丰收,人民安乐,很少患疾病。假若在交节之前出现风雨,就会多涝;若在交节之后出现风雨,则多旱。太一在冬至那天,气候如有暴变,预测其反应在君;移至春分那天,气候如有暴变,预测其反应在相;移至中宫土旺主令那一天,气候如有暴变,预测其反应在吏;移至秋分那天,气候如有暴变。预测其反应在将;移至夏至那天,气候如有暴变,预测其反应在百姓。所谓气候有暴变,是说当太一分别居于上述五宫的那一天,出现大风折断树木,飞沙走石,此时可以根据太一所主的方位来占测受病者的身份。还要观察风从哪个方向刮来,以此来做为预测气象的依据。凡是风来自当令的方位,与季节气候相适应的,就叫做实风,主生长,养育万物;若风从当令相对的方位而来,与时令季节相反的,就是虚风,能够伤害人体,主摧残,对万物有害。对于这种虚风,人必须注意适时回避,对养生之道有较高修养的人,就深知这种回避虚邪贼风的道理,就像躲避箭矢石头一样,使外邪不能侵害人体。

所以太一移居中宫,确立它为定向的标准,然后根据斗星旋转的指向,确定八风的方位。并借此来推测气象的吉凶。例如从南方来的风,叫做大弱风,它侵害人体时,内可侵及心,外则留于血脉,其气主热性病;从西南方来的风,叫做谋风,它侵害人体时,内可侵及脾,外则留于肌肉,其气主衰弱的病;从西方来的风,叫做刚风,它侵害人体时,内可侵及肺,外则留于皮肤,其气主燥病;从西北方来的风,叫做折风,它侵害人体时,内可侵及小肠,外则留于手太阳经脉,若手太阳脉气竭绝,则为邪气充盈流溢;若脉气闭塞,则为结聚不通,常常会使人突然死亡;从北方来的风,叫做大刚风,它侵害人体,内可侵及于肾,外则留于骨骼与肩背的脊筋部位,其气主寒性病;从东北方来的风,叫做凶风,它伤害人体,内可侵及大肠,外则留于两胁腋骨下和肢节等处;从东方来的风,叫做婴儿风,它伤害人体,内可侵及肝脏,外则留于筋的相结处,其气主湿性病;从东南来的风,叫做弱风,它侵害人体时,内可侵及胃腑,外则留于肌肉,其气主身体着重的病。以上所说的八风,都是从时令季节所居方位的对方而来的虚邪贼风,所以能够使人生病。如果人体虚衰,又逢天气三虚(年虚、月虚、时虚)内外的相因,就容易得暴病而突然死亡。如果三虚之中只犯一虚,其发病就多为疲劳困倦,寒热相间等症;若在雨湿的地方,感受了雨湿之气,就会患痿病。所以深知养生之道的人,回避风邪,就像躲避矢石射击一样。如果既有三虚,又偏中了邪风,就会骤然昏扑倒地如被击倒一样,或产生半身不遂之类的病症。

灵枢篇　卷二十一

第七十八篇　九针论

【原文】

黄帝曰:余闻九针于夫子,众多博大矣,余犹不能悟,敢问九针焉生?何因而有名?岐伯曰:九针者,天地之大数也,始于一而终于九。故曰:一以法天,二以法地,三以法人,四以法时,五以法音,六以法律,七以法星,八以法风,九以法野。黄帝曰:以针应九之数奈何?岐伯曰:夫圣人之起天地之数也,一而九之,故以立九野,九而九之,九九八十一,以起黄钟数焉,以针应数也。一者天也,天者阳也,五藏之应天者肺,肺者五藏六府之盖也,皮者肺之合也,人之阳也。故为之治针,必以大其头而锐其末,今无得深入而阳气出。二者地也,人之所以应土着肉也。故为之治针,必向其身而员其末,令无得伤肉分,伤则气得竭。三者人也,人之所以成生者血脉也。故为之治针,必大其身而员其末,令可以按脉勿陷,以致其气,令邪气独出。四者时也,时者,四时八风之客于经络之中,为瘤病者

也。故为之治针,必第其身而锋其末,令可以泻热出血,而痼病竭。五者音也,音者冬夏之分,分于子午,阴与阳别,寒与热争,两气相搏,合为痈脓者也。故为之治针,必令其末如剑锋,可以取大脓。六者律也,律者,调阴阳四时而合十二经脉,虚邪客于经络而为暴痹者也。故为之治针,必令尖如氂,且员且锐,中身微大,以取暴气。七者星也,星者人之七窍,邪之所客于经,而为痛痹,舍于经络者也。故为之治针,令尖如蚊虻喙,静以徐往,微以久留,正气因之,真邪俱往,出针而养者也。八者风也,风者人之股肱八节也,八正之虚风,八风伤人,内舍于骨解腰脊节腠理之间,为深痹也。故为之治针,必长其身,锋其末,可以取深邪远痹。九者野也,野者人之节解皮肤之间也,淫邪流溢于身,如风水之状,而溜不能过于机关大节者也。故为之治针,令尖如挺,其锋微员,以取大气之不能过于关节者也。黄帝曰:针之长短有数乎?岐伯曰:一

曰镵针者,取法于巾针,去末寸半,卒锐之,长一寸六分,主热在头身也。二曰员针,取法于絮针,筒其身而卵其锋,长一寸六分,主治分肉间气。三曰锃针,取法于黍粟之锐,长三寸半,主按脉取气,令邪出。四曰锋针,取法于絮针,离其身,锋其末,长一寸六分,主痈热出血。五曰铍针,取法于剑锋,广二分半,长四寸,主大痈脓,两热争者也。六曰员利针,取法于氂,针微大其末,反小其身,令可深内也,长一寸六分,主取痈痹者也。七曰毫针,取法于毫毛。长一寸六分,主寒热痛痹在络者也。八曰长针,取法于綦针,长七寸,主取深邪远痹者也。九曰大针,取法于锋针,其锋微员,长四寸,主取大气不出关节者。针形毕矣,此九针大小长短法也。黄帝曰:愿闻身形应九野奈何?岐伯曰:请言身形之应九野也,左足应立春,其日戊寅己丑。左胁应春分,其日乙卯。左手应立夏,其日戊辰己巳。膺喉首头应夏至,其日丙午。右手应立秋,其中戊申己未。右胁应秋分,其日辛酉。右足应立冬,其日戊戌己亥。腰尻下窍应冬至,其日壬子。六府膈下三藏应中州,其大禁,大禁太乙所在之日及诸戊己。凡此九者,善候八正所在之处,所主左右上下身体有痈肿者,欲治之,无以其所直之日溃治之,是谓天忌日也。形乐志苦,病生于脉,治之以灸刺。形苦志乐,病生于筋,治之以熨引。形乐志乐,病生于肉,治之以针石。形苦志芳,病生于咽喝,治之以甘药。形数惊恐,筋脉不通,病生于不仁,治之以按摩醪药。是谓形。五藏气,心主噫,肺主咳,肝主语,脾主吞,肾主欠。六府气,胆为怒,胃为气逆哕,大肠小肠为泄,膀胱不约为遗

溺,下焦溢为水。五味:酸入肝,辛入肺,苦入心,甘入脾,咸入肾,淡入胃,是谓五味。五并:精气并肝则忧,并心则喜,并肺则悲;并肾则恐,并脾则畏,是谓五精之气并于藏也。五恶:肝恶风,心恶热,肺恶寒,肾恶燥,脾恶湿,此五藏气所恶也。五液:心主汗,肝主泣,肺主涕,肾主唾,脾主涎,此五液所出也。五劳:久视伤血,久卧伤气,久坐伤肉,久立伤骨,久行伤筋,此五久劳所病也。五走:酸走筋,辛走气,苦走血,咸走骨,甘走肉,是谓五走也。五裁:病在筋,无食酸;病在气,无食辛;病在骨,无食咸;病在血,无食苦;病在肉,无食甘。口嗜而欲食之,不可多也,必自裁也,命曰五裁。五发:阴病发于骨,阳病发于血,阴病发于肉,阳病发于冬,阴病发于夏。五邪:邪入于阴,则为狂;邪入于阴,则为血痹;邪入于阳,转则为癫疾;邪入于阴,转则国暗;阳入之于阴,病静;阴出之于阳,病喜怒。五藏:心藏神,肺藏魄,肝藏魂,脾藏意,肾藏精志也。五主:心主脉,肺主皮,肝主筋,脾主肌,肾主骨。阳明多血多气,太阳多血少气,少阳多气少血,太阴多血少气,厥阴多血少气,少明多气少血。故曰刺阳明出血气,刺太阳出血恶气,刺少阳出气恶血,刺太阴出血恶气,刺厥阴出血恶气,刺少阴出气恶血也。足阳明太明为表里,少阳厥阴为表里,太阳少明为表里,是谓足之阴阳也。手阳明太阳为表里,少阳心主为表里,太阳少阴为表里,是谓手之阴阳也。

【译文】

黄帝说:我听你讲解了九针方面的学问后,真觉得是学识渊博,内容丰富,但有

些我还是不能彻底领悟，请问九针的原理是怎样产生的？为什么叫这个名字？岐伯说：九针是根据天地的大数而定的。天地的数理，从一开始，到九终止。所以说一针取法于天，二针取法于地，三针取法于人，四针取法于四时，五针取法于五音，六针取法于六律，七针取法于七星，八针取法于八风，九针取法于九州的分野。

黄帝说：为什么针和九数相应呢？岐伯说：圣人创立了天地的数理，是从一到九，因此把大地定为九个分野，若九九相乘，等于八十一，从而建立黄钟之数，九针正与此数相应。

一数，比象于天。天属阳。在人体五脏中，肺主呼吸，外与天气相应。肺位最高，为五脏六腑的华盖。肺，外合皮毛，皮毛浅在体表，属于阳分。因此制成镵针，针的式样，必须针头大，针尖锐利，适于浅刺而限制深刺。用于治疗邪在皮肤的病证，以开泄阳气，解表退热。

二数，比象于地。在人体应于脾，脾属土，主肌肉。因此制成圆针，针的式样是针身圆直如竹管状。针尖呈卵圆形，适用于治疗邪在肌肉的病证，刺时不得损伤分肉，若过伤肌肉，易使脾气衰竭。

三数，比象于人。人的生命形成，赖于血脉输给营养。所以为了适应治疗血脉的病证，采用锃针，取其针身大，针尖圆，微尖而钝，可以按摩穴位，疏通血脉，引导正气得以充实，则邪气自然外出，不致因刺入过深，而引邪内陷。

四数，比象于四时。若四时八方的风邪，侵入人体的经络中，能使血脉留滞瘀结，而渐成顽固性的病证。因此刺治时，必

用锋针(即三棱针)，取其针身长直、针尖锋利，用以刺络放血，泻其瘀热，能使顽固病得以根除。

五数，比象于五音。音为五数，位于一、九两数的中间。一数，代表冬至一阳初生之时，月建在子；九数，代表夏至一阴初生之时，月建在午。而五数正当一到九数的中央，如暑往寒来，阴阳消长的复迁，由此可分。在人体如果寒热下调，两气搏结，形成痛肿化脓，所以适用铍针，取其针头锋利如剑，可以刺破痈疽，排出脓血。

六数，比象于六律。六律调节声音，分为阴阳，应于四时十二辰，合于人体十二经脉。如虚邪贼风，侵入人的经络，使阴阳失调，气血壅闭，就会暴发痹证。因此采用圆利针，取其针尖状如马尾。又圆又锐利，针身略粗大，适用于刺治急性病。

七数，比象于七星。七星，在人体应于七窍。若邪从穴孔侵入经络之间，久留不去，就能发生痛痹。所以适用毫针，取其针尖微细，好象蚊虻嘴那样。刺治时，要静候其气慢慢地进针，轻微地提插，留针的时间要长，从而使正气得到充实，只要是邪气随着消散，真气也就随着恢复，出针以后，还要继续疗养。

八数，比象于八风。八风，在人应于八处大关节。如果四时的气候反常，八方的虚邪贼风就会侵袭人体，深入而留止在骨缝腰脊关节与腠理之间，而成为邪深在里的痹证。所以适用长针，主要取其针身薄而针尖锋利，可以刺治邪深病久的痹证。

九数，比象于九野。九野在人应于周身关节骨缝和皮肤之间。如邪气过盛，蔓延于身，出现浮肿，状似风水病，这是由于

黄帝内经 白话精解

水气流注，不能通过关节，以致肌肤积水为肿。因此采用大针，取其针形尖如杖，针锋微圆，针身粗大，适用于泻法，使它通利关节，运转大气，气行则积水自除。

黄帝问：针的长短有一定度数吗？岐伯说：第一种叫镵针，摹仿巾针的式样制成，其针头大，在距离针的末端约半寸许，就尖锐突出，状如箭头，针的长度共一寸六分，适用于浅刺，以通泻在表皮的阳气，主治热在头身的病证。第二种叫圆针，摹仿絮针的式样制成，针身圆直如竹管状，针尖卵圆形，长一寸六分，主治邪在分肉间的疾病。第三种叫鍉针，仿照黍粟的形状，圆而微尖，长三寸半，用它按摩经脉（穴位），行气活血，以驱邪外出。第四种叫锋针，摹仿絮针的式样制成，针身圆直，针长锋利，长一寸六分，用它主治痈疡热毒之证，刺络放血。第五种叫铍针，取其以消除热毒。第六种叫圆利针，针的形状，取其细长如马尾，针尖稍大，针身反小，能使深刺，长一寸六分，主治痛痹。第八种叫长针，摹仿綦针（缝纫用的长针）的式样制成，长七寸，主治邪深病久的痹证。第九种叫大针，针的形状，是摹仿锋针制作，针长略圆而粗大如挺，长四寸，主治大气不能通利关节，积水成肿的病证。

以上所述，九针的式样已尽在其中了。这也是九针大小长短及其制尖的根据。

黄帝问：人的身形怎样和九野相应呢？岐伯说：请让我讲身形应九野的情况。春夏属阳，阳气从左而升，自下而上，所以人的左足应于立春，在日辰正当戊寅、己丑；左胁应于春分，在日辰正当乙卯，左手应于立夏，在日辰正当戊辰、己巳，前胸、咽喉、头面应于夏至，在日辰正当丙午。秋冬属阴，阴气从右而降，自上而下，所以右手应于应于立秋，在日辰正当戊申、己未，右胁应于秋分，在日辰正当辛酉，右足应于立冬，在日辰正当戊戌、己亥，腰、尻、下窍应于冬至，在日辰正当壬子。六腑和肝、脾、肾三脏，都在膈下腹中的部位，应于中宫，它属于大禁，所谓大禁，是指正交八节（四立、二分、二至）的太一所在之日，以及各个戊、己日。掌握了人体九个部位和九个方位的相应关系，就可以测候八方当今节气的所在，及其相应于形体左右上下的各部位，从而也就明确了刺法上的禁忌日期。身体某个部位发生了痈肿，如果正当"太一所在"及"戊己"所值之日，就不能用溃破法治疗，犯了大禁，因为土气正旺或节气当令之日，是有助于人体正气充之时，破溃反伤正气。所以把不宜针刺的日期，叫做天忌日。

形体安逸，但精神苦闷的人，生病多在于脉，治法宜于针灸。身形过于劳苦，但精神愉快的，生病多在于筋，宜用温熨导引的治法。形体和精神都很舒适，好逸恶劳的人，生病多在于肌肉，宜用针砭刺治。形体劳苦，精神也苦闷的人，生病多在于咽噎，宜用甘药调治。若屡受惊恐，神形不安的，易使筋脉之间，气血不通，以致肢体麻木不仁，宜于按摩和药酒治疗。这就是五形志生病各有所在，治法各有不同。

五脏之气失调，各有所主的病证：心气不舒发为噫气，肺气不利发为咳嗽，肝气郁结发为多语，脾气不和发为吞酸，肾气衰惫发为呵欠。

六腑之气失调，也各有所主的病证：胆

气郁而不舒易于发怒,胃失和降气逆为吐、为哕,小肠化物清浊不分、大肠传导不固则为泄泻,膀胱气虚不能约束则为遗尿,下焦水道不通则积水为肿。

五味入胃后,按其属性各归其所合的脏腑:酸味属木入于肝,辛味属金入于肺,苦味属火入于心,甘味属土入于脾胃,咸味属水入于肾,淡味亦附属于土,先入于胃。这就是五味各有所入。

五脏精气相并各有其所生的病证:精气并于肝则肝气抑郁,而生忧虑;并于心则心气有余,而生喜笑;并于肺则气郁胸窄,而生悲哀;并于肾则水盛火衰,而心悸善恐;并于脾则痰盛中虚,往往胆怯生畏。这是五脏精气相并,邪气入于受病之脏,而发生的情志病证。

五脏随其不同的性能,各有所厌恶;肝厌恶风,心厌恶热,肺厌恶寒,肾厌恶燥,脾厌恶湿。这是五脏所恶。

五脏化生五液:心主汗液,肝主泪液,肺主涕液,肾主唾液,脾主涎液。这是五脏主五液。

五种劳逸过度所致的损伤:久视伤心血,久卧伤肺气,久坐则伤肌肉,久立则伤骨,久行则伤筋。这是五种久劳所伤。

五味各有走向:酸味入肝而走筋,辛味入肺而走气,苦味入心而走血(脉),咸味入肾而走骨,甘味入脾而走肉。这叫做五走。

饮食的五种节制:酸性收敛,病在筋不喜收,所以不能多食酸味;辛能发散,病在气不喜散,所以不能多食辛味;咸能软坚,病在骨不喜软,因此不宜多食咸味;苦能化燥,病在血不喜燥,因此不能多食苦味;甘能壅满助湿,病在肉不喜壅滞,所以不宜多

食甘味。即使嗜好而欲食,也不可多食,必须自己加以节制,适可而止。这叫做五裁。

五脏有阴阳之分,其发病的部位和季节各有不同:肾为阴脏而主骨,发病也多在骨骼;心为阳脏而主血脉,发病也多在血脉;饮食五味伤脾,发病多为精气不足;阳虚而病,多发于冬季;阴虚而病,往往发于夏季。这叫做五发。

邪扰五脏的病变:阳邪入阳分,则为狂;阴邪入于阴分,能使血脉凝涩,发生痹证;邪入于阳,邪气搏结于上,就发头部疾患;五脏阴经通于喉舌之间,阳邪入于阴,搏结而不去,就会伤阴而导致暗哑;阳气敛降,入于阴分,其病态多静;阳气上逆,由阴出阳,其病态激动好怒。

五脏对精神意识活动各有所藏:心藏神,为生命活动的主宰;肺藏魄,体现形体动作的反应能力;肝藏魂,体现精神意识的感应能力;脾藏意,体现人的思想活动能力;肾藏精与志,精能化髓,髓通于脑,脑为志所居,体现人的记忆能力。

五脏各有所主:心主宰全身的血脉,肺主宰全身的皮毛,肝主宰全身的筋膜,脾主宰全身的肌肉,肾主宰全身的骨骼。

手足各经生理上有气血多少的不同,阳明经多血多气,太阳经多血少气,少阳经多气少血,太阴经多血少气,厥阴经多血少气,少阴经多气少血。所以说,刺阳明经可以出血与气,刺太阳经只能出血不能出气,刺少阳经能出气而不能出血,刺太阴经能出血不能出气,刺厥阴经能出血不能出气,刺少阴经能出气而不能出血。

足三阳经与足三阴经的表里配合是:足阳明胃经与足太阴脾经相为表里,足少

阳胆经与足厥阴肝经为表里,足太阳膀胱经与足少阴肾经为表里。手三阴经与手三阳经的表里配合是:手阳明大肠经与手太阴肺经为表里,手少阳三焦经与手厥阴心包经为表里,手太阳小肠经与手少阴心经为表里。

第七十九篇 岁露论

【原文】

黄帝问于岐伯曰:经言夏日伤暑,秋病疟,疟之发以时,其故何也? 岐伯对曰:邪客于风府,病循膂而下,卫气一日一夜,常大会于风府,其明日日下一节,故其日作晏。此其先客于脊背也,故每至于风府则腠理开,腠理开则邪气入,邪气入则病作,此所以日作尚晏也。卫气之行风府,日下一节,二十一日下至尾底,二十二日入脊内,注于伏冲之脉,其行九日,出于缺盆之中,其气上行,故其病稍益。至其内搏于五藏,横连募原,其道远,其气深,其行迟,不能日作,故次日乃畜积而作焉。黄帝曰:卫气每至于风府,腠理乃发,发则邪入焉。其卫气日下一节,则不当风府奈何? 岐伯曰:风府无常,卫气之所应,必开其腠理,气之所舍节,则其府也。黄帝曰:善。夫风之与疟也,相与同类,而风常在,而疟特以时休何也? 岐伯曰:风气留其处,疟气随经络,沉以内搏,故卫气应乃作也。帝曰:善。黄帝问于少师曰:余闻四时八风之中人也,故有寒暑,寒则皮肤急而腠理闭,暑则皮肤缓而腠理开。贼风邪气,因得以入乎? 将必须八正虚邪,乃能伤人乎? 少师答曰:不然。贼风邪气之中人也,不得以时。然必因其开也,其入深,其内极病,其病人也,卒暴;因其团也,其入浅以留,其病也徐以迟。黄帝曰:有寒温和适,腠理不开,然有卒病者,其故何也? 少师答曰:帝弗知邪入乎? 虽平居,其腠理开阖缓急,其故常有时也。黄帝曰:可得闻乎? 少师曰:人与天地相参也,与日月相应也。故月满则海水西盛,人血气积;肌肉充,皮肤致,毛发坚,腠理郤,烟垢著。当是之时,虽遇贼风,其入浅不深。至其月郭空,则海水东盛,人气血虚,其卫气去,形独居,肌肉减,皮肤纵,腠理开,毛发残,膲理薄,烟垢落。当是之时,遇贼风则其入深,其病人也卒暴。黄帝曰:其有卒然暴死暴病者何也? 少师答曰:三虚者,其死暴疾也;得三实者,邪不能伤人也。黄帝曰:愿闻三虚。少师曰:乘年之衰,逢月之空,失时之和,因为贼风所伤,是谓三虚。故论不知三虚,工反为粗。帝曰:愿闻三实。少师曰:逢年之盛,遇月之满,得时之和,虽有贼风邪气,不能危之也。黄帝曰:善乎哉论! 明乎哉道! 请藏之金匮,命曰三实,然此一夫之论也。黄帝曰:愿闻岁之所以皆同病者,何因而然? 少师曰:此八正之候也。黄帝曰:候之奈何? 少师曰:候此者,常以冬至之日,太一立于叶蛰之宫,其至也,天必应之以风雨者矣。风雨从南方来者,为虚风,贼伤人者也。其以夜半至也,万民皆卧而弗犯也,故其岁民少病。其以尽至者,万民懈惰而皆中于虚风,故万民多病。虚邪入客于骨而不发于外,至其立春,阳气大发,腠理开,因立春之日,风从西方来,万民又皆中于虚风,此两邪相搏,经气给代者矣。故诸逢其风而遇其雨者,命曰遇岁露焉。因岁之和,而少贼风者,民少病而少死;岁多贼风邪气,寒温不和,则民多病而死矣。黄帝曰:虚邪之风,其所伤贵贱何如?候之奈何?少师答曰:正月朔日,太一居天留之宫,其日西北风,不雨,人多死矣。正月朔日,平旦北风,春,民多死。正月朔日,平旦北风行,民病死者,十有三世。正月朔日,日中北风,夏,民多死。正月朔日,夕时北风,秋,民多死。终日北风,大病死者十有六。正月朔日,风从南方来,命曰旱乡,从西方来,命曰白骨,将国有殃,人多死亡。正月朔日,风从东方来,发屋,扬沙石,国有大灾也。正月朔日,风从东南方行,春有死亡。正月朔日,天和温不风,籴贱,民不病;天寒而风,籴贵,民多病。此所谓候岁之风,残伤人者也。二月丑不风,民多心腹病。三月戌不温,民多寒热。四月巳不暑,民多瘅病。十月申不寒,民多暴死。诸所谓风者,皆发屋,折树木,扬沙石,起毫毛,发腠理者也。

【译文】

黄帝问岐伯道:经文上曾说,夏伤于暑,到秋天就发为疟疾,疟疾的发作有一定的时间,这是什么原因呢?

岐伯说:邪气侵入风府后,就沿着脊柱两旁的肌肉下行。人体的卫气在一日一夜中便大会于风府,然后每日循着脊柱向下行一节,这样,疟疾发作的时间,就一天天向后推迟。也就是说邪气先侵入脊背,每当卫气行于风府时,则腠理开泄,邪气乘隙侵入,与卫气相搏而发为疟疾,所以疟疾发作的时间,常常向后推迟。卫气运行至风府穴后,每日沿脊柱向下运行一节,经过二十一日,就下行到尾骶骨,第二十二天就进入脊内,流注于伏冲脉,在其内运行九天,上出于左右两个缺盆之间,由于气上行并逐日升高,所以发病的时间一天比一天早。邪气入内与五脏搏结,横连于募原,由于邪气入里,距离体表较远且深藏在内,周行的时间也较长,所以疟疾不能每天发作,要积至第二天(或隔一日)才会发作一次。

黄帝说:每当卫气至于风府时,腠理就开泄,腠理开泄则邪气乘虚侵入。卫气运行时,每日沿脊柱下行一节,有时并不在风府穴处,为什么疟疾也仍会发作呢?岐伯说:风邪侵入人体并没有固定的部位,只要卫气运行到邪气所在之处,就必定使腠理开泄而发病,所以凡是邪气留滞的地方,就是病发的所在。

黄帝说:讲得好。感受风邪所致的病与疟疾相似而属同类,但是为什么感受风邪的病症,其症状常常持续存在,而疟疾的发作却有间歇呢?岐伯说:这是因为风邪常常留积在它所侵入的肌表,而疟邪沿着经络深入,搏结于内,所以当卫气行至疟邪所在之处时,就会出现抗御病邪的反应,疟也就发作了。

黄帝说:对!

黄帝向少师问道:听说四季中的八风对人体的伤害,本来就有寒暑气候的不同。气候寒冷时,皮肤就致密而腠理闭塞;气候暑热时,皮肤就弛缓而腠理开泄。在这种情况下,虚邪贼风是乘虚侵入人体呢?还是必须遇到四时八节反常的气候(虚邪),才会伤人呢?少师回答说:不完全是这样。虚邪贼风伤人,不一定要等到特定的时期,但必须在腠理开泄时乘虚侵入人体。邪气侵入越深,病情就越严重,发病也就越急暴。若在腠理闭塞时,即使邪气侵入,也只能停留在浅表部位,发病也就较迟缓。

黄帝说:气候寒温适宜,腠理也没有开泄,却有突然发病的人,这又是什么原因呢?少师说:人体在正常情况下,腠理的开泄和闭合,皮肤的松弛和致密,都有一定时间。

黄帝说:能说给我听听吗?少师说:人与自然界密切相关,与日月的运行相适应。所以当月亮圆满时则海水向西涌盛形成大潮,人体的气血在此时也就充盛,肌肉饱满,皮肤致密,毛发坚固,腠理闭合,皮脂多而肌表固。在这种情况下,即使遇到虚邪贼风,其侵入的部位也较浅而不会太深。到了月亮亏缺的时候,则海水向东涌盛形成大潮,人体的气血在这时也就较虚弱,卫气衰退,形体虽然如常,但肌肉瘦削,皮肤松弛,腠理开泄,毛发悦落,皮肤光滑滋润,皮脂剥落。此时如果遇到虚邪贼风,则侵入的部位就较深,发病也较急暴。

黄帝说:有人突然死亡或突然生病。是什么原因呢?少师回答说:本来就虚弱的人。又遇到三虚的自然环境,当然会出现暴死、暴病的情况。如果遇到三实的自然环境,邪气就下能伤人了。

黄帝说:请你讲讲三虚。少师说:正值岁气不及的虚年,又遇到月亏无光的黑夜,又逢气候反常,就易被虚邪贼风所伤,这就叫做三虚。所以说不了解三虚致病的理论的,就只能是学识粗浅的医生。

黄帝说:再请您讲解一下三实。少师说:正值岁气旺盛之年,又逢月亮圆满,加上气候正常调和,那么即使有虚邪贼风,也不能危害人体,这叫做三实。

黄帝说:你讲得太好了,说理也很透彻,请把它保存在金匮中。不过,这只是指一个人发病的情况。

黄帝说:一年当中,有许多人得了同一种病,是什么原因呢?少师说:这是四时八节气候的影响所致。

黄帝说:怎样观测这些气候呢?少师说:观测这种气象,常常在冬至那一天,太一位于叶蛰宫时。到了那一天,必定有风雨出现。如果风雨从南方来,就称为虚风。是能够伤害人的贼邪。如果风雨在半夜到来,而此时大家都已睡了,就不会被侵犯,也就很少有人得病。如果风雨在白天来临,人们疏于防护,就会被虚风伤害,也就有很多人得病。假使虚邪在冬季侵入骨骼,当时没有发病,到了立春之后,阳气升发,腠理开泄时,伏邪就会待机发病了。假若在立春那天,又有风从西方刮来,那么人们都会被虚风伤害,这样伏邪与新邪相互搏结,积留在经脉之中,两邪抟合就会发病。所以在风雨无常的季节,人们就易患疾病,将这称为"遇岁露"。如果气候调和,贼风较少,人们发病就少,也很少有人死亡;如果一年中贼风邪气较多,寒温不适,则人们得病就多,死的人也多。

黄帝说:虚邪贼风,伤人之后所引起疾病的多少和轻重怎样? 又怎样来观察呢?

少师回答说:正月初一这一天,太一移居天留宫,如果刮西北风而不下雨,就使人多生病死亡;如果黎明刮北风,则春季患病的人多死亡;如果黎明有北风经过,患病的人就多,约十分之三;如果中午刮北风,到了夏天,病死者就多;如果傍晚刮北风,到了秋天,患病的人多死亡;如果整天都刮北风,则大病流行,约有十分之六的人死亡。正月初一,如果风从南方来,叫做旱乡;从西方来,叫做白骨,将有灾难导致许多人死亡。正月初一,风从东南方来,患病的人到春天就会死。正月初一,气候温和,没有刮风,这是丰收年景的先兆,人们很少得病;如果天气寒冷而有风,则是年景歉收的先兆,得病的人就多。这就是所谓正月初一的风向,以及由此来预测当年虚邪伤人发病多少的情况。

二月的丑日,如果不起风,人们就多患心腹之病;三月的戌日如果天气不暖和,人们就多生寒热病;四月的巳日如果天气不热,人们就多得瘅热病;十月的申日如果天气不冷,人们则多暴死。以上所说的风,都是指能损坏房屋、折断树木、飞沙走石的大风,能使人们毫毛竖起,腠理开泄,而多发生疾病。

灵枢篇 卷二十二

第八十篇 大惑论

【原文】

黄帝问于岐伯曰:余尝立于清冷之台,中阶而顾,匍匐而前则惑。余私异之,窃内怪之,独瞑独视,安心定气,久而不解。独博独眩,披发长跪,俛而视之,后久之不已也。卒然自上,何气使然? 岐伯对曰:五藏六府之精气,皆上注于目而为之精。精之窠为眼,骨之精为瞳子,盘之精为黑眼,血之精力络,其窠气之精为白眼,肌肉之精为约束,裹撷筋骨血气之精而与脉并为系,上属于脑,后出于项中。故邪中于项,因逢其身之虚,其入深,则随眼系以入于脑,入于脑则脑转,脑转则引目系急,目系急则目眩率以转矣。邪其精,其精所中不相比也则精散,精散则视岐,视岐见两物。目者,五藏六府之精也,营卫魂魄之所常营也,神气

之所生也。故神劳则魂魄散,志意乱。是故瞳子黑眼法于阴,白眼赤脉法于阳也,故阴阳合传而精明也。目者,心使也,心者,神之舍也,故神精乱而不转,卒然见非常处,精神魂魄,散不相得,故曰惑也。黄帝曰:余疑其然。余每之东宛,未曾不惑,去之则复,余唯独为东苑劳神乎? 何其异也? 岐伯曰:不然也。心有所喜,神有所恶,卒然相惑,则精气乱,视误故惑,神移乃复。是故间者为迷,甚者为惑。黄帝曰:人之善忘者,何气使然? 岐伯曰:上气不足,下气有余,肠胃实而心肺虚,虚则营卫留于下,久之不以时上,故善忘也。黄帝曰:人之善饥而不嗜食者,何气使然? 岐伯曰:精气并于脾,热气留于胃,胃热则消谷,谷消故善饥。胃气逆上,则胃脘寒,故不嗜食也。黄

帝曰：病而不得卧者，何气使然？岐伯曰：卫气不得入于阴，常留于阳。留于阳则阳气满，阳气满则阳跷盛，不得入于阴则阴气虚，故目不瞑也。黄帝曰：病目而不得视者，何气使然？岐伯曰：卫气留于阴，不得行于阳。留于阴则阴气盛，阴气盛则阴跷满，不得入于阳则阳气虚，故目闭也。黄帝曰：人之多卧者，何气使然？岐伯曰：此人肠胃大而皮肤湿，而分肉不解焉。肠胃大则卫气留久，皮肤湿则分肉不解，其行迟。夫卫气者，昼日常行于阳，夜行于阴，故阳气尽则卧，阴气尽则悟。故肠胃大，则卫气行留久；皮肤湿，分肉不解，则行迟。留于阴也久，其气不清，则欲瞑，故多卧矣。其肠胃小，皮肤滑以缓，分肉解利，卫气之留于阳也久，故少瞑焉。黄帝曰：其非常经也，卒然多卧者，何气使然？岐伯曰：邪气留于上膲，上膲闭而不通，已食若饮汤，卫气留久于阴而不行，故卒然多卧焉。黄帝曰：善。治此诸邪奈何？岐伯曰：先其藏府，诛其小过，后调其气，盛者泻之，虚者补之，必先明知其形志之苦乐，定乃取之。

【译文】

黄帝问岐伯说：我曾经在登上清冷台的时候，走到台的中层时向后看了一下，而后再俯伏向前走时，就觉得神魂不定，视物模糊，心里很为惊异，暗暗感到奇怪，于是就独自把眼闭住再张开，平心静气的想了好久，还是没有消除。反而看得愈远愈眩得厉害，只好披发久跪在台上，俯视着下面，但是眩惑很久不能停止。后来又突然地自动停止了，这是什么原因造成的？岐伯回答说：五脏六腑的精气都上输而汇聚

于目，从而产生了视觉的功能。在这些精气汇集之处，合并而成眼目，其中骨（肾）之精是注于瞳孔的；筋（肝）之精是注于黑眼的，血（心）之精是注于血络的；气（肺）之精是注于白眼的；肌肉（脾）之精是注于眼胞的。包罗了筋、骨、血、气等的精气，与脉合并便成为"目系"，它上行联属于脑，向后行则至于项中。当邪袭于项，因逢身体虚弱，邪气沿着目系深入于脑，从而发生脑转，脑转又会牵引目系抽急，以致两目眩转。这种现象是由于邪气伤害了内脏之精，因而内脏之精便不能普遍输注，而使精气耗散，精散则发生"视岐"。所谓视岐，就是本是一件东西，却看做是两件。眼睛能看东西，是由于五脏六腑精气的输注，它也是营、卫、魂、魄经常营运之处，是神气反映的部位。所以当精神劳累之后，会使魂魄散乱，意志失常。大凡瞳孔，黑眼是属阴的，白眼、赤脉是属阳的，所以阴阳之精相合，就能使眼睛产生视觉。眼睛辨物的功能，又是为心指使的；心是神居的场所，当神乱使精气不能如常地输注于目时，如突然看到非常的事物，精神魂魄散乱而不安，所以就发生眩惑。

黄帝说：我对你所讲的道理仍然有些怀疑，我每次到东苑去，没有一次不发生眩惑的，一离开便又恢复了正常，难道我只有到东苑去才劳神过度吗？怎样会出现这种特殊现象的呢？岐伯说：不是的。譬如到一个地方，心里虽是喜爱的，但是精神上不相适应，这样突如其来的内外不协调的结合，就会使精与神紊乱，产生视觉错乱，而使人感到眩惑，一旦有了精神就恢复正常了。所以对这种情况，轻的称为"迷"，重的

称为"惑"。

黄帝说:有的人经常健忘,是什么原因形成的? 岐伯说:由于人的上部之气不足,下部之气有余,也就是肠胃气实而心肺心虚,心肺气虚,就使营卫之气稽留在下部,久而不能按时上行,所以发生健忘。

黄帝说:有的人易饥饿但又不想吃东西,这是什么原因形成的? 岐伯说:精气停滞于脾,热气蕴着于胃,胃热就易于消化水谷,水谷易消化所以容易饥饿。由于胃气上逆,胃脘塞而不通,所以又不想吃东西。

黄帝说:人病不能安卧,是什么原因形成的? 岐伯说:这是卫气不能入于阴分而经常滞留于阳分的缘故。稽留在阳分则阳气重,阳气重使跷脉的脉气偏盛,不能入阴则阴气虚,所以闭目而不张。

黄帝说:有些人因病而闭着眼睛不想看东西,是什么原因呢? 岐伯说:卫气滞留在阴分而不能运行于阳分,滞留在阴分则阴气偏盛,阴气偏盛则阴跷脉的脉气满溢。卫气不能进入阳分则阳气虚,所以人就闭着眼睛不想看东西了。

黄帝说:有人时常要睡眠,是什么原因形成的? 岐伯说:由于这种人肠胃宽大,皮肤涩滞,肌肉不滑利的缘故。肠胃大则使卫气停留的时间长,皮肤涩滞则肌肉不滑利,卫气的运行就迟缓。卫气是白天行于阳分,夜间行于阴分的。所以卫气在阳分行尽就要睡眠,在阴分行尽就醒了。因此,肠胃大,卫气稽留过久,皮肤涩滞,分肉不滑利而卫气运行缓慢。停留在阴分的时间长,卫气不能如常运行而达于阳分,则使两眼闭而多睡。假使肠胃小,皮肤滑利而弛缓,分肉也解利,卫气停留在阳分的时间较长,两眼就少闭而不想睡眠。

黄帝说:有的不是经常好睡,而是突然发生多睡现象,这是什么原因形成的? 岐伯说:邪气留滞在上焦,使得上焦闭塞不通,若在饱食之后,又饮汤水,使卫气久留在阴分而不能外达,所以会突然发生多睡的现象。

黄帝说:讲得好。对这些邪气引起的病,应该怎样治疗呢? 岐伯说:首先应明确邪气所在的脏腑,并祛除那些轻微的病邪,然后再调理营卫之气,实证用泻法,虚证用补法。但必须首先了解患者形体的劳逸和情志的苦乐,加以明确的诊断后才能进行治疗。

第八十一篇 痈 疽

【原文】

黄帝曰:余闻肠胃受谷,上焦出气,以温分肉,而养骨节,通腠理。中焦出气如露,上注谿谷,而渗孙脉,津液和调,变化而赤为血,血和则孙脉先满,溢乃注于络脉,皆盈,乃注于经脉。阴阳已张,因息乃行,行有经纪,周有道理,与天合同。不得休止。切而调之,从虚去实;泻则不足,疾则气减,留则先后。从实去虚,补则有余,血气已调,形气乃持。余已知血气之平与不平,本知痈疽之所从生,成败之时,死生之期,有远近,何以度之,可得闻乎? 岐伯曰:经脉留行不止,与天同度,与地会纪。故天宿失度,日月薄蚀,地经失纪,水道流溢,草萱不成,五谷不殖,径路不通,民不往来,巷聚邑居,则别离异处,血气犹然,请言其故。夫血脉营卫,周流不休,上应星宿,下应经数。寒邪客于经络之中则血泣,血泣则不通,不通则卫气归之,不得复反,故痈肿。寒气化为热,热胜则腐肉,肉腐则为脓,脓不泻则烂筋,筋烂则伤骨,骨伤则髓消,不当骨空,不得泄泻,血枯空虚,则筋骨肌肉不相荣,经脉败漏,熏于五藏,藏伤故死矣。黄帝曰:愿尽闻痈疽之形,与忌日名。岐伯曰:痈发于嗌中,名曰猛疽,猛疽不治,化为脓,脓不泻;塞咽,半日死;其化为脓者,泻则豕膏,冷食,三日而已。发于颈,名曰夭疽,其痈大以赤黑,不急治,则热气下入渊腋,前伤任脉,内熏肝肺,熏肝肺,十余日而死矣。阳留大发,消脑留项,名曰脑烁,其色不乐,项痛而如刺以针,烦心者死不可治。发于肩及臑,名曰疵痈,其状赤黑,急治之,此令人汗出至足,不害五藏,痈发四五日逞炳志发于腋下赤坚者,名曰米疽,治之以砭石,欲细而长,疏砭之,涂以豕膏,六日已,勿裹之。其痈坚而不溃者,为马刀、挟瘿,急治之。发于胸,名曰井疽,其状如大豆,三四日起,不早治,下入腹,不治,七日死矣。发于膺,名曰甘疽,色青,其状如谷实菰瓜,常苦寒热,急治之,去其寒热,十岁死,死后出脓。发于胁,名曰败疵,败疵者女子之病也,灸之,其病大痈脓,治之,其中乃有生肉大如赤小豆,坐陵翘草根各一升,以水一斗六升煮之,竭为取三升,则强饮,厚衣坐于釜上,令汗出至足已入发于股胫,名曰股胫疽,其状不甚变,而痈脓搏骨,不急治,三十日死矣。发于尻,名曰锐疽,其状赤坚大,急治之,不治,三十日死矣。发于股阴,名曰赤施,不急治,六十日死,在两股之内,不治,十日而当死。发于膝,名曰疵痈,其状大痈,色不变,寒热,如坚石,勿石,石之者死,须其柔,刀石之者生。诸痈疽之发于节而相应者,不可治也。发于阳者,百日死;发于阴者,三十日死。发于胫,名曰兔啮,其状赤至骨,急治之,不治害人也。发于内踝,名曰走缓,其状痈也,色不变,数五其输,而止其寒热,不死。发于足上下,名曰四淫,其状大痈,急治之,百日死。发于足傍,名曰厉痈,其状不大,初如小指发,急治之,去其黑者,不消辄益,不治,百日死。发于足指,名脱痈,其状赤黑,死不治;不赤黑,不死。不衰,急斩之,不则死矣。黄帝曰:夫子言痈疽,何以别之?岐伯曰:营卫稽留于经脉之中,则血泣而不行,不行则卫气从之而不通,壅遏而不得行,故热。大热不止,热胜则肉腐,肉腐则为脓。然不能陷,骨髓不为焦枯,五藏不为伤,故命曰痈。黄帝曰:何谓疽?岐伯曰:热气淳盛,下陷肌肤,筋髓枯,内连五藏,血气竭,当其痈下,筋骨良肉皆无余,故命曰疽。疽者,上之皮夭以坚,上如牛领之皮。痈者,其皮上薄以泽。此其候也。

【译文】

黄帝说:听说肠胃受纳水谷化生精微之后,到上焦化生为卫气输出,以温润分肉。濡养骨节,通利腠理。到中焦化生为营气,像雾露一样流注于肌肉的大小会合处。并渗灌孙络,与津液调和后,变化成红色的血液。血行和顺,则孙络首先被充满,满溢后又注入络脉。然后再输注到经脉。人体阴阳经脉的气血充足之后,便随着呼吸运行于全身。营卫昼夜循行也有一定的度数，如同天体的运动规律，周而复始永不停息，如果运行失常，就要专心调治，用泻法治实证，但不可泻之太过，否则会造成正气不足；宜快速出针，这样邪气才能衰减；补宜持久留针先后如一。若用补法治虚证，就可充实正气，但补之太过，则反致余邪转盛。血气调和，形神才能保持正常。我已经了解了血气平衡的原理，但还不知道痈疽产生的原因，以及它形成和恶化的时间，死亡或治愈的日期，应怎样诊断和预防呢？你能讲给我听听吗？

岐伯说：经脉中气血的运行和天地运动的规律相同。若天体运转失常，就会出现日蚀和月蚀；若地上的河道溃决泛滥，就会水涝成灾，草木不长，五谷不生，道路不通，人们就不能相互往来，住在不同的地方。人体气血的运行情况也是这样，营卫之气环周运行无休止，上与天之星宿相应，下与地上的河流相应。寒邪侵于经络之中，使血行滞涩，以致经脉不通，卫气留聚在局部，不能反复环行，于是发为痈肿。如果寒邪化热、热毒壅盛，就会腐烂肌肉成脓，脓液不得外泄则腐烂筋膜而伤骨，骨受伤后骨髓也随之消损了，如果不在骨节交会的空隙处，脓毒就不能向外排泄，从而煎熬血液今其枯竭，筋骨肌肉得不到血液的荣养，则经脉腐败，使热毒得以深入，灼伤五脏，脏伤人即死亡。

黄帝说：我想全面地了解一下痈疽的各种形状，以及它的忌日和名称。岐伯说：发在咽喉的痈，叫做猛疽。患猛疽后如不及时治疗，就易化脓，脓液不外泄，则咽喉堵塞，半天内人即死。已化为脓的，先刺排脓再口含猪膏，不要过早咽下，二天后就可痊愈。

发在颈部的痈，叫做夭疽。夭疽的外形肿大，颜色赤黑。如果不赶快治疗，热毒就会下移，侵及腋窝，在前则伤任脉，在内则熏蒸肝肺，肝肺受熏蒸的，十几天后人就会死亡。

因阳热亢盛，消烁脑髓，邪毒留结在项部而形成的痈疽，叫做脑烁。患此病的人神色郁郁不乐，项部疼痛如针刺。如果再出现心中烦躁的症状，便是不治之症。

发生在肩臂部的痈，叫做疵痈，其颜色赤黑，应赶快治疗。此痈使人汗出至足，但不伤害五脏，所以在痈发后的四五日，可迅速用艾灸治。

发于腋下，色赤而坚硬的痈，叫做米疽。治疗时应用细长的砭石稀疏地砭刺。再涂上猪膏，六天后就可痊愈，不必包扎。如果痈肿坚硬而不易溃破，就为马刀挟瘿（即瘰疬），应速治。

发在胸部的疽，叫做井疽。它的形状像大豆一样。在初起的三四天里，如果不及时治疗，邪毒就会下移入腹，成为不治之症，七天内人就会死亡。

发在胸前两侧的疽，叫做甘疽。皮色发青形状像谷粒或瓜蒌，常伴有恶寒发热的症状，要迅速治疗，消除寒热，否则，十年之后，难免一死，死后才会溃破出脓。

发在胁部的疽，叫做败疵。所谓败疵，是女子所得的一种病。若病久，就可以转变成大的痈肿并化脓。治疗时应注意其内有生肉，像赤小豆般大小，当用连翘的根各一升，加水一斗六升煮汁，熬取三升，乘热饮下，并多穿衣物，坐在热锅上，汗出至足后即愈。

发在股胫的疽，叫做股胫疽。其形状没有明显的改变，但在内则痛脓搏结，腐蚀到骨,如果不赶快治疗,三十天后人便死亡。

发在尾骶骨部的疽,名叫锐疽。其外形大,色赤而坚硬,应迅速治疗,否则,三十天后人就会死亡。

发在大腿内侧的疽,叫做赤施。若不迅速治疗,六十天后人就会死亡。如果两大腿内侧同时发疽,而不及时治疗,十天之内人就会死亡。

发在膝部的疽,叫做疵疽。其外形大,皮色不变,有寒热症状,坚硬如石,此时不能用砭石将它刺破,若误用,就会致人死亡。必须等到它变柔软后,才能用砭石刺破排脓,这样才有效。

凡痈疽发在关节部位,且上下左右相对的,都是难治之症。如发在阳分,一百天后人就会死亡;发在阴分,三十天后人便会死亡。

发在足胫部的疽,叫做兔啮。其外形为红色,向内则深入到骨,应迅速治疗,否则会危及生命。

发在内踝部位的疽,叫做走缓。形状像痈而皮色不变,只有经常用砭石刺其肿处以消除寒热,才不致造成死亡。

发在足部上下的疽,叫做四淫。外形像大疽,应赶快治疗,否则将使人在一百天内死亡。

发在足旁的疽,叫做厉痈。外形不大,初起时像小拇指般大小,显现后应及时治疗,去除其中的黑色部分,否则,症状会越来越重,直至成为不治之症,使人在一百天内死亡。

发在足趾的疽,叫做脱痈。如果它呈黑色,就是不治之症,如果不是,便不会致人死。若病势没有衰退的征象,就应赶快截掉足趾,否则就会导致死亡。

黄帝说:痈和疽的区别在哪里呢? 岐伯说:营卫之气,积留在经脉之中,使血液凝滞而不能循行,卫气受阻不能畅通,这时就会发热。邪热亢盛不止,就使肌肉腐烂,化而成脓。但热毒不能内陷,不会使骨髓焦枯,五脏也不会受到伤害,这就叫做痈。

黄帝说:什么叫做疽呢? 岐伯说:热毒亢盛过重,向下陷入肌肤,使筋萎髓枯,向内又侵及五脏,使气血耗竭,以致痈肿部分的筋骨肌肉全都败坏无余,所以叫做疽。疽的特征为:皮色晦暗无泽,质地坚硬如牛颈皮。痈的特征为:皮薄而光亮。这就是痈和疽的鉴别要点。